U. Schwabe/D. Paffrath (Hrsg.)

Arzneiverordnungs-Report '95

Ergebnisse des GKV-Arzneimittelindex

Herausgegeben vom Wissenschaftlichen Institut
der AOK (WIdO)

Band 11

Träger des GKV-Arzneimittelindex:

AOK-Bundesverband, Bonn
BKK-Bundesverband, Essen
IKK-Bundesverband, Bergisch Gladbach
Bundesverband der Landwirtschaftlichen Krankenkassen, Kassel
Verband der Angestellten-Krankenkassen e. V., Siegburg
Verband der Arbeiter-Ersatzkassen e. V., Siegburg
Bundesknappschaft, Bochum
Kassenärztliche Bundesvereinigung, Köln
Zentralinstitut für die kassenärztliche Versorgung in der
Bundesrepublik Deutschland, Köln
ABDA-Bundesvereinigung Deutscher Apothekerverbände,
Eschborn

Der GKV-Arzneimittelindex wird erstellt durch das
Wissenschaftliche Institut der AOK (WIdO)

Arzneiverordnungs-Report '95

Aktuelle Daten, Kosten, Trends und Kommentare

Herausgegeben von
Ulrich Schwabe und Dieter Paffrath

Mit Beiträgen von

Manfred Anlauf
J. Christian Bode
Volker Dinnendahl
Uwe Fricke
Karl-Friedrich Hamann
Knut-Olaf Haustein
Klaus Held
Karl Hans Holtermüller
Adalbert Keseberg
Jürgen Klauber
Gerald Klose
Björn Lemmer

Martin J. Lohse
Klaus Mengel
Bruno Müller-Oerlinghausen
Thomas Rabe
Gerhard Schmidt
Wilhelm Schmitz
Hasso Scholz
Ulrich Schwabe
Gisbert W. Selke
Sabine Wittkewitz-Richter
Reinhard Ziegler

Gustav Fischer Verlag · Stuttgart · Jena · 1995

Anschriften der Herausgeber

Prof. Dr. med. Ulrich Schwabe
Pharmakologisches Institut der Universität Heidelberg
Im Neuenheimer Feld 366, 69120 Heidelberg

Dr. Dieter Paffrath
Wissenschaftliches Institut der AOK
Kortrijker Straße 1, 53177 Bonn

Die Wiedergabe von Gebrauchsnamen, Handelsnamen, Warenbezeichnungen usw. berechtigt auch ohne besondere Kennzeichnung nicht zu der Annahme, daß solche Namen im Sinne der Warenzeichen- und Warenschutzgesetzgebung als frei zu betrachten wären und daher von jedermann benutzt werden dürften. Alle Angaben erfolgen nach bestem Wissen. Wegen der großen Datenfülle sind Unrichtigkeiten nicht auszuschließen.

Die Deutsche Bibliothek – CIP-Einheitsaufnahme

Arzneiverordnungs-Report ... : aktuelle Daten, Kosten, Trends
und Kommentare ; Ergebnisse des GKV-Arzneimittelindex /
hrsg. vom Wissenschaftlichen Institut der AOK (WIdO). –
Stuttgart ; Jena : Fischer.
ISSN 0179-2954
NE: Ergebnisse des GKV-Arzneimittelindex

Bd. 11. 1995
ISBN 3-437-11641-X

© Gustav Fischer Verlag · Stuttgart · Jena · 1995
Wollgrasweg 49 · 70599 Stuttgart
Das Werk einschließlich aller seiner Teile ist urheberrechtlich geschützt.
Jede Verwertung außerhalb der engen Grenzen des Urheberrechtsgesetzes ist ohne Zustimmung des Verlags unzulässig und strafbar.
Das gilt insbesondere für Vervielfältigungen, Übersetzungen, Mikroverfilmungen und die Einspeicherung und Verarbeitung in elektronischen Systemen.
Satz: Typomedia Satztechnik GmbH, Ostfildern
Druck und Einband: Clausen & Bosse, Leck
Umschlagentwurf: Klaus Dempel, Stuttgart
Printed in Germany

Vorwort der Herausgeber

Mit dem Arzneiverordnungs-Report '95 wird ein weiterer Jahresüberblick über die vertragsärztlichen Arzneiverordnungen im gesamten Bundesgebiet gegeben. Die diesjährigen Analysen sind geprägt von einer zunehmenden Verordnung neu eingeführter Wirkstoffe der letzten Jahre bei weiteren Einsparungen im Bereich der therapeutisch umstrittenen Arzneimittel. Neu ist die erstmals vorgenommene systematische Auswertung des Marktes für patentgeschützte Arzneimittel. Als eigenes Produkt sind in diesem Jahr zum ersten Mal die Daten und Grafiken des Reportes auf CD-ROM erhältlich (siehe beiliegende Bestellkarte).

Im vorliegenden Band wurden die Verordnungsdaten der 2000 führenden Präparate des gesamtdeutschen Arzneimittelmarktes zusammengestellt und in 44 Indikationsgruppen analysiert. Neu aufgenommen wurden die Antiepileptika. Alle Daten stammen aus dem GKV-Arzneimittelindex, in dem unter der gemeinsamen Trägerschaft der gesetzlichen Krankenversicherungen, der Kassenärztlichen Bundesvereinigung und der Bundesvereinigung Deutscher Apothekerverbände alle zugänglichen Verordnungsdaten auf der Basis einer großen Rezeptstichprobe zusammengetragen werden.

Allen Autoren sei für ihre gute Kooperation herzlich gedankt. Besondere Anerkennung gilt wiederum Herrn J. Klauber und Herrn G. W. Selke im Wissenschaftlichen Institut der AOK (WIdO) für die Erstellung des statistischen Teils sowie die redaktionelle Bearbeitung des Gesamtwerkes, ebenso für weitere Mitarbeit Herrn F. Balzer, Herrn E.-P. Beyer, Frau G. Billesfeld, Herrn C. Günster, Frau A. Hall, Frau S. Heric, Herrn H.-P. Metzger, Frau U. Söltenfuß, Frau M. Steden, Frau S. Stolle-Meinhardt, Frau M.-L. Watty und Frau E. Zinke im WIdO sowie Frau H. Walker im Pharmakologischen Institut der Universität Heidelberg. Schließlich gilt unser besonderer Dank den Projektträgern, die diese Publikation möglich gemacht haben.

Heidelberg und Bonn, 14. Juli 1995

Ulrich Schwabe
Dieter Paffrath

Autorenverzeichnis

Prof. Dr. med. M. Anlauf
Medizinische Klinik II des Zentralkrankenhauses Reinkenheide
Postbrookstraße, 27574 Bremerhaven

Prof. Dr. med. J. Ch. Bode
Robert-Bosch-Krankenhaus
Auerbachstr. 110, 70376 Stuttgart

Prof. Dr. rer. nat. V. Dinnendahl
Deutsches Apothekerhaus
Ginnheimer Str. 26, 65760 Eschborn

Prof. Dr. rer. nat. U. Fricke
Institut für Pharmakologie der Universität zu Köln
Gleueler Straße 24, 50931 Köln

Prof. Dr. med. K.-F. Hamann
Hals-Nasen-Ohrenklinik und Poliklinik
der Technischen Universität München
Ismaninger Straße 22, 81675 München

Prof. Dr. sc. med. K.-O. Haustein
Klinik der Friedrich-Schiller-Universität Jena
Klinische Pharmakologie Erfurt
Nordhäuser Str. 78, 99089 Erfurt

Prof. Dr. med. K. Held
Evangelisches Krankenhaus Weende
An der Lutter 24, 37075 Göttingen

Prof. Dr. med. K. H. Holtermüller
St. Markus-Krankenhaus
Wilhelm-Epstein-Str. 2, 60431 Frankfurt am Main

Prof. Dr. med. A. Keseberg
Am Hahnacker 36, 50374 Erftstadt-Liblar

J. Klauber
Wissenschaftliches Institut der AOK
Kortrijker Straße 1, 53177 Bonn

Prof. Dr. med. G. Klose
Medizinische Klinik, Zentralkrankenhaus links der Weser
Senator-Weßling-Straße 1, 28277 Bremen

Prof. Dr. med. B. Lemmer
Institut für Pharmakologie und Toxikologie,
Fakultät für Klinische Medizin Mannheim der Universität Heidelberg
Maybachstraße 14–16, 68169 Mannheim

Prof. Dr. med. M. J. Lohse
Institut für Pharmakologie und Toxikologie
der Universität Würzburg
Versbacher Str. 9, 97078 Würzburg

Dr. med. K. Mengel
Institut für Pharmakologie und Toxikologie,
Fakultät für Klinische Medizin Mannheim der Universität Heidelberg
Maybachstraße 14–16, 68169 Mannheim

Prof. Dr. med. B. Müller-Oerlinghausen
Psychiatrische Klinik und Poliklinik (WE 12)
Freie Universität Berlin
Eschenallee 3, 14050 Berlin

Prof. Dr. med. T. Rabe
Universitäts-Frauenklinik
Voßstraße 9, 69115 Heidelberg

Prof. Dr. med. G. Schmidt
Institut für Pharmakologie und Toxikologie der Universität
Robert-Koch-Straße 40, 37075 Göttingen

Prof. Dr. med. W. Schmitz
Institut für Pharmakologie der Westfälischen Wilhelms-Universität
Domagkstr. 12, 48129 Münster

Prof. Dr. med. H. Scholz
Abteilung Allgemeine Pharmakologie
Universitäts-Krankenhaus Eppendorf
Martinistraße 52, 20246 Hamburg

Prof. Dr. med. U. Schwabe
Pharmakologisches Institut der Universität Heidelberg
Im Neuenheimer Feld 366, 69120 Heidelberg

G. W. Selke
Wissenschaftliches Institut der AOK
Kortrijker Str. 1, 53177 Bonn

Frau S. Wittkewitz-Richter
AOK-Gesundheitskasse Schleswig-Holstein
Hindenburgdamm 60, 25401 Pinneberg

Prof. Dr. med. R. Ziegler
Medizinische Universitätsklinik
Abteilung Innere Medizin I
Bergheimer Straße 58, 69115 Heidelberg

Mitglieder der ad-hoc-Kommission

Frau D. Becker, AOK-Bundesverband

Dr. med. F. Buettner, Arzt für Allgemeinmedizin

Prof. Dr. V. Dinnendahl, ABDA – Bundesvereinigung Deutscher Apothekerverbände

Prof. Dr. U. Fricke, Institut für Pharmakologie der Universität zu Köln

Dr. med. G. Hopf, Arzt für Pharmakologie und Toxikologie

W. Kaesbach, BKK-Bundesverband

Prof. Dr. med. A. Keseberg, Arzt für Allgemeinmedizin

J. Klauber, Wissenschaftliches Institut der AOK

Prof. Dr. med. B. König, Arzt für Allgemeinmedizin

Privatdozent Dr. med. R. Lasek, Arzneimittelkommission der deutschen Ärzteschaft

M. Litsch, Wissenschaftliches Institut der AOK

Frau M. Reiblich, Kassenärztliche Bundesvereinigung

B. Rostalski, Verband der Angestellten-Krankenkassen e.V./Verband der Arbeiter-Ersatzkassen e.V.

Dr. M. Schulz, ABDA – Bundesvereinigung Deutscher Apothekerverbände

Prof. Dr. med. U. Schwabe, Pharmakologisches Institut der Universität Heidelberg

G. W. Selke, Wissenschaftliches Institut der AOK

Frau S. Wittkewitz-Richter, AOK – Die Gesundheitskasse Schleswig-Holstein

Inhaltsverzeichnis

Überblick über die Arzneiverordnungen im Jahre 1994. *U. Schwabe*   1
1. ACE-Hemmer. *M. Anlauf* 18
2. Aldosteron-Antagonisten. *U. Schwabe* 25
3. Analgetika. *G. Schmidt* 29
4. Antiallergika. *U. Schwabe* 42
5. Antianämika. *K. Mengel* 47
6. Antiarrhythmika. *H. Scholz* 52
7. Antibiotika und Chemotherapeutika. *W. Schmitz* 57
8. Antidiabetika. *K. Mengel* 72
9. Antiepileptika. *U. Schwabe* 79
10. Antihypertonika. *M. Anlauf* 84
11. Antihypotonika. *K.-O. Haustein* 97
12. Antimykotika. *U. Fricke* 103
13. Antirheumatika und Antiphlogistika. *G. Schmidt* 114
14. Antitussiva und Expektorantien. *B. Lemmer* 128
15. Beta-Rezeptorenblocker. *B. Lemmer* 146
16. Bronchospasmolytika und Antiasthmatika. *B. Lemmer* 152
17. Calcium-Antagonisten. *H. Scholz* 166
18. Corticosteroide. *U. Schwabe* 174
19. Dermatika. *U. Fricke* 179
20. Diuretika. *W. Schmitz* 206
21. Durchblutungsfördernde Mittel. *K. Held, U. Schwabe* 214
22. Gichtmittel. *G. Schmidt* 225
23. Gynäkologika. *U. Schwabe, T. Rabe* 228
24. Hämorrhoidenmittel. *V. Dinnendahl* 236
25. Hypnotika und Sedativa. *M.J. Lohse, B. Müller-Oerlinghausen* . 241
26. Immuntherapeutika. *K.-O. Haustein* 253
27. Kardiaka. *H. Scholz* 260
28. Koronarmittel. *H. Scholz* 266
29. Leber- und Gallenwegstherapeutika. *J. Ch. Bode* 272
30. Lipidsenkende Mittel. *G. Klose, U. Schwabe* 281
31. Magen-Darm-Mittel. *K.H. Holtermüller* 289
32. Migränemittel. *A. Keseberg* 305
33. Mineralstoffpräparate. *U. Schwabe, R. Ziegler* 311
34. Mund- und Rachentherapeutika. *S. Wittkewitz-Richter* ... 322
35. Muskelrelaxantien. *U. Schwabe* 332

36. Ophthalmika. *M.J. Lohse* 336
37. Parkinsonmittel. *U. Schwabe* 356
38. Psychopharmaka. *M.J. Lohse, B. Müller-Oerlinghausen* 360
39. Rhinologika und Otologika. *K.-F. Hamann* 378
40. Schilddrüsentherapeutika. *R. Ziegler, U. Schwabe* 390
41. Sexualhormone. *U. Schwabe, T. Rabe* 396
42. Urologika. *W. Schmitz* 410
43. Venenmittel. *U. Fricke* 421
44. Vitamine und Neuropathiepräparate. *K. Mengel* 431
45. Auswirkungen des Gesundheitsstrukturgesetzes – Der Arzneimittelmarkt im Ost-West-Vergleich. *J. Klauber, G. W. Selke* ... 441
46. Der Markt für patentgeschützte Arzneimittel.
    G. W. Selke, J. Klauber 465
47. Arzneiverordnungen nach Alter und Geschlecht.
    J.Klauber, G. W. Selke 488
48. Arzneiverordnungen nach Arztgruppen. *J. Klauber, G. W. Selke* 498
49. Ergänzende statistische Übersicht. *J. Klauber, G. W. Selke* 506

Register 581

Überblick über die Arzneiverordnungen im Jahre 1994

U. Schwabe

Die Steuerungseffekte des Gesundheitsstrukturgesetzes (GSG) auf den deutschen Arzneimittelmarkt waren von kurzer Dauer. Nach dem Sparjahr 1993 sind die Arzneimittelausgaben für die Patienten der gesetzlichen Krankenversicherung 1994 erneut kräftig gestiegen und haben damit wieder die durchschnittlichen Steigerungsraten der vorangehenden 12 Jahre erreicht *(Abbildung 1)*. Auffälligerweise erhöhten sich die Kosten trotz rückläufiger Zahlen für Verordnungen (−3,1%), Preise (−1,2%) und Versicherte (−0,6%). Nur ein Teil des Umsatzanstiegs ist auf einen höheren Therapiebedarf nach definierten Tagesdosen (+1,7%) zurückzuführen. Das Umsatzplus stammt fast ausschließlich aus den alten Ländern (+1,4 Mrd. DM) und nur zu einem kleinen Teil (96 Mio. DM) aus den neuen Ländern. Trotzdem wurde das Arzneimittelbudget im Westen abermals um 1,2 Mrd. DM unterschritten, im Osten jedoch um 115 Mio. DM überschritten.

Auch 1994 sind wieder auffällige strukturelle Änderungen der vertragsärztlichen Arzneitherapie zu beobachten gewesen. Arzneimittel mit umstrittener Wirksamkeit sind nochmals weniger verordnet worden (−4,2%). Die Verordnungen von Arzneimitteln mit patentierten Wirkstoffen aus den Jahren 1985 bis 1994 haben erheblich (+18,6%) zugenommen. Bei fortbestehender Budgetierung ist damit die Qualität der Arzneitherapie weiter verbessert worden. Für 1995 ist bereits jetzt zu erkennen, daß ein weiter zunehmender Trend zu innovativen Arzneimitteln nur dann ohne Budgetüberschreitung möglich ist, wenn in gleichem Umfang Einsparungen bei den umstrittenen Arzneimitteln realisiert werden.

Die GSG-induzierte Niederlassungswelle ist 1994 weitgehend abgeklungen, trotzdem ist die Zahl der Vertragsärzte noch einmal auf 118 339 (+2,5%) (Stand 31.12.1994) angestiegen. Damit entfielen auf den einzelnen Vertragsarzt nur noch durchschnittlich 7 736 Verordnungen (Vorjahr 8 178, −5,4%). Das entspricht 34 Verordnungen pro Arbeitstag (Vorjahr 36).

Im diesjährigen Arzneiverordnungs-Report werden die Daten weiterhin für das gesamte Bundesgebiet dargestellt. Die Präparate aus den neuen Bundesländern wurden nicht mehr besonders gekennzeichnet, entsprechende Angaben finden sich in dem vorjährigen Band. Im folgenden werden allgemeine Aspekte erläutert, die für die Gesamtentwicklung der Verordnungen bedeutsam waren.

Abbildung 1: Entwicklung von Verordnungen und Umsatz 1981 bis 1994 auf dem GKV-Fertigarzneimittelmarkt

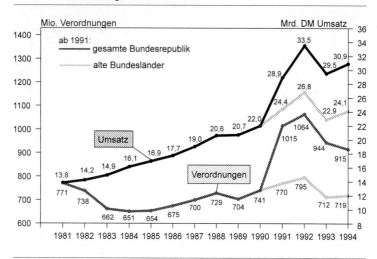

Verordnungsschwerpunkte

Wie in den vorangehenden Jahren haben sich die Arzneiverordnungen in den einzelnen Indikationsgebieten unterschiedlich entwickelt. Einen ersten Einblick ermöglicht die *Tabelle 1*, in der die 20 verordnungsstärksten Indikationsgruppen des Jahres 1994 dargestellt sind. Sie umfassen mit 680,5 Mio. Verordnungen unverändert 74% des gesamten Verordnungsvolumens und lassen die maßgebenden Veränderungen bereits erkennen. Eine vollständige Übersicht über alle Indikationsgruppen findet sich in der *Tabelle 49.2* der ergänzenden statistischen Übersicht (*Kapitel 49*).

Bei den ersten elf Indikationsgruppen haben sich keine wesentlichen Rangveränderungen ergeben, nur die Dermatika sind trotz eines leichten prozentualen Rückgangs um einen Rang angestiegen. Sexualhormone rückten mit dem höchsten Zuwachs (+6,3%) nochmals um zwei Ränge vor und setzten damit die Entwicklung der vergangenen Jahre fort. Weiter vorgerückt sind auch die Antidiabetika (+3,7%) und die Mineralstoffpräparate (+0,6%), während alle anderen Indikationsgruppen weniger verordnet wurden. Aufgrund überproportionaler Rückgänge von mehr

Überblick über die Arzneiverordnungen im Jahre 1994

Tabelle 1: Die verordnungsstärksten Indikationsgruppen im gesamten Bundesgebiet 1994

Rang 94 (93)	Indikationsgruppe	Verordnungen 1994 (Mio.)	% Änderung	Umsatz 1994 (Mio. DM)	% Änderung
1 (1)	Analgetika/Antirheumatika	104,3	−15,6	1840,2	−2,7
2 (2)	Antitussiva/Expektorantia usw.	71,2	−4,3	1006,5	−5,6
3 (3)	Beta-Rezeptorenblocker/ Ca-Antagonisten/ACE-Hemmer	52,9	−0,6	3321,6	5,6
4 (4)	Magen-Darm-Mittel	50,6	1,7	2267,6	8,9
5 (6)	Dermatika	43,1	−0,8	969,1	2,4
6 (5)	Psychopharmaka	43,0	−4,0	1421,8	4,4
7 (7)	Antibiotika/Chemotherapeutika	39,7	3,4	1485,9	11,7
8 (8)	Ophthalmika	33,5	−0,3	465,9	1,5
9 (9)	Broncholytika/Antiasthmatika	29,4	2,9	1624,9	7,2
10 (10)	Koronarmittel	23,5	−3,8	1074,0	1,7
11 (11)	Rhinologika	23,3	2,9	187,3	2,2
12 (14)	Sexualhormone und ihre Hemmstoffe	21,0	6,3	1030,5	6,6
13 (13)	Durchblutungsfördernde Mittel	20,2	−3,8	1175,2	−1,0
14 (12)	Hypnotika/Sedativa	19,5	−8,4	308,2	4,3
15 (19)	Antidiabetika	18,7	3,7	1184,3	10,1
16 (18)	Mineralstoffpräparate	18,3	0,6	472,6	3,1
17 (15)	Kardiaka	18,1	−7,4	307,3	−4,7
18 (17)	Diuretika	17,8	−3,1	538,3	6,0
19 (16)	Venentherapeutika	17,1	−7,9	543,8	−4,9
20 (20)	Antihypertonika	15,4	−1,4	1442,4	8,8
	Summe der Ränge 1 bis 20	680,5	−3,8	22667,4	4,2
	Gesamtmarkt GKV-Rezepte mit Fertigarzneimitteln	915,4	−3,1	30865,1	4,6

als 7% sind Hypnotika/Sedativa, Kardiaka und Venentherapeutika gegenüber dem Vorjahr nochmals zurückgefallen.

Das reduzierte Verordnungsvolumen konzentriert sich auf 19 Indikationsgruppen, bei denen die Verordnungen überdurchschnittlich (>3%) abgenommen haben (*Tabelle 2*). Besonders betroffen waren einige therapeutisch wichtige Arzneimittelgruppen wie Antihypertonika, Antiepileptika, Migränemittel und Analgetika/Antirheumatika. Der damit verbundene Umsatzrückgang betrug allerdings nur 120,8 Mio. DM, weil in mehreren Fällen die Zahl der verordneten Tagesdosen und die Umsätze trotz rückläufiger Verordnungen anstiegen.

Bei 17 Indikationsgruppen haben die Verordnungen um mehr als 1,7% zugenommen. An der Spitze standen 1994 ACE-Hemmer (+17,2%) und Antimykotika (+11,3%) mit besonders hohen Steigerungen. Der Umsatzzuwachs der Aufsteiger beträgt insgesamt 1 161,4 Mio. DM und erklärt damit den größten Teil des diesjährigen Anstieges von 1 357 Mio. DM.

Tabelle 2: Änderungen bei verordnungsstarken Indikationsgruppen nach Verordnungen im gesamten Bundesgebiet 1994

Indikationsgruppe	Verordnungsänderung (%)	(Tsd.)	Umsatzänderung (Mio. DM)
Aufsteiger			
ACE-Hemmer	17,2	2272,8	261,8
Antimykotika	11,3	1458,2	111,0
Parkinsonmittel und andere Antihyperkinetika	8,5	325,6	29,4
Immuntherapeutika und Zytokine	6,8	352,9	54,0
Antiemetika-Antivertiginosa	6,4	398,0	19,0
Sexualhormone und ihre Hemmstoffe	6,3	1247,0	63,8
Muskelrelaxantia	5,3	336,9	20,4
Antiallergika	4,8	523,2	12,7
Gynäkologika	4,8	514,4	7,6
Antidiabetika	3,7	665,2	109,1
Grippemittel	3,6	139,3	3,6
Antibiotika/Chemotherapeutika	3,4	1294,0	155,4
Neuraltherapeutika	3,1	126,2	17,3
Wundbehandlungsmittel	3,0	246,6	−2,5
Rhinologika	2,9	660,8	4,0
Broncholytika/Antiasthmatika	2,9	832,3	109,2
Magen-Darm-Mittel	1,7	836,8	185,6
Summe der Aufsteiger		12230,1	1161,4
Absteiger			
Diuretika	−3,1	−560,6	30,6
Koronarmittel	−3,8	−931,7	18,4
Durchblutungsfördernde Mittel	−3,8	−801,9	−11,7
Psychopharmaka	−4,0	−1771,2	59,6
Antitussiva/Expektorantia usw.	−4,3	−3227,4	−60,0
Corticoide (Interna)	−4,7	−406,8	6,8
Vitamine	−4,8	−449,9	−9,7
Antiphlogistika	−7,2	−447,9	−2,6
Kardiaka	−7,4	−1451,7	−15,0
Urologika	−7,6	−995,0	10,1
Venentherapeutika	−7,9	−1464,7	−28,2
Hypnotika/Sedativa	−8,4	−1785,8	12,8
Antiarrhythmika	−8,8	−406,5	−52,6
Antihypotonika	−9,3	−721,4	−13,4
Sulfonamide	−9,7	−745,2	−4,6
Antihypertonika (ohne ACE-Hemmer)	−13,0	−1668,8	−36,0
Antiepileptika	−13,3	−785,1	27,6
Migränemittel	−14,8	−849,9	−2,2
Analgetika/Antirheumatika	−15,6	−19345,8	−50,8
Summe der Absteiger		−38817,3	−120,8

Tabelle 3: Arzneimittel mit neuen Wirkstoffen 1994

Wirkstoff	Handelsname (Einführungsdatum)	Anwendung	Bewertung
Adenosin	Adrekar (1.7.1994)	Antiarrhythmikum	A
Amlodipin	Norvasc (1.3.1994)	Calcium-Antagonist	C
Atovaquon	Wellvone (15.12.1994)	Pneumozystenmittel	A/C
Bunazosin	Andante (15.5.1994)	Antihypertonikum	C
Cefetametpivoxil	Globocef (21.11.1994)	Cephalosporin	C
Dapiprazol	Remydrial (15.11.1994)	Ophthalmologikum	A
Dornase alfa	Pulmozyme (19.9.1994)	Mukolytikum	A/D
Finasterid	Proscar (15.11.1994)	Prostatamittel	A/D
Fluticason	Flutivate (18.4.1994)	Lokalcorticoid	C
Fluvastatin	Cranoc (9.9.1994)	Lipidsenker	C
	Locol (9.9.1994)	Lipidsenker	C
Formestan	Lentaron (1.7.1994)	Aromatasehemmer	B
Levocabastin	Livocab (1.3.1994)	Antihistaminikum	C
	Levophta (1.3.1994)	Antihistaminikum	C
Methylprednisolonaceponat	Advantan (1.10.1994)	Lokalcorticoid	C
Omoconazol	Fungisan (15.9.1994)	Antimykotikum	C
Paclitaxel	Taxol (15.1.1994)	Zytostatikum	A
Pantoprazol	Pantozol (9.9.1994)	Ulkustherapeutikum	C
	Rifun (9.9.1994)	Ulkustherapeutikum	C
Pentostatin	Nipent (1.7.1994)	Zytostatikum	A
Phospholipidfraktion	Curosurf (1.2.1994)	Surfactant	C
Risperidon	Risperdal (15.4.1994)	Neuroleptikum	C
Zalcitabin	HIVID Roche (24.1.1994)	Virustatikum	C

Nach Fricke und Klaus (1995)
A: Neuartiger Wirkstoff/Wirkprinzip
B: Verbesserung pharmakologischer Qualitäten bereits bekannter Wirkprinzipien
C: Analogpräparat mit marginalen Unterschieden zu eingeführten Wirkstoffen
D: Nicht ausreichend gesichertes Therapieprinzip

Neue Arzneimittel

Im Jahre 1994 sind 1084 Fertigarzneimittel (davon 19 Tierarzneimittel) vom Bundesgesundheitsamt neu zugelassen worden (Vorjahr 1 698). Darunter befanden sich 20 neue Wirkstoffe (Vorjahr 26), die in *Tabelle 3* aufgelistet sind. Die therapeutische Bewertung der neuen Wirkstoffe zeigt, daß nur sieben Wirkstoffe als wirklich neuartige Substanzen oder Wirkprinzipien bezeichnet werden können (Fricke und Klaus, 1995). Bei einem weiteren Wirkstoff sind die pharmakologischen Eigenschaften bereits bekannter Wirkprinzipien erheblich verbessert worden. Bei dem

6 Überblick über die Arzneiverordnungen im Jahre 1994

Tabelle 4: Verordnung neuer Arzneimittel im gesamten Bundesgebiet 1994

Präparat*	Wirkstoff	Verordnungen 1994 Tsd.	% Änd.	Umsatz 1994 Mio. DM	% Änd.
Neue Wirkstoffe 1985					
Tarivid	Ofloxacin	1216,7	28,4	72,8	24,3
Bayotensin	Nitrendipin	921,1	8,4	114,5	8,9
Lendormin	Brotizolam	827,9	−5,1	11,8	−6,8
Hismanal	Astemizol	608,3	−26,7	22,0	−21,3
Nimotop	Nimodipin	424,5	9,2	54,4	10,6
Sirdalud	Tizanidin	360,8	0,5	13,5	16,0
Vistagan	Levobunolol	298,0	−4,6	10,4	−5,6
Exoderil	Naftifin	242,0	−10,6	6,2	−7,7
Amciderm	Amcinonid	223,5	−19,6	7,3	−19,1
Aniflazym	Serrapeptase	192,5	−8,9	6,4	−9,6
Delonal	Alclometason	57,5	−19,0	1,4	−26,1
Heitrin	Terazosin	53,7	−30,8	6,4	−36,4
Atenos	Tulobuterol	48,9	−13,8	1,1	−37,7
Brelomax	Tulobuterol	42,4	11,9	0,9	−24,9
		5517,8	−0,8	329,1	4,8
Neue Wirkstoffe 1986					
Dermatop	Prednicarbat	1448,3	4,8	34,6	6,0
Concor	Bisoprolol	1259,9	4,8	78,8	1,1
Pepdul	Famotidin	703,2	22,6	152,5	40,3
Selectol	Celiprolol	314,5	4,5	22,6	5,9
Movergan	Selegilin	144,9	−4,3	38,7	−5,4
Ganor	Famotidin	129,5	−12,8	26,7	−15,2
Cytotec	Misoprostol	117,4	13,5	12,9	16,4
Luret	Azosemid	79,3	−40,6	4,3	−38,0
		4197,0	5,0	371,1	12,1
Neue Wirkstoffe 1987					
Ciprobay	Ciprofloxacin	1167,0	28,1	92,5	25,9
Dridase	Oxybutynin	278,8	−8,5	28,3	−3,4
Fungibacid Creme	Tioconazol	49,1	−26,0	1,1	−33,2
Sonin	Loprazolam	39,2	−7,6	0,5	−6,7
Olbemox	Acipimox	37,8	−49,4	3,2	−51,6
Arthaxan	Nabumeton	25,8	2,0	1,7	8,4
Tilcotil	Tenoxicam	25,5	−33,3	1,8	−45,8
Gyramid	Enoxacin	22,4	27,3	1,0	29,3
Liman	Tenoxicam	20,7	−42,1	1,6	−39,6
		1666,3	9,9	131,7	9,9
Neue Wirkstoffe 1988					
Tilade	Nedocromil	158,2	14,7	16,2	10,0
Erypo	Epoetin alfa	113,0	137,9	61,1	134,0
Zoladex	Goserelin	77,1	36,1	44,9	57,9
Talis	Metaclazepam	27,8	−28,6	0,6	−23,9
		376,1	33,8	122,8	75,3

(*) Ausgewiesen sind alle Präparate, die in einem Jahr seit 1985 mindestens 60 Tsd. Verordnungen erreicht haben und die 1994 noch mindestens 20 Tsd. Verordnungen aufweisen.

noch Tabelle 4: Verordnung neuer Arzneimittel im gesamten Bundesgebiet 1994

Präparat*	Wirkstoff	Verordnungen 1994 Tsd.	% Änd.	Umsatz 1994 Mio. DM	% Änd.
Neue Wirkstoffe 1989					
Antra	Omeprazol	1861,1	24,0	302,0	25,8
Lisino	Loratadin	1374,7	−4,7	66,6	3,6
Acerbon	Lisinopril	1058,8	12,1	111,3	8,2
Mevinacor	Lovastatin	826,0	13,0	152,4	10,4
Elobact	Cefuroxim	771,9	12,8	64,3	11,4
Cardular	Doxazosin	511,2	26,9	65,5	39,0
Diblocin	Doxazosin	495,1	22,4	62,4	34,0
Zinnat	Cefuroxim	343,3	−1,7	29,3	−5,6
Nizax	Nizatidin	302,6	117,5	29,9	97,6
Gastrax	Nizatidin	259,5	80,5	25,8	44,3
Coric	Lisinopril	223,5	−7,8	25,8	0,9
Roxit	Roxatidin	204,8	2,4	38,3	0,0
Coversum	Perindopril	81,0	10,2	9,3	−2,3
Zeisin	Pirbuterol	68,1	69,9	3,9	47,4
Justar	Cicletanin	48,0	−32,4	7,0	−27,9
		8429,6	14,4	993,8	17,4
Neue Wirkstoffe 1990					
Rulid	Roxithromycin	2433,0	12,7	116,0	14,7
Glucobay	Acarbose	2146,0	17,5	138,5	23,7
Zyrtec	Cetirizin	1716,9	16,3	85,8	21,4
Propulsin	Cisaprid	1144,8	18,0	70,2	25,0
Delix	Ramipril	704,8	25,6	71,4	31,0
Zocor	Simvastatin	575,2	32,4	101,0	24,3
Denan	Simvastatin	563,6	−3,4	102,4	−2,9
Vesdil	Ramipril	556,6	6,8	56,6	16,3
Baymycard	Nisoldipin	473,4	1,9	42,2	7,0
Fungata	Fluconazol	348,8	10,3	10,1	11,0
Triapten	Foscarnet	314,1	−9,3	7,4	−9,7
Antagonil	Nicardipin	270,0	−15,6	16,1	−15,7
Vascal	Isradipin	196,7	15,0	20,7	27,1
Fluctin	Fluoxetin	189,8	37,6	32,6	36,0
Lomir	Isradipin	154,1	3,4	16,0	17,1
Alimix	Cisaprid	148,5	−6,5	8,7	−5,8
Nipolept	Zotepin	106,1	7,3	4,2	3,5
I. R. S. 19	Haemophilus-influenzae Typ b	72,2	−1,0	1,7	−1,8
Ribomunyl	Haemophilus-influenzae Typ b	37,6	4,9	2,3	29,9
		12152,2	12,5	903,9	16,4
Neue Wirkstoffe 1991					
Klacid	Clarithromycin	1363,9	59,8	78,6	62,3
Stilnox	Zolpidem	1055,4	56,3	27,3	60,0
Ximovan	Zopiclon	987,2	28,3	22,3	30,5
Bikalm	Zolpidem	731,6	19,3	19,0	19,8
Accupro	Quinapril	591,9	7,7	56,1	10,7
Modip	Felodipin	438,8	17,3	55,9	21,5

noch Tabelle 4: Verordnung neuer Arzneimittel im gesamten Bundesgebiet 1994

Präparat*	Wirkstoff	Verordnungen 1994 Tsd.	% Änd.	Umsatz 1994 Mio. DM	% Änd.
Orelox	Cefpodoxim	412,4	90,8	27,8	50,4
Sempera	Itraconazol	332,2	57,0	70,6	65,2
Cephoral	Cefixim	303,2	3,9	24,1	8,8
Pravasin	Pravastatin	263,2	−10,6	55,2	−8,9
Skinoren Creme	Azelainsäure	257,9	−4,0	8,3	−2,5
Suprax	Cefixim	252,4	429,7	18,7	441,2
Cynt	Moxonidin	225,0	51,6	21,0	72,6
Aurorix	Moclobemid	218,2	21,2	22,6	11,9
Munobal	Felodipin	212,1	24,1	28,8	37,3
Target	Felbinac	178,6	−30,0	3,0	−28,5
Liprevil	Pravastatin	159,9	12,6	31,2	5,1
Podomexef	Cefpodoxim	158,7	46,3	8,7	25,8
Siros	Itraconazol	143,3	−4,3	4,8	−4,4
Physiotens	Moxonidin	136,6	−0,1	13,9	9,7
Dolinac	Felbinac	123,2	−36,2	2,1	−32,7
Dilatrend	Carvedilol	119,5	−11,3	16,2	−8,9
Importal	Lactitol	78,3	−25,7	2,3	−22,8
Cyllind	Clarithromycin	54,6	−58,8	3,6	−55,7
Lomexin	Fenticonzol	27,7	−48,0	0,6	−40,4
		8825,8	24,7	622,7	25,6
Neue Wirkstoffe 1992					
Loceryl	Amorolfin	269,7	40,8	25,2	38,4
Lamisil Tabletten	Terbinafin	262,3	80,7	51,7	88,3
Psorcutan	Calcipotriol	261,3	28,2	20,2	49,1
Dynorm	Cilazapril	259,2	7,7	25,4	17,0
Dynacil	Fosinopril	254,3	27,1	32,1	50,7
Bambec	Bambuterol	233,0	5,5	23,4	16,2
Fosinorm	Fosinopril	231,0	33,3	29,4	47,8
Lamisil Creme	Terbinafin	155,8	245,7	3,3	245,8
Allergodil	Azelastin	136,5	−3,3	3,9	−3,3
Torem	Torasemid	128,7	(neu)	9,3	(neu)
Unat	Torasemid	121,5	475,0	8,7	647,8
Nivadil	Nilvadipin	109,0	−3,8	14,7	10,1
Sabril	Vigabatrin	61,1	5,2	13,1	16,0
Peflacin	Pefloxacin	60,6	−48,5	1,7	−48,6
		2544,0	35,9	262,1	48,6
Neue Wirkstoffe 1993					
Ecural	Mometason	640,8	37,8	14,2	40,4
Agopton	Lansoprazol	384,3	419,3	47,5	397,5
Lorafem	Loracarbef	350,5	325,1	22,3	362,3
Cibacen	Benazepril	336,9	95,3	32,4	125,6
Keimax	Ceftibuten	288,2	(>1000)	21,2	(>1000)
Imigran	Sumatriptan	281,5	35,8	43,5	30,7
Zithromax	Azithromycin	156,2	(>1000)	7,7	(>1000)

noch Tabelle 4: Verordnung neuer Arzneimittel im gesamten Bundesgebiet 1994

Präparat*	Wirkstoff	Verordnungen 1994 Tsd.	% Änd.	Umsatz 1994 Mio. DM	% Änd.
Udrik	Trandolapril	134,0	607,2	12,2	783,2
Lamictal	Lamotrigin	76,8	522,8	18,2	745,9
		2649,2	156,6	219,2	189,7
Neue Wirkstoffe 1994					
Norvasc	Amlodipin	358,4		40,3	
Livocab Augentropfen	Levocabastin	254,0		10,3	
Livocab Nasenspray	Levocabastin	123,6		3,4	
Cranoc	Fluvastatin	77,0		6,6	
Advantan	Methylprednisolonaceponat	74,8		1,5	
Rifun	Pantoprazol	65,9		7,3	
		953,7		69,4	
Summe		47311,7	19,8	4025,8	25,6
Anteil Gesamtmarkt (%)		5,2		13,0	

Rest handelt es sich um Analogpräparate, die zu bereits eingeführten Wirkstoffen nur marginale Unterschiede aufweisen. Als erfolgreiche Neueinführungen haben sich allerdings nur zwei von diesen neuen Wirkstoffen unter den meistverordneten Arzneimitteln etablieren können (*Tabelle 4*). Die meisten Verordnungen erreichten das Präparat *Norvasc* mit dem Wirkstoff Amlodipin aus der Gruppe der länger wirkenden Calcium-Antagonisten und Levocabastin (*Livocab*), ein topisches H_1-Antihistaminikum zur Behandlung der allergischen Rhinitis und Konjunktivitis bei Heuschnupfen.

Die neuen Wirkstoffe, die seit 1985 zugelassen wurden und sich erfolgreich am Markt etablieren konnten, haben im Durchschnitt kräftig zugenommen. Der Effekt ist beim Umsatz (+25,6%) stärker als bei den Verordnungen (+19,8%). Bei den neuen Wirkstoffen des Jahres 1985 überwiegen Verordnungsabnahmen, während bei allen nachfolgenden Jahrgängen trotz einzelner rückläufiger Präparate die Bilanz positiv ist (*Tabelle 4*). Erfolgreichste Neueinführung war erneut das Erythromycinderivat *Rulid* mit 2,4 Mio. Verordnungen. An zweiter Stelle folgt das Antidiabetikum *Glucobay* (Acarbose). Der Protonenpumpenhemmer *Antra* (Omeprazol) steht weiterhin an dritter Stelle. Hohe Zuwachsraten haben 1994 fast alle neuen Wirkstoffe der Jahre 1992 und 1993 erreicht. Fünf neue Arzneimittel sind wegen besonderer Risiken in den letzten

Tabelle 5: Patentvolumina nach Indikationsgruppen im gesamten Bundesgebiet 1994

Indikationsgruppe	Verordnungen von Patenten (Mio.)	% Anteil	Umsatz mit Patenten (Mio. DM)	% Anteil
Beta-Rezeptorenblocker/Ca-Antagonisten/ACE-Hemmer	16,0	30,2	1643,6	49,5
Antibiotika/Chemotherapeutika	8,8	22,1	538,2	36,2
Magen-Darm-Mittel	7,6	15,0	1125,5	49,6
Antidiabetika	5,3	28,0	696,0	58,8
Antiallergika	3,7	32,8	175,2	54,3
Dermatika	2,4	5,6	83,6	8,6
Lipidsenker	2,4	37,4	442,2	56,3
Psychopharmaka	1,9	4,5	142,9	10,0
Hypnotika/Sedativa	1,8	9,4	46,8	15,2
Antihypertonika	1,7	11,0	191,2	13,3
Antimykotika	1,3	9,3	76,8	15,1
Migränemittel	0,3	5,8	43,5	32,2
Sexualhormone	0,2	0,8	7,7	0,7
Broncholytika/Antiasthmatika	0,2	0,5	16,2	1,0
Antiepileptika	0,1	2,7	31,3	11,3
Ophthalmika	0,1	0,4	4,4	0,9
Antianämika	0,1	2,3	61,1	35,9
Summe dieser Indikationsgruppen	53,9	13,0	5326,2	30,1
Übrige Indikationsgruppen	0,4	0,1	116,7	0,9
Gesamtmarkt GKV-Rezepte mit Fertigarzneien	54,3	5,9	5442,9	17,6

Aufgeführt sind alle Indikationsgruppen mit mehr als 100 Tsd. Verordnungen im Patentbereich.

fünf Jahren vom Markt genommen worden. Es handelt sich um das 1985 eingeführte Vaginaltherapeutikum *Tercospor* (1990 außer Handel), das urologische Spasmolytikum *Miktrol* (Zulassung 1990, Rücknahme 1991), das Neuroleptikum *Roxamin* (Zulassung 1991, Rücknahme 1993), das Analgetikum *Toratex* (Zulassung 1992, Rücknahme 1993) und den Gyrasehemmer *Teflox* (Markteinführung März 1992, Rücknahme Juni 1992).

Neben den aktuellen Neueinführungen haben wir für 1994 erstmals auch die Bedeutung der patentgeschützten Arzneimittel im GKV-Arzneimittelmarkt analysiert. Ihr Anteil an Verordnungen und Umsatz ist deutlich größer als bei den seit 1985 neueingeführten Wirkstoffen. Die reale Patentlaufzeit nach der Einführung eines neuen Wirkstoffs in die Therapie ist in der Regel länger als zehn Jahre. So kommen die patentgeschützten Arzneimittel auf einen Anteil bei den Verordnungen von 5,9% und beim Umsatz auf 17,6% (*Tabelle 5*). Patentierte Arzneimittel konzentrieren sich danach auf 17 der 85 Indikationsgruppen der Roten Liste. Mit weitem Abstand führen die ACE-Hemmer, weil hier bis 1994 alle Wirkstoffe unter Patentschutz standen. Hohe Verordnungsanteile erreichen die Patentarzneimittel auch bei den Lipidsenkern (37,4%), Antiallergika (32,8%), Antidiabetika (28,0%) und Antibiotika/Chemotherapeutika (22,1%). Magen-Darm-Mittel (15,0%) und Antihypertonika (11,0%) liegen ebenfalls noch deutlich über dem Durchschnitt des Gesamtmarktes von 5,9%. Ausführliche Analysen zum Patentarzneimittelmarkt finden sich in den Kapiteln 45 und 46.

Generika

Der Trend zur Verordnung preiswerter Generika war zum ersten Mal seit 1981 rückläufig, obwohl sich die Zahl der generikafähigen Wirkstoffe durch Ablauf des Patentschutzes bei wichtigen Originalpräparaten weiter erhöht hat. *Tabelle 6* zeigt die Situation für einige umsatzstarke Wirkstoffe. Einen weitgehend vollständigen Überblick gibt die *Tabelle 49.7* im statistischen Teil. Die Auswertung erstreckt sich auf 328 (Vorjahr 319) generikafähige Wirkstoffe des Gesamtmarktes. Danach haben die

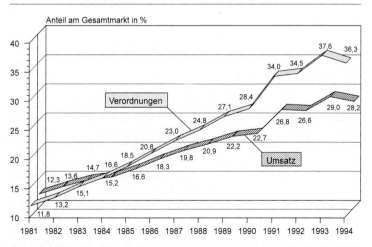

Abbildung 2: Anteil der Zweitanmelder am Gesamtmarkt nach Verordnungen und Umsatz (ab 1991 mit neuen Bundesländern)

Tabelle 6: Anteile der Zweitanmelder an Verordnungen und Umsatz von verordnungsstarken Wirkstoffen im gesamten Bundesgebiet 1994

Wirkstoff	Verordnungen Gesamt (Tsd.)	Generika-anteil (%)	Umsatz Gesamt (Tsd. DM)	Generika-anteil (%)
Diclofenac	26547,1	69,0	372845,5	68,1
Acetylcystein	16497,4	99,8	332706,7	99,8
Nifedipin	15081,3	83,4	652697,7	81,9
Xylometazolin	13904,0	80,9	62494,0	80,0
Ambroxol	13078,5	59,6	143005,0	56,8
Paracetamol	11446,6	66,2	44062,8	62,9
Heparin	9451,7	92,8	280566,8	74,0
Glibenclamid	8879,9	61,7	194390,9	53,4
Levothyroxin-Natrium	8857,9	73,7	144386,2	73,1
Metoclopramid	8701,0	73,0	74119,6	72,3
Phenoxymethylpenicillin	8518,7	81,3	144730,7	78,3
Isosorbiddinitrat	7491,9	44,8	266399,1	38,6
Ginkgo-biloba-Extrakt	7351,4	62,7	450733,0	62,6
Verapamil	7345,4	61,0	245509,5	48,9
Ibuprofen	6799,0	99,6	147921,7	99,3
Furosemid	6605,5	73,9	179803,6	61,4
Acetylsalicylsäure	6504,5	80,9	51126,7	79,4
Theophyllin	6462,4	89,5	307001,8	87,8
Doxycyclin	6416,6	99,1	81839,6	96,9
Isosorbidmononitrat	6321,4	72,4	417544,2	77,4
... Weitere 308 Wirkstoffe				
Alle generikafähigen Wirkstoffe	508342,8	65,3	15188282,4	57,3
Gesamtmarkt GKV-Rezepte	915440,1	36,3	30865082,2	28,2

Tabelle 49.7 enthält eine vollständigere Aufstellung von Wirkstoffen.

Zweitanmelderpräparate 1994 mittlerweile 54,7% des Umsatzes (Vorjahr 54,2%) und 64,5% der Verordnungen (Vorjahr 65,8%) von generikafähigen Wirkstoffen erreicht.

Bezogen auf den Gesamtmarkt haben die Zweitanmelderpräparate ihren Anteil an den Verordnungen seit 1981 von 11,8% auf 37,6% im Jahre 1993 gesteigert, waren aber 1994 rückläufig (*Abbildung 2*). Beim Umsatz stieg der Generikaanteil von 12,3% auf 29,0% und fiel 1994 auf 28,2% zurück. Dieser Rückgang des Generikamarktes beruht fast ausschließlich auf der Marktausgrenzung preisgünstiger Analgetikapräparate infolge der neuen Zuzahlungsregelung (s. *Kapitel 45*). Durch die Verordnung von Zweitanmelderpräparaten haben die bundesdeutschen Vertragsärzte 1994 insgesamt 3,5 Mrd. DM für die gesetzlichen Krankenkassen eingespart, wenn die derzeitigen Durchschnittskosten einer Generikaverordnung von 26,22 DM im Vergleich zu 36,78 DM für eine Originalpräparatverordnung zugrunde gelegt werden. Für den generikafähigen Teilmarkt mit einem Umsatzvolumen von 15,2 Mrd. DM (49,2%) des gesamten Arzneimittelmarktes läßt sich ein zusätzliches Einsparpotential von 1,9 Mrd. DM berechnen.

Umstrittene Arzneimittelgruppen

Umstrittene Arzneimittel haben schon 1976 bei der Beratung des Arzneimittelgesetzes eine wichtige Rolle gespielt. Für eine beachtliche Zahl von bekannten Arzneimitteln gilt, daß ihre Wirksamkeit nur relativ schwer objektivierbar ist, weil sich ihre Wirkungen nur schwer oder gar nicht experimentell nachweisen lassen (Deutscher Bundestag, 1976). In vielen Fällen sind mit diesen Mitteln tierexperimentell pharmakologische Wirkungen beschrieben worden. Ein klinisch relevanter therapeutischer

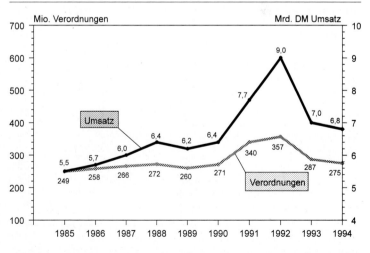

Abbildung 3: Entwicklung von Verordnungen und Umsatz umstrittener Arzneimittel auf dem GKV-Fertigarzneimittelmarkt 1985 bis 1994 (ab 1991 mit neuen Bundesländern)

14 Überblick über die Arzneiverordnungen im Jahre 1994

**Tabelle 7: Arzneimittelgruppen mit umstrittener Wirksamkeit
Verordnungen und Umsatz im gesamten Bundesgebiet 1994**

Arzneimittelgruppe	Verordnungen in Tsd.	Verordnungsänderung in % geg. 1993	Umsatz Mio. DM	Umsatzänderung in % geg. 1993
Anabolika	148,3	−24,0	8,1	−22,1
Antacida-Kombinationen	2245,8	−16,5	59,8	−16,5
Antiallergika, topische	2674,9	43,6	27,7	48,7
Antianämika-Kombinationen	1531,9	−18,9	37,2	−21,0
Antiarrhythmika-Kombinationen	436,4	−13,6	42,3	−12,9
Antidiarrhoika (sonstige)	5336,6	16,3	115,6	19,6
Antiemetika-Kombinationen	2931,1	0,5	74,8	14,7
Antiphlogistika (Komb. u. Sonstige)	6444,0	−8,0	230,5	−6,1
Antitussiva-Kombinationen	5653,9	−14,7	79,0	−14,4
Carminativa	4472,6	−7,4	94,8	−5,2
Cholagoga	2786,3	−15,4	100,8	−6,8
Corticosteroid-Komb. (Dermatika)	5217,4	−2,8	130,0	0,4
Dermatika (sonstige)	6802,5	−3,3	106,5	−5,5
Durchblutungsfördernde Mittel	20222,4	−3,8	1175,2	−1,0
Expektorantien	56617,0	−3,1	830,0	−5,0
Glucocorticoid-Kombinationen	634,0	−21,2	11,3	−21,8
Grippemittel	4050,4	3,6	50,2	7,6
Gynäkologika (sonstige)	2088,1	−1,3	42,2	1,7
Hämorrhoidenmittel	4961,9	−2,9	90,6	−4,4
Hypnotika (Barbiturate u. Komb.)	3980,4	−17,1	75,3	0,2
Immunstimulantien	5789,2	6,0	129,7	8,1
Kardiaka (pflanzliche)	5100,9	−2,3	130,2	−0,2
Koronardilatatoren	3136,7	−2,7	164,5	7,3
Lebertherapeutika	3160,0	12,6	148,3	13,3
Lipidsenker (andere)	515,7	−21,1	26,5	−24,0
Magnesiumpräparate	8620,0	2,7	198,8	3,7
Migränemittel (Kombinationen)	3958,4	−14,5	77,0	−11,7
Motilitätssteig. Mittel (Komb.)	1905,4	−4,2	35,9	1,8
Mund- und Rachentherapeutika	10413,0	−0,2	108,1	0,8
Muskelrelaxantien (Komb.)	2330,6	−6,4	78,3	−5,0
Neuropathiepräparate	4188,8	3,1	266,9	6,9
Nootropika	2175,9	3,2	122,8	12,7
Ophthalmika (sonstige)	7733,3	−6,8	83,1	−7,4
Prostatamittel	4695,4	−4,5	228,1	6,3
Psychopharmaka (pflanzliche)	4010,1	22,3	126,0	30,6
Rheumamittel (Externa)	32494,7	−7,8	478,3	−11,9
Rhinologika (Komb.)	5296,6	1,6	61,5	5,1
Urologika (Kombinat. u. sonst.)	6176,4	−15,3	207,5	−8,0
Venenmittel	17113,7	−7,9	543,8	−4,9
Verdauungsenzyme (Komb.)	1865,8	−16,6	67,6	−17,3
Vitamine (E-,B-Kombinationen)	4748,3	−5,2	141,9	−0,8
Xanthin-Kombinationen	262,2	−39,3	11,4	−28,1
Summe	274927,0	−4,2	6817,9	−2,0

Effekt ist jedoch nicht überzeugend nachgewiesen worden. Besonders häufig verordnete Gruppen sind durchblutungsfördernde Mittel, Expektorantien, externe Rheumamittel und Venenmittel (*Tabelle 7*). Da viele von diesen Arzneimittelgruppen in den USA, Großbritannien und den skandinavischen Ländern nicht zugelassen sind, wurde gefolgert, daß wir ohne Nachteil für unsere Patienten auf diese umstrittenen Arzneimittel verzichten können (Gysling und Kochen, 1987).

Die Verordnungen therapeutisch umstrittener Arzneimittel sind nach dem massiven Einschnitt des Jahres 1993 (−19,5%) auch 1994 weiter rückläufig gewesen (−4,2%). Die damit verbundene Umsatzabnahme (−1,9%) ist allerdings deutlich geringer als im Vorjahr, so daß in diesem Bereich nur 133 Mio. DM im Vergleich zu 2,1 Mrd. DM 1993 eingespart werden konnten. Die größten Einsparungen sind wieder bei Rheumasalben und Venenmitteln erzielt worden. Die Gesamtkosten der umstrittenen Arzneimittel betrugen im ganzen Bundesgebiet weiterhin 6,8 Mrd. DM. Der zeitliche Verlauf zeigt über die letzten zehn Jahre eine fast kontinuierliche Zunahme bis zu einem Gipfelpunkt von 357 Mio. Verordnungen und 9,0 Mrd. DM im Jahre 1992 und seitdem bei beiden Größen einen deutlichen Rückgang (*Abbildung 3*). In Zukunft wird es wesentlich darauf ankommen, weitere Einsparpotentiale bei den umstrittenen Arzneimitteln zu realisieren. Dadurch werden Ressourcen frei, die besser für die Substitution mit unzweifelhaften Arzneimitteln und die Einführung innovativer Wirkstoffe mit neuen Therapieprinzipien bereitgestellt werden können.

Wirtschaftliche Aspekte

Der Anstieg des Arzneimittelumsatzes im Gesamtmarkt um 4,6% auf 30,9 Mrd. DM ist vor allem durch die ungewöhnlich hohe Strukturkomponente (+9,0%) bedingt, während Verordnungen (−3,1%) und Preise (−1,2%) abnahmen. Der Zuwachs des Verordnungsvolumens nach definierten Tagesdosen (+1,7%) ist dagegen relativ gering und wird sogar noch von dem Packungsgrößeneffekt (+2,1%) übertroffen. Weitere Faktoren zeigt die Komponentenzerlegung des GKV-Arzneimittelindex (*Abbildung 4*).

Die ausschlaggebenden Kostenanstiege sind 1994 durch Umschichtungen im Verordnungsspektrum bedingt und werden bei der Umsatzanalyse als «Strukturkomponente» bezeichnet. Sie gibt an, welcher Teil der Umsatzänderungen auf den Wechsel zum anderen Arzneimittel («Intermedikamenteneffekt») oder bei identischen Arzneimitteln auf größere Packungen oder teurere Darreichungsformen und Wirkstärken («Intra-

Abbildung 4: Graphische Darstellung der Umsatzentwicklung 1993/1994 (Gesamtes Bundesgebiet)

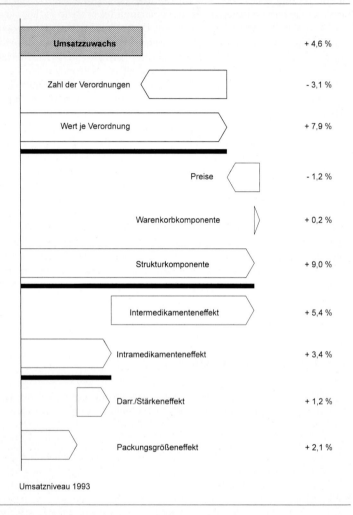

medikamenteneffekt») zurückzuführen ist (Einzelheiten siehe *Kapitel 49*). Die Strukturkomponente beträgt 1994 9,0% und entspricht einem Umsatzanstieg von 2 600 Mio. DM. Ein Teil ist mit 1 014 Mio. DM durch den Intramedikamenteneffekt mit dem Wechsel zu größeren Packungen

(+2,1%) und teureren Darreichungsformen und Stärken (+1,2%) bedingt. Ausschlaggebend ist hier aber vor allem die Marktverschiebung hin zu anderen, teureren Arzneimitteln mit einem Umsatzplus von 1 586 Mio. DM. Differenzierte Analysen liefern vor allem die Patentmarktauswertungen im Rahmen unseres diesjährigen Schwerpunktthemas.

Ein umstrittener Punkt bei der Diskussion über die Arzneimittelpreise ist schon seit Jahren die «Innovationskomponente». Daher wird im GKV-Arzneimittelindex auch untersucht, welche Rolle die zunehmende Verordnung neu auf den Markt gekommener Arzneimittel auf die Arzneimittelkosten hat. Dafür wird bisher ein Verfahren angewendet, das sich lediglich auf das Marktzugangsdatum eines Arzneimittels stützt. Bewertet man alle Arzneimittel als Neuzugänge, die im Zeitraum 1993/94 neu am Markt erschienen sind, so wird erkennbar, daß Veränderungen weitgehend durch neue Packungsgrößen, Darreichungsformen und Wirkstärken von bereits bekannten Arzneimitteln bedingt sind («Neuzugangskomponente», siehe *Tabelle 49.4*). Die Einführung neuer Fertigarzneimittel hatte einen Umsatzeffekt von 0,6% (entsprechend 185 Mio. DM). Als «neue» Arzneimittel werden nicht nur neue Wirkstoffe, sondern alle Fertigarzneimittel mit einem neuen Handelsnamen bewertet. Aus diesen Daten läßt sich ableiten, daß die Verordnung eines «neuen» Arzneimittels keineswegs eine Verteuerung bedeutet. Bei den Neuzugängen dominieren vielmehr seit mehreren Jahren die preiswerten Generika bekannter Substanzen.

Weitere Einzelheiten der statistischen Analyse und eine ausführliche Erläuterung für die angewendeten Berechnungsmethoden sind gesondert dargestellt (siehe *Kapitel 49*).

Literatur

Deutscher Bundestag (1976): Bericht des Ausschusses für Jugend, Familie und Gesundheit zum Entwurf eines Gesetzes zur Neuordnung des Arzneimittelrechts. 7. Wahlperiode, Drucksache 7/5091 vom 28.04.76.

Editorial (1987): Generika-Markt. Pharm. Zeitung 132: 1547.

Fricke, U., Klaus, W. (1995): Neue Arzneimittel 1995. Fortschritte für die Arzneimitteltherapie? Wissenschaftliche Verlagsgesellschaft, Stuttgart.

Gysling, E., Kochen, M. (1987): Beschränkung als Prinzip rationaler Pharmakotherapie. Pharma-Kritik 9: 1–4.

Reher, R., Reichelt, H. (1989): Arzneimittelfestbeträge: Lösungen für die Praxis. Schriftenreihe des Wissenschaftlichen Instituts der Ortskrankenkassen, Bonn.

1. ACE-Hemmer

M. Anlauf

Die Wirkung einer medikamentösen ACE-Hemmung besteht in einer verminderten Bildung von Angiotensin II aus Angiotensin I. Ebenfalls gehemmt wird der Abbau von Bradykinin. Angiotensin II wirkt stark vasokonstringierend im arteriellen, aber auch im venösen System. Es führt zu einer vermehrten Freisetzung von Aldosteron und Katecholaminen. In den letzten Jahren wurden außerdem trophische Effekte in Zellkulturen nachgewiesen, die Bedeutung für die vaskulären und kardialen Veränderungen bei Hochdruck- und Nierenkrankheiten haben könnten. Nachdem spezifische Angiotensin-II-Rezeptorenblocker (Losartan u.a.) entwickelt wurden, die vor der Markteinführung stehen, hat sich herausgestellt, daß die Rezeptoren für Angiotensin II in unterschiedliche Gruppen gegliedert werden müssen.

Zur Zeit befinden sich auf dem deutschen Markt zehn oral anwendbare ACE-Hemmer, davon sechs unter jeweils zwei und mehr verschie-

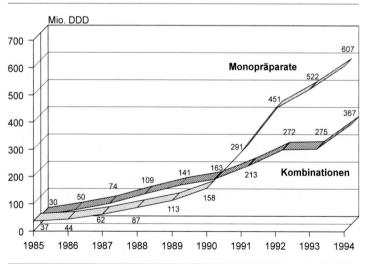

Abbildung 1.1: Verordnungen von ACE-Hemmern 1985 bis 1994
Gesamtverordnungen nach definierten Tagesdosen (ab 1991 mit neuen Bundesländern)

Tabelle 1.1: Verordnungen von ACE-Hemmern 1994
Angegeben sind die verordnungshäufigsten Präparate mit Verordnungsrang, Verordnungen und Umsatz 1994 für die gesamte Bundesrepublik im Vergleich zu 1993.

Rang	Präparat	Verordnungen 1994 in Tsd.	Veränd. in %	Umsatz 1994 in Mio. DM	Veränd. in %
17	Lopirin	2916,3	−9,9	306,2	−7,5
92	Xanef	1511,4	+23,4	166,8	+22,8
160	Acerbon	1058,8	+12,1	111,3	+8,2
190	Capozide	923,1	+0,6	142,9	+1,8
197	tensobon	912,3	−4,5	111,0	−1,3
235	cor tensobon	781,7	−8,0	67,7	−3,1
270	Delix	704,8	+25,6	71,4	+31,0
289	tensobon comp	678,0	−2,8	118,3	−2,8
349	Accupro	591,9	+7,7	56,1	+10,7
379	Vesdil	556,6	+6,8	56,6	+16,3
437	Pres	492,6	+6,3	55,5	+0,4
450	Renacor	480,9	+11,8	69,6	+13,9
640	Accuzide	342,3	+137,5	35,9	+172,8
651	Cibacen	336,9	+95,3	32,4	+125,6
665	Acenorm	328,6	(neu)	22,9	(neu)
718	Acercomp	303,7	+92,3	39,8	+97,4
805	Pres plus	267,8	+11,4	39,0	+10,8
836	Dynorm	259,2	+7,7	25,4	+17,0
856	Dynacil	254,3	+27,1	32,1	+50,7
882	Vesdil plus	248,5	+880,2	26,7	(>1000)
946	Fosinorm	231,0	+33,3	29,4	+47,8
981	Coric	223,5	−7,8	25,8	+0,9
1074	Delix plus	200,6	+568,6	20,8	+616,4
1172	Arelix ACE	178,3	(>1000)	18,2	(>1000)
1200	Cibadrex	173,1	(neu)	16,3	(neu)
1334	Capto-Isis	146,3	(neu)	10,1	(neu)
1424	Udrik	134,0	+607,2	12,2	+783,2
1976	Coversum	81,0	+10,2	9,3	−2,3
Summe:		15317,4	+17,1	1729,6	+17,4
Anteil an der Indikationsgruppe:		29,0%		52,1%	
Gesamte Indikationsgruppe:		52885,3	−0,6	3321,6	+5,6

denen Markennamen. Unterschiede zwischen den ACE-Hemmern liegen vor allem in der Kinetik. Während Captopril und Lisinopril keine «Prodrugs» sind, müssen Benazepril, Cilazapril, Enalapril, Fosinopril, Perindopril, Quinapril, Ramipril und Trandolapril in der Leber in die aktive Substanz umgewandelt werden. Die Plasmahalbwertszeiten der Wirksubstanzen liegen zwischen 2 und 25 Stunden. Für die Dosierung bei Dauertherapie haben sie jedoch nur eine untergeordnete Bedeutung, eine ein- oder zweimal tägliche Gabe ist in der Regel ausreichend.

Fosinopril, in geringerem Maße auch Benazepril, Quinapril, Ramipril und Trandolapril haben neben einem renalen auch einen hepatischen

Abbildung 1.2: Verordnungsanteile nach Patentstatus bei ACE-Hemmern 1994
DDD der 2000 meistverordneten Arzneimittel (gesamte Bundesrepublik)

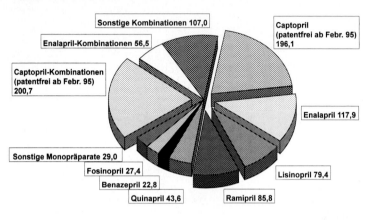

Ausscheidungsweg. Die Unterschiede der ACE-Hemmer in Wirkungen und Nebenwirkungen sind gering. Für die Behandlung der Hypertonie sind alle Präparate, für die Herzinsuffizienz (Rote Liste 1995) bisher nur die Monopräparate von Captopril, Enalapril, Lisinopril, Quinapril und Perindopril, für die diabetische Nephropathie seit kurzem Captopril zugelassen.

Verordnungsspektrum

ACE-Hemmer zeigen eine Steigerung der Verordnungen von 17,1%. Trotz des Spardrucks des Arzneimittelbudgets wird eine Einstellung der Therapie auf diese relativ kostenintensive Arzneimittelgruppe offenbar als notwendig angesehen. Mit 1,79 DM weisen ACE-Hemmer im Mittel immer noch hohe DDD-Kosten in beiden Indikationsgebieten (Hypertonie und Herzinsuffizienz) auf, wenngleich sie innerhalb eines Jahres um 0,27 DM gesunken sind (*Tabelle 1.1, Abbildung 1.1*). Teilweise beruht die Abnahme der DDD-Kosten auf einer Absenkung der definierten Tagesdosen von bedeutsamen Wirkstoffen (Enalapril 10 mg, Lisinopril 10 mg,

Ramipril 2,5 mg, Quinapril 15 mg, Benazepril 7,5 mg) durch die WHO. Zahlreiche Preise wurden inzwischen auch gesenkt.

Nach verordneten DDD wurden 1993 2,6 Millionen Patienten mit einem der hier genannten ACE-Hemmer-Monopräparate oder einer ACE-Hemmer-Diuretika-Kombination behandelt. Inzwischen befinden sich alle ACE-Hemmer zumindest mit einem Monopräparat in der Gruppe der meistverordneten Arzneimittel.

ACE-Hemmer-Kombinationen mit einem Saluretikum haben im Gegensatz zum Vorjahr wieder deutlich an Verordnungen zugenommen. Sie sind preisgünstiger als die Monotherapie und besonders wirkungsvoll in der Blutdrucksenkung. Als Kombinationspartner für den ACE-Hemmer wurde mit einer Ausnahme (*Arelix ACE*) Hydrochlorothiazid verwendet. Bei Kombination mit kaliumsparenden Diuretika besteht die Gefahr der Hyperkaliämie.

Die hier genannten ACE-Hemmer mit gleichem Inhaltsstoff haben mit Ausnahme von Enalapril und Captopril identische Apothekenabgabepreise. Unterschiede der DDD-Kosten in *Tabelle 1.2* ergeben sich aus unterschiedlich häufiger Verordnung verschiedener Dosisstärken oder Packungsgrößen. Bei der Herzinsuffizienz wurden wegen der Gefahr schwerer Hypotonie niedrige Dosisstärken als «cor»- oder «card»-Varianten der Captopril, Enalapril, Lisinopril und Perindopril enthaltenden Arzneimittel hergestellt. Wegen ihres Preises ist deren Verordnung bei Hypertonie wenig sinnvoll und bei Herzinsuffizienz durch Teilung von Tabletten mit höherem Wirkstoffgehalt häufig vermeidbar.

Therapeutische Aspekte

Zur Behandlung der Herzinsuffizienz mit ACE-Hemmern liegen seit der ersten Studie 1987 (CONSENSUS I) inzwischen eine Reihe weiterer Studien vor, in denen Enalapril, Captopril oder Ramipril (AIRE, 1993) bei verschiedenen Schweregraden eingesetzt wurden. Überwiegend handelte es sich um Patienten mittleren Alters mit koronarer Herzkrankheit oder dilatativer Kardiomyopathie. Dabei wurden ACE-Hemmer in der Regel als Zusatz zu einer Basistherapie mit Saluretika, Digitalis oder Koronarmitteln eingesetzt. Überwiegend konnte bei guter Verträglichkeit und Zunahme der Leistungsfähigkeit eine Senkung der Morbidität erreicht werden. In einzelnen Studien wurde eine signifikante Senkung der Letalität beobachtet. Obgleich optimale Dosierung, sinnvolle Begleitmedikation und Behandlungsdauer noch diskutiert werden, hat als Folge der genannten Studien die ACE-Hemmer-Gabe zu Recht einen festen

ACE-Hemmer

Tabelle 1.2: Verordnungen von ACE-Hemmern 1994

Angegeben sind die 1994 in der gesamten Bundesrepublik verordneten Tagesdosen, die Änderungen gegenüber 1993 und die mittleren Kosten je DDD 1994.

Präparat	Bestandteile	DDD 1994 in Mio.	Änderung in %	DDD-Kosten in DM
Monopräparate				
Lopirin	Captopril	112,2	(− 6,9)	2,73
Xanef	Enalapril	87,2	(+ 22,9)	1,91
Acerbon	Lisinopril	62,8	(+ 1,8)	1,77
Delix	Ramipril	59,4	(+ 37,9)	1,20
tensobon	Captopril	50,1	(− 0,1)	2,21
Accupro	Quinapril	43,6	(+ 11,0)	1,29
Pres	Enalapril	30,7	(+ 2,6)	1,81
Vesdil	Ramipril	26,5	(+ 19,5)	2,14
Cibacen	Benazepril	22,8	(+122,7)	1,42
cor tensobon	Captopril	16,8	(− 2,4)	4,04
Coric	Lisinopril	16,6	(+ 2,5)	1,56
Dynorm	Cilazapril	16,0	(+ 19,0)	1,59
Dynacil	Fosinopril	14,3	(+ 58,3)	2,25
Fosinorm	Fosinopril	13,1	(+ 49,2)	2,24
Acenorm	Captopril	11,5	(neu)	1,99
Udrik	Trandolapril	7,7	(+800,1)	1,59
Capto-Isis	Captopril	5,5	(neu)	1,85
Coversum	Perindopril	5,3	(+ 0,9)	1,74
		602,1	(+ 16,1)	2,00
Kombinationen				
Capozide	Captopril Hydrochlorothiazid	106,4	(+ 2,6)	1,34
tensobon comp	Captopril Hydrochlorothiazid	94,3	(− 2,3)	1,25
Renacor	Enalapril Hydrochlorothiazid	36,2	(+ 14,2)	1,92
Vesdil plus	Ramipril Hydrochlorothiazid	24,6	(> 1000)	1,09
Accuzide	Quinapril Hydrochlorothiazid	23,1	(+178,4)	1,55
Acercomp	Lisinopril Hydrochlorothiazid	20,7	(+101,7)	1,92
Pres plus	Enalapril Hydrochlorothiazid	20,4	(+ 11,3)	1,91
Delix plus	Ramipril Hydrochlorothiazid	17,7	(+640,4)	1,17

noch Tabelle 1.2: Verordnungen von ACE-Hemmern 1994
Angegeben sind die 1994 in der gesamten Bundesrepublik verordneten Tagesdosen, die Änderungen gegenüber 1993 und die mittleren Kosten je DDD 1994.

Präparat	Bestandteile	DDD 1994 in Mio.	Änderung in %	DDD-Kosten in DM
Cibadrex	Benazepril Hydrochlorothiazid	11,0	(neu)	1,48
Arelix ACE	Ramipril Piretanid	9,8	(> 1000)	1,85
		364,2	(+ 33,0)	1,45
Summe		966,3	(+ 21,9)	1,79

Platz in der Behandlung der Herzinsuffizienz. Erste Erfahrungen in der routinemäßigen oralen Anwendung von Captopril bei Verdacht auf einen akuten Myokardinfarkt haben zu einer Reduktion der Todesrate um 5 pro 1000 Patienten im ersten Monat geführt (ISIS-4, 1995). Gefürchtete Nebenwirkung bei diesen Indikationen ist eine ausgeprägte und anhaltende Senkung des ohnehin meist niedrigen Blutdrucks. Vorsichtsmaßnahmen sind: Vermeiden eines starken Natriumverlustes vor Therapiebeginn (Saluretika!), Beginn mit sehr niedriger Dosierung und mehrstündige ärztliche Beobachtung nach Behandlungsbeginn.

Die Attraktivität der ACE-Hemmer für die Behandlung der Hypertonie besteht in der guten subjektiven Verträglichkeit, sieht man von dem häufig (ca. 10%) auftretenden Reizhusten und anderen sehr seltenen, aber teils lebensbedrohlichen Nebenwirkungen (s. unten) ab. Das Fehlen des Hustens nach Gabe von Angiotensin-II-Rezeptorenblockern (s. oben) beweist, daß, wie vermutet, die Wirkung der ACE-Hemmer auf den Bradykininstoffwechsel für diese Nebenwirkung verantwortlich ist.

Zusätzliche Faszination ist entstanden, nachdem gezeigt wurde, daß die Insulinresistenz, möglicherweise eine gemeinsame pathophysiologische Ursache verschiedener kardiovaskulärer Risiken, durch ACE-Hemmer vermindert werden kann. Von größerer klinischer Bedeutung ist bisher, daß nach einigen Studien ACE-Hemmer bei diabetischer Nephropathie besser als andere Antihypertensiva in der Lage sind, die Progression einer Niereninsuffizienz aufzuhalten (Lewis et al., 1993). Statistisch tritt dieser Effekt auch unabhängig von der Blutdrucksenkung auf (Kasiske et al., 1993).

Bei der weit überwiegenden Zahl der Hypertonie-Patienten, die lediglich eine primäre Hypertonie unterschiedlicher Schweregrade aufweisen, liegen noch keine, nur in kontrollierten Studien zu erbringenden Belege vor, daß eine Behandlung mit ACE-Hemmern einer Therapie mit Beta-Rezeptorenblockern oder Saluretika in der Senkung von kardiovaskulärer Morbidität und Letalität gleichwertig oder sogar überlegen ist (s. auch Kapitel 9, Antihypertensiva).

Seltene schwere Nebenwirkungen sind vor allem Leukopenie (auch als Wechselwirkung mit Allopurinol), Erythema multiforme, exfoliative Dermatitis, Angioödem im Schlundbereich, dialysepflichtige Niereninsuffizienz (z.B. bei Stenosen der Nierenarterien) und kindliche Mißbildungen bei Nichtbeachtung der Kontraindikation Schwangerschaft.

1994 unterlagen alle ACE-Hemmer noch dem Patentschutz (*Abbildung 1.2*). Im Vorgriff auf die Freigabe von Captopril ab Februar 1995 ermöglichten die Hersteller preisgünstigere Nachahmerpräparate. Mit DDD-Kosten unter 2,00 DM gelang *Acenorm* und *Capto-Isis* der Aufstieg in der Liste der Top 2000.

Literatur

The Acute Infarction Ramipril Efficacy (AIRE) Study Investigators (1993): Effect of ramipril on mortality and morbidity of survivors of acute myocardial infarction with clinical evidence of heart failure. Lancet 342: 821–828.

Bönner, G., Rahn, K.H. (1994): ACE-Hemmer-Handbuch. Schattauer, Stuttgart/ New York. 2. Auflage

ISIS-4 Collaborative Group (1995): ISIS-4: a randomised Arctoriol trial assessing early oral Captopril, oral mononitrate and intravenous magnesium sulphate in 58050 patients with suspected acute myocardial infarction. Lancet 345: 669–685.

Kasiske, B.L., Kalili, R.S.N., Ma, J.Z., Liao, M., Keane, W.F. (1993): Effect of antihypertensive therapy on the kidney in patients with diabetes: a meta-regression analysis. Ann. Internal Medicine 118: 129–138.

Lewis, E.J., Hunsicker, L.G. Bain, R.P., Rohde R.D. for the Collaborative Study Group (1993): The effect of angiotensin-converting-enzyme inhibition on diabetic nephropathy. N. Engl. J. Med. 329: 1456–1462.

Opie, L.H. (1992): Angiotensin converting enzyme inhibitors: scientific basis for clinical use. Wiley Liss, New York.

2. Aldosteron-Antagonisten

U. Schwabe

Der Hauptvertreter der Aldosteron-Antagonisten ist Spironolacton. Es wirkt als kompetitiver Antagonist des Nebennierenrindenhormons Aldosteron. Dadurch wird die Natriumrückresorption an den distalen Nierentubuli gehemmt und die Natriumausscheidung gefördert, während die Kaliumausscheidung gleichzeitig vermindert wird. Der diuretische Effekt von Spironolacton ist vergleichsweise gering. Die Wirkung setzt erst am zweiten Tag ein und erreicht ihr Maximum nach 3–5 Tagen. Es wird selten allein, sondern vorzugsweise in Kombination mit Thiaziden oder Furosemid verwendet.

Spironolacton wird für die konservative Behandlung der Hypertonie des Conn-Syndroms sowie von Ödemen bei chronischer Herzinsuffizienz, Leberzirrhose und nephrotischem Syndrom eingesetzt, wenn Diuretika nicht ausreichend wirksam sind. Während der Therapie mit Spironolacton ist eine sorgfältige Kontrolle des Serumkaliumspiegels not-

Abbildung 2.1: Verordnungen von Aldosteron-Antagonisten 1985 bis 1994
Gesamtverordnungen nach definierten Tagesdosen (ab 1991 mit neuen Bundesländern)

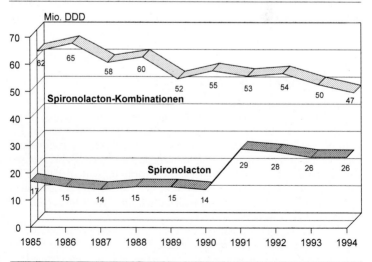

Aldosteron-Antagonisten

Tabelle 2.1: Verordnungen von Aldosteron-Antagonisten 1994
Angegeben sind die verordnungshäufigsten Präparate mit Verordnungsrang, Verordnungen und Umsatz 1994 für die gesamte Bundesrepublik im Vergleich zu 1993.

Rang	Präparat	Verordnungen 1994 in Tsd.	Veränd. in %	Umsatz 1994 in Mio. DM	Veränd. in %
338	Spiro comp.-ratiopharm	610,5	+3,5	39,7	+7,4
724	Osyrol-Lasix Kaps.	299,8	−7,6	37,4	−10,9
764	Aldactone Drag./Kaps.	286,2	+1,0	14,4	+4,0
1359	Spironolacton-ratiopharm	142,4	−6,8	10,4	−3,1
1375	Verospiron	139,5	−25,3	7,5	−19,0
2000	Spiro-D-Tablinen	79,8	−20,7	4,7	−24,9
Summe:		1558,3	−4,9	114,1	−4,1
Anteil an der Indikationsgruppe:		77,9%		76,2%	
Gesamte Indikationsgruppe:		2000,8	−4,7	149,8	−5,0

wendig, weil eine Hyperkaliämie auch bei gleichzeitiger Gabe von Thiaziden oder Schleifendiuretika auftreten kann.

Bei den Aldosteron-Antagonisten hat sich der seit 1986 beobachtete Rückgang fortgesetzt (*Tabelle 2.1, Abbildung 2.1*). Die Thiazidkombination *Aldactone-Saltucin* ist nicht mehr unter den meistverordneten Präparaten vertreten. Dadurch ist der Anteil der Furosemidkombinationen weiter angestiegen, die nach definierten Tagesdosen 1994 konstant geblieben sind (*Tabelle 2.2*). Sie gelten als nicht sinnvoll, weil der angestrebte Kombinationseffekt wegen der unterschiedlichen Wirkungsdauer von Furosemid (6 Std.) und Spironolacton (48–72 Std.) nur unvollständig eintreten kann.

Therapeutische Aspekte

Die Aldosteron-Antagonisten stehen in enger pharmakologischer und therapeutischer Beziehung zu den Diuretika. Spironolacton gehört zur Gruppe der kaliumsparenden Diuretika und muß bei der Differentialtherapie mit Triamteren und Amilorid verglichen werden. Dabei fällt auf, daß Spironolacton als Monopräparat ein Verordnungsvolumen von 17,9 Mio. Tagesdosen erreicht, während die beiden anderen kaliumsparenden Diuretika als Monopräparate unter den 2000 meistverordneten Arzneimitteln nicht erscheinen.

Spironolacton gilt als Mittel der Wahl beim Conn-Syndrom, soweit eine operative Tumorentfernung nicht möglich ist. Weiterhin kann es bei Ödemformen gegeben werden, die mit einem sekundären Hyperaldo-

Tabelle 2.2: Verordnungen von Aldosteron-Antagonisten 1994
Angegeben sind die 1994 in der gesamten Bundesrepublik verordneten Tagesdosen, die Änderungen gegenüber 1993 und die mittleren Kosten je DDD 1994.

Präparat	Bestandteile	DDD 1994 in Mio.	Änderung in %	DDD-Kosten in DM
Spironolacton				
Aldactone Drag./Kaps.	Spironolacton	7,3	(+ 3,4)	1,97
Spironolacton-ratiopharm	Spironolacton	6,5	(− 3,8)	1,59
Verospiron	Spironolacton	4,0	(− 14,0)	1,87
		17,9	(− 3,6)	1,81
Furosemid-Kombinationen				
Spiro comp.-ratiopharm	Spironolacton Furosemid	21,8	(+ 8,2)	1,82
Osyrol-Lasix Kaps.	Spironolacton Furosemid	12,9	(− 11,5)	2,90
Spiro-D-Tablinen	Spironolacton Furosemid	2,3	(− 24,3)	2,02
		37,1	(− 2,0)	2,21
Summe		54,9	(− 2,5)	2,08

steronismus einhergehen wie z.B. die chronische Leberinsuffizienz mit hepatisch bedingten Ödemen und Aszites oder kardial bedingten Ödemen. Damit ist die Anwendung von Aldosteron-Antagonisten auf eine relativ kleine Zahl von therapeutischen Situationen begrenzt.

Wenn es um die Beseitigung oder Verhinderung eines Kaliummangels im Organismus geht, wird man zunächst immer Kombinationen mit Triamteren oder Amilorid einsetzen. Diese kaliumsparenden Diuretika haben gegenüber Spironolacton den Vorteil eines schnelleren Wirkungseintritts und einer größeren Wirtschaftlichkeit (Heidenreich und Greven, 1995). Nach den Verordnungsdaten von 1994 betragen die mittleren DDD-Kosten der Hydrochlorothiazidkombinationen mit Triamteren oder Amilorid (0,25 DM) nur etwa ein Achtel der Kosten von Aldosteron-Antagonisten (2,08 DM).

Bei der Anwendung von Aldosteron-Antagonisten ist schließlich noch das besondere Nebenwirkungsprofil zu berücksichtigen. Neben der Hyperkaliämie kann Spironolacton als Hormonantagonist auch Störungen anderer Steroidhormonwirkungen auslösen. So ruft eine Dauertherapie mit Tagesdosen von über 50 mg Spironolacton bei Männern oft Gynäkomastie hervor. Libido- und Potenzverlust sind ebenfalls berichtet worden. Bei Frauen können Menstruationsstörungen auftreten.

Außerdem wird eine mögliche karzinogene Wirkung als Risiko diskutiert. Toxikologische Studien an Ratten haben gezeigt, daß nach hochdosierter Langzeitgabe von Kaliumcanrenoat, dem wasserlöslichen Metaboliten von Spironolacton, Tumoren und Leukämien aufgetreten sind. Daher haben die Hersteller alle Canrenoat-haltigen Kombinationspräparate am 15. Oktober 1986 aus dem Handel gezogen (Arzneimittelkommission, 1986). Weiterhin wurde empfohlen, das Monopräparat nur noch kurzfristig anzuwenden. Ähnliche tierexperimentelle Studien mit Spironolacton haben bisher kein erhöhtes Krebsrisiko gezeigt. Bei einigen Patientinnen hat sich nach Spironolactontherapie ein Brustkrebs entwickelt, ohne daß der kausale Zusammenhang geklärt werden konnte (American Medical Association, 1986).

Literatur

American Medical Association (1986): Drug Evaluations. Saunders Company, Philadelphia, London, 556.

Arzneimittelkommission der deutschen Ärzteschaft (1986): Rote-Hand-Brief zu Kaliumcanrenoat-haltigen Arzneimitteln. Dtsch. Ärzteblatt 83: 2858.

Heidenreich, O., Greven, J. (1995): Ödeme. In: Pharmakotherapie, klinische Pharmakologie (Fülgraff, G., Palm, D., Hrsg.) 9. Auflage. Gustav Fischer Verlag, Stuttgart, 61–69.

3. Analgetika

G. Schmidt

Für die Schmerzbehandlung werden die zentral wirkenden Opioide und die vorwiegend peripher wirkenden, nicht-opioiden Analgetika eingesetzt. Die nicht-opioiden Analgetika wirken zusätzlich antipyretisch, einige auch entzündungshemmend. In manchen Fällen bereitet es Schwierigkeiten, eine eindeutige Trennung von Analgetika gegenüber den Antirheumatika und Antiphlogistika vorzunehmen. So wird die Acetylsalicylsäure vorzugsweise zur Behandlung von Schmerzen eingesetzt. Sie wirkt aber in höheren Dosen auch antiphlogistisch. Seit mehreren Jahren wird das nichtsteroidale Antiphlogistikum Ibuprofen in geringerer Dosis als rezeptfreies Schmerzmittel verwendet.

Abbildung 3.1: Verordnungen von Analgetika 1994
DDD der 2000 meistverordneten Arzneimittel (gesamte Bundesrepublik)

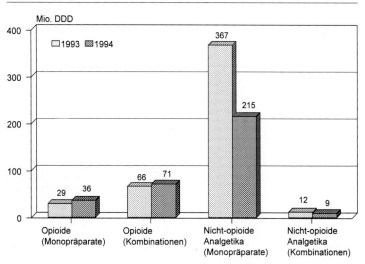

Analgetika

Tabelle 3.1: Verordnungen von Analgetika 1994
Angegeben sind die verordnungshäufigsten Präparate mit Verordnungsrang, Verordnungen und Umsatz 1994 für die gesamte Bundesrepublik im Vergleich zu 1993.

Rang	Präparat	Verordnungen 1994 in Tsd.	Veränd. in %	Umsatz 1994 in Mio. DM	Veränd. in %
7	Paracetamol-ratiopharm	3894,1	−34,7	14,6	−31,5
8	ben-u-ron	3867,4	−13,5	16,3	−10,9
12	Gelonida NA Tabl./Supp.	3355,0	−10,9	22,1	−8,8
14	Tramal	3163,7	−9,7	154,0	+0,1
15	Analgin	3045,5	−40,6	15,8	−17,5
41	ASS-ratiopharm	2233,7	−63,7	12,7	−60,8
53	Valoron N	2022,6	+1,3	156,7	+31,6
109	Novalgin	1342,7	+1,5	13,3	+2,4
135	Aspirin	1245,4	−27,0	10,6	−18,5
143	dolomo TN	1163,1	+4,3	8,5	+5,2
164	Titretta analgica	1034,3	−57,2	12,2	−14,3
202	Novaminsulfon-ratiopharm	886,5	+16,8	8,0	+20,1
226	Nedolon P	811,3	−4,1	6,7	−15,8
253	Paracetamol Stada	736,0	−17,4	2,2	−13,7
310	talvosilen	655,3	+4,8	4,8	+7,2
347	paracetamol von ct	593,5	−32,5	2,3	−40,9
378	Paracetamol Saar	556,8	−4,2	1,7	−6,4
388	PCM Paracetamol Lichtenstein	541,4	+32,1	1,8	+35,3
410	Paracetamol Berlin Ch.	523,2	−4,3	1,7	−5,2
441	MST Mundipharma	490,0	−3,6	42,8	+60,8
500	Dolviran N	428,7	+29,6	5,1	+33,2
582	Azur compositum	375,4	+18,4	2,2	+18,8
585	Acesal-Calcium	373,0	−27,2	2,0	−23,6
627	Optalidon N	345,8	−17,8	2,6	−17,5
637	Paracetamol comp. Stada	343,3	+32,4	1,8	+35,9
684	Gelonida NA Saft	320,3	−18,2	3,1	−5,7
713	Micristin Tabl.	306,1	−58,8	2,8	−12,3
714	Copyrkal N	305,8	−51,6	1,4	−51,7
779	ASS von ct	279,5	−80,7	1,7	−82,3
788	Lonarid NR/Codein	273,0	+6,2	2,4	+3,3
814	Captin	264,2	−20,4	1,2	−19,7
819	L-Polamidon	262,8	−5,6	11,1	+41,3
853	Titretta analgica m.Bellad.N	255,5	−4,1	3,6	+102,0
1039	Mono Praecimed	210,4	−40,5	0,9	−36,5
1053	Katadolon	206,2	−26,8	5,2	−22,0
1121	Neuralgin	187,9	−30,0	1,1	−28,9
1143	Contraneural N	184,1	−60,7	1,1	−61,5
1147	Thomapyrin	183,4	−25,2	1,0	−26,1
1198	Paedisup K/S	173,5	−8,5	0,9	−9,2
1208	Temgesic	170,6	+15,8	7,1	+25,6
1224	DHC Mundipharma	167,6	+17,9	14,0	+42,0
1238	Eufibron	164,8	−40,2	1,0	−36,4
1356	ASS 100 Lichtenstein	143,0	(neu)	0,8	(neu)
1388	ASS 500 Stada	137,9	−5,4	0,6	+6,2
1431	Novaminsulfon Lichtenstein	132,7	+68,0	1,6	+74,5
1466	Aspisol	128,8	+40,1	4,3	+34,6

noch Tabelle 3.1: Verordnungen von Analgetika 1994
Angegeben sind die verordnungshäufigsten Präparate mit Verordnungsrang, Verordnungen und Umsatz 1994 für die gesamte Bundesrepublik im Vergleich zu 1993.

Rang	Präparat	Verordnungen 1994 in Tsd.	Veränd. in %	Umsatz 1994 in Mio. DM	Veränd. in %
1495	Treupel comp.	124,6	−35,0	0,6	−24,6
1496	Silentan Nefopam	124,3	+18,2	2,2	+23,1
1581	Doloreduct	115,0	−42,8	0,5	−33,4
1605	Baralgin M	112,7	−23,1	1,0	−25,4
1610	Acesal	111,7	−69,2	0,6	−58,6
1740	Enelfa	99,3	−20,9	0,5	−20,2
1785	Tramadol-ratiopharm	94,1	(neu)	2,8	(neu)
1792	Paracetamol Selz	93,4	−16,6	0,3	−12,2
1808	Tramundin	92,5	(neu)	2,8	(neu)
1840	Morphin Merck Amp.	90,4	+264,8	2,2	+275,4
1870	Pyromed	88,8	−12,5	0,3	−10,8
1970	Praecimed N Supp./Tabl.	81,3	+19,7	0,5	+18,3
1973	Trama-Dorsch	81,1	+717,9	1,1	+729,9
Summe:		39794,9	−26,2	604,7	+3,5
Anteil an der Indikationsgruppe:		38,2%		32,9%	
Gesamte Indikationsgruppe:		104290,5	−15,6	1840,2	−2,7

Verordnungsspektrum

Die Analgetika sind mit 59 Präparaten eine bedeutende Arzneimittelgruppe unter den 2000 verordnungshäufigsten Arzneimitteln. Die *Abbildung 3.1* zeigt, daß bei den opioiden Analgetika die Verordnungen 1994 gegenüber dem Vorjahr angestiegen sind. Es handelt sich um eine Tendenz, die bereits in den zurückliegenden Jahren zu beobachten war. Gründe für diese Entwicklung dürften einmal die Liberalisierung der Betäubungsmittel-Verschreibungsverordnung vom 1. Februar 1993 gewesen sein, durch die sowohl der Verschreibungszeitraum (jetzt für 30 Tage) als auch die Verschreibungshöchstmengen für Opioidanalgetika deutlich angehoben wurden. Zum anderen ist von Seiten der Schmerztherapeuten intensiv an die übrigen Bereiche der praktischen Medizin appelliert worden, Patienten mit schweren Schmerzen nicht aufgrund einer unbegründeten Angst vor einer Opiatabhängigkeit eine effektive Schmerztherapie vorzuenthalten. Der Verbrauch an Opioiden in Deutschland liegt immer noch sehr viel niedriger als z.B. in anderen europäischen Ländern (Angarola, 1990). Obwohl die Mehrzahl der niedergelassenen Ärzte über die amtlichen Betäubungsmittelrezepte verfügt, werden der

Tabelle 3.2: Verordnungen von opioiden Analgetika (Monopräparate) 1994
Angegeben sind die 1994 in der gesamten Bundesrepublik verordneten Tagesdosen, die Änderungen gegenüber 1993 und die mittleren Kosten je DDD 1994.

Präparat	Bestandteile	DDD 1994 in Mio.	Änderung in %	DDD-Kosten in DM
Tramal	Tramadol	22,3	(+ 5,2)	6,92
MST Mundipharma	Morphin	4,4	(+ 56,0)	9,73
L-Polamidon	Levomethadon	4,1	(+ 55,7)	2,74
DHC Mundipharma	Dihydrocodein	2,8	(+ 27,3)	5,05
Tramadol-ratiopharm	Tramadol	0,8	(neu)	3,69
Tramundin	Tramadol	0,6	(neu)	4,43
Temgesic	Buprenorphin	0,6	(+ 30,3)	11,92
Morphin Merck Amp.	Morphin	0,5	(+315,4)	4,14
Trama-Dorsch	Tramadol	0,2	(+900,0)	4,80
Summe		36,3	(+ 23,4)	6,56

BtmVV unterstellte Opioide nur von etwa 20% der Kollegen verschrieben (Sorge und Zenz, 1990).

Ganz besonders auffällig ist der massive Rückgang der Verschreibungen für die nicht-opioiden Analgetika (*Abbildung 3.3.* und *3.4*). Diese Verordnungsdaten sind jedoch nicht real, sondern beruhen nahezu ausschließlich auf der Neuregelung der Zuzahlung, die ab Januar 1994 nicht mehr auf den Packungspreis sondern auf die jeweiligen Normpackungsgrößen bezogen ist. Dadurch liegt jetzt bei fast allen Acetylsalicylsäure- und Paracetamolpräparaten die Zuzahlung höher als der jeweilige Packungspreis, was in der Regel dazu führt, daß der Patient den geringeren Packungspreis bezahlt und die Verordnung nicht zu Lasten der gesetzlichen Krankenversicherung abgerechnet wird.

Opioide Analgetika

Bei der Verordnung von Opioiden als Monopräparate (*Tabelle 3.2*) hat das nicht dem Betäubungsmittelgesetz unterstellte Präparat *Tramal* weiter zugenommen. Die Substanz ist mit großem Abstand das am meisten verordnete Opioid. Nach Ablauf des zehnjährigen Verwertungsschutzes wird Tramadol jetzt auch von anderen Herstellern angeboten. Die Verschreibung von Morphin in oraler Form (*MST Mundipharma*), das vorzugsweise in der Behandlung von Tumorschmerzen eingesetzt wird, weist erneut einen Zuwachs in den verordneten Tagesdosen auf. Diese Zahl zeigt, daß sich die positiven Erfahrungen mit der oralen Anwen-

Analgetika 33

Tabelle 3.3: Verordnungen von Kombinationspräparaten mit opioiden Analgetika 1994

Angegeben sind die 1994 in der gesamten Bundesrepublik verordneten Tagesdosen, die Änderungen gegenüber 1993 und die mittleren Kosten je DDD 1994.

Präparat	Bestandteile	DDD 1994 in Mio.	Änderung in %	DDD-Kosten in DM
Tilidin-Kombinationen				
Valoron N	Tilidin Naloxon	28,0	(+ 34,7)	5,60
Codein-Kombinationen				
Gelonida NA Tabl./Supp.	Acetylsalicylsäure Paracetamol Codein	14,4	(− 7,4)	1,53
Titretta analgica	Propyphenazon Codein Coffein	5,7	(− 14,6)	2,13
dolomo TN	Acetylsalicylsäure Paracetamol Coffein/Codein	5,2	(+ 5,6)	1,63
Nedolon P	Paracetamol Codein	3,1	(− 6,6)	2,15
talvosilen	Paracetamol Codein	2,8	(+ 7,4)	1,69
Lonarid NR/Codein	Paracetamol Codein	2,1	(− 21,3)	1,16
Dolviran N	Acetylsalicylsäure Codeinphosphat	2,0	(+ 33,8)	2,53
Gelonida NA Saft	Paracetamol Codein Natriumsalicylat	1,5	(− 3,2)	2,05
Azur compositum	Paracetamol Codein Coffein	1,5	(+ 16,6)	1,49
Titretta analgica m.Bellad.N	Propyphenazon Codein Atropin	1,4	(+105,7)	2,66
Paracetamol comp. Stada	Paracetamol Codein	1,3	(+ 36,2)	1,41
Contraneural N	Acetylsalicylsäure Paracetamol Codein	0,8	(− 62,0)	1,46

noch Tabelle 3.3: Verordnungen von Kombinationspräparaten mit opioiden Analgetika 1994

Angegeben sind die 1994 in der gesamten Bundesrepublik verordneten Tagesdosen, die Änderungen gegenüber 1993 und die mittleren Kosten je DDD 1994.

Präparat	Bestandteile	DDD 1994 in Mio.	Änderung in %	DDD-Kosten in DM
Treupel comp.	Paracetamol Codein	0,5	(− 28,6)	1,15
Praecimed N Supp./Tabl.	Paracetamol Acetylsalicylsäure Codein	0,4	(+ 19,7)	1,42
		42,7	(− 4,8)	1,75
Summe		70,7	(+ 7,7)	3,27

dung von Morphin in der Behandlung von Tumorschmerzen immer mehr in der praktischen Arzneitherapie durchsetzen.

Levomethadon weist erneut eine starke Verordnungszunahme nach DDD auf. Diese Entwicklung ist durch eine vermehrte Verwendung zur oralen Substitution bei Heroinabhängigen bedingt. Die Verwendung von Methadon und Levomethadon zur oralen Substitution bei Opiatabhängigkeit ist durch die geänderte BtmVV nunmehr möglich.

Auffällig ist der weiterhin vermehrte Einsatz von *DHC-Mundipharma* (Dihydrocodein) mit einer Zunahme auf 2,8 Mio. Tagesdosen (*Tabelle 3.2*). Dieses Präparat erschien erstmals 1991 unter den 2000 verordnungshäufigsten Arzneimitteln und hat seitdem um mehr als das Dreifache zugenommen. Wesentlich mehr Tagesdosen (13,4 Mio. DDD) entfallen auf die beiden als Antitussiva im Handel befindlichen Dihydrocodeinpräparate *Paracodin* und *Remedacen*. Die Verordnungsmengen sind allerdings nur bedingt vergleichbar, da die nach Herstellerangaben berechnete DDD für DHC-Mundipharma mindestens 120 mg Dihydrocodein (als Hydrogentartrat) entspricht, während die Antitussiva-Präparate im Mittel nur halb so hoch dosiert sind. Am höchsten liegen die Verordnungsmengen von Dihydrocodein-Rezepturen aus Apotheken, die von 38 kg im Jahre 1990 auf 4014 kg im Jahre 1994 angestiegen sind (Goedecke et al., 1994; Lander, 1995). Die Relation zu den verordneten Fertigarzneimitteln wird deutlicher, wenn die Dihydrocodein-Rezepturen auf eine definierte Tagesdosis von 120 mg Dihydrocodein (als Hydrogentartrat) umgerechnet werden, wie das in *Abbildung 3.2* geschehen ist. Die enormen Verbrauchsmengen von Dihydrocodein-Rezepturen resultieren fast ausschließlich aus der nicht sachgerechten Substitutionsbehandlung von Drogenabhängigen, die mit wesentlich höheren Tages-

Abbildung 3.2: Verordnungen von Dihydrocodein-Präparaten 1985 bis 1994
Gesamtverordnungen nach definierten Tagesdosen (ab 1991 mit neuen Bundesländern)

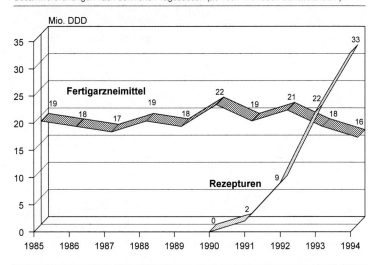

dosen durchgeführt werden und zu einer alarmierenden Zunahme von Dihydrocodein-assoziierten Todesfällen geführt haben (Penning et al., 1993). Nach dem Votum des Btm-Sachverständigenausschusses sollen die bisher von der BtmVV ausgenommenen Zubereitungen von Dihydrocodein und Codein bei betäubungsmittelabhängigen Personen nicht für die Substitution erlaubt sein und für andere Indikationen nur noch auf Btm-Rezept verschrieben werden dürfen.

Unter den Kombinationspräparaten mit Opioiden, die weiterhin häufiger verordnet wurden als die Monopräparate der Opioide (*Tabelle 3.3*), nimmt *Valoron N* eine Sonderstellung insofern ein, als es für die Bekämpfung schwerer Schmerzen in ähnlicher Weise verwendet werden kann wie die stark wirkenden Opioide, die unter der BtmVV stehen. Durch den Zusatz von Naloxon wird Valoron N aus der Bestimmung der BtmVV herausgenommen. Das erklärt den hohen DDD-Wert gegenüber den Opioiden als Monotherapeutika.

Bei den Kombinationspräparaten mit Codein und nicht-opioiden Analgetika ist die Entwicklung insgesamt rückläufig. Sie beruht überwiegend auf einem Rückgang der beiden führenden Dreifachkombinationen, während die Verordnungen der Zweifachkombinationen im Durchschnitt konstant geblieben sind.

Abbildung 3.3: Verordnungen von nichtopioiden Analgetika 1985 bis 1994
Gesamtverordnungen nach definierten Tagesdosen (ab 1991 mit neuen Bundesländern)

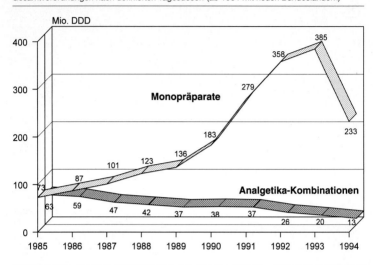

Nicht-opioide Analgetika

Bei den nicht-opioiden Analgetika hat sich grundsätzlich die seit 1981 zu beobachtende Tendenz in Richtung auf einen stärkeren Einsatz der Monopräparate weiter stabilisiert, die Verordnung der Monopräparate ist aber insgesamt wegen der Neuregelung der Rezeptgebühr (siehe oben) zurückgegangen (*Abbildung 3.3* und *Tabelle 3.4*).

Monopräparate

Bei den Monopräparaten zeigen die wichtigsten Präparate der Acetylsalicylsäure 1994 gegenüber 1993 einen steilen Verordnungsrückgang (−53%). Die Generika-Präparate sind aus den genannten Gründen davon stärker betroffen als *Aspirin*, bei dem der Packungspreis fast immer über der Zuzahlung liegt. Die Acetylsalicylsäure rangiert weiterhin deutlich vor den Paracetamolpräparaten.

Auch die zweite wichtige Monosubstanz, das vorzugsweise zentral analgetisch wirksame Paracetamol, hat deutlich abgenommen. Auch hier sind die Generika-Präparate sehr viel stärker von dem Rückgang betroffen als das teurere *ben-u-ron*.

Analgetika 37

Abbildung 3.4: Verordnungen von Acetylsalicylsäure, Paracetamol und Metamizol 1985 bis 1994
Gesamtverordnungen nach definierten Tagesdosen (ab 1991 mit neuen Bundesländern)

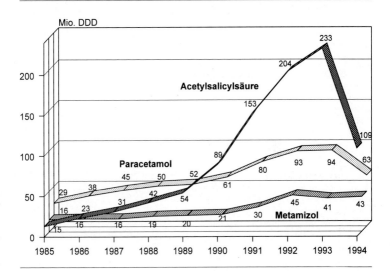

Entgegen der Tendenz bei der Acetylsalicylsäure und dem Paracetamol ist die Verordnung bei dem verschreibungspflichtigen Metamizol 1994 gegenüber 1993 leicht angestiegen. Der Zuwachs betrifft hier besonders die preisgünstigen Generika. Es ist immer wieder darauf hingewiesen worden, daß die Gefahr der Sensibilisierung und Auslösung von Agranulozytosen und Schockreaktionen zu einer Einschränkung der Indikation für die Verwendung von Metamizol führen muß. Die zuverlässige schmerzstillende Wirkung von Metamizol durch intravenöse Anwendung z.B. bei Steinkoliken wäre sicherer, wenn nicht durch Einsatz bei leichten Schmerz- und Fieberzuständen die Sensibilisierungsrate gegenüber Pyrazol-Analgetika kritiklos gesteigert würde. Aus diesem Grunde wurde das Anwendungsgebiet von Metamizol erheblich eingeschränkt (Arzneimittelkommission, 1986) und die Rezeptpflicht angeordnet. Weiterhin hat das Bundesgesundheitsamt schon am 27. April 1987 für alle metamizolhaltigen Kombinationspräparate die Zulassung widerrufen.

Katadolon enthält den Wirkstoff Flupirtin mit einem vermutlich spinal bedingten analgetischen Effekt, der allerdings unabhängig von Opioidrezeptoren vermittelt wird. Die Wirkungsstärke liegt zwischen der von Codein und Morphin.

Tabelle 3.4: Verordnungen von nicht-opioiden Analgetika 1994 (Monopräparate)
Angegeben sind die 1994 in der gesamten Bundesrepublik verordneten Tagesdosen,
die Änderungen gegenüber 1993 und die mittleren Kosten je DDD 1994.

Präparat	Bestandteile	DDD 1994 in Mio.	Änderung in %	DDD-Kosten in DM
Salicylate				
ASS-ratiopharm	Acetylsalicylsäure	53,8	(− 60,4)	0,24
Aspirin	Acetylsalicylsäure	35,8	(− 14,3)	0,29
ASS von ct	Acetylsalicylsäure	7,6	(− 82,9)	0,22
Micristin Tabl.	Acetylsalicylsäure	4,6	(− 9,6)	0,60
ASS 100 Lichtenstein	Acetylsalicylsäure	3,9	(neu)	0,21
ASS 500 Stada	Acetylsalicylsäure	1,9	(+ 43,1)	0,30
Acesal	Acetylsalicylsäure	1,3	(− 58,2)	0,49
Aspisol	Lysin-Acetylsalicylat	0,2	(+ 33,5)	19,58
		109,1	(− 53,0)	0,31
Paracetamol				
Paracetamol-ratiopharm	Paracetamol	25,7	(− 45,1)	0,57
ben-u-ron	Paracetamol	18,4	(− 16,5)	0,89
paracetamol von ct	Paracetamol	3,5	(− 37,3)	0,66
Paracetamol Stada	Paracetamol	3,2	(− 20,3)	0,68
PCM Paracetamol Lichtenstein	Paracetamol	2,5	(+ 34,5)	0,74
Paracetamol Berlin Ch.	Paracetamol	2,0	(− 17,4)	0,82
Paracetamol Saar	Paracetamol	1,9	(− 4,6)	0,90
Captin	Paracetamol	1,2	(− 21,5)	0,98
Mono Praecimed	Paracetamol	1,1	(− 40,7)	0,82
Doloreduct	Paracetamol	0,9	(− 51,6)	0,53
Paracetamol Selz	Paracetamol	0,4	(− 6,5)	0,76
Pyromed	Paracetamol	0,4	(− 12,6)	0,85
Enelfa	Paracetamol	0,3	(− 23,2)	1,54
		61,3	(− 32,6)	0,72
Pyrazolderivate				
Analgin	Metamizol	15,6	(− 8,9)	1,01
Novalgin	Metamizol	13,8	(+ 6,8)	0,96
Novaminsulfon-ratiopharm	Metamizol	9,4	(+ 22,9)	0,85
Novaminsulfon Lichtenstein	Metamizol	2,4	(+ 75,2)	0,64
Baralgin M	Metamizol	1,0	(− 18,9)	1,08
Eufibron	Propyphenazon	0,6	(− 48,2)	1,68
		42,8	(+ 3,3)	0,95
Andere Analgetika				
Katadolon	Flupirtin	1,4	(− 21,1)	3,81
Silentan Nefopam	Nefopam	0,7	(+ 10,8)	3,13
		2,1	(− 12,5)	3,58
Summe		215,4	(− 41,3)	0,59

Kombinationspräparate

Auf die Analgetika-Kombinationen entfällt nur noch ein kleiner Teil der Verordnungen. Ihre Anwendung ist gegenüber 1993 weiter zurückgegangen (*Tabelle 3.5*). Nach pharmakologisch-therapeutischen Kriterien gibt es keine wissenschaftliche Begründung für die hier verwendeten Kombinationspartner. Es hat ganz den Anschein, daß die psychisch wirksamen Komponenten zum Mißbrauch von Analgetika-Kombinationen verführen. Ob auch der Coffeinzusatz den Analgetikaabusus steigert, ist bisher noch umstritten. Es gibt Hinweise dafür, daß der analgetische Effekt von Paracetamol durch Coffein verstärkt wird (Bundesgesundheitsamt, 1988; Fox 1988). In den USA wird allerdings die Ansicht vertreten, daß eine Überlegenheit von Analgetikamischungen mit Coffein nicht belegt ist (American Medical Association, 1986). Neuere Studien zeigen, daß Patienten mit Analgetika-Nephropathie auffällig häufig coffeinhaltige Kombinationspräparate mißbräuchlich verwendet haben (Bennett und De Broe, 1989).

Um dem Analgetikamißbrauch vorzubeugen, sind schon vor 20 Jahren die Grundsätze einer rationalen Analgetikatherapie formuliert worden (Kuschinsky, 1974):
1. Wenn irgend möglich, Einzelsubstanzen verwenden.
2. Nur kurze Perioden, höchstens einige Wochen die gleiche Substanz zuführen.
3. Wenn nach Ablauf dieser Periode noch Analgesie erforderlich, das Präparat einer anderen Gruppe nehmen.
4. Paracetamol und Acetylsalicylsäure sind die besten einfachen Analgetika, Acetylsalicylsäure besonders dann, wenn eine antiphlogistische Wirkung erwünscht ist.

Mit diesen therapeutischen Grundsätzen läßt sich die Schmerztherapie effektiver, risikoärmer und kostengünstiger gestalten. Die diesjährigen Verordnungsdaten zeigen, daß diese Therapieempfehlungen in der Praxis weitgehend umgesetzt worden sind, da nur noch 4% der Verordnungen auf die nicht sinnvollen Kombinationspräparate entfallen. Vor zehn Jahren wurden noch mehr als die Hälfte der Analgetika als Kombinationspräparate verordnet.

Analgetika

Tabelle 3.5: Verordnungen von nicht-opioiden Analgetika-Kombinationen 1994
Angegeben sind die 1994 in der gesamten Bundesrepublik verordneten Tagesdosen,
die Änderungen gegenüber 1993 und die mittleren Kosten je DDD 1994.

Präparat	Bestandteile	DDD 1994 in Mio.	Änderung in %	DDD-Kosten in DM
Mit Acetylsalicylsäure				
Acesal-Calcium	Acetylsalicylsäure Calciumcarbonat	3,6	(− 20,1)	0,55
Mit Paracetamol				
Paedisup K/S	Paracetamol Doxylaminsuccinat	0,9	(− 8,5)	0,99
Mit Pyrazolderivaten				
Optalidon N	Propyphenazon Coffein	1,8	(− 17,7)	1,46
Copyrkal N	Propyphenazon Coffein	1,2	(− 51,8)	1,13
		3,0	(− 35,9)	1,33
Mit mehreren Analgetika				
Neuralgin	Acetylsalicylsäure Paracetamol Coffein	0,8	(− 30,0)	1,27
Thomapyrin	Acetylsalicylsäure Paracetamol Coffein	0,8	(− 26,3)	1,35
		1,6	(− 28,3)	1,31
Summe		9,1	(− 26,7)	0,98

Literatur

American Medical Association (1986): Drug evaluations, 6th edition. Saunders Company Philadelphia, 77.

Angarola, R. T. (1990): National and international regulation of opioid drugs: Purpose, structures, benefits and risks. J. Pain Sympt. Manage. 5 Suppl. S6.

Arzneimittelkommission der deutschen Ärzteschaft (1986): Bundesgesundheitsamt schränkt Anwendungsgebiet von Metamizol-haltigen Monopräparaten ein. Dtsch. Ärztebl. 83: 3267.

Bennett, W.M., De Broe, M.E. (1989): Analgesic nephropathy − A preventable renal disease. New Engl. J. Med. 320: 1269–1271.

Bundesausschuß der Ärzte und Krankenkassen (1991): Erweiterungen der NUB-Richtlinien. Dtsch. Ärztebl. 88: C-1832–1833.

Bundesgesundheitsamt (1988): Monographie: Paracetamol plus Coffein in fixer Kombination. Bundesanzeiger Nr. 201 vom 8.11.1988.

Fox, J.M. (1988): Coffein plus Analgetika − eine sinnvolle Kombination. Schmerz 2: 183–197.

Goedecke, H., Lander, C., Menges, K. (1994): Dihydrocodein/Codein – keine Mittel zur Substitution bei Drogenabhängigen. Bundesgesundheitsbl. 37: 207–212.

Kuschinsky, G. (1974): Analgetika und Antiphlogistika. Dtsch. Ärztebl. 71: 1400–1403.

Lander, C. (1995): Persönliche Mitteilung.

Penning, R., Fromm, E., Betz, P., Kauert, G., Drasch, G., von Meyer, L. (1993): Drogentodesfälle durch dihydrocodeinhaltige Ersatzmittel. Dtsch. Ärztebl. 90: C-345–346.

Sorge, J., Zenz, M. (1990): Analyse des Verschreibungsverhaltens niedergelassener Ärzte für Btm-Analgetika. Schmerz 4: 151–156

4. Antiallergika

U. Schwabe

Die Indikationsgruppe der Antiallergika besteht im wesentlichen aus H_1-Antihistaminika, die hauptsächlich bei allergischer Rhinitis und allergischen Hautreaktionen eingesetzt werden. Andere Arzneimittel für diese Indikationen werden in den Kapiteln über Rhinologika (z.B. Cromoglicinsäure), Corticosteroide und Dermatika besprochen.

Die Antiallergika gehören mit 11,4 Mio. Verordnungen und einem Umsatz von 322,6 Mio. DM zu den mittelgroßen Indikationsgebieten (*Tabelle 4.1*). Die Verordnungen zeigen nach der ausgeprägten Abnahme im Jahre 1993 wieder einen Aufwärtstrend. Nur die sedierenden Antihistaminika sind wie in den Vorjahren rückläufig (*Abbildung 4.1*). Damit entfallen jetzt fast 70% der verordneten Tagesdosen auf die wenig sedierenden Antihistaminika. Aus dieser Gruppe gehört die Mehrzahl der Wirkstoffe zu den patentgeschützten Arzneimitteln (Astemizol, Cetiri-

Abbildung 4.1: Verordnungen von Antiallergika 1985 bis 1994
Gesamtverordnungen nach definierten Tagesdosen (ab 1991 mit neuen Bundesländern)

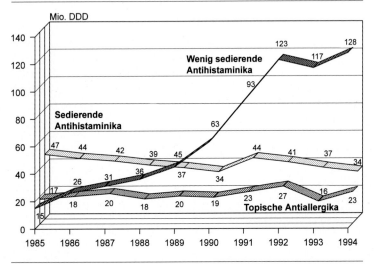

Tabelle 4.1: Verordnungen von Antiallergika 1994
Angegeben sind die verordnungshäufigsten Präparate mit Verordnungsrang, Verordnungen und Umsatz 1994 für die gesamte Bundesrepublik im Vergleich zu 1993.

Rang	Präparat	Verordnungen 1994 in Tsd.	Veränd. in %	Umsatz 1994 in Mio. DM	Veränd. in %
69	Fenistil/-Retard	1731,2	−0,1	31,2	−1,2
73	Zyrtec	1716,9	+16,3	85,8	+21,4
105	Fenistil Gel	1383,3	+54,7	14,9	+59,6
106	Lisino	1374,7	−4,7	66,6	+3,6
273	Teldane	702,4	−19,9	26,8	−18,1
339	Hismanal	608,3	−26,7	22,0	−21,3
362	Tavegil	575,9	−8,3	11,9	−13,7
769	Terfemundin	284,8	−2,2	6,4	+1,3
778	Systral Gel/Salbe	279,9	+26,1	2,6	+33,0
804	Tavegil Gel	268,0	+67,0	2,7	+62,1
930	Soventol Gel	236,6	+24,6	2,1	+24,7
1130	Terfenadin-ratiopharm	186,4	+121,1	6,1	+147,8
1177	Bamipin-ratiopharm	177,7	+32,6	0,9	+32,6
1196	Omeril	173,9	−15,0	3,3	−4,5
1371	Corto-Tavegil Gel	140,1	+27,9	2,4	+46,4
1400	Allergodil	136,5	−3,3	3,9	−3,3
1559	Ermsech	117,9	−8,8	3,9	−5,8
1586	AH3 N	114,3	+114,6	3,0	+126,5
1603	Hisfedin	113,0	−14,3	2,7	−14,8
1673	Soventol H Creme	105,3	+87,6	1,2	+78,7
Summe:		10427,5	+6,5	300,3	+5,9
Anteil an der Indikationsgruppe:		91,7%		93,1%	
Gesamte Indikationsgruppe:		11370,4	+4,8	322,6	+4,1

zin, Loratadin), auf die 55% der verordneten Tagesdosen des gesamten Indikationsgebietes entfallen (*Abbildung 4.2*). Die antiallergischen Antihistaminika gehören damit zu den Indikationsgruppen mit einem sehr hohen Anteil an Patentarzneimitteln. Preisliche Unterschiede zu den patentfreien älteren Antihistaminika bestehen nicht.

Orale und intranasale Antiallergika

Systemisch anwendbare Antihistaminika sind zur Linderung leichter Symptome der allergischen Rhinitis geeignet. Bei vasomotorischer und bei infektiöser Rhinitis sind sie dagegen nur von begrenztem Wert. Von den älteren H_1-Antihistaminika sind seit langem ausgeprägte sedative Begleiterscheinungen bei 25–60% der Patienten bekannt. Die neueren Substanzen haben geringere zentrale Effekte als die traditionellen Anti-

Tabelle 4.2: Verordnungen von oralen und intranasalen Antiallergika 1994
Angegeben sind die 1994 in der gesamten Bundesrepublik verordneten Tagesdosen, die Änderungen gegenüber 1993 und die mittleren Kosten je DDD 1994.

Präparat	Bestandteile	DDD 1994 in Mio.	Änderung in %	DDD-Kosten in DM
Wenig sedierende Antihistaminika				
Zyrtec	Cetirizin	48,4	(+ 26,4)	1,77
Lisino	Loratadin	37,2	(+ 11,9)	1,79
Teldane	Terfenadin	15,1	(− 16,6)	1,77
Hismanal	Astemizol	12,6	(− 18,1)	1,75
Terfemundin	Terfenadin	4,5	(+ 2,8)	1,42
Terfenadin-ratiopharm	Terfenadin	4,0	(+163,2)	1,51
Allergodil	Azelastin	2,4	(− 3,3)	1,60
Hisfedin	Terfenadin	1,7	(− 14,2)	1,53
		126,1	(+ 9,1)	1,75
Sedierende Antihistaminika				
Fenistil/-Retard	Dimetinden	17,6	(− 2,9)	1,77
Tavegil	Clemastin	7,5	(− 6,1)	1,58
Omeril	Mebhydrolin	1,7	(− 11,5)	1,93
AH3 N	Hydroxyzin	1,5	(+126,7)	1,93
		28,4	(− 1,3)	1,74
Kombinationspräparate				
Ermsech	Calciumlactat Herb.Echinaceae	3,3	(− 5,5)	1,19
Summe		157,8	(+ 6,7)	1,73

histaminika, weil sie nur wenig in das Gehirn eindringen. Die Verordnungen von Astemizol und Terfenadin haben nach Berichten über das Auftreten von Taubheit und Parästhesien erneut abgenommen. Besonders ausgeprägt ist der Rückgang bei Astemizol (*Hismanal*), während bei Terfenadin (*Teldane*) ein Ausgleich durch mehrere Generika stattgefunden hat. Die neueren wenig sedierenden H_1-Antihistaminika Loratadin (*Lisino*) und Cetirizin (*Zyrtec*) sind ebenso wirksam wie die älteren Substanzen, sie wirken jedoch kürzer und bilden keine langlebigen Metaboliten. Auch Cetirizin hat in der üblichen therapeutischen Dosis kaum sedative Nebenwirkungen, obwohl es der Hauptmetabolit des Tranquilizers Hydroxyzin ist. Azelastin (*Allergodil*) ist ein selektives H_1-Antihistaminikum zur intranasalen Anwendung bei allergischer Rhinitis (McTavish und Sorkin, 1989). Außerdem hemmt es ähnlich wie Ketotifen die Freisetzung von Entzündungsmediatoren aus Mastzellen. Häufigste Nebenwirkung sind Geschmacksveränderungen.

Die placeboide Kombination *Ermsech* ist auch 1994 rückläufig. In den Vorjahren war wiederholt betont worden, daß Echinaceaextrakte akute

Antiallergika 45

Tabelle 4.3: Verordnungen topischer Antiallergika 1994
Angegeben sind die 1994 in der gesamten Bundesrepublik verordneten Tagesdosen, die Änderungen gegenüber 1993 und die mittleren Kosten je DDD 1994.

Präparat	Bestandteile	DDD 1994 in Mio.	Änderung in %	DDD-Kosten in DM
Antihistaminika				
Fenistil Gel	Dimetinden	12,4	(+ 60,5)	1,20
Systral Gel/Salbe	Chlorphenoxamin	2,3	(+ 34,1)	1,11
Tavegil Gel	Clemastin	2,2	(+ 60,4)	1,23
Soventol Gel	Bamipin	1,9	(+ 24,1)	1,10
Bamipin-ratiopharm	Bamipin	0,9	(+ 32,6)	1,05
		19,7	(+ 51,3)	1,18
Antihistaminika und Corticosteroide				
Soventol H Creme	Bamipin Hydrocortison	1,6	(+ 76,8)	0,79
Corto-Tavegil Gel	Clemastin Clocortolon	1,3	(+ 49,2)	1,92
		2,8	(+ 63,3)	1,29
Summe		22,5	(+ 52,7)	1,19

Abbildung 4.2: Verordnungsanteile nach Patentstatus bei Antihistaminika 1994
DDD der 2000 meistverordneten Arzneimittel (gesamte Bundesrepublik)

Angaben in Mio. DDD

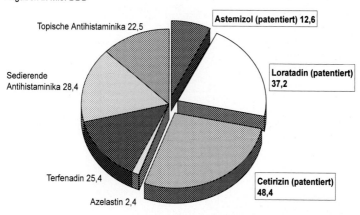

anaphylaktische Reaktionen auslösen können und gerade deshalb bei allergischen Krankheiten nicht unbedenklich sind.

Topische Antiallergika

Die lokale Anwendung von Antihistaminika auf der Haut ist aus dermatologischer Sicht umstritten, zumal bei längerer Anwendung auch Sensibilisierungen auftreten können. Trotzdem hat die Verordnung dieser Lokaltherapeutika stark zugenommen und damit wieder die Werte von 1991 erreicht (*Tabelle 4.3*).

Literatur

McTavish, D., Sorkin, E.M. (1989): Azelastine: a review of its pharmacodynamic and pharmacokinetic properties and therapeutic potential. Drugs 38: 778–800.

5. Antianämika

K. Mengel

Eine Anämie liegt vor, wenn das Hämoglobin unter definierte Normwerte abfällt. Sie kann zahlreiche Ursachen haben, die vor Beginn der Therapie mit Antianämika geklärt werden sollten. Am häufigsten ist die Eisenmangelanämie, die überwiegend durch Blutverlust infolge gastrointestinaler Blutungen oder gesteigerter Mensesblutungen, aber auch durch nutritiven Eisenmangel (Kinder, Schwangere) bedingt ist. Hinzu kommen Störungen der Eisenresorption bei älteren Patienten. Daneben gibt es auch sekundäre Anämien bei Leber- oder Nierenerkrankungen, Tumoren und Infektionen sowie weitere Anämieformen mit gestörter Erythrozytenbildung (z.B. aplastische Anämie) und mit gesteigertem Erythrozytenabbau (hämolytische Anämien verschiedener Art).

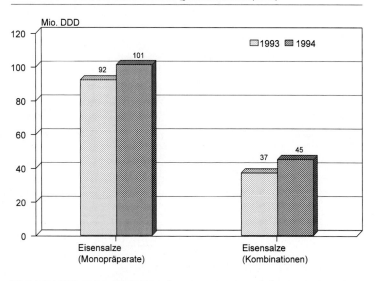

Abbildung 5.1: Verordnungen von Antianämika 1994
DDD der 2000 meistverordneten Arzneimittel (gesamte Bundesrepublik)

Verordnungsspektrum

Unter den 2000 Präparaten, die 1994 am häufigsten verordnet wurden, befinden sich in der Gruppe der Antianämika 13 Eisenpräparate und erstmals ein Erythropoetinpräparat. Die Verordnungen haben insgesamt leicht abgenommen, der Umsatz ist auf Grund der hohen Kosten von Erythropoetin (*Erypo*) stark angestiegen (*Tabelle 5.1*). Die Verordnungszahlen sind im Grunde genommen etwas größer als hier angegeben, weil die Vitamin B_{12}-Präparate von den Herstellern zur Gruppe der Vitamine zugeordnet werden und daher hier nicht miterfaßt sind, obwohl Vitamin B_{12} nur bei perniziöser Anämie indiziert ist (American Medical Association, 1986).

Eisenpräparate

Die Behandlung einer Eisenmangelanämie sollte möglichst auf oralem Wege und mit zweiwertigen Eisenverbindungen erfolgen. Zweiwertiges Eisen wird wesentlich besser als dreiwertiges resorbiert. Nüchternein-

Tabelle 5.1: Verordnungen von Antianämika 1994
Angegeben sind die verordnungshäufigsten Präparate mit Verordnungsrang, Verordnungen und Umsatz 1994 für die gesamte Bundesrepublik im Vergleich zu 1993.

Rang	Präparat	Verordnungen 1994 in Tsd.	Veränd. in %	Umsatz 1994 in Mio. DM	Veränd. in %
187	ferro sanol/duodenal	931,5	+8,2	25,9	+7,5
309	Plastulen N	656,1	−0,9	19,6	+2,2
642	Lösferron	341,6	−2,7	6,6	−3,0
801	Hämatopan F	268,7	(>1000)	3,2	(>1000)
807	Ferrlecit Amp.	266,9	+6,9	5,6	+6,5
971	Ferroglukonat-ratiopharm	225,5	+22,8	1,7	+31,8
996	Eryfer 100	218,9	−6,8	6,4	−7,5
1167	Vitaferro Drag.	179,0	+47,1	3,7	+198,8
1452	Plastufer	130,5	−0,5	3,8	+1,3
1602	Erypo	113,0	+137,9	61,1	+134,0
1655	Ferro-Folsan Drag.	106,7	+2,0	1,6	+6,9
1828	Ferrum Hausmann Saft/Tr.	91,1	+33,6	1,5	+36,8
1830	Haemoprotect	91,0	−18,1	1,6	−11,2
1832	Eisendragees-ratiopharm	91,0	−11,0	1,3	−6,8
Summe:		3711,4	+14,3	143,7	+42,7
Anteil an der Indikationsgruppe:		77,0%		84,3%	
Gesamte Indikationsgruppe:		4821,2	−1,0	170,5	+28,5

nahme erhöht die Bioverfügbarkeit, aber auch die Nebenwirkungen. Wenn Nebenwirkungen auftreten, kann das Präparat auch nach dem Frühstück eingenommen werden. Da die Kapazität der Erythrozytopoese begrenzt ist, ist es unter Normalbedingungen zwecklos, das tägliche orale Eisen-Angebot von 50–100 mg zu überschreiten (Begemann und Rastetter, 1993). Mit höherer Dosierung steigt meist nur noch die Unverträglichkeitsrate. Oft besteht keine ausgesprochene Eile, d. h. die Dauer der oralen Behandlung kann sich bis zur Normalisierung des Blutbildes etwa zwei Monate oder länger hinziehen. Zur Aufsättigung des Speichereisens sollte nochmals über dieselbe Zeit therapiert werden.

Eisen(II)-sulfat gilt als Standardpräparat. Andere Ferro-Salze wie Gluconat, Fumarat, Ascorbat, Succinat werden therapeutisch als gleichwertig angesehen (Büchner, 1991). Die unterschiedlichen Verbindungen bedingen keine wesentlichen Resorptionsunterschiede im Vergleich zu dem gut resorbierbaren Sulfat. Da der Eisengehalt der einzelnen Eisensalze unterschiedlich ist, wurde die definierte Tagesdosis der Monopräparate für Erwachsene einheitlich mit 100 mg Eisen berechnet.

Ferro sanol/duodenal wird unter den Monopräparaten weitaus am häufigsten verordnet *(Tabelle 5.2)*. Die Duodenalform setzt das Eisen erst im Duodenum frei, wodurch lokale Reizerscheinungen im Magen umgangen werden. Einige andere Präparate zeigen auch noch im Dünndarm eine verzögerte Freigabe und erreichen dadurch Darmabschnitte, die Eisen schlechter resorbieren. Ferro sanol/duodenal hat jedoch eine genügend hohe Resorptionsquote (Heinrich, 1986).

Lösferron und *Ferroglukonat-ratiopharm* enthalten Eisen(II)-gluconat, das genauso gut wirksam ist wie das Sulfat. Es soll weniger irritierend als Sulfat sein, weil es sich langsamer auflöst. Wegen der geringen Löslichkeit kann es bei anaciden Patienten allerdings auch unwirksam sein. *Ferro 66-Tropfen* waren 1994 nicht mehr unter den meistverordneten Präparaten vertreten.

Unter den meistverordneten Präparaten stellt *Ferrlecit Amp.* das einzige Monopräparat zur parenteralen Anwendung dar. Es enthält dreiwertiges Eisen als Gluconat. Der Anteil von 1,3 Mio. verordneten Tagesdosen an der Gesamtzahl von 145,2 Mio. Tagesdosen ist gering und unterstreicht, daß die parenterale Eisentherapie wegen zahlreicher Risiken nur selten indiziert ist, nämlich dann, wenn die orale Therapie nicht wirksam ist oder wegen zusätzlicher irritierender Wirkungen (z.B. bei chronisch entzündlichen Darmerkrankungen) nicht möglich ist.

Kombinationspräparate mit Vitaminen, Aminosäuren und Mineralstoffen verbessern keineswegs den therapeutischen Effekt von Eisen und sind daher unnötig. Dementsprechend haben wir solche «Schrotschußpräparate» seit Jahren kritisiert. Als relativer Erfolg kann gewertet werden, daß von den ursprünglich elf Eisenkombinationen 1994 nur noch

Antianämika

Tabelle 5.2: Verordnungen von Antianämika 1994
Angegeben sind die 1994 in der gesamten Bundesrepublik verordneten Tagesdosen, die Änderungen gegenüber 1993 und die mittleren Kosten je DDD 1994.

Präparat	Bestandteile	DDD 1994 in Mio.	Änderung in %	DDD-Kosten in DM
Eisensalze (Monopräparate)				
ferro sanol/duodenal	Eisen(II)-glycinsulfat	48,4	(+ 7,4)	0,53
Eryfer 100	Eisen(II)-sulfat	12,9	(− 7,5)	0,50
Lösferron	Eisen(II)-gluconat	11,1	(− 3,1)	0,60
Vitaferro Drag.	Eisen(II)-sulfat	8,6	(+226,6)	0,43
Plastufer	Eisen(II)-sulfat	7,5	(+ 1,4)	0,51
Ferroglukonat-ratiopharm	Eisen(II)-gluconat	3,3	(+ 13,2)	0,52
Eisendragees-ratiopharm	Eisen(II)-sulfat	3,1	(− 9,6)	0,43
Haemoprotect	Eisen(II)-sulfat	2,7	(− 9,4)	0,58
Ferrum Hausmann Saft/Tr.	Eisen(III)-hydroxid-Polymaltose-Komplex	1,7	(+ 36,2)	0,91
Ferrlecit Amp.	Natrium-Eisen(III)-gluconat	1,3	(+ 6,9)	4,16
		100,6	(+ 9,0)	0,58
Eisensalze (Kombinationspräparate)				
Plastulen N	Eisen(II)-sulfat Folsäure	36,3	(+ 3,3)	0,54
Hämatopan F	Eisen(II)-sulfat Folsäure	6,6	(> 1000)	0,48
Ferro-Folsan Drag.	Eisen(II)-sulfat Folsäure	1,7	(+ 4,7)	0,96
		44,6	(+ 19,7)	0,55
Sonstige Monopräparate				
Erypo	Epoetin alfa	2,1	(+135,1)	29,22
Summe		147,3	(+ 12,9)	0,98

drei Präparate unter den 2000 meistverordneten Arzneimitteln vertreten waren. Die Hersteller der verbliebenen Präparate haben der Kritik auch dadurch Rechnung getragen, daß jetzt nur noch Zweierkombinationen aus Eisensulfat und Folsäure im Handel sind.

Erythropoetin

Das Glykoprotein Erythropoetin (Epoetin) wird bei Erwachsenen vorwiegend in den Nieren gebildet und von dort ins Blut sezerniert. Eine

Anämie ist der stärkste Anreiz für eine vermehrte Synthese und damit für eine Stimulation der Erythropoese im Knochenmark. Seit einigen Jahren steht rekombinantes humanes Erythropoetin (*Erypo, Recormon*) zur parenteralen Applikation zur Verfügung. Es wird zunehmend bei Dialysepatienten mit renaler Anämie verwendet. Das Präparat *Erypo* befindet sich 1994 erstmals unter den meistverordneten Arzneimitteln, wird jedoch in noch wesentlich größerem Umfang in den Dialysezentren direkt von den Herstellern bezogen. Seit dem vergangenen Jahr ist Erythropoetin auch für die Steigerung der Eigenblutmenge zur Gewinnung von autologen Blutkonserven zugelassen, falls die Zeitspanne zu kurz ist, um die benötigte Eigenblutmenge zu gewinnen. Bei diesem Verfahren sind allerdings zusätzliche Epoetininjektionen erforderlich, die mit Kosten von 2000–5000 DM pro Blutkonserve verbunden sind (Glück und Kubanek, 1993).

Literatur

American Medical Association (1986): Drug evaluations (6. Edition). Saunders Company Philadelphia, London, 589–601.

Begemann, H., Rastetter, J. (Hrsg.) (1993): Klinische Hämatologie, Kapitel «Anämien». Georg-Thieme-Verlag Stuttgart, New York, 237–418.

Büchner, T. (1991): Therapie der Anämien. In: Therapie Innerer Krankheiten (Hrsg. Riecker, G.). Springer-Verlag Berlin, Heidelberg, New York, 359–374.

Glück, D., Kubanek, B. (1993): Autologe Bluttransfusion. Dtsch. med. Wschr. 118: 1828–1829.

Heinrich, H.C. (1986): Bioverfügbarkeit und therapeutischer Wert oraler Eisen(II)- und Eisen(III)-Präparate. Dtsch. Apotheker Zeitung 126: 681–690.

6. Antiarrhythmika

H. Scholz

Antiarrhythmika sind Substanzen, die zur Behandlung von bradykarden und tachykarden Rhythmusstörungen verwendet werden. Die Behandlung von Bradyarrhythmien erfolgt vorwiegend nichtmedikamentös, als Arzneimittel sind Beta-Sympathomimetika oder Parasympatholytika geeignet. Substanzen zur Behandlung von Extrasystolen und Tachyarrhythmien werden in Anlehnung an E.M. Vaughan Williams (1975) nach ihren elektrophysiologischen Wirkungen in vier Klassen eingeteilt.

I. *Membranstabilisierende Substanzen* oder *Antifibrillantien* bewirken eine Hemmung des schnellen Na^+-Einstroms. Die einzelnen Substanzen unterscheiden sich vor allem in der Beeinflussung der Aktionspotentialdauer. *Chinidinartig wirkende Antifibrillantien* (Klasse IA) verbreitern das Aktionspotential, während *Antifibrillantien vom Lidocaintyp* (Klasse IB) das Aktionspotential verkürzen. *Lorcainid, Flecainid, Propafenon* und *Encainid* (Klasse IC) beeinflussen die Aktionspotentialdauer nicht wesentlich und weisen chinidin- und lidocainähnliche Eigenschaften auf. Bei Propafenon kommen noch Beta-Rezeptor-blockierende Eigenschaften hinzu.

II. *Beta-Rezeptorenblocker* hemmen vor allem die durch Ca^{++} vermittelten arrhythmogenen Wirkungen von Catecholaminen.

III. *Repolarisationshemmende Substanzen* verbreitern das Aktionspotential und führen dadurch zu einer Verlängerung der Refraktärzeit. In diese Gruppe gehören Amiodaron und der Beta-Rezeptorenblocker Sotalol.

IV. *Calcium-Antagonisten* blockieren den langsamen Ca^{++}-Einstrom. Prototypen dieser Gruppe sind Verapamil und Diltiazem.

Die heute übliche Einteilung der Antiarrhythmika zur Behandlung tachykarder Rhythmusstörungen darf in ihrer Bedeutung für die klinische Differentialtherapie nicht überschätzt werden, da sich die klinische Wirksamkeit einer bestimmten Substanz bei einer bestimmten Arrhythmieform nicht immer vorhersagen läßt. Eine Vorbedingung jeder antiarrhythmischen Medikation ist eine eindeutige kardiologische Diagnose der Rhythmusstörung. Aufgrund der allen Antiarrhythmika eigenen proarrhythmischen Wirkungen muß die Indikationsstellung streng erfolgen.

Wie bei der Therapie mit Herzglykosiden gilt auch beim Einsatz von Antiarrhythmika, daß eine Kombinationstherapie grundsätzlich nicht mit fixen Kombinationen durchgeführt werden soll, die eine individuelle Do-

Tabelle 6.1: Verordnungen von Antiarrhythmika 1994
Angegeben sind die verordnungshäufigsten Präparate mit Verordnungsrang, Verordnungen und Umsatz 1994 für die gesamte Bundesrepublik im Vergleich zu 1993.

Rang	Präparat	Verordnungen 1994 in Tsd.	Veränd. in %	Umsatz 1994 in Mio. DM	Veränd. in %
177	Rytmonorm	980,2	−21,0	108,6	−24,7
493	Cordichin	436,4	−13,1	42,3	−12,7
783	Tachmalcor	278,5	−8,8	23,4	−6,3
1048	Mexitil	207,6	−7,2	24,8	−8,6
1308	Tambocor	151,5	−5,1	21,3	−3,9
1420	Itrop	134,7	+6,5	17,6	+6,6
1604	Chinidin-Duriles	112,9	−30,6	9,8	−30,8
1613	Rythmodul	111,3	−15,7	11,4	−12,7
1644	Neo-Gilurytmal	107,6	−17,8	13,6	−15,4
1671	Cordarex	105,5	+62,7	26,5	+64,2
Summe:		2625,9	−13,9	299,4	−12,7
Anteil an der Indikationsgruppe:		62,5%		70,4%	
Gesamte Indikationsgruppe:		4201,2	−8,8	425,2	−11,0

sierung nicht zulassen und die Beurteilung etwaiger unerwünschter Wirkungen erschweren (Sloman, 1976; Nies, 1978). Für den Fall einer Kombinationstherapie in freier Form sollen nur Substanzen mit unterschiedlichen Wirkungsmechanismen aus verschiedenen Klassen kombiniert werden.

Verordnungsspektrum

Unter den 2000 Präparaten, die 1994 am häufigsten verordnet wurden, befinden sich vier chinidinartige Antiarrhythmika (Klasse I A), ein lidocainartiges Antiarrhythmikum (Klasse I B), zwei Antiarrhythmika der Klasse I C, ein Parasympatholytikum und eine fixe Kombination (*Tabelle 6.2*). Hinzu kommt erstmals das Klasse-III-Antiarrhythmikum Amiodaron (*Cordarex*), das bei supraventrikulären und ventrikulären tachykarden Rhythmusstörungen eingesetzt werden kann.

Die Verordnungshäufigkeit der Antiarrhythmika insgesamt hat gegenüber 1993 erneut um 8,8% abgenommen (*Tabelle 6.1*), was angesichts der zur Zeit sehr kritischen Einstellung gegenüber der medikamentösen Arrhythmietherapie verständlich ist. Allerdings ist das Ausmaß der Abnahme in dieser Situation nach wie vor bemerkenswert gering. Etwaige Effekte infolge des Gesundheitsstrukturgesetzes lassen sich bei Antiarrhythmika auch 1994 nicht erkennen.

Das Verordnungsvolumen der chinidinartigen Antiarrhythmika hat um 14,8% abgenommen (*Tabelle 6.2*). Insgesamt entfielen auf die chinidinartigen Stoffe 15,0% der häufigsten Antiarrhythmikaverordnungen.

Das lidocainartige Antiarrhythmikum *Mexitil* und die Klasse-I-C-Antiarrhythmika *Rytmonorm* und *Tambocor* machen zusammen 55% des Marktsegments aus. Dabei haben alle Präparate abgenommen. Insgesamt gesehen ist die Verordnungshäufigkeit von Klasse-I-Antiarrhythmika angesichts der Ergebnisse der CAST-Studie jedoch weiterhin erstaunlich groß.

Cordarex erscheint 1994 nach einer Zunahme um 64,6% erstmals unter den 2000 meistverordneten Arzneimitteln.

Cordichin ist eine fixe Kombination aus Verapamil und Chinidin, die auch 1994 mit 20,2 Mio. DDD 17% des Marktsegments ausmachte und wiederum nach Rytmonorm das am zweithäufigsten verwendete Antiarrhythmikum war.

Therapeutische Gesichtspunkte

Die Gruppe der Antiarrhythmika bietet seit 1989 besondere Auffälligkeiten, weil die Zulassung zunächst für *Tambocor* erheblich eingeschränkt wurde, nachdem in den USA in der CAST-Studie (Cardiac Arrhythmia Suppression Trial, 1989) bei Patienten nach Myokardinfarkt nach zehn Monaten für Flecainid und Encainid eine höhere Rate von Herzstillstand und Todesfällen als bei der Placebogruppe beobachtet worden war. Die Arzneimittelkommission der deutschen Ärzteschaft (1984) hat schon früher auf schwere Erregungsleitungsstörungen nach Tambocor hingewiesen. Mexiletin und Propafenon sind in der CAST-Studie nicht untersucht worden.

Zur Zeit ist Flecainid für folgende Indikationen zugelassen: Symptomatische und behandlungsbedürftige supraventrikuläre Herzrhythmusstörungen wie paroxysmale supraventrikuläre Tachykardien aufgrund von AV-Reentry-Tachykardien oder WPW-Syndrom und paroxysmales Vorhofflimmern; schwerwiegende symptomatische ventrikuläre Herzrhythmusstörungen wie z.B. anhaltende ventrikuläre Tachykardien, wenn diese nach Beurteilung des Arztes lebensbedrohend sind. Außerdem wurde folgender Hinweis in die Gebrauchsinformation aufgenommen: Für die Dauerbehandlung von Herzrhythmusstörungen mit Klasse I-Antiarrhythmika ist ein lebensverlängernder Effekt nicht erwiesen.

Seit 1993 gelten die gleichen Indikationsbeschränkungen für alle anderen Antiarrhythmika der Klassen IA und IC. Auch für die Substanzen der Klassen IB und III wurden die Anwendungsgebiete eingeengt. Das

Tabelle 6.2: Verordnungen von Antiarrhythmika 1994

Angegeben sind die 1994 in der gesamten Bundesrepublik verordneten Tagesdosen, die Änderungen gegenüber 1993 und die mittleren Kosten je DDD 1994.

Präparat	Bestandteile	DDD 1994 in Mio.	Änderung in %	DDD-Kosten in DM
Klasse IA (Chinidintyp)				
Tachmalcor	Detajmiumbitartrat	6,0	(− 6,3)	3,93
Rythmodul	Disopyramid	4,9	(− 12,6)	2,33
Neo-Gilurytmal	Prajmaliumbitartrat	4,0	(− 15,5)	3,40
Chinidin-Duriles	Chinidin	2,7	(− 31,0)	3,67
		17,5	(− 14,8)	3,32
Klasse IB (Lidocaintyp)				
Mexitil	Mexiletin	5,4	(− 10,5)	4,58
Klasse IC				
Rytmonorm	Propafenon	55,9	(− 20,6)	1,94
Tambocor	Flecainid	4,3	(− 2,5)	4,95
		60,2	(− 19,5)	2,16
Klasse III				
Cordarex	Amiodaron	11,5	(+ 64,6)	2,30
Parasympatholytika				
Itrop	Ipratropiumbromid	3,6	(+ 6,7)	4,90
Kombinationen				
Cordichin	Verapamil Chinidin	20,2	(− 12,6)	2,10
Summe		118,4	(− 12,2)	2,53

wird dazu führen, daß die medikamentöse Arrhythmiebehandlung vermehrt mit Beta-Rezeptorenblockern, insbesondere mit Sotalol durchgeführt wird.

Das arrhythmogene Potential von *Cordarex* ist deutlich geringer als bei Klasse-I-Antiarrhythmika. Trotz seiner unerwünschten Wirkungen auf die Schilddrüsenfunktion wegen des hohen Iodgehalts und seiner Einlagerung in zahlreiche Gewebe wird dieses Mittel häufiger als früher zur Behandlung tachykarder Rhythmusstörungen eingesetzt.

Das Kombinationspräparat *Cordichin* wird unter der Vorstellung angeboten, daß sich Chinidin (Klasse I) und Verapamil (Klasse IV) in ihrem Wirkungsspektrum ergänzen und daß Verapamil der bei Chinidin möglichen, bei Vorhoftachykardien unerwünschten Beschleunigung der AV-Überleitung entgegenwirken kann. Es ist jedoch zu bedenken, daß beide Substanzen auch negativ inotrope, negativ chronotrope und hypotensive Wirkungen haben, die sich addieren können (Young, 1984). Außerdem kann Verapamil bei manchen Patienten die Chinidin-Plasmakonzentration erhöhen, so daß bei Verwendung dieser Kombinationen insbesondere Chinidin-Nebenwirkungen häufiger sein können (N. N., 1987). Die weiterhin relativ häufige Verordnung dieses Präparates entspricht also nicht den üblichen Therapieempfehlungen. Bei freier Kombination beider Wirkstoffe sind additive Nebenwirkungen und störende Interaktionen einfacher zu kontrollieren als mit der fixen Kombination.

Diese seit zehn Jahren von uns diskutierten Risiken von *Cordichin* sind kürzlich durch die vermehrte Meldung von unerwünschten Arzneimittelnebenwirkungen (201 Verdachtsfälle, davon 58 Todesfälle) erhärtet worden. Mit Chinidin als Monopräparat liegen dagegen deutlich weniger Meldungen vor (39 Verdachtsfälle, davon 8 Todesfälle). Das Bundesinstitut für Arzneimittel und Medizinprodukte hat daraufhin im Dezember 1994 ein Stufenplanverfahren eingeleitet, weil ein Widerruf der Zulassung für erforderlich gehalten wird (Arzneimittelkommission der Deutschen Apotheker, 1995). Eine entsprechende wissenschaftliche Stellungnahme der Arzneimittelkommission der deutschen Ärzteschaft über die antiarrhythmische Therapie mit Cordichin im Deutschen Ärzteblatt konnte aufgrund einer vom Hersteller erwirkten einstweiligen Anordnung nicht erscheinen.

Literatur

Arzneimittelkommission der Deutschen Ärzteschaft (1984): Fleciamid (Tambocor) – Dosierung kritisch. Dtsch. Ärztebl. 81: 835

Arzneimittelkommission der Deutschen Ärzteschaft (1993): Antiarrhythmika der Klassen I und III. Dtsch. Ärztebl. 90: B-1519.

Arzneimittelkommission der Deutschen Apotheker (1995): Cordichin Filmtabletten. Pharmazeut. Ztg. 140: 6–7, 90–92.

The Cardiac Arrhythmia Suppression Trial (CAST) Investigators (1989): Preliminary report: Effect of encainide and flecainide on mortality in a randomized trial of arrhythmia suppression after myocardial infarction. N. Engl. J. Med. 321: 406–412.

Nies, A.A. (1978): Cardiovascular disorders. In: Clinical Pharmacology (Melmon, K. L., Morelli, H. F., eds.), Macmillan New York, S. 155–300.

N.N. (1987): Noch einmal: Verapamil und Chinidin. Arzneimittelbrief 21: 8.

Sloman, J.G. (1976): Cardiovascular diseases. In: Drug Treatment (Avery G. S., ed.), adis Press Sydney, S. 425–481.

Vaughan Williams, E.M. (1975): Classification of antidysrhythmic drugs. Pharmac. Ther. B 1: 115–138.

Young, G.P. (1984): Calcium channel blockers in emergency medicine. Ann. Emerg. Med. 13: 712–722.

7. Antibiotika und Chemotherapeutika

W. Schmitz

Die Indikation für eine antibiotische Therapie ist bei den einzelnen Infektionskrankheiten sehr unterschiedlich zu stellen. Während bei Harnwegsinfektionen die Gabe von Antibiotika oder Chemotherapeutika unabhängig von der Lokalisation der Infektion fast immer obligat ist, werden akute Atemwegsinfektionen in mehr als 90% der Fälle durch Viren ausgelöst und sind daher keine primäre Indikation für Antibiotika. Atemwegsinfektionen sind in der Praxis besonders häufig (Kemmerich et al., 1983):
– respiratorische Infektionen 65,7%
– Harnwegsinfektionen 18,6%
– gastroenterologische Infektionen 6,4%
– Haut- und Weichteilinfektionen 6,3%
– gynäkologische Infektionen 3,0%

Abbildung 7.1: Verordnungen von Antibiotika und Chemotherapeutika 1994
DDD der 2000 meistverordneten Arzneimittel (gesamte Bundesrepublik)

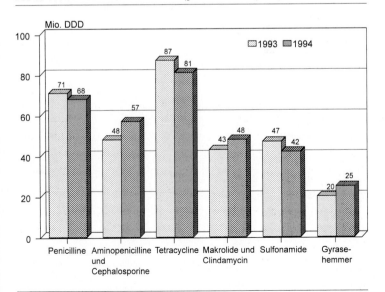

Antibiotika und Chemotherapeutika

Tabelle 7.1: Verordnungen von Antibiotika und Chemotherapeutika 1994
Angegeben sind die verordnungshäufigsten Präparate mit Verordnungsrang, Verordnungen und Umsatz 1994 für die gesamte Bundesrepublik im Vergleich zu 1993.

Rang	Präparat	Verordnungen 1994 in Tsd.	Veränd. in %	Umsatz 1994 in Mio. DM	Veränd. in %
34	Rulid	2433,0	+12,7	116,0	+14,7
81	Isocillin	1589,3	+0,4	31,4	+4,0
100	Penicillin V-ratiopharm	1411,1	−5,0	20,5	+2,9
107	Klacid	1363,9	+59,8	78,6	+62,3
136	Megacillin oral	1235,8	−12,9	23,6	−19,5
138	Tarivid	1216,7	+28,4	72,8	+24,3
142	Ciprobay	1167,0	+28,1	92,5	+25,9
169	Amoxicillin-ratiopharm	1023,0	+2,5	32,9	+4,4
171	Amoxypen	1019,5	+10,2	29,1	+4,8
195	Penicillat	919,5	−12,9	10,6	−10,1
243	Elobact	771,9	+12,8	64,3	+11,4
264	Azudoxat	713,7	−15,7	9,3	−13,4
267	Erythromycin-ratiopharm	712,1	−7,7	16,7	−2,4
281	Locabiosol	691,4	+11,8	18,7	+11,2
287	PenHexal	681,2	+10,6	10,2	+15,3
294	Supracyclin	673,2	−14,9	8,7	−16,9
317	Doxy Wolff	643,8	−21,8	8,2	−21,9
334	doxy von ct	613,7	−3,5	6,8	+2,5
343	Panoral	600,3	−17,4	38,8	−19,9
346	Arcasin	594,0	−8,2	10,0	−4,3
382	Barazan	554,5	+16,1	26,6	+5,9
383	Amoxi-Wolff	554,1	−1,3	13,8	+2,8
391	Eryhexal	540,9	+4,1	12,6	−2,4
392	Sobelin	540,7	+11,3	47,5	+18,8
396	Doxycyclin-ratiopharm	537,9	−31,8	6,6	−29,4
443	Paediathrocin	487,2	−3,4	12,8	−3,7
446	Baycillin	485,3	−15,4	18,2	−12,7
456	Doxyhexal	476,0	−16,4	6,0	−12,4
457	Monomycin	474,1	−12,2	9,6	−20,5
525	Orelox	412,4	+90,8	27,8	+50,4
535	Amoxihexal	407,7	−0,1	11,9	+0,4
543	Augmentan	401,4	+16,6	29,6	+18,1
559	Doxy-ratiopharm	389,5	−8,3	5,3	−8,4
573	Penicillin V Stada	380,7	−7,2	6,9	−1,8
581	Doxycyclin Heumann	376,6	+12,2	4,2	+25,8
618	Lorafem	350,5	+325,1	22,3	+362,3
638	Zinnat	343,3	−1,7	29,3	−5,6
666	Infectocillin	328,5	−24,3	7,2	−20,3
719	Cephoral	303,2	+3,9	24,1	+8,8
727	Sanasepton	299,6	+0,8	6,9	+4,3
760	Keimax	288,2	(>1000)	21,2	(>1000)
763	Doxycyclin Stada	286,7	−11,2	3,9	−11,4
777	Erythromycin Wolff	280,7	−23,2	5,6	−25,4
852	amoxi von ct	255,6	+13,1	7,6	+11,3
864	Suprax	252,4	+429,7	18,7	+441,2
899	Grüncef	244,2	(neu)	10,2	(neu)

Antibiotika und Chemotherapeutika

noch Tabelle 7.1: Verordnungen von Antibiotika und Chemotherapeutika 1994
Angegeben sind die verordnungshäufigsten Präparate mit Verordnungsrang, Verordnungen und Umsatz 1994 für die gesamte Bundesrepublik im Vergleich zu 1993.

Rang	Präparat	Verordnungen 1994 in Tsd.	Veränd. in %	Umsatz 1994 in Mio. DM	Veränd. in %
926	Infectobicillin	237,2	+19,9	8,1	+25,6
931	Amoxi-Tablinen	236,6	+13,9	7,0	+5,3
932	Sigadoxin	235,9	−27,0	2,6	−24,7
959	Doxy-Tablinen	227,6	−16,3	3,0	−9,8
972	Infectomycin	225,5	−2,3	9,9	+1,0
1058	Zovirax	205,9	−28,6	59,7	−37,6
1073	Amoxillat	200,7	−17,4	7,2	−19,7
1107	Doxy Komb	191,8	+6,9	2,0	+7,7
1124	Amoxicillin Heumann	187,1	+81,9	5,8	+100,5
1161	P-Mega-Tablinen	180,0	−13,8	2,8	−17,2
1165	Wilprafen	179,5	−11,6	7,3	−12,9
1201	Penicillin V Wolff	172,9	−11,3	3,0	−10,2
1210	penicillin V von ct	170,4	+9,1	2,0	+22,0
1258	Podomexef	158,7	+46,3	8,7	+25,8
1277	Zithromax	156,2	(>1000)	7,7	(>1000)
1293	Doxybiocin	153,4	−23,1	1,8	−9,4
1332	Lederderm	146,3	+33,9	7,4	+22,9
1340	Retacillin comp.	145,1	−12,3	2,3	−13,1
1362	Cephalexin-ratiopharm	142,1	−15,9	6,3	−20,7
1445	Doxycyclin AL	131,2	+61,5	1,2	+69,7
1504	durapenicillin	123,4	+2,0	1,6	−1,2
1512	Bidocef	122,7	−30,3	8,7	−27,3
1524	Ampicillin-ratiopharm	121,6	−12,9	3,2	−13,3
1566	Clin-Sanorania	117,2	+319,6	7,1	+240,0
1600	Amoxy-Diolan	113,2	−5,7	2,8	−10,8
1640	Ery Diolan	108,0	−31,9	2,1	−30,0
1681	V-Tablopen	104,2	−32,3	1,2	−34,1
1697	Amagesan	102,9	+0,6	1,9	−8,8
1738	Doxy Puren	99,4	+426,5	0,8	+368,0
1834	Skid	90,7	+5,8	3,6	−6,3
1909	Amoxicillin Stada	85,8	+52,6	2,7	+70,7
1929	Staphylex	84,2	+60,2	5,0	+37,9
1940	Nebacetin Tabl. etc.	83,7	−22,7	2,0	+2,2
1952	Erythromycin Heumann	83,1	+69,1	2,0	+99,3
1958	Penicillin V AL	82,6	+73,5	0,8	+76,1
1962	Ambacamp	82,4	+77,8	4,5	+63,2
1994	Doxymono	80,2	+157,2	0,6	+59,9
Summe:		35695,1	+4,3	1302,6	+10,3
Anteil an der Indikationsgruppe:		90,0%		87,7%	
Gesamte Indikationsgruppe:		39659,9	+3,4	1485,9	+11,7

Grundsätzlich ist anzustreben, den auslösenden Erreger bakteriologisch zu diagnostizieren und ein Antibiogramm zu erstellen. In der Praxis ist dieses Vorgehen mit Ausnahme bei Harnwegsinfektionen nur selten

Antibiotika und Chemotherapeutika

Tabelle 7.2: Verordnungen von Sulfonamiden 1994
Angegeben sind die verordnungshäufigsten Präparate mit Verordnungsrang, Verordnungen und Umsatz 1994 für die gesamte Bundesrepublik im Vergleich zu 1993.

Rang	Präparat	Verordnungen 1994 in Tsd.	Veränd. in %	Umsatz 1994 in Mio. DM	Veränd. in %
94	Cotrim-ratiopharm	1458,7	−10,3	13,3	−8,8
157	Kepinol	1080,5	+10,1	9,9	−4,9
336	Bactoreduct	613,5	−18,7	5,1	−17,9
433	Berlocombin	494,3	−39,2	4,4	−37,9
440	cotrim forte von ct	490,4	−2,4	3,6	−0,3
595	TMS Tabletten/Kindersaft	368,1	−15,0	3,3	−12,8
745	Supracombin	293,1	−26,4	2,6	−32,8
790	Eusaprim	272,8	+271,9	2,3	+137,5
1063	Sigaprim	204,9	−22,2	2,0	−19,8
1118	Berlocid	189,6	−28,4	1,6	−29,4
1378	Cotrimstada	139,3	+7,8	1,3	+5,0
1483	Cotrim Diolan	126,7	−28,4	1,2	−31,9
1551	Bactrim Roche	118,9	+6,3	1,6	+17,3
1595	Cotrim Hexal	113,5	−13,4	0,9	−10,3
1978	Cotrimox-Wolff	80,9	−24,3	0,7	−21,6
	Summe:	6045,3	−10,7	53,8	−12,6
	Anteil an der Indikationsgruppe:	86,9%		48,5%	
	Gesamte Indikationsgruppe:	6958,9	−9,7	111,0	−4,0

möglich. Daher sollten das zu erwartende Erregerspektrum und die bekannten Resistenzquoten gegen bestimmte Antibiotika bei der Verordnung berücksichtigt werden.

Im allgemeinen gilt, daß in der Praxis nahezu alle Infektionen mit den üblichen, schon seit längerer Zeit bekannten Antibiotika gut behandelbar sind (Siegenthaler, 1985). Folgende Antibiotika und Chemotherapeutika werden empfohlen: Phenoxymethylpenicillin, Amoxicillin, Doxycyclin, Erythromycin und Co-trimoxazol. Nicht primär indiziert sind dagegen in der Regel Cephalosporine, Aminoglykoside und Fluorochinolone.

Unter den 2000 im Jahr 1994 am häufigsten verordneten Arzneimitteln sind 83 Antibiotika und 15 Sulfonamid-Trimethoprim-Kombinationen vertreten (*Tabellen 7.1* und *7.2*). Wie im Vorjahr haben die Verordnungen 1994 bei den Antibiotika zugenommen und bei den Sulfonamiden abgenommen. Sehr deutlich ist 1994 die Tendenz zur vermehrten Verordnung von neuen Wirkstoffen bei Cephalosporinen, Makroliden und Gyrasehemmern, während alle anderen Arzneimittelgruppen zurückfielen (*Abbildung 7.1*).

Die Antibiotika gehören damit zu den therapeutisch bedeutsamen Arzneimittelgruppen, die trotz der Einschränkungen des Arzneimittelbudgets weiterhin mehr verordnet wurden. Die Zuwächse haben sich auf

Abbildung 7.2: Verordnungsanteile nach Patentstatus bei Antibiotika 1994
DDD der 2000 meistverordneten Arzneimittel (gesamte Bundesrepublik)

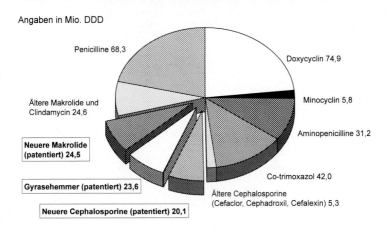

die patentgeschützten Arzneimittel konzentriert, zu denen die neueren Wirkstoffe bei Makroliden, Gyrasehemmern und Oralcephalosporinen gehören (*Abbildung 7.2*). Mit einer auffälligen Zunahme (31%) hat dieses Marktsegment jetzt 21% der verordneten Tagesdosen erreicht (Vorjahr 16%). Einige dieser neuen Antibiotika stellen zweifellos wichtige therapeutische Fortschritte dar. Das gilt vor allem bei Penicillinallergie und komplizierten bakteriellen Infektionen. Für die große Zahl der praktisch häufigen Atemwegs- und Harnwegsinfektionen bieten viele neuere Wirkstoffe keine wesentlichen Vorteile gegenüber den älteren, weniger kostspieligen Antibiotika (Archer und Polk, 1994).

Beta-Lactamantibiotika

Beta-Lactamantibiotika gehören zu Recht auf Grund ihrer starken bakteriziden Wirkung, ihrer geringen Toxizität und ihrer großen therapeutischen Breite zu den am häufigsten verordneten Antibiotika.

Tabelle 7.3: Verordnungen von Penicillinen 1994
Angegeben sind die 1994 in der gesamten Bundesrepublik verordneten Tagesdosen, die Änderungen gegenüber 1993 und die mittleren Kosten je DDD 1994.

Präparat	Bestandteile	DDD 1994 in Mio.	Änderung in %	DDD-Kosten in DM
Benzylpenicillin				
Retacillin comp.	Benzylpenicillin Benzylpenicillin-Benzathin	0,1	(− 12,3)	15,54
Oralpenicilline				
Penicillin V-ratiopharm	Phenoxymethylpenicillin	13,9	(− 1,2)	1,48
Megacillin oral	Phenoxymethylpenicillin	10,3	(− 10,1)	2,28
Isocillin	Phenoxymethylpenicillin	9,0	(− 7,5)	3,47
PenHexal	Phenoxymethylpenicillin	6,3	(+ 18,1)	1,62
Penicillat	Phenoxymethylpenicillin	5,3	(− 10,9)	2,02
Infectocillin	Phenoxymethylpenicillin	5,1	(− 20,9)	1,42
Arcasin	Phenoxymethylpenicillin	4,9	(− 3,1)	2,02
Penicillin V Stada	Phenoxymethylpenicillin	3,3	(+ 3,8)	2,11
Baycillin	Propicillin	2,5	(− 12,2)	7,24
Infectobicillin	Phenoxymethylpenicillin Benzathin	1,8	(+ 24,8)	4,43
Penicillin V Wolff	Phenoxymethylpenicillin	1,5	(− 6,7)	2,03
P-Mega-Tablinen	Phenoxymethylpenicillin	1,0	(− 10,0)	2,79
penicillin V von ct	Phenoxymethylpenicillin	1,0	(+ 21,9)	1,99
durapenicillin	Phenoxymethylpenicillin	1,0	(− 3,0)	1,60
Penicillin V AL	Phenoxymethylpenicillin	0,5	(+ 78,0)	1,52
Staphylex	Flucloxacillin	0,4	(+ 44,2)	13,88
V-Tablopen	Phenoxymethylpenicillin	0,3	(− 32,3)	4,49
		68,1	(− 4,2)	2,39
Summe		68,3	(− 4,2)	2,42

Benzylpenicillin (Penicillin G)

In dieser Gruppe ist nur noch das aus den neuen Bundesländern stammende Kombinationsdepotpräparat *Retacillin* vertreten, das allerdings erneut einen deutlichen Rückgang zeigt (*Tabelle 7.3*). Depotpenicilline erreichen nur niedrige Serumspiegel und eignen sich daher nur für Infektionen mit hochempfindlichen Keimen (z.B. Rheumaprophylaxe).

Oralpenicilline und Isoxazolylpenicilline

Die Präparate in der Gruppe der Oralpenicilline enthalten überwiegend Phenoxymethylpenicillin (Penicillin V). Zusätzlich sind noch Propicillin (*Baycillin*) und erneut Flucloxacillin vertreten. Propicillin und Pe-

Antibiotika und Chemotherapeutika

Tabelle 7.4: Verordnungen von Aminopenicillinen und Cephalosporinen 1994
Angegeben sind die 1994 in der gesamten Bundesrepublik verordneten Tagesdosen, die Änderungen gegenüber 1993 und die mittleren Kosten je DDD 1994.

Präparat	Bestandteile	DDD 1994 in Mio.	Änderung in %	DDD-Kosten in DM
Aminopenicilline				
Amoxypen	Amoxicillin	7,3	(+ 11,5)	3,98
Amoxicillin-ratiopharm	Amoxicillin	6,9	(+ 1,3)	4,75
Amoxi-Wolff	Amoxicillin	4,0	(+ 10,2)	3,45
Amoxihexal	Amoxicillin	2,9	(+ 7,2)	4,06
amoxi von ct	Amoxicillin	1,6	(+ 11,5)	4,84
Amoxi-Tablinen	Amoxicillin	1,5	(+ 3,2)	4,56
Augmentan	Amoxicillin Clavulansäure	1,5	(+ 15,9)	19,75
Amoxillat	Amoxicillin	1,3	(− 18,6)	5,50
Amoxicillin Heumann	Amoxicillin	1,1	(+110,8)	5,13
Amoxy-Diolan	Amoxicillin	0,8	(− 3,0)	3,56
Amagesan	Amoxicillin	0,7	(− 1,9)	2,90
Ampicillin-ratiopharm	Ampicillin	0,6	(− 13,5)	5,62
Amoxicillin Stada	Amoxicillin	0,5	(+ 54,6)	5,02
Ambacamp	Bacampicillin	0,4	(+ 66,7)	11,57
		31,2	(+ 8,1)	5,14
Cephalosporine				
Elobact	Cefuroximaxetil	6,2	(+ 9,7)	10,32
Zinnat	Cefuroximaxetil	2,9	(− 7,3)	10,15
Panoral	Cefaclor	2,7	(− 17,0)	14,49
Orelox	Cefpodoximproxetil	2,5	(+ 64,8)	11,25
Lorafem	Loracarbef	2,3	(+357,5)	9,69
Cephoral	Cefixim	2,1	(+ 8,0)	11,44
Keimax	Ceftibuten	1,8	(> 1000)	11,67
Suprax	Cefixim	1,6	(+463,5)	11,98
Grüncef	Cefadroxil	1,2	(neu)	8,68
Cephalexin-ratiopharm	Cefalexin	0,8	(− 19,8)	7,98
Podomexef	Cefpodoximproxetil	0,8	(+ 39,3)	11,51
Bidocef	Cefadroxil	0,6	(− 30,2)	13,96
		25,4	(+ 35,1)	11,04
Summe		56,5	(+ 18,7)	7,79

nicillin V werden in therapeutischer Hinsicht als gleichwertig angesehen. Der Gesamtverbrauch der Oralpenicilline ist 1994 rückläufig gewesen. Davon sind auch besonders preisgünstige Generika (*Penicillin V-ratiopharm, Infectocillin*) betroffen. Deutlich angestiegen ist dagegen wieder das Isoxazolylpenicillin Flucloxacillin (*Staphylex*), das bei penicillinasebildenden Staphylokokken speziell indiziert ist. Wenig plausibel ist dagegen der weitere Anstieg des relativ teuren *Infektobicillins*, das als Benzathinester keine therapeutischen Vorteile hat.

Aminopenicilline

Die wichtigsten Vertreter in der Gruppe der Aminopenicilline sind Amoxicillin und das mehr als doppelt so teure Bacampicillin. Gemessen an den verordneten Tagesdosen hat die Verordnung weiter zugenommen (*Tabelle 7.4*). Im Vergleich zu den Penicillinen besitzen sie ein breiteres Wirkungsspektrum im gramnegativen Bereich. Möglicherweise hängt die steigende Verwendung mit der Antibiotikatherapie des peptischen Ulkus zur Eradikation des Helicobacter pylori zusammen (siehe Magen-Darm-Mittel, Kapitel 31). Die Verordnung von Ampicillin (*Ampicillin-ratiopharm*) ist im Vergleich zu dem besser resorbierbaren Amoxicillin weiter zurückgegangen. Die sehr teure Kombination *Augmentan* ist 1994 erneut häufiger verordnet worden.

Cephalosporine

Oralcephalosporine entsprechen in ihrem Wirkungsspektrum den Aminopenicillinen und werden daher üblicherweise nur als Mittel der zweiten Wahl bei unzureichender Wirksamkeit der Penicilline oder bei Penicillinallergie eingesetzt. Seit 1989 sind fünf neue Oralcephalosporine eingeführt worden, die eine kräftige Expansion dieser Antibiotikagruppe eingeleitet haben. Gleichzeitig wurden die älteren Mittel zurückgedrängt. Diese Entwicklung hat sich auch 1994 verstärkt fortgesetzt.

Oralcephalosporine der Cefalexingruppe sind wegen ihrer guten Wirkung auf grampositive Keime eine Alternative zu den penicillinasefesten Penicillinen. Aus dieser Gruppe sind die älteren Vertreter Cefaclor (*Panoral*), Cefalexin (*Cephalexin-ratiopharm*) und Cefadroxil (*Bidocef*) 1994 deutlich zurückgegangen (*Tabelle 7.4*). Nur *Grüncef* hat sich als neues preisgünstiges Cefadroxil-Generikum diesem Trend entzogen. Weiter kräftig expandiert hat das Cefacloranalog Loracarbef (*Lorafem*), das weitgehend identisch wie Cefaclor wirkt und damit nicht an die anderen neuen Oralcephalosporine heranreicht.

Die neuen Oralcephalosporine mit erweitertem Spektrum zeigen eine stärkere Aktivität gegen gramnegative Keime bei eingeschränkter Wirkung gegen Staphylokokken. Daraus leiten sich ihre Vorteile gegenüber der Cefalexingruppe bei bakteriellen Atemwegsinfektionen ab. Hauptsächlich verwendet wird das Cefuroximderivat Cefuroximaxetil (*Elobact*, *Zinnat*) mit einer relativ kurzen Halbwertszeit von 1,2 Stunden. Die beiden Cefotaximderivate Cefixim (*Cephoral*, *Suprax*) und Cefpodoximproxetil (*Orelox*, *Podomexef*) wirken ähnlich, aber länger als Cefuroximaxetil. Cefixim (Halbwertszeit 3,4 Std.) kann einmal täglich gegeben werden. Neu hinzugekommen ist Ceftibuten (*Keimax*), ein weiteres neues Oralcephalosporin mit ähnlichem Spektrum und vergleichbarer antibakterieller Aktivität wie Cefixim.

Tabelle 7.5: Verordnungen von Tetracyclinen 1994
Angegeben sind die 1994 in der gesamten Bundesrepublik verordneten Tagesdosen, die Änderungen gegenüber 1993 und die mittleren Kosten je DDD 1994.

Präparat	Bestandteile	DDD 1994 in Mio.	Änderung in %	DDD-Kosten in DM
Doxycyclin				
Azudoxat	Doxycyclin	9,2	(− 13,6)	1,01
Supracyclin	Doxycyclin	8,4	(− 11,1)	1,03
Doxy Wolff	Doxycyclin	8,3	(− 19,5)	0,99
doxy von ct	Doxycyclin	8,3	(+ 1,3)	0,82
Doxyhexal	Doxycyclin	6,2	(− 17,5)	0,96
Doxycyclin-ratiopharm	Doxycyclin	5,9	(− 32,5)	1,11
Doxycyclin Heumann	Doxycyclin	5,7	(+ 28,3)	0,73
Doxy-ratiopharm	Doxycyclin	5,3	(− 10,2)	1,00
Doxycyclin Stada	Doxycyclin	3,9	(− 13,0)	1,00
Sigadoxin	Doxycyclin	3,0	(− 26,0)	0,87
Doxy-Tablinen	Doxycyclin	2,7	(− 10,3)	1,09
Doxybiocin	Doxycyclin	2,5	(− 8,2)	0,72
Doxycyclin AL	Doxycyclin	1,9	(+ 80,6)	0,65
Doxy Komb	Doxycyclin	1,5	(+ 8,3)	1,32
Doxy Puren	Doxycyclin	1,1	(+381,6)	0,72
Doxymono	Doxycyclin	1,0	(+141,5)	0,58
		74,9	(− 9,2)	0,95
Andere Tetracycline				
Lederderm	Minocyclin	3,7	(+ 56,9)	2,02
Skid	Minocyclin	2,1	(+ 0,6)	1,73
		5,8	(+ 30,3)	1,92
Summe		80,7	(− 7,2)	1,02

Tetracycline

Tetracycline sind Breitspektrumantibiotika mit bakteriostatischen Eigenschaften. Die meisten Vertreter dieser Gruppe besitzen eine große Ähnlichkeit in ihrem Wirkungsspektrum. Tetracycline sind weiterhin die am häufigsten verordneten Antibiotika (*Abbildung 7.1*). Trotz ausgedehnter Anwendung und der damit möglichen Resistenzentwicklung gehören sie zu den bevorzugten Mitteln in der Praxis zur Behandlung der chronischen Bronchitis, da sie nach wie vor gut wirksam gegen Haemophilus influenzae sind.

Über 93% der verordneten Tagesdosen entfallen auf die Doxycyclin-Präparate (*Tabelle 7.5*), die wegen ihrer hohen enteralen Resorptionsquote, ihrer guten Verträglichkeit und ihrer längeren Halbwertszeit allgemein bevorzugt werden. Bei Doxycyclin hat eine weitere Umschichtung der Verordnungen zu preisgünstigen Präparaten (*Doxycyclin Heumann, Doxycyclin AL, Doxy Puren, Doxymono*) stattgefunden. Auf die Preisunterschiede und die Bioäquivalenz vieler Doxycyclin-Generika ist wiederholt hingewiesen worden (siehe Arzneiverordnungs-Report '90).

Minocyclin hat ein identisches Wirkungsspektrum wie Doxycyclin, muß aber aus pharmakokinetischen Gründen doppelt so hoch wie Doxycyclin dosiert werden und ist daher teurer. Minocyclin ist besonders lipophil, was als Vorteil bei der Aknebehandlung angesehen wird. Andererseits ist damit eine erhöhte Liquorgängigkeit verbunden, die relativ häufig zu Schwindel und Übelkeit führen kann. Die Zahl der Minocyclinpräparate hat 1994 stark abgenommen, *Aknosan* und *Klinomycin* sind nicht mehr unter den verordnungshäufigen Präparaten vertreten. Gleiches gilt für die beiden letzten Präparate der älteren Tetracycline Tetracyclin und Oxytetracyclin.

Makrolidantibiotika und Clindamycin

Makrolidantibiotika sind Schmalspektrumantibiotika mit dem Wirkungsschwerpunkt im grampositiven Bereich. Darin ähneln sie den Oralpenicillinen. Sie werden daher als Alternative bei Penicillinallergie empfohlen. Erythromycin gilt als Mittel der Wahl bei Legionellose und zur Erregerelimination bei Keuchhusten. Sie sind außerdem wirksam bei Mycoplasmen-Pneumonie.

Die Verordnung der Makrolidpräparate hat im Durchschnitt weiter zugenommen (*Tabelle 7.6*). Besonders auffällig ist wiederum der Zuwachs der beiden neuen Wirkstoffe Roxithromycin (*Rulid*) und Clarithromycin (*Klacid*), auf die 1994 bereits mehr als die Hälfte der verordneten Tagesdosen entfielen.

Roxithromycin hat ein ähnliches Wirkungsspektrum wie Erythromycin. Auch die klinische Wirksamkeit bei Infektionen des Respirationstraktes sowie bei HNO- und Hautinfektionen ist vergleichbar. Pharmakokinetische Vorteile in Form höherer Bioverfügbarkeit und längerer Halbwertszeit sind offenbar weitgehend in eine 5fach geringere Tagesdosis umgesetzt worden. Trotzdem liegen die DDD-Kosten im Durchschnitt doppelt so hoch wie bei Erythromycin. Clarithromycin hat ebenfalls ein Erythromycin-ähnliches Wirkungsspektrum. Vorteilhaft sind eine höhere Bioverfügbarkeit von 50–55% sowie 2–4fach geringere

Antibiotika und Chemotherapeutika 67

Tabelle 7.6: Verordnungen von Makrolidantibiotika und Clindamycin 1994
Angegeben sind die 1994 in der gesamten Bundesrepublik verordneten Tagesdosen,
die Änderungen gegenüber 1993 und die mittleren Kosten je DDD 1994.

Präparat	Bestandteile	DDD 1994 in Mio.	Änderung in %	DDD-Kosten in DM
Makrolidantibiotika				
Rulid	Roxithromycin	16,4	(+ 16,5)	7,07
Klacid	Clarithromycin	7,3	(+ 62,7)	10,82
Erythromycin-ratiopharm	Erythromycin	5,6	(− 4,9)	2,97
Eryhexal	Erythromycin	3,7	(− 0,7)	3,37
Paediathrocin	Erythromycin	2,6	(− 5,5)	4,95
Monomycin	Erythromycin	2,0	(− 12,9)	4,78
Sanasepton	Erythromycin	2,0	(+ 5,9)	3,52
Erythromycin Wolff	Erythromycin	1,6	(− 22,1)	3,41
Infectomycin	Erythromycin	1,2	(+ 7,0)	8,40
Wilprafen	Josamycin	0,9	(− 13,3)	8,38
Zithromax	Azithromycin	0,9	(> 1000)	8,84
Erythromycin Heumann	Erythromycin	0,8	(+105,6)	2,59
Ery Diolan	Erythromycin	0,7	(− 30,0)	3,15
		45,6	(+ 12,0)	6,31
Clindamycin				
Sobelin	Clindamycin	2,1	(+ 18,6)	22,66
Clin-Sanorania	Clindamycin	0,4	(+228,7)	17,55
		2,5	(+ 32,3)	21,83
Summe		48,1	(+ 12,9)	7,12

Hemmkonzentrationen bei mehreren grampositiven Erregern. Die Therapiekosten liegen allerdings noch höher als die von Roxithromycin.

Azithromycin (*Zithromax*) ist ein weiteres neues Makrolidantibiotikum und der erste Vertreter der Azalide. Es wurde 1993 neu eingeführt und erscheint 1994 erstmals unter den 2000 meistverordneten Arzneimitteln. Die Säurestabilität und damit die orale Bioverfügbarkeit wurden durch die Einführung eines methylsubstituierten Stickstoffs erheblich verbessert. Außerdem ist das antibakterielle Spektrum im gramnegativen Bereich erweitert worden. Die Substanz hat eine ungewöhnlich hohe Gewebsaffinität und eine lange terminale Halbwertszeit (2–4 Tage), so daß sie noch bis zur 4. Woche nach der letzten Gabe im Urin ausgeschieden wird. Deshalb wirkt eine 3–5tägige Therapie genauso gut wie eine 10tägige Erythromycintherapie. Es bleibt trotz dieser Vorteile abzuwarten, ob mit der hohen Gewebspenetration auch besondere Risiken verbunden sind.

Wilprafen enthält das Makrolidantibiotikum Josamycin mit einem ähnlichen Wirkungsspektrum wie Erythromycin. Es bietet keine Vorteile im Vergleich zu Erythromycin, da seine Wirksamkeit bei vielen Erregern schwächer und bei Haemophilus-Infektionen unsicher ist. Nachteilig ist weiterhin der erheblich höhere Preis.

Clindamycin (*Sobelin*) ähnelt in seinem Wirkungsspektrum dem von Erythromycin, ist jedoch fast vierfach teurer. Anwendung findet Clindamycin häufig bei Anaerobierinfektionen und Osteomyelitis.

Sulfonamid-Kombinationen

Die Kombinationen aus Trimethoprim und Sulfonamiden führen zu einer verstärkten Hemmung der bakteriellen Folsäuresynthese und stellen ein wirksames Kombinationsprinzip mit einem breiten antibakteriellen Wirkungsspektrum dar. Trimethoprim und Sulfonamide hemmen bei Bakterien zwei aufeinanderfolgende obligate Enzymreaktionen (Sequentialeffekt). Dadurch wird die Wirksamkeit erhöht und das Spektrum erweitert. Außerdem besitzen beide Komponenten nahezu gleiche Eliminationshalbwertszeiten. Daher ist eine fixe Kombination sinnvoll. Sie sind Mittel der Wahl bei Harnwegsinfektionen, Salmonellosen und Pneumocystis-carinii-Pneumonien. Sie können außerdem als therapeutische Alternative bei chronischer Bronchitis und verschiedenen Enteritiden eingesetzt werden.

Hauptvertreter dieser Gruppe ist Co-trimoxazol, die Kombination aus Trimethoprim und Sulfamethoxazol mit einer großen Zahl von Generika. Die beiden Originalpräparate *Eusaprim* und *Bactrim* sind erstmals wieder mehr verordnet worden, so daß auch *Eusaprim* erneut unter den 2000 meistverordneten Arzneimitteln vertreten ist. Alle übrigen Präparate sind bis auf zwei Ausnahmen weniger verordnet worden, so daß es insgesamt zu einem deutlichen Rückgang der Sulfonamidkombination gekommen ist (*Tabelle 7.7*).

Chinolone (Gyrasehemmer)

Gyrasehemmstoffe hemmen ein Enzym (Gyrase), das für die «systematische Verknäuelung» der DNS verantwortlich ist. Eine Hemmung dieses Enzyms führt zum raschen bakteriellen Zelltod. Die älteren Gyrasehemmer vom Typ der Nalidixinsäure wurden ausschließlich bei Harn-

Antibiotika und Chemotherapeutika

Tabelle 7.7: Verordnungen von Sulfonamiden (Kombinationspräparate) 1994
Angegeben sind die 1994 in der gesamten Bundesrepublik verordneten Tagesdosen, die Änderungen gegenüber 1993 und die mittleren Kosten je DDD 1994.

Präparat	Bestandteile	DDD 1994 in Mio.	Änderung in %	DDD-Kosten in DM
Cotrim-ratiopharm	Trimethoprim Sulfamethoxazol	9,8	(− 9,6)	1,36
Kepinol	Trimethoprim Sulfamethoxazol	7,5	(+ 7,1)	1,32
Bactoreduct	Trimethoprim Sulfamethoxazol	4,1	(− 18,5)	1,24
Berlocombin	Trimethoprim Sulfamerazin	4,0	(− 37,0)	1,09
cotrim forte von ct	Trimethoprim Sulfamethoxazol	3,0	(− 4,7)	1,21
TMS Tabletten/Kindersaft	Trimethoprim Sulfamethoxazol	2,4	(− 13,8)	1,34
Supracombin	Trimethoprim Sulfamethoxazol	2,3	(− 28,6)	1,17
Eusaprim	Trimethoprim Sulfamethoxazol	2,0	(+253,0)	1,20
Sigaprim	Trimethoprim Sulfamethoxazol	1,6	(− 17,3)	1,24
Berlocid	Trimethoprim Sulfamethoxazol	1,2	(− 25,3)	1,34
Cotrim Diolan	Trimethoprim Sulfamethoxazol	1,0	(− 30,9)	1,16
Cotrimstada	Trimethoprim Sulfamethoxazol	1,0	(+ 6,7)	1,26
Bactrim Roche	Trimethoprim Sulfamethoxazol	0,9	(+ 10,2)	1,76
Cotrim Hexal	Trimethoprim Sulfamethoxazol	0,7	(− 10,8)	1,22
Cotrimox-Wolff	Trimethoprim Sulfamethoxazol	0,5	(− 31,1)	1,50
Summe		42,0	(− 11,1)	1,28

Tabelle 7.8: Verordnungen sonstiger Chemotherapeutika 1994
Angegeben sind die 1994 in der gesamten Bundesrepublik verordneten Tagesdosen, die Änderungen gegenüber 1993 und die mittleren Kosten je DDD 1994.

Präparat	Bestandteile	DDD 1994 in Mio.	Änderung in %	DDD-Kosten in DM
Gyrasehemmer				
Tarivid	Ofloxacin	10,5	(+ 24,9)	6,92
Ciprobay	Ciprofloxacin	10,1	(+ 23,2)	9,14
Barazan	Norfloxacin	3,9	(+ 4,1)	6,81
		24,6	(+ 20,4)	7,81
Andere Chemotherapeutika				
Locabiosol	Fusafungin	13,8	(+ 11,8)	1,35
Zovirax	Aciclovir	1,2	(− 34,4)	50,18
Nebacetin Tabl. etc.	Neomycin Bacitracin	0,7	(− 19,2)	3,08
		15,7	(+ 4,5)	5,13
Summe		40,3	(+ 13,7)	6,77

wegsinfektionen als Hohlraumchemotherapeutika eingesetzt. Wegen ihrer ungünstigen Pharmakokinetik, geringen Aktivität und Tendenz zur schnellen Resistenzbildung sind sie jedoch weitgehend verlassen worden. Dagegen besitzen die neuen Gyrasehemmer aus der Gruppe der Fluorochinolone wie Norfloxacin, Ofloxacin, Enoxacin und Ciprofloxacin eine ausgezeichnete antibakterielle Aktivität, ein stark erweitertes Wirkungsspektrum und eine günstigere Pharmakokinetik. Während Norfloxacin nur für Harnwegsinfektionen zugelassen ist, sind Ofloxacin, Enoxacin und Ciprofloxacin wegen ihrer stärkeren Wirkung auch systemisch bei Infektionen der Atemwege, des Bauchraumes und der Haut anwendbar. Aufgrund der unerwünschten Wirkungen wird eine sorgfältige Indikationsstellung für die Anwendung der Gyrasehemmstoffe in der Praxis empfohlen (s. Arzneiverordnungs-Report '92). Die Verordnungen haben 1994 vor allem bei *Tarivid* und *Ciprobay* deutlich zugenommen. Das im Vorjahr neu hinzugekommene Pefloxacin (*Peflacin*) ist 1994 nicht mehr vertreten.

Andere Chemotherapeutika

Locabiosol (Tabelle 7.8) enthält das Staphylokokken-Antibiotikum Fusafungin, das als oberflächlich wirkende Substanz nur sehr begrenzt wirksam ist und deshalb im Rahmen der Aufbereitung negativ bewertet wurde. In der vorliegenden Form handelt es sich um ein Dosieraerosol, das zur Behandlung von Atemwegsinfektionen wie Rhinitis, Pharyngitis und Laryngitis empfohlen wird. Da diese Erkrankungen in der Mehrzahl der Fälle durch Viren ausgelöst werden, ist ein Staphylokokken-Antibiotikum nicht indiziert. Die Verordnungen dieses Mittels sind trotz aller Kritik 1994 erneut angestiegen.

Zovirax (Aciclovir) ist ein Virostatikum, das nach Phosphorylierung zum Aciclovirtriphosphat die DNS-Polymerase und damit die Virus-DNS-Replikation hemmt. Gemessen an DDD hat die Verordnung weiter abgenommen. Nicht mehr vertreten ist *Arilin 500* (Metronidazol), ein Chemotherapeutikum aus der Gruppe der Nitroimidazole, das speziell bei Trichomoniasis, Amöbenruhr und Anaerobierinfektionen wirksam ist.

Literatur

Archer, G.L., Polk, R.E. (1994): Treatment and prophylaxis of bacterial infections. In: Harrison's principles of internal medicine (Isselbacher, K.J. et al., eds.), McGraw-Hill Inc., New York, pp. 593–607

Kemmerich, B., Lode, H., Brückner, O. (1983): Diagnostik und Antibiotikatherapie von Infektionskrankheiten in der Praxis. Ergebnisse einer Umfrage. Dtsch. med. Wschr. 108: 1943–1947.

Siegenthaler, W. (1985): Antibiotika-Therapie in der Praxis. Arzneiverordnung in der Praxis 1: 2.

8. Antidiabetika

K. Mengel

Ziel der Diabetestherapie ist eine möglichst optimale Blutzuckereinstellung. Dadurch werden die diabetischen Komplikationen wie Nephropathie, Retinopathie, Neuropathie und Gangrän verhindert. Grundlage jeder Diabetes-Therapie ist die Diätbehandlung des Patienten. Darüber hinaus müssen oft Antidiabetika angewendet werden. Die Gabe von Insulin ist beim Typ-I-Diabetes erforderlich sowie bei solchen Patienten vom Typ-II, bei denen auch orale Antidiabetika keine befriedigende Einstellung des Stoffwechsels ergeben. Beim Typ-II-Diabetes kann der Blutzucker häufig allein durch Diät und Normalisierung des Körpergewichts eingestellt werden. Erst bei unzureichendem Erfolg der diätetischen Maßnahmen ist die Gabe oraler Antidiabetika angezeigt.

Abbildung 8.1: Verordnungen von Antidiabetika 1985 bis 1994
Gesamtverordnungen nach definierten Tagesdosen (ab 1991 mit neuen Bundesländern)

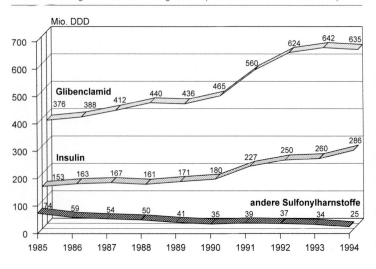

Insuline

Für die Therapie werden seit 1987 überwiegend Humaninsulin-Präparate eingesetzt, daneben weiterhin Insuline vom Rind und vom Schwein. Tierische Insuline werden aus dem Pankreas extrahiert. Humaninsulin wird inzwischen überwiegend gentechnologisch hergestellt. Der entscheidende Vorteil von Humaninsulin ist die relativ geringe Gefahr der Insulinallergie.

Als Indikationen für Humaninsuline gelten daher die Ersteinstellung des Typ-I-Diabetes, die intermittierende Insulingabe zur Verhinderung eines Antikörper-Boostereffekts und die allergische Reaktion auf tierische Insuline (Lotz und Mehnert, 1987). Eine zwingende Notwendigkeit zur Umstellung auf Humaninsulin bei bisher mit tierischen Insulinen gut eingestellten Diabetikern gibt es hingegen nicht. Bei der Umstellung muß darauf geachtet werden, daß Humaninsuline im allgemeinen schneller und kürzer wirken als tierische Insuline. Während vieler Jahre wurde vermutet, daß Humaninsuline bei manchen Patienten eine beginnende Hypoglykämiesymptomatik in gefährlicher Weise verändern (Willms et al., 1987; Wedemeyer und von Kriegstein, 1988). Diese Befürchtung konnte in Untersuchungen der letzten Zeit nicht bestätigt werden, obwohl vorsichtshalber bei Umstellung auf Humaninsuline auch weiterhin eine etwas reduzierte Dosis empfohlen wird (Maran et al. 1993, Everett und Kerr, 1994).

Alle Insulinpräparate werden bezüglich des Eintritts und der Dauer der Wirkung in zwei Gruppen eingeteilt: Kurzwirkende Insuline (Alt- oder Normalinsuline) und Verzögerungsinsuline mit mittellanger oder langer Wirkungsdauer. Außerdem gibt es Kombinationsinsuline aus kurzwirkenden und verzögert wirkenden Insulinzubereitungen. Bei den Humaninsulinen wird bevorzugt Protamin als Depot-Faktor im Sinne des NPH-Prinzips verwendet, um eine problemlose Mischung mit Normalinsulin zu ermöglichen (Sauer, 1987). Als Depotfaktor bei extrem lang wirkenden Insulinen werden auch noch Zinksalze sowie bei tierischen Insulinen vereinzelt Aminoquinurid eingesetzt.

Orale Antidiabetika

Als orale Antidiabetika werden vorwiegend Sulfonylharnstoffderivate eingesetzt. Sie steigern die Sekretion von Insulin aus den Beta-Zellen der Pankreas-Inseln, d.h. Voraussetzung für die Anwendung dieser Arzneimittel ist eine noch vorhandene Reaktionsfähigkeit des Inselorgans. Zusätzlich werden auch noch extrapankreatische Wirkungen diskutiert.

Tabelle 8.1: Verordnungen von Antidiabetika 1994

Angegeben sind die verordnungshäufigsten Präparate mit Verordnungsrang, Verordnungen und Umsatz 1994 für die gesamte Bundesrepublik im Vergleich zu 1993.

Rang	Präparat	Verordnungen 1994 in Tsd.	Veränd. in %	Umsatz 1994 in Mio. DM	Veränd. in %
11	Euglucon	3397,0	−0,3	90,5	+2,0
46	Glucobay	2146,0	+17,5	138,5	+23,7
67	Depot-H-Insulin Hoechst	1792,5	+1,9	236,9	+3,8
76	Maninil	1624,4	−3,3	38,7	−1,8
91	Glibenclamid-ratiopharm	1511,9	+0,3	26,4	+2,7
112	Insulin Actraphane HM	1335,6	+29,8	196,5	+47,8
155	Glucophage	1100,9	+23,7	50,7	+29,9
216	Glibenhexal	829,6	+6,6	8,3	+9,7
506	Insulin Actrapid HM	426,2	+10,0	53,3	+18,3
631	Insulin Protaphan HM	344,9	−5,6	45,4	−0,4
749	Duraglucon	290,8	−13,7	6,2	−12,6
822	Huminsulin Profil	262,6	+8,1	29,4	+16,4
824	Basal-H-Insulin Hoechst	262,1	+11,7	34,5	+15,9
923	Mediabet	238,7	+558,5	6,0	+683,7
987	H-Insulin Hoechst	222,0	+17,3	26,2	+21,0
1145	Glukovital	183,9	−9,4	2,4	−10,7
1185	Glibenclamid Heumann	176,8	−7,3	2,6	−8,8
1301	Glibenclamid Riker	152,6	−4,7	3,7	−2,6
1386	B-Insulin S.C.Berlin-Ch.	138,2	+40,0	15,5	+46,7
1397	Komb-H-Insulin Hoechst	137,1	+26,3	16,7	+29,2
1408	Azuglucon	135,5	+33,7	1,5	+36,7
1539	Glimidstada	120,1	−7,0	3,0	−5,9
1617	Gliben-Puren	110,6	−7,6	3,0	−6,7
1629	Insulin Mixtard	109,2	−5,2	13,8	−3,9
1766	Insulin Mixtard Human	96,5	−22,1	12,2	−21,8
1802	Glukoreduct	92,7	−15,3	2,6	−11,8
1824	Huminsulin Basal	91,3	−0,4	8,6	−17,6
1864	Depot-Insulin Hoechst	89,1	−23,7	11,3	−22,9
1946	Insulin Insulatard	83,3	+12,7	10,5	+12,8
Summe:		17502,3	+6,6	1095,0	+14,5
Anteil an der Indikationsgruppe:		93,4%		92,5%	
Gesamte Indikationsgruppe:		18741,6	+3,7	1184,3	+10,1

Aus der Gruppe der Biguanide wird seit längerer Zeit nur noch Metformin angewendet. Es verzögert die enterale Glukoseresorption, steigert die periphere Glukoseutilisation und senkt die hepatische Glukoneogenese. Im Gegensatz zu Sulfonylharnstoffen löst Metformin keine Hypoglykämien und keine Gewichtszunahme aus und wird daher vor allem für übergewichtige Diabetiker empfohlen (Dunn und Peters, 1995). Wegen der potentiell tödlichen Lactatacidosen bestehen zahlreiche Kontraindikationen.

Tabelle 8.2: Verordnungen von Insulinpräparaten 1994
Angegeben sind die 1994 in der gesamten Bundesrepublik verordneten Tagesdosen,
die Änderungen gegenüber 1993 und die mittleren Kosten je DDD 1994.

Präparat	Bestandteile	DDD 1994 in Mio.	Änderung in %	DDD-Kosten in DM
Humane Normalinsuline				
Insulin Actrapid HM	Humaninsulin	19,2	(+ 17,9)	2,78
H-Insulin Hoechst	Humaninsulin	9,7	(+ 21,0)	2,71
		28,9	(+ 18,9)	2,76
Humane Verzögerungsinsuline				
Insulin Protaphan HM	Humaninsulin	16,3	(− 0,9)	2,79
Basal-H-Insulin Hoechst	Humaninsulin	13,0	(+ 15,4)	2,65
Huminsulin Basal	Humaninsulin	3,2	(− 21,5)	2,73
		32,5	(+ 2,3)	2,73
Humane Mischinsuline				
Depot-H-Insulin Hoechst	Humaninsulin	90,0	(+ 3,1)	2,63
Insulin Actraphane HM	Humaninsulin	69,9	(+ 48,3)	2,81
Huminsulin Profil	Humaninsulin	11,2	(+ 13,9)	2,62
Komb-H-Insulin Hoechst	Humaninsulin	6,3	(+ 31,1)	2,64
Insulin Mixtard Human	Humaninsulin	4,8	(− 22,1)	2,53
		182,2	(+ 17,3)	2,70
Tierische Insuline				
B-Insulin S.C.Berlin-Ch.	Schweineinsulin	6,1	(+ 47,1)	2,53
Insulin Mixtard	Schweineinsulin	5,5	(− 5,2)	2,53
Depot-Insulin Hoechst	Rinderinsulin	4,5	(− 23,7)	2,54
Insulin Insulatard	Schweineinsulin	4,2	(+ 12,7)	2,53
		20,2	(+ 3,8)	2,53
Summe		263,8	(+ 14,3)	2,70

Zu den oralen Antidiabetika ist auch der α-Glukosidaseinhibitor Acarbose zu rechnen. Diese Substanz verzögert den Abbau von Di- und Polysacchariden im Darm und hemmt damit die Resorption von Glucose.

Verordnungsspektrum

Aus *Tabelle 8.1* ist ersichtlich, daß Verordnungen und Umsatz von Antidiabetika 1994 in Gesamtdeutschland zugenommen haben. Die Tendenz, Humaninsulin zu verordnen, hielt weiter an, so daß jetzt 92% aller Insulinverordnungen auf diese Gruppe entfallen (*Tabelle 8.2*). Auch Biguanide und Acarbose haben weiter kräftig expandiert. Die Kosten für Humaninsulin-Präparate unterscheiden sich nicht nennenswert von denen tierischer Insuline. Bei einigen Präparaten (z.B. *Depot-Insulin*

Tabelle 8.3: Verordnungen oraler Antidiabetika 1994
Angegeben sind die 1994 in der gesamten Bundesrepublik verordneten Tagesdosen, die Änderungen gegenüber 1993 und die mittleren Kosten je DDD 1994.

Präparat	Bestandteile	DDD 1994 in Mio.	Änderung in %	DDD-Kosten in DM
Glibenclamid				
Euglucon	Glibenclamid	253,9	(+ 0,7)	0,36
Glibenclamid-ratiopharm	Glibenclamid	105,5	(+ 1,1)	0,25
Maninil	Glibenclamid	99,9	(+ 1,4)	0,39
Glibenhexal	Glibenclamid	65,3	(+ 7,5)	0,13
Duraglucon	Glibenclamid	21,7	(− 14,0)	0,29
Glukovital	Glibenclamid	14,0	(− 10,7)	0,17
Glibenclamid Heumann	Glibenclamid	13,6	(− 8,5)	0,19
Glibenclamid Riker	Glibenclamid	10,3	(− 3,5)	0,36
Azuglucon	Glibenclamid	9,3	(+ 32,1)	0,16
Glimidstada	Glibenclamid	8,7	(− 6,4)	0,35
Gliben-Puren	Glibenclamid	8,5	(− 6,8)	0,35
Glukoreduct	Glibenclamid	7,4	(− 12,5)	0,35
		618,0	(+ 0,3)	0,31
Biguanide				
Glucophage	Metformin	54,1	(+ 29,3)	0,94
Mediabet	Metformin	7,3	(+695,4)	0,82
		61,3	(+ 43,6)	0,92
Sonstige Antidiabetika				
Glucobay	Acarbose	63,1	(+ 24,6)	2,20
Summe		742,4	(+ 4,7)	0,52

Hoechst) sind aufgrund der Preisgleichheit von tierischen und humanen Insulinen Ungenauigkeiten bei der Rezepterfassung möglich.

Der größte Teil der Verordnungen von Humaninsulinen entfällt auf die Mischinsuline, während reine Verzögerungsinsuline (13%) und kurzwirkende Insuline (12%) wesentlich seltener eingesetzt wurden (*Tabelle 8.2*). Interessanterweise hat aber die Verordnung der kurzwirkenden Insuline in den letzten sieben Jahren einen ungewöhnlich starken Aufschwung erfahren. So gelangte 1987 mit *Insulin Actrapid HM* zum ersten Mal ein kurzwirkendes Präparat unter die 2000 meistverordneten Arzneimittel. Diese Entwicklung spiegelt die zunehmende Anwendung der intensivierten Insulintherapie nach dem Basis-Bolus-Konzept wider. Dabei wird für den Basalbedarf ein langwirkendes Intermediärinsulin gegeben und der nahrungsbedingte Insulinbedarf durch 3–4 zusätzliche Einzelinjektionen eines kurzwirkenden Insulins gedeckt. Injektionshilfen (z.B. Novopen, Optipen) können die praktische Handhabung dieses Verfahrens erleichtern (Renner und Sauer, 1990).

Bei den oralen Antidiabetika hat Glibenclamid trotz stagnierender Verordnungen seine dominierende Stellung behauptet (*Abbildung 8.1*). Andere Sulfonylharnstoff-Pharmaka gehören nach dem Ausscheiden von Glibornurid (*Glutril*) und Tolbutamid (*Orabet*) nicht mehr zu den meistverordneten Präparaten. Der Anteil der Generika an den Glibenclamid-Verordnungen lag 1994 wie im Vorjahr bei fast 60%. Auf die Problematik der Bioverfügbarkeit von Glibenclamidgenerika ist wiederholt hingewiesen worden (s. Arzneiverordnungs-Report '91; Blume und Mutschler, 1989).

Die Anzahl der DDD des Metformin-Präparates *Glucophage* ist seit 1988 kontinuierlich angestiegen und hat auch 1994 weiter stark zugenommen. Als weiteres Präparat ist *Mediabet* hinzugekommen. Offenbar wird die Biguanidtherapie zunehmend als Alternative bei schwer zu behandelnden adipösen Typ-II-Diabetikern angesehen. Das Risiko der lebensbedrohlichen Lactatacidose wird durch die Beachtung der Kontraindikationen (z.B. Niereninsuffizienz, mit Gewebshypoxie einhergehende Erkrankungen) gemindert.

Weiterhin stark zugenommen hat die Verordnung von Acarbose (*Glucobay*). Das Mittel vermindert postprandiale Hyperglykämien. Kürzlich ist auch gezeigt worden, daß die Werte für das glykosylierte Hämoglobin nach einjähriger Therapie mit Acarbose gesenkt werden (Chiasson et al., 1994). Nachteilig sind die bei der Hälfte der Patienten auftretenden Nebenwirkungen in Form von Meteorismus, Flatulenz und Diarrhö, die durch eine einschleichende Dosierung vermindert werden können. Auch Störungen der Leberfunktion mahnen zur Vorsicht. Die Bewertung von Acarbose in der Diabetestherapie ist bisher noch kontrovers. Während einige Vertreter der deutschen Diabetologen das Mittel bereits für die Erstbehandlung von diätetisch nicht mehr einstellbaren Typ-II-Diabetikern empfehlen (Sachse, 1994), hat die amerikanische Arzneimittelbehörde das Mittel wegen eines nicht überschaubaren Nutzen-Risiko-Verhältnisses bisher nicht zugelassen (Arzneimittelkommission der Deutschen Ärzteschaft, 1992).

Literatur

Arzneimittelkommission der Deutschen Ärzteschaft (1992): Hinweise auf Störungen der Leberfunktion unter Acarbose-Anwendung. Dtsch. Ärztebl. 89: C-902.

Blume, H., Mutschler, E. (1989): Bioäquivalenz, Qualitätsbewertung wirkstoffgleicher Fertigarzneimittel. Govi Verlag – Pharmazeutischer Verlag Eschborn.

Chiasson, J.L., Josse, R.G., Hunt, J.A., Palmason, C., Rodger, N.W., Ross, S.A., Ryan, E.A., Tan, M.H., Wolever, T.M.S. (1994): The efficacy of acarbose in the treatment of patients with non-insulin-dependent diabetes mellitus. Ann. Intern. Med. 121: 928–935.

Dunn, C.J., Peters, D.H. (1995): Metformin – A review of its pharmacological properties and therapeutic use in non-insulin-dependent diabetes mellitus. Drugs 49: 721–749.

Everett, J., Kerr, D. (1994): Changing from porcine to human insulin. Drugs 47: 286–296.

Lotz, N., Mehnert, H. (1987): Revolution Humaninsulin? Dtsch. Ärzteblatt 84: C-158–159.

Maran, A., Lomes, J.M., Archibald, H., Macdonald, I.A., Gale, E.A.M., Amiel, S.A. (1993): Double blind clinical and laboratory study of hypoglycaemia with human and porcine insulin in diabetic patients reporting hypoglycaemia unawareness after transferring to human insulin. Brit. Med. J. 306: 167–171.

Renner, R., Sauer, H. (1990): Injektionshilfen bei insulin-pflichtigem Diabetes mellitus. Arzneiverordnung in der Praxis 3: 25–28.

Sachse, G. (1994): Acarbose-Behandlung als neues Therapieprinzip. Dtsch. Ärztebl. 91, Suppl. 15–17.

Sauer, H. (1987): Was brachten die neuen Insuline? Arzneiverordnung in der Praxis 4: 37–41.

Siewert, M., Blume, H. (1987): Zur Qualitätsbeurteilung glibenclamidhaltiger Fertigarzneimittel. 3. Mitteilung: Vergleichende Reihenuntersuchung zur biopharmazeutischen Qualität handelsüblicher Glibenclamid-Präparate. Pharm. Zeitung 132: 2336–2342.

Wedemeyer, H.J., von Kriegstein, E. (1988): Ein Risiko des Humaninsulins. Dtsch. Ärzteblatt 85: B-456–458.

Willms, B., Henrichs, H.R., von Kriegstein, E. (1987): Humaninsulin oder Rinderinsulin? Dtsch. Ärzteblatt 84: C-156–157.

9. Antiepileptika

U. Schwabe

Die Arzneitherapie ist das wichtigste Verfahren zur Behandlung von Epilepsien. Maßgebend für die Auswahl von Antiepileptika ist der Anfallstyp, während die Krankheitsursache oder die pharmakologischen Eigenschaften der verwendeten Arzneimittel von geringerer Bedeutung sind.

Häufigste Anfallsform ist der generalisierte tonisch-klonische Anfall (Grand mal), mit dem etwa 70% aller Epilepsien beginnen oder kombiniert sind. Als Mittel der ersten Wahl für die Langzeittherapie wird heute überwiegend Valproinsäure empfohlen, die bei 80% der Patienten wirksam ist (Scheuer und Pedley, 1990). Carbamazepin und Phenytoin sind ebenfalls wirksam, aber weniger zuverlässig. Auch bei weiteren generalisierten Anfällen (Absencen, myoklonische Anfälle, atonische Anfälle) wird in erster Linie Valproinsäure eingesetzt.

Für alle Formen fokaler Anfälle ist Carbamazepin Mittel der ersten Wahl. Die Ansprechquote beträgt 65%, Anfallsfreiheit wird bei etwa 50%

Abbildung 9.1: Verordnungen von Antiepileptika 1985 bis 1994
Gesamtverordnungen nach definierten Tagesdosen (ab 1991 mit neuen Bundesländern)

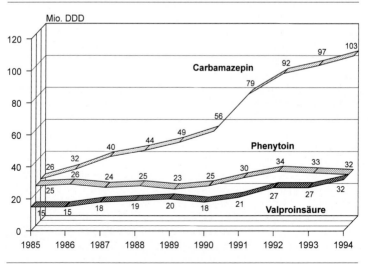

der Patienten erzielt. Alternativ kommt auch Valproinsäure in Frage, die nach neueren Studien genauso wirksam wie Carbamazepin bei diesem Anfallstyp ist.

Verordnungsspektrum

Entsprechend den derzeitigen Therapieempfehlungen konzentrieren sich die Verordnungen der Antiepileptika auf Carbamazepin, Valproinsäure und Phenytoin (*Abbildung 9.1*), während Barbiturate und Benzodiazepine eine geringere Rolle spielen. Die Gesamtzahl der verordneten Tagesdosen betrug 1994 bei den 16 verordnungshäufigsten Antiepileptika 183 Mio. DDD und für die gesamte Indikationsgruppe 196 Mio. DDD. Daraus errechnet sich eine Zahl von 540 000 Patienten in Deutschland, die eine Dauertherapie mit Antiepileptika erhalten. Das entspricht 0,75% der 71,7 Mio. GKV-Versicherten und stimmt ungefähr mit der Prävalenz der Epilepsien bei 1% der Bevölkerung überein.

Die Gesamtzahl der Verordnungen von Antiepileptika hat sich 1994 vermindert (*Tabelle 9.1*). Das Verordnungsvolumen nach definierten Tagesdosen und der Umsatz sind dagegen angestiegen.

Carbamazepin

Mehr als die Hälfte der verordneten Tagesdosen entfällt auf Carbamazepin (*Tabelle 9.2*). Seine dominierende Stellung resultiert aus der sehr guten antiepileptischen Wirkung gegen fokale Anfälle und der zusätzlich möglichen Anwendung bei generalisierten tonisch-klonischen Anfällen. Carbamazepin leitet sich von den trizyklischen Antidepressiva ab und verfügt daher über stimmungsaufhellende und antriebssteigernde Effekte, die bei depressiven epileptischen Patienten als Begleitwirkung positiv zur Geltung kommen. Außerdem ist Carbamazepin Mittel der Wahl bei Trigeminusneuralgien und anderen Gesichtsneuralgien.

Valproinsäure

Valproinsäure ist ein Antiepileptikum mit breitem Indikationsspektrum gegen generalisierte Anfälle, das sich in letzter Zeit auch als Mittel der Wahl bei Grand-mal-Anfällen erwiesen hat. Bei ungefähr 80% der Patienten kann es als wirksames Monotherapeutikum eingesetzt werden, auch bei mehreren gleichzeitig bestehenden Anfallsarten. Bei Kleinkindern wird es wegen seltener, potentiell tödlicher Leberschäden mit Vorsicht und nur noch als Monotherapeutikum angewendet.

Antiepileptika 81

Tabelle 9.1: Verordnungen von Antiepileptika 1994
Angegeben sind die verordnungshäufigsten Präparate mit Verordnungsrang, Verordnungen und Umsatz 1994 für die gesamte Bundesrepublik im Vergleich zu 1993.

Rang	Präparat	Verordnungen 1994 in Tsd.	Veränd. in %	Umsatz 1994 in Mio. DM	Veränd. in %
191	Tegretal	922,0	−12,6	72,6	−1,8
405	Timonil	529,0	−2,6	44,0	+13,5
566	Zentropil	386,9	−4,3	6,9	+2,7
653	Orfiril	335,9	+15,5	20,5	+32,6
791	Finlepsin	272,3	−45,7	12,8	−15,6
921	Ergenyl	239,1	−2,7	14,9	−6,8
934	Phenhydan	234,9	−9,1	4,0	+1,7
1040	Mylepsinum	210,3	−2,4	9,2	−3,7
1042	Rivotril	209,7	+15,8	6,2	+18,4
1162	Maliasin	179,7	+25,5	6,4	+22,7
1197	Phenytoin AWD	173,6	−67,1	2,0	−45,0
1226	Convulex	167,5	+30,5	9,6	+38,6
1291	Lepinal/Lepinaletten	153,5	−46,1	0,7	−26,1
1488	Liskantin	125,9	−36,1	4,8	−19,2
1582	Sirtal	114,8	−3,3	8,6	+10,3
1780	Luminaletten	94,7	−9,9	0,4	+31,8
Summe:		4349,8	−16,3	223,5	+3,8
Anteil an der Indikationsgruppe:		85,2%		80,7%	
Gesamte Indikationsgruppe:		5105,0	−13,3	276,8	+11,1

Phenytoin

Phenytoin wirkt ohne eine generelle Hemmung zerebraler Funktionen und kann für alle Epilepsieformen mit Ausnahme von Absencen eingesetzt werden. Seine Anwendung geht jedoch in den letzten Jahren zurück, weil es bei der Langzeittherapie zu Gingivahyperplasie, Hypertrichose, Hirsutismus und Hautverdickung mit vergröberten Gesichtszügen kommt. Auch 1994 sind die Verordnungen insgesamt rückläufig gewesen.

Barbiturate

Das überwiegend verordnete Barbiturat-Antiepileptikum ist Primidon (Desoxyphenobarbital). Der Hauptteil seiner Wirkung beruht auf dem aktiven Metaboliten Phenobarbital, das auch direkt in den Präparaten *Lepinal* und *Luminaletten* eingesetzt wird. Die beiden Barbiturate werden heute trotz geringer systemischer Toxizität nur noch selten für die initiale Therapie verwendet, weil sie häufig sedative Nebenwirkungen haben und die kognitiven Fähigkeiten schon bei therapeutischen Plasma-

Antiepileptika

Tabelle 9.2: Verordnungen von Antiepileptika 1994
Angegeben sind die 1994 in der gesamten Bundesrepublik verordneten Tagesdosen, die Änderungen gegenüber 1993 und die mittleren Kosten je DDD 1994.

Präparat	Bestandteile	DDD 1994 in Mio.	Änderung in %	DDD-Kosten in DM
Valproinsäure				
Orfiril	Valproinsäure	10,2	(+ 30,1)	2,00
Ergenyl	Valproinsäure	10,2	(− 7,4)	1,46
Convulex	Valproinsäure	6,5	(+ 38,2)	1,47
		27,0	(+ 14,2)	1,67
Carbamazepin				
Tegretal	Carbamazepin	54,4	(+ 1,5)	1,33
Timonil	Carbamazepin	32,4	(+ 17,1)	1,36
Finlepsin	Carbamazepin	8,7	(− 7,2)	1,48
Sirtal	Carbamazepin	6,3	(+ 13,5)	1,36
		101,8	(+ 5,8)	1,36
Phenytoin				
Zentropil	Phenytoin	17,3	(+ 4,3)	0,40
Phenhydan	Phenytoin	10,0	(+ 5,5)	0,40
Phenytoin AWD	Phenytoin	4,6	(− 34,8)	0,43
		31,9	(− 3,7)	0,40
Barbiturate				
Mylepsinum	Primidon	6,8	(− 4,2)	1,36
Maliasin	Barbexaclon	5,3	(+ 18,8)	1,20
Lepinal/Lepinaletten	Phenobarbital	3,1	(− 14,9)	0,21
Liskantin	Primidon	3,1	(− 17,7)	1,55
Luminaletten	Phenobarbital	0,6	(+ 32,1)	0,59
		18,9	(− 2,7)	1,13
Benzodiazepine				
Rivotril	Clonazepam	3,8	(+ 19,5)	1,63
Summe		183,3	(+ 4,5)	1,22

spiegeln einschränken, die sonst keine weiteren Unverträglichkeitserscheinungen erkennen lassen.

Barbexaclon (*Maliasin*) enthält eine molekulare Verbindung aus Phenobarbital und Levopropylhexedrin, ein amphetaminartiges Sympathomimetikum. Durch die Kombination sollen die sedativen Barbituratwirkungen abgeschwächt werden. Levopropylhexedrin kann Abhängigkeit vom Amphetamintyp erzeugen. Bei der Risikobeurteilung der Kombination ist auch die potentiell epileptogene Wirkung zentral stimulierender Sympathomimetika zu berücksichtigen. Die erneute Zunahme der Kombination ist daher wenig plausibel.

Benzodiazepine

Clonazepam (*Rivotril*) ist ein Benzodiazepin mit offenbar stärker ausgeprägten krampfhemmenden Eigenschaften und ist in erster Linie bei myoklonischen und atonischen Anfällen indiziert. Bei ungenügender Wirkung von Diazepam und Phenytoin wird es auch beim Status epilepticus eingesetzt.

Literatur

Scheuer, M.L., Pedley, T.A. (1990): The evaluation and treatment of seizures. New Engl. J. Med. 323: 1468–1474.

# 10. Antihypertonika

M. Anlauf

Der Hochdruck (Blutdruckwerte von ≥160/≥95 mm Hg bei wiederholten Messungen) kommt bei etwa 20% der Erwachsenen mittleren Alters vor und begünstigt das Auftreten von Apoplexie, Herzinfarkt, Herzinsuffizienz und Nierenversagen. Bei mittelschwerer und schwerer Hypertonie ist der günstige Effekt einer konsequenten Arzneitherapie auf die Lebenserwartung des Hochdruckpatienten durch zahlreiche Studien belegt. Bei leichter (milder) Hypertonie mit diastolischem Blutdruck zwischen 90 und 105 mm Hg, die in 85% aller Fälle mit Hypertonie vorliegt, ist der Nutzen einer antihypertensiven Therapie zwar ebenfalls nachgewiesen, ist aber deutlich geringer. Bei 65–70jährigen übersteigt die Prävalenz der Hypertonie 50%, wenn die häufig vorkommende isolierte systolische Hypertonie mitberücksichtigt wird. Kontrollierte Studien haben gezeigt, daß eine antihypertensive Therapie auch im Alter die kardiovaskuläre Morbidität und Mortalität senkt. Selbst bei isolierter systolischer Hypertonie wird vor allem die Rate von Schlaganfällen vermindert (Übersicht bei Thijs et al., 1992; Anlauf 1994). Therapeutisch werden zunächst nicht-medikamentöse Maßnahmen empfohlen. Hierzu gehört eine Einschränkung der Kochsalzzufuhr auf 4–6 g/Tag, eine Reduktion des Körpergewichts bei übergewichtigen Patienten, eine Beschränkung des Alkoholkonsums auf unter 30 g/Tag und eine Steigerung der körperlichen Aktivität insbesondere bei sonst sitzender Lebensweise. Mit der Arzneitherapie sollte begonnen werden, wenn der diastolische Blutdruck bei wiederholten Messungen über 100 mm Hg liegt und ggf. durch ambulante Blutdruck-Langzeitmessung eine «Praxishypertonie» ausgeschlossen wurde (Anlauf et al., 1995). Für eine frühzeitige medikamentöse Therapie auch bei geringen Blutdrucksteigerungen sprechen systolische Drucksteigerungen über 160 mm Hg, eine erbliche Belastung mit Herz-Kreislauf-Erkrankungen, bereits eingetretene Herz-Kreislauf-Komplikationen, eine Nierenerkrankung oder zusätzliche kardiovaskuläre Risikofaktoren wie Diabetes mellitus und Hypercholesterinämie. Möglicherweise wird in Zukunft die Indikation für eine medikamentöse Therapie bereits bei niedrigerem Blutdruck gestellt, nachdem die Kombination einer medikamentösen Behandlung mit nicht-medikamentösen Allgemeinmaßnahmen bereits bei Ausgangsblutdruckwerten von 140/91 mm Hg weitgehend nebenwirkungsarm und einer bloßen Änderung des Lebensstiles überlegen war (Neaton et al., 1993). In den USA

Antihypertonika 85

Abbildung 10.1: Medikamentöse Hochdrucktherapie
(nach den Empfehlungen der Deutschen Liga zur Bekämpfung des hohen Blutdruckes 1994)

Medikamentöse Hochdrucktherapie

Monotherapie

- Betablocker **oder**
- Diuretikum **oder**
- Calcium-Antagonist **oder**
- ACE-Hemmer **oder**
- Alpha-1-Blocker

...bei unbefriedigender Blutdruckeinstellung und nach erfolglosem Wechsel der Antihypertensivagruppe:

Zweierkombination

Diuretikum **plus**
- Betablocker **oder**
- Calcium-Antagonist **oder**
- ACE-Hemmer **oder**
- Alpha-1-Blocker **oder**
- Antisympathotonikum ** **oder**
- Reserpin**

** Im Schema der Hochdruckliga nicht mehr enthaltene Zweierkombination

Calcium-Antagonist **plus**
- Betablocker*** **oder**
- ACE-Hemmer

***Kombination nur mit Dihydropyridinderivat

...bei unbefriedigender Blutdruckeinstellung und nach erfolglosem Wechsel der Antihypertensivakombination:

Dreierkombination

Diuretikum **plus**
- Betablocker **plus** Vasodilatator**** **oder**
- ACE-Hemmer **plus** Calcium-Antagonist **oder**
- Antisympathotonikum **plus** Vasodilatator****

**** Calcium-Antagonist, ACE-Hemmer, Alpha-1-Blocker, oder Dihydralazin

Variante der genannten Dreierkombinationen bei **therapierefraktärer Hypertonie**

Schleifen-Diuretikum + Betablocker + Minoxidil

werden seitdem Blutdruckwerte von 130–139/85–89 mm Hg als «hoch normal» bezeichnet.

Für die medikamentöse Hochdruckbehandlung steht heute eine große Zahl von Arzneistoffen mit unterschiedlichen Angriffspunkten zur Verfügung. Die Auswahl erfolgt nach wie vor empirisch, wobei das individuelle Ansprechen des Patienten, sein Alter und sein Befinden unter der Therapie («Lebensqualität») ausschlaggebend sind. Zunehmend betont wird die Differenzierung der Therapie unter dem Gesichtspunkt der zusätzlich bestehenden Erkrankungen und Gesundheitsrisiken. Vor allem bei zusätzlicher koronarer Herzerkrankung, Herzinsuffizienz und (diabetischer) Nephropathie können die belegten Zusatzwirkungen, z.B. der Beta-Rezeptorenblocker und ACE-Hemmer, genutzt werden. Bei unzureichend wirkender Monotherapie sollte vor dem Einsatz einer Kombination versuchsweise auf Antihypertensiva mit differierendem Angriffspunkt gewechselt werden. Die Prinzipien der Kombinationsbehandlung sind eine Verstärkung der Blutdrucksenkung und eine Abschwächung unerwünschter Wirkungen (z.B. Tachykardie, Salz-Wasser-Einlagerung). *Abbildung 10.1* faßt modifiziert die medikamentösen Behandlungsempfehlungen der Deutschen Liga zur Bekämpfung des hohen Blutdrucks (1994) zusammen. Eine amerikanische Expertenkommission (Joint Na-

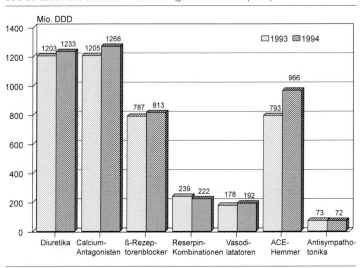

Abbildung 10.2: Verordnungen von Antihypertonika 1994
DDD der 2000 meistverordneten Arzneimittel (gesamte Bundesrepublik)

Antihypertonika 87

Tabelle 10.1: Verordnungen von Antihypertonika 1994
Angegeben sind die verordnungshäufigsten Präparate mit Verordnungsrang, Verordnungen und Umsatz 1994 für die gesamte Bundesrepublik im Vergleich zu 1993.

Rang	Präparat	Verordnungen 1994 in Tsd.	Veränd. in %	Umsatz 1994 in Mio. DM	Veränd. in %
90	Briserin	1512,2	−11,1	80,6	−6,7
366	Catapresan	572,4	−4,8	23,2	−1,5
415	Cardular	511,2	+26,9	65,5	+39,0
428	Beloc comp	502,2	−4,2	43,1	+0,5
432	Diblocin	495,1	+22,4	62,4	+34,0
474	Triniton	453,3	−51,4	18,3	−30,7
548	Depressan	397,5	−28,7	25,2	−23,1
554	Nif-Ten	391,1	−6,1	44,7	−0,5
678	Modenol	322,9	−12,1	19,2	−8,1
776	Obsilazin	281,0	−30,4	5,0	−12,9
881	TRI-Normin	248,5	−19,1	27,5	−21,2
974	Cynt	225,0	+51,6	21,0	+72,6
1004	Ebrantil	217,1	−13,9	29,3	−11,6
1012	Treloc	215,7	−11,4	25,4	−12,8
1047	Adversuten	207,8	−40,2	10,1	−29,5
1078	Haemiton Tabl.	199,7	−28,0	7,0	−28,1
1119	Betasemid	189,6	−16,2	19,8	−17,0
1348	Nepresol	144,4	−6,6	6,7	−4,0
1399	Physiotens	136,6	−0,1	13,9	+9,7
1427	Tredalat	133,7	−14,4	15,5	−13,7
1442	Teneretic	131,3	−33,6	20,0	−29,6
1453	Trepress	130,4	−24,2	18,0	−24,9
1520	Bendigon N	122,0	−8,1	6,2	−12,6
1523	Querto	121,6	(>1000)	13,3	(>1000)
1545	Clonidin-ratiopharm	119,8	−21,0	3,8	−21,7
1547	Dilatrend	119,5	−11,3	16,2	−8,9
1558	Veratide	117,9	+13,9	13,2	+20,1
1569	Briserin N	116,7	(neu)	6,0	(neu)
1587	Minipress	114,3	−6,6	7,8	−6,6
1618	Disalpin	110,5	−16,2	3,3	−8,8
1657	Disotat	106,6	−28,4	3,3	−17,9
1661	Dopegyt Tabl.	106,3	−62,4	5,5	−41,0
1758	Bresben	97,1	−26,1	11,2	−16,8
1761	Adelphan-Esidrix	97,0	−24,5	4,9	−27,1
1817	Prazosin-ratiopharm	91,8	−38,5	5,4	−31,8
1902	Presinol	86,3	−8,0	4,4	−12,5
1954	Alpha-Depressan	83,1	+30,9	11,4	+32,8
1983	Sali-Adalat	80,7	−12,1	12,9	−15,0
Summe:		9309,8	−13,8	730,0	−2,3
Anteil an der Indikationsgruppe:		60,4%		50,6%	
Gesamte Indikationsgruppe:		15406,1	−1,4	1442,4	+8,8

tional Committee on Detection, Evaluation and Treatment of High Blood Pressure, 1993) hat sich dafür ausgesprochen, Diuretika und Beta-

Rezeptorenblockern in der Monotherapie den Vorzug zu geben, da für sie eine Senkung der Morbidität und Mortalität bewiesen wurde. Ähnliche Empfehlungen wurden in Neuseeland, Kanada und Belgien ausgesprochen.

Ungefähr 80% der Hypertoniker können mit einer Monotherapie oder einer Zweierkombination eingestellt werden. Kombinationen aus drei unterschiedlichen Antihypertensiva sind daher nur bei wenigen Patienten erforderlich. Vor der Verordnung einer fixen Kombination sollten die einzelnen Komponenten, soweit möglich durch freie Kombination, ausgetestet werden. Bei fixen Kombinationen, die mehr als drei Kombinationspartner enthalten, ist der Anteil einzelner Komponenten an der Blutdrucksenkung fast immer unsicher und die rationale Begründung daher in der Regel unzureichend.

Verordnungsspektrum

Antihypertonika gehören zu den umsatzstärksten Arzneimitteln nach Analgetika/Antirheumatika und Magen-Darm-Mitteln. Geht man von der Schätzung aus, daß 80% des Umsatzes von ACE-Hemmern, 60% des Umsatzes der Beta-Rezeptorenblocker und Calcium-Antagonisten hypertoniebedingt sind, so wurden 1994 ohne Diuretika rund 3,4 Milliarden DM für eine antihypertensive Therapie mit den in diesem Index aufgeführten umsatzstarken Präparaten verwendet. Unter den 2000 verordnungshäufigsten Arzneimitteln befinden sich 38 Antihypertonika und 28 ACE-Hemmer sowie zusätzlich 47 Monopräparate von Calcium-Antagonisten und 26 von Beta-Rezeptorenblockern.

Die Verordnungen von Antihypertonika haben 1994 abgenommen (*Tabelle 10.1*). Die *Abbildung 10.2*, in der alle bei der Hochdrucktherapie eingesetzten Arzneimittelgruppen zusammengefaßt sind, zeigt demgegenüber nur eine Abnahme für Reserpin-Kombinationen und Antisympathotonika, während alle anderen, vor allem ACE-Hemmer, deutlich zugenommen haben. Die Behauptung, daß in der Hochdrucktherapie aus Kostengründen wieder vermehrt Reserpinpräparate eingesetzt würden (Schröter, 1993), ist durch diese Verordnungsdaten widerlegt.

Beta-Rezeptorenblocker-Kombinationen

Die Verordnung von Beta-Rezeptorenblocker-Kombinationen war 1994 weiter rückläufig (*Tabelle 10.2*). Monopräparate der Beta-Rezeptorenblocker werden nach DDD 5,6mal so häufig verordnet wie Zwei- und

Tabelle 10.2: Verordnungen von Beta-Rezeptorenblocker-Kombinationen 1994
Angegeben sind die 1994 in der gesamten Bundesrepublik verordneten Tagesdosen,
die Änderungen gegenüber 1993 und die mittleren Kosten je DDD 1994.

Präparat	Bestandteile	DDD 1994 in Mio.	Änderung in %	DDD-Kosten in DM
Beta-1-selektiv				
Beloc comp	Metoprolol Hydrochlorothiazid	38,6	(+ 0,2)	1,12
TRI-Normin	Atenolol Chlortalidon Hydralazin	19,6	(− 20,4)	1,41
Treloc	Metoprolol Hydrochlorothiazid Hydralazin	19,0	(− 11,7)	1,34
Teneretic	Atenolol Chlortalidon	11,2	(− 29,2)	1,79
		88,4	(− 12,0)	1,31
Nicht-selektiv				
Betasemid	Penbutolol Furosemid	15,1	(− 18,4)	1,31
Trepress	Oxprenolol Hydralazin Chlortalidon	11,6	(− 25,0)	1,56
Obsilazin	Propranolol Dihydralazin	7,2	(− 13,8)	0,70
		33,8	(− 19,9)	1,27
Summe		122,2	(− 14,3)	1,30

Dreifachkombinationen zusammengenommen. Diese Tendenz hat sich seit 1993 weiter verstärkt. Die Unterschiede in den DDD-Kosten zwischen diesen Gruppen sind jedoch gering und zunächst wenig plausibel (Monopräparate 0,98 DM, s. Kapitel 15; Zweier- und Dreifachkombinationen 1,30 DM). Betrachtet man einzelne Dosierungen, so zeigt sich, daß einige Hersteller offenbar davon ausgehen, daß auch Patienten mit leichter Hypertonie mit niedrig dosierten Kombinationen eingestellt werden. Viele Ärzte gehen vielleicht auch stufenweise vor, vor allem wenn dies durch Namensähnlichkeiten erleichtert wird. Hierfür könnten die Rangähnlichkeiten bei Monopräparaten, Zwei- und Dreifachkombinationen mit gleichem Beta-Rezeptorenblocker sprechen, z.B. für Metoprolol *Beloc, Beloc compositum* und *Treloc.*

Antihypertonika

Tabelle 10.3: Verordnungen von Reserpin-Kombinationen 1994
Angegeben sind die 1994 in der gesamten Bundesrepublik verordneten Tagesdosen, die Änderungen gegenüber 1993 und die mittleren Kosten je DDD 1994.

Präparat	Bestandteile	DDD 1994 in Mio.	Änderung in %	DDD-Kosten in DM
Briserin	Dihydroergocristin Clopamid Reserpin	133,0	(− 7,8)	0,61
Modenol	Butizid Reserpin	29,6	(− 7,4)	0,65
Triniton	Reserpin Dihydralazin Hydrochlorothiazid	27,0	(− 24,4)	0,68
Bendigon N	Mefrusid Reserpin	10,1	(− 12,1)	0,61
Briserin N	Clopamid Reserpin	10,0	(neu)	0,60
Adelphan-Esidrix	Reserpin Dihydralazin Hydrochlorothiazid	8,0	(− 26,2)	0,61
Disalpin	Hydrochlorothiazid Reserpin	4,7	(− 8,3)	0,69
Summe		222,3	(− 7,1)	0,62

In den am häufigsten verordneten Kombinationen finden sich unterschiedliche Gruppen von Beta-Rezeptorenblockern und Diuretika. Metoprolol, Atenolol und Acebutolol sind $beta_1$-selektiv, Oxprenolol, Penbutolol und Propranolol sind es nicht. Eine intrinsische sympathomimetische Aktivität (ISA) besitzen Oxprenolol, Penbutolol und Acebutolol. In der Regel kann man davon ausgehen, daß bei äquivalent betablockierender Dosierung die Wirkung der verschiedenen Beta-Rezeptorenblocker auf den Ruheblutdruck gleich ist. Unterschiede bestehen dagegen in den Nebenwirkungen. Unter $beta_1$-selektiver Blockade werden unerwünschte Effekte auf die Bronchialmuskulatur, die peripheren Gefäße und den Glukosestoffwechsel seltener beobachtet. Eine unerwünschte Senkung der Ruheherzfrequenz kann durch Gabe eines Blokkers mit sympathomimetischer Eigenwirkung verhindert werden. Mit 88,4 von 122,2 Mio. DDD wurden häufiger $beta_1$-selektive Blocker enthaltende Kombinationen verordnet als Kombinationen mit nicht selektiven Blockern. Der Anteil von Blockern mit sympathomimetischer Eigenwirkung (*Trepress*, *Betasemid*) betrug rund 22%.

Als Diuretika-Komponenten der Kombinationen finden sich Thiazide oder Analoga. Ein Präparat (*Betasemid*) enthält das Schleifendiuretikum Furosemid. Schleifendiuretika sind im Gegensatz zu den oben genannten Diuretika auch geeignet für die Verordnung bei niereninsuffizienten Patienten, die Dosierung dürfte in diesen Fällen jedoch nicht selten unzureichend sein. Die Einsatz von Furosemid in der Hochdrucktherapie nierengesunder Patienten ist umstritten.

In den Dreifachkombinationen (*Treloc, Trepress* und *TRI-Normin*) werden Beta-Rezeptorenblocker und Diuretikum sinnvollerweise durch einen Vasodilatator aus der Gruppe der Hydralazine ergänzt. Die Kombination von Propranolol und Dihydralazin in *Obsilazin* ist in dem Schema der Hochdruckliga nicht vorgesehen. Prinzipielle Einwände bestehen gegen das Dosierungsverhältnis. Ödeme werden unter anderem als Nebenwirkung genannt.

In den Kombinationen *Trepress* und *TRI-Normin* ist der Beta-Rezeptorenblockeranteil niedriger als im entsprechenden Monopräparat. Offenbar soll es der Entscheidung des Arztes überlassen bleiben, bei leichter Hypertonie entweder eine mittlere Dosis eines Monopräparates oder eine dieser fixen Dreier-Kombinationen zu verordnen.

Reserpin-Kombinationen

Die Verordnung von Reserpin-haltigen Antihypertonika hat 1994 wiederum abgenommen (*Tabelle 10.3*). Daran sind sechs Präparate beteiligt. Den stärksten Rückgang hatten *Adelphan-Esidrix* und *Triniton*, den geringsten *Modenol* (*Tabelle 10.3*). Durch Herausnahme von Dihydroergocristin wurde aus *Briserin* das Präparat *Briserin N*. Beide Präparate zusammengenommen hatten 1994 eine Verordnungshäufigkeit, die der von Briserin 1993 allein entspricht.

Bei Bewertung der gesamten Arzneimittelgruppe ergibt sich kein hinreichender Grund, eine Hochdruckbehandlung mit einer niedrig dosierten Reserpin-Diuretika-Kombination (Reserpin unter 0,25 mg/Tag) völlig zu meiden. Wegen der heute verfügbaren alternativen Behandlungsmöglichkeiten sollten aber keineswegs Reserpin-bedingte zentralnervöse Nebenwirkungen, z.B. Depressionen, die bei älteren Patienten als Hirnleistungsstörungen verkannt werden können, hingenommen werden. Günstige Wirkungen des Reserpin bei bedeutsamen Grund- und Folgeerkrankungen des Hochdruckes sind im Gegensatz zu anderen Antihypertensiva kaum untersucht.

Antihypertonika

Tabelle 10.4: Verordnungen von Vasodilatatoren 1994
Angegeben sind die 1994 in der gesamten Bundesrepublik verordneten Tagesdosen, die Änderungen gegenüber 1993 und die mittleren Kosten je DDD 1994.

Präparat	Bestandteile	DDD 1994 in Mio.	Änderung in %	DDD-Kosten in DM
Calcium-Antagonisten-Kombinationen				
Nif-Ten	Atenolol Nifedipin	32,9	(− 1,8)	1,36
Veratide	Verapamil Triamteren Hydrochlorothiazid	9,2	(+ 20,4)	1,44
Tredalat	Acebutolol Nifedipin	8,1	(− 13,5)	1,91
Bresben	Atenolol Nifedipin	7,3	(− 15,3)	1,54
Sali-Adalat	Mefrusid Nifedipin	7,1	(− 15,2)	1,81
		64,6	(− 4,3)	1,51
Betablocker mit vasodilatierenden Eigenschaften				
Dilatrend	Carvedilol	9,3	(− 8,5)	1,74
Querto	Carvedilol	7,4	(> 1000)	1,79
		16,7	(+ 63,7)	1,77
Direkte Vasodilatatoren				
Depressan	Dihydralazin	12,6	(− 22,0)	2,00
Nepresol	Dihydralazin	4,5	(− 2,9)	1,49
Disotat	Diisopropylamin	2,0	(− 20,9)	1,66
		19,1	(− 18,1)	1,84
Alpha-Rezeptorenblocker				
Cardular	Doxazosin	31,4	(+ 47,9)	2,09
Diblocin	Doxazosin	29,8	(+ 43,5)	2,09
Ebrantil	Urapidil	8,9	(− 10,6)	3,31
Adversuten	Prazosin	7,8	(− 23,9)	1,29
Minipress	Prazosin	5,2	(− 4,6)	1,49
Prazosin-ratiopharm	Prazosin	4,4	(− 29,8)	1,24
Alpha-Depressan	Urapidil	3,6	(+ 33,2)	3,18
		91,0	(+ 18,9)	2,11
Summe		191,5	(+ 7,8)	1,85

Vasodilatatoren

In dieser Gruppe sind Arzneimittel zusammengefaßt, die unabhängig von ihrem molekularen Angriffspunkt den Blutdruck durch eine Dilatation der Arteriolen senken (*Tabelle 10.4*). Außerdem enthält die Gruppe Calcium-Antagonisten-Kombinationen sowie die Molekularverbindung aus Beta- und Alpha-Rezeptorenblocker Carvedilol. Während der direkte Vasodilatator Dihydralazin und die Alpha-Rezeptorenblocker wie Prazosin, Doxazosin und Urapidil nicht selten Nebenwirkungen haben, die der Drucksenkung entgegenwirken (Salz-Wasser-Einlagerungen, Steigerung des Herzzeitvolumens), bleiben diese bei Calcium-Antagonisten weitgehend aus.

Calcium-Antagonisten-Kombinationen

1994 nahm die Verordnung insgesamt um 4,3% ab. Auffällig sind die unterschiedlichen Verordnungsentwicklungen von *Nif-Ten* und *Bresben*, deren Zusammensetzung gleich ist. Bei drei der fünf Präparate handelt es sich um Kombinationen aus Calcium-Antagonisten und Beta-Rezeptorenblockern. Da Beta-Rezeptorenblocker das Herz-Zeit-Volumen senken, ist die Kombination mit dem vasodilatierenden Nifedipin hämodynamisch gut begründet, zumal hierdurch Nifedipin-bedingte Tachykardien verhindert werden können. Mit zunehmender Erfahrung werden aber auch die Gefahren einer antihypertensiven Kombinationstherapie ohne Diuretikum deutlich. Die Kontraindikation «beginnende Herzinsuffizienz» sollte besonders sorgfältig beachtet werden. Im Gegensatz zum Vorjahr gab es bei *Veratide* eine deutliche Zunahme. Als einzige fixe Kombination aus einem Dihydropyridin und einem Saluretikum ist *Sali-Adalat* vertreten. Nach einer vorläufigen Mitteilung über eine Fall-Kontroll-Studie war das relative Risiko, unter einer antihypertensiven Behandlung mit hohen Dosen von Calcium-Antagonisten einen Herzinfarkt zu erleiden, im Vergleich zu der mit Diuretika behandelten Kontrollgruppe etwa auf das Zweifache erhöht (Psaty et al., 1995).

Beta-Rezeptorenblocker mit vasodilatierenden Eigenschaften

Carvedilol (*Dilatrend, Querto*), das an Verordnungen deutlich zugenommen hat, senkt den Blutdruck überwiegend durch seine betablockierenden und teilweise durch seine alphablockierenden Eigenschaften. Störungen des Fettstoffwechsels werden im Gegensatz zu den meisten Beta-Rezeptorenblockern in der Regel nicht beobachtet.

Tabelle 10.5: Verordnungen von Antisympathotonika 1994
Angegeben sind die 1994 in der gesamten Bundesrepublik verordneten Tagesdosen, die Änderungen gegenüber 1993 und die mittleren Kosten je DDD 1994.

Präparat	Bestandteile	DDD 1994 in Mio.	Änderung in %	DDD-Kosten in DM
Catapresan	Clonidin	27,7	(+ 0,5)	0,84
Cynt	Moxonidin	14,4	(+ 78,9)	1,46
Physiotens	Moxonidin	9,6	(+ 6,5)	1,45
Clonidin-ratiopharm	Clonidin	5,7	(− 24,2)	0,68
Haemiton Tabl.	Clonidin	5,6	(− 28,7)	1,25
Dopegyt Tabl.	Methyldopa	5,0	(− 36,9)	1,12
Presinol	Methyldopa	4,4	(− 12,2)	1,01
Summe		72,2	(− 0,7)	1,09

Direkte Vasodilatatoren

Dihydralazin sollte ausschließlich in der Kombinationstherapie verwendet werden. Die zahlreichen Alternativen unter den Vasodilatatoren führten auch in diesem Jahr zu einem Verordnungsrückgang bei *Nepresol*. Dies gilt auch für *Disotat*, dessen Wirkstoff Diisopropylamin vielfältige Nebenwirkungen aufweist und in den alten Bundesländern früher nicht als Antihypertonikum eingesetzt wurde.

Alpha$_1$-Rezeptorenblocker

Bei weiterhin zunehmendem Markt haben vor allem die beiden Doxazosinpräparate *Diblocin* und *Cardular* zugelegt. Sie lösen die Prazosinpräparate mit überwiegend kürzerer Wirkungsdauer ab. Urapidil (*Ebrantil, Alpha-Depressan*) hat etwas verloren, es wirkt nicht nur alpha$_1$-blockierend, sondern auch geringfügig alpha$_2$-stimulierend und serotoninantagonistisch. Die DDD-Kosten der neueren Alpha-Rezeptorenblocker liegen im Bereich der ACE-Hemmer. Als günstige Zusatzwirkung wird neuerdings eine Erleichterung der Blasenentleerung durch Alpha$_1$-Rezeptorblockade bei benigner Prostatahypertrophie genutzt.

Antisympathotonika

Der Verordnungsrückgang der Antisympathotonika ist durch erneut starke Gewinne des Moxonidin-Präparates *Cynt* gering, obgleich dieses Präparat vergleichsweise teuer ist. Das Clonidin-Präparat *Catapresan* konnte sich behaupten (*Tabelle 10.5*). Durch Abnahme von *Clonidin-*

ratiopharm und *Haemiton* sind die verordneten DDD aller Clonidin-Präparate gesunken. Wirkungen und Dosisbereich von Moxonidin sind denen von Clonidin ähnlich. Die Wirkdauer ist jedoch länger, und die Häufigkeit von Nebenwirkungen scheint niedriger zu sein. Alle genannten Substanzen sind Alpha$_2$-Agonisten. Fixe Kombinationen mit Saluretika (*Combipresan, Haemiton comp.*) sind 1994 nicht mehr vertreten.

Schlußbemerkung

Legt man die in *Abbildung 10.2* dargestellten DDD zugrunde, so wurden 1994 mehr Patienten antihypertensiv behandelt als 1993. Die Zuwächse bei ACE-Hemmern, Calcium-Antagonisten und Alpha-Rezeptorenblockern sowie die Abnahme bei den Reserpinverordnungen zeigen, daß von einem Ausweichen auf preisgünstige alte Präparate nicht gesprochen werden kann.

Entscheidend für die Wahl eines Antihypertensivums sollte die Wahrscheinlichkeit sein, mit der Morbidität und Mortalität der Behandelten gesenkt werden. Für Vertreter der älteren Antihypertensivagruppen (Beta-Rezeptorenblocker, Diuretika, Antisympathotonika) ist sie in prospektiven, kontrollierten Therapiestudien erforscht. Mit den neueren Antihypertensiva (Calcium-Antagonisten, ACE-Hemmer und Alpha$_1$-Rezeptorenblocker) verbinden sich über Analogieschlüsse große Hoffnungen. Für ACE-Hemmer ist nachgewiesen worden, daß die Mortalität an Herzinsuffizienz gesenkt und die Progression der diabetischen Nephropathie gehemmt wird (s. *Kapitel 1, ACE-Hemmer*). Damit werden für die Therapieentscheidung bei unkomplizierter Hypertonie kontrollierte, die unterschiedlichen Antihypertensiva vergleichende Studien jedoch nicht überflüssig, sondern immer notwendiger. Die Palette der jetzt zur Verfügung stehenden Antihypertensiva kann jedoch so genutzt worden, daß die Therapie nebenwirkungsarm ist und begleitende Erkrankungen möglichst günstig beeinflußt werden.

Literatur

Anlauf, M., Baumgart, P., Franz, Gotzen, R., I., Krönig, B., Meyer-Sabellek, W., Middeke, M., Schrader, J., Schulte, K.-L., Weber, F. (1995): Ambulante 24h-Blutdruckmessung (ABDM). Herz/Kreislauf 27: III – IV.
Anlauf, M. (1994): Hypertonie im Alter. MMV Medizin Verlag, München.
Deutsche Liga zur Bekämpfung des hohen Blutdrucks (1994): Empfehlungen zur Hochdruckbehandlung in der Praxis und zur Behandlung hypertensiver Notfälle.

Joint National Committee on Detection, Evaluation and Treatment of High Blood Pressure (1993):The Fifth Report. Arch. Intern. Med. 153: 154–183.

Neaton, J.D., Grimm, R.H., Prineas, R.J., Stamler, J., Grandits, G.A., Elmer, P.J., Cutler, J.A., Flack, J.M., Schoenberger, J.A., McDonald, R., Lewis, C.E., Liebson, P.R., for the Treatment of Mild Hypertension Study Research Group (1993): Treatment of Mild Hypertension Study. Final Results. J. Amer. Med. Ass. 270: 713–724.

Psaty, B.M., Heckbert, S.R., Koepsele, T.D., Siscovick, D.S., Lemaitre, R., Smith, N.L., Wahl, P.W., Wagner, E.H., Furberg, C.D. (1995): Circulation 91: 925.

Schröter, W. (1993): Kassen sorgen sich jetzt um AM-Versorgung. Pharmazeut. Ztg. 138: 422.

Thijs, L., Fagard, R. Lijnen, P. Staessen, J., Van Hoof, R. Amery, A. (1992): A meta-analysis of outcome trials in elderly hypertensives. J. Hypertension 10: 1103–1109.

11. Antihypotonika

K.-O. Haustein

Erniedrigte Blutdruckwerte haben nur dann Krankheitswert, wenn sie mit Symptomen wie Müdigkeit, Abgeschlagenheit, Tachykardie, Schwindel und Benommenheit einhergehen. Sie können auch zu einer verminderten Leistungsfähigkeit führen. Zahlreiche Menschen weisen gehäuft erniedrigte Blutdruckwerte auf, ohne daß Krankheitssymptome auftreten. Daher ist eine hypotone Kreislaufsituation zunächst ohne Krankheitswert und demzufolge auch nicht medikamentös zu beeinflussen. Die orthostatische Hypotonie kann andererseits einen Risikofaktor für transitorische ischämische Attacken (TIA), ischämische Hirninsulte und Hörstörungen darstellen. Die Schwangerschaftshypotonie ist bei systolischen Blutdruckwerten <110 mm Hg immer behandlungsbedürftig.

Nach Thulesius (1975) werden mehrere Formen hypotoner Kreislaufregulationsstörungen unterschieden, die mit verschiedenen Arzneimitteln behandelt werden, insofern sie überhaupt medikamentös wirksam zu beeinflussen sind. Eine hypertone Form (Typ I) wird von einer sym-

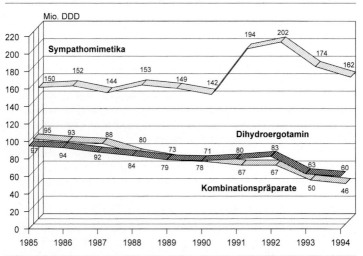

Abbildung 11.1: Verordnungen von Antihypotonika 1985 bis 1994
Gesamtverordnungen nach definierten Tagesdosen (ab 1991 mit neuen Bundesländern)

Antihypotonika

Tabelle 11.1: Verordnungen von Antihypotonika 1994
Angegeben sind die verordnungshäufigsten Präparate mit Verordnungsrang, Verordnungen und Umsatz 1994 für die gesamte Bundesrepublik im Vergleich zu 1993.

Rang	Präparat	Verordnungen 1994 in Tsd.	Veränd. in %	Umsatz 1994 in Mio. DM	Veränd. in %
172	Carnigen Mono	1016,8	+6,4	31,6	+6,8
176	Effortil/Depot	980,7	+3,0	20,6	+5,0
298	Novadral	669,7	−2,5	24,0	−2,8
409	DET MS	523,5	−4,1	17,5	+1,4
564	Effortil plus	387,9	−3,5	15,7	−4,0
579	Dihydergot	377,5	+12,5	12,0	+11,7
615	Thomasin	353,7	−35,7	9,7	−14,0
688	Gutron	318,0	−4,8	19,0	−8,9
896	Pholedrin-longo-Isis	245,0	−26,4	7,9	−23,7
937	Pholedrin liquid.Meuselbach	234,2	−32,1	4,3	−36,3
1236	Dihydergot plus	165,2	−17,0	7,1	−19,8
1433	Eti-Puren	132,6	−11,2	4,2	−6,4
1632	Ergont	108,2	−24,6	3,9	−19,5
1665	Angionorm	106,0	−16,1	3,4	−17,0
1793	DHE-Puren	93,3	−2,4	2,6	−0,9
1861	DHE-ratiopharm	89,2	−32,5	2,6	−30,1
1891	Agit depot	87,1	+3,1	4,3	+6,7
1959	Agit plus	82,6	+24,9	3,9	+25,6
Summe:		5971,2	−7,2	194,0	−4,4
Anteil an der Indikationsgruppe:		85,0%		85,1%	
Gesamte Indikationsgruppe:		7026,1	−9,3	227,9	−5,5

pathotonen (Typ II), einer asympathotonen (Typ IIa) sowie einer vasovagalen Form (Typ III) unterschieden, wobei das Verhalten des systolischen und diastolischen Blutdrucks, der Herzfrequenz und des Schlagvolumens als Beurteilungskriterien gelten. Treten gehäuft orthostatische Beschwerden und Befindlichkeitsstörungen auf, werden zuerst immer physikalisch-therapeutische Maßnahmen, eine vermehrte Flüssigkeits- und gegebenenfalls NaCl-Zufuhr (10–15 g) empfohlen. Durch eine vorschnell eingeleitete medikamentöse Therapie werden nicht-medikamentöse Maßnahmen oft in den Hintergrund gedrängt.

Die am häufigsten vorkommenden hypotonen Dysregulationen vom Typ II werden insbesondere mit Dihydroergotamin behandelt, während Sympathomimetika bei der Dysregulation vom Typ IIa eingesetzt werden sollten. Bei der selten vorkommenden familiären Dysautonomie werden auch Beta-Rezeptorenblocker genutzt. Zur Erhöhung des körpereigenen Natriumbestandes werden Mineralocorticoide wie Fludrocortison angewandt. Über die Natriumretention kommt es zu einer Volumenvergrößerung.

In der Indikationsgruppe steht neben den seit Jahrzehnten bekannten Sympathomimetika vor allem Dihydroergotamin zur Verfügung. Verordnungen und Umsatz der Antihypotonika sind 1994 weiter gesunken (*Tabelle 11.1*). Seit Jahren sind die Kombinationspräparate und Dihydroergotamin von der allgemeinen Abnahme mehr betroffen als die Sympathomimetika, die seit 1991 durch die Verordnungen in den neuen Bundesländern einen deutlichen Zuwachs erfahren hatten (*Abbildung 11.1*). Von der allgemeinen Abnahme der Verordnungen waren mehrere Generika am deutlichsten betroffen (*Tabelle 11.1*).

Sympathomimetika

Sympathomimetika werden bei der asympathotonen Form einer hypotonen Dysregulation angewandt. Allein ihre seit Jahrzehnten bekannte tachyphylaktische Wirkung erlaubt nur einen kurzfristigen Einsatz.

Novadral (Norfenefrin), das über α-adrenerge Wirkungen verfügt und nur zu 20% bioverfügbar ist, wird nach wie vor am häufigsten verordnet (ca. 36% aller Sympathomimetika). Das α- und $β_1$-mimetisch wirkende Etilefrin (*Effortil, Thomasin, Eti-Puren*) entfaltet seine Effekte weniger über die Steigerung von Herzfrequenz und peripheren Widerstand als über eine Steigerung des Schlag- und Minutenvolumens. Es steht an zweiter Stelle aller Verordnungen. Seine Bioverfügbarkeit liegt bei 70% (Haustein und Hüller, 1985). Oxilofrin (*Carnigen mono*), ein p-Hydroxyephedrinderivat, wirkt α-, $β_1$- und $β_2$-mimetisch. Das bevorzugt α-mimetisch wirkende Pholedrin (*Pholedrin*) wird in den neuen Bundesländern seit über 20 Jahren genutzt, hat aber im vergangenen Jahr eine deutliche Abnahme seiner Verordnungen erfahren. Midodrin (*Gutron*) wird als Prodrug nahezu vollständig resorbiert, jedoch sehr schnell zu dem eigentlich wirksamen Deglymidodrin metabolisiert. Letzteres wird mit einer Halbwertszeit von 3 h eliminiert, besitzt aber keine Vorteile gegenüber Etilefrin und Norfenefrin. Es ist das teuerste Präparat dieser Gruppe und wird selten eingesetzt. Das α- und β-mimetisch sowie zentral erregend wirkende Mephentermin wird kaum noch verordnet.

Dihydroergotamin

Dihydroergotamin steigert den Tonus der venösen Kapazitätsgefäße in der Haut und Muskulatur mehr als den Tonus der arteriellen Gefäße. Minuten- und Schlagvolumen werden erhöht, so daß es bei der hypotonen Dysregulation insgesamt zu einer Verschiebung von 400–500 ml

Tabelle 11.2: Verordnungen von Antihypotonika 1994

Angegeben sind die 1994 in der gesamten Bundesrepublik verordneten Tagesdosen, die Änderungen gegenüber 1993 und die mittleren Kosten je DDD 1994.

Präparat	Bestandteile	DDD 1994 in Mio.	Änderung in %	DDD-Kosten in DM
Sympathomimetika				
Novadral	Norfenefrin	54,7	(− 3,3)	0,44
Carnigen Mono	Oxilofrin	34,9	(+ 7,4)	0,91
Effortil/Depot	Etilefrin	22,5	(− 1,1)	0,91
Thomasin	Etilefrin	11,1	(+ 0,6)	0,88
Gutron	Midodrin	11,0	(− 8,4)	1,72
Pholedrin-longo-Isis	Pholedrinsulfat	10,5	(− 23,2)	0,75
Pholedrin liquid.Meuselbach	Pholedrinsulfat	4,8	(− 38,4)	0,88
Eti-Puren	Etilefrin	3,8	(− 8,2)	1,12
		153,3	(− 4,5)	0,79
Dihydroergotamin				
DET MS	Dihydroergotamin	19,3	(+ 0,5)	0,91
Dihydergot	Dihydroergotamin	12,9	(+ 9,5)	0,93
Agit depot	Dihydroergotamin	6,6	(+ 4,9)	0,65
Ergont	Dihydroergotamin	4,7	(− 18,3)	0,83
Angionorm	Dihydroergotamin	4,1	(− 18,1)	0,83
DHE-ratiopharm	Dihydroergotamin	4,0	(− 30,6)	0,64
DHE-Puren	Dihydroergotamin	2,8	(+ 1,5)	0,91
		54,4	(− 3,8)	0,85
Kombinationen				
Effortil plus	Dihydroergotamin Etilefrin	15,6	(− 0,7)	1,01
Dihydergot plus	Dihydroergotamin Etilefrin	4,5	(− 20,7)	1,57
Agit plus	Dihydroergotamin Etilefrin	4,3	(+ 25,6)	0,91
		24,4	(− 1,7)	1,09
Summe		232,0	(− 4,0)	0,84

Blut in den großen Kreislauf kommt. Es hat ungünstige pharmakokinetische Eigenschaften: hoher First-pass-Effekt mit sich daraus ergebender geringer Bioverfügbarkeit (ca. 2%). Nur die Tatsache, daß der 8'-Hydroxymetabolit in 5–7fach höheren Konzentrationen als die Ausgangssubstanz im Plasma vorkommt, läßt die längere Wirkung erklären (Maurer und Frick, 1984). Bei koronarer Herzkrankheit und im ersten Trimenon der Schwangerschaft ist Dihydroergotamin kontraindiziert. Im Vergleich zu 1993 ist eine weitere geringe Abnahme der Verordnungen bei den verschiedenen DHE-Präparaten zu beobachten, wobei deutliche Abnahmen bei *DHE ratiopharm*, *Ergont* und *Angionorm* zugunsten von *Dihydergot* und *Agit depot* zu beobachten waren (*Tabelle 11.2*). Diese Verschiebungen lassen sich nicht mit den geringen Preisunterschieden erklären.

Kombinationspräparate

Die Kombination von Etilefrin plus Dihydroergotamin (*Effortil plus, Dihydergot plus*) wurde bereits vor 15 Jahren propagiert, weil neben der widerstandserhöhenden Wirkung im arteriellen Schenkel einschließlich einer positiv inotropen Wirkung die venentonisierende Wirkung des Dihydroergotamin an den Kapazitätsgefäßen zu einer deutlichen Zunahme des zirkulierenden Blutvolumens führt (Inoue et al., 1980). Dihydroergotamin erhöht die Bioverfügbarkeit von oral appliziertem Etilefrin (Hengstmann et al., 1993). Eine weitere Abnahme des Verbrauchs ist zu verzeichnen (*Tabelle 11.2*).

Schlußbemerkungen

Antihypotonika haben keine verläßlichen Langzeiteffekte wegen ihrer tachyphylaktischen Eigenschaften und der kurzen Eliminationshalbwertszeiten. Die unerwünschten Effekte von Dihydroergotamin sind besonders zu beachten. Die Häufigkeit ihrer Verordnung ist auch aus diesen Gründen rückläufig. Die geringe Wirksamkeit der Antihypotonika bei einer Langzeitanwendung wird zunehmend erkannt. Demgegenüber ist eine Anwendung dieser Stoffe bei einer kleinen Gruppe von Patienten mit verschiedenen ZNS-Erkrankungen (Stammhirn- und Rückenmarksverletzungen, Myelopathien) sowie den progressiv autonomen Dysregulationen (Shy-Drager-Syndrom, Dysregulation bei Morbus Parkinson) nicht zu umgehen.

Literatur

Haustein, K.-O., Hüller, G. (1985): Zur Bioverfügbarkeit von Etilefrin aus Thomasin® und Thomasin retard®-Tabletten. Pharmazie 40: 776–778

Hengstmann, J. H., Hengstmann, R., Schwonzen, S., Dengler, H. J. (1983): Dihydroergotamine increases the bioavailability of orally administered etilefrin in man. Eur. J. clin. Pharmacol. 22: 463–467

Inoue, H., Inoue, K., Arndt, J. O. (1980): Interaction of dihydroergotamine and etilefrine-hydrochloride at capacitance vessels of the calf in man. Z. Kardiol. 69: 280–286

Maurer, G., Frick, W. (1984): Elucidation of the structure and receptor binding studies of the major primary metabolite of dihydroergotamine in man. Eur. J. clin. Pharmacol. 26: 463–470

Thulesius, O. (1975): Die Therapie der arteriellen Hypotonie. Med. Welt 26: 588–591.

12. Antimykotika

U. Fricke

Pilzinfektionen werden klinisch-diagnostisch und therapeutisch nach ihrer Lokalisation und der Art der Erreger unterschieden. Am häufigsten sind oberflächliche Mykosen der Haut und Hautanhangsorgane sowie der Schleimhäute. Organmykosen sind in unseren Breiten deutlich seltener, gewinnen aber bei Patienten mit erworbener Immunschwäche (AIDS) zunehmend an Bedeutung und sind auch im Rahmen einer immunsuppressiven Therapie zu beachten. Dermatomykosen werden durch Dermatophyten, Hefen oder Sproßpilze sowie durch Schimmelpilze ausgelöst. Eine herabgesetzte Immunabwehr oder ein Diabetes mellitus können begünstigend wirken. Auch eine Schädigung des Hautmilieus oder begleitend gegebene Arzneimittel wie Antibiotika, Glukokortikoide oder Immunsuppressiva können die Infektion fördern. Glukokortikoide verschleiern darüber hinaus das klinische Bild.

Entsprechend ihrer Bedeutung sind Antimykotika-Zubereitungen zu über 90% Lokaltherapeutika. Nur wenige Arzneimittel (Amphotericin B,

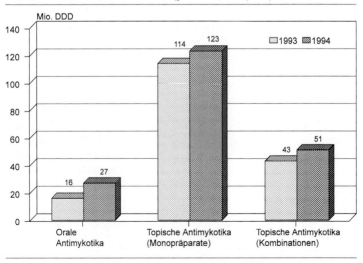

Abbildung 12.1: Verordnungen von Antimykotika 1994
DDD der 2000 meistverordneten Arzneimittel (gesamte Bundesrepublik)

Flucytosin, Miconazol, Ketoconazol, Fluconazol, Itraconazol) sind zur Behandlung von Systemmykosen wie Aspergillose, Candidose, Kryptokokkose, Sporotrichose, Histoblastose oder Blastomykose geeignet. Die Azolantimykotika Ketoconazol, Fluconazol und Itraconazol können in oraler Darreichungsform – sofern eine lokale Therapie nicht anspricht – auch bei Pilzinfektionen der Haut sowie bei chronisch-rezidivierenden Vaginalmykosen eingesetzt werden. Darüber hinaus stehen zur oralen Anwendung bei Pilzinfektionen der Haut und der Nägel Griseofulvin und neuerdings Terbinafin zur Verfügung. Nachteilig sind die z.T. gravierenden unerwünschten Wirkungen dieser Mittel. Für Fluconazol, Itraconazol und Terbinafin fehlen derzeit ausreichende Langzeiterfahrungen (Fricke und Klaus, 1991, 1992, 1994). Günstiger ist das therapeutische Spektrum dagegen bei den topischen Arzneimitteln, vor allem durch die Entwicklung sogenannter Breitband-Antimykotika (Plempel, 1985).

Verordnungsspektrum

Nach deutlichem Rückgang im Vorjahr wurden Antimykotika 1994 wieder häufiger verordnet (*Tabelle 12.1*). Erstmals unter den 2000 meistverordneten Fertigarzneimitteln sind *Lamisil Creme, Nystaderm Mundgel* und *Biofanal Dragees*. In die Spitzenränge wieder aufgestiegen sind die 1993 herausgefallenen Präparate *Tonoftal* und *Candio-Hermal E comp. Salbe*. Nicht mehr vertreten sind *Epi-Pevaryl Heilpaste, Fungireduct* und *Daktar-Hydrocortison*, überwiegend teure Alternativen zu häufiger verordneten Antimykotika. Insgesamt dominieren die topischen Antimykotika, wobei die Kombinationen, die im Vorjahr – wohl infolge des Gesundheitsstrukturgesetzes – deutlich zurückhaltender verordnet wurden, eine überdurchschnittliche Steigerung erfuhren (*Abbildung 12.1*). Eine Aufschlüsselung der Verordnungen nach patentrechtlich geschützten und Generika-fähigen Arzneimitteln zeigt, daß in diesem Marktsegment insgesamt nur etwa 10% der Verordnungen auf innovative Produkte entfallen. Betrachtet man allerdings lediglich die Verordnungen der 2000 meistverordneten Fertigarzneimittel, erhöht sich dieser Anteil nach definierten Tagesdosen (DDD) auf etwa 23%, wobei innovative Produkte insbesondere bei den oralen Antimykotika (ca. 62%) eingesetzt werden (*Abbildung 12.2*).

Abbildung 12.2: Verordnungsanteile nach Patentstatus bei Antimykotika 1994
DDD der 2000 meistverordneten Arzneimittel (gesamte Bundesrepublik)

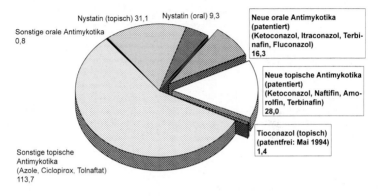

Orale Antimykotika

In der Gruppe der oralen Antimykotika herrschen zahlenmäßig Nystatin-haltige Präparate vor (*Tabelle 12.2*). Sie werden kaum resorbiert und wirken daher ausschließlich lokal. Hauptanwendungsgebiete sind oro-intestinale Candida-Infektionen. Mit vergleichbarer Indikation wird auch das strukturverwandte Natamycin eingesetzt (Hornstein und Nürnberg, 1985; Plempel, 1985; Dinnendahl und Fricke, 1994).

Miconazol (*Daktar*), Ketoconazol (*Nizoral*), Fluconazol (*Fungata*) und Itraconazol (*Sempera, Siros*) gehören zur Gruppe der Imidazolderivate. Sie besitzen ein breites Wirkungsspektrum, das nahezu alle menschen- und tierpathogenen Pilze umfaßt. Ketoconazol war bei seiner Markteinführung im Jahr 1981 ein deutlicher Fortschritt in der Behandlung insbesondere schwerer Systemmykosen. Die potentiell hohe Lebertoxizität (Laborkontrollen!) zwingt jedoch zu strenger Indikationsstellung. Ketoconazol sollte oral *nicht* bei Oberflächenmykosen eingesetzt werden. Hier ist primär eine Lokaltherapie mit anderen Antimykotika wie Clotrimazol oder Naftifin indiziert (Mahrle und Ippen, 1985; Plempel, 1985; Dinnendahl und Fricke, 1994). Fluconazol und insbesondere Itraconazol sollen ein günstigeres Nutzen-Risiko-Verhältnis aufweisen. So fehlen beispielsweise endokrine Störungen oder sind zumindest deutlich seltener

Antimykotika

Tabelle 12.1: Verordnungen von Antimykotika 1994

Angegeben sind die verordnungshäufigsten Präparate mit Verordnungsrang, Verordnungen und Umsatz 1994 für die gesamte Bundesrepublik im Vergleich zu 1993.

Rang	Präparat	Verordnungen 1994 in Tsd.	Veränd. in %	Umsatz 1994 in Mio. DM	Veränd. in %
125	Batrafen	1262,1	+31,6	39,2	+31,9
209	Baycuten N	854,4	+7,9	24,9	+3,5
239	Fungizid-ratiopharm Creme	775,3	−1,1	7,3	+2,1
291	Lotricomb	677,2	+13,2	20,8	+14,0
333	Terzolin	616,8	+16,4	22,2	+2,5
401	Multilind Heilpaste	532,6	+6,0	19,8	+10,6
452	Epi-Pevaryl	479,0	+15,7	13,0	+11,3
458	Decoderm tri Creme	473,4	+173,3	12,1	+179,9
507	Canesten Creme etc.	424,9	+11,0	5,3	+22,3
521	Mykundex Heilsalbe	413,9	+2,5	8,0	−0,7
526	Mycospor	412,1	−5,4	9,0	−24,2
542	Canifug Creme/Lösung	402,3	+5,3	5,0	+2,8
561	Nystatin Lederle	389,3	+53,7	17,6	+72,7
606	Lederlind	358,9	−4,0	7,3	+10,6
616	Candio-Hermal Creme etc.	351,1	+24,6	6,5	+7,7
622	Fungata	348,8	+10,3	10,1	+11,0
654	Sempera	332,2	+57,0	70,6	+65,2
691	Epipevisone	316,5	+27,2	7,3	+20,1
799	Loceryl	269,7	+40,8	25,2	+38,4
823	Lamisil Tabletten	262,3	+80,7	51,7	+88,3
910	Exoderil	242,0	−10,6	6,2	−7,7
986	Antifungol Creme etc.	222,5	+1,6	2,1	+4,2
1059	Daktar Mundgel / Tabl.	205,6	+20,5	6,0	+19,5
1096	Moronal Drag./Susp.	193,3	−5,8	7,1	+11,2
1125	Mykundex Drag. / Susp.	187,0	+25,4	7,0	+33,9
1187	Azutrimazol Creme	175,8	+35,0	1,3	+51,5
1189	Myko Cordes	175,3	−14,8	1,9	−22,0
1250	Clotrimazol von ct	161,8	+8,8	1,5	+10,9
1279	Lamisil Creme	155,8	+245,7	3,3	+245,8
1281	Mycospor Nagelset	155,6	−2,7	6,6	−2,6
1298	Candio-Hermal Drag./Susp.	152,7	+51,3	3,9	+36,9
1311	Nystaderm-Mundgel etc.	150,8	+115,8	5,8	+173,5
1354	Siros	143,3	−4,3	4,8	−4,4
1360	Nizoral Creme	142,3	−18,8	3,1	−34,6
1361	Nystatin Lederle Salbe etc.	142,2	+8,9	3,0	+4,7
1434	Nystalocal	132,5	+8,1	3,4	+31,1
1486	Daktar Creme etc.	126,2	−26,7	3,1	−24,7
1596	Nizoral Tabl.	113,4	+13,5	7,7	+14,0
1684	Mykontral Creme etc.	103,9	−37,9	1,9	−21,9
1685	Biofanal Drag.	103,8	+301,9	7,1	+294,2
1709	Nystaderm Creme/Paste	101,7	+23,0	1,7	+27,8
1720	Mycofug	100,9	−11,6	1,2	−6,3
1778	Tonoftal	95,2	+30,1	2,6	+39,1
1842	Travocort Creme	90,3	+3,3	2,0	+0,9
1961	cutistad	82,5	−9,5	0,9	−0,5
1972	Candio-Hermal E comp.N	81,1	+57,2	1,9	+72,8
Summe:		13690,3	+16,0	480,1	+29,1
Anteil an der Indikationsgruppe:		95,7%		94,2%	
Gesamte Indikationsgruppe:		14307,4	+11,3	509,5	+27,8

Tabelle 12.2: Verordnungen oraler Antimykotika 1994
Angegeben sind die 1994 in der gesamten Bundesrepublik verordneten Tagesdosen, die Änderungen gegenüber 1993 und die mittleren Kosten je DDD 1994.

Präparat	Bestandteile	DDD 1994 in Mio.	Änderung in %	DDD-Kosten in DM
Sempera	Itraconazol	7,8	(+ 65,3)	9,08
Lamisil Tabletten	Terbinafin	6,2	(+ 88,9)	8,36
Nystatin Lederle	Nystatin	3,7	(+ 79,6)	4,77
Nizoral Tabl.	Ketoconazol	1,9	(+ 14,3)	4,10
Biofanal Drag.	Nystatin	1,9	(+306,5)	3,85
Mykundex Drag. / Susp.	Nystatin	1,8	(+ 36,0)	3,98
Moronal Drag./Susp.	Nystatin	1,3	(+ 34,2)	5,50
Daktar Mundgel / Tabl.	Miconazol	0,8	(+ 10,8)	7,92
Candio-Hermal Drag./Susp.	Nystatin	0,7	(+ 64,6)	5,16
Nystaderm-Mundgel etc.	Nystatin	0,5	(+150,8)	11,62
Fungata	Fluconazol	0,3	(+ 10,3)	28,84
Siros	Itraconazol	0,1	(− 4,3)	33,44
Summe		26,9	(+ 66,3)	7,40

als unter Ketoconazol. Auch das Risiko von Arzneimittelwechselwirkungen soll geringer sein. Allerdings sind nach der Markteinführung auch unter Fluconazol und Itraconazol vereinzelt Leberschäden beobachtet worden. Da als Ursache der Ketoconazol-induzierten Hepatitis eine angeborene Überempfindlichkeit (Ideosynkrasie) diskutiert wird, sollten zur endgültigen Beurteilung des hepatotoxischen Risikos neuerer Azolderivate entsprechende klinische Erfahrungen abgewartet werden. In seltenen Fällen wurde schließlich auch über schwere Hautreaktionen (Lyell-Syndrom, Stevens-Johnson-Syndrom) sowie Interaktionen mit Astemizol, Terfenadin und Cisaprid und damit verbundenen schwerwiegenden ventrikulären Rhythmusstörungen berichtet (Fricke und Klaus, 1991, 1992; Arzneimittelkommission der deutschen Ärzteschaft, 1992; Dinnendahl und Fricke, 1994; Günther und Fricke, 1994). Itraconazol kann neuerdings auch bei Onychomykosen eingesetzt werden. Miconazol wird in Form des Mundgels bzw. als Tabletten (*Daktar*) bei Mundsoor und Mykosen im Bereich des Gastro-Intestinal-Trakts angewandt. Als Mittel der Wahl gilt hier allerdings Nystatin (Wegmann, 1985; Steigleder, 1993; Scholz und Schwabe, 1994).

Neu unter den 2000 meistverordneten Fertigarzneimitteln ist *Biofanal*. Es enthält Nystatin und ist das derzeit preiswerteste Präparat dieses Marktsegments. Auch *Nystaderm-Mundgel* ist erstmals unter den 2000 meistverordneten Fertigarzneimitteln. Es ist ein besonders teures Präparat. Insgesamt weisen die Nystatin-haltigen Arzneimittel überdurchschnittliche Zuwachsraten auf.

Auch Terbinafin (*Lamisil*) wurde erneut häufiger verordnet. Wie Naftifin (*Exoderil*) gehört es zur Gruppe der Allylamine, ist im Gegensatz zu diesem aber lokal *und* oral einsetzbar. Allylamine besitzen ein ähnlich breites Wirkungsspektrum wie die Azolantimykotika. Leichte Vorteile ergeben sich bei Infektionen mit Dermatophyten und Schimmelpilzen. Hefen sind allerdings weniger empfindlich, daher ist Terbinafin bei Candidosen oral nicht wirksam und in dieser Darreichungsform nur zugelassen zur Behandlung von Dermatophyteninfektionen der Füße und des Körpers sowie der Finger- und Zehennägel. In topischer Darreichungsform kann Terbinafin dagegen auch bei Candidosen und Pityriasis versicolor eingesetzt werden (siehe *Lokale Antimykotika*). Bei Dermatomykosen ist Terbinafin anderen Antimykotika wie Ketoconazol, Itraconazol und Griseofulvin klinisch zumindest vergleichbar. Bei Onychomykosen ist es Griseofulvin sogar deutlich überlegen. Itraconazol ist möglicherweise gleichwertig. Auffällig sind insbesondere die relativ schnelle Abheilung unter Terbinafin und eine vergleichsweise geringe Rezidivrate. Letztere beruht wahrscheinlich auf der hohen Konzentration im Nagelkeratin und der langsamen Rückverteilung aus dem Gewebe. Dies würde auch die nach Absetzen von Terbinafin weiter zunehmende Heilungsrate erklären. Relativ häufig sind gastrointestinale Beschwerden wie Völlegefühl, Übelkeit, Bauchschmerzen und Durchfall. Auch Hautreaktionen mit Exanthemen und Urtikaria sowie in Einzelfällen ein Stevens-Johnson-Syndrom bzw. Lyell-Syndrom sind beschrieben. Ferner wurden Transaminasenanstiege, Hepatitis und Leberschäden beobachtet. Störend sind ferner (reversible) Geschmacksveränderungen bis hin zu vollständigem Geschmacksverlust (Fricke und Klaus, 1994; Günther und Fricke, 1994; N.N., 1994; Roberts, 1994, Haneke et al., 1995).

Insgesamt weisen orale Antimykotika seit Jahren steigende Verordnungszahlen auf. Lediglich *Siros* hat abgenommen. Es enthält Itraconazol und kann bei Versagen einer Lokaltherapie in einer Eintagesdosis bei vaginalen Candidosen eingesetzt werden. *Siros* hat damit die gleiche Indikation wie *Fungata*, ist aber teurer.

Lokale Antimykotika

Unter den Lokalantimykotika haben 1994 insbesondere Kombinationspräparate einen überdurchschnittlichen Verordnungszuwachs erfahren. Auch die Monopräparate wurden wieder häufiger verordnet. Nicht mehr unter den 2000 meist verordneten Fertigarzneimitteln sind *Fungireduct*, *Epi-Pevaryl Heilpaste* und die Corticosteroid-haltige Kombination *Daktar-Hydrocortison*. Sie gehören zu den eher teuren Präparaten.

Antimykotika

Tabelle 12.3: Verordnungen topischer Antimykotika 1994 (Monopräparate)
Angegeben sind die 1994 in der gesamten Bundesrepublik verordneten Tagesdosen, die Änderungen gegenüber 1993 und die mittleren Kosten je DDD 1994.

Präparat	Bestandteile	DDD 1994 in Mio.	Änderung in %	DDD-Kosten in DM
Imidazol-Derivate				
Fungizid-ratiopharm Creme	Clotrimazol	13,3	(+ 2,3)	0,55
Terzolin	Ketoconazol	10,2	(+ 0,5)	2,18
Mycospor	Bifonazol	9,2	(− 5,9)	0,98
Canifug Creme/Lösung	Clotrimazol	7,0	(+ 3,8)	0,71
Canesten Creme etc.	Clotrimazol	6,6	(+ 21,9)	0,80
Epi-Pevaryl	Econazol	5,6	(+ 9,8)	2,30
Daktar Creme etc.	Miconazol	4,5	(− 25,5)	0,68
Antifungol Creme etc.	Clotrimazol	3,5	(+ 3,0)	0,59
Myko Cordes	Clotrimazol	3,0	(− 23,4)	0,65
Azutrimazol Creme	Clotrimazol	2,8	(+ 31,7)	0,47
Clotrimazol von ct	Clotrimazol	2,8	(+ 10,7)	0,53
Nizoral Creme	Ketoconazol	1,9	(− 19,7)	1,66
Mycofug	Clotrimazol	1,6	(− 6,1)	0,77
Mykontral Creme etc.	Tioconazol	1,4	(− 28,3)	1,36
cutistad	Clotrimazol	1,1	(− 6,5)	0,80
		74,6	(− 1,2)	1,06
Antibiotika				
Lederlind	Nystatin	5,6	(+ 17,9)	1,30
Candio-Hermal Creme etc.	Nystatin	3,3	(+ 11,7)	1,96
Nystatin Lederle Salbe etc.	Nystatin	2,0	(+ 19,6)	1,49
Nystaderm Creme/Paste	Nystatin	1,3	(+ 29,9)	1,27
		12,2	(+ 17,6)	1,51
Andere topische Antimykotika				
Batrafen	Ciclopirox	18,7	(+ 29,9)	2,10
Exoderil	Naftifin	7,4	(− 6,5)	0,84
Loceryl	Amorolfin	6,3	(+ 40,4)	4,02
Lamisil Creme	Terbinafin	2,3	(+245,7)	1,41
Tonoftal	Tolnaftat	1,6	(+ 37,9)	1,62
		36,2	(+ 26,9)	2,11
Summe		123,0	(+ 7,5)	1,41

Möglicherweise haben bei letzterer Kombination auch fachlich kritische Einschätzungen (siehe unten) zum veränderten Verordnungsverhalten beigetragen.

Monopräparate

Unter den topischen Monopräparaten erstmals vertreten ist *Lamisil Creme*. Es enthält das 1992 zunächst nur zur systemischen Anwendung zugelassene Terbinafin (siehe *Orale Antimykotika*) in topischer Darreichungsform. Wieder unter die 2000 meistverordneten Fertigarzneimittel aufgerückt ist *Tonoftal* (*Tabelle 12.3*). Die individuellen Veränderungen sind recht heterogen. So hat die Gruppe der Azolantimykotika insgesamt geringfügig abgenommen, wobei vor allem teurere Präparate wie *Nizoral Creme* oder *Mykontral Creme etc.* seltener und preiswerte Mittel wie *Azutrimazol Creme* und *Clotrimazol von ct* häufiger verordnet wurden. Allerdings zeigen auch relativ teure Präparate wie *Canesten Creme etc.* und *Epi-Pevaryl* hohe Steigerungsraten. Insgesamt zugenommen hat dagegen die Verordnung der Nystatin-haltigen Lokalantimykotika. Wirtschaftliche Erwägungen scheinen in diesem Marksegment jedoch eine nur untergeordnete Rolle zu spielen. Von den anderen topischen Antimykotika wurden vor allem *Batrafen* und erneut *Loceryl* häufiger verordnet als im Vorjahr. Einen Rückgang hatte lediglich *Exoderil* zu verzeichnen. Vermutlich wurde hierfür vermehrt das strukturverwandte Terbinafin (*Lamisil Creme*) eingesetzt. *Loceryl Creme* ist nahezu doppelt so teuer wie *Exoderil*, ohne daß allerdings ein entsprechender klinisch-therapeutischer Vorteil erkennbar wäre.

Prinzipiell können alle Lokalantimykotika bei Pilzerkrankungen der Haut eingesetzt werden, wenn auch – je nach Wirkungsspektrum der Substanzen – die individuellen Anwendungsgebiete graduell voneinander abweichen. So sind die Azolantimykotika Clotrimazol, Bifonazol, Econazol, Miconazol, Ketoconazol und Tioconazol als «Breitband-Antimykotika» bei Infektionen durch Dermatophyten, Hefen und Schimmelpilze wirksam. Das gleiche breite Wirkungsspektrum zeigen auch Ciclopirox sowie die Allylamine Naftifin und – in topischer Darreichungsform – Terbinafin. Ferner ist eine antiphlogistische Zusatzwirkung beschrieben, die bei entzündlich ekzematisierten Dermatomykosen ausgenutzt werden kann. Auch das neue Lokalantimykotikum Amorolfin (*Loceryl*) weist ein breites antimyzetisches Wirkungsspektrum auf und erfaßt in vitro Dermatophyten, Hefen oder Sproßpilze, biphasische Pilze und Schimmelpilze, wenn auch einige Aspergillus-Arten, Zygomyceten und Fusarium-Arten weitgehend resistent sind. Eingesetzt werden kann Amorolfin zur Behandlung von Hautmykosen und Nagelmykosen, verursacht durch Dermatophyten und Hefen. Klinische Vergleichsstudien gegen das Azolantimykotikum Bifonazol (*Mycospor*) bei Patienten mit Pilzinfektionen der Haut zeigen keinen signifikanten Unterschied zwischen den beiden Antimykotika. Zur Behandlung von Onychomykosen wird Amorolfin als 5%iger Nagellack eingesetzt. Bei ein- bis zweimal wöchentlicher Applikation werden nach 6monatiger Behandlung klinische Heilungsraten (einschl. deutlicher Besserung) von etwa 70% angegeben. Ähnliche Ergebnisse werden auch bei Anwendung von Ciclopirox (*Nagel Batrafen*) oder Bifonazol in einer 40%igen Harnstoffzuberei-

Tabelle 12.4: Verordnungen topischer Antimykotika 1994 (Kombinationen)
Angegeben sind die 1994 in der gesamten Bundesrepublik verordneten Tagesdosen, die Änderungen gegenüber 1993 und die mittleren Kosten je DDD 1994.

Präparat	Bestandteile	DDD 1994 in Mio.	Änderung in %	DDD-Kosten in DM
Corticosteroidhaltige Kombinationen				
Baycuten N	Clotrimazol Dexamethason	10,9	(+ 3,8)	2,28
Lotricomb	Clotrimazol Betamethason	8,5	(+ 13,7)	2,44
Decoderm tri Creme	Miconazol Fluprednidin	6,4	(+179,9)	1,90
Epipevisone	Econazolnitrat Triamcinolon	3,4	(+ 28,3)	2,17
Nystalocal	Nystatin Chlorhexidin Dexamethason	1,1	(+ 33,1)	3,07
Travocort Creme	Isoconazol Diflucortolon	0,9	(+ 0,9)	2,18
Candio-Hermal E comp.N	Nystatin Fluprednidin	0,7	(+ 82,2)	2,80
		31,9	(+ 27,4)	2,27
Sonstige Kombinationen				
Multilind Heilpaste	Nystatin Zinkoxid	11,3	(+ 12,4)	1,76
Mykundex Heilsalbe	Nystatin Zinkoxid	6,0	(− 2,8)	1,35
Mycospor Nagelset	Bifonazol Harnstoff	1,6	(− 2,7)	4,22
		18,8	(+ 5,8)	1,83
Summe		50,7	(+ 18,4)	2,11

tung (*Mycospor Nagelset*, siehe unten) erzielt (Hornstein und Nürnberg, 1985; Ring und Fröhlich, 1985; Dinnendahl und Fricke, 1994; Fricke und Klaus, 1994). Im Gegensatz zu *Loceryl* werden letztere Fertigarzneimittel täglich appliziert. Neuere Studien belegen zumindest für *Nagel Batrafen* nach initialer einmonatiger Anwendung alle zwei Tage eine vergleichbare Wirksamkeit auch bei anschließender 1- bis 2mal wöchentlicher Applikation. Diese Dosierungsempfehlung hat sich inzwischen auch in der Fachinformation niedergeschlagen. Die DDD-Kosten für *Nagel Batrafen* reduzieren sich dadurch gegenüber der bisherigen Anwendung erheblich und machen dieses Fertigarzneimittel zu einer kostengünstigen Alternative.

Entgegen den bisher genannten Antimykotika wird das Polyenantibiotikum Nystatin primär nur bei Candida-Mykosen empfohlen. Tolnaftat schließlich ist nur bei Infektionen durch Dermatophyten wirksam (Hornstein und Nürnberg, 1985; Ring und Fröhlich, 1985; Steigleder, 1993; Dinnendahl und Fricke, 1994). Prinzipiell kann sich der verordnende Arzt somit weitgehend am Preis des Lokalantimykotikums orientieren, wobei die möglicherweise unterschiedliche Verträglichkeit des jeweiligen Trägers allerdings unberücksichtigt bleibt.

Antimykotika-Kombinationen

Antimykotika-Kombinationen werden in der Fachliteratur zunehmend kritisch beurteilt. Dies gilt insbesondere für die Corticosteroid-haltigen Kombinationspräparate (*Tabelle 12.4*). In der Regel sind nämlich die bei Pilzerkrankungen der Haut auftretenden Reizerscheinungen irritativ-toxischer Natur und somit als normale Abwehrmaßnahmen des Organismus anzusehen. Da die Entzündungsreaktionen meist nur geringgradig sind und zudem nach Vernichtung der Erreger ohnehin abklingen, steht in unkomplizierten Fällen der Vorteil ihrer etwas rascheren Unterdrückung in keinem Verhältnis zu den Nachteilen, die aus der Blockierung der lokalen Abwehrreaktionen resultieren können (Male, 1981). Corticosteroid-haltige Antimykotika-Kombinationen wurden nach deutlich rückläufigem Einsatz im Vorjahr 1994 insgesamt wieder häufiger verordnet.

Die übrigen Kombinationen der *Tabelle 12.4* sind dagegen eher positiv einzuschätzen. So werden Nystatin-haltige Externa aus fachtherapeutischer Sicht als Mittel der Wahl bei Candida-Infektionen der Haut und im Ano-Genitalbereich (z.B. bei «Windeldermatitis») angesehen (Ring und Fröhlich, 1985), wobei Additiva wie Zinkoxid (in *Multilind Heilpaste* und *Mykundex Heilsalbe*) durch ihren abdeckenden und trocknenden Effekt die Abheilung durchaus begünstigen können. Auch *Mycospor Nagelset*, eine Kombination aus dem Azol-Antimykotikum Bifonazol und Harnstoff, wird primär positiv bewertet. Harnstoff erhöht die Hydratation der Hornschicht und steigert damit die Diffusion anderer Stoffe (z.B. von Bifonazol), zum anderen lassen sich nach Anwendung unter Okklusivverband erkrankte Nagelpartien ablösen, ohne die gesunden Bezirke zu schädigen (Hornstein und Nürnberg, 1985). Insgesamt wird eine externe

Behandlung von Onychomykosen jedoch als wenig erfolgreich angesehen (Hay, 1992).

Literatur

Arzneimittelkommission der deutschen Ärzteschaft (1992): Lebensbedrohliche Arrhythmien nach Gabe von Terfenadin- bzw. Astemizol-haltigen Antihistaminika. Dt. Ärztebl. 89: A-3251.
Dinnendahl, V., Fricke, U. (Hrsg.) (1994): Arzneistoff-Profile. Basisinformation über arzneiliche Wirkstoffe. Stammlieferung 1982 mit 1. bis 10. Ergänzungslieferung 1994, Govi-Verlag, Frankfurt am Main/Eschborn.
Fricke, U., Klaus, W. (1991): Neue Arzneimittel 1990/91. Fortschritte für die Arzneimitteltherapie? Wissenschaftliche Verlagsgesellschaft mbH, Stuttgart.
Fricke, U., Klaus, W. (1992): Neue Arzneimittel 1991/92. Fortschritte für die Arzneimitteltherapie? Wissenschaftliche Verlagsgesellschaft mbH, Stuttgart.
Fricke, U., Klaus, W. (1994): Neue Arzneimittel 1993. Fortschritte für die Arzneimitteltherapie? Wissenschaftliche Verlagsgesellschaft mbH, Stuttgart.
Günther, J., Fricke, U. (1994) Neuere Antimykotika. Indikationen, Wirkungen und therapeutischer Stellenwert. Dtsch. Apoth. Ztg. 134: 1149–1164.
Haneke, E., Tausch, I., Bräutigam, M., Weidinger, G., Welzel, D. (1995) Short-duration treatment of fingernail dermatophytosis: a randomized, double-blind study with terbinafine and griseofulvin. J. Am. Acad. Dermatol. 32: 72–77.
Hay, R.J. (1992): Treatment of dermatomycoses and onychomycoses – state of the art. Clin. Exp. Dermatol. 17 (Suppl. 1): 2–5.
Hornstein, O.P., Nürnberg, E. (Hrsg.) (1985): Externe Therapie von Hautkrankheiten: Pharmazeutische und medizinische Praxis. Georg Thieme Verlag, Stuttgart, New York.
Male, O. (1981): Medizinische Mykologie für die Praxis. Georg Thieme Verlag, Stuttgart, New York.
Mahrle, G., Ippen, H., Hrsg. (1985): Dermatologische Therapie. Perimed Fachbuch-Verlagsgesellschaft mbH, Erlangen, S. 159–161.
N.N. (1994) Schweden: Indikationseinschränkung für Antimykotikum Terbinafin (Lamisil). arznei-telegramm 4/94: 40.
Plempel, M. (1985): Moderne Antimykotika. Eigenschaften, Indikationen und Nebenwirkungen. Offizinpharmazie 10: 72–96.
Ring, J., Fröhlich, H.H. (1985): Wirkstoffe in der dermatologischen Therapie, 2. Auflage. Springer-Verlag, Berlin, Heidelberg, New York, Tokyo.
Roberts, D.T. (1994) Oral therapeutic agents in fungal nail disease. J. Am. Acad. Dermatol. 31: S78-S81.
Scholz, H., Schwabe, U. (Hrsg.) Taschenbuch der Arzneibehandlung. Angewandte Pharmakologie, 10. Auflage. Georg Thieme Verlag, Stuttgart, New York.
Steigleder, G.K. (1993): Therapie der Hautkrankheiten, 4. Auflage. Georg Thieme Verlag, Stuttgart, New York.
Wegmann, T. (1985): Mykosen. In: Innere Medizin in Praxis und Klinik, Bd. III, Georg Thieme Verlag, Stuttgart, New York, S. 13.317–13.336.

13. Antirheumatika und Antiphlogistika

G. Schmidt

In der Therapie rheumatischer Erkrankungen einschließlich degenerativer Veränderungen werden vorzugsweise nicht-steroidale Antiphlogistika eingesetzt. Mit ihnen gelingt es, den entzündlichen Prozeß zurückzudrängen, die Beweglichkeit zu verbessern und vor allem auch den entzündlichen Schmerz zu vermindern. Für Glucocorticoide (vgl. *Kapitel 18*) sind in der Therapie der rheumatoiden Arthritis in den letzten Jahren die Indikationen für eine niedrig dosierte Therapie ausgeweitet worden. Die Indikationen für die Anwendung der remissionsinduzierenden antirheumatischen Arzneimittel (sog. Basistherapeutika) in der Therapie der rheumatoiden Arthritis (Gold, Chloroquin, Sulfasalazin, Methotrexat) werden vornehmlich von den rheumatologischen Fachärzten gestellt. Diese Mittel sind mit besonderen Risiken behaftet und bedürfen häufiger Kontrolluntersuchungen. Sie machen daher mengenmäßig nur einen sehr geringen Anteil aus und tauchen unter den 2000 verordnungshäufigsten Präparaten nicht auf. Dabei muß allerdings berücksichtigt wer-

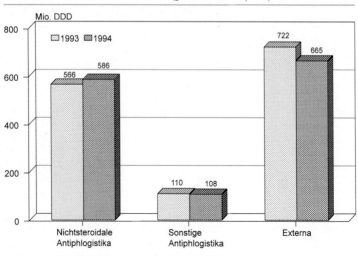

Abbildung 13.1: Verordnungen von Antirheumatika und Antiphlogistika 1994
DDD der 2000 meistverordneten Arzneimittel (gesamte Bundesrepublik)

Antirheumatika und Antiphlogistika 115

Tabelle 13.1: Verordnungen von Antirheumatika und Antiphlogistika 1994
Angegeben sind die verordnungshäufigsten Präparate mit Verordnungsrang, Verordnungen und Umsatz 1994 für die gesamte Bundesrepublik im Vergleich zu 1993.

Rang	Präparat	Verordnungen 1994 in Tsd.	Veränd. in %	Umsatz 1994 in Mio. DM	Veränd. in %
2	Voltaren Emulgel	6366,4	+8,5	94,7	–9,0
16	Diclofenac-ratiopharm	3040,4	–11,6	43,7	–1,3
35	Diclophlogont	2428,5	–16,1	31,9	–7,1
50	Mobilat Gel/Salbe	2067,8	–7,8	36,6	–7,9
62	Voltaren	1851,2	+298,7	24,2	+190,5
70	Rewodina	1729,0	–42,4	33,6	–33,3
117	Effekton Creme	1308,7	+40,9	16,1	+41,6
129	ZUK Rheumagel/Salbe	1259,3	–20,5	9,4	–19,0
139	diclo von ct	1205,6	–14,5	13,9	–1,8
141	Indomet-ratiopharm	1176,6	–9,0	21,6	+6,2
156	Allvoran	1092,8	–7,7	14,7	+1,8
158	arthrex Cellugel	1074,1	–8,5	11,3	–9,4
161	Diclac	1057,5	+5,0	12,0	+9,1
211	Phlogont Salbe/Gel	847,9	–23,6	10,8	–23,8
233	Dona 200-S-Retard Drag.	786,3	–10,3	41,8	–10,3
236	Phlogont Thermalsalbe	779,2	–1,7	11,0	–3,0
279	Rheumon	694,0	–11,2	12,8	–12,6
290	Dolgit Creme	677,6	–16,9	11,6	–17,0
292	Rantudil	677,1	+9,7	43,6	+18,8
307	Diclac-Gel	657,6	–1,9	8,4	–1,0
325	Diclo-Divido	631,5	+38,7	10,3	+55,3
331	Ibuprofen Klinge	618,7	–1,5	17,3	–6,6
332	Rheubalmin Bad	617,6	–35,8	10,8	–35,8
342	Neuro-Effekton	601,6	+4,6	14,3	+4,9
356	Diclo-Puren	584,0	–21,6	8,0	–11,6
359	Felden	580,0	–12,8	33,6	–6,0
380	Felden Top	555,9	–38,6	8,9	–37,5
398	Phardol-Rheuma-Balsam	537,3	–11,8	5,3	–11,8
416	Kytta-Gel	510,2	+42,1	3,2	+31,0
421	Ibutad	506,1	+20,3	11,7	+22,2
429	Imbun	501,4	–19,1	11,9	–19,6
436	Zeel Tabl./Amp.	492,9	–2,6	15,2	+4,5
442	Phytodolor N	488,5	–6,6	12,4	–0,8
463	Anco	470,2	–3,0	13,0	–2,8
489	Rheuma-Salbe Lichtenstein	443,6	+0,7	3,1	+2,7
490	arthrex	442,8	+63,3	6,8	+76,1
495	Traumon	436,2	–7,1	7,0	–20,1
498	Ibuhexal	431,1	+45,8	9,5	+46,5
503	AHP 200	427,1	–24,1	23,8	–28,1
529	Finalgon-Salbe	410,1	–27,6	3,7	–28,5
534	Diclo KD	408,3	(>1000)	3,2	(>1000)
536	Lumbinon 10/Softgel	406,4	+22,7	2,7	+18,9
547	Indometacin Berlin-Ch.	399,4	–57,5	6,2	–25,4
549	Diclo-Puren Gel	396,3	–4,7	4,3	–0,7
552	ibuprof von ct	393,9	–2,4	8,1	+3,7
591	Elmetacin	369,1	+1,0	6,2	–22,7

noch Tabelle 13.1: Verordnungen von Antirheumatika und Antiphlogistika 1994

Angegeben sind die verordnungshäufigsten Präparate mit Verordnungsrang, Verordnungen und Umsatz 1994 für die gesamte Bundesrepublik im Vergleich zu 1993.

Rang	Präparat	Verordnungen 1994 in Tsd.	Veränd. in %	Umsatz 1994 in Mio. DM	Veränd. in %
594	Ibuprofen Stada	368,1	+6,0	8,4	+5,9
607	Effekton	358,6	−14,2	6,5	−2,0
613	Lindofluid N	354,1	−20,5	5,1	−20,9
617	Dolgit Drag.	351,0	−9,3	10,3	−8,8
687	Urem/-forte	318,9	+8,2	4,1	+18,8
720	Thermo Rheumon	302,9	−13,2	5,8	−12,9
738	Neurofenac	295,1	−7,6	6,9	+0,4
744	Ibuphlogont	293,4	+6,6	6,4	+4,6
755	duravolten	288,9	−30,4	4,9	−25,7
756	Dolo Arthrosenex N	288,8	(>1000)	5,4	(>1000)
759	Diclofenac Stada	288,5	−9,5	4,0	−0,1
762	Piroxicam-ratiopharm	287,5	−19,4	8,9	−14,1
792	Diclofenac Heumann	272,0	−12,1	3,4	+0,7
815	Hot Thermo	263,9	+81,6	2,0	+84,9
834	Amuno/Retard	259,4	−15,7	5,3	−23,6
876	Ambene (NEU)	249,1	−9,0	6,2	−2,8
892	Kytta Balsam f	246,1	+28,1	4,2	+23,6
903	Ostochont Gel/Salbe	243,0	−16,8	5,3	−16,8
950	Ibutop Creme	229,4	+2,3	4,2	+1,8
993	Traumasenex	219,2	+68,6	1,4	+42,8
1033	Surgam	212,1	−3,3	10,2	−3,5
1037	Diclofenac AL	211,4	+11,2	2,0	−2,9
1050	Dolo-Arthrosenex	207,0	−64,5	3,8	−65,1
1067	Piroxicam Stada	204,4	−9,9	6,7	−16,7
1075	Monoflam	200,2	−16,6	2,9	−17,5
1079	Protaxon	198,7	+8,9	14,2	+15,7
1091	Indo-Phlogont	195,4	−20,7	3,3	−13,4
1115	Ibuprofen Heumann	190,0	+18,7	3,2	+3,2
1150	Diclofenac-Wolff	182,7	−24,2	2,4	−13,9
1152	Flexase	181,9	+64,1	3,8	+41,4
1155	Algesalona E	181,7	−35,0	3,3	−35,2
1157	Sigafenac Gel	181,4	(neu)	1,9	(neu)
1158	Pirorheum	180,4	−35,5	4,3	−34,7
1170	Target	178,6	−30,0	3,0	−28,5
1180	Benfofen	177,6	−29,9	2,2	−23,7
1182	Proxen	177,4	+20,6	11,9	+26,7
1199	ABC Wärmepflaster N	173,3	−5,2	1,5	−8,7
1270	Sigafenac	157,1	+132,9	1,5	+141,8
1296	Argun	153,0	−22,4	6,6	−7,2
1303	Dysmenalgit N	152,3	−10,3	3,2	+3,7
1367	Opturem	141,3	−33,8	4,2	−30,3
1395	Brexidol	137,5	−22,3	9,1	−22,9
1401	Phardol mono	136,4	−5,5	0,9	−5,1
1415	Elacur NO Creme	135,0	−21,5	1,1	−11,5
1419	Schmerz-Dolgit	134,8	+107,8	1,7	+107,4
1444	Indomet-ratiopharm Gel	131,2	−32,8	1,8	−35,7

noch Tabelle 13.1: Verordnungen von Antirheumatika und Antiphlogistika 1994
Angegeben sind die verordnungshäufigsten Präparate mit Verordnungsrang, Verordnungen und Umsatz 1994 für die gesamte Bundesrepublik im Vergleich zu 1993.

Rang	Präparat	Verordnungen 1994 in Tsd.	Veränd. in %	Umsatz 1994 in Mio. DM	Veränd. in %
1479	fasax	127,4	+12,3	4,0	+12,5
1491	Camphoderm	125,5	−48,5	0,9	−50,2
1507	Dolinac	123,2	−36,2	2,1	−32,7
1529	Pykaryl-T-Bad	121,2	−50,6	1,3	−51,2
1532	Myogit	121,0	−16,9	1,6	−12,8
1568	Algesal	116,8	+6,7	2,4	+12,1
1631	Thermo-Menthoneurin Cr./Lin.	108,7	−21,5	1,7	−26,7
1680	Dolo Mobilat Gel	104,2	−12,9	2,0	−8,0
1707	Dolo-Menthoneurin	101,8	+9,8	2,7	+10,3
1753	Indometacin Riker	98,0	−46,9	1,3	−40,0
1757	Piroxicam Jenapharm	97,9	−31,9	4,1	−36,0
1764	Enelbin-Salbe N	96,9	−1,1	1,4	−1,4
1835	Menthoneurin-Salbe	90,6	−12,6	2,4	−12,6
1856	Rheu Do Gel	89,5	+233,5	1,0	+231,2
1862	Esprenit	89,2	+22,8	2,4	+45,4
1888	Indo Top-ratiopharm	87,2	(>1000)	1,1	(>1000)
1890	indo von ct	87,2	−0,4	1,3	+11,3
1903	Rheumon i.m.	86,3	−10,7	0,6	−41,9
1911	Ibufug	85,4	+33,0	2,0	+33,3
1918	Phardol 10 Gel	85,1	−50,9	0,8	−50,9
1939	Diclofenbeta	83,8	+524,9	0,7	+241,2
1963	Piro Phlogont	82,4	+62,2	2,0	+50,0
1999	Syviman N	79,8	−6,9	1,7	−9,9
Summe:		56017,6	−5,5	1024,7	−5,1
Anteil an der Indikationsgruppe:		53,7%		55,7%	
Gesamte Indikationsgruppe:		104290,5	−15,6	1840,2	−2,7

den, daß die gleichen Substanzen (z.B. Sulfasalazin, Methotrexat, Chloroquin) auch für andere Indikationen verwendet werden. Eine kritische Beachtung verdienen die hierzulande besonders vielverwendeten Externa (Rheumasalben und Einreibungen) (*Abbildung 13.1*).

Die Antirheumatika haben unter den 2000 führenden Präparaten mit 115 Präparaten einen großen Anteil. Eine weitere Gruppe von Antiphlogistika, die ebenfalls in der Rheumatherapie Verwendung findet, ist in der *Tabelle 13.2* zu finden. Sie sind aus pharmakologischen Gründen und auch von den Anwendungsgesichtspunkten her nicht von den Antirheumatika in *Tabelle 13.1* zu trennen, werden aber in der Roten Liste gesondert geführt. Die Mehrzahl der Präparate ist auch für eine äußerliche Anwendung vorgesehen.

Antirheumatika und Antiphlogistika

Tabelle 13.2: Verordnungen von Antiphlogistika 1994
Angegeben sind die verordnungshäufigsten Präparate mit Verordnungsrang, Verordnungen und Umsatz 1994 für die gesamte Bundesrepublik im Vergleich zu 1993.

Rang	Präparat	Verordnungen 1994 in Tsd.	Veränd. in %	Umsatz 1994 in Mio. DM	Veränd. in %
175	Dolobene Gel	985,1	−4,9	17,0	−12,4
411	Kamillosan Lösung	517,7	+17,7	10,3	+6,5
461	Kytta Plasma F/Salbe F	472,5	+98,5	9,4	+80,3
480	Kamillan plus	447,7	−35,0	4,1	−27,5
497	Phlogenzym	432,8	+35,8	30,4	+39,6
530	Traumeel S	410,0	+29,9	6,4	+46,0
538	Rheumabene	404,6	−30,6	4,9	−33,3
601	Enelbin-Paste N	361,5	+9,5	4,9	+9,6
737	Bromelain	296,0	+27,4	10,6	+30,6
846	Traumeel Salbe	256,8	+7,2	3,7	+8,6
945	Reparil-Gel N	231,6	−6,4	4,3	−3,5
1101	Aniflazym	192,5	−8,9	6,4	−9,6
1247	traumanase/-forte Drag.	162,3	−8,8	7,2	−7,1
1254	Reparil-Amp./Drag.	159,6	+10,4	3,8	+7,0
1868	Kytta-Salbe	88,9	−71,8	1,7	−69,5
Summe:		5419,6	−1,8	125,0	+6,2
Anteil an der Indikationsgruppe:		93,4%		91,8%	
Gesamte Indikationsgruppe:		5804,9	−7,2	136,1	−1,9

Nicht-steroidale Antiphlogistika

Bei den nicht-steroidalen Antiphlogistika dominiert weiterhin die Substanz Diclofenac mit mehr als der Hälfte der Verordnungen (*Tabelle 13.3*). Möglicherweise beruht der zunehmende Einsatz von Diclofenac auf den relativ niedrigen Therapiekosten. Zusätzlich könnte eine etwas stärkere Hemmung der Zytokin-induzierbaren Cyclooxygenase 2 in Entzündungszellen eine Rolle spielen, die mit Diclofenac experimentell nachweisbar ist. Weitere Fortschritte in dieser Richtung werden von der Anwendung selektiv wirkender Cyclooxygenase 2-Hemmer erwartet. Diese neue Gruppe von Antiphlogistika erzeugt trotz starker Entzündungshemmung nicht die typischen Nebenwirkungen der unselektiven nichtsteroidalen Antiphlogistika, die sich als Magenulzera, Blutungen und Nierenfunktionsstörungen manifestieren und über die konstitutive Cyclooxygenase 1 in fast allen Körperzellen vermittelt werden. Als erster Vertreter soll Meloxicam 1995 in Deutschland eingeführt werden.

In der Liste der Diclofenacpräparate sind auch parenterale Applikationsformen enthalten. Da das Risiko von anaphylaktoiden Reaktionen

Antirheumatika und Antiphlogistika

Tabelle 13.3: Verordnungen von nicht-steroidalen Antiphlogistika 1994 (Monopräparate)
Angegeben sind die 1994 in der gesamten Bundesrepublik verordneten Tagesdosen, die Änderungen gegenüber 1993 und die mittleren Kosten je DDD 1994.

Präparat	Bestandteile	DDD 1994 in Mio.	Änderung in %	DDD-Kosten in DM
Diclofenac				
Diclofenac-ratiopharm	Diclofenac	60,8	(+ 0,6)	0,72
Diclophlogont	Diclofenac	51,1	(− 3,4)	0,62
Rewodina	Diclofenac	43,4	(− 31,6)	0,77
Voltaren	Diclofenac	29,0	(+236,9)	0,83
Allvoran	Diclofenac	21,5	(+ 5,4)	0,68
diclo von ct	Diclofenac	20,3	(+ 2,3)	0,68
Diclac	Diclofenac	17,9	(+ 5,8)	0,67
Diclo-Divido	Diclofenac	14,6	(+ 56,8)	0,70
Diclo-Puren	Diclofenac	11,3	(− 10,3)	0,71
Effekton	Diclofenac	10,4	(+ 3,6)	0,63
arthrex	Diclofenac	10,3	(+ 88,6)	0,66
duravolten	Diclofenac	7,6	(− 21,5)	0,65
Diclo KD	Diclofenac	6,5	(> 1000)	0,49
Diclofenac Stada	Diclofenac	6,5	(+ 4,3)	0,61
Diclofenac Heumann	Diclofenac	5,6	(+ 3,7)	0,61
Diclofenac AL	Diclofenac	4,3	(+ 11,3)	0,47
Diclofenac-Wolff	Diclofenac	4,2	(− 0,6)	0,57
Monoflam	Diclofenac	3,8	(− 18,9)	0,76
Benfofen	Diclofenac	2,9	(− 24,4)	0,77
Sigafenac	Diclofenac	2,7	(+148,0)	0,56
Myogit	Diclofenac	1,8	(− 10,0)	0,85
Diclofenbeta	Diclofenac	1,5	(+244,1)	0,46
		338,1	(+ 5,2)	0,69
Indometacin				
Indomet-ratiopharm	Indometacin	26,4	(+ 4,3)	0,82
Indometacin Berlin-Ch.	Indometacin	6,6	(− 19,4)	0,93
Amuno/Retard	Indometacin	6,2	(− 19,7)	0,85
Indo-Phlogont	Indometacin	4,3	(− 10,9)	0,78
indo von ct	Indometacin	1,6	(+ 4,2)	0,78
Indometacin Riker	Indometacin	1,5	(− 36,4)	0,88
		46,7	(− 6,7)	0,84
Ibuprofen				
Ibuprofen Klinge	Ibuprofen	11,8	(− 8,7)	1,47
Ibutad	Ibuprofen	9,6	(+ 23,2)	1,22
Anco	Ibuprofen	9,3	(− 2,8)	1,39
Ibuhexal	Ibuprofen	8,0	(+ 46,5)	1,19
Imbun	Ibuprofen	7,5	(− 20,4)	1,59
Ibuprofen Stada	Ibuprofen	6,8	(+ 10,6)	1,23
ibuprof von ct	Ibuprofen	6,6	(+ 2,5)	1,23
Dolgit Drag.	Ibuprofen	6,0	(− 11,4)	1,71
Ibuphlogont	Ibuprofen	5,1	(+ 6,3)	1,24
Opturem	Ibuprofen	3,3	(− 29,3)	1,27
Urem/-forte	Ibuprofen	2,3	(+ 28,2)	1,75
Ibuprofen Heumann	Ibuprofen	2,2	(+ 1,2)	1,41

noch Tabelle 13.3: Verordnungen von nicht-steroidalen Antiphlogistika 1994 (Monopräparate)

Angegeben sind die 1994 in der gesamten Bundesrepublik verordneten Tagesdosen, die Änderungen gegenüber 1993 und die mittleren Kosten je DDD 1994.

Präparat	Bestandteile	DDD 1994 in Mio.	Änderung in %	DDD-Kosten in DM
Esprenit	Ibuprofen	2,0	(+ 50,3)	1,21
Ibufug	Ibuprofen	1,4	(+ 33,2)	1,46
Schmerz-Dolgit	Ibuprofen	0,9	(+107,5)	1,91
		83,0	(+ 2,5)	1,38
Piroxicam				
Felden	Piroxicam	17,3	(− 0,9)	1,95
Piroxicam-ratiopharm	Piroxicam	6,1	(− 10,7)	1,47
Piroxicam Stada	Piroxicam	5,2	(− 10,1)	1,29
Brexidol	Piroxicam	4,8	(− 12,0)	1,89
fasax	Piroxicam	4,0	(+ 16,5)	1,00
Pirorheum	Piroxicam	3,7	(− 27,7)	1,17
Flexase	Piroxicam	3,0	(+ 39,1)	1,26
Piroxicam Jenapharm	Piroxicam	3,0	(− 27,5)	1,38
Piro Phlogont	Piroxicam	1,7	(+ 62,6)	1,19
		48,7	(− 5,1)	1,57
Andere				
Rantudil	Acemetacin	27,3	(+ 19,6)	1,60
Protaxon	Proglumetacin	9,4	(+ 16,2)	1,52
Proxen	Naproxen	7,0	(+ 33,9)	1,71
Surgam	Tiaprofensäure	5,0	(− 4,9)	2,04
Argun	Lonazolac	3,6	(− 1,1)	1,81
Ambene NEU	Phenylbutazon	1,7	(− 11,6)	3,78
Dysmenalgit N	Naproxen	1,4	(+ 5,6)	2,38
Rheumon i.m.	Etofenamat	0,1	(− 47,2)	4,70
		55,4	(+ 14,4)	1,75
Summe		571,9	(+ 3,6)	0,98

(Schock) bei Injektionsbehandlung sehr viel größer ist, sollte eine parenterale Anwendung nur dann erfolgen, wenn eine orale Gabe nicht möglich ist. Die Arzneimittelkommission (1995) hat kürzlich aufgrund zahlreicher eingegangener Berichte über Schockreaktionen nach parenteraler Verabreichung auf diese Gefahr neuerlich aufmerksam gemacht und darauf hingewiesen, daß eine mindestens einstündige Beobachtung nach der Injektion in der Praxis erforderlich ist. Wenn neben der Anwendung der nichtsteroidalen Antiphlogistika auch eine Behandlung mit Glucocorticoiden erforderlich wird, sollten beide Substanzgruppen zeitlich getrennt (Glucocorticoide morgens, nichtsteroidale Antiphlogistika später am Tage) eingenommen werden. Die gleichzeitige Einnahme steroidaler und

Tabelle 13.4: Verordnungen von nicht-steroidalen Antiphlogistika 1994 (Kombinationspräparate)
Angegeben sind die 1994 in der gesamten Bundesrepublik verordneten Tagesdosen, die Änderungen gegenüber 1993 und die mittleren Kosten je DDD 1994.

Präparat	Bestandteile	DDD 1994 in Mio.	Änderung in %	DDD-Kosten in DM
Neuro-Effekton	Diclofenac Thiaminnitrat Pyridoxin Cyanocobalamin	9,4	(+ 5,3)	1,52
Neurofenac	Diclofenac Thiaminnitrat Pyridoxin Cyanocobalamin	4,5	(+ 3,3)	1,54
Summe		13,9	(+ 4,6)	1,53

nichtsteroidaler Antiphlogistika erhöht das Risiko von Gastropathie und peptischen Ulcera.

Die Indometacin-Verordnungen sind weiter zurückgegangen. Indometacin zeichnet sich unter den nichtsteroidalen Antiphlogistika durch einen besonders schnellen und zuverlässigen Wirkungseintritt aus, weist aber gleichzeitig auch eine besonders intensive unerwünschte Wirkung am ZNS auf. Die Gruppe der Ibuprofen-Präparate steht inzwischen an zweiter Stelle der Verordnungshäufigkeit nichsteroidaler Antiphlogistika. Einen großen Anteil haben die niedrig dosierten nicht verschreibungspflichtigen Präparate, die auch zur vornehmlich analgetischen Behandlung von Dysmenorrhö, Migräne und Kopfschmerzen zugelassen sind. Im Durchschnitt sind sie jedoch viermal teurer als entsprechende Acetylsalicylsäure-Analgetika.

Piroxicam bildet die drittgrößte Gruppe bei den Verordnungen der nichtsteroidalen Antiphlogistika. Es hat eine besonders lange Wirkungsdauer (Halbwertszeit 40 Stunden). Die lange Verweildauer im Organismus birgt die Gefahr, daß sich der Wirkstoff im Körper anreichert und kumulative Überdosierungserscheinungen entstehen. Für viele rheumatische Erkrankungen sind Antiphlogistika mit kurzer Wirkungsdauer besser steuerbar, weil man damit die tageszeitlich stark schwankende Schmerzsymptomatik gezielter unterdrücken kann als mit einem lang wirkenden Therapeutikum. Möglicherweise hat sich deshalb das noch länger wirkende Tenoxicam (*Tilcotil*) auf Dauer nicht durchsetzen können, obwohl es nach der Markteinführung 1987 zunächst zunehmend

Antirheumatika und Antiphlogistika

Tabelle 13.5: Verordnungen sonstiger Antiphlogistika 1994
Angegeben sind die 1994 in der gesamten Bundesrepublik verordneten Tagesdosen, die Änderungen gegenüber 1993 und die mittleren Kosten je DDD 1994.

Präparat	Bestandteile	DDD 1994 in Mio.	Änderung in %	DDD-Kosten in DM
Monopräparate				
Dona 200-S-Retard Drag.	D-Glucosaminsulfat	17,5	(− 10,3)	2,39
AHP 200	Oxaceprol	15,1	(− 28,5)	1,58
Kamillosan Lösung	Kamillenblütenextrakt	4,0	(+ 5,1)	2,60
Bromelain	Bromelaine	3,4	(+ 21,4)	3,14
Reparil-Amp./Drag.	Aescin	1,8	(+ 3,1)	2,10
Aniflazym	Serrapeptase	1,3	(− 9,7)	4,81
traumanase/-forte Drag.	Bromelaine	0,5	(− 7,0)	13,61
		43,5	(− 14,5)	2,39
Kombinationspräparate				
Phytodolor N	Zitterpappelextr. Goldrutenkrautextrakt Eschenrindenextrakt	27,6	(+ 2,2)	0,45
Zeel Tabl./Amp.	Auszug Cartilago suis Auszug Funiculus umbilicalis suis Auszug Embryo suis Auszug Placenta suis Rhus toxicodendron Ø Arnica Ø Dulcamara Ø Symphytum Ø Sanguinaria Ø Sulfur Ø Coenzym A Nadid Natriumoxalacetat Alpha-Liponsäure	15,3	(+ 9,3)	0,99
Traumeel S	Arnica D2 Calendula D2 Chamomilla D3 Symphytum D8 Millefolium D3 Belladonna D4 Aconitum D3 Bellis perennis D2 Hypericum D2 Echinacea ang. D2 Echinacea purp. D2 Hamamelis D2 Mercurius solub. D8 Hepar sulfuris D8	8,8	(+ 33,1)	0,73

noch Tabelle 13.5: Verordnungen sonstiger Antiphlogistika 1994
Angegeben sind die 1994 in der gesamten Bundesrepublik verordneten Tagesdosen,
die Änderungen gegenüber 1993 und die mittleren Kosten je DDD 1994.

Präparat	Bestandteile	DDD 1994 in Mio.	Änderung in %	DDD-Kosten in DM
Phlogenzym	Bromelaine Trypsin Rutosid	8,6	(+ 38,5)	3,53
Kamillan plus	Kamillenextrakt Schafgarbenextr.	3,7	(− 31,9)	1,11
		64,0	(+ 8,0)	1,07
Summe		107,6	(− 2,4)	1,60

verordnet wurde. Seit 1992 ist es nicht mehr unter den verordnungshäufigsten Präparaten vertreten.

Kombinationspräparate haben nur einen sehr kleinen Anteil (ca. 2%) an den Verordnungen der nicht-steroidalen Antiphlogistika in der Rheumatherapie (*Tabelle 13.4*). Der häufig anzutreffende Zusatz von Vitaminen ist – wie auch bei analgetischen Kombinationen – wahrscheinlich unschädlich, aber er verteuert die Arzneimittel unnötig. Es gibt bislang trotz einiger Hinweise keine überzeugenden Daten, die einen Effekt von Vitaminen und ihren Kombinationen in den rheumatologischen Anwendungsgebieten aufzeigen (Bundesgesundheitsamt, 1986).

Sonstige Antiphlogistika

Am häufigsten wurden das Hydroxyprolinderivat Oxaceprol (*AHP 200*) und D-Glucosaminsulfat (*Dona 200-S-Retard-Dragees*) verordnet. Der Wirkungsmechanismus ist im einzelnen nicht aufgeklärt. Bei degenerativen Gelenkerkrankungen, besonders bei Gonarthrose, sind in klinischen Studien mit Glucosaminsulfat positive Effekte auf die Symptomatik gefunden worden. Eine endgültige Bewertung kann aufgrund der vorliegenden Untersuchungen noch nicht abgegeben werden.

Kritisch ist auch die Wirksamkeit von weiteren Präparaten aus der Gruppe der sonstigen Antiphlogistika zu beurteilen (*Tabelle 13.5*). Insgesamt sind die Verordnungen in dieser Gruppe von umstrittenen Antiphlogistika 1994 gegenüber 1993 kaum verändert. Bei den Kombina-

Antirheumatika und Antiphlogistika

Tabelle 13.6: Verordnungen von Externa (Monopräparate) 1994
Angegeben sind die 1994 in der gesamten Bundesrepublik verordneten Tagesdosen, die Änderungen gegenüber 1993 und die mittleren Kosten je DDD 1994.

Präparat	Bestandteile	DDD 1994 in Mio.	Änderung in %	DDD-Kosten in DM
Diclofenac				
Voltaren Emulgel	Diclofenac	58,2	(+ 7,6)	1,63
Effekton Creme	Diclofenac	37,3	(+ 45,4)	0,43
arthrex Cellugel	Diclofenac	26,6	(− 6,8)	0,43
Diclac-Gel	Diclofenac	21,8	(− 0,9)	0,39
Diclo-Puren Gel	Diclofenac	10,0	(+ 1,5)	0,43
Sigafenac Gel	Diclofenac	4,4	(neu)	0,42
		158,2	(+ 13,0)	0,86
Hydroxyethylsalicylat				
ZUK Rheumagel/Salbe	Hydroxyethylsalicylat	39,7	(− 17,8)	0,24
Phlogont Salbe/Gel	Hydroxyethylsalicylat	25,4	(− 23,9)	0,42
Kytta-Gel	Hydroxyethylsalicylat	15,9	(+ 47,8)	0,20
Lumbinon 10/Softgel	Hydroxyethylsalicylat	11,4	(+ 8,0)	0,23
Dolo Arthrosenex N	Hydroxyethylsalicylat	10,9	(> 1000)	0,49
Traumasenex	Hydroxyethylsalicylat	9,0	(+ 61,2)	0,16
Phardol mono	Hydroxyethylsalicylat	4,5	(− 5,5)	0,20
		117,0	(+ 3,0)	0,29
Ibuprofen				
Dolgit Creme	Ibuprofen	16,9	(− 17,0)	0,68
Ibutop Creme	Ibuprofen	6,0	(+ 3,4)	0,69
		22,9	(− 12,5)	0,69
Etofenamat				
Traumon	Etofenamat	7,8	(− 6,5)	0,89
Rheumon	Etofenamat	7,1	(− 9,0)	1,80
Algesalona E	Etofenamat	4,7	(− 37,3)	0,71
		19,6	(− 17,1)	1,18
Indometacin				
Elmetacin	Indometacin	2,1	(+ 1,9)	3,00
Indo Top-ratiopharm	Indometacin	1,4	(> 1000)	0,77
Indomet-ratiopharm Gel	Indometacin	1,1	(− 33,7)	1,59
		4,6	(+ 23,0)	1,97
Andere Externa				
Kytta Plasma F/Salbe F	Beinwellwurzelextrakt	13,6	(+ 95,0)	0,69
Felden Top	Piroxicam	13,0	(− 36,6)	0,69
Rheumabene	Dimethylsulfoxid	12,1	(− 29,0)	0,40
Pykaryl-T-Bad	Benzylnicotinat	6,1	(− 50,6)	0,21
Target	Felbinac	3,2	(− 27,0)	0,96
Dolinac	Felbinac	2,2	(− 30,7)	0,96
		50,1	(− 22,1)	0,59
Summe		372,4	(+ 0,3)	0,67

Tabelle 13.7: Verordnungen von Externa (Kombinationspräparate) 1994

Angegeben sind die 1994 in der gesamten Bundesrepublik verordneten Tagesdosen, die Änderungen gegenüber 1993 und die mittleren Kosten je DDD 1994.

Präparat	DDD 1994 in Mio.	Änderung in %	DDD-Kosten in DM
Mit Salicylsäurederivaten			
Mobilat Gel/Salbe	68,5	(− 9,6)	0,53
Rheuma-Salbe Lichtenstein	18,1	(+ 2,7)	0,17
Phardol-Rheuma-Balsam	17,9	(− 11,8)	0,29
Phlogont Thermalsalbe	17,1	(− 3,4)	0,64
Hot Thermo	10,6	(+ 81,6)	0,19
Rheubalmin Bad	9,8	(− 35,8)	1,11
Thermo Rheumon	7,4	(− 7,0)	0,78
Reparil-Gel N	7,3	(− 8,0)	0,60
Ostochont Gel/Salbe	6,1	(− 16,8)	0,87
Algesal	5,4	(+ 12,8)	0,44
Dolo-Arthrosenex	4,8	(− 65,1)	0,79
Thermo-Menthoneurin Cr./Lin.	3,7	(− 27,4)	0,45
Dolo Mobilat Gel	3,6	(− 6,9)	0,55
Enelbin-Salbe N	3,0	(− 0,2)	0,48
Dolo-Menthoneurin	2,5	(+ 9,8)	1,06
Menthoneurin-Salbe	2,3	(− 12,6)	1,04
Enelbin-Paste N	2,2	(+ 9,5)	2,28
Phardol 10 Gel	2,1	(− 50,9)	0,39
Rheu Do Gel	2,1	(+230,3)	0,47
	194,4	(− 10,8)	0,55
Sonstige Kombinationspräparate			
Dolobene Gel	27,6	(− 2,7)	0,61
Lindofluid N	19,1	(− 21,3)	0,27
Finalgon-Salbe	14,4	(− 28,0)	0,25
Traumeel Salbe	9,8	(+ 8,9)	0,37
Kytta-Salbe	8,5	(− 68,9)	0,20
Kytta Balsam f	6,8	(+ 22,5)	0,61
Camphoderm	5,6	(− 50,6)	0,16
Syviman N	3,7	(− 10,3)	0,45
Elacur NO Creme	2,7	(− 7,1)	0,41
ABC Wärmepflaster N	0,3	(− 2,6)	5,14
	98,4	(− 26,0)	0,41
Summe	292,8	(− 16,6)	0,50

tionspräparaten handelt es sich überwiegend um pflanzliche oder homöopathische Zubereitungen, die nach wie vor häufig angewendet werden, obwohl für viele Präparate nicht einmal gesichert ist, ob z.B. die enthaltenen Enzyme beim Menschen resorbiert werden (Fricke und Klaus, 1986). *Zeel Tbl./Amp.* enthalten zahlreiche negativ monographierte Bestandteile.

Externa

In großer Zahl werden äußerlich anzuwendende Antirheumatika in Form von Salben, Cremes, Gelen, Linimenten, Ölen und alkoholischen Lösungen angeboten. Sie machen mehr als die Hälfte der meistverordneten Arzneimittel im Gesamtgebiet der Antirheumatika und Antiphlogistika aus. Die in *Tabelle 13.6* aufgelisteten Monopräparate enthalten verschiedene nicht-steroidale Antiphlogistika wie Etofenamat, Indometacin, Ibuprofen, Diclofenac und Hydroxyethylsalicylat. Sie sind 1994 insgesamt etwa gleich häufig verordnet worden wie im Vorjahr. Die Diclofenacpräparate bilden auch bei den Externa die größte Gruppe. Für einen Teil dieser Substanzen ist eine perkutane Resorption nachgewiesen worden. Bei dem besonders häufig verwendeten Präparat *Voltaren Emulgel* betragen die Plasmakonzentrationen ein Hundertstel der nach oraler Applikation von Diclofenac erreichten Plasmaspiegel (Riess et al., 1986). Die therapeutischen Effekte sind im Ausmaß uneinheitlich und im Mechanismus unklar. Im Vergleich zur systemischen Applikation von nicht-steroidalen Antiphlogistika ist die perkutane Anwendung zwar mit geringeren systemischen Nebenwirkungen, aber mit einem höheren Risiko lokaler allergischer Komplikationen belastet.

Die Kombinationspräparate (*Tabelle 13.7*) enthalten neben zahlreichen anderen Bestandteilen überwiegend Salicylsäurederivate und gefäßerweiternde Stoffe wie Nikotinsäureester und Nonivamid. Ihre Wirkung wird vorwiegend auf eine lokale Gefäßerweiterung zurückgeführt. Ähnlich wie bei physikalischer Wärmeanwendung soll dadurch die immer wieder beobachtete analgetische Wirkung zustande kommen. Während bei den in der Rheumatherapie verwendeten Externa die Verordnung der Monopräparate 1994 gegenüber 1993 praktisch unverändert geblieben ist, weist die Verordnung der Externa als Kombinationspräparate einen deutlichen Rückgang auf (*Tabelle 13.7*).

Die Ergebnisse über die Wirksamkeit der Rheumasalben in kontrollierten klinischen Versuchen sind widersprüchlich (Sandholzer und Kochen, 1991). So sind bei Tendopathien und Weichteilverletzungen mit topischen Antirheumatika kurzfristige marginale Besserungen über 3–7 Tage beobachtet worden; danach entsprach die Wirkung dem Spontanverlauf unter Placebo (Akermark und Forsskahl, 1990; Pazzaglia et al., 1992; Russell, 1991). Damit bleibt die Frage ungeklärt, ob sie in irgendeiner Form der traditionellen Wärmetherapie mit physikalischen Mitteln überlegen sind. Der ungesicherte Wert der Rheumatherapie mit äußerlich anzuwendenden Zubereitungen kontrastiert auffällig mit der sehr umfangreichen Anwendung der Externa.

Literatur

Akermark, C., Forsskahl, B. (1990): Topical indomethacin in overuse injuries in athletes. A randomized double-blind study comparing elmetacin with oral indomethacin and placebo. Int. J. Sports Med. 11: 393–396.

Arzneimittelkommission der deutschen Ärzteschaft (1995): Anaphylaktische Schockreaktionen nach parenteraler Gabe von Diclofenac. Dtsch. Ärzteblatt 92: 51.

Bundesgesundheitsamt (1986): Monographie-Entwurf: Vitamine und Vitaminkombinationen in der Rheumatologie.

Bundesgesundheitsamt (1987): Bekanntmachung über die Zulassung und Registrierung von Arzneimitteln. Bundesanzeiger Nr. 39 vom 26. Februar 1987, Seite 1950.

Fricke, U., Klaus, W. (1986): Die neuen Arzneimittel – Wirkungsweise und therapeutischer Stellenwert. Eine Übersicht von April – Dezember 1985. In: Die Offizin, Pharmazie in der Praxis (H. Becker et al., Hrsg.). Georg Thieme Verlag, Stuttgart, New York, S. 1 – 31.

Pazzaglia, U.E., Engels, B., Vögtle-Junkert, U. (1992): Lokale Therapie bei Tendopathie. Nach zwei Wochen wieder schmerzfrei und beweglich. Therapiewoche 42: 1636–1641.

Riess, W., Schmid, K., Botta, L., Kobayashi, K., Moppert, J., Schneider, W., Sioufi, A., Strusberg, A., Tomasi, M. (1986): Die perkutane Resorption von Diclofenac. Arzneim.-Forsch./Drug Res. 36: 1092–1096.

Russell, A.L. (1991): Piroxicam 0,5% topical gel compared to placebo in the treatment of acute soft tissue injuries: a double blind study comparing efficacy and safety. Clin. Invest. Med. 14: 35–43.

Sandholzer, H., Kochen, M.M. (1991): Perkutane Rheumatherapie. Pharma-Kritik 13: 13–16.

14. Antitussiva und Expektorantien

B. Lemmer

Antitussiva und Expektorantien werden bei Husten im Rahmen einer akuten oder chronischen Bronchitis angewendet. Obwohl dieses Symptom bei einer Reihe ätiologisch unterschiedlicher Krankheiten auftreten kann, ist die häufigste Ursache eine Virusinfektion in den oberen Atemwegen, wie sie bei Erkältungskrankheiten und Grippe vorkommt. Chronischer Husten ist häufig durch Rauchen bedingt; in zunehmendem Maße spielt die Luftverschmutzung eine Rolle. Daneben gibt es vielfältige weitere Ursachen.

Verordnungsspektrum

Antitussiva und Expektorantien sind sehr häufig verordnete Arzneimittel. Mit 71,2 Mio. Verordnungen nahmen sie auch 1994 wiederum den zweiten Platz unter allen Indikationsgruppen ein und wurden nur noch durch die Gruppe der Analgetika und Antirheumatika übertroffen. Seit dem Verordnungsrückgang im Jahre 1984 – bedingt durch die erste Negativliste – war bis 1992 ein steter Zuwachs festzustellen. Seitdem nahmen die Verordnungen in der gesamten Indikationsgruppe jedoch ab, 1994 um 4,3%, der Umsatz um 5,6% (*Tabelle 14.1*). Offensichtlich schlugen seit 1993 die Auswirkungen der Budgetierung auf das Verordnungsverhalten durch.

Unter den verordnungshäufigsten Präparaten sind im Jahre 1994 wie bereits im Vorjahr 128 Antitussiva und Expektorantien zu finden. Allerdings wurden zwölf Präparate ausgetauscht (*Tabelle 14.1*). Wenn die Verordnungen nach den beiden Arzneimittelgruppen des Indikationsgebietes gegliedert werden, wird – wie auch schon in den früheren Jahren – das starke Übergewicht der Expektorantien deutlich (*Abbildung 14.1*). Auf diese Gruppe entfallen fast 90% der verordneten Tagesdosen. Eine klare Trennung der beiden Arzneimittelgruppen ist allerdings nicht vollständig möglich, weil es Kombinationspräparate aus Antitussiva und Expektorantien gibt, die hier aus systematischen Gründen den Antitussiva zugeordnet wurden.

Antitussiva und Expektorantien

Tabelle 14.1: Verordnungen von Antitussiva und Expektorantien 1994

Angegeben sind die verordnungshäufigsten Präparate mit Verordnungsrang, Verordnungen und Umsatz 1994 für die gesamte Bundesrepublik im Vergleich zu 1993.

Rang	Präparat	Verordnungen 1994 in Tsd.	Veränd. in %	Umsatz 1994 in Mio. DM	Veränd. in %
3	Mucosolvan	5279,9	−3,1	61,7	+0,9
5	ACC Hexal	5177,2	+6,1	115,1	+1,6
10	Sinupret	3566,3	+0,3	45,9	+2,5
18	Fluimucil	2897,7	+61,1	51,1	+35,0
20	Paracodin/retard	2853,9	−12,1	27,4	−10,6
28	Gelomyrtol	2550,1	+18,1	35,1	+18,6
48	Ambroxol-ratiopharm	2113,8	−23,7	23,5	−22,0
57	Sedotussin	1920,4	−6,1	26,1	−7,4
65	Codipront	1813,6	−17,4	24,7	−16,1
75	Prospan	1631,4	+19,4	21,2	+17,0
83	NAC-ratiopharm	1569,3	+217,2	24,3	+97,2
113	Azubronchin	1325,7	+14,4	23,2	+19,2
120	Bromhexin-8-Tropfen N	1289,6	−20,7	10,0	−11,3
131	Bromuc	1253,5	+8,5	31,9	+6,3
185	Bronchicum Tropfen N	934,3	+4,3	10,2	+5,3
207	Ambrohexal	855,6	+7,1	7,0	+8,0
242	Monapax Saft/Supp./Tropfen	773,2	−5,1	11,2	−5,2
246	Transpulmin Balsam E	754,3	−4,5	11,2	−3,8
284	Mucotectan	684,3	−20,1	10,4	−25,0
295	Bronchicum Codein Tropfen N	672,8	−3,4	8,5	−3,4
304	Mucophlogat	658,5	−24,7	7,4	−22,9
320	Bronchoforton N Salbe	637,3	+13,5	8,7	+13,4
328	Silomat	623,3	−14,7	5,2	−15,2
358	Sigamuc	580,1	−17,1	8,3	−23,1
364	Transpulmin Kinderbalsam N	573,7	−4,7	5,4	−0,0
376	Rhinotussal Saft	560,1	−19,6	6,5	−19,6
387	Soledum Balsam Lösung	545,6	−13,0	6,4	−16,8
393	Codicaps	540,3	−1,0	7,5	−2,7
394	Muco-Aspecton	538,9	+19,4	5,5	+25,4
406	Acemuc	527,6	+62,6	8,4	+24,0
412	Optipect Kodein forte	515,3	−5,8	4,9	−5,2
414	Hedelix	512,8	+10,6	5,1	+6,6
469	Codipront mono/retard	464,9	+2,3	5,4	+7,7
475	Rhinotussal Kaps.	452,1	+0,7	6,4	+1,5
477	Melrosum Hustensirup N	449,5	−13,7	4,1	−12,1
485	Ambril	445,8	−34,8	4,4	−36,6
496	Tamuc	433,5	−14,4	8,5	−10,9
524	Tryasol Codein	412,8	+57,4	3,8	+33,2
528	Soledum Kapseln	410,2	+7,0	4,6	+7,1
532	Tetra-Gelomyrtol	409,4	+7,3	8,3	−2,2
555	Soledum Hustensaft/-Tropfen	390,8	+4,2	4,1	+3,9
571	Bisolvon	382,3	−17,0	5,8	−16,4
577	Doxam	379,0	−15,0	5,3	−14,9
592	Bronchicum Elixir N	368,6	−13,1	4,2	−9,2
628	Bisolvonat	345,4	−16,0	12,4	−16,8
630	Ambrodoxy Hexal	345,1	−11,4	4,6	−17,9

noch Tabelle 14.1: Verordnungen von Antitussiva und Expektorantien 1994
Angegeben sind die verordnungshäufigsten Präparate mit Verordnungsrang, Verordnungen und Umsatz 1994 für die gesamte Bundesrepublik im Vergleich zu 1993.

Rang	Präparat	Verordnungen 1994 in Tsd.	Veränd. in %	Umsatz 1994 in Mio. DM	Veränd. in %
635	Ambroxol Heumann	343,9	–19,2	3,7	–12,4
692	Acetylcystein-ratiopharm	316,4	–76,7	6,8	–76,4
694	Lindoxyl	314,6	–20,4	3,3	–30,0
699	Aspecton N	312,6	+134,4	4,3	+152,8
711	Acetyst	306,9	–22,3	4,3	–17,7
743	Capval	293,6	+121,7	2,6	+113,8
758	Thymipin N	288,5	+3,7	3,1	+3,3
767	Ambroloes	285,1	+33,3	2,4	+54,1
781	Babix-Inhalat	278,8	–38,9	2,4	–43,0
786	Doximucol	275,4	–14,3	3,7	–23,4
787	Babix-Inhalat N	273,3	+70,2	2,4	+68,5
798	Siran	269,7	–25,6	5,6	–31,9
810	Mucobroxol	266,1	–29,2	5,2	–11,0
820	Tussamag Hustensaft N	262,8	+48,2	2,5	+45,6
855	Muciteran	254,7	–21,0	5,1	–16,4
861	Makatussin Tropfen forte	252,9	–14,7	3,5	–18,6
865	Frenopect	252,3	–11,6	2,0	–13,2
895	durabronchal	245,2	–24,0	4,6	–17,3
905	Bronchipret Saft/Tr.	242,9	+806,6	1,8	+949,8
965	Bronchoforton Kapseln	226,7	+46,4	2,9	+32,2
966	Aspecton	226,2	–56,0	2,4	–58,3
982	Pinimenthol N	223,4	–5,3	2,5	–6,2
990	Optipect N/Neo	221,0	+7,6	2,2	+7,4
1003	Expit	217,3	+5,7	1,5	+9,8
1006	Acetylcystein Heumann	216,8	–26,3	3,9	–30,4
1027	Codeinum phosph.Berlin-Chem.	213,7	–23,8	1,6	–15,1
1035	Azudoxat comp.	212,0	+19,4	2,8	+19,1
1036	Acetylcystein Stada	211,6	+27,4	3,4	+6,8
1046	Bronchoforton Saft/Tropf.	207,9	–7,8	2,3	–8,1
1064	Muco Sanigen	204,9	–22,5	4,7	–22,4
1068	Benadryl Infant N	204,3	+5,7	1,9	+5,7
1084	Emser Sole	197,4	+39,0	1,5	+27,6
1098	Codeinum phosph. Compr.	193,1	–36,7	2,0	–38,4
1102	Liniplant	192,5	+3,2	1,5	+12,7
1114	Muco Tablinen	190,2	–7,9	2,9	–4,1
1133	Bromhexin 12	185,2	–54,3	1,3	–45,9
1139	Transbronchin	184,7	–14,1	3,3	–12,7
1160	NAC Zambon	180,1	(neu)	2,7	(neu)
1178	duramucal	177,7	–14,3	2,1	–7,9
1188	Pulmicret	175,7	–43,0	5,8	–40,1
1228	Pulmotin-Salbe	166,8	–37,8	0,8	–37,4
1241	Bronchopront	163,4	–38,5	1,5	–42,8
1283	Ambroxol comp.-ratiopharm	155,4	–37,5	2,1	–41,1
1323	Tussoretard N	147,6	–50,5	3,3	–46,0
1351	Mucret	143,7	–33,5	8,2	–34,5
1353	Muco Panoral	143,4	–25,9	11,1	–32,1

noch Tabelle 14.1: Verordnungen von Antitussiva und Expektorantien 1994

Angegeben sind die verordnungshäufigsten Präparate mit Verordnungsrang, Verordnungen und Umsatz 1994 für die gesamte Bundesrepublik im Vergleich zu 1993.

Rang	Präparat	Verordnungen 1994 in Tsd.	Veränd. in %	Umsatz 1994 in Mio. DM	Veränd. in %
1357	Acetylcystein von ct	142,7	−3,3	2,5	−24,6
1387	stas-Hustenlöser	138,0	−12,4	1,2	−4,7
1430	Tussoretard SN	133,3	(neu)	2,5	(neu)
1448	Isla-Moos	130,8	+1,2	1,0	+13,0
1457	Bronchicum forte	130,1	+19,1	2,6	+17,2
1500	Remedacen	123,7	−27,7	5,3	−26,2
1516	Sigabroxol	122,2	−20,6	1,1	−8,6
1517	Codicompren	122,2	−3,0	1,7	+4,6
1519	Pinimenthol-S Salbe	122,0	−38,8	1,1	−30,4
1528	Ambroxol von ct	121,3	−1,2	1,0	−15,7
1543	Eucabal Hustensaft/Tr.	119,8	−20,4	1,3	−11,1
1544	Bronchodurat-N-Salbe	119,8	+5,0	1,6	−8,6
1574	Bromhexin Meuselbach	116,0	+14,3	1,0	+19,4
1626	Sanopin N	109,4	+110,5	0,8	+94,4
1656	Mibrox	106,6	−35,8	1,2	−25,9
1689	Tussidermil N	103,4	+3,7	0,6	.+7,5
1693	Amdox Puren	103,1	−21,2	1,3	−26,4
1733	Sedotussin plus Kaps.	100,1	−6,3	2,1	−3,9
1734	Mucocedyl	100,0	−17,8	2,3	−24,5
1749	Doxy Duramucal	98,0	−18,9	1,3	−23,6
1751	Makatussin Tropfen	98,0	−6,4	1,2	−7,8
1756	Ambroxol AL	97,9	+549,2	0,9	+313,1
1759	Vitenur	97,0	+23,3	1,2	+1,3
1765	Ozothin Lösung/Tropfen	96,6	−35,5	1,7	−31,9
1799	Bromhexin Berlin-Chemie	93,0	+17,7	0,7	+29,1
1807	Longtussin Duplex	92,5	+4,1	2,0	+4,1
1809	Neo Tussan	92,4	+21,2	0,9	+21,2
1843	Pect Hustenlöser	90,2	−23,4	0,7	−28,8
1848	Tussipect Codein	89,9	−5,2	1,0	−5,3
1850	Biotuss N Hustensaft f. Kdr.	89,7	−7,7	1,1	−7,9
1876	Fagusan	88,4	−25,0	1,0	−19,0
1913	Tussamed	85,3	(neu)	0,6	(neu)
1920	Sinecod	84,8	−23,8	1,2	−24,0
1937	Eufimenth Balsam N	84,0	−23,0	0,8	−16,9
1992	Stas Erkältungssalbe	80,2	+13,9	0,7	+18,8
1993	Codicaps mono	80,2	+193,3	1,0	+188,4
Summe:		66741,4	−2,8	942,6	−4,5
Anteil an der Indikationsgruppe:		93,8%		93,6%	
Gesamte Indikationsgruppe:		71169,1	−4,3	1006,5	−5,6

Abbildung 14.1: Verordnungen von Antitussiva und Expektorantien 1994
DDD der 2000 meistverordneten Arzneimittel (gesamte Bundesrepublik)

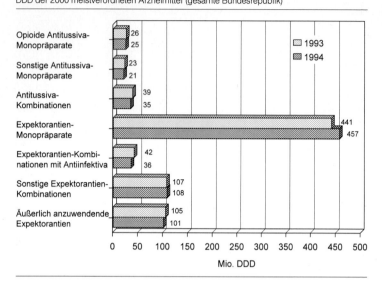

Antitussiva

Antitussiva werden angewendet, wenn der Husten quälend und belastend ist oder den Schlaf des Patienten stört. Starke Antitussiva sind die zentral wirkenden Opioide, die den Hustenreflex durch einen direkten Effekt auf das Hustenzentrum unterdrücken. Wichtige unerwünschte Wirkungen dieser Substanzen sind das Abhängigkeitspotential, die Atemdepression (cave Patienten mit obstruktiver Lungenerkrankung!) und die Hemmung der mukoziliären Clearance (Imhof et al., 1988). Das wichtigste Antitussivum aus dieser Gruppe ist nach wie vor Codein. Auch Dihydrocodein wird immer häufiger angewendet. Daneben gibt es noch in Kombinationsmitteln das schwach wirksame Opioid Dextromethorphan sowie Noscapin, ein Alkaloid der Papaverinreihe, das antitussive Wirkungen, jedoch nicht die unerwünschten Wirkungen der Opioide hat.

Nachdem die Monopräparate der Antitussiva in den letzten beiden Jahren einen Zuwachs aufwiesen, nahmen sie 1994 um 6,3% ab (*Tabelle 14.2*). Allerdings hat sich der seit 1987 abzeichnende Trend zu Monopräparaten weiter verstärkt, so daß nun 57% der Verordnungen auf diese

Antitussiva und Expektorantien

Tabelle 14.2: Verordnungen von Antitussiva-Monopräparaten 1994
Angegeben sind die 1994 in der gesamten Bundesrepublik verordneten Tagesdosen, die Änderungen gegenüber 1993 und die mittleren Kosten je DDD 1994.

Präparat	Bestandteile	DDD 1994 in Mio.	Änderung in %	DDD-Kosten in DM
Opioide				
Paracodin/retard	Dihydrocodein	10,6	(− 9,8)	2,59
Remedacen	Dihydrocodein	2,8	(− 24,7)	1,88
Optipect Kodein forte	Codein	2,3	(− 4,7)	2,10
Tryasol Codein	Codein	2,3	(+ 49,3)	1,69
Codipront mono/retard	Codein	2,0	(+ 0,0)	2,63
Codeinum phosph. Compr.	Codein	1,1	(− 38,4)	1,76
Codeinum phosph.Berlin-Ch.	Codeinphosphat	0,9	(− 13,6)	1,78
Codicompren	Codein	0,9	(+ 6,6)	1,90
Tussoretard SN	Codein	0,8	(neu)	3,18
Tussipect Codein	Codein	0,4	(− 5,2)	2,31
Codicaps mono	Codein	0,3	(+187,4)	3,55
Neo Tussan	Dextromethorphan	0,2	(+ 21,2)	4,42
		24,7	(− 4,9)	2,33
Andere Antitussiva				
Sedotussin	Pentoxyverin	11,6	(− 9,7)	2,26
Hedelix	Efeublätterauszug	5,4	(− 16,9)	0,94
Silomat	Clobutinol	1,9	(− 18,9)	2,72
Capval	Noscapin	1,3	(+113,3)	2,08
Tussamed	Clobutinol	0,5	(neu)	1,23
Sinecod	Butamirat	0,4	(− 26,9)	2,77
		21,0	(− 7,9)	1,94
Summe		45,7	(− 6,3)	2,15

Gruppe entfallen (*Tabellen 14.2, 14.3*). Diese Veränderung ist vor allem unter dem Druck der Negativliste und verstärkt durch die Budgetierung zustandegekommen.

Monopräparate

Codein und Dihydrocodein gehören zur Gruppe der Opioide und gelten nach wie vor als die zuverlässigsten Antitussiva. Auf die beiden Dihydrocodein enthaltenden Präparate entfallen 54% der Verordnungen, allein auf *Paracodin/retard* fast 43% (*Tabelle 14.2*). Allerdings nahmen diese beiden Präparate, wie schon im Vorjahr, erneut stark ab. Dihydrocodein soll in geringerer Dosis als Codein wirksam sein – allerdings fehlen entsprechende sichere Daten –, bietet aber im übrigen keine besonderen Vorteile. Erheblich höhere Verordnungsmengen erreichten 1994 Dihydrocodein-Rezepturen aus Apotheken, die fast ausschließend auf eine nicht sachgerechte Substitutionstherapie bei Drogenabhängigen entfallen (s. *Kapitel 3*, *Abbildung 3.2*). Codein und Dihydrocodein sind aufgrund ihrer kurzen Halbwertszeit und des Bedarfs an hohen Dosen als Substitutionsmittel für Drogenabhängige nicht geeignet. Außerdem entzieht sich die Einnahme der medizinischen Kontrolle. In der Betäubungsmittel-Verschreibungsverordnung ist daher die Möglichkeit geschaffen, die wegen ihrer hohen Bioverfügbarkeit, oralen Anwendbarkeit und langen Wirkdauer zur Substitution geeigneten Substanzen Methadon und Levomethadon einzusetzen.

Das Präparat *Capval* enthält das bereits erwähnte Antitussivum Noscapin. *Sedotussin, Silomat,* und *Sinecod* enthalten synthetische Antitussiva (*Tabelle 14.2*), deren Wirksamkeit nicht einheitlich beurteilt wird. Pentoxyverin (*Sedotussin*) und Clobutinol (*Silomat*) haben keine atemdepressive Wirkungen und wurden in Aufbereitungsmonographien positiv bewertet.

Kombinationspräparate

In dieser Gruppe sind Kombinationspräparate aufgeführt, die neben Antitussiva als Kombinationspartner Antihistaminika, Alpha-Sympathomimetika oder Expektorantien enthalten (*Tabelle 14.3*). Im Jahre 1994 nahmen die verordneten Tagesdosen ähnlich wie 1993 stark ab. Unsere jahrelange Kritik an dieser Präparategruppe war insoweit teilweise erfolgreich. Aber auch die verbliebenen Mittel erfüllen immer noch nicht die Anforderungen, die an therapeutisch begründete Kombinationen zu stellen sind.

Codipront wurde in dieser Gruppe von Kombinationspräparaten im Jahre 1994 am häufigsten verordnet. Es enthält neben Codein noch das Antihistaminikum Phenyltoloxamin, ein Isomer des besser bekannten Wirkstoffes Diphenhydramin. Letzteres kommt zusammen mit Codein in *Tussoretard N* vor. In zwei weiteren Präparaten wird das Antihistaminikum Chlorphenamin entweder mit Codein (*Codicaps*) oder mit Pentoxyverin (*Sedotussin plus Kaps.*) kombiniert. Antihistaminika sollen antitussiv wirksam sein, allerdings schwächer als die Opioide. Der zentrale Wirkungsmechanismus ist unklar. Als Nachteil der Antihistaminika wird die verfestigende Wirkung auf das Bronchialsekret angesehen, wodurch das Abhusten erschwert wird. Unklar ist auch, warum ein schwaches und ein starkes Antitussivum miteinander kombiniert werden.

Rhinotussal Kapseln enthalten das Antitussivum Dextromethorphan in Kombination mit dem Antihistaminikum Carbinoxamin und zusätzlich das Alpha-Sympathomimetikum Phenylephrin, das üblicherweise in der Ophthalmologie zur lokalen Vasokonstriktion angewendet wird. In *Rhinotussal Saft* ist anstelle von Phenylephrin das indirekt wirkende Sym-

Antitussiva und Expektorantien

Tabelle 14.3: Verordnungen von Antitussiva-Kombinationen 1994
Angegeben sind die 1994 in der gesamten Bundesrepublik verordneten Tagesdosen, die Änderungen gegenüber 1993 und die mittleren Kosten je DDD 1994.

Präparat	Bestandteile	DDD 1994 in Mio.	Änderung in %	DDD-Kosten in DM
Codipront	Codein Phenyltoloxamin	9,8	(− 15,4)	2,51
Bronchicum Codein Tropfen N	Codein Menthol	9,7	(− 3,4)	0,88
Codicaps	Codein Chlorphenamin	4,0	(− 2,2)	1,86
Makatussin Tropfen forte	Dihydrocodein Sonnentaukrautextrakt	3,7	(− 18,6)	0,95
Rhinotussal Kaps.	Dextromethorphan Phenylephrin Carbinoxamin	2,9	(+ 1,6)	2,22
Rhinotussal Saft	Dextromethorphan Norephedrin Carbinoxamin	1,9	(− 19,6)	3,50
Tussoretard N	Codein Noscapin Diphenhydramin	1,4	(− 45,4)	2,39
Sedotussin plus Kaps.	Pentoxyverin Chlorphenamin	0,7	(− 3,5)	2,89
Longtussin Duplex	Codein Guaifenesin Chlorphenoxamin	0,6	(+ 4,1)	3,28
Summe		34,7	(− 11,7)	1,86

pathomimetikum Norephedrin enthalten. Offenbar soll mit diesen Kombinationen der Schnupfen bei Erkältungskrankheiten und grippalen Infekten symptomatisch durch eine Schleimhautabschwellung beeinflußt werden. Dieses Therapieprinzip ist jedoch umstritten.

Tussoretard N enthält neben Codein noch das nicht-opioide Antitussivum Noscapin, das keinen wesentlichen atemdepressiven Effekt haben soll. Es ist unklar, warum diese beiden Bestandteile hier kombiniert worden sind, denn normalerweise wird Noscapin als Alternative zu Codein in Betracht gezogen, wenn die unerwünschten Wirkungen von Codein (Atemdepression, Obstipation, Sedation) zu stark ausgeprägt sind.

Die Zahl der Antitussiva-Kombinationen, die sowohl Antitussiva als auch Expektorantien enthalten, ist, wie im Vorjahr, auf zwei Präparate reduziert (*Tabelle 14.3*), nachdem 1991 noch 18 Präparate in dieser Gruppe waren. Die meisten dieser Präparate unterliegen der Negativliste. Pharmakologisch sind diese Kombinationen unsinnig, weil auf der einen Seite die Bronchialsekretion und damit der Hustenreflex stimuliert werden soll, auf der anderen Seite aber der Patient am Husten gehindert wird. Auf die Hemmung der mukoziliären Clearance durch Opioide wurde bereits hingewiesen. Offenbar soll mit diesen Kombinationen das Kunststück vollbracht werden, daß der Patient expektoriert, ohne zu husten. Ein produktiver Husten, der durch Expektorantien hervorgerufen wird, sollte nicht mit Antitussiva unterdrückt werden. Hinzu kommt, daß die Präparate in den meisten Fällen in der Codeinkomponente völlig unterdosiert sind und von daher nur als «schmutzige» Placebos bezeichnet werden können. Auf diese Zusammenhänge ist früher bereits ausführlich hingewiesen worden (s. Arzneiverordnungs-Report '91).

Expektorantien

Expektorantien sollen bei produktivem Husten die Sekretion der Bronchialflüssigkeit fördern oder die Viskosität eines verfestigten Bronchialschleims senken. Mit 701,7 Mio. Tagesdosen werden sie wesentlich häufiger als Antitussiva (80,4 Mio. DDD) eingesetzt (*Abbildung 14.1*). Diese Relation verschiebt sich noch weiter in Richtung auf die Expektorantien, wenn man die Antitussiva-Expektorantien-Kombinationen ohne ausreichende antitussive Komponente zu den Expektorantien hinzurechnet.

Im Gegensatz zu den Opioid-Antitussiva wird der therapeutische Nutzen der Expektorantien nach wie vor nicht einheitlich bewertet (Konietzko, 1983; Boman et al., 1983; Editorial, 1984; Lorenz und Ferlinz, 1985; Kurz, 1986; Guyatt et al., 1987; Olivieri et al., 1987; Geisler, 1988; Imhof et al., 1988; Schultze-Werninghaus und Debelic, 1988; Braga und Allegra, 1989; Palm und Meier-Sydow, 1995). Die klinische Wirksamkeit der am besten untersuchten Expektorantien Bromhexin, dessen stärker wirkendem aktiven Metaboliten Ambroxol, sowie von Carbocistein und Acetylcystein wird unterschiedlich, jedoch jetzt meist positiv (siehe Palm und Meier-Sydow, 1995) beurteilt. Es fehlen jedoch immer noch prospektive, randomisierte Langzeitstudien, auch die Definition der klinischen Wirksamkeit ist uneinheitlich (Imhof et al., 1988;

Antitussiva und Expektorantien

Tabelle 14.4: Verordnungen von Expektorantien-Monopräparaten 1994
Angegeben sind die 1994 in der gesamten Bundesrepublik verordneten Tagesdosen,
die Änderungen gegenüber 1993 und die mittleren Kosten je DDD 1994.

Präparat	Bestandteile	DDD 1994 in Mio.	Änderung in %	DDD-Kosten in DM
Ambroxol				
Mucosolvan	Ambroxol	60,9	(+ 4,4)	1,01
Ambroxol-ratiopharm	Ambroxol	27,7	(− 18,0)	0,85
Mucophlogat	Ambroxol	8,5	(− 21,6)	0,87
Mucobroxol	Ambroxol	6,9	(− 4,1)	0,75
Ambrohexal	Ambroxol	6,7	(+ 6,6)	1,05
Muco-Aspecton	Ambroxol	4,7	(+ 30,1)	1,16
Ambroxol Heumann	Ambroxol	4,0	(− 4,5)	0,92
Ambril	Ambroxol	4,0	(− 34,6)	1,12
Muco Tablinen	Ambroxol	3,9	(+ 0,7)	0,74
Lindoxyl	Ambroxol	3,0	(− 30,6)	1,10
Ambroloes	Ambroxol	2,6	(+ 35,7)	0,93
duramucal	Ambroxol	2,4	(+ 1,9)	0,87
Frenopect	Ambroxol	1,6	(− 16,5)	1,23
stas-Hustenlöser	Ambroxol	1,6	(− 2,2)	0,76
Expit	Ambroxol	1,4	(+ 3,0)	1,03
Bronchopront	Ambroxol	1,3	(− 39,5)	1,16
Ambroxol AL	Ambroxol	1,2	(+344,5)	0,76
Mibrox	Ambroxol	1,1	(− 14,3)	1,06
Sigabroxol	Ambroxol	1,0	(− 16,9)	1,03
Ambroxol von ct	Ambroxol	0,9	(− 29,0)	1,11
Pect Hustenlöser	Ambroxol	0,6	(− 31,2)	1,15
		146,0	(− 5,6)	0,96
Bromhexin				
Bisolvon	Bromhexin	5,7	(− 15,6)	1,02
Bromhexin 12	Bromhexin	3,1	(− 38,4)	0,41
Bromhexin Berlin-Chemie	Bromhexin	1,2	(+ 34,2)	0,56
Bromhexin Meuselbach	Bromhexin	1,1	(+ 91,6)	0,85
		11,2	(− 16,1)	0,78
Acetylcystein				
ACC Hexal	Acetylcystein	78,5	(+ 8,3)	1,47
Fluimucil	Acetylcystein	33,5	(+ 41,6)	1,53
Bromuc	Acetylcystein	21,3	(+ 17,7)	1,50
NAC-ratiopharm	Acetylcystein	18,7	(+259,6)	1,30
Azubronchin	Acetylcystein	18,6	(+ 34,0)	1,24
Acemuc	Acetylcystein	6,9	(+ 40,2)	1,23
Tamuc	Acetylcystein	6,0	(− 0,4)	1,40
Mucret	Acetylcystein	5,8	(− 30,4)	1,41
Acetylcystein-ratiopharm	Acetylcystein	4,7	(− 75,9)	1,45
Siran	Acetylcystein	4,4	(− 21,2)	1,27
Pulmicret	Acetylcystein	3,3	(− 39,8)	1,75
Acetyst	Acetylcystein	3,2	(− 9,3)	1,32
durabronchal	Acetylcystein	3,2	(− 11,8)	1,43
Muciteran	Acetylcystein	3,1	(− 5,9)	1,62
Muco Sanigen	Acetylcystein	3,1	(− 13,6)	1,53
Acetylcystein von ct	Acetylcystein	2,6	(+ 22,6)	0,95

noch Tabelle 14.4: Verordnungen von Expektorantien-Monopräparaten 1994
Angegeben sind die 1994 in der gesamten Bundesrepublik verordneten Tagesdosen, die Änderungen gegenüber 1993 und die mittleren Kosten je DDD 1994.

Präparat	Bestandteile	DDD 1994 in Mio.	Änderung in %	DDD-Kosten in DM
Acetylcystein Stada	Acetylcystein	2,6	(+ 16,8)	1,32
Acetylcystein Heumann	Acetylcystein	2,5	(− 30,2)	1,61
NAC Zambon	Acetylcystein	1,9	(neu)	1,45
Mucocedyl	Acetylcystein	1,6	(− 17,4)	1,47
Vitenur	Acetylcystein	0,7	(− 7,7)	1,60
		226,3	(+ 8,9)	1,43
Carbocistein				
Transbronchin	Carbocistein	1,6	(− 12,3)	2,09
Sonstige				
Gelomyrtol	Myrtol	44,0	(+ 18,3)	0,80
Prospan	Efeublätterextrakt	12,5	(+ 7,0)	1,69
Tussamag Hustensaft N	Thymianextrakt	4,9	(+ 42,8)	0,51
Soledum Kapseln	Cineol	3,4	(+ 7,0)	1,36
Soledum Hustensaft/-Tropfen	Thymianextrakt	2,0	(+ 2,6)	2,01
Thymipin N	Thymianextrakt	1,5	(+ 3,0)	2,13
Bronchoforton Saft/Tropf.	Efeublätterextrakt	1,3	(− 8,0)	1,74
Benadryl Infant N	Diphenhydramin	1,2	(+ 5,7)	1,58
Isla-Moos	Isländisch Moos	0,9	(+ 14,9)	1,11
Fagusan	Guajacol	0,4	(− 25,0)	2,47
		72,2	(+ 14,9)	1,07
Summe		457,3	(+ 3,8)	1,21

Schultze-Werninghaus und Debelic, 1988; Braga und Allegra, 1989). Die Anwendung von Expektorantien beruht in erster Linie auf Empirie und Tradition und darauf, daß subjektiv eine Therapie mit Expektorantien vom Asthmakranken als lindernd empfunden wird. Im allgemeinen geht man davon aus, daß eine reichliche Flüssigkeitsaufnahme von 2–3 Litern pro Tag Voraussetzung für eine ausreichende Sekretproduktion ist. Allerdings konnte bei Patienten mit chronischer Bronchitis keine signifikante Steigerung der Sputumproduktion unter akuter Hydratation über 16–17 Stunden nachgewiesen werden (Shim et al., 1987). Ohne ausreichende Flüssigkeitszufuhr scheinen jedoch auch Expektorantien nicht wirken zu können. Kontraindikationen sind zu beachten, z.B. Herzinsuffizienz oder Auslösung eines Bronchospasmus beim Asthmatiker. Generell sollte verstärkt den Ursachen der vermehrten Schleimbildung (z.B. chronische Infekte, Rauchen) nachgegangen werden, statt lediglich die Expektoration des Schleims zu fördern.

Nach wie vor sind Beta$_2$-Sympathomimetika und Theophyllin bessere Stimulatoren der mukoziliären Clearance als N-Acetylcystein und

Ambroxol (Olivieri et al., 1987; Geisler, 1988; Imhof et al., 1988). Allerdings drängen immer mehr Hersteller mit Ambroxol-, Bromhexin- oder Acetylcystein-haltigen Präparaten auf den Markt (*Tabellen 14.4* und *14.5*).

Monopräparate

Bei den Monopräparaten steht seit vielen Jahren *Mucosolvan* an führender Stelle (*Tabelle 14.4*). Es enthält Ambroxol, einen Metaboliten des Bromhexins, das als Wirkstoff in *Bisolvon, Bromhexin 12, Bromhexin Berlin-Chemie* und *Bromhexin Meuselbach* enthalten ist. Der Einfluß dieser Benzylamine auf die Lungenfunktion wird nicht einheitlich beurteilt (Editorial, 1984; Lorenz und Ferlinz, 1985; Imhof et al., 1988; Schultze-Werninghaus und Debelic, 1988; Braga und Allegra, 1989). In einer kontrollierten Langzeittherapie zeigte die Behandlung mit Ambroxol eine Überlegenheit gegenüber Placebo (Olivieri et al., 1987). Bei der Therapieentscheidung für Ambroxol sollte bei entsprechend disponierten Patienten beachtet werden, daß allergische Reaktionen möglich sind (Bundesgesundheitsamt, 1987). In Schwangerschaft und Stillzeit kann die Gabe von Ambroxol nicht empfohlen werden, da keine ausreichenden Erfahrungen vorliegen.

Unter den verordnungshäufigsten Arzneimitteln hat sich die Zahl der Ambroxol-haltigen Monopräparate seit 1987 ständig erhöht. 1994 sind nun 21 Präparate enthalten, eines mehr als 1993. Etwa 32% der Tagesdosen der Monopräparate entfallen auf Ambroxol. 1994 kam ein weiteres Bromhexin-haltiges Präparat hinzu (*Tabelle 14.4*).

Die Anzahl der Acetylcystein-Präparate stieg von 13 (1990) auf 21 Präparate im Jahre 1994 (*Tabelle 14.4*), die Verordnungen nahmen 1994 wieder leicht zu. Damit entfallen nun fast 50% der Verordnungen auf diese Gruppe (*Tabelle 14.4*). In kontrollierten Untersuchungen hat sich Acetylcystein als wirksames Mucolyticum erwiesen (Grassi et al., 1980; Boman et al., 1983; Braga und Allegra, 1989), der Langzeiteffekt ist jedoch weiterhin umstritten (Imhof et al., 1988; Braga und Allegra, 1989).

Das Mucolyticum Carbocistein hat auch 1994 erneut stark abgenommen und ist nur noch mit einem Präparat (*Transbronchin*) vertreten. Seine Wirksamkeit wird ebenfalls unterschiedlich beurteilt (Puchelle et al., 1987; Editorial, 1984; Lorenz und Ferlinz, 1985; Barnes und Thomson, 1988; Braga und Allegra, 1989). Meistens wird ein erhöhtes Sputumvolumen und eine Abnahme der Viskosität gefunden, eine Verbesserung der Atmungsfunktion ist jedoch nicht eindeutig nachgewiesen. Die DDD-Kosten sind mehr als doppelt so hoch wie die der Ambroxol-haltigen Präparate.

Von den sonstigen Monopräparaten wurde *Gelomyrtol* am häufigsten verordnet. Über die Wirksamkeit dieser Präparate ist nichts Sicheres bekannt. Warum das sedierend wirkende H_1-Antihistaminikum Diphenhydramin als Expektorans (*Benadryl Infant N*) eingesetzt werden soll, ist unklar. Nach einer starken Zuwachsrate im Jahre 1992 und einer Abnahme 1993 war 1994 wiederum ein Zuwachs festzustellen (*Tabelle 14.4*). Dies jährliche Auf und Ab scheint die Irrationalität dieser Präparate widerzuspiegeln.

Kombinationen mit Antiinfektiva

Die Verordnung von Kombinationspräparaten mit Antiinfektiva hat nach einer überraschenden Zunahme 1993 im Jahre 1994 wiederum stark abgenommen (*Tabelle 14.5*). Auch die Zahl der Präparate nahm von 16 auf 12 ab. Die in den Kombinationen enthaltenen Antibiotika sind ausreichend dosiert und damit bei entsprechender Empfindlichkeit der Erreger auch wirksam. Die Kombinationspräparate weisen mittlere DDD-Kosten von 2,01 DM auf, wobei die Kosten von 1,24 DM bis 22,65 DM gehen. Im Vergleich zu einer Monotherapie mit Doxycyclin (DDD im Durchschnitt 0,95 DM) sind sie viel teurer (vgl. *Kapitel 7*).

Die übrigen Kombinationspräparate haben nach einer Abnahme im Vorjahr 1994 wieder leicht zugenommen (*Tabelle 14.6*). Größtenteils handelt es sich in dieser Gruppe um Kombinationen von Pflanzenextrakten mit zwei bis acht Bestandteilen. Die Präparate entsprechen nicht den allgemeinen Kriterien für eine rationale Therapie, das jährlich wechselnde Auf und Ab bestätigt diese Annahme.

Externe Expektorantien

Expektorantien zur äußeren Anwendung hatten bereits 1992 und 1993 einen Rückgang zu verzeichnen, der sich nun 1994 fortsetzte (*Tabelle 14.7*). Die DDD-Kosten sind mit durchschnittlich 0,47 DM relativ niedrig. Diese Präparate enthalten zumeist ätherische Öle, zum Teil mit Menthol und Campher kombiniert, sowie Sole zur Inhalation (*Emser Sole*). Gezielte Untersuchungen über die Wirkungen und Wirksamkeit von ätherischen Ölen liegen kaum vor, ihre Anwendung basiert überwiegend auf Empirie (Kurz, 1986). Nach Resorption sollen sie teilweise über die Lungen ausgeschieden werden; zu ihrer großen Beliebtheit tragen sicher auch die damit verbundenen Geruchseffekte bei.

Antitussiva und Expektorantien

Tabelle 14.5: Verordnungen von Expektorantien-Kombinationen mit Antiinfektiva 1994
Angegeben sind die 1994 in der gesamten Bundesrepublik verordneten Tagesdosen, die Änderungen gegenüber 1993 und die mittleren Kosten je DDD 1994.

Präparat	Bestandteile	DDD 1994 in Mio.	Änderung in %	DDD-Kosten in DM
Mit Doxycyclin				
Mucotectan	Doxycyclin Ambroxol	7,6	(− 18,8)	1,38
Sigamuc	Doxycyclin Ambroxol	6,3	(− 15,0)	1,32
Doxam	Doxycyclin Ambroxol	4,0	(− 13,3)	1,32
Ambrodoxy Hexal	Doxycyclin Ambroxol	3,7	(− 14,1)	1,25
Doximucol	Doxycyclin Ambroxol	3,0	(− 14,6)	1,24
Azudoxat comp.	Doxycyclin Ambroxol	2,3	(+ 23,8)	1,24
Ambroxol comp.-ratiopharm	Doxycyclin Ambroxol	1,7	(− 37,8)	1,24
Amdox Puren	Doxycyclin Ambroxol	1,1	(− 19,8)	1,24
Doxy Duramucal	Doxycyclin Ambroxol	1,1	(− 15,5)	1,24
		30,6	(− 15,5)	1,30
Mit Oxytetracyclin				
Tetra-Gelomyrtol	Oxytetracyclin Myrtol	2,3	(− 3,8)	3,61
Mit Erythromycin				
Bisolvonat	Erythromycin Bromhexin	2,3	(− 13,6)	5,34
Mit Cephalosporinen				
Muco Panoral	Bromhexin Cephaclor	0,5	(− 34,3)	22,65
Summe		35,7	(− 15,1)	2,01

Tabelle 14.6: Verordnungen von sonstigen Expektorantien-Kombinationen 1994
Angegeben sind die 1994 in der gesamten Bundesrepublik verordneten Tagesdosen, die Änderungen gegenüber 1993 und die mittleren Kosten je DDD 1994.

Präparat	Anzahl der Bestandteile	DDD 1994 in Mio.	Änderung in %	DDD-Kosten in DM
Sinupret	5	49,2	(+ 1,1)	0,93
Bronchicum Tropfen N	3	14,3	(+ 5,5)	0,71
Bromhexin-8-Tropfen N	3	10,3	(− 5,7)	0,97
Liniplant	2	5,9	(+ 15,3)	0,26
Optipect N/Neo	3	4,2	(+ 5,2)	0,53
Bronchicum Elixir N	5	3,5	(− 8,4)	1,21
Monapax Saft/Supp./Tropfen	7	3,3	(− 13,7)	3,40
Aspecton N	2	3,2	(+154,5)	1,34
Aspecton	6	3,1	(− 52,9)	0,77
Bronchoforton Kapseln	3	2,4	(+ 29,6)	1,21
Bronchipret Saft/Tr.	2	2,3	(> 1000)	0,77
Ozothin Lösung/Tropfen	2	1,5	(− 26,3)	1,10
Makatussin Tropfen	2	1,5	(− 8,6)	0,77
Melrosum Hustensirup N	5	1,5	(− 11,3)	2,85
Bronchicum forte	2	1,2	(+ 16,4)	2,20
Biotuss N Hustensaft f. Kdr.	3	0,5	(− 7,7)	2,08
Eucabal Hustensaft/Tr.	2	0,2	(− 45,5)	6,01
Summe		108,0	(+ 0,9)	1,00

Wirtschaftliche Aspekte

In dem gesamten Indikationsgebiet der Antitussiva und Expektorantien entfallen auf die therapeutisch sinnvollen Monopräparate der Antitussiva rund 7,4% der Verordnungen bzw. 3,2% der verordneten Tagesdosen. Die große Gruppe der Expektorantien macht über 89% der Verordnungen der gesamten Indikationsgruppe aus. In Anbetracht der umstrittenen therapeutischen Wirksamkeit der meisten Expektorantien erhebt sich immer wieder die Frage, ob ein so hoher Kostenaufwand vertretbar ist. Einfach durchzuführende Maßnahmen (z.B. Flüssigkeitszufuhr und physikalische Maßnahmen wie Lagerung, Vibrationsmassage, Expektorationsgymnastik) sollten vermehrt Berücksichtigung finden (Schultze-Werninghaus und Debelic, 1988). Ohne Zweifel sollte der Beseitigung der Ursachen der Erkrankung (z.B. Rauchen, Luftverschmutzung) wesentlich mehr Beachtung geschenkt werden. Durch Prävention, verstärkte Aufklärung, nicht-medikamentöse Maßnahmen und Beachtung von pharmakologisch-therapeutischen Kriterien könnte hier

Antitussiva und Expektorantien

Tabelle 14.7: Verordnungen von äußerlich anzuwendenden Expektorantien 1994
Angegeben sind die 1994 in der gesamten Bundesrepublik verordneten Tagesdosen,
die Änderungen gegenüber 1993 und die mittleren Kosten je DDD 1994.

Präparat	Bestandteile	DDD 1994 in Mio.	Änderung in %	DDD-Kosten in DM
Transpulmin Balsam E	Cineol Menthol Campher	17,8	(− 3,0)	0,63
Babix-Inhalat N	Eucalyptusöl Fichtennadelöl	15,9	(+ 68,4)	0,15
Babix-Inhalat	Eucalyptusöl Terpentinöl Fichtennadelöl	15,4	(− 44,1)	0,15
Bronchoforton N Salbe	Eucalyptusöl Kiefernnadelöl Menthol	14,6	(+ 12,8)	0,60
Soledum Balsam Lösung	Cineol	8,6	(− 9,7)	0,75
Transpulmin Kinderbalsam N	Cineol Kamillenblütenextrakt	7,7	(+ 3,0)	0,70
Sanopin N	Koniferenöl Campherbaumöl	5,5	(+ 85,5)	0,15
Pinimenthol N	Eucalyptusöl Kiefernnadelöl Menthol	4,6	(+ 2,7)	0,54
Tussidermil N	Eucalyptusöl Fichtennadelöl Thymianöl Minzöl Fenchelöl Rosmarinöl	2,3	(+ 8,4)	0,26
Bronchodurat-N-Salbe	Eucalyptusöl Menthol	2,3	(− 11,4)	0,71
Eufimenth Balsam N	Cineol Fichtennadelöl Menthol	1,6	(− 14,8)	0,52
Pinimenthol-S Salbe	Eukalyptusöl Kiefernnadelöl Latschenkieferöl Terpentinöl	1,5	(− 23,0)	0,74

noch Tabelle 14.7: Verordnungen von äußerlich anzuwendenden Expektorantien 1994

Angegeben sind die 1994 in der gesamten Bundesrepublik verordneten Tagesdosen, die Änderungen gegenüber 1993 und die mittleren Kosten je DDD 1994.

Präparat	Bestandteile	DDD 1994 in Mio.	Änderung in %	DDD-Kosten in DM
Pulmotin-Salbe	Campheröl Campher Anisöl Koniferenöl Thymol Dostenöl	1,3	(− 38,1)	0,59
Stas Erkältungssalbe	Campher Eucalyptusöl Kiefernadelöl	1,1	(+ 22,6)	0,66
Emser Sole	Na^+ K^+-Ion Cl^- Sulfat-Ion HCO_3^-	0,5	(+ 10,9)	2,85
Summe		100,7	(− 3,8)	0,47

ein Beitrag zur Verbesserung der Therapie durch die Ärzteschaft geleistet werden.

Literatur

Barnes, P. J., Thomson, N. C. (1988): Other therapies used in asthma. In: Asthma: Basic Mechanisms and Clinical Management (Barnes, P. J., Rodger, I. W., Thomson, N. C., eds.). Academic Press, London, San Diego, New York, Boston, Sydney, Tokyo, Toronto, pp. 699.

Boman, G., Bäcker, U., Larsson, S., Melander, B., Wåhlander, L. (1983): Oral acetylcystein reduces exacerbation rate in chronic bronchitis. Report of a trial organized by the Swedish Society for Pulmonary Diseases. Eur. J. Respir. Dis. 64: 405–415.

Braga, P. C., Allegra, L. (eds.) (1989): Drugs in Bronchial Mucology. Raven Press, New York.

Bundesgesundheitsamt (1987): Arzneimittel-Schnellinformationen: Ambroxol: Auch bei parenteraler Applikation allergische Reaktionen möglich. Bundesgesundhbl. 30: 447.

Editorial (1984): Expektorantien. Der Arzneimittelbrief 18: 11–14.

Geisler, L. S. (Hrsg.) (1988): Empfehlungen für ein Stufenschema der medikamentösen Langzeittherapie obstruktiver Atemwegserkrankungen. Dtsch. med. Wschr. 113:1609–1612.

Grassi, C., (Multicenter Study Group) (1980): Long-term oral acetylcysteine in chronic bronchitis. A double-blind controlled study. Eur. J. Respir. Dis. 61: Suppl. 111, 93–108.

Guyatt, G.H., Townsend, M., Kazim, F. , Newhouse, M.T. (1987): A controlled trial of ambroxol in chronic bronchitis. Chest 92: 618–620.

Imhof, E., Russi, E., Perruchoud, A.P. (1988): Pharmakotherapie des Hustens. Schweiz. med. Wschr. 118:1067–1072.

Konietzko, N. (1983): Mukolytika – Sekretolytika – Sekretomotorika. Atemw.-Lungenkrkh. 9: 151–156.

Kurz, H. (1986): Expektoranzien und Antitussiva. Dtsch. Apothekerzeitung 126: 1024–1029.

Lorenz, J., Ferlinz, R. (1985): Expektorantien: Pathophysiologie und Therapie der Mukostase. Arzneimitteltherapie 3: 22–27.

Olivieri, D. et al. (1987): Ambroxol for the prevention of chronic bronchitis exacerbations: long-term multicenter trial. Respiration 51: Suppl.1, 42–51.

Palm, D., Meier-Sydow, J. (1995): Erkrankungen der Atemwege. In: Fülgraff, G., Palm, D. (Hrsg.) Pharmakotherapie – Klinische Pharmakologie. G. Fischer Verlag, Stuttgart, 9. Auflage, S. 183–197.

Puchelle, E., Aug, F., Polu, J.M. (1987): Effect of the mucoregulator S-carboxymethyl-cysteine in patients with chronic bronchitis. Eur. J. Clin. Pharmacol. 14: 177–184.

Schultze-Werninghaus, G., Debelic, M. (Hrsg.) (1988): Asthma: Grundlagen, Diagnostik, Therapie. Springer Verlag, Berlin, Heidelberg, New York, London, Paris, Tokyo.

Shim, Ch., King, M., Williams, M.H. (1987): Lack of effect of hydration on sputum production in chronic bronchitis. Chest 92: 679–682.

15. Beta-Rezeptorenblocker

B. Lemmer

Beta-Rezeptorenblocker spielen eine wichtige Rolle bei der Behandlung kardiovaskulärer Erkrankungen. Hauptindikationen sind die arterielle Hypertonie, die koronare Herzkrankheit und tachykarde Herzrhythmusstörungen.

Beta-Rezeptorenblocker hemmen die Funktion des sympathischen Nervensystems in allen Organen, die mit adrenergen Beta-Rezeptoren ausgestattet sind. Dazu gehören insbesondere das Herz, die Nieren und die glatte Muskulatur von Bronchien und Muskelgefäßen. Therapeutisch bedeutsam ist die Senkung der Herzfrequenz, des kardialen Sauerstoffverbrauchs, der Reninausschüttung aus der Niere und die Erniedrigung des Augeninnendrucks (vgl. *Kapitel 36*). Nachteilig kann sich die Beta-Rezeptorenblockade auf die Herzkraft, die kardiale Erregungsleitung, die Bronchialfunktion (Gefahr des Bronchospasmus) und die Gefäßmuskulatur (Durchblutungsstörungen) auswirken.

In den einzelnen Organen kommen vor allem zwei Typen von Beta-Rezeptoren vor, die durch Beta-Rezeptorenblocker unterschiedlich beeinflußt werden können. Herz und Nieren enthalten überwiegend Beta$_1$-Rezeptoren, Bronchien und Gefäße überwiegend Beta$_2$-Rezeptoren. Beta-Rezeptorenblocker werden daher nach ihrer unterschiedlichen Wirkung auf die Rezeptorsubtypen folgendermaßen eingeteilt:
– nicht-selektive Beta-Rezeptorenblocker
– Beta$_1$-selektive Beta-Rezeptorenblocker
– Beta-Rezeptorenblocker mit intrinsischer sympathomimetischer Aktivität (ISA)

Die nicht-selektiven Blocker hemmen die Beta-Rezeptoren in allen Organen. Beta$_1$-selektive Blocker wirken bevorzugt auf die Beta$_1$-Rezeptoren von Herz und Niere, führen weniger leicht zu einer Verlängerung Insulinbedingter hypoglykämischer Perioden und zu einer Verringerung der Muskeldurchblutung und erzeugen erst in höheren Dosierungen die therapeutisch nicht erwünschte Blockade der Beta$_2$-Rezeptoren in Bronchien und Gefäßen. Die Beta$_1$-Selektivität ist also nur relativ und erfordert daher, daß die üblichen Kontraindikationen für Beta-Rezeptorenblocker weiterhin zu beachten sind. Beta-Rezeptorenblocker mit intrinsischer sympathomimetischer Aktivität (ISA; identisch mit PAA = partialagonistische Aktivität) führen in Ruhe zu einer geringeren Abnahme der Herzfrequenz und sollen initial einen geringeren Anstieg von Gefäß- und Bronchialwiderstand bewirken (Palm, 1987; Borchard,

Beta-Rezeptorenblocker

Tabelle 15.1: Verordnungen von Beta-Rezeptorenblockern 1994
Angegeben sind die verordnungshäufigsten Präparate mit Verordnungsrang, Verordnungen und Umsatz 1994 für die gesamte Bundesrepublik im Vergleich zu 1993.

Rang	Präparat	Verordnungen 1994 in Tsd.	Veränd. in %	Umsatz 1994 in Mio. DM	Veränd. in %
23	Beloc	2754,6	+16,4	179,7	+20,9
96	Obsidan	1448,8	–30,5	42,4	–21,3
128	Concor	1259,9	+4,8	78,8	+1,1
183	Sotalex	946,3	+0,9	92,1	–8,7
194	Cordanum	920,2	–36,9	43,2	–30,0
367	Tenormin	570,0	–14,7	30,3	–13,0
375	Dociton	561,9	–13,4	16,7	–10,6
417	Atenolol-ratiopharm	510,1	+7,3	23,4	+13,2
486	Sotahexal	445,0	+25,6	24,1	+19,9
644	Blocotenol	340,9	+14,1	10,9	+12,0
695	Selectol	314,5	+4,5	22,6	+5,9
709	Atehexal	307,1	+18,6	11,5	+18,9
735	Metohexal	296,6	+4,8	11,2	+13,2
936	Propra-ratiopharm	234,3	–5,4	5,7	–7,2
995	Meto Tablinen	219,1	+33,0	7,8	+39,3
1123	Metoprolol-ratiopharm	187,3	+18,4	7,0	+20,0
1135	Visken	185,0	–7,8	9,8	–10,8
1138	Kerlone	184,7	+39,2	13,8	+39,6
1193	Sotalol-ratiopharm	175,0	+82,0	8,8	+64,3
1330	Azumetop	146,9	+34,2	5,3	+33,1
1335	Lopresor	145,9	+0,3	9,2	+1,4
1572	Atenolol-Heumann	116,2	–2,4	4,0	–0,2
1779	Beta-Tablinen	95,0	+0,7	3,1	+2,0
1874	Prelis	88,5	–27,5	6,5	–26,3
1882	Metoprolol Stada	87,8	+5,7	3,0	+12,5
1990	Prent	80,4	–19,3	5,1	–20,9
Summe:		12622,1	–3,7	676,0	+0,9
Anteil an der Indikationsgruppe:		23,9%		20,4%	
Gesamte Indikationsgruppe:		52885,3	–0,6	3321,6	+5,6

1988). Sie haben aber aufgrund der ISA eine geringere maximale Wirkungsstärke, so daß ihre Wirksamkeit bei Angina pectoris derjenigen anderer Beta-Rezeptorenblocker unterlegen ist (Frishman et al., 1979; Quyyumi et al., 1984). Die therapeutische Bedeutung der ISA ist deshalb umstritten. Während der Langzeitbehandlung mit nicht-selektiven Betarezeptorenblockern wurde ein Anstieg der LDL- und eine Senkung der HDL-Cholesterol-Konzentrationen im Serum beobachtet.

Grundsätzlich können die verschiedenen therapeutischen Ziele mit allen Beta-Rezeptorenblockern erreicht werden. Die Häufigkeit von Reinfarkten und plötzlichem Herztod nach Myokardinfarkt kann durch Beta-Rezeptorenblocker vermindert werden. Allerdings ist die Wirksamkeit einer Sekundärprävention des Myokardinfarktes nur für Timolol, Atenolol, Propranolol und Metoprolol belegt (Borchard, 1988, Schrör und Just, 1995). Propranolol und Nadolol sind wirksam in der Prävention von Oesophagus-Varizenblutungen und der Verminderung der Mortalität bei gastro-intestinalen Blutungen aufgrund einer Leberzirrhose (Poynard et al., 1991). Bei kardiovaskulären Indikationen sind die beta$_1$-selektiven Rezeptorenblocker zu bevorzugen.

Verordnungsspektrum

Im Jahre 1994 waren 26 Beta-Rezeptorenblocker unter den verordnungshäufigsten Arzneimitteln enthalten, nach einer Abnahme um zwei Präparate im Jahre 1994 (*Endak, Duratenol*) (*Tabelle 15.1*). Es handelt sich ausschließlich um Monopräparate, denn die Kombinationspräparate sind bei den Antihypertonika aufgeführt (vgl. *Kapitel 10*). Als Wirkstoffe sind in den 26 Präparaten zehn verschiedene Beta-Rezeptorenblocker enthalten. Damit wurden nur die Hälfte der 21 verschiedenen Beta-Rezeptorenblocker, die 1994 in der Bundesrepublik für kardiovaskuläre Indikationen im Handel waren, auch tatsächlich häufig therapeutisch hierbei angewendet. Von den 101 Monopräparaten der Roten Liste 1994 wurden damit allerdings nur ein Viertel in nennenswertem Umfang verordnet. Sieben weitere Wirkstoffe werden zur Behandlung des Glaukoms eingesetzt, drei mehr als 1993 (vgl. *Kapitel 36*).

Beta-Rezeptorenblocker wurden 1994 etwas weniger verordnet, der Umsatz nahm leicht zu (*Tabelle 15.1*). Auch das Verordnungsvolumen nach definierten Tagesdosen (DDD) stieg an, so daß von einer Arzneimittelbudget-bedingten Einschränkung der Arzneitherapie für die wichtigen Indikationen der Beta-Rezeptorenblocker nicht die Rede sein kann.

Nicht-selektive Beta-Rezeptorenblocker

Das Verordnungsvolumen der nicht-selektiven Beta-Rezeptorenblocker hat 1994 gemessen an den DDD zugenommen (*Tabelle 15.2*). Dieser Zuwachs ist, wie bereits im Vorjahr, auf die zwei Sotalol-Generika *Sotahexal* und *Sotalol-ratiopharm* zurückzuführen. Sotalol, bedingt durch seine besondere chemische Struktur, verfügt über zusätzliche Eigenschaften eines Klasse-III-Antiarrhythmikums (Ijzerman und Soudijn, 1989). Auch das Originalpräparat *Sotalex* nahm zu.

Abbildung 15.1: Verordnungen von Beta-Rezeptorenblockern 1985 bis 1994
Gesamtverordnungen nach definierten Tagesdosen (ab 1991 mit neuen Bundesländern)

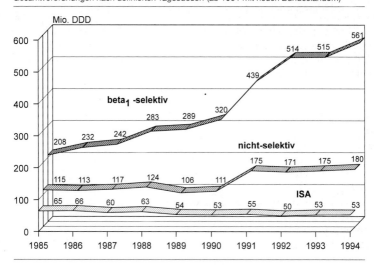

Beta₁-selektive Rezeptorenblocker

Die beta₁-selektiven Rezeptorenblocker stellen schon seit 12 Jahren die therapeutisch bedeutsamste Gruppe unter den Beta-Rezeptorenblockern dar (*Abbildung 15.1*). Nachdem im Vorjahr sechs neue Präparate in diese Gruppe gelangten, schied 1994 *Duratenol* aus (*Tabelle 15.2*). Seit 1985 haben sich die Verordnungen nach DDD mehr als verdoppelt (*Abbildung 15.1*). Sie umfassen 1994 mehr als 74% aller Verordnungen der Beta-Rezeptorenblocker (*Tabelle 15.2*). Nach einem Verordnungsrückgang im Vorjahr wurden 1994 die beta₁-selektiven Rezeptorblocker deutlich mehr verordnet.

Seit Jahren ist *Beloc*, das Metoprolol enthält, das führende Präparat, auf das auch 1994 ein Drittel aller verordneten Tagesdosen entfielen (*Tabelle 15.2*). *Beloc* hat mit einem starken Zuwachs den Rückgang des Vorjahres wieder ausgeglichen. An zweiter Stelle steht *Concor*, das sich durch eine besonders hohe Beta₁-Selektivität auszeichnet. Auf Metoprolol entfallen fast die Hälfte, auf Atenolol ein Fünftel der beta₁-selektiven Präparate.

Tabelle 15.2: Verordnungen von Beta-Rezeptorenblockern 1994

Angegeben sind die 1994 in der gesamten Bundesrepublik verordneten Tagesdosen, die Änderungen gegenüber 1993 und die mittleren Kosten je DDD 1994.

Präparat	Bestandteile	DDD 1994 in Mio.	Änderung in %	DDD-Kosten in DM
Nicht-selektiv				
Sotalex	Sotalol	56,0	(+ 2,4)	1,65
Obsidan	Propranolol	31,4	(− 18,3)	1,35
Sotahexal	Sotalol	26,6	(+ 33,8)	0,91
Dociton	Propranolol	12,3	(− 12,3)	1,35
Sotalol-ratiopharm	Sotalol	9,5	(+107,6)	0,92
Propra-ratiopharm	Propranolol	4,8	(− 7,7)	1,20
Beta-Tablinen	Propranolol	2,8	(+ 4,9)	1,11
		143,2	(+ 2,8)	1,35
Beta-1-selektiv				
Beloc	Metoprolol	170,2	(+ 22,3)	1,06
Concor	Bisoprolol	112,4	(+ 4,1)	0,70
Tenormin	Atenolol	34,8	(− 7,0)	0,87
Cordanum	Talinolol	32,3	(− 29,9)	1,34
Atenolol-ratiopharm	Atenolol	31,3	(+ 19,4)	0,75
Metohexal	Metoprolol	19,3	(+ 14,4)	0,58
Atehexal	Atenolol	18,8	(+ 17,5)	0,61
Kerlone	Betaxolol	16,5	(+ 45,9)	0,84
Blocotenol	Atenolol	16,3	(+ 10,8)	0,67
Meto Tablinen	Metoprolol	14,5	(+ 38,3)	0,54
Metoprolol-ratiopharm	Metoprolol	11,8	(+ 18,5)	0,59
Lopresor	Metoprolol	9,0	(+ 4,8)	1,03
Azumetop	Metoprolol	8,8	(+ 30,0)	0,60
Prelis	Metoprolol	8,2	(− 26,0)	0,80
Metoprolol Stada	Metoprolol	4,6	(+ 25,6)	0,66
Atenolol-Heumann	Atenolol	4,1	(− 1,1)	0,99
		513,0	(+ 9,0)	0,87
Intrinsische Aktivität (ISA)				
Selectol	Celiprolol	24,4	(+ 9,9)	0,92
Visken	Pindolol	5,5	(− 14,7)	1,79
Prent	Acebutolol	4,9	(− 18,6)	1,04
		34,8	(+ 0,4)	1,08
Summe		691,0	(+ 7,2)	0,98

Beta-Rezeptorenblocker mit intrinsischer Aktivität (ISA)

Die Verordnung von Beta-Rezeptorenblockern mit ISA blieb 1994 nahezu unverändert. Das Carteolol-enthaltende Präparat *Endak* war nicht mehr in dieser Gruppe enthalten, die Änderungen der verbliebenen drei fielen sehr unterschiedlich aus (*Tabelle 15.2*).

Wirtschaftliche Aspekte

Gegenüber früheren Jahren spielen 1994 Generika im gesamten Verordnungsvolumen der Beta-Rezeptorenblocker eine größere Rolle. Auf die Propranolol-Nachfolgepräparate entfallen über 76%, die Atenolol-Nachfolgepräparate stiegen weiter auf 66%, die Sotalol-Nachfolgepräparate gegenüber dem Vorjahr auf 39%, während die Nachfolgepräparate von Metoprolol stark auf unter 10% zurückfielen (*Tabelle 15.2*).

Literatur

Borchard, U. (1988): Klinische Pharmakologie der Beta-Rezeptorenblocker. Aesopus Verlag, Basel.

Frishman, W.H., Kostis, J., Strom, J., Hossler, M., Ekayam, U., Goldner, S., Silverman, R., Davis, R., Weinstein, J., Sonnenblick, E. (1979): Clinical pharmacology of the new beta-adrenergic blocking drugs. Part 6: A comparison of pindolol and propranolol in the treatment of patients with angina pectoris. The role of intrinsic sympathomimetic activity. Amer. Heart J. 98: 526–535.

Ijzerman, A.P., Soudijn, W. (1989): The antiarrhythmic properties of β-adrenoceptor antagonists. TIPS 10: 31–36.

Palm, D. (1987): Wie viele Beta-Rezeptoren-Blocker braucht der Arzt? Klin. Wschr. 65: 289–295.

Poynard, T., Calès, P., Pasta, L., Ideo, G., Pascal, J.-P., Pagliaro, L., Lebrec, D., and the Franco-Italian Multicenter Study Group (1991): Beta-adrenergic-antagonist drugs in the prevention of gastrointestinal bleeding in patients with cirrhosis and esophageal varices. N. Engl. J. Med. 324:1532–1538.

Schrör, K., Just, H. (1995): Koronare Herzkrankheit. In: Fülgraff, G, Palm, D. (Hrsg.) Pharmakotherapie – Klinische Pharmakologie, Gustav Fischer Verlag, Stuttgart, 8. Auflage, S. 94–108.

Quyyumi, A.A., Wright, C., Mockus, L., Fox, K.M. (1984): Effect of partial agonist activity in β-blockers in severe angina pectoris: A double blind comparison of pindolol and atenolol. Brit. Med. J. 289: 951–953.

16. Bronchospasmolytika und Antiasthmatika

B. Lemmer

Bronchospasmolytika werden zur Behandlung des Asthma bronchiale und des bronchitischen Syndroms eingesetzt. Bei beiden Erkrankungen ist es das Ziel, die reversible Bronchialobstruktion zu beseitigen und die therapeutisch kaum noch zu beeinflussenden Zustände der Ateminsuffizienz und des Cor pulmonale zu verhindern.

Asthma bronchiale ist nicht nur durch intermittierende, reversible Episoden der Bronchokonstriktion gekennzeichnet, sondern auch durch eine komplexe Interaktion zwischen neuronalen Regulationsmechanismen und vor allem entzündlichen Prozessen. Heute wird diesen entzündlichen Prozessen eine wesentlich größere Bedeutung zugesprochen. Die Mechanismen, die der bronchialen Übererregbarkeit zugrunde liegen, sind vielfältig, in ihrer relativen Bedeutung für das Krankheitsgeschehen aber immer noch nicht eindeutig abgeklärt (Barnes, 1989; Consensus

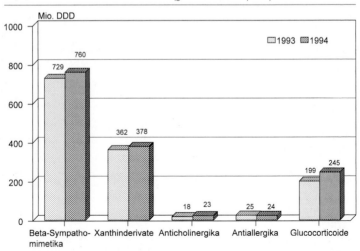

Abbildung 16.1: Verordnungen von Bronchospasmolytika und Antiasthmatika 1994
DDD der 2000 meistverordneten Arzneimittel (gesamte Bundesrepublik)

Bronchospasmolytika und Antiasthmatika

Tabelle 16.1: Verordnungen von Bronchospasmolytika und Antiasthmatika
Angegeben sind die verordnungshäufigsten Präparate mit Verordnungsrang, Verordnungen und Umsatz 1994 für die gesamte Bundesrepublik im Vergleich zu 1993.

Rang	Präparat	Verordnungen 1994 in Tsd.	Veränd. in %	Umsatz 1994 in Mio. DM	Veränd. in %
25	Berodual	2725,4	+8,1	175,6	+7,5
42	Berotec Aerosol	2210,7	+2,1	56,3	–19,9
43	Spasmo-Mucosolvan	2179,7	+6,5	31,3	+4,7
45	Sultanol Aerosol	2154,0	+11,3	70,5	+8,0
68	Bronchoretard	1769,2	+9,3	99,8	+12,2
86	Pulmicort	1540,4	+24,9	181,8	+46,5
179	Aarane	974,3	+15,9	122,7	+16,1
200	Allergospasmin-Aerosol	907,0	+1,1	110,7	+2,5
248	Afonilum	749,0	–0,8	33,1	–1,3
249	Sanasthmax	746,7	+1,4	78,1	+11,1
262	Solosin	716,4	–5,5	20,3	+3,9
276	Broncho Spray	697,0	+1,7	20,3	+3,2
352	Aminophyllin OPW	585,8	–25,8	29,0	–25,7
372	Inhacort	563,7	+5,3	65,5	+8,2
400	Bricanyl/Duriles	533,1	–1,9	15,4	–19,7
455	Theophyllard	478,0	+1,1	24,2	+3,5
482	Uniphyllin	446,5	+6,1	26,4	+3,6
501	Atrovent	428,7	+16,0	11,8	+21,2
502	Euphyllin N	427,6	–13,0	21,9	–7,1
610	Beclomet Orion	356,9	+52,3	38,0	+62,1
611	Euphylong	356,5	+5,7	22,2	+11,5
675	Apsomol Dosieraerosol	325,2	+37,8	7,7	+41,3
681	Volmac	321,9	–6,8	14,7	–11,2
682	Ditec	321,6	–6,0	29,7	–3,8
685	Intal	320,0	+0,6	26,6	+1,8
715	Loftan	305,5	–7,7	13,4	–12,1
728	Spiropent	299,6	+3,8	10,5	+18,5
789	Aerodur	272,8	+58,9	12,4	+72,3
794	Aerobin	271,5	+11,5	9,7	+11,6
802	Sanasthmyl	268,4	–4,1	17,2	–3,2
816	Theophyllin-ratiopharm	263,7	–3,8	6,7	–3,3
829	Zaditen	260,8	–18,0	14,2	–34,9
880	Euphyllin	248,6	–34,6	15,5	–27,4
941	Bambec	233,0	+5,5	23,4	+16,2
1234	Arubendol-Spray	166,0	–20,0	4,8	–22,7
1261	Tilade	158,2	+14,7	16,2	+10,0
1306	Bricanyl Aerosol	151,8	–1,9	5,1	–4,3
1407	PulmiDur	135,5	–26,5	10,0	–24,3
1562	Alupent Tabl./Amp.	117,7	–27,0	2,6	–22,8
1578	Unilair	115,6	+732,6	3,7	(>1000)
1658	DNCG Stada	106,5	+69,8	5,2	+81,1
1667	Ventilat	106,0	+16,9	4,4	+18,4
1668	Sultanol Tabl./Supp.	105,9	+8,7	1,4	+6,0
1687	Neobiphyllin	103,5	–33,1	3,5	–36,4
1781	Euspirax Drag./Tabl.	94,5	–10,6	3,7	+1,3
1795	Ketof	93,2	–14,3	2,6	–16,1

noch Tabelle 16.1: Verordnungen von Bronchospasmolytika und Antiasthmatika
Angegeben sind die verordnungshäufigsten Präparate mit Verordnungsrang, Verordnungen und Umsatz 1994 für die gesamte Bundesrepublik im Vergleich zu 1993.

Rang	Präparat	Verordnungen 1994 in Tsd.	Veränd. in %	Umsatz 1994 in Mio. DM	Veränd. in %
1826	Theophyllin Heumann	91,1	–0,2	2,3	–0,8
1836	Becloturmant	90,6	–11,5	4,7	+8,4
1869	Ketotifen-ratiopharm	88,8	–5,6	2,5	–0,7
1912	Broncho-Euphyllin retard	85,4	–10,9	6,0	–8,9
Summe:		27069,0	+4,1	1535,1	+7,5
Anteil an der Indikationsgruppe:		92,2%		94,5%	
Gesamte Indikationsgruppe:		29371,7	+2,9	1624,9	+7,2

Report, 1992). Asthmatische Anfälle pflegen in 70–80% der Fälle vor allem nachts aufzutreten (Smolensky, 1989). Das Ausmaß der zirkadianen Variation der Lungenfunktion ist für den Grad der Erkrankung und die antiasthmatische Stufentherapie von Bedeutung (Consensus Report, 1992; Wettengel et al., 1994). Weltweit scheint das Asthma bronchiale, sein Schweregrad und die Zahl der Klinikeinweisungen zuzunehmen, die Ursachen dafür sind aber weiterhin unklar (Williams, 1989). Jüngste Untersuchungen deuten darauf hin, daß eine geringere Empfindlichkeit auf Hypoxämie und eine abgeschwächte Wahrnehmung dyspnoeischer Zustände prädisponierende Faktoren schwerster Asthmaanfälle zu sein scheinen (Kikuchi et al., 1994).

Grundlage für eine erfolgreiche Arzneimitteltherapie ist in erster Linie die Ausschaltung auslösender Ursachen. Beim Asthma bronchiale gehört dazu die Allergenkarenz und gegebenenfalls eine frühzeitige Hyposensibilisierung. Beim bronchitischen Syndrom ist es erforderlich, daß ein absolutes Rauchverbot eingehalten wird und rezidivierende Atemwegsinfektionen sowie eine berufliche Staubexposition vermieden werden. Beim saisonal bedingten Asthma ist eine Dauertherapie nicht erforderlich. Bei der chronisch-obstruktiven Ventilationsstörung muß eine Langzeittherapie auch im beschwerdefreien Intervall durchgeführt werden.

Entsprechend der neuesten internationalen Übereinkunft (Consensus Report, 1992) und den Empfehlungen der Deutschen Atemwegsliga (Wettengel et al., 1994; Wettengel, 1995) besteht das Prinzip der Therapie des Asthma bronchiale heute in einer entzündungshemmenden Dauertherapie und bedarfsorientierter Verwendung von Bronchospasmolytika. Entsprechend dem Schweregrad der Erkrankung wird ein mehrstufiges Behandlungsschema empfohlen. Während der internationale Consensus Report vier Stufen vorsieht, reduziert die Deutsche Atemwegsliga ihn auf drei Stufen, ergänzt um ausführliche Empfehlungen zur Asthmatherapie bei Kindern (Wettengel et al., 1994). Eine Monotherapie mit Beta$_2$-Sympathomimetika ist lediglich dann erlaubt, wenn maximal dreimal wöchentlich eine Therapie benötigt wird. Beim Stufenplan für die Langzeittherapie gilt als Basistherapie die regelmäßige Inhalation einer antiinflammatorischen Substanz. Frühzeitig wird die Kombination mit inhalativen Glucocorticoiden bzw. Cromoglicinsäure oder Nedocromil empfohlen. Bei stärkeren Beschwerden werden zusätzlich Theophyllin, Anticholinergika oder orale Beta$_2$-Sympathomimetika sowie orale Glucocorticoide vorgeschlagen.

Verordnungsspektrum

Die Verordnungen von Bronchospasmolytika stiegen 1994 nach einem Rückgang im Jahre 1993 wiederum an (*Abbildung 16.2*). Unter den verordnungshäufigsten Arzneimitteln sind 1994 50 Bronchospasmolytika enthalten, zwei weniger als im Vorjahr.

Die bei Asthma und chronisch-obstruktiver Atemwegserkrankung verwendeten Präparate lassen sich fünf pharmakologischen Stoffklassen zuordnen. Wie schon bisher bilden die Beta-Sympathomimetika mit 14 Präparaten die therapeutisch bedeutsamste Gruppe, die mehr als die Hälfte aller Verordnungen umfaßt. Als weitere wichtige Gruppen folgen die Xanthinpräparate.

Beta-Sympathomimetika

Beta$_2$-Sympathomimetika zählen nach wie vor zu den Mitteln der ersten Wahl bei der Behandlung von Bronchialobstruktionen und bei der Langzeittherapie obstruktiver Atemwegserkrankungen, wobei auf die entzündungshemmende Basistherapie bereits verwiesen wurde. Heute wird jedoch eine bedarfsorientierte Verwendung der Beta-Sympathomimetika empfohlen. Neben ihrem bronchodilatatorischen Effekt haben sie auch eine günstige Wirkung auf die mukoziliäre Clearance. Es ist bekannt, daß die hochdosierte inhalative Gabe von Beta$_2$-Sympathomimetika mit zusätzlichen Risiken verbunden sein kann. Sie sind in letzter Zeit erneut diskutiert worden, nachdem mehrere Berichte über einen Anstieg der Asthmamortalität, erhöhte kardiale Nebenwirkungen und Senkung des Plasmakaliums, insbesondere durch Fenoterol, publiziert wurden (Chung, 1993). Es ist gegenwärtig nicht geklärt, ob diese Beobachtungen auf einem Fenoterol-spezifischen Effekt beruhen, ob dies ein gruppen-

Abbildung 16.2: Verordnungen von Bronchospasmolytika und Antiasthmatika 1985 bis 1994
Gesamtverordnungen nach definierten Tagesdosen (ab 1991 mit neuen Bundesländern)

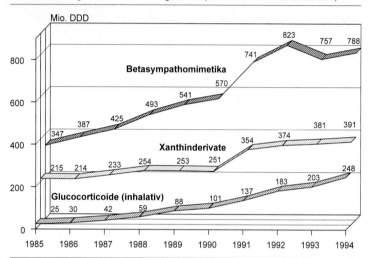

spezifischer Effekt der Beta-Sympathomimetika ist, inwieweit der Schweregrad der Erkrankung eine Rolle spielt oder ob die wiederholte Gabe von Beta-Sympathomimetika einen verminderten Schutz gegen bronchokonstriktorische Stimuli nach sich zieht (Cheung et al., 1992; O'Connor et al., 1992; Chung, 1993). Auf die verminderte Empfindlichkeit gegen Hypoxämie und die reduzierte Wahrnehmung einer Dyspnoe bei schweren Asthmaanfällen wurde bereits hingewiesen (Kikuchi et al., 1994).

Somit wird zur Asthmaprophylaxe in Abweichung von der bisher üblichen regelmäßigen Anwendung von viermal täglich die symptomorientierte, bedarfsweise Anwendung eines inhalativen Beta-Sympathomimetikums empfohlen (Consensus Report, 1992, Wettengel et al., 1994). In der Mehrzahl der Fälle bzw. bei regelmäßig auftretenden Beschwerden sollte stets eine ausreichende entzündungshemmende Basistherapie mit inhalierbaren Glucocorticoiden bzw. Cromoglicinsäure oder Nedocromil neben den Beta-Sympathomimetika angewendet werden (Wettengel et al., 1994).

Die Beta-Sympathomimetika zeigen seit 1981 einen stetigen Verordnungsanstieg, der nur im Vorjahr unterbrochen und 1994 wieder fortgesetzt wurde (*Abbildung 16.2*). Insgesamt entfielen 1994 26% aller Verordnungen von Bronchospasmolytika auf die Beta-Sympathomimetika-

Tabelle 16.2: Verordnungen von Beta-Sympathomimetika 1994 (Monopräparate)
Angegeben sind die 1994 in der gesamten Bundesrepublik verordneten Tagesdosen, die Änderungen gegenüber 1993 und die mittleren Kosten je DDD 1994.

Präparat	Bestandteile	DDD 1994 in Mio.	Änderung in %	DDD-Kosten in DM
Inhalation				
Berotec Aerosol	Fenoterol	164,1	(− 6,6)	0,34
Sultanol Aerosol	Salbutamol	64,4	(+ 13,6)	1,09
Broncho Spray	Salbutamol	27,7	(+ 7,4)	0,73
Apsomol Dosieraerosol	Salbutamol	18,0	(+ 36,2)	0,43
Aerodur	Terbutalin	13,7	(+ 58,5)	0,91
Bricanyl Aerosol	Terbutalin	8,1	(+ 4,3)	0,63
Arubendol-Spray	Terbutalin	6,6	(− 26,9)	0,72
		302,6	(+ 1,9)	0,59
Systemisch				
Bricanyl/Duriles	Terbutalin	17,8	(− 13,4)	0,87
Bambec	Bambuterol	13,7	(+ 17,1)	1,71
Volmac	Salbutamol	12,2	(− 1,0)	1,20
Loftan	Salbutamol	11,2	(− 2,2)	1,20
Spiropent	Clenbuterol	8,1	(+ 3,8)	1,30
Alupent Tabl./Amp.	Orciprenalin	3,3	(− 22,4)	0,78
Sultanol Tabl./Supp.	Salbutamol	0,5	(+ 2,3)	2,72
		66,8	(− 2,6)	1,22
Summe		369,4	(+ 1,1)	0,70

haltigen Monopräparate. Jedoch bestätigte sich auch 1994 der seit 1988 zu beobachtende Trend zu den inhalativen Präparaten (*Tabelle 16.2*). Spitzenreiter ist trotz eines weiteren Rückgangs weiterhin *Berotec Aerosol*, das die günstigsten DDD-Kosten (0,34 DM) aufweist. Das nicht-selektive Beta-Sympathomimetikum Orciprenalin war bereits 1987 aus der Gruppe der verordnungshäufigsten Präparate ausgeschieden und ist über die Verordnungen in den neuen Bundesländern dazugekommen. Insgesamt sind die Therapiekosten für die inhalative Anwendung von Beta-Sympathomimetika nur etwa halb so hoch wie für die systemische Anwendung (*Tabelle 16.2*).

Fünf der Beta-Sympathomimetika-Kombinationspräparate sind unter den verordnungshäufigsten Arzneimitteln enthalten, eins weniger als 1993 (*Tabelle 16.3*). Auch 1994 ist sowohl bei den inhalativen als auch den systemisch anzuwendenden kein Verordnungsrückgang zu verzeichnen. *Berodual*, auf das fast 74% der Verordnungen in dieser Gruppe entfallen, enthält neben dem Beta-Sympathomimetikum Fenoterol noch das Anticholinergikum Ipratropiumbromid (siehe unten). Die Kombination eines Beta-Sympathomimetikums mit Ipratropiumbromid kann

Tabelle 16.3: Verordnungen von Beta-Sympathomimetika 1994 (Kombinationen)
Angegeben sind die 1994 in der gesamten Bundesrepublik verordneten Tagesdosen,
die Änderungen gegenüber 1993 und die mittleren Kosten je DDD 1994.

Präparat	Bestandteile	DDD 1994 in Mio.	Änderung in %	DDD-Kosten in DM
Inhalation				
Berodual	Ipratropiumbromid Fenoterol	287,9	(+ 7,1)	0,61
Aarane	Cromoglicinsäure Reproterol	39,9	(+ 17,4)	3,08
Allergospasmin-Aerosol	Cromoglicinsäure Reproterol	35,8	(+ 3,0)	3,09
Ditec	Cromoglicinsäure Fenoterol	12,7	(+ 7,0)	2,34
		376,3	(+ 7,7)	1,17
Systemisch				
Spasmo-Mucosolvan	Clenbuterol Ambroxol	14,6	(+ 1,6)	2,15
Summe		390,9	(+ 7,4)	1,20

sinnvoll sein (Geisler, 1988), weil Fenoterol einen schnelleren Wirkungseintritt hat, während Ipratropiumbromid in der Wirkung langsamer einsetzt, aber länger anhält als Fenoterol. Es wird empfohlen, bei nicht ausreichender Wirkung der Beta$_2$-Sympathomimetika ggf. zusätzlich ein Anticholinergikum zu geben. Da fixe Arzneimittelkombinationen die Anwendung vereinfachen und die Compliance verbessern können, sieht die Deutsche Atemwegsliga die fixe inhalative Kombination von Beta-Sympathomimetika plus Ipratropiumbromid oder mit Cromoglicinsäure als sinnvoll an, erstere besonders bei älteren, letztere besonders bei jüngeren Patienten (Wettengel et al., 1994; Wettengel, 1995).

Allergospasmin-Aerosol, *Aarane* und *Ditec* enthalten neben einem Beta$_2$-Sympathomimetikum das Antiallergikum Cromoglicinsäure. Letzteres ist aufgrund seiner zusätzlichen entzündungshemmenden Eigenschaften bereits in Stufe 1 des international erarbeiteten Stufenplans zur Behandlung des Asthma bronchiale aufgenommen worden (Consensus Report, 1992). Nach den Empfehlungen einer deutschen Expertengruppe wird Cromoglicinsäure alternativ zu inhalativen Glucocorticoiden gegeben, ggf. in Kombination mit einem Beta-Sympathomimetikum (Wettengel et al., 1994). Letzteres wird als eine sinnvolle fixe Kombination angesehen, vor allem bei jüngeren Patienten (Schultze-Werninghaus et al., 1993; Wettengel et al., 1994; Wettengel, 1995). Bei einer häufigen prophylaktischen Anwendung der fixen Kombination sollte an eine relative Überdosierung des Beta-Sympathomimetikums gedacht werden.

Bei *Spasmo-Mucosolvan* handelt es sich um eine Kombination eines Beta-Sympathomimetikums mit dem Mukolytikum Ambroxol. Entsprechend der uneinheitlichen Beurteilung der Expektorantien ist die Kombination umstritten.

Insgesamt sollten Beta$_2$-Sympathomimetika vorzugsweise inhalativ angewandt werden, da sie in dieser Applikationsweise sicherer, wirksamer und mit weniger unerwünschten Wirkungen behaftet sind (Geisler, 1988; Wettengel et al., 1994). Eine Ausnahme bildet das nächtliche Asthma, inbesondere bei Patienten mit Theophyllin-Unverträglichkeit, bei denen die abendliche Gabe eines retardierten Beta-Sympathomimetikums sinnvoll sein kann (Arzneimittelkommission der deutschen Ärzteschaft, 1992). Im Jahre 1994 entfielen fast 90% der Verordnungen auf die inhalative Anwendungsform (*Tabelle 16.2* und *16.3*).

Nach wie vor sollte darauf hingewiesen werden, daß der Patient durch Schulung (richtige Inhalationstechnik, Peak-Flow-Messungen, Dokumentation von Symptomen und Arzneimittelverbrauch) und ärztlich geführte Selbstbehandlung lernen muß, seine Erkrankung zu verstehen, um einen optimalen Therapieerfolg zu erreichen (Wettengel et al., 1994; Wettengel, 1995). Verschiedentlich wurden Todesfälle beschrieben, weil die Patienten im Vertrauen auf ihre Beta-Sympathomimetika-enthaltenden Dosieraerosole zu lange warteten, bevor sie ärztliche Hilfe in Anspruch nahmen (Sears et al., 1987). «Schulung und Training sind Aufgaben des Arztes»!

Xanthinderivate

Bei den Xanthinderivaten dominiert eindeutig die Verordnung von Theophyllin (*Tabelle 16.4*). Theophyllin verfügt neben seiner bronchodilatatorischen Wirkung in niedrigen Plasmakonzentrationen auch über verschiedene antiinflammatorische Wirkungsqualitäten (Barnes und Pawels, 1994). Über 98% aller Verordnungen mit Xanthinderivaten entfielen auf Monopräparate. 15 Präparate waren unter den verordnungshäufigsten, zwei weniger als im Vorjahr, während *Unilair* neu hinzukam, waren *Duraphyllin retard, Aminophyllin Promonta* und *Bronchoparat* nicht mehr vertreten. Im Mittel stiegen die verordneten Tagesdosen der Monopräparate (*Tabelle 16.4*). *Bronchoretard* hielt weiterhin den ersten Platz. Bei allen anderen Theophyllin-Monopräparaten ist die Entwick-

Bronchospasmolytika und Antiasthmatika

Tabelle 16.4: Verordnungen von Xanthinderivaten 1994
Angegeben sind die 1994 in der gesamten Bundesrepublik verordneten Tagesdosen, die Änderungen gegenüber 1993 und die mittleren Kosten je DDD 1994.

Präparat	Bestandteile	DDD 1994 in Mio.	Änderung in %	DDD-Kosten in DM
Monopräparate				
Bronchoretard	Theophyllin	130,6	(+ 12,9)	0,76
Afonilum	Theophyllin	45,8	(− 0,8)	0,72
Uniphyllin	Theophyllin	38,4	(+ 2,9)	0,69
Theophyllard	Theophyllin	29,8	(+ 4,8)	0,81
Euphylong	Theophyllin	22,2	(+ 13,2)	1,00
Solosin	Theophyllin	19,8	(+ 8,0)	1,02
Aerobin	Theophyllin	16,5	(+ 11,8)	0,59
Theophyllin-ratiopharm	Theophyllin	14,4	(− 3,2)	0,46
Euphyllin N	Theophyllin	13,7	(− 14,1)	1,60
Euphyllin	Theophyllin	10,8	(− 22,9)	1,43
Aminophyllin OPW	Theophyllin-Ethylendiamin	8,6	(− 25,9)	3,37
PulmiDur	Theophyllin	8,2	(− 23,1)	1,22
Unilair	Theophyllin	6,4	(> 1000)	0,57
Theophyllin Heumann	Theophyllin	5,1	(− 1,3)	0,45
Euspirax Drag./Tabl.	Cholintheophyllinat	3,0	(+ 2,7)	1,22
		373,2	(+ 4,9)	0,88
Kombinationen				
Broncho-Euphyllin retard	Theophyllin Ambroxol	3,2	(− 8,6)	1,88
Neobiphyllin	Proxyphyllin Diprophyllin Theophyllin	2,0	(− 34,8)	1,73
		5,2	(− 20,8)	1,82
Summe		378,4	(+ 4,4)	0,89

lung der verordneten Tagesdosen sehr uneinheitlich. Dies legt die Vermutung nahe, daß Werbestrategien um den Theophyllinmarkt eine Rolle spielen. Die mittleren Tageskosten der Monopräparate variieren ebenfalls außerordentlich stark zwischen 0,45 DM und 3,37 DM, wobei – wie in früheren Jahren – die Verordnungsänderungen offensichtlich nicht mit den DDD-Kosten korrelieren (*Tabelle 16.4*). In wieweit eine unterschiedliche Galenik bzw. eine zirkadiane Therapie die rechnerische mittlere Tagesdosis von Theophyllin beeinflussen bzw. Berücksichtigung finden sollten, bleibt offen. Darüber hinaus ist zu beachten, daß sich verschiedene Theophyllin-Retardformulierungen in ihrer Bioverfügbarkeit und pharmakokinetischen Profil sehr unterscheiden (Lemmer, 1990; Schmidt, 1994) und damit eine Austauschbarkeit nicht ohne weiteres gegeben ist. In Anbetracht der nächtlich verstärkten Atemwegsobstruktion hat sich gezeigt, daß häufig eine abendliche Dosissteigerung bzw. eine abendliche hohe Einmaldosis empfehlenswert ist (Geisler, 1988; Smolensky, 1989).

Die Xanthinkombinationen sind 1994 nur noch mit zwei Präparaten vertreten. Sie nahmen 1994 bei den verordneten Tagesdosen stark ab und haben nur einen recht geringen Anteil an den Verordnungen (*Tabelle 16.4*).

Anticholinergika

Die Anticholinergika nahmen 1994 im Gegensatz zu den letzten beiden Jahren beachtlich zu (*Tabelle 16.5*). Der bronchodilatierende Effekt von Ipratropiumbromid ist bei Patienten mit chronisch-obstruktiver Bronchialerkrankung belegt und mit der Wirkung eines $Beta_2$-Sympathomimetikums äquipotent (Easton et al., 1986). Beim Asthmatiker ist Ipratropiumbromid schwächer bronchospasmolytisch wirksam als $Beta_2$-Sympathomimetika (Gross, 1988). Ältere Patienten mit chronisch-obstruktiver Bronchitis sollen stärker von Anticholinergika profitieren als jüngere Patienten mit Asthma bronchiale (Easton et al., 1986; Gross, 1988). Die synthetischen Anticholinergika haben weniger systemische Wirkungen als Atropin, vor allem bei inhalativer Anwendung. Ipratropiumbromid wird in Kombination mit dem Beta-Sympathomimetikum Fenoterol (*Tabelle 16.3*) jedoch fast fünfzehnmal so häufig verordnet wie als Monopräparat. Eine fixe Kombination von Ipratropiumbromid mit Beta-Sympathomimetika in niedriger Dosierung wird von der Deutschen Atemwegsliga besonders bei älteren Patienten mit chronischen Asthma aus Gründen der Verbesserung der Compliance empfohlen (Wettengel et al., 1994). Bei koronarer Herzkrankheit sind Anticholinergika bevorzugt einzusetzen.

Tabelle 16.5: Verordnungen sonstiger Bronchospasmolytika 1994
Angegeben sind die 1994 in der gesamten Bundesrepublik verordneten Tagesdosen, die Änderungen gegenüber 1993 und die mittleren Kosten je DDD 1994.

Präparat	Bestandteile	DDD 1994 in Mio.	Änderung in %	DDD-Kosten in DM
Anticholinergika				
Atrovent	Ipratropiumbromid	19,4	(+ 27,5)	0,61
Ventilat	Oxitropiumbromid	3,1	(+ 10,5)	1,41
		22,5	(+ 24,8)	0,72
Antiallergika				
Zaditen	Ketotifen	7,8	(− 15,8)	1,81
Intal	Cromoglicinsäure	6,6	(− 0,2)	4,02
Tilade	Nedocromil	3,6	(− 6,3)	4,50
DNCG Stada	Cromoglicinsäure	2,3	(+ 94,2)	2,28
Ketof	Ketotifen	2,1	(− 13,0)	1,24
Ketotifen-ratiopharm	Ketotifen	2,0	(+ 1,7)	1,30
		24,4	(− 3,5)	2,76
Glucocorticoide				
Pulmicort	Budesonid	124,4	(+ 24,7)	1,46
Beclomet Orion	Beclometason	40,6	(+ 61,4)	0,94
Sanasthmax	Beclometason	34,7	(+ 17,4)	2,25
Inhacort	Flunisolid	29,1	(+ 8,5)	2,25
Sanasthmyl	Beclometason	13,1	(− 6,3)	1,31
Becloturmant	Beclometason	3,5	(− 0,5)	1,35
		245,4	(+ 23,4)	1,57
Summe		292,3	(+ 20,7)	1,60

Antiallergika

In der Gruppe der Antiallergika sind sechs Präparate zusammengefaßt, eines (*DNCG Stada*) mehr als im Vorjahr. Als Degranulationshemmer vermindern sie vor allem die Antigen-induzierte Histaminfreisetzung aus den Gewebsmastzellen. Darüber hinaus scheinen entzündungshemmende Mechanismen wesentlich zu der Wirkung beizutragen. Dies gilt vor allem für Cromoglicinsäure und Nedocromil. Die Verordnungen des führenden Präparates *Zaditen* sind seit fünf Jahren zurückgegangen *(Tabelle 16.5)*. Wie andere, ältere H_1-Antihistaminika hat der Wirkstoff Ketotifen eine ausgeprägte sedierende Wirkung.

Cromoglicinsäure verfügt über entzündungshemmende Eigenschaften und vermindert die bronchiale Hyperreagibilität (Hoag und McFadden, 1991; Consensus Report, 1992). Cromoglicinsäure ist nicht akut wirksam, eignet sich aber zum prophylaktischen Einsatz in der Asthmatherapie, besonders bei Kindern (Consensus Report, 1992; Wettengel et al., 1994). Cromoglicinsäure muß regelmäßig mehrmals täglich inhaliert werden.

Nach einer starken Zunahme im Jahre 1992 nahm die Verordnung von *Tilade* in den letzten beiden Jahren ab. Es enthält den Wirkstoff Nedocromil, der eine entfernte strukturelle Verwandtschaft mit Cromoglicinsäure aufweist, aber eine vergleichbare, bei Inhalation etwa 4-fach stärkere Wirkung haben soll (Consensus Report, 1992). Auch für Nedocromil scheint die entzündungshemmende Wirkung bedeutsam für seine Wirksamkeit bei mildem Asthma zu sein.

Sowohl Cromoglicinsäure als auch Nedocromil werden bereits in Stufe 1 (Erwachsene) sowie Stufe 2 (Kinder) alternativ zu Glucocorticoiden empfohlen (Consensus Report, 1992; Wettengel et al., 1994).

Glucocorticoide

Glucocorticoide werden heute frühzeitig bei der Behandlung des Asthma bronchiale in inhalativer Form empfohlen (Consensus Report, 1992; Wettengel et al., 1994; Barnes, 1995), da sie in alle Prozesse der Entzündungsreaktion eingreifen. Glucocorticoide sind nicht im Anfall wirksam, sondern müssen prophylaktisch gegeben werden. Um die systemischen Nebenwirkungen möglichst gering zu halten, soll zunächst immer die inhalative Anwendung erfolgen (Geisler, 1988; Consensus Report, 1992; Barnes, 1995). Dafür stehen die topisch stark wirksamen Glucocorticoide Beclometason, Budesonid und Flunisolid als Dosieraerosole zur Verfügung. Auch bei Kindern mit schwerem Asthma scheint eine jahrelange inhalative Gabe von Budesonid in therapeutischen Dosen ohne wesentliche Nebenwirkungen zu sein (Volowitz et al., 1993). Dies gilt für inhalative Glucocorticoide mit täglichen Dosen bis 400 µg bei Kindern und bis 800 µg bei Erwachsenen (Barnes, 1995). Sogar bei hohen Tagesdosen (bis 2000 µg/d) scheinen die unerwünschten Wirkungen gering zu sein (Barnes, 1995). Bei höheren Tagesdosen sollte ein Spacer verwendet und der Mund nach Inhalation ausgespült werden.

Eine kombinierte inhalative Therapie von Glucocorticoiden und Beta$_2$-Sympathomimetika ist anzustreben. Die Verordnungen inhalativer Glucocorticoide haben weiter zugenommen (*Abbildung 16.1*; *Tabelle 16.5*). Damit ist die Behauptung widerlegt, daß relativ teure glucocorticoidhaltige Asthmasprays durch billige Cortisontabletten ersetzt würden (Schröter, 1993). Die mittleren Tageskosten variieren stark, eine Beziehung der Verordnungsänderungen zum Preis läßt sich jedoch nicht erkennen.

Eine orale Anwendung von Glucocorticoiden ist erst dann indiziert, wenn alle übrigen arzneitherapeutischen Maßnahmen versagen. Jedoch kann bei schwerem Asthma die inhalative Gabe von Glucocorticoiden zur Einsparung der oralen Form eingesetzt werden (Consensus Report, 1992). Auch bei instabilem chronischen Asthma kann nach einer kurzzeitigen Verordnung von oralen Corticosteroiden eine optimale Therapie mit hohen inhalativen Dosen von Beclometason erreicht werden (Salmeron et al., 1989).

Literatur

Arzneimittelkommission der deutschen Ärzteschaft (1992): Arzneiverordnungen. 17. Aufl., Deutscher Ärzte-Verlag, Köln, S. 490–493.
Barnes, P.J. (1989): Autonomic control of the airways and nocturnal asthma as a basis for drug treatment. In: Chronopharmacology – Cellular and Biochemical Interactions (Lemmer, B., ed.), Marcel Dekker, New York, Basel, S. 53–63.
Barnes, P.J., (1995): Inhaled glucocorticoids for asthma. New Engl. J. Med. 332: 868–875.
Barnes, P.J., Pawels, R.A. (1994): Theophylline in the management of asthma: time for reappraisal? Eur. Respir. J. 7: 579–591.
Cheung, D., Timmers, M.C., Zwinderman, A.H., Bel, E.H., Dijkman, J.H., Sterk, P.J. (1992): Long-term effects of a long-acting β_2-adrenoceptor agonist, salmeterol, on airway hyperresponsiveness in patients with mild asthma. N. Engl. J. Med. 327:1198–1203.
Chung, K.F. (1993): The current debate concerning β-agonists in asthma: a review. J. Royal Soc. Med. 86: 96–100.
Easton, P.A., Jadue, C., Dhingra, S., Anthonisen, N.R. (1986): A comparison of the bronchodilating effects of a beta-2 adrenergic agent (albuterol) and an anticholinergic agent (ipratropium bromide), given by aerosol alone or in sequence. New Engl. J. Med. 315: 735–739.
Geisler, L.S. (Hrsg.) (1988): Empfehlungen für ein Stufenschema der medikamentösen Langzeittherapie obstruktiver Atemwegserkrankungen. Dtsch. Med. Wschr. 113: 1609–1612.
Gross, N.J. (1988): Ipratropium bromide. New Eng. J. Med. 319: 486–494.
Hoag, J.E., McFadden, E.R. (1991): Long-term effect of cromolyn sodium on nonspecific bronchial hyperresponsiveness: a review. Ann. Allergy 66: 53–63.
International Consensus Report on Diagnosis and Treatment of Asthma (1992): Eur. Resp. J. 5: 601–641.
O'Connor, B.J., Aikman, S.L., Barnes, P.J. (1992): Tolerance to the nonbronchodilator effects of inhaled β_2-agonists. N. Engl. J. Med. 327:1204–1208.
Kikuchi, Y., Okabe, S., Tamura, G. et al. (1994): Chemosensitivity of dyspnea in patients with a history of near-fatal asthma. New Engl. J. Med. 330: 1329–1334.
Lemmer, B. (1990): Chronopharmakologische Aspekte der Theophyllintherapie.

In: Bioäquivalenz retardierter Theophyllin-Fertigarzneimittel (Blume, H., Hrsg.). Govi, Frankfurt, S. 75–82.

Salmeron, S., Guerin, J.-C., Godard, P., Renon, D., Henry-Amar, M., Duroux, P., Taytard, A. (1989): High doses of inhaled corticosteroids in unstable chronic asthma. A multicenter, double-blind, placebo-controlled study. Am. Rev. Respir. Dis. 140: 167 › 171.

Schmidt, H. (1994): Retardtheophyllin ist nicht gleich Retardtheophyllin. Atemw.-Lungenkrkh. 20: 223–231.

Schröter, W. (1993): Kassen sorgen sich jetzt um AM-Versorgung. Pharmazeut. Ztg. 138: 4226.

Schultze-Werninghaus, G., Schmutzler, W., Reinhardt, D. (1993): Sinnvoller Einsatz von Kombinationspräparaten bei Asthma bronchiale. Allergo. J. 2: 67–70.

Sears, M.R., Rea, H.H., Fenwick, J., Gillies, A.J.D., Holst, P.E., O'Donnell, T.V., Rothwell, R.P.G. (1987): 75 Deaths in asthmatics prescibed home nebulisers. Brit. Med. J. 294: 477–480.

Smolensky, M.H. (1989): Chronopharmacology of theophylline and beta-sympathomimetics. In: Chronopharmacology – Cellular and Biochemical Interactions (Lemmer, B., ed.), Marcel Dekker, New York, Basel, S. 65–113.

Volowitz, B., Amir, J., Malik, H., Kauschansky, A., Varsano, I. (1993): Growth and pituitary-adrenal function in children with severe asthma treated with inhaled budesonide. New Engl. J. Med. 329: 1703–1708.

Wettengel, R., Berdel, D., Cegla, U., et al. (1994): Empfehlungen der Deutschen Atemwegsliga zum Asthmamanagement bei Erwachsenen und bei Kindern. Med. Klinik 89: 57–67.

Wettengel, R. (1995): Empfehlungen zur Asthma-Therapie bei Erwachsenen. Arzneiverordnung in der Praxis 1: 3–5.

Williams, M.H. (1989): Increasing severity of asthma from 1960 to 1987. New Engl. J. Med. 320: 1015–1020.

17. Calcium-Antagonisten

H. Scholz

Calcium-Antagonisten hemmen am Herzen und an der glatten Muskulatur den Einstrom von Calcium aus dem Extrazellulärraum während des Aktionspotentials. Dies führt zu einer Vasodilatation (vorwiegend der arteriellen Gefäße) und am Herzen zu einer Abnahme von Kontraktionskraft und Herzfrequenz, die allerdings durch eine adrenerge Gegenregulation infolge der Vasodilatation kompensiert wird. Bei Calcium-Antagonisten vom Nifedipin-Typ bewirkt dieser Kompensationsmechanismus nicht selten sogar eine reflektorische Tachykardie. Weiterhin hemmen Calcium-Antagonisten vom Verapamil- und Diltiazem-Typ die AV-Überleitung und unter Umständen auch ventrikuläre Extrasystolen und Tachyarrhythmien.

Die Abnahme von Herzkraft und Herzfrequenz einerseits und die Gefäßerweiterung andererseits sind qualitativ bei allen Calcium-Antagonisten gleich. Allen Calcium-Antagonisten gemeinsam ist auch, daß die Vasodilatation im Vergleich zur Kardiodepression bei niedrigeren Konzentrationen auftritt. Allerdings ist der Abstand zwischen vasodilatierend und kardiodepressiv wirkenden Konzentrationen bei 1,4-Dihydropyridinen (z.B. Nifedipin) größer als bei Calcium-Antagonisten vom Verapamil- und Diltiazem-Typ (Verapamil, Diltiazem, Gallopamil).

Klassische Indikationen für Calcium-Antagonisten sind die koronare Herzkrankheit, bestimmte Formen von Tachyarrhythmien und die arterielle Hypertonie (weitere Hinweise dazu s. Arzneiverordnungs-Report '90). Die wichtigsten Calcium-Antagonisten sind nach wie vor Verapamil, Nifedipin und Diltiazem. Neuere Calcium-Antagonisten sind Weiterentwicklungen von Verapamil (z.B. Gallopamil) oder Nifedipin (z.B. Nitrendipin, Nimodipin, Nisoldipin, Nicardipin, Isradipin, Felodipin, Nilvadipin, Amlodipin). Fendilin ist ein älterer Calcium-Antagonist, dessen Wirkungsstärke und Spezifität geringer als bei den zuvor genannten Substanzen ist.

Bezüglich der Unterschiede zwischen den einzelnen Substanzen läßt sich sagen, daß alle Calcium-Antagonisten in gleicher Weise antianginös und antihypertensiv wirken; in ihrem sonstigen Wirkungsspektrum sind die einzelnen Calcium-Antagonisten jedoch nicht identisch. Nifedipinähnliche Calcium-Antagonisten unterscheiden sich von Verapamil oder Diltiazem dadurch, daß ihre Wirkung an der glatten Muskulatur im Vergleich zum Herzen relativ stärker ausgeprägt ist. Hierbei handelt es sich um quantitative Unterschiede. Sie sind von Bedeutung bei einer etwaigen

Calcium-Antagonisten

Tabelle 17.1: Verordnungen von Calcium-Antagonisten 1994
Angegeben sind die verordnungshäufigsten Präparate mit Verordnungsrang, Verordnungen und Umsatz 1994 für die gesamte Bundesrepublik im Vergleich zu 1993.

Rang	Präparat	Verordnungen 1994 in Tsd.	Veränd. in %	Umsatz 1994 in Mio. DM	Veränd. in %
9	Corinfar	3607,4	−23,8	171,2	−21,2
19	Isoptin	2867,7	+5,9	125,4	+8,9
31	Adalat	2499,0	−1,4	118,0	−0,3
95	Nifedipin-ratiopharm	1452,7	+0,2	59,0	+3,2
123	Falicard	1268,9	−20,9	24,7	−21,7
147	Dilzem	1137,4	−8,4	90,2	−9,0
150	Pidilat	1123,3	+4,0	35,8	−2,1
165	Nifehexal	1033,8	+19,5	44,7	+43,0
184	duranifin	943,0	−13,8	41,4	−13,2
186	Nifedipat	933,3	−15,9	38,1	−13,5
192	Bayotensin	921,1	+8,4	114,5	+8,9
217	Verapamil-ratiopharm	829,1	−2,9	19,8	−2,4
258	Nifedipin Stada	728,4	−11,7	31,2	−4,9
335	Verahexal	613,6	+25,1	22,6	+40,9
385	Veramex	550,3	+0,6	24,0	+8,5
426	Procorum	503,8	+6,2	34,3	+8,9
435	Corotrend	493,1	−12,4	23,5	−11,3
459	Baymycard	473,4	+1,9	42,2	+7,0
488	Nifical	443,9	+13,3	15,9	+20,3
492	Modip	438,8	+17,3	55,9	+21,5
508	Nimotop	424,5	+9,2	54,4	+10,6
608	Norvasc	358,4	(neu)	40,3	(neu)
680	Aprical	322,6	−3,7	14,8	+3,4
726	Diltahexal	299,6	+22,5	18,4	+23,6
757	Azupamil	288,5	+8,2	6,4	+16,4
795	Antagonil	270,0	−15,6	16,1	−15,7
830	Cordicant	260,7	−20,9	13,8	−19,2
842	durasoptin	257,7	+15,1	8,0	+10,8
869	nife von ct	251,4	−13,7	8,6	−11,4
891	Belnif	246,5	−0,3	21,2	+1,3
1034	Munobal	212,1	+24,1	28,8	+37,3
1088	Vascal	196,7	+15,0	20,7	+27,1
1154	Nifedipin Heumann	181,9	−17,8	6,4	−18,5
1219	Sensit	168,8	+2,1	14,7	+2,4
1290	Lomir	154,1	+3,4	16,0	+17,1
1376	Diltiuc	139,4	+119,2	8,2	+146,5
1478	Nife-Puren	127,4	−19,8	5,7	−19,5
1492	vera von ct	125,5	+11,5	2,4	+17,7
1537	Dignokonstant	120,5	−13,8	4,7	−17,9
1612	Diltiazem-Adenylchemie	111,3	+322,0	10,4	+304,4
1630	Nivadil	109,0	−3,8	14,7	+10,1
1663	Cisday	106,1	(neu)	6,1	(neu)
1775	Verapamil AL	95,7	+6,3	1,6	+6,0
1783	Nifedipin AL	94,2	+5,2	3,0	−5,8
1798	Nifedipin Verla	93,0	+20,7	2,8	+16,8
1875	Verapamil-Wolff	88,5	+57,3	1,7	+25,9

noch Tabelle 17.1: Verordnungen von Calcium-Antagonisten 1994
Angegeben sind die verordnungshäufigsten Präparate mit Verordnungsrang, Verordnungen und Umsatz 1994 für die gesamte Bundesrepublik im Vergleich zu 1993.

Rang	Präparat	Verordnungen 1994 in Tsd.	Veränd. in %	Umsatz 1994 in Mio. DM	Veränd. in %
1881	Nifelat	88,0	−15,0	3,1	−21,3
1949	Veradurat	83,1	+102,9	2,3	+106,7
	Summe:	28137,4	−2,5	1487,5	+4,1
	Anteil an der Indikationsgruppe:	53,2%		44,8%	
	Gesamte Indikationsgruppe:	52885,3	−0,6	3321,6	+5,6

Kombination mit Beta-Rezeptorenblockern, die (wenn überhaupt) mit Calcium-Antagonisten vom Nifedipin-Typ durchgeführt werden sollte (Scholz, 1987; Packer, 1989). Weiterhin erlaubt die unterschiedlich ausgeprägte kompensatorische Kardiostimulation differentialtherapeutische Überlegungen insofern, als Verapamil und Diltiazem vor allem bei Patienten mit Tachykardie, Nifedipin dagegen bei solchen mit Bradykardie eingesetzt werden. Dies hat keine wesentliche Bedeutung in bezug auf die Wirksamkeit der Calcium-Antagonisten bei der Hypertonie oder bei der koronaren Herzkrankheit. Calcium-Antagonisten der Nifedipingruppe können jedoch wegen der fehlenden Wirkung am AV-Knoten nicht als Antiarrhythmika bei supraventrikulären Tachyarrhythmien eingesetzt werden.

Die pharmakokinetischen Eigenschaften der einzelnen Calcium-Antagonisten sind nicht wesentlich verschieden. Die Substanzen werden gut aus dem Magen-Darm-Trakt resorbiert. Alle Substanzen unterliegen jedoch einem beträchtlichen First-pass-Metabolismus, so daß ihre Bioverfügbarkeit relativ gering ist. Alle Substanzen werden umfassend metabolisiert und haben mit Ausnahme der neueren Substanzen Nitrendipin, Nisoldipin, Isradipin, Felodipin, Nilvadipin und Amlodipin nur eine relativ kurze Eliminationshalbwertszeit, so daß sie zumindest in nicht-retardierter Form mehrmals täglich appliziert werden müssen.

Verordnungsspektrum

Unter den 2000 verordnungshäufigsten Präparaten befinden sich 1994 48 Calcium-Antagonisten mit einer Verordnungshäufigkeit von 1268 Mio. definierten Tagesdosen (DDD), was gegenüber 1993 einer Zunahme von 5,2% entspricht (*Tabelle 17.2*). Calcium-Antagonisten gehören zu den therapeutisch bedeutsamen Arneimittelgruppen, die auch

Abbildung 17.1: Verordnungen von Calcium-Antagonisten 1985 bis 1994
Gesamtverordnungen nach definierten Tagesdosen (ab 1991 mit neuen Bundesländern)

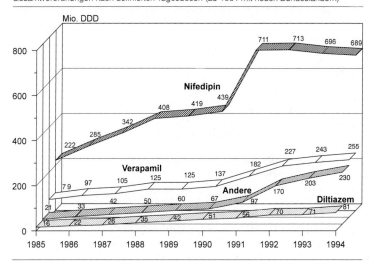

unter dem Spardruck des Arzneimittelbudgets unverändert häufig verordnet wurden. Das Verhältnis Calcium-Antagonisten zu Koronarmitteln (1472,4 Mio. DDD, *Tabelle 28.2*) hat sich 1994 (1:1,2) ebenfalls nicht nennenswert verändert. Auch das Verhältnis Calcium-Antagonisten zu Beta-Rezeptorenblockern (691 Mio. DDD, *Tabelle 15.2*), die ein ähnliches Indikationsspektrum haben, hat sich mit 1,8:1 gegenüber dem Vorjahr nicht wesentlich geändert.

Das gleiche gilt für das Verordnungsspektrum (*Tabelle 17.2*). Nifedipinpräparate wurden mit 54% des Marktsegments wieder am häufigsten verordnet, gefolgt von Verapamilpräparaten (20%) und Diltiazem (6%). Andere Calcium-Antagonisten (Nitrendipin, Gallopamil, Fendilin etc.) machen 19% aus. Insgesamt hat es bei Calcium-Antagonisten 1994 also keine wesentlichen Verschiebungen gegeben.

Bemerkenswert ist allerdings, daß sich die Änderungen der Verordnungshäufigkeit nicht gleich auf alle Gruppen verteilen. Nifedipin hat gegenüber dem Vorjahr erneut etwas abgenommen, während Verapamil und «andere» Calcium-Antagonisten zugenommen haben (*Tabelle 17.2*). Die Zunahme bei «anderen» Calcium-Antagonisten beruht vor allem auf der Zunahme der langwirkenden Substanzen *Nitrendipin, Nisoldipin, Isradipin, Nilvadipin, Felodipin* und *Amlodipin*. Die längere Wirkungs-

Abbildung 17.2: Verordnungsanteile nach Patentstatus bei Calcium-Antagonisten 1994
DDD der 2000 meistverordneten Arzneimittel (gesamte Bundesrepublik)

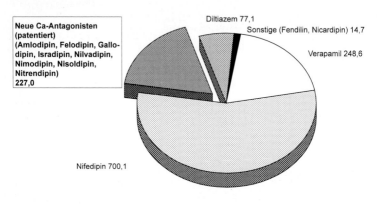

dauer dieser Wirkstoffe ist unter dem Gesichtspunkt einer besseren Compliance als Vorteil gegenüber nicht retardiertem Nifedipin anzusehen. Alle neueren Calcium-Antagonisten stehen noch unter Patentschutz (*Abbildung 17.2*). Sie sind im Durchschnitt doppelt so teuer wie die Nifedipinpräparate.

Nimodipin (*Nimotop*) gehört genauso wie Nifedipin zur Gruppe der Dihydropyridine mit relativ starken Wirkungen auf die glatte Gefäßmuskulatur. Der indikative Schwerpunkt liegt bei der Behandlung arterieller Spasmen nach Subarachnoidalblutungen. Bei Schlaganfallpatienten sind die Behandlungsergebnisse dagegen uneinheitlich.

Das Verhältnis zwischen Erst- und Zweitanmelderpräparaten hat sich unterschiedlich entwickelt. *Isoptin* und *Adalat* haben etwas zugenommen. *Dilzem* hat erneut abgenommen und ist jetzt auf 65% der Diltiazemverordnungen abgesunken. Erwähnenswert ist auch, daß *Corinfar* aus den neuen Bundesländern trotz eines erneuten Rückgangs weiterhin der am häufigsten verordnete Calciumantagonist geblieben ist.

Die mittleren DDD-Kosten der gesamten Indikationsgruppe sind 1994 infolge der überproportionalen Zunahme der «anderen» Calcium-Antagonisten mit 1,17 DM (Vorjahr 1,19 DM) nicht nennenswert weiter gefallen. Bemerkenswert ist, daß Verapamil (0,96 DM/DDD) und Nifedipin (0,94 DM/DDD) relativ preiswert sind. Im Vergleich dazu sind Ni-

Calcium-Antagonisten

Tabelle 17.2: Verordnungen von Calcium-Antagonisten 1994
Angegeben sind die 1994 in der gesamten Bundesrepublik verordneten Tagesdosen, die Änderungen gegenüber 1993 und die mittleren Kosten je DDD 1994.

Präparat	Bestandteile	DDD 1994 in Mio.	Änderung in %	DDD-Kosten in DM
Verapamil				
Isoptin	Verapamil	119,9	(+ 7,5)	1,05
Falicard	Verapamil	29,0	(− 18,8)	0,85
Verahexal	Verapamil	25,0	(+ 35,7)	0,91
Veramex	Verapamil	24,9	(+ 10,1)	0,96
Verapamil-ratiopharm	Verapamil	23,0	(− 3,6)	0,86
durasoptin	Verapamil	8,9	(+ 9,9)	0,89
Azupamil	Verapamil	7,8	(+ 12,3)	0,82
vera von ct	Verapamil	3,2	(+ 15,9)	0,74
Verapamil AL	Verapamil	2,4	(+ 0,2)	0,66
Veradurat	Verapamil	2,4	(+105,2)	0,95
Verapamil-Wolff	Verapamil	2,1	(+ 29,5)	0,82
		248,6	(+ 5,8)	0,96
Nifedipin				
Corinfar	Nifedipin	154,0	(− 12,7)	1,11
Adalat	Nifedipin	109,3	(+ 1,0)	1,08
Nifedipin-ratiopharm	Nifedipin	66,1	(+ 3,3)	0,89
Nifehexal	Nifedipin	60,5	(+ 57,6)	0,74
Pidilat	Nifedipin	52,6	(+ 6,8)	0,68
Nifedipat	Nifedipin	44,5	(− 14,8)	0,86
duranifin	Nifedipin	44,0	(− 15,0)	0,94
Nifedipin Stada	Nifedipin	33,5	(− 2,1)	0,93
Corotrend	Nifedipin	22,7	(− 11,8)	1,03
Nifical	Nifedipin	17,8	(+ 20,6)	0,89
Aprical	Nifedipin	16,3	(+ 13,1)	0,91
Cordicant	Nifedipin	14,9	(− 18,3)	0,93
nife von ct	Nifedipin	11,0	(− 11,9)	0,78
Cisday	Nifedipin	10,5	(neu)	0,58
Nifedipin Heumann	Nifedipin	8,8	(− 16,8)	0,72
Dignokonstant	Nifedipin	5,0	(− 17,5)	0,93
Nife-Puren	Nifedipin	5,0	(− 21,7)	1,15
Nifedipin AL	Nifedipin	5,0	(− 10,5)	0,60
Nifedipin Verla	Nifedipin	4,1	(+ 16,7)	0,69
Nifelat	Nifedipin	3,7	(− 22,8)	0,83
		689,1	(− 1,1)	0,94
Diltiazem				
Dilzem	Diltiazem	50,3	(− 5,1)	1,79
Diltahexal	Diltiazem	15,0	(+ 30,0)	1,23
Diltiuc	Diltiazem	6,2	(+155,3)	1,32
Diltiazem-Adenylchemie	Diltiazem	5,6	(+322,0)	1,86
		77,1	(+ 12,8)	1,65

noch Tabelle 17.2: Verordnungen von Calcium-Antagonisten 1994
Angegeben sind die 1994 in der gesamten Bundesrepublik verordneten Tagesdosen, die Änderungen gegenüber 1993 und die mittleren Kosten je DDD 1994.

Präparat	Bestandteile	DDD 1994 in Mio.	Änderung in %	DDD-Kosten in DM
Andere Calcium-Antagonisten				
Bayotensin	Nitrendipin	65,2	(+ 6,9)	1,76
Modip	Felodipin	33,8	(+ 18,7)	1,65
Procorum	Gallopamil	25,2	(+ 10,2)	1,36
Norvasc	Amlodipin	23,6	(neu)	1,71
Munobal	Felodipin	21,0	(+ 37,3)	1,37
Baymycard	Nisoldipin	15,4	(+ 7,9)	2,75
Nimotop	Nimodipin	13,0	(+ 8,1)	4,18
Vascal	Isradipin	10,8	(+ 42,9)	1,91
Nivadil	Nilvadipin	10,3	(+ 10,8)	1,43
Lomir	Isradipin	8,8	(+ 27,9)	1,82
Antagonil	Nicardipin	8,2	(− 15,5)	1,97
Sensit	Fendilin	6,6	(+ 1,3)	2,23
		241,7	(+ 24,8)	1,87
Kombinationen				
Belnif	Nifedipin Metoprolol	11,0	(+ 1,6)	1,92
Summe		1267,6	(+ 5,2)	1,17

trendipin, Diltiazem, Gallopamil etc. wesentlich teurer, ohne nennenswerte Vorteile zu bieten.

Therapeutische Gesichtspunkte

Aus der häufigen Verordnung von Nifedipin läßt sich schließen, daß Calcium-Antagonisten überwiegend bei der koronaren Herzkrankheit und der arteriellen Hypertonie angewendet werden, da Nifedipin keine antiarrhythmische Wirkung aufweist. Es ist anzunehmen, daß die Verordnungshäufigkeit von Calcium-Antagonisten bei beiden Indikationen auch weiterhin beträchtlich sein wird, da ernsthafte, insbesondere objektive, Nebenwirkungen dieser Substanzen relativ selten auftreten.

Literatur

Packer, M. (1989): Combined beta-adrenergic and calcium-entry blockade in angina pectoris. N. Engl. J. Med. 320: 709–718

Scholz, H. (1987): Wechselwirkungen zwischen Beta-Rezeptorenblockern und Antiarrhythmika. In: Beta-Rezeptoren und Beta-Rezeptorenblocker (P. Grosdanoff, F. Kaindl, O. Kraupp, T. Lehnert, P. Lichtlen, J. Schuster, W. Siegenthaler (eds.), Walter de Gruyter & Co., Berlin, New York: pp. 255–271.

18. Corticosteroide

U. Schwabe

Als Corticosteroide werden die natürlichen Steroidhormone der Nebennierenrinde und ihre synthetischen Derivate bezeichnet. Nach ihren vorherrschenden Wirkungen auf den Kohlenhydratstoffwechsel und den Elektrolythaushalt werden sie in Glucocorticoide und Mineralocorticoide eingeteilt. Sie haben ein weites Spektrum physiologischer und pharmakologischer Wirkungen und werden im wesentlichen für zwei verschiedene Zwecke therapeutisch eingesetzt.

In niedrigen physiologischen Mengen dienen sie zur Hormonsubstitution bei *Nebennierenrindeninsuffizienz* wie z.B. bei Morbus Addison und adrenogenitalem Syndrom. Als natürliches Nebennierenrindenhormon wird Cortisol (Hydrocortison) bevorzugt, weil es gleichzeitig glucocorticoide und mineralocorticoide Eigenschaften hat.

In höheren pharmakologischen Dosen werden Glucocorticoide eingesetzt, um *Entzündungserscheinungen* und *immunologische Reaktionen* zu unterdrücken. Als Standardsteroid wird Prednison aus der Gruppe der nicht-fluorierten Glucocorticoide verwendet, weil es nur noch geringe mineralocorticoide Aktivität besitzt und am längsten in die Therapie eingeführt ist. Zu den wichtigsten Indikationen gehören rheumatische und allergische Krankheiten, Asthma bronchiale und Kollagenosen. Wegen der Risiken der Langzeitbehandlung werden Glucocorticoide nur bei Versagen anderer Therapiemöglichkeiten und immer nur möglichst kurzfristig eingesetzt.

Verordnungsspektrum

Glucocorticoide lassen sich nach pharmakologischen Kriterien in nicht-fluorierte und fluorierte Glucocorticoide sowie Depotpräparate einteilen. Die letzten zehn Jahre zeigen eine auffällige Zunahme der nicht-fluorierten Glucocorticoide, die auch therapeutisch empfehlenswert sind (*Abbildung 18.1*). Dadurch ist das Verordnungsvolumen nach DDD in der gesamten Indikationsgruppe weiter angestiegen. Die Zahl der Verordnungen war jedoch trotz zunehmender Umsätze leicht rückläufig (*Tabelle 18.1*).

Abbildung 18.1: Verordnungen von Glucocorticoiden 1985 bis 1994
Gesamtverordnungen nach definierten Tagesdosen (ab 1991 mit neuen Bundesländern)

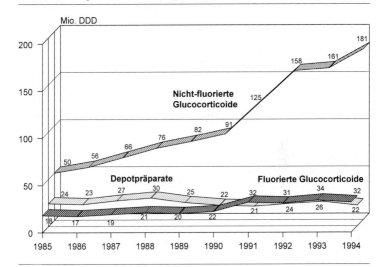

Nicht-fluorierte Glucocorticoide

In dieser Gruppe wurde *Urbason* am häufigsten verordnet. Es enthält das Glucocorticoid Methylprednisolon, das geringere Mineralocorticoidwirkungen als Prednisolon aufweist. Es ist 3–5mal so teuer wie Prednisolon-Präparate (*Tabelle 18.2*).

Auf den nächsten Plätzen folgen Präparate mit Prednison und Prednisolon. Diese beiden Glucocorticoide zeigen nur noch eine geringe Mineralocorticoidaktivität, können aber bei Patienten mit Hochdruck oder Herzinsuffizienz zu einer Salz- und Wasserretention führen. Die verordneten Tagesdosen sind kräftig angestiegen vor allem durch Zunahmen bei *Decortin-H* und *Decortin*, während mehrere Generika abgesunken sind.

Cloprednol (*Syntestan*) ist ein chloriertes Prednisolon, das seit vier Jahren durch jährliche Zuwachsraten von 30–50% auffällt. Bei älteren Patienten soll der Calciumverlust der Knochen relativ gering sein. Bei jungen Patienten kommt es häufig zu einer Akne. Mit einer Äquivalenzdosis von 2,5 mg (entsprechend 20 mg Cortisol) ist es allerdings das teuerste orale Glucocorticoid in dieser Gruppe.

Tabelle 18.1: Verordnungen von Corticosteroiden 1994

Angegeben sind die verordnungshäufigsten Präparate mit Verordnungsrang, Verordnungen und Umsatz 1994 für die gesamte Bundesrepublik im Vergleich zu 1993.

Rang	Präparat	Verordnungen 1994 in Tsd.	Veränd. in %	Umsatz 1994 in Mio. DM	Veränd. in %
237	Urbason	778,1	−1,2	60,2	+16,3
344	Decortin-H Tabl.	597,8	+12,5	11,9	+20,3
481	Rectodelt	447,6	+16,6	10,1	−5,2
646	Dexa-Phlogont L	340,4	−14,2	5,4	−12,8
657	Decortin Tabl./Perlen	331,4	+28,5	9,8	+16,1
736	Prednisolon Jenapharm	296,4	−40,1	4,3	−18,2
766	Decaprednil	285,4	+41,8	5,1	+48,1
803	Volon A Kristallsusp.	268,3	−33,4	8,7	−29,3
898	Ultralan-oral	244,3	−20,1	16,8	−19,3
911	Supertendin-Depot N	241,9	−26,3	5,3	−23,0
955	Lipotalon	228,4	+52,6	3,7	+66,4
1021	Predni-H-Tablinen	214,4	+73,0	3,8	+72,3
1031	Prednisolon-ratiopharm Tabl.	212,4	−20,0	3,4	+5,5
1271	Syntestan	156,8	+27,8	12,3	+41,7
1276	Dexa-Allvoran	156,2	+24,6	1,7	+27,7
1285	Celestamine N	155,1	+50,9	3,8	+48,0
1300	duraprednisolon	152,7	−26,1	2,2	−13,0
1307	Dexabene	151,5	−19,5	2,2	−20,0
1380	Solu-Decortin H	139,2	−20,8	5,1	−30,1
1390	Predni-H-Injekt	137,9	+10,0	1,4	+32,1
1450	Triamhexal	130,8	−29,5	2,5	−19,0
1531	Prednison Dorsch	121,0	−17,2	3,0	−19,3
1841	Triam-Injekt	90,3	−22,6	2,6	−17,5
1895	Berlicort	86,8	−49,3	4,0	−40,3
1907	Fortecortin Tabl.	85,9	+9,6	13,4	+19,8
1908	Diprosone Depot	85,8	+21,8	3,2	+21,6
1947	Dexa-ratiopharm	83,3	+29,6	0,9	+31,3
Summe:		6220,1	−4,4	207,0	+3,0
Anteil an der Indikationsgruppe:		75,3%		72,4%	
Gesamte Indikationsgruppe:		8261,2	−4,7	285,9	+2,5

Fluorierte Glucocorticoide

Fluorierte Glucocorticoide haben im Gegensatz zu Prednisolon keine mineralocorticoiden Wirkungen. Ihre Wirkungsdauer ist jedoch bei den meisten Wirkstoffen erheblich länger, weshalb sie nicht für die zirkadiane Dosierung geeignet sind. Bei Triamcinolon kommen stärkere katabole Effekte (Myopathie) hinzu. Insgesamt haben die verordneten Tagesdosen in dieser Gruppe leicht abgenommen.

Corticosteroide 177

Tabelle 18.2: Verordnungen von Glucocorticoiden (Monopräparate) 1994
Angegeben sind die 1994 in der gesamten Bundesrepublik verordneten Tagesdosen, die Änderungen gegenüber 1993 und die mittleren Kosten je DDD 1994.

Präparat	Bestandteile	DDD 1994 in Mio.	Änderung in %	DDD-Kosten in DM
Nicht-fluorierte Glucocorticoide				
Urbason	Methylprednisolon	36,0	(+ 21,0)	1,67
Decortin-H Tabl.	Prednisolon	30,5	(+ 26,6)	0,39
Decortin Tabl./Perlen	Prednison	16,1	(+ 24,1)	0,61
Rectodelt	Prednison	13,6	(− 3,4)	0,74
Decaprednil	Prednisolon	13,2	(+ 48,9)	0,38
Prednisolon-ratiopharm Tabl.	Prednisolon	12,0	(+ 7,6)	0,28
Predni-H-Tablinen	Prednisolon	9,2	(+ 83,3)	0,42
Prednisolon Jenapharm	Prednisolon	8,8	(− 12,4)	0,49
Syntestan	Cloprednol	6,7	(+ 48,8)	1,83
Prednison Dorsch	Prednison	5,9	(− 18,0)	0,52
duraprednisolon	Prednisolon	5,7	(− 17,5)	0,39
Solu-Decortin H	Prednisolonhydrogen-succinat	0,4	(− 18,6)	14,50
		158,0	(+ 17,1)	0,83
Fluorierte Glucocorticoide				
Ultralan-oral	Fluocortolon	10,3	(− 19,2)	1,64
Fortecortin Tabl.	Dexamethason	7,6	(+ 19,1)	1,78
Celestamine N	Betamethason	2,3	(+ 47,4)	1,66
Berlicort	Triamcinolon	2,1	(− 34,6)	1,92
Dexabene	Dexamethason-dihydrogenphosphat	1,2	(− 18,4)	1,81
Dexa-Allvoran	Dexamethason	1,1	(+ 31,3)	1,51
Lipotalon	Dexamethason	0,7	(+ 76,8)	5,03
Dexa-ratiopharm	Dexamethason	0,7	(+ 33,1)	1,40
		25,9	(− 4,2)	1,80
Depotpräparate				
Volon A Kristallsusp.	Triamcinolonacetonid	7,3	(− 28,6)	1,19
Triamhexal	Triamcinolonacetonid	6,4	(− 10,0)	0,40
Triam-Injekt	Triamcinolonacetonid	4,3	(− 12,7)	0,62
Predni-H-Injekt	Prednisolonacetat	1,1	(+ 46,9)	1,22
		19,1	(− 16,9)	0,80
Summe		203,1	(+ 9,7)	0,95

Tabelle 18.3: Verordnungen von Glucocorticoiden 1994 (Kombinationspräparate)
Angegeben sind die 1994 in der gesamten Bundesrepublik verordneten Tagesdosen,
die Änderungen gegenüber 1993 und die mittleren Kosten je DDD 1994.

Präparat	Bestandteile	DDD 1994 in Mio.	Änderung in %	DDD-Kosten in DM
Dexa-Phlogont L	Dexamethason Prednisolon Lidocain	1,0	(− 14,2)	5,30
Diprosone Depot	Betamethason-dihydrogenphosphat Betamethason-dipropionat	1,0	(+ 21,5)	3,16
Supertendin-Depot N	Dexamethason Lidocain	0,5	(− 24,0)	9,74
Summe		2,6	(− 6,1)	5,41

Depotpräparate

Depotcorticosteroide werden seit langem als nebenwirkungsreiche Präparate mit fragwürdigen Indikationen kritisiert (Köbberling, 1979). Im Vergleich zur circadianen oralen Therapie sind die atrophischen Veränderungen an Haut, Knochen und Muskulatur (sogenannte «Triamcinolonlöcher») bei Langzeitgabe besonders ausgeprägt. Die verordneten Tagesdosen sind 1994 zwar zurückgegangen, trotzdem sollten diese Depotpräparate zum Schutz der Patienten möglichst bald verboten werden.

Kombinationspräparate

Fixe Kombinationen aus Glucocorticoiden und anderen Arzneimitteln werden allgemein abgelehnt, weil Glucocorticoide genau dosiert werden müssen und die Kombination zur unnötigen und unkontrollierten Anwendung der Steroide verführt (Habermann und Löffler, 1983). Die Verordnungen dieser Gruppe sind 1994 nominell leicht rückläufig, absolut sind die verordneten Tagesdosen durch das Hinzukommen von *Diprosone Depot* höher als im Vorjahr.

Literatur

Habermann, E., Löffler, H. (1983): Spezielle Pharmakologie und Arzneitherapie. 4. Auflage, Springer-Verlag, Berlin, Heidelberg, New York, S. 283.

Köbberling, J. (1979): Gefahren der Depotkortikoid-Therapie. Internistische Welt 4: 118–122.

19. Dermatika

U. Fricke

Dermatika zählen nach den Analgetika, Antitussiva/Expektorantia, Betarezeptoren-Blockern/Calcium-Antagonisten/ACE-Hemmern und Magen-Darm-Mitteln zu den verordnungsstärksten Arzneimitteln. Ihre Anwendungsgebiete sind sehr unterschiedlich. Entsprechend heterogen sind die Stoffklassen, die von wirkstofffreien Zubereitungen bis zu hochwirksamen Corticosteroid-Externa reichen.

Verordnungsspektrum

Nach deutlichem Verordnungsrückgang im Vorjahr waren Dermatika 1994 nur noch leicht rückläufig. Der Umsatz nahm geringfügig zu. Deutliche Einspareffekte wurden offensichtlich nur noch bei den eher kritisch eingeschätzten sonstigen Dermatika (siehe dort) gesehen. Eine starke Zunahme der Verordnungen zeigt sich bei den Psoriasismitteln. Auch die

Abbildung 19.1: Verordnungen von Dermatika 1994
DDD der 2000 meistverordneten Arzneimittel (gesamte Bundesrepublik)

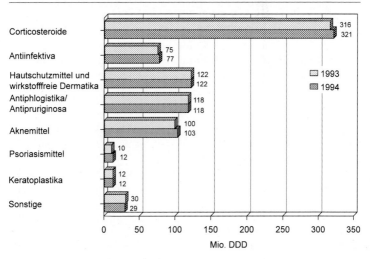

im Vorjahr rückläufigen Corticosteroid-Kombinationen nahmen wieder erheblich zu. Wie im Vorjahr nicht mehr unter den 2000 meist verordneten Fertigarzneimitteln sind medizinische Kopfwaschmittel wie *Ellsurex* und *de-squaman*. Lediglich *Terzolin* (siehe *Kapitel 12*) wird noch häufiger verordnet. Als «Mittel, die auch zur Reinigung und Pflege oder Färbung der Haut, des Haares, der Nägel usw. dienen» dürfen sie nicht zu Lasten der gesetzlichen Krankenversicherung verordnet werden (Arzneimittel-Richtlinien, Ziffer 17.1c). Entsprechend war die Verschreibungspraxis in früheren Jahren kommentiert worden (siehe Arzneiverordnungs-Report '93). In der Behandlung seborrhoischer Erkrankungen der Kopfhaut sind die Mittel allerdings wirksam und dermatologisch anerkannt (Hornstein und Nürnberg, 1985; Ring und Fröhlich, 1985; Steigleder, 1993). Wegen der besseren Verträglichkeit werden dann meist Zinkpyrithion-haltige Präparate (*de-squaman Hermal*) vorgezogen (Ring und Fröhlich, 1985). Über diese Anwendung hinaus gelten Selendisulfid-haltige Mittel (*Ellsurex*) als Mittel der Wahl bei Pityriasis versicolor (Hornstein und Nürnberg, 1985; Steigleder, 1993). Für diese Indikation sind die Präparate auch verordnungs- und erstattungsfähig.

Unter den 2000 meistverordneten Fertigarzneimitteln finden sich insgesamt 129 dermatologische Präparate, vier weniger als im Vorjahr. Sie machen 77,2% aller Verordnungen dieses Marktsegmentes aus. Im Vergleich zu anderen Indikationsgruppen entspricht dies – trotz der hohen Zahl an Handelspräparaten – einem relativ geringen Marktanteil und weist damit auf einen hohen Verordnungsanteil weiterer Fertigarzneimittel geringerer Bedeutung hin. Am häufigsten werden Corticosteroide verordnet, sie allein haben bereits einen Anteil an allen Dermatika-Verordnungen von etwa 40% (*Abbildung 19.1*). Auch die zum Teil im Rahmen der Intervalltherapie im Wechsel mit den Corticosteroiden eingesetzten wirkstofffreien Dermatika und Hautschutzmittel (*siehe dort*) haben mit etwa 15% einen relativ hohen Verordnungsanteil.

Corticosteroid-Externa

Glucocorticoide nehmen in der externen Therapie eine zentrale Stelle ein. Dennoch sollten sie zurückhaltend eingesetzt werden. Corticosteroide können keine Krankheiten heilen, sie unterdrücken lediglich die Symptome. Bei falscher Indikation (z.B. Virusinfekt, Tuberkulose, mikrobieller Pyodermie) können sie sogar verschlimmernd wirken. Eine zu lange Anwendung ruft unerwünschte Wirkungen oder Krankheitswechsel hervor (Hornstein und Nürnberg, 1985; Fülgraff und Palm, 1995). In

Dermatika 181

Tabelle 19.1: Verordnungen von Dermatika 1994
Angegeben sind die verordnungshäufigsten Präparate mit Verordnungsrang, Verordnungen und Umsatz 1994 für die gesamte Bundesrepublik im Vergleich zu 1993.

Rang	Präparat	Verordnungen 1994 in Tsd.	Veränd. in %	Umsatz 1994 in Mio. DM	Veränd. in %
80	Linola	1606,6	−2,6	27,0	−2,1
97	Dermatop	1448,3	+4,8	34,6	+6,0
114	Fucidine Gel etc.	1324,7	+32,4	22,7	+21,2
134	Zovirax Creme	1249,1	−16,3	45,9	−16,6
241	Nebacetin Puder etc.	774,5	−8,7	13,7	+15,5
260	Verrumal	720,2	−1,0	11,5	−1,1
266	Parfenac	712,3	+12,6	19,1	+15,6
300	Tannosynt	665,2	−6,3	8,7	−6,1
303	Tannolact Creme etc.	661,2	−6,3	9,6	−10,8
318	Ecural	640,8	+37,8	14,2	+40,4
345	Betnesol-V Creme etc.	596,2	+6,3	19,7	+7,8
368	Refobacin Creme/Puder	567,7	+17,2	6,3	+16,6
399	Ultralan Creme etc.	535,6	+15,1	18,7	+20,6
448	Anaesthesulf P	482,6	+9,4	6,0	+9,2
451	Dermoxin Creme/Salbe	479,4	−1,3	14,6	+3,4
460	Basodexan	472,6	−5,4	12,2	+5,5
471	Linola-H N	458,8	+4,0	11,1	+20,3
504	Jellin	426,4	−15,5	9,2	−7,3
516	Alfason Creme etc.	418,0	+12,6	11,9	+20,8
519	Ingelan Puder	414,9	+5,8	4,1	+7,2
533	Ell-Cranell	408,5	+8,5	10,5	+7,4
562	Kaban Creme/Salbe	388,8	−11,5	8,4	−16,7
605	Prednisolon Salbe LAW	360,3	−36,6	5,1	−26,5
663	Aknemycin Lösung/2000 Salbe	330,1	−12,1	5,5	−11,4
670	Kortikoid-ratiopharm	327,5	+0,4	4,1	+10,2
696	Triapten	314,1	−9,3	7,4	−9,7
703	Fucidine plus	310,4	+36,0	7,0	+37,7
729	Topisolon Salbe/Lotio	298,5	−3,2	7,6	−2,8
747	Optiderm Creme	292,2	+3,0	6,3	+5,7
750	Hydrodexan Creme	290,8	−2,6	11,0	−3,8
754	Dermatop Basis	289,1	−17,0	4,3	−16,2
782	Sulmycin Creme/Salbe	278,5	−24,4	5,8	−22,4
796	Leioderm P-Creme	270,0	−33,7	3,0	−7,0
813	Pyolysin-Salbe	264,3	−22,1	2,1	−25,1
826	Psorcutan	261,3	+28,2	20,2	+49,1
837	Iruxol	258,9	+0,5	14,1	+2,2
841	Skinoren Creme	257,9	−4,0	8,3	−2,5
851	Jellin polyvalent	255,6	+12,9	6,3	+18,0
863	Ichtholan	252,6	+1,3	3,1	+11,9
872	Halicar	250,0	+13,6	3,5	+12,1
875	Sofra-Tüll	249,3	−14,6	6,4	−4,3
894	Diprogenta Creme/Salbe	245,4	−6,6	8,9	−1,2
904	duradermal	243,0	+2,8	4,6	+4,8
924	Zineryt	238,5	−1,5	8,7	+0,6
958	Guttaplast	227,9	+2,6	1,0	+11,5
977	Volon A (antibiotikafrei)/N	224,0	−6,5	4,4	−11,4

noch Tabelle 19.1: Verordnungen von Dermatika 1994

Angegeben sind die verordnungshäufigsten Präparate mit Verordnungsrang, Verordnungen und Umsatz 1994 für die gesamte Bundesrepublik im Vergleich zu 1993.

Rang	Präparat	Verordnungen 1994 in Tsd.	Veränd. in %	Umsatz 1994 in Mio. DM	Veränd. in %
980	Amciderm	223,5	−19,6	7,3	−19,1
988	Sulmycin mit Celestan-V	221,2	+10,1	7,1	+9,0
992	Cordes Beta	220,4	−1,7	4,3	+3,2
1014	Kabanimat	215,3	+5,8	3,6	−3,6
1015	Aknefug simplex	215,3	−3,4	2,7	−9,5
1018	Vaspit	215,2	−4,2	2,7	−1,9
1023	Ilon-Abszess-Salbe	214,3	−2,9	1,2	+0,2
1052	Sanoxit	206,4	+20,2	3,2	−3,2
1066	Contractubex Gel	204,6	+11,8	6,2	+13,5
1069	Alpicort-F Neu	203,2	+4,4	3,6	+4,3
1080	Dexamethason-Salbe LAW	198,5	−34,8	3,7	−20,8
1090	Cordes BPO Gel	196,0	+5,3	2,5	+19,2
1094	Asche Basis-Creme/Salbe	194,3	+15,0	2,1	+17,8
1116	Inderm Lösung	190,0	−19,6	4,0	−18,6
1137	Duofilm	184,8	+14,2	2,0	+14,1
1176	Benzaknen	177,8	−0,4	3,0	−17,3
1202	Ichthoseptal	172,8	+4,4	3,3	+7,0
1205	Flammazine	172,5	−4,1	5,7	−5,3
1216	Aciclovir-ratiopharm Creme	169,6	(neu)	5,2	(neu)
1221	Kelofibrase	168,3	−10,4	2,9	−14,8
1223	Alpicort-N	167,8	+8,1	1,9	+8,1
1227	Anaesthesin Creme etc.	167,1	+3,9	2,4	+6,1
1248	Panoxyl	162,2	+52,2	3,0	+45,5
1263	Pandel	157,9	−14,3	2,6	−22,9
1289	Berniter	154,3	+4,1	2,9	+7,9
1310	Betadermic	151,1	−14,2	2,0	−18,2
1314	Triamcinolon Wolff	150,5	−1,8	1,8	−8,2
1328	Jellin-Neomycin	147,0	−15,2	2,6	−20,0
1329	Acic Hexal Creme	146,9	(neu)	4,5	(neu)
1333	Sobelin Akne-Lösung	146,3	+19,0	4,1	+19,0
1336	Volon A Tinktur	145,8	−0,9	3,6	−1,4
1347	Hydrocortison-Wolff	144,4	−8,6	1,6	−6,0
1373	Aureomycin Salbe	140,0	−19,6	2,1	+16,9
1394	Aknichthol N	137,6	−2,2	3,9	+15,4
1414	Epogam	135,1	−7,3	18,7	−7,5
1432	Lomaherpan	132,6	−30,5	1,5	−30,8
1439	Terracortril Salbe etc.	131,7	−5,8	3,2	−10,6
1440	Akneroxid	131,6	+8,7	2,4	−1,5
1441	Klinoxid	131,4	−11,4	2,0	−14,2
1464	Cerson Salbe	129,0	−51,2	2,9	−37,0
1465	Eryaknen	129,0	+30,6	2,1	+15,7
1480	Aknefug-oxid Gel	126,8	+7,5	1,6	+8,9
1481	Sweatosan N	126,8	+18,4	3,5	+28,4
1485	Nerisona/forte	126,4	−4,0	3,1	−2,6
1522	Jomax	121,9	+11,8	1,6	+15,2
1561	Nubral	117,8	−0,5	2,8	+9,9

Dermatika 183

noch Tabelle 19.1: Verordnungen von Dermatika 1994
Angegeben sind die verordnungshäufigsten Präparate mit Verordnungsrang, Verordnungen und Umsatz 1994 für die gesamte Bundesrepublik im Vergleich zu 1993.

Rang	Präparat	Verordnungen 1994 in Tsd.	Veränd. in %	Umsatz 1994 in Mio. DM	Veränd. in %
1576	Collomack	115,8	−8,2	0,7	−8,2
1583	Celestan-V Creme etc.	114,6	−33,3	3,8	−32,8
1584	Bufexamac-ratiopharm	114,5	−18,4	1,9	−19,2
1590	Dermoxinale	113,7	+6,0	3,5	+3,9
1621	Tuttozem N	110,2	−4,3	2,0	−0,8
1659	Jaikin N	106,5	−8,7	2,1	−8,8
1660	Aknefug-Emulsion N	106,5	−3,5	1,3	+0,1
1686	Crino-Kaban N	103,6	−15,2	2,4	−15,1
1695	Kortikoid c.Neom.ratiopharm	103,0	+17,8	1,2	+14,3
1699	Gentamycin Salbe etc.Medph.	102,4	−12,6	1,4	−24,0
1700	Aknemycin Emulsion	102,4	−1,2	1,9	−0,7
1704	Topsym Lösung/-F/Salbe	102,0	−19,9	2,4	−25,6
1708	Virudermin	101,7	+0,5	0,6	+0,5
1716	Diprosalic Lösung/Salbe	100,9	+14,3	5,2	+17,7
1729	Imex Salbe	100,3	−5,4	3,2	−5,0
1736	Verrucid	99,7	+31,8	0,9	+33,2
1739	Elacutan	99,4	+1,1	2,1	−0,2
1748	Brasivil Paste	98,1	+41,5	1,4	+41,7
1763	Symadal-Spray	97,0	+0,9	1,4	+23,5
1804	Locacorten-Vioform	92,7	−23,7	2,6	−13,7
1810	Aknin-Winthrop Salbe	92,4	−26,2	1,0	−24,8
1815	Roaccutan	92,0	+38,2	20,8	+54,5
1816	Poloris Creme/Lotion	92,0	−25,6	2,0	−23,7
1819	Kamillosan Creme/Salbe	91,7	−14,3	1,0	−18,1
1827	Diprosis	91,1	−15,9	3,1	−18,9
1858	Neomycin comp.-ratiopharm	89,3	+9,8	0,7	+15,3
1863	Azulon Kamillen-Puder etc.	89,2	+66,4	0,9	+66,4
1865	Clinesfar	89,1	−4,1	2,6	−5,3
1871	Decoderm Creme etc.	88,7	+36,0	2,1	+21,8
1884	Isotrex Gel	87,4	(neu)	2,3	(neu)
1927	Laceran Salbe	84,3	+133,3	2,0	+228,1
1942	Oxy Fissan	83,6	−14,4	1,4	−10,5
1950	Stiemycine	83,1	+48,1	1,2	+52,3
1974	Virunguent Salbe	81,0	−35,6	1,5	−35,4
1979	Lygal Kopftinktur	80,9	−8,6	1,5	−8,3
1991	Linola-sept	80,3	−22,2	0,6	−25,4
1996	Bioplant-Kamillenfluid	80,0	−43,7	1,7	−31,3
	Summe:	33227,1	−0,7	747,9	+3,5
	Anteil an der Indikationsgruppe:	77,2%		77,2%	
	Gesamte Indikationsgruppe:	43064,7	−0,8	969,1	+2,4

der Fachliteratur finden sich daher immer wieder Hinweise auf einen kritischen Einsatz von Glucocorticoiden, sowohl in bezug auf die Indikation als auch im Hinblick auf das einzusetzende Steroid (z.B. Savin, 1985; Niedner, 1989; Niedner und Ziegenmeyer, 1992).

Die heute verfügbaren Corticosteroide werden nach ihren erwünschten entzündungshemmenden und unerwünschten atrophisierenden Wirkungen in mehrere Gruppen eingeteilt (Niedner und Ziegenmeyer, 1992). Sie reichen von schwach wirksamen Steroiden wie Hydrocortison mit entsprechend geringem Risiko unerwünschter Wirkungen bis zu den fluorierten Corticosteroiden mit hoher Wirksamkeit wie Clobetasol, die dann aber bei längerer Anwendung auch das Risiko erheblicher unerwünschter Nebenwirkungen in sich bergen. Da direkt vergleichende Untersuchungen zur Wirksamkeit topischer Corticosteroide fehlen und darüber hinaus konzentrationsabhängige Verschiebungen von einer Gruppe in die andere möglich sind, ist eine solche Einteilung allerdings nicht immer einheitlich und sollte daher nur als grobe Richtlinie angesehen werden. Auch kann die Wirkungsintensität der externen Steroide je nach verwendeter Grundlage (Galenik) sehr unterschiedlich sein. Um das Risiko unerwünschter lokaler und systemischer Wirkungen möglichst gering zu halten, werden stark bis sehr stark wirkende Glucocorticoide (z.B. Clobetasol, Betamethason) in der Regel nur kurzfristig und kleinflächig angewendet. Schwach wirksame Corticosteroide (z.B. Hydrocortison, Prednisolon) eignen sich dagegen auch für eine längerfristige und großflächige Anwendung bzw. für eine Applikation im Gesicht oder bei Kindern. Die Lokaltherapie mit Corticosteroiden kann zunächst mit einem stärker wirksamen Präparat begonnen werden, die weitere Behandlung sollte jedoch immer mit dem schwächsten gerade noch wirksamen Glucocorticoid durchgeführt werden. Schließlich wird die Therapie im Wechsel mit einer steroidfreien Basissalbe/creme fortgeführt (Intervalltherapie, siehe *Tabelle 19.10*), bis eine ausschließlich wirkstofffreie Nachbehandlung möglich ist (Ring und Fröhlich, 1985; Savin, 1985; Niedner, 1989; Niedner und Ziegenmeyer, 1992; Fricke und Klaus, 1995).

Monopräparate

Die 1994 verordneten Corticosteroid-haltigen Lokaltherapeutika sind – wie in den vergangenen Jahren – überwiegend Monopräparate (*Tabelle 19.2*). Sie haben nach deutlichem Rückgang im Vorjahr insgesamt wieder leicht zugenommen. Eine überdurchschnittliche Steigerung zeigen insbesondere Glucocorticoide mit starker bis sehr starker Wirksamkeit wie Betamethason (*Betnesol-V Creme*), Fluocortolon (*Ultralan Creme*), Mometason (*Ecural*) und Clobetasol (*Dermoxin, Dermoxinale*). Sie werden in der Regel bei hochakuten Zuständen, dann aber nur kurzfristig ange-

Tabelle 19.2: Verordnungen Corticosteroid-haltiger Dermatika 1994 (Monopräparate)

Angegeben sind die 1994 in der gesamten Bundesrepublik verordneten Tagesdosen, die Änderungen gegenüber 1993 und die mittleren Kosten je DDD 1994.

Präparat	Bestandteile	DDD 1994 in Mio.	Änderung in %	DDD-Kosten in DM
Schwach wirksame Corticosteroide				
Linola-H N	Prednisolon	10,3	(+ 25,3)	1,07
Prednisolon Salbe LAW	Prednisolon	9,6	(− 22,8)	0,54
Dexamethason-Salbe LAW	Dexamethason	5,5	(− 13,9)	0,68
Vaspit	Fluocortin	5,0	(+ 0,8)	0,54
Tuttozem N	Dexamethason	3,3	(+ 0,3)	0,61
Hydrocortison-Wolff	Hydrocortison	1,1	(− 6,7)	1,39
		35,0	(− 4,6)	0,75
Mittelstark wirksame Corticosteroide				
Dermatop	Prednicarbat	33,5	(+ 6,4)	1,03
Kaban Creme/Salbe	Clocortolon	11,5	(− 18,3)	0,73
Alfason Creme etc.	Hydrocortisonbutyrat	7,2	(+ 23,9)	1,66
Kabanimat	Clocortolon	7,1	(− 8,9)	0,50
Kortikoid-ratiopharm	Triamcinolon	4,7	(+ 14,3)	0,88
Cerson Salbe	Flumetason	4,0	(− 28,4)	0,72
Volon A (antibiotikafrei)/N	Triamcinolon	3,9	(− 10,5)	1,12
Decoderm Creme etc.	Fluprednyden	1,5	(+ 15,2)	1,43
Pandel	Hydrocortisonbuteprat	1,3	(− 23,2)	1,93
Triamcinolon Wolff	Triamcinolon	1,3	(− 9,9)	1,39
		75,9	(− 2,2)	1,00
Stark wirksame Corticosteroide				
Ultralan Creme etc.	Fluocortolon	24,7	(+ 23,5)	0,76
Betnesol-V Creme etc.	Betamethason	17,4	(+ 8,1)	1,13
Ecural	Mometason	16,9	(+ 43,4)	0,84
Jellin	Fluocinolonacetonid	7,6	(− 5,9)	1,22
Amciderm	Amcinonid	6,3	(− 19,2)	1,16
Topisolon Salbe/Lotio	Desoximetason	6,2	(− 2,9)	1,22
Cordes Beta	Betamethason	5,1	(− 3,8)	0,86
Nerisona/forte	Diflucortolon	3,5	(− 2,8)	0,88
Diprosis	Betamethason	2,7	(− 18,7)	1,13
Topsym Lösung/-F/Salbe	Fluocinonid	2,2	(− 26,9)	1,12
Celestan-V Creme etc.	Betamethason	1,4	(− 40,5)	2,62
		94,0	(+ 7,1)	0,99
Sehr stark wirksame Corticosteroide				
Dermoxin Creme/Salbe	Clobetasol	11,1	(+ 4,5)	1,32
Dermoxinale	Clobetasol	2,7	(+ 4,7)	1,30
		13,8	(+ 4,5)	1,31
Summe		218,7	(+ 1,6)	0,98

Tabelle 19.3: Verordnungen antibiotikahaltiger Corticosteroidkombinationen 1994
Angegeben sind die 1994 in der gesamten Bundesrepublik verordneten Tagesdosen, die Änderungen gegenüber 1993 und die mittleren Kosten je DDD 1994.

Präparat	Bestandteile	DDD 1994 in Mio.	Änderung in %	DDD-Kosten in DM
Schwach wirksame Corticosteroide				
Terracortril Salbe etc.	Hydrocortison Oxytetracyclin Polymyxin B	1,5	(− 7,7)	2,08
Mittelstark wirksame Corticosteroide				
Fucidine plus	Hydrocortisonbutyrat Fusidinsäure	2,7	(+ 38,2)	2,57
Kortikoid c.Neom.ratiopharm	Triamcinolonacetonid Neomycinsulfat	1,1	(+ 13,8)	1,06
		3,8	(+ 30,2)	2,13
Stark wirksame Corticosteroide				
Diprogenta Creme/Salbe	Betamethason Gentamicin	4,9	(+ 0,4)	1,83
Jellin polyvalent	Fluocinolon Neomycin Nystatin	3,0	(+ 19,1)	2,10
Sulmycin mit Celestan-V	Betamethason Gentamicin	2,5	(+ 9,3)	2,89
Jellin-Neomycin	Fluocinolon Neomycin	2,3	(− 18,1)	1,15
		12,6	(+ 1,6)	1,98
Summe		18,0	(+ 5,6)	2,02

wandt. *Ultralan Creme* und *Ecural* gehören zu den eher preiswerten Vertretern ihrer Klasse. Deutliche Zuwachsraten gegenüber dem Vorjahr zeigen auch die zu den mittelstark wirksamen Glucocorticoiden zählenden Fertigarzneimittel *Dermatop*, *Kortikoid-ratiopharm*, *Alfason* und *Decoderm*. Die letzten beiden gehören zu den vergleichsweise teuren Präparaten. Einen deutlichen Verordnungsrückgang erfuhr allerdings *Pandel*, der teuerste Vertreter dieser Gruppe. Andere rückläufige Fertigarzneimittel wie *Kaban*, *Kabanimat* und *Cerson* zählen dagegen zu den preiswertesten mittelstark wirksamen Glucocorticoiden. Nicht mehr unter den

2000 meistverordneten Fertigarzneimitteln sind die gleichfalls relativ preiswerten Lokalcorticoide *Volonimat, Retef* und *Flucinar*. Der Einsatz schwach wirksamer Steroide (*Linola-H N, Prednisolon Salbe LAW, Dexamethason-Salbe LAW, Vaspit, Tuttozem N, Hydrocortison Wolff*) entspricht allgemeinen Therapieempfehlungen (siehe oben). Neben den bereits früher dieser Gruppe zugeordneten Steroiden Hydrocortison und Prednisolon werden hier neuerdings auch Fluocortin (*Vaspit*) und Dexamethason (*Tuttozem N*) aufgeführt (Niedner und Ziegenmeyer, 1992). Das klinisch relativ schwach wirksame Dexamethason wird allerdings aufgrund der guten perkutanen Resorption insbesondere bei längerer Anwendung mit nicht unerheblichen unerwünschten Wirkungen in Zusammenhang gebracht. Fluocortin wird dagegen bereits in der Haut (oder sehr rasch im Blut bzw. in der Leber) inaktiviert, so daß sich hieraus ein relativ günstiges Nutzen-Risiko-Verhältnis ableiten läßt. Aufgrund ihrer pharmakokinetischen Besonderheiten ebenfalls günstig beurteilt werden Prednicarbat (*Dermatop*) und Hydrocortisonaceponat (*Retef*), die bei vergleichbar hoher Wirksamkeit mit geringeren Nebenwirkungen behaftet sein sollen als andere Vertreter der mittelstark wirksamen Corticosteroide. Allerdings sind sie wegen der fehlenden Tiefenwirkung auch weniger geeignet zur Behandlung infiltrativer Dermatosen (Scholz und Schwabe, 1994).

Corticosteroid-Kombinationen

Der Einsatz corticosteroidhaltiger Kombinationen (*Tabellen 19.3* und *19.4*) wird in der dermatologischen Fachliteratur nicht immer einheitlich bewertet. Danach kann zwar in Einzelfällen initial eine kurzzeitige, kombinierte Anwendung von Glucocorticoiden mit einem Antibiotikum oder Antiseptikum durchaus indiziert sein, obwohl letztlich ein einheitliches Penetrationsvermögen der Kombinationen in die Haut und damit die antiinfektive Wirksamkeit des entsprechenden Kombinationspartners nicht sichergestellt sind (Hornstein und Nürnberg, 1985; Fülgraff und Palm, 1995). Die gute Wirksamkeit der Corticosteroid-Komponente beeinflußt jedoch den Patienten und verführt ihn schließlich zu einer unerwünschten Langzeittherapie (Ring und Fröhlich, 1985). Aus diesem Grund und weil bis heute unklar ist, ob pathogene Keime (insbesondere Staphylococcus aureus) das ekzematöse Geschehen überhaupt beeinflussen, wird allgemein eine kritische Haltung empfohlen (Gloor, 1982; Ring und Fröhlich, 1985). Gänzlich abgelehnt wird eine Kombination von extern einsetzbaren Corticosteroiden mit Antibiotika/Antiseptika und Antimyzetika (*Terracortril, Decoderm trivalent, Jellin polyvalent*) (Ring und Fröhlich, 1985; Niedner und Ziegenmeyer, 1992). «Tatsächlich hat sich jedoch weithin das ‹Ex juvantibus Denken› eingebürgert, das auf die

Dermatika

Tabelle 19.4: Verordnungen sonstiger Corticosteroidhaltiger Dermatika-Kombinationen 1994

Angegeben sind die 1994 in der gesamten Bundesrepublik verordneten Tagesdosen, die Änderungen gegenüber 1993 und die mittleren Kosten je DDD 1994.

Präparat	Bestandteile	DDD 1994 in Mio.	Änderung in %	DDD-Kosten in DM
Corticosteroide und Antiseptika				
Lygal Kopftinktur	Prednisolon Salicylsäure Dexpanthenol	1,2	(− 12,9)	1,25
Locacorten-Vioform	Flumetason Clioquinol	1,0	(− 12,6)	2,64
		2,2	(− 12,8)	1,86
Corticosteroide und sonstige Kombinationspartner				
Ell-Cranell	Dexamethason Estradiol Salicylsäure	48,5	(+ 6,7)	0,22
Hydrodexan Creme	Hydrocortison Harnstoff	7,3	(− 4,6)	1,51
Leioderm P-Creme	Chinolinolsulfat Prednisolon	6,0	(− 25,3)	0,49
Alpicort-F Neu	Prednisolon Estradiol Salicylsäure	4,1	(+ 4,4)	0,88
Volon A Tinktur	Triamcinolon Salicylsäure Benzalkoniumchlorid	3,6	(− 1,7)	1,01
Crino-Kaban N	Clocortolon Salicylsäure	3,5	(− 15,2)	0,69
Alpicort-N	Prednisolon Salicylsäure	3,4	(+ 8,1)	0,56
Betadermic	Betamethason Salicylsäure	3,1	(− 16,3)	0,64
Diprosalic Lösung/Salbe	Betamethason Salicylsäure	2,6	(+ 20,8)	1,97
		82,1	(+ 0,3)	0,53
Summe		84,3	(− 0,1)	0,56

Stellung einer Diagnose verzichtet und nur schnellstmöglich mit einer Kombination aus allem Denkbaren zum Erfolg kommen will» (Ring und Fröhlich, 1985).

Auch vor einer ungezielten Anwendung Gentamicin-haltiger Lokaltherapeutika (*Decoderm trivalent, Diprogenta, Sulmycin mit Celestan*) wird gewarnt, da auf der Haut resistente Pseudomonasstämme entstehen können, die schließlich Anlaß zu schwer therapierbaren Pseudomonasinfektionen innerer Organe oder sogar zu einer Pseudomonassepsis geben könnten (Gloor, 1982). Andere Glucocorticoid-Kombinationen werden ähnlich kritisch beurteilt (zur Kombination von Corticoiden und Antimykotika siehe *Kapitel 12*). Lediglich die in *Tabelle 19.4* aufgeführten Kombinationen von Glucocorticoiden mit Salicylsäure (*Crino-Kaban N, Alpicort-N, Betadermic, Diprosalic*) bzw. Harnstoff (*Hydrodexan*) werden zum Teil positiv bewertet, da die Wirksamkeit des Corticosteroids durch Verbesserung der Penetration erhöht wird, ohne daß eine Steigerung der Nebenwirkungsrate resultieren soll (Ring und Fröhlich, 1985; Niedner und Ziegenmeyer, 1992).

Antibiotikahaltige Corticosteroid-Kombinationen wurden nach deutlichem Rückgang im Vorjahr 1994 insgesamt wieder deutlich häufiger verordnet, während die sonstigen Glucocorticoid-Kombinationen das niedrige Verordnungsniveau des Vorjahres hielten. Deutliche Steigerungsraten weisen hier vor allem die Kombinationen mit Salicylsäure auf (siehe oben). Nicht mehr unter den 2000 meistverordneten Fertigarzneimitteln sind *Linola-H-comp. N, Decoderm trivalent* (siehe oben), *Dexa-Loscon, Locasalen* und *Virunguent P* (siehe hierzu auch *Virostatika*). Es handelt sich überwiegend um teure Präparate.

Antiinfektive Dermatika

Die Verordnung antiinfektiver Lokaltherapeutika hat gegenüber dem Vorjahr insgesamt wieder leicht zugenommen (*Tabelle 19.5*). Erstmals unter den 2000 meistverordneten Fertigarzneimitteln sind nach Ablauf des Patentschutzes von Aciclovir die beiden Generika *Aciclovirratiopharm* und *Acic Hexal* vertreten. Sie sind etwas preiswerter als das erstausgebotene *Zovirax*. Hohe bis sehr hohe Zuwachsraten haben ferner *Fucidine, Refobacin, Aureomycin Salbe, Iruxol, Nebacetin, Ichthoseptal, Neomycin comp.-ratiopharm* und *Anaesthesulf P*. Letzteres ist das Nachfolgepräparat für das 1988 bereits um Sulfanilamid und Talkum bereinigte *Anaesthesulf N* (später wieder als *Anaesthesulf* bezeichnet) und enthält nun auch kein Dequaliniumchlorid mehr. *Neomycin comp.-ratiopharm* ist ein preiswertes Analogpräparat zu *Nebacetin*. Die bereits im Vorjahr deutlich rückläufigen *Viru-Merz Creme/-Serol Gel* und *Leukase*

Dermatika

Tabelle 19.5: Verordnungen von antiinfektiven Dermatika 1994

Angegeben sind die 1994 in der gesamten Bundesrepublik verordneten Tagesdosen, die Änderungen gegenüber 1993 und die mittleren Kosten je DDD 1994.

Präparat	Bestandteile	DDD 1994 in Mio.	Änderung in %	DDD-Kosten in DM
Antibiotika				
Fucidine Gel etc.	Fusidinsäure	9,7	(+ 27,2)	2,34
Sofra-Tüll	Framycetin	3,6	(− 6,3)	1,78
Sulmycin Creme/Salbe	Gentamicin	3,0	(− 22,4)	1,97
Refobacin Creme/Puder	Gentamicin	2,9	(+ 13,3)	2,16
Aureomycin Salbe	Chlortetracyclin	1,6	(+ 19,7)	1,26
Linola-sept	Clioquinol	1,2	(− 26,7)	0,52
Gentamycin Salbe etc.Medph.	Gentamicin	1,0	(− 27,1)	1,42
		23,0	(+ 3,6)	1,97
Sulfonamide				
Flammazine	Sulfadiazin-Silber	11,9	(− 5,6)	0,48
Virostatika				
Zovirax Creme	Aciclovir	6,8	(− 13,3)	6,76
Lomaherpan	Melissenblätterextrakt	2,2	(− 30,5)	0,70
Triapten	Foscarnet	1,3	(− 21,6)	5,85
Aciclovir-ratiopharm Creme	Aciclovir	0,8	(neu)	6,25
Acic Hexal Creme	Aciclovir	0,7	(neu)	6,30
Virunguent Salbe	Idoxuridin	0,3	(− 35,3)	5,58
Virudermin	Zinksulfat	0,2	(+ 0,5)	2,80
		12,3	(− 7,3)	5,42
Kombinationen				
Iruxol	Chloramphenicol Kollagenase	12,9	(+ 4,4)	1,09
Anaesthesulf P	Polidocanol Zinkoxid	7,8	(+ 8,9)	0,77
Nebacetin Puder etc.	Neomycin Bacitracin	4,8	(+ 30,6)	2,82
Ichthoseptal	Chloramphenicol Natriumbituminosulfonat	4,1	(+ 4,5)	0,81
Neomycin comp.-ratiopharm	Neomycinsulfat Bacitracin	0,3	(+ 19,1)	2,49
		29,9	(+ 9,3)	1,26
Summe		77,0	(+ 2,2)	2,02

Puder/Salbe finden sich nicht mehr unter den 2000 meistverordneten Fertigarzneimittel. Auch die vergleichsweise teure *Terramycin Salbe*, die im Vorjahr noch deutlich zugenommen hatte, ist aus den Spitzenrängen herausgefallen.

Antibiotika

Der Einsatz von Antibiotika in der Lokaltherapie und Prophylaxe wird in der dermatologischen Fachliteratur zurückhaltend bewertet. Dabei werden vor allem Resistenzentwicklungen gefürchtet. Grundsätzlich gilt die Regel, nach Möglichkeit nur solche Antibiotika in der Lokaltherapie einzusetzen, die systemisch nicht verwendet werden (Ring und Fröhlich, 1985; Fricke und Klaus, 1988; Fülgraff und Palm, 1995). Damit scheiden in der Regel Antibiotika wie Gentamicin (*Sulmycin Creme, Refobacin Creme, Gentamycin medphano*), Fusidinsäure (*Fucidine Gel*), Chloramphenicol (in *Iruxol, Ichthoseptal*) und Tetracycline für eine Lokalbehandlung aus.

Ähnlich zurückhaltend werden die Neomycin-haltigen Lokaltherapeutika (*Nebacetin, Neomycin comp.-ratiopharm*) bewertet, da hier häufig Kontaktsensibilisierungen als Folge jahrelangen, unkontrollierten Einsatzes besonders bei Patienten mit Unterschenkelekzemen vorkommen sollen (Ring und Fröhlich, 1985; Niedner und Ziegenmeyer, 1992; Fülgraff und Palm, 1995). Parallelallergische Reaktionen zu anderen Aminoglykosid-Antibiotika, z.B. Gentamicin und Framycetin, sowie zu dem Polypeptid-Antibiotikum Bacitracin sind beschrieben worden (Hornstein und Nürnberg, 1985). Aufgrund dieser Risiken ist es nicht verwunderlich, daß zur Behandlung bakterieller Hautinfektionen in neuerer Zeit wieder jahrzehntelang bekannte Lokal-Antiseptika wie Chinolinderivate, Malachitgrün und Fuchsin als Mittel der Wahl empfohlen werden (Ring und Fröhlich, 1985; Nolting, 1985; Daschner, 1987; Zesch, 1988; Fülgraff und Palm, 1995). Ein Antiseptikum-haltiges Fertigarzneimittel ist *Linolasept*.

Andererseits wird der Einsatz von Antibiotika in der lokalen Aknetherapie durchaus akzeptiert, obwohl auch hier bei länger dauernder Behandlung eine Resistenzinduktion befürchtet werden muß und Tetracycline nicht als Mittel der ersten Wahl angesehen werden (Gloor, 1982; Ring und Fröhlich, 1985; Fülgraff und Palm, 1995). Eine strenge Indikationsstellung sowie die Ausschöpfung aller übrigen Behandlungsmöglichkeiten (siehe *Aknemittel*) sind daher selbstverständlich. Darüber hinaus werden Tetracycline äußerlich auch zur Wundbehandlung eingesetzt (*Aureomycin Salbe*). Insbesondere hier ist jedoch die Indikation wegen der schnellen Resistenzentwicklung und Hemmung der Wundheilung besonders kritisch zu stellen (Niedner und Ziegenmeyer, 1992).

Virostatika

Topische Virostatika sind 1994 insgesamt weniger verordnet worden (*Tabelle 19.5*). Sie werden bei Infektionen durch Herpes-simplex-Viren eingesetzt, Tromantadin auch bei Herpes-zoster-Infektionen. Eine beschleunigte Abheilung ist allerdings allgemein nur bei frühzeitiger Anwendung im klinischen Prodromalstadium zu erwarten. Rezidive werden nicht verhindert. Aciclovir (*Zovirax Creme*, *Aciclovir-ratiopharm*, *Acic Hexal*) wird am günstigsten beurteilt, obwohl auch hier, z.B. in der Therapie des Herpes genitalis, die topische Anwendung der systemischen Gabe unterlegen ist (Hornstein und Nürnberg, 1985).

Die Wirksamkeit der übrigen Virostatika ist dagegen durchaus noch nicht gesichert. Das gilt beispielsweise für den Melissenblätterextrakt (*Lomaherpan*) (Fricke und Klaus, 1985). Auch Idoxuridin (*Virunguent*) wird bei Herpes-Infektionen weitgehend als ineffektiv angesehen. Darüber hinaus wirkt es im Tierexperiment teratogen und karzinogen, ohne daß jedoch die Bedeutung dieses Befundes für den Menschen geklärt ist (Maddin, 1982; Gauri und Wassilew, 1983; Niedner und Ziegenmeyer, 1992). Variable und letztlich enttäuschende Therapieergebnisse werden auch für den topischen Einsatz von Foscarnet (*Triapten*) bei Herpes-labialis- bzw. Herpes-genitalis-Infektionen beschrieben (Fricke und Klaus, 1991). Der Einsatz von *Virudermin* beruht im wesentlichen auf der adstringierenden Wirkung von Zinksulfat. Tromantadin (*Viru-Merz*) ist nicht mehr unter den 2000 meistverordneten Fertigarzneimitteln vertreten.

Sulfonamide

Schließlich findet sich nach wie vor auch ein Sulfonamid-haltiges Externum unter den 2000 meist verordneten Fertigarzneimitteln (*Tabelle 19.5*). Abgesehen von der schwachen antibakteriellen Wirkung wird der topische Einsatz der Sulfonamide heute wegen ihrer ausgeprägten kontaktsensibilisierenden Potenz völlig abgelehnt (Hornstein und Nürnberg, 1985; Daschner, 1987). Die meisten von den Herstellern in Anspruch genommenen Indikationen gelten darüber hinaus sogar eher als Kontraindikationen einer Sulfonamid-Lokaltherapie (Daschner, 1987). Nach deutlicher Steigerung im Vorjahr hat die Verordnung von *Flammazine* nun wieder abgenommen.

Tabelle 19.6: Verordnungen entzündungshemmender und juckreizstillender Lokaltherapeutika 1994
Angegeben sind die 1994 in der gesamten Bundesrepublik verordneten Tagesdosen, die Änderungen gegenüber 1993 und die mittleren Kosten je DDD 1994.

Präparat	Bestandteile	DDD 1994 in Mio.	Änderung in %	DDD-Kosten in DM
Monopräparate				
Tannosynt	Gerbstoff	28,9	(− 10,7)	0,30
Parfenac	Bufexamac	19,9	(+ 26,3)	0,96
Ichtholan	Ammoniumbituminosulfonat	17,8	(− 5,5)	0,18
Berniter	Steinkohlenteer	13,0	(+ 8,8)	0,22
Anaesthesin Creme etc.	Benzocain	8,4	(+ 3,9)	0,29
Tannolact Creme etc.	Gerbstoff	8,3	(− 16,1)	1,16
duradermal	Bufexamac	5,0	(+ 4,5)	0,92
Bufexamac-ratiopharm	Bufexamac	2,3	(− 20,8)	0,85
Jomax	Bufexamac	1,7	(+ 17,5)	0,97
		105,2	(− 0,7)	0,51
Kombinationspräparate				
Ingelan Puder	Isoprenalin Salicylsäure	12,9	(+ 7,4)	0,32
Summe		118,1	(+ 0,1)	0,49

Antiphlogistika/Antipruriginosa

Lokal angewendete Antiphlogistika und Antipruriginosa werden in der Dermatologie sehr unterschiedlich beurteilt. Die entzündungshemmende und juckreizstillende Wirkung von Steinkohlenteer (*Berniter*) und sulfonierten Destillationsprodukten des Schieferöls (*Ichtholan*) ist in der dermatologischen Fachliteratur allgemein anerkannt (Aulepp, 1983; Hornstein und Nürnberg, 1985; Ring und Fröhlich, 1985; Steigleder, 1993). Zu beachten ist ein mögliches mutagenes und kanzerogenes Risiko Teer-haltiger Produkte (siehe *Psoriasismittel*). Auch *Tannosynt Lotio* und *Tannolact* können aufgrund ihres Gerbstoffgehaltes bei entzündlichen und juckenden Hauterkrankungen eingesetzt werden. Bei Pruritus empfohlen werden schließlich auch wirkstofffreie Zubereitungen oder Harnstoff-haltige Präparate (siehe *Tabelle 19.10*) (Maddin, 1982; Aulepp, 1983; Hornstein und Nürnberg, 1985; Pierach, 1989; Steigleder, 1993).

Dagegen wird die klinische Effektivität von Bufexamac (*Parfenac, duradermal, Bufexamac-ratiopharm, Jomax*) uneinheitlich und z.T. als «we-

Tabelle 19.7: Verordnungen von Aknemitteln 1994 (Monopräparate)
Angegeben sind die 1994 in der gesamten Bundesrepublik verordneten Tagesdosen, die Änderungen gegenüber 1993 und die mittleren Kosten je DDD 1994.

Präparat	Bestandteile	DDD 1994 in Mio.	Änderung in %	DDD-Kosten in DM
Benzoylperoxid				
Panoxyl	Benzoylperoxid	11,6	(+ 28,8)	0,26
Benzaknen	Benzoylperoxid	8,4	(− 18,1)	0,36
Sanoxit	Benzoylperoxid	7,5	(− 1,7)	0,43
Cordes BPO Gel	Benzoylperoxid	5,2	(+ 10,9)	0,47
Akneroxid	Benzoylperoxid	4,8	(+ 7,6)	0,51
Oxy Fissan	Benzoylperoxid	4,2	(− 1,3)	0,33
Klinoxid	Benzoylperoxid	3,7	(− 11,0)	0,53
Aknefug-oxid Gel	Benzoylperoxid	2,7	(+ 17,6)	0,59
		48,2	(+ 2,9)	0,40
Antibiotika				
Inderm Lösung	Erythromycin	4,7	(− 19,6)	0,85
Aknemycin Lösung/2000 Salbe	Erythromycin	4,7	(− 12,8)	1,16
Sobelin Akne-Lösung	Clindamycin	2,9	(+ 19,0)	1,40
Eryaknen	Erythromycin	1,8	(+ 19,1)	1,16
Stiemycine	Erythromycin	1,0	(+ 48,1)	1,18
Imex Salbe	Tetracyclin	1,0	(− 5,4)	3,21
		16,2	(− 4,8)	1,24
Andere topische Mittel				
Jaikin N	Polydimethylsiliconharz	8,0	(− 8,7)	0,26
Brasivil Paste	Aluminiumoxid	4,9	(+ 41,3)	0,28
Skinoren Creme	Azelainsäure	4,5	(− 0,1)	1,85
Aknefug simplex	Hexachlorophen	3,9	(− 13,3)	0,71
Isotrex Gel	Isotretinoin	1,7	(neu)	1,38
		22,9	(+ 8,3)	0,73
Orale Mittel				
Roaccutan	Isotretinoin	2,4	(+ 58,3)	8,74
Summe		89,7	(+ 3,7)	0,86

nig ermutigend» beurteilt. Dem zweifelhaften Nutzen stehen darüber hinaus – wenn auch selten – Kontaktallergien als Risiko gegenüber (Maddin, 1982; Ring und Fröhlich, 1985; Hornstein und Nürnberg, 1985; Niedner und Ziegenmeyer, 1992; Dinnendahl und Fricke, 1994). Auch der topische Einsatz von Lokalanästhetika, insbesondere von *Anaesthesin Creme/Salbe/Puder*, wird wegen der hohen Neigung zu Kontaktsensibilisierungen abgelehnt (Maddin, 1982; Ring und Fröhlich, 1985).

Juckreizstillenden Zubereitungen mit Isoprenalin (*Ingelan*) wird nur ein schmales Indikationsgebiet eingeräumt. So erscheint zwar die Anwendung bei Varizellen geeignet, nicht aber bei anderen juckenden Hauterkrankungen, insbesondere nicht bei Unterschenkelgeschwüren oder chronischen Ekzemen (Aulepp, 1983). Zu beachten sind ferner gelegentlich auftretende Unverträglichkeitsreaktionen («Ingelan-Dermatitis») der Haut (Ring und Fröhlich, 1985). Insgesamt gilt der Einsatz von Isoprenalin als juckreizstillende Substanz als umstritten (Niedner und Ziegenmeyer, 1992). Schließlich ist auch der Zusatz von Calciumsalzen (früher in *Tannolact* als Wirkstoff aufgeführt, neuerdings zum Hilfsstoff degradiert) außer als «teures Placebo» heute nicht mehr begründbar (Hornstein und Nürnberg, 1985; Keseberg, 1985). Insgesamt unterstreicht die Vielzahl der angebotenen Mittel gegen Juckreiz nur die Hilflosigkeit des Therapeuten (Pierach, 1989).

Die Verordnungen entzündungshemmender und juckreizstillender Lokaltherapeutika blieben nach deutlichem Rückgang im Vorjahr auch 1994 auf diesem Stand. Zugenommen haben im wesentlichen die Bufexamac-haltigen Fertigarzneimittel *Parfenac, duradermal* und *Jomax*. *Ingelan Gel* und *Tannolil-Bad*, das im Vorjahr noch einen ausgeprägten Verordnungszuwachs zu verzeichnen hatte, sind 1994 nicht mehr unter den 2000 meistverordneten Fertigarzneimitteln.

Aknemittel

Aknemittel sind 1994 nach eher zurückhaltender Verordnung im Vorjahr wieder häufiger verschrieben worden. Lediglich die Kombinationspräparate blieben auf dem niedrigen Stand des Vorjahrs (*Tabellen 19.7* und *19.8*). Erstmals unter den 2000 meistverordneten Fertigarzneimitteln sind *Stiemycine*, ein Erythromycin-haltiges Lokaltherapeutikum, und *Isotrex Gel*, welches das bisher nur systemisch eingesetzte Retinoid Isotretinoin (siehe unten) enthält. Wieder aufgestiegen sind die im Vorjahr herausgefallenen *Brasivil* und *Roaccutan*. Deutlich häufiger als im Vorjahr wurden ferner auch die Benzoylperoxid-haltigen Mittel *Panoxyl*, *Cordes BPO Gel*, *Akneroxid* und *Aknefug-oxid Gel* verordnet, wobei die stärkste Zunahme bei dem preiswertesten Präparat (*Panoxyl*) zu verzeichnen war. Allerdings wurde auch das teuerste Fertigarzneimittel dieses Marktsegments (*Aknefug-oxid Gel*) deutlich häufiger verordnet als im Vorjahr.

In der lokalen Behandlung der Akne gelten Benzoylperoxid (z.B. *Panoxyl*) und Tretinoin (z.B. *Epi-Aberel*) als Mittel der Wahl, während Schleifpasten (*Brasivil, Jaikin N*) eher als Begleittherapie angesehen werden. Eine vergleichbare Wirksamkeit wie Tretinoin besitzt sein Isomer Isotretinoin (*Isotrex, Roaccutan*). Allgemein heilt die Akne unter Benzoylperoxid rascher ab als unter den Retinoiden. Darüber hinaus dürfen

Tabelle 19.8: Verordnungen von Aknemitteln 1994 (Kombinationspräparate)
Angegeben sind die 1994 in der gesamten Bundesrepublik verordneten Tagesdosen, die Änderungen gegenüber 1993 und die mittleren Kosten je DDD 1994.

Präparat	Bestandteile	DDD 1994 in Mio.	Änderung in %	DDD-Kosten in DM
Schwefelhaltige Zubereitungen				
Aknin-Winthrop Salbe	Schwefel Salicylsäure	0,9	(− 25,1)	1,04
Andere Zubereitungen				
Zineryt	Erythromycin Zinkacetat	4,5	(+ 2,7)	1,93
Aknichthol N	Natriumbitumino- sulfonat Salicylsäure	3,1	(+ 12,8)	1,28
Clinesfar	Erythromycin Tretinoin	2,7	(− 6,0)	0,98
Aknefug-Emulsion N	Estradiol Hexachlorophen	1,0	(− 1,0)	1,27
Aknemycin Emulsion	Erythromycin Ammoniumbitumino- sulfonat	0,9	(− 1,2)	2,26
		12,1	(+ 2,3)	1,52
Summe		13,0	(− 0,3)	1,49

letztere wegen ihrer teratogenen Eigenschaften auch in topischer Darreichungsform nicht während der Schwangerschaft eingesetzt werden. Tretinoin hat unter den Retinoiden das größte teratogene Potential (Hornstein und Nürnberg, 1985; Ring und Fröhlich, 1985; Niedner und Ziegenmeyer, 1992; Hughes et al., 1992; Steigleder, 1993; Sykes und Webster, 1994; Arzneimittelkommission der deutschen Apotheker, 1994; Fülgraff und Palm, 1995). In schweren Fällen wird die Kombination einer abendlichen Applikation von Tretinoin mit der morgendlichen Anwendung von Benzoylperoxid empfohlen (Maddin, 1982; Hornstein und Nürnberg, 1985; Fülgraff und Palm, 1995). Ein neueres Lokaltherapeutikum ist Azelainsäure (*Skinoren*). Die natürlich vorkommende C_9-Dicarbonsäure hat antibakterielle und entzündungshemmende Eigenschaften und führt zu einer Normalisierung der gestörten follikulären Keratinisierung. Ein Einfluß auf die Talgproduktion fehlt. Azelainsäure greift damit in verschiedene mögliche pathogenetische Vorgänge der Akne ein. Kontrollierte klinische Studien zeigen eine anderen Aknemitteln wie Benzoylperoxid, Tretinoin oder Erythromycin äquivalente Wirksamkeit. Wie mit diesen ist die Behandlung der Akne langwierig (mehrere Monate). Erste klinische Besserungen sind nach etwa vier Wochen zu erwarten. Patienten mit papulopustolöser Akne und Komedonen-Akne sprechen am besten an. Die Acne conglobata erweist sich dagegen als relativ therapieresistent (Fricke und Klaus, 1992). Als Mittel der Wahl gelten hier orale Retinoide wie Isotretinoin (*Roaccutan*). Zu beachten ist bei letzterem jedoch wieder das hohe teratogene Potential, das eine Anwendung während der Schwangerschaft ausschließt. Entsprechend müssen Frauen im gebärfähigen Alter einen Monat vor bis vier Wochen nach der Behandlung strenge Verhütungsmaßnahmen treffen (Heckel et al., 1993; Füllgraff und Palm, 1995).

Die lokale Therapie der Akne mit Antibiotika wie Erythromycin (*Aknemycin, Eryaknen, Inderm, Stiemycine*), Clindamycin (*Sobelin Akne-Lösung*) und Tetracyclin (*Imex Salbe*) ist zwar wirksam, ihr Einsatz sollte jedoch kritisch abgewogen werden (siehe oben). Dabei sind vor allem mögliche Resistenzentwicklungen zu berücksichtigen. Das Antiseptikum Hexachlorophen (*Aknefug simplex, Aknefug-Emulsion N*) gilt in der Aknetherapie als obsolet, nicht zuletzt wegen möglicher neurotoxischer Wirkungen in höheren Konzentrationen, bei häufiger oder großflächiger Anwendung (Gloor, 1982; Hornstein und Nürnberg, 1985; Ring und Fröhlich, 1985; Steigleder, 1993; Sykes und Webster, 1994).

Die zur Akne-Behandlung eingesetzten Kombinationspräparate (*Tabelle 19.8*) sind z.T. Schälmittel. Sie enthalten neben Salicylsäure Schwefel oder schwefelhaltige Verbindungen, Antiseptika oder Teerpräparate. Diese Aknemittel spielen heute in den Therapie-Empfehlungen nur noch eine untergeordnete Rolle, meist wegen ihrer unzureichenden Wirksamkeit. So ist z.B. die eigentlich wirksame Salicylsäure häufig zu niedrig (<1%) dosiert (*Aknichthol N, Aknin-Winthrop*), da zur Komedolyse 5–10%ige Salicylsäure-Zubereitungen verlangt werden. Schwefel wurde in der Aufbereitungsmonographie des Bundesgesundheitsamtes negativ bewertet, was nicht zuletzt zur Änderung der Zusammensetzung zahlreicher Altarzneimittel geführt hat (Hornstein und Nürnberg, 1985; Bundesgesundheitsamt, 1993a). Auch Teerpräparate sollten nur nach sorgfältiger Nutzen-Risiko-Abwägung eingesetzt werden (siehe unten).

Die Erythromycin-haltigen Kombinationen *Zineryt* und *Aknemycin* sind prinzipiell wie die entsprechenden Monopräparate zu beurteilen. Auch der kombinierte Einsatz eines Antibiotikums mit Tretinoin wird in der Aknetherapie positiv bewertet. Dabei soll das Antibiotikum allerdings unmittelbar vor dem Schälmittel appliziert werden (Hornstein und Nürnberg, 1985), was streng genommen den Einsatz einer fixen Kombination (*Clinesfar*) ausschließt.

Tabelle 19.9: Verordnungen von Keratoplastika 1994
Angegeben sind die 1994 in der gesamten Bundesrepublik verordneten Tagesdosen, die Änderungen gegenüber 1993 und die mittleren Kosten je DDD 1994.

Präparat	Bestandteile	DDD 1994 in Mio.	Änderung in %	DDD-Kosten in DM
Guttaplast	Salicylsäure	6,2	(+ 2,6)	0,17
Verrumal	Fluorouracil Salicylsäure Dimethylsulfoxid	3,7	(− 1,0)	3,08
Duofilm	Salicylsäure Milchsäure	1,1	(+ 14,2)	1,79
Collomack	Salicylsäure Milchsäure Polidocanol	0,6	(− 8,2)	1,14
Verrucid	Salicylsäure	0,5	(+ 31,8)	1,84
Summe		12,1	(+ 2,8)	1,33

Mittel zur Behandlung von Hyperkeratosen

Bei den Mitteln zur Behandlung von Hyperkeratosen dominiert die konservative Lokaltherapie mit den allgemein empfohlenen Salicylsäurehaltigen Präparaten. Als besonders praktikables Vorgehen gilt der Einsatz von Salicylsäure-Pflastern (Ring und Fröhlich, 1985). Dementsprechend steht *Guttaplast* seit vielen Jahren an der Spitze dieser Gruppe (*Tabelle 19.9*). Mit DDD-Kosten von 0,17 DM ist es zugleich auch die preisgünstigste Behandlungsform. Zusätze wie Milchsäure (in *Collomack, Duofilm*) oder Essigsäure (in *Solco-Derman, Verrucid*) werden ebenfalls positiv bewertet, erhöhen aber die DDD-Kosten zum Teil beträchtlich. Besonders hoch sind sie bei letzterem Präparat, ohne daß allerdings wesentliche Vorteile vor anderen Warzenmitteln erkennbar wären (Hornstein und Nürnberg, 1985). *Solco-Derman* findet sich nicht mehr unter den 2000 meist verordneten Fertigarzneimitteln. Vergleichsweise preiswert ist noch *Collomack*. Auch dieses weist jedoch einen Verordnungsrückgang auf. Deutlich häufiger als im Vorjahr wurden dagegen die teureren Präparate *Duofilm* und *Verrucid* verschrieben. Letzteres findet sich nach 1991 erstmals wieder unter den 2000 meist verordneten Fertigarzneimitteln. Früher als Wirkstoffe aufgeführte Essigsäure und Docusat-Natrium werden neuerdings als Hilfsmittel gelistet.

Relativ häufig wird auch *Verrumal*, das zusätzlich ein Zytostatikum enthält, in der Behandlung von Viruswarzen angewendet. In der dermatologischen Fachliteratur werden die Zytostatika jedoch eher als Mittel zweiter Wahl betrachtet und sollten dann auch nur kleinflächig, zeitlich auf 10–14 Tage begrenzt und nicht während der Schwangerschaft eingesetzt werden (Hornstein und Nürnberg, 1985; Ring und Fröhlich, 1985). Die Verordnung ging im Vergleich zum Vorjahr abermals leicht zurück.

Wirkstofffreie Dermatika, Hautschutz- und Pflegemittel

Die Wirksamkeit einer lokalen Behandlung von Hauterkrankungen wird nur selten vom pharmakologischen Wirkstoff allein bestimmt. Eine wesentliche Bedeutung besitzt gerade in der Dermatologie auch der Wirkstoffträger, also die galenische Grundlage (Ring und Fröhlich, 1985; Niedner und Ziegenmeyer, 1992; Fülgraff und Palm, 1995). So ist es nicht verwunderlich, daß gerade die «Basistherapeutika» nach verordneten Tagesdosen zu den meistverordneten Fertigarzneimitteln unter den Dermatika gehören (*Abbildung 19.1, Tabelle 19.10*). Das Spektrum der hier aufgeführten Fertigarzneimittel reicht von wirkstofffreien Grundlagen bis zu Harnstoff-haltigen oder pflanzlichen Zubereitungen. Allerdings ist auch diese Stoffgruppe weitgehend von der Verordnungseinschränkung nach Ziffer 17.1c der Arzneimittel-Richtlinien betroffen, sofern die Mittel nicht im Rahmen einer Intervalltherapie eingesetzt werden.

Wirkstofffreie Dermatika werden vor allem von den Herstellern Corticosteroid-haltiger Externa angeboten, um im Rahmen der Intervall- oder Tandemtherapie unerwünschte Wirkungen einer Glucocorticoid-Therapie zu mildern oder sogar zu vermeiden (siehe *Corticosteroid-Externa*). Die diskontinuierliche topische Corticosteroid-Behandlung hat in den letzten Jahren zunehmend an Bedeutung gewonnen und ist inzwischen allgemein akzeptiert. Auch einer möglichen Tachyphylaxie gegenüber Lokalcorticoiden soll sie entgegenwirken (Hornstein und Nürnberg, 1985; Merk, 1989; Niedner und Ziegenmeyer, 1992; Steigleder, 1993).

Darüber hinaus finden die in *Tabelle 19.10* aufgeführten Fertigarzneimittel auch bei anderen Indikationen Verwendung. So wird beispielsweise *Linola* auch zur Behandlung von Dermatosen bei seborrhoischer Haut verordnet. *Kamillosan* wird bei entzündlichen Dermatosen sowie zur Vorbeugung und Behandlung von Strahlenschäden eingesetzt, der Dimeticon-haltige *Symadal-Spray* u. a. zur Dekubitusprophylaxe ausgeboten.

Tabelle 19.10: Verordnungen von Hautschutzmitteln und wirkstofffreien Dermatika 1994
Angegeben sind die 1994 in der gesamten Bundesrepublik verordneten Tagesdosen, die Änderungen gegenüber 1993 und die mittleren Kosten je DDD 1994.

Präparat	Bestandteile	DDD 1994 in Mio.	Änderung in %	DDD-Kosten in DM
Linola	Linolsäure 9,11-Octadecadiensäure	48,5	(− 1,8)	0,56
Basodexan	Harnstoff	18,1	(+ 2,9)	0,68
Dermatop Basis	Wirkstofffreie Grundlage	16,2	(− 15,6)	0,27
Optiderm Creme	Harnstoff Polidocanol	10,9	(− 0,5)	0,57
Asche Basis-Creme/Salbe	Wirkstofffreie Grundlage	8,4	(+ 18,6)	0,25
Symadal-Spray	Dimeticon	5,8	(+ 0,9)	0,25
Nubral	Harnstoff	5,1	(+ 11,6)	0,55
Elacutan	Harnstoff	4,0	(− 0,9)	0,52
Laceran Salbe	Harnstoff	2,7	(+273,1)	0,75
Kamillosan Creme/Salbe	Kamillenblütenextr.	1,5	(− 20,8)	0,64
Azulon Kamillen-Puder etc.	Kamillenblütenextr.	1,1	(+ 66,4)	0,82
Summe		122,4	(+ 0,4)	0,51

Harnstoff-haltige Zubereitungen (*Basodexan, Nubral, Elacutan, Laceran*) werden außer zur Nach- und Intervallbehandlung entzündlicher Hauterkrankungen auch bei trockener und seniler Haut sowie bei Hyperkeratosen (z.B. Ichthyosis) empfohlen. Zusätzlich wirken sie durch die verbesserte Hydratation der Hornschicht juckreizstillend und werden daher auch bei Pruritus angewandt. Polidocanol (in *Optiderm*) besitzt lokalanästhetische und juckreizstillende Eigenschaften, kann andererseits in seltenen Fällen aber auch selbst sensibilisierend wirken (Aulepp, 1983; Hornstein und Nürnberg, 1985; Steigleder, 1993).

Die Verordnung wirkstofffreier Dermatika und Hautschutzmittel hat 1994 nach deutlichem Rückgang im Vorjahr insgesamt wieder leicht zugenommen. Neu unter den 2000 meistverordneten Fertigarzneimitteln sind *Laceran* und *Azulon Kamillen-Puder*. *Laceran* ist eine Harnstoff-haltige Zubereitung und wurde 1993 neu in den Markt eingeführt. Es ist die derzeit teuerste Zubereitung dieses Marktsegments. *Azulon Kamillen-Puder* enthält einen Kamillenblütenextrakt und war unter gleichem Handelsnamen, jedoch in anderer Zusammensetzung (enthielt ausschließlich Guajazulen), bereits früher unter den 2000 meistverordneten Fertigarzneimitteln. Basissalben/-cremes werden von nahezu jedem Her-

Dermatika 201

Tabelle 19.11: Verordnungen von Psoriasismitteln 1994
Angegeben sind die 1994 in der gesamten Bundesrepublik verordneten Tagesdosen, die Änderungen gegenüber 1993 und die mittleren Kosten je DDD 1994.

Präparat	Bestandteile	DDD 1994 in Mio.	Änderung in %	DDD-Kosten in DM
Psorcutan	Calcipotriol	8,2	(+ 56,5)	2,47
Poloris Creme/Lotion	Steinkohlenteerlsg. Allantoin	3,4	(− 30,7)	0,59
Summe		11,5	(+ 14,5)	1,92

steller von Lokalcorticoiden vertrieben. Von einer prinzipiellen Austauschbarkeit kann ausgegangen werden. Das preisliche Niveau ist allerdings inzwischen nahezu angeglichen.

Psoriasismittel

Die Behandlung der Schuppenflechte erfolgt aufgrund der nach wie vor ungeklärten Pathogenese weitgehend symptomatisch. Es stehen lokale und systemische Maßnahmen zur Verfügung. Die externe Therapie erfolgt im wesentlichen mit Dithranol, Teer und fluorierten Glucocorticoiden. Eine große Bedeutung besitzt ferner die Phototherapie (SUP, PUVA). Zur Entfernung der Schuppen wird insbesondere zu Beginn der Behandlung 2 bis 10%ige Salicylsäure-Vaseline eingesetzt. Eine entschuppende Wirkung besitzen auch 1 bis 3%ige Kochsalzbäder oder Ölbäder wie *Ölbad Cordes* oder *Balneum Hermal F.* Als Basis-Antipsoriatikum gilt Dithranol, das je nach klinischem Befund meist in Kombination mit Salicylsäure (z.B. *Psoralon MT*) oder Harnstoff (z.B. *Psoradexan*) angewandt wird. Eine besonders hohe Akzeptanz hat die sog. Minutentherapie (Fricke und Klaus, 1994; Greaves und Weinstein, 1995).

Dithranol-haltige Präparate finden sich nicht mehr unter den 2000 meistverordneten Fertigarzneimitteln. Auch die Teer-haltige Zubereitung *Poloris* ist erneut rückläufig (*Tabelle 19.11*). Teerpräparate wirken kanzerogen. Ihre Anwendung sollte daher nur nach sorgfältiger Abwägung von Nutzen und Risiko unter Berücksichtigung therapeutischer Alternativen erfolgen. Allerdings scheint das Risiko insgesamt gering zu sein (Bundesgesundheitsamt, 1993b; Jemec und Østerlind, 1994; Greaves und Weinstein, 1995).

Abermals deutlich zugenommen hat die Verordnung von *Psorcutan*.

Tabelle 19.12: Verordnungen sonstiger Dermatika 1994
Angegeben sind die 1994 in der gesamten Bundesrepublik verordneten Tagesdosen, die Änderungen gegenüber 1993 und die mittleren Kosten je DDD 1994.

Präparat	Bestandteile	DDD 1994 in Mio.	Änderung in %	DDD-Kosten in DM
Ilon-Abszess-Salbe	Lärchenterpentin gereinigtes Terpentinöl	7,7	(+ 6,8)	0,16
Pyolysin-Salbe	Pyolysin Zinkoxid Salicylsäure	5,9	(− 27,5)	0,35
Halicar	Cardiospermum ø	4,2	(+ 11,0)	0,84
Sweatosan N	Salbeiextrakt	3,4	(+ 33,9)	1,04
Epogam	Nachtkerzensamenöl	3,2	(− 7,3)	5,75
Contractubex Gel	Heparin Allantoin Küchenzwiebelextrakt	1,8	(+ 12,9)	3,46
Bioplant-Kamillenfluid	Kamillenblütenextrakt Ringelblumenblüten- extrakt Sorbinsäure	1,7	(− 28,8)	1,00
Kelofibrase	Harnstoff Heparin Campher	1,2	(− 17,6)	2,49
Summe		29,0	(− 4,8)	1,37

Angezeigt ist dieses neue topische Antipsoriatikum zur lokalen Anwendung bei leichter bis mittelschwerer Psoriasis vom sog. Plaque-Typ. Es enthält als Wirkstoff Calcipotriol, das chemisch dem natürlichen Vitamin-D-Hormon Calcitriol nahesteht. Calcipotriol wirkt antiproliferativ und fördert die Differenzierung der Keratinozyten. Ferner besitzt das Vitamin-D-Analoge immunmodulatorische Eigenschaften. So hemmt es beispielsweise die Produktion bestimmter Zytokine (IL-1, IL-6) und vermindert die Zahl aktivierter T-Lymphozyten, die ihrerseits an der Pathogenese der Psoriasis beteiligt sein sollen. Klinisch ist Calcipotriol dem Lokalcorticosteroid Betamethasonvalerat sowie dem «Goldstandard» Dithranol zumindest vergleichbar. Zu beachten sind mögliche Störungen des Calciumhaushaltes. Eine maximale Tagesdosis von 15 g *Psorcutan Salbe* sollte daher nicht überschritten werden. Die maximale Wochendosis ist auf 100 g beschränkt. Hypercalciämien sind jedoch auch bei regelgerechter Anwendung beschrieben. Regelmäßige Bestimmung des

Plasmacalciums und/oder der Calciumausscheidung im Urin im Abstand von 3 Wochen wird empfohlen. Möglicherweise ist auch ein alternierendes Therapieschema (z.B. alle zwei Tage) wirksam und dann risikoärmer (Fricke und Klaus, 1994).

Sonstige Dermatika

Die in diesem Marktsegment aufgeführten Dermatika verteilen sich auf Mittel zur Behandlung der atopischen Dermatitis, Hyperhidrosis und verschiedener, nicht genau definierter Erkrankungen (*Tabelle 19.12*). Ihre klinische Bedeutung ist umstritten. Die Verordnungen sind nach deutlichem Rückgang im Vorjahr insgesamt abermals rückläufig. Zugenommen haben jedoch *Ilon-Abszess-Salbe, Halicar, Sweatosan N* und *Contractubex*.

Halicar enthält – wie das früher ebenfalls häufiger verordnete *Cardiospermum DHU* – Cardiospermum Urtinktur und wird als homöopathisches Mittel bei allergischen Hauterkrankungen und Entzündungen angewandt. Die Inhaltsstoffe von Cardiospermum halicacabum (Herzsame), einer tropischen Pflanze, sind bisher nicht bekannt. Nach Wiesenauer (1987) gehört Cardiospermum zu einer Reihe neuer Homöopathika, deren Wirkungsprofil in praxi noch präzisiert werden muß. Der Verdacht drängt sich auf, daß die Verordnung der Homöopathika am ehesten im Sinne eines «ut aliquid fiat» erfolgt.

Das orale Phytotherapeutikum *Epogam* wird zur Behandlung des atopischen Ekzems angeboten. Es enthält das Keimöl der Nachtkerze (Oenothera ssp.). Als aktiver Bestandteil wird Gamma-Linolensäure angenommen. Klinische Studien zur Wirksamkeit bei atopischer Dermatitis sind widersprüchlich (Editorial, 1990).

Die übrigen nicht genau klassifizierbaren Dermatika sind in der dermatologischen Fachliteratur kaum oder gar nicht beschrieben. Mag man *Ilon-Abszeß-Salbe* aufgrund des Gehaltes an Phenolen und ätherischen Ölen noch eine gewisse antiseptische Wirkung zubilligen, ist der therapeutische Wert anderer Präparate wie des einen Extrakt der Küchenzwiebel enthaltenden *Contractubex* nicht ohne weiteres erkennbar. *Sweatosan N*, das bei gesteigerter Schweißbildung gegeben wird, enthält neuerdings nur noch Salbeiextrakt. *Kelofibrase* wird zur Behandlung von Narben und Narbenkontrakturen eingesetzt. Unabhängig von der wenig sinnvollen Zusammensetzung ist die Therapie der Keloide insgesamt umstritten (Steigleder, 1993).

Literatur

Arzneimittelkommission der deutschen Apotheker (1994): Tretinoin-haltige Arzneimittel zur topischen Anwendung. Pharm. Ztg. 139: 2370.

Aulepp, H. (1983): Juckreiz – ein Symptom und seine Therapie. Offizinpharmazie 6: 1–13.

Bundesgesundheitsamt (1993a): Monographie Schwefel. Bundes-Anz. 45: 845.

Bundesgesundheitsamt (1993b): Monographie Steinkohlenteer. Bundes-Anz. 45: 845.

Daschner, F. (1987): Sind Lokalantibiotika bei Hautinfektionen sinnvoll? Arzneiverordnung 4: 41–46.

Dinnendahl, V., Fricke, U. (Hrsg.) (1994): Arzneistoff-Profile. Basisinformation über arzneiliche Wirkstoffe. Stammlieferung mit 1. bis 10. Ergänzungslieferung 1994, Govi-Verlag, Frankfurt am Main/Eschborn.

Editorial (1990): Gamolenic acid in atopic eczema: Epogam. Drug Ther. Bull. 28: 69–70.

Fricke, U., Klaus, W. (1985): Die neuen Arzneimittel – Wirkungsweise und therapeutischer Stellenwert. Eine Übersicht von Januar 1983 – Juni 1984. Offizinpharmazie 10: 1–71.

Fricke, U., Klaus, W. (1988): Neue Arzneimittel 1987/88. Fortschritte für die Arzneimitteltherapie? Wissenschaftliche Verlagsgesellschaft, Stuttgart.

Fricke, U., Klaus, W. (1991): Neue Arzneimittel 1990/91. Fortschritte für die Arzneimitteltherapie? Wissenschaftliche Verlagsgesellschaft, Stuttgart.

Fricke, U., Klaus, W. (1992): Neue Arzneimittel 1991/92. Fortschritte für die Arzneimitteltherapie? Wissenschaftliche Verlagsgesellschaft, Stuttgart.

Fricke, U., Klaus, W. (1994): Neue Arzneimittel 1993. Fortschritte für die Arzneimitteltherapie? Wissenschaftliche Verlagsgesellschaft, Stuttgart.

Fricke, U., Klaus, W. (1995): Neue Arzneimittel 1994. Fortschritte für die Arzneimitteltherapie? Wissenschaftliche Verlagsgesellschaft, Stuttgart.

Fülgraff, G., Palm, D. (Hrsg.) (1995): Pharmakotherapie, klinische Pharmakologie, 9. Auflage. Gustav Fischer Verlag, Stuttgart, Jena, New York.

Gauri, K.K., Wassilew, S.W. (1983): Chemotherapie bei Virus- Erkrankungen. Offizinpharmazie 6: 26–42.

Gloor, M. (1982): Pharmakologie dermatologischer Externa. Springer-Verlag, Berlin, Heidelberg, New York.

Greaves, M.W., Weinstein, G.D. (1995): Treatment of psoriasis. New Engl. J. Med. 332: 581–588.

Hornstein, O.P. und Nürnberg, E. (Hrsg.) (1985): Externe Therapie von Hautkrankheiten. Pharmazeutische und medizinische Praxis. Georg Thieme Verlag, Stuttgart, New York.

Hughes, B.R., Norris, J.F., Cunliffe, W.J. (1992): A double-blind evaluation of topical isotretinoin 0,05%, benzoyl peroxide gel 5% and placebo in patients with acne. Clin. Exp. Dermatol. 17: 165- 168.

Jemec, G.B.E., Østerlind, A. (1994): Cancer in patients treated with coal tar: a long-term follow up study. J. Eur. Acad. Dermatol. Venerol. 3: 153–156.

Keseberg, A. (1985): Wert und Unwert der Therapie mit Calciumionen. Z. Allg. Med. 61: 899–901.

Maddin, S. (Hrsg.) (1982): Current Dermatologic Therapy. W.B. Saunders Comp., Philadelphia.

Merk, H.F. (1989): Glucocorticoide in der Therapie dermatologischer Erkrankungen. Med. Mo. Pharm. 12: 111–116

Niedner, R. (1989): Therapie mit topischen Glukokorticoiden. Dtsch. Ärztebl. 86: A2966–2974.

Niedner, R., Ziegenmeyer, J. (Hrsg.) (1992): Dermatika. Therapeutischer Einsatz, Pharmakologie und Pharmazie. Wissenschaftliche Verlagsgesellschaft, Stuttgart.

Nolting, S. (1985): Antiseptika versus Antibiotika in der Lokalbehandlung von bakteriellen Hautinfektionen. In: Dermatologische Therapie (Mahrle, G., Ippen, H., Hrsg.). Perimed Fachbuch-Verlagsgesellschaft mbH, Erlangen, S. 154–158.

Pierach, C.A. (1989): Was ist zu tun beim Juckreiz? Arzneiverordnung in der Praxis 5/89: 49–51.

Ring, J., Fröhlich, H.H. (1985): Wirkstoffe in der dermatologischen Therapie, 2. Aufl. Springer-Verlag, Berlin, Heidelberg.

Savin, J.A. (1985): Some guidelines to the use of topical corticosteroids. Brit. Med. J. 290: 1607–1608.

Scholz, H., Schwabe, U. (Hrsg.) (1994): Taschenbuch der Arzneibehandlung – Angewandte Pharmakologie, 10. Auflage. Georg Thieme Verlag, Stuttgart, New York.

Steigleder, G.K. (1993): Therapie der Hautkrankheiten, 4. Auflage. Georg Thieme Verlag, Stuttgart, New York.

Sykes, N.L., Webster, G.F. (1994): Acne. A review of optimum treatment. Drugs 48: 59–70.

Wiesenauer, M. (1987): Homöopathie für Apotheker und Ärzte. Deutscher Apotheker Verlag, Stuttgart.

Zesch, A. (1988): Externa: Galenik, Wirkung, Anwendung. Springer-Verlag, Berlin, Heidelberg.

20. Diuretika

W. Schmitz

Diuretika werden zur Behandlung einer Reihe von Erkrankungen eingesetzt, bei denen als therapeutisches Ziel eine Ausscheidung von Salz und Wasser angestrebt wird. Wesentliche Indikationen sind Hochdruck und Herzinsuffizienz sowie hepatisch und renal bedingte Ödeme.

Alle Diuretika vergrößern den Harnfluß vor allem über eine Hemmung der Rückresorption von Natriumchlorid in der Niere. Die einzelnen Gruppen von Diuretika wirken jedoch an verschiedenen Abschnitten der Nierentubuli und unterscheiden sich daher in ihrer diuretischen Wirkungsstärke. Außerdem ist der zeitliche Wirkungsablauf unterschiedlich. Bei Thiaziden und Thiazidanaloga tritt die Wirkung relativ langsam ein, sie wirken mittellang bis lang (6 bis 72 Stunden) und mittelstark. Schleifendiuretika wirken schneller, kürzer und stärker als Thiazide und sind auch noch bei eingeschränkter Nierenfunktion anwendbar.

Abbildung 20.1: Verordnungen von Diuretika 1985 bis 1994
Gesamtverordnungen nach definierten Tagesdosen (ab 1991 mit neuen Bundesländern)

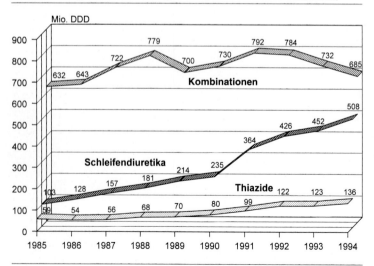

Tabelle 20.1: Verordnungen von Diuretika 1994

Angegeben sind die verordnungshäufigsten Präparate mit Verordnungsrang, Verordnungen und Umsatz 1994 für die gesamte Bundesrepublik im Vergleich zu 1993.

Rang	Präparat	Verordnungen 1994 in Tsd.	Veränd. in %	Umsatz 1994 in Mio. DM	Veränd. in %
54	Furosemid-ratiopharm	2013,0	–11,8	48,9	+0,1
71	Lasix	1721,3	+11,5	69,3	+9,6
77	Dytide H	1623,4	+4,9	33,9	+7,5
130	Arelix	1256,1	+7,7	59,9	+15,2
189	Triampur comp.	923,9	–33,3	12,5	–34,0
214	Ödemase Tabl.	836,4	–6,9	15,3	+1,3
271	Diutensat	703,8	+1,0	14,0	+5,2
275	dehydro sanol tri	697,5	–8,0	25,4	–6,5
314	Aquaphor	650,1	+15,2	35,7	+26,7
327	Furorese	625,7	+40,1	24,1	+52,7
423	Tri.-Thiazid Stada	505,2	–0,6	10,7	–0,5
483	furo von ct	446,4	+4,1	6,6	+12,1
513	Moduretik	419,8	–11,4	10,4	–7,0
686	Triamteren comp.-ratiopharm	319,1	–18,9	6,2	–17,8
731	Neotri	297,6	–13,8	19,4	–12,7
770	Nephral	284,7	–11,8	6,1	–9,7
907	turfa	242,4	–8,9	5,4	–0,2
917	Furosemid Heumann	239,8	+18,9	3,9	+43,8
925	diucomb	238,4	–18,2	15,5	–18,0
949	Diuretikum Verla	230,7	–7,0	4,1	–2,2
1029	Aquaretic	212,5	–18,1	4,2	–15,4
1055	Esidrix	206,0	+24,6	6,7	+21,0
1070	Natrilix	201,6	–9,5	15,4	–10,2
1109	triazid von ct	191,4	+0,2	3,5	+6,4
1244	Furosemid Stada	163,3	–11,8	2,6	–12,5
1246	Diursan	162,6	–6,4	3,7	–7,4
1342	Furosemid AL	145,0	–15,0	1,7	+24,4
1346	Furanthril	144,5	–32,5	2,2	–2,6
1406	Rhefluin	135,6	–7,3	2,9	–7,4
1438	Amilorid comp.-ratiopharm	131,7	–18,9	2,5	–23,5
1467	Torem	128,7	(neu)	9,3	(neu)
1527	Unat	121,5	+475,0	8,7	+647,8
1813	Diaphal	92,2	–3,3	4,6	+1,9
1845	Fusid	90,2	–15,6	1,5	–45,5
1917	Amiloretik	85,1	+0,8	1,7	+14,0
1944	Hydrotrix	83,4	–13,7	4,4	–2,1
Summe:		16570,6	–2,9	503,0	+6,6
Anteil an der Indikationsgruppe:		93,2%		93,4%	
Gesamte Indikationsgruppe:		17780,6	–3,1	538,3	+6,0

Die kaliumsparenden Diuretika führen zu einer selektiven Hemmung der Kaliumausscheidung im distalen Tubulus, während ihre natriuretische Wirkung relativ schwach ist. Ihre therapeutische Bedeutung besteht daher vor allem in der Behandlung bei gleichzeitigen Kaliummangelzuständen, die beispielsweise auch durch Thiazide und Schleifendiuretika ausgelöst werden können. Aus diesem Grunde werden sie hauptsächlich in Kombination mit den beiden anderen Diuretikagruppen angewendet.

Diuretika werden in Deutschland überwiegend als Kombinationspräparate mit kaliumsparenden Diuretika verordnet. Dieser Trend läßt sich schon mindestens zehn Jahre lang zurückverfolgen, hat sich aber in den letzten 4 Jahren vor allem durch einen stärkeren Einsatz der Monopräparate abgeschwächt (*Abbildung 20.1*). An zweiter Stelle stehen die Schleifendiuretika, die seit 1981 fast zehnfach zugenommen haben. Diese Entwicklung zeigt sich verstärkt nach der Hinzunahme der Verordnungen aus den neuen Bundesländern. Dagegen werden die klassischen Thiaziddiuretika und ihre Analoga nur relativ selten angewendet, obwohl sich seit 1987 wieder eine stetige Zunahme abzeichnet. 1994 haben die Verordnungen in der gesamten Indikationsgruppe erneut leicht abgenommen, während Umsatz und Tagesdosen angestiegen sind (*Tabellen 20.1* und *20.2*).

Thiazide und Thiazidanaloga

In dieser Diuretikagruppe wurden nur drei Wirkstoffe verordnet, die grundsätzlich ähnliche diuretische Wirkungen zeigen, aber dennoch einige Unterschiede aufweisen (*Tabelle 20.2*).

Aquaphor liegt weiterhin an der Spitze, möglicherweise wegen seiner niedrigen DDD-Kosten (0,37 DM). Es enthält das Thiazidanalog Xipamid und ist in seinem Wirkungseintritt und der Wirkungsdauer mit Hydrochlorothiazid vergleichbar. Darüber hinaus liegen Hinweise dafür vor, daß Xipamid in höheren Dosen (40–80 mg) ähnlich wirksam ist wie Furosemid (Prichard und Brogden, 1985).

Natrilix wurde ursprünglich als spezifisches Antihypertonikum ohne wesentliche diuretische Wirkung eingeführt. Klinische Vergleichsuntersuchungen haben jedoch gezeigt, daß sich sein blutdrucksenkender Effekt nicht von dem anderer Thiaziddiuretika unterscheidet (Bing et al., 1981). Es kann auch ausgeprägte Hypokaliämien auslösen, so daß ihm keine Sonderstellung unter den mittelstark wirksamen Diuretika zukommt. Das Verordnungsvolumen dieses besonders teuren Diuretikums hat 1994 abgenommen.

Hydrochlorothiazid ist das klassische Thiaziddiuretikum. *Esidrix* hat wieder einen Zuwachs zu verzeichnen, während *Disalunil* aus den neuen Bundesländern 1994 nicht mehr vertreten war.

Tabelle 20.2: Verordnungen von Diuretika 1994 (Monopräparate)
Angegeben sind die 1994 in der gesamten Bundesrepublik verordneten Tagesdosen, die Änderungen gegenüber 1993 und die mittleren Kosten je DDD 1994.

Präparat	Bestandteile	DDD 1994 in Mio.	Änderung in %	DDD-Kosten in DM
Thiazide und Analoga				
Aquaphor	Xipamid	97,4	(+ 17,9)	0,37
Natrilix	Indapamid	15,5	(− 10,1)	0,99
Esidrix	Hydrochlorothiazid	13,1	(+ 19,9)	0,51
		126,0	(+ 13,7)	0,46
Schleifendiuretika				
Furosemid-ratiopharm	Furosemid (h)	131,4	(− 2,5)	0,37
Lasix	Furosemid (h)	101,8	(+ 13,2)	0,68
Arelix	Piretanid	75,8	(+ 16,1)	0,79
Ödemase Tabl.	Furosemid	53,4	(+ 6,2)	0,29
Furorese	Furosemid (h)	34,0	(+ 37,5)	0,71
furo von ct	Furosemid	29,1	(+ 8,4)	0,23
Furosemid Heumann	Furosemid	17,4	(+ 43,5)	0,23
Torem	Torasemid (h)	10,9	(neu)	0,86
Unat	Torasemid (h)	10,2	(+775,2)	0,85
Furosemid AL	Furosemid	8,9	(+ 19,3)	0,19
Furanthril	Furosemid (h)	8,7	(+ 3,7)	0,25
Furosemid Stada	Furosemid	8,5	(+ 6,6)	0,30
Fusid	Furosemid	5,3	(− 23,6)	0,28
		495,4	(+ 13,7)	0,51
Summe		621,5	(+ 13,7)	0,50

(h): Schleifendiuretika mit hochdosierten Arzneiformen

Insgesamt ist der Anteil der Thiazide und Analoga an den Diuretika-Verordnungen mit 10% immer noch recht niedrig. Sie werden als Monopräparate für die diuretische Therapie zu wenig verwendet, obwohl sie als Mittel erster Wahl bei der Behandlung von Ödemen angesehen werden (Kuhlmann und Siegenthaler, 1991).

Schleifendiuretika

Die Verordnung der Schleifendiuretika hat auch 1994 wieder zugenommen. Weiterhin dominieren Furosemidpräparate mit einem Anteil von 80% an den verordneten Tagesdosen. Bis auf zwei Furosemidgenerika haben alle Präparate zugenommen (*Tabelle 20.2*). Bei Präparaten mit hochdosierten Arzneiformen für die Behandlung einer oligurischen Niereninsuffizienz sind die DDD-Kosten wegen höherer Packungspreise und

Tabelle 20.3: Verordnungen von Hydrochlorothiazid-Kombinationen 1994
Angegeben sind die 1994 in der gesamten Bundesrepublik verordneten Tagesdosen, die Änderungen gegenüber 1993 und die mittleren Kosten je DDD 1994.

Präparat	Bestandteile	DDD 1994 in Mio.	Änderung in %	DDD-Kosten in DM
Mit Triamteren				
Dytide H	Hydrochlorothiazid Triamteren	111,2	(+ 6,5)	0,30
Diutensat	Hydrochlorothiazid Triamteren	49,0	(+ 5,6)	0,29
Tri.-Thiazid Stada	Hydrochlorothiazid Triamteren	36,0	(− 0,6)	0,30
Triampur comp.	Hydrochlorothiazid Triamteren	33,5	(− 27,4)	0,37
Triamteren comp.-ratiopharm	Hydrochlorothiazid Triamteren	22,8	(− 18,9)	0,27
Nephral	Hydrochlorothiazid Triamteren	20,4	(− 10,5)	0,30
turfa	Hydrochlorothiazid Triamteren	18,0	(− 0,5)	0,30
Diuretikum Verla	Hydrochlorothiazid Triamteren	16,6	(− 1,2)	0,25
triazid von ct	Hydrochlorothiazid Triamteren	13,4	(+ 11,4)	0,26
		320,7	(− 3,0)	0,30
Mit Amilorid				
Moduretik	Hydrochlorothiazid Amilorid	62,2	(− 11,4)	0,17
Aquaretic	Hydrochlorothiazid Amilorid	30,0	(− 14,9)	0,14
Diursan	Hydrochlorothiazid Amilorid	23,0	(− 8,6)	0,16
Amilorid comp.-ratiopharm	Hydrochlorothiazid Amilorid	17,7	(− 24,5)	0,14
Rhefluin	Hydrochlorothiazid Amilorid	17,2	(− 8,4)	0,17

noch Tabelle 20.3: Verordnungen von Hydrochlorothiazid-Kombinationen 1994
Angegeben sind die 1994 in der gesamten Bundesrepublik verordneten Tagesdosen,
die Änderungen gegenüber 1993 und die mittleren Kosten je DDD 1994.

Präparat	Bestandteile	DDD 1994 in Mio.	Änderung in %	DDD-Kosten in DM
Amiloretik	Hydrochlorothiazid Amilorid	11,4	(+ 11,8)	0,15
		161,6	(− 11,8)	0,16
Summe		482,4	(− 6,2)	0,25

unterschiedlichen Verordnungsanteilen nicht direkt vergleichbar. Ohne die Hochdosistherapie liegen die DDD-Kosten für *Furosemid-ratiopharm* (0,30 DM), *Lasix* (0,40 DM) und *Furorese* (0,27 DM) niedriger als in *Tabelle 20.2* angegeben.

Arelix (Piretanid) gehört ebenfalls zur Gruppe der Schleifendiuretika. Vermutlich hat es keine wesentlichen Vorteile gegenüber Furosemid, ist aber 2–4mal teurer als Furosemidpräparate.

Torasemid (*Unat, Torem*) hat ähnliche Wirkungen wie Furosemid. Es wurde 1992 neu eingeführt und ist 1994 erstmals unter den 2000 meistverordneten Arzneimitteln vertreten. Im Vergleich zu Furosemid tritt die diuretische Wirkung langsam ein, hält aber länger an (6–8 Stunden). Es hat eine hohe Bioverfügbarkeit (80–90%) und bietet damit einen wichtigen Vorteil gegenüber dem ebenfalls langsam und länger wirkenden Azosemid (*Luret*), das 1994 nicht mehr vertreten ist.

Kaliumsparende Kombinationen

Die kaliumsparenden Kombinationen sind die verordnungsmäßig größte Gruppe unter den Diuretika (*Abbildung 20.1*). Ihr Anteil ist gemessen an DDD in den letzten drei Jahren allerdings kontinuierlich zurückgegangen, beträgt 1994 aber immer noch über 50%. Die beiden Spitzenreiter der Hydrochlorothiazidkombinationen (*Dytide H, Moduretik*) gehörten bis zur Einführung der Festbeträge zu den teuersten Präparaten. Nach der 1990 erfolgten Preissenkung haben beide Präparate ihre führenden Positionen behauptet (*Tabelle 20.3*). Stärker zurückgegangen sind dagegen die Kombinationen mit Bemetizid und Thiazidanaloga, die höhere DDD-Kosten aufweisen (*Tabelle 20.4*).

Diuretika

Tabelle 20.4: Verordnungen anderer Diuretika-Kombinationen 1994
Angegeben sind die 1994 in der gesamten Bundesrepublik verordneten Tagesdosen, die Änderungen gegenüber 1993 und die mittleren Kosten je DDD 1994.

Präparat	Bestandteile	DDD 1994 in Mio.	Änderung in %	DDD-Kosten in DM
Mit Thiaziden und Analoga				
dehydro sanol tri	Triamteren Bemetizid	82,2	(− 7,0)	0,31
Neotri	Triamteren Xipamid	19,8	(− 12,6)	0,98
diucomb	Triamteren Bemetizid	15,9	(− 19,4)	0,97
		117,9	(− 9,8)	0,51
Mit Furosemid				
Diaphal	Amilorid Furosemid	6,4	(+ 2,6)	0,72
Hydrotrix	Triamteren Furosemid	5,1	(− 4,9)	0,86
		11,5	(− 0,9)	0,78
Summe		129,4	(− 9,1)	0,54

Die kaliumsparenden Diuretikakombinationen sind pharmakologisch sinnvoll, weil das kaliumsparende Diuretikum einen möglichen Kaliumverlust während der Therapie mit Thiaziddiuretika verhindert. Die DDD-Kosten der meisten Kombinationen liegen unter denen der Monopräparate. Das sollte jedoch nicht dazu führen, Kombinationspräparate zu bevorzugen.

Daneben gibt es Kombinationen von kaliumsparenden Diuretika mit Furosemid (*Tabelle 20.4*). *Diaphal* enthält 40 mg Furosemid und 5 mg Amilorid pro Tablette und ist damit ausreichend dosiert. Die unterschiedlichen Halbwertszeiten von Furosemid (1 Stunde) und Amilorid (10 Stunden) sind jedoch dem Zweck der Kombination abträglich.

Hydrotrix soll nach den Indikationsangaben des Herstellers in erster Linie bei Stauungsbeschwerden in den Beinen infolge statischer Ödeme venöser Herkunft angewendet werden. Das Präparat enthält 15 mg Furosemid in retardierter Form und 25 mg Triamteren pro Tablette. Durch Retardierung sollen die Nachteile der unterschiedlichen Halbwertszeiten ausgeglichen werden. Unter derartigen Bedingungen ist die Bioverfügbarkeit von Furosemid jedoch niedriger als 40%, so daß auch wegen der geringen Furosemiddosis (ca. ein Drittel der Normdosis) nur eine stark eingeschränkte Wirkung erwartet werden kann. Die Verordnungshäufigkeit dieser relativ teuren Kombination ging 1994 weiter zurück.

Therapeutische Aspekte

Die auffällige Bevorzugung der kaliumsparenden Diuretika-Kombinationen entspricht nicht den üblichen Therapieempfehlungen für diese Arzneimittel. Bei der Ausschwemmung von Ödemen sind Thiazide Mittel erster Wahl (Kuhlmann und Siegenthaler, 1991). Wegen des bei Ödemen häufig auftretenden Hyperaldosteronismus wird bei dieser Indikation allerdings eine Kombination mit kaliumsparenden Diuretika als sinnvoll angesehen. Dies gilt nicht bei Vorliegen einer Niereninsuffizienz wegen der Gefahr einer Hyperkaliämie.

Das hohe und stetig zunehmende Verordnungsvolumen von Schleifendiuretika läßt die Frage aufkommen, ob diese stark wirksamen Mittel tatsächlich in allen Fällen indiziert sind. Auf diese Aspekte ist bereits wiederholt hingewiesen worden (s. Arzneiverordnungs-Report '91).

Literatur

Bing, R.F., Russel, G.I., Swales, J.D. (1981): Indapamide und bendrofluazide: a comparison in the management of essential hypertension. Brit. J. Clin. Pharmacol. 12: 883–889.

Kuhlmann, U., Siegenthaler, W. (1991): Diuretika. In: Therapie innerer Krankheiten (Riecker, G., Hrsg.), 7. Aufl. Springer-Verlag, Berlin, Heidelberg, New York, S. 1063–1073.

Prichard, B.N.C., Brogden, R.N. (1985): Xipamide, a review of its pharmacodynamic and pharmacokinetic properties and therapeutic efficacy. Drugs 30: 313–332.

21. Durchblutungsfördernde Mittel

K. Held und U. Schwabe

Durchblutungsfördernde Mittel werden in großem Umfang bei peripheren und zerebralen Durchblutungsstörungen eingesetzt. Weiterhin werden diese Arzneimittel bei Migräne, aber auch Funktionsstörungen des Innenohrs, des Auges und des Gleichgewichtsapparates sowie beim hirnorganischen Psychosyndrom verwendet, obgleich die Annahme einer zugrundeliegenden Durchblutungsstörung oft nicht gesichert ist. Einige durchblutungsfördernde Mittel sind ausschließlich für periphere arterielle Durchblutungsstörungen oder für das hirnorganische Psychosyndrom zugelassen. Die Mehrzahl der Präparate ist indikativ nicht abgegrenzt. Ihre Anwendung wird von den Herstellern sowohl für periphere arterielle wie auch für zentrale Durchblutungsstörungen empfohlen. Der Schwerpunkt der Verordnungen liegt naturgemäß bei alten Patienten (Arzneiverordnungs-Report '92).

In der Pathogenese von Durchblutungsstörungen spielen im wesentlichen drei Faktoren eine Rolle, die selten allein, meist in Kombination eine Minderperfusion auslösen: *morphologisch* Gefäßwandveränderungen, die vorwiegend durch Arteriosklerose, selten durch entzündliche Gefäßprozesse und durch Gefäßspasmen verursacht werden, *rheologisch* durch intravasale Zellaggregation, Viskositätserhöhung, Thrombose u.a., *hämodynamisch* durch intermittierende oder anhaltende Blutdrucksenkung. Die früher überschätzte pathogenetische Bedeutung von Gefäßspasmen und das daraus abgeleitete therapeutische Prinzip der Vasodilatation (Arzneiverordnungs-Report '92) gelten heute für die zerebrale und periphere Strombahn, außer in Sonderfällen wie z.B. Subarachnoidalblutung und Ergotismus, als überholt. So werden heute zahlreiche neue Wirkungsmechanismen für durchblutungsfördernde Mittel diskutiert, z.B. eine Verbesserung verschiedener rheologisch wirksamer Faktoren. Inwieweit diese für einige Substanzen nachgewiesenen Wirkungsmechanismen klinisch relevant sind, bleibt bis auf wenige Ausnahmen nach wie vor unklar und umstritten (Transparenzkommission, 1983).

Von entscheidender Bedeutung für die Anwendung durchblutungsfördernder Mittel ist der Nachweis ihrer Wirksamkeit in kontrollierten Studien nach heute gültigen Kriterien (Heidrich et al., 1992). Dabei wurden für einzelne Substanzen Hinweise auf eine klinische Wirksamkeit bei definierten Indikationen gefunden, wie z.B. die Rezidivprophylaxe von transitorischen ischämischen Attacken und Hirninfarkten mit Acetylsalicylsäure und neuerdings Ticlopidin oder für eine Gehstreckenverbesse-

**Abbildung 21.1: Verordnungen von Durchblutungsfördernden Mitteln
1985 bis 1994**
Gesamtverordnungen nach definierten Tagesdosen (ab 1991 mit neuen Bundesländern)

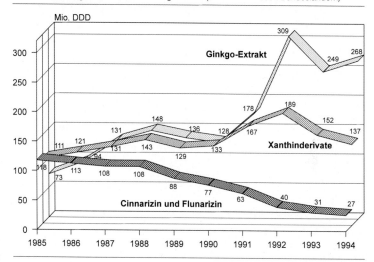

rung im Stadium II der peripheren arteriellen Verschlußkrankheit mit Buflomedil, Naftidrofuryl und Pentoxifyllin in ihren oralen Anwendungsformen, wenngleich bisher noch zahlreiche methodische Einwände erhoben werden (Arzneiverordnungs-Report '92). Für die große Mehrzahl der Präparate fehlt der Nachweis klinischer Wirksamkeit, so daß durchblutungsfördernde Mittel auch als «Massenplacebos» bezeichnet werden, die allerdings wegen unerwünschter Wirkungen keineswegs immer unbedenklich sind (Laporte und Capella, 1986). Es ist zu hoffen, daß unter den geänderten Rahmenbedingungen des Gesundheitsstrukturgesetzes die Wirksamkeitsbeurteilungen der Transparenzkommission (1983) vermehrt zur Kenntnis genommen werden.

Durchblutungsfördernde Mittel können lediglich als *adjuvante Therapie* zusätzlich zur Basisbehandlung (z.B. lumeneröffnende Maßnahmen, Beeinflussung von Risikofaktoren, Therapie von Grund- und Begleiterkrankungen, Übungs- und Rehabilitationsbehandlung) eingesetzt werden, nicht aber, wie vielfach üblich, zur symptomatischen Monotherapie, die zudem unter unzutreffenden oder unbewiesenen pathogenetischen Vorstellungen erfolgt. Unter den Ankündigungen von Arzneimittelregressen sollte die Verordnung von durchblutungsfördernden Mitteln unter besonders sorgfältiger Kosten-Nutzen-Abwägung erfolgen.

Nach neuen Hochrechnungen ist mit ca. 1,8 Mio. Patienten in den PAVK-Stadien II – IV zu rechnen. Die Kosten einer konservativen Be-

**Abbildung 21.2: Verordnungen von Durchblutungsfördernden Mitteln
1985 bis 1994**
Gesamtverordnungen nach definierten Tagesdosen (ab 1991 mit neuen Bundesländern)

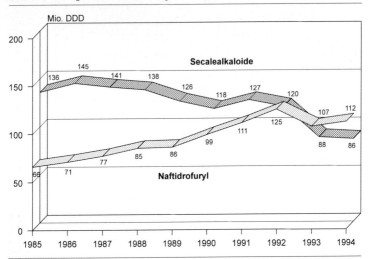

handlung betragen in den frühen Stadien ca. 16000 DM pro Patient. Etwa 10% der Patienten im Stadium II müssen im weiteren Verlauf mit einer Amputation rechnen, deren Kosten – ohne Nachsorge – ca. 32000 DM betragen. Zu berücksichtigen ist aber auch, daß 75% der Patienten im Stadium II ein Herzinfarkt oder eine Hirnischämie droht. Durchblutungsstörungen einer Gefäßregion sind demnach als Erstmanifestation eines generalisierten Gefäßleidens mit seinen pathogenetischen Bedingungsfaktoren bei der Therapieplanung aufzufassen, und schließlich ist die Beeinträchtigung der Lebensqualität angemessen zu berücksichtigen.

Verordnungshäufigkeit

Nachdem durchblutungsfördernde Mittel über zehn Jahre stetig zunehmend verordnet wurden, kam es in den Jahren 1989 und 1990, wohl infolge der Festbetragsregelung des Gesundheitsreformgesetzes, zu einer vorübergehenden Abnahme. Schon 1991, nach der deutschen Vereinigung, und verstärkt 1992 stieg die Verordnungshäufigkeit jedoch wieder an. 1993 wirkte sich der Bremseffekt des Gesundheitsstrukturgesetzes mit einer Abnahme von ca. 23% sehr deutlich aus, der 1994 mit einer

Durchblutungsfördernde Mittel

Tabelle 21.1: Verordnungen von durchblutungsfördernden Mitteln 1994
Angegeben sind die verordnungshäufigsten Präparate mit Verordnungsrang, Verordnungen und Umsatz 1994 für die gesamte Bundesrepublik im Vergleich zu 1993.

Rang	Präparat	Verordnungen 1994 in Tsd.	Veränd. in %	Umsatz 1994 in Mio. DM	Veränd. in %
21	Dusodril	2843,6	+8,4	130,5	−0,3
24	Tebonin	2742,5	−0,8	168,5	+4,5
74	rökan	1710,9	−15,1	125,7	−10,3
101	Trental	1405,1	−7,6	89,8	−7,0
133	Gingium	1252,1	+22,7	63,1	+24,8
153	Ginkobil	1106,2	+11,9	64,3	+15,1
369	Naftilong	566,4	−0,2	27,1	−3,2
407	Claudicat	527,6	+1,3	26,1	+4,0
439	Kaveri	491,3	+3,8	27,6	+12,9
470	Pentoxifyllin-ratiopharm	460,7	−8,1	23,0	−4,5
491	Ginkgo biloba comp.	439,6	−3,1	11,7	−2,1
553	Natil	393,7	+7,9	33,5	+10,9
568	Hydergin	385,0	−9,2	21,1	−5,3
619	Dobica	350,2	−23,6	18,2	−22,6
648	Orphol	338,1	−18,6	18,1	−18,1
683	Complamin	320,8	−27,5	11,2	−29,9
710	Sibelium	306,9	−19,9	24,2	−18,6
879	Ralofekt	248,7	−49,1	7,8	−34,9
893	Defluina peri	245,9	−7,7	19,8	−5,6
915	Rentylin	241,0	−21,9	16,3	−21,2
1007	Sermion	216,5	−18,6	36,5	+10,1
1016	Bufedil	215,3	+10,8	19,3	−3,3
1127	Cinnarizin-ratiopharm	186,6	−5,2	3,0	−2,1
1142	DCCK	184,2	−4,8	9,4	−2,0
1315	Circanol	150,1	−5,1	7,6	−6,4
1319	Kollateral A+E Drag.	148,9	+50,2	7,3	+48,3
1417	Ginkodilat	134,9	+148,4	8,1	+209,0
1533	Cosaldon mono	121,0	+10,4	8,1	+7,2
1579	Fludilat	115,1	−15,4	9,1	−11,0
1599	Azupentat	113,2	−15,8	6,6	−0,7
1647	durapental	107,2	+0,8	5,4	−3,8
1677	Pento-Puren	104,5	+1,7	5,6	−13,9
1721	Ginkgo Syxyl	100,9	−22,9	2,6	−24,7
1723	Luctor	100,8	+1,3	5,8	+6,7
1852	Ginkopur	89,6	+267,1	4,7	+241,1
Summe:		18464,8	−2,9	1066,4	−0,7
Anteil an der Indikationsgruppe:		91,3%		90,7%	
Gesamte Indikationsgruppe:		20222,4	−3,8	1175,2	−1,0

Verminderung von knapp 4% deutlich abflachte (*Tabelle 21.1, Abbildungen 21.1* und *21.2*). Nach dem dramatischen Umsatzeinbruch im Jahre 1993 ging der Umsatz 1994 nur noch geringfügig zurück. Mit einem Gesamtumsatz von 1175,2 Mio. DM, der etwa dem der westlichen Bundesländer im Jahr 1985 entspricht, stehen die durchblutungsfördernden Mittel wie im Vorjahr an 13. Stelle der verordnungshäufigsten Indikationsgruppen.

Die durchblutungsfördernden Mittel lassen sich den vier Hauptgruppen Ginkgo-Extrakt, Xanthinderivate, Secalealkaloidderivate und Naftidrofuryl zuordnen. Der verbleibende Rest von verschiedenen Substanzen, die keine einheitliche Struktur oder Wirkungsmerkmale aufweisen, werden in der Gruppe «andere Monopräparate» besprochen. Der durch das Gesundheitsstrukturgesetz ausgelöste Rückgang der Verordnungshäufigkeit hat sich bei den Monopräparaten, insbesondere Cinnarizin, Flunarizin und den Xanthinderivaten, fortgesetzt, während die Gruppe der Ginkgo-biloba-Extrakte und Naftidrofuryl wieder zugenommen haben (*Abbildung 21.1* und *21.2*).

Damit hat sich der gesetzlich angestrebte und 1993 auch eingetretene Bremseffekt in dieser umsatzstarken Indikationsgruppe 1994 nicht im gleichen Ausmaß fortgesetzt. Auch das im Vorjahr erkennbare Kostenbewußtsein beginnt wieder nachzulassen. Innerhalb einzelner Indikationsgruppen weisen teurere Präparate z.T. wieder Zuwachsraten auf, die deutlich über dem Durchschnitt der gesamten Indikationsgruppe liegen (*Tabellen 21.1* und *21.2*).

Zweifel bleiben auch an einer rationalen Arzneimitteltherapie bestehen. So wurden Präparate, für deren klinische Wirksamkeit anerkannte Hinweise vorliegen, nicht etwa auf Kosten der Substanzen, für die solche Hinweise fehlen, häufiger verordnet, sondern nahmen im Gegenteil zum Teil stärker ab. Dieses Problem wird an der Zunahme der Kombinationspräparate besonders augenfällig (*Tabelle 21.3*).

Ginkgo-Extrakt

Ginkgo-Extrakt ist ein pflanzliches Mittel, das einen Trockenextrakt aus den Blättern des Ginkgo-biloba-Baumes enthält und auf Flavonglykoside und Terpenlactone standardisiert ist. Dem Substanzgemisch werden durchblutungssteigernde, viskositätssenkende und Thrombozytenaggregations-hemmende Wirkungen zugeschrieben. Es ist für die Anwendung bei Hirnleistungsstörungen und peripheren arteriellen Durchblutungsstörungen mit erhaltener Durchblutungsreserve zugelassen. Die Untersuchungen zum Nachweis der klinischen Wirksamkeit werden kontrovers beurteilt. Insgesamt liegen für diese Präparate besonders in der Indikation «Claudicatio intermittens» aber immer noch weniger den heutigen methodischen Ansprüchen genügende Untersuchungen vor als für andere Präparate der Spitzengruppe (Kleinjnen und Knipschild, 1992). Hinzu kommt, daß der Vertrieb der Injektionslösung wegen unerwünschter Wirkungen (Schüttelfrost, Fieber, Erbrechen, Diarrhö) seit dem 5. April 1994 eingestellt wurde (Arzneimittelkommission der deutschen Ärzteschaft, 1994).

Durchblutungsfördernde Mittel

Tabelle 21.2: Verordnungen von durchblutungsfördernden Mitteln 1994 (Monopräparate)
Angegeben sind die 1994 in der gesamten Bundesrepublik verordneten Tagesdosen, die Änderungen gegenüber 1993 und die mittleren Kosten je DDD 1994.

Präparat	Bestandteile	DDD 1994 in Mio.	Änderung in %	DDD-Kosten in DM
Ginkgo-biloba-Extrakt				
Tebonin	Ginkgoblätterextrakt	89,6	(+ 7,3)	1,88
rökan	Ginkgoblätterextrakt	69,7	(− 9,4)	1,80
Gingium	Ginkgoblätterextrakt	42,1	(+ 25,3)	1,50
Ginkobil	Ginkgoblätterextrakt	38,9	(+ 15,9)	1,65
Kaveri	Ginkgoblätterextrakt	14,9	(+ 14,9)	1,86
Ginkodilat	Ginkgoblätterextrakt	5,0	(+220,5)	1,64
Ginkgo Syxyl	Ginkgoblätterextrakt	3,8	(− 24,7)	0,67
Ginkopur	Ginkgoblätterextrakt	2,8	(+239,9)	1,69
		266,7	(+ 7,5)	1,74
Secalealkaloide				
Sermion	Nicergolin	30,1	(+ 24,4)	1,21
Hydergin	Dihydroergotoxin	12,5	(− 5,9)	1,68
Orphol	Dihydroergotoxin	10,5	(− 19,2)	1,73
DCCK	Dihydroergotoxin	5,5	(− 2,1)	1,71
Circanol	Dihydroergotoxin	4,5	(− 8,6)	1,71
		63,1	(+ 3,4)	1,47
Xanthinderivate				
Trental	Pentoxifyllin	57,7	(− 10,7)	1,56
Claudicat	Pentoxifyllin	21,6	(+ 5,0)	1,21
Pentoxifyllin-ratiopharm	Pentoxifyllin	17,2	(− 5,9)	1,34
Rentylin	Pentoxifyllin	11,2	(− 21,4)	1,46
Azupentat	Pentoxifyllin	4,6	(− 11,2)	1,44
Pento-Puren	Pentoxifyllin	4,2	(− 9,2)	1,34
durapental	Pentoxifyllin	4,1	(− 4,7)	1,32
Complamin	Xantinolnicotinat	3,8	(− 32,0)	2,96
Ralofekt	Pentoxifyllin	3,7	(− 24,9)	2,10
		128,1	(− 10,0)	1,50
Naftidrofuryl				
Dusodril	Naftidrofuryl	80,8	(+ 6,0)	1,61
Naftilong	Naftidrofuryl	23,0	(− 4,1)	1,18
Luctor	Naftidrofuryl	4,5	(+ 4,1)	1,29
		108,3	(+ 3,6)	1,51
Andere Monopräparate				
Natil	Cyclandelat	16,9	(+ 11,0)	1,98
Dobica	Calciumdobesilat	16,8	(− 22,5)	1,09
Sibelium	Flunarizin	11,5	(− 17,7)	2,11
Cinnarizin-ratiopharm	Cinnarizin	8,1	(− 1,6)	0,36
Bufedil	Buflomedil	6,5	(+ 15,9)	2,99
Defluina peri	Buflomedil	6,2	(− 8,1)	3,18

noch Tabelle 21.2: Verordnungen von durchblutungsfördernden Mitteln 1994 (Monopräparate)

Angegeben sind die 1994 in der gesamten Bundesrepublik verordneten Tagesdosen, die Änderungen gegenüber 1993 und die mittleren Kosten je DDD 1994.

Präparat	Bestandteile	DDD 1994 in Mio.	Änderung in %	DDD-Kosten in DM
Cosaldon mono	Pentifyllin	5,4	(+ 6,7)	1,50
Fludilat	Bencyclan	4,4	(− 8,4)	2,06
		75,7	(− 6,8)	1,79
Summe		641,9	(+ 0,8)	1,63

Die Zahl der Ginkgopräparate hat sich 1994 wieder erhöht. Dabei haben sowohl der teuerste Spitzenreiter *Tebonin* wie die preisgünstigeren Präparate in der Verordnungshäufigkeit so zugenommen, daß diese Substanzgruppe ihre Spitzenstellung mit einem Umsatz von 464,6 Mio DM weiter ausgebaut hat und jetzt schon etwa 40% aller durchblutungsfördernder Mittel ausmacht (*Abbildung 21.1* und *Tabelle 21.1*).

Xanthinderivate

Der Wirkstoff dieser Präparate ist das Xanthinderivat Pentoxifyllin. Es wird bei akuten zerebralen Durchblutungsstörungen zur Rezidivprophylaxe von transitorischen ischämischen Attacken (TIA) und dem prolongierten, reversiblen ischämisch-neurologischen Defizit (PRIND) eingesetzt. Der Schwerpunkt seiner Anwendung liegt nach heutigen Vorstellungen jedoch bei den peripheren Durchblutungsstörungen. So hat das Bundesgesundheitsamt *Rentylin* und andere Zweitanmelderpräparate nur noch für die peripheren arteriellen Durchblutungsstörungen zugelassen. Für diese Indikation wurde Pentoxifyllin in zahlreichen kontrollierten Untersuchungen geprüft, von denen einige Hinweise auf eine klinische Wirksamkeit erbracht haben (Transparenzkommission, 1983). Xanthinderivate sind um ca. 10% weniger verordnet worden, haben aber ihre Stellung als zweitstärkste Gruppe der durchblutungsfördernden Mittel mit einem Umsatz von 191,8 Mio. DM weiter behauptet. Ein gewisses Kostenbewußtsein der verordnenden Ärzte zeigt sich hier insofern, als das preisgünstigste Präparat Zuwachsraten, alle teureren dagegen Einbußen bis zu 30% zu verzeichnen haben (*Tabelle 21.2*).

Secalealkaloidderivate

Secalealkaloidderivate sind bei den großen Gruppen von Monopräparaten auf den letzten Platz zurückgefallen. Nach vorübergehender Steigerung im Jahre 1991 setzt sich damit 1994 die rückläufige Verordnungshäufigkeit der Vorjahre fort (*Abbildung 21.2* und *Tabelle 21.2*).

Nur *Sermion* hat mit einer deutlichen Steigerung seine führende Position in dieser Gruppe weiter ausgebaut. Es enthält Nicergolin, das Bromnicotinat eines Ergolinderivates, für das zusätzliche Wirkungen auf die Thrombozytenaggregation und die Sauerstoffutilisation im Gewebe geltend gemacht werden. Daraus wird eine besondere Definition als «antihypoxydotisches vasoaktives Secalealkaloid» abgeleitet.

Hydergin steht an zweiter Stelle der Verordnungsmenge unter den Secalealkaloidderivaten. Daneben gibt es noch drei weitere Dihydroergotoxinpräparate. Hydergin ist in zahlreichen Placebo-kontrollierten Studien an Patienten mit seniler zerebraler Insuffizienz untersucht worden. Mehrfach wurden statistisch signifikante Ergebnisse beobachtet. Als Belege gelten vor allen Dingen die amerikanische Studie von Gaitz et al. (1977) und die deutsche multizentrische Studie von Kugler et al. (1978). Nach wie vor ist aber umstritten, ob das Ausmaß der beobachteten Verbesserungen eine klinisch relevante therapeutische Wirksamkeit belegen kann. Das Bundesgesundheitsamt hat Hydergin nur noch als unterstützende Maßnahme bei hirnorganischem Psychosyndrom mit den Leitsymptomen Niedergeschlagenheit, Schwindel, Verwirrtheit und Verhaltensstörungen zugelassen.

Hydergin wird vom Hersteller außerdem zur Behandlung des erhöhten Blutdrucks bei älteren Patienten empfohlen. Auch diese Indikation wird nicht allgemein anerkannt. So führt die Deutsche Hochdruckliga Hydergin unter den von ihr empfohlenen Präparaten nicht auf.

Naftidrofuryl

Naftidrofurylpräparate folgen nach Ginkgo-Extrakten und Xanthinderivaten an dritter Stelle. Neben dem Originalpräparat *Dusodril*, dessen Verordnung wieder zugenommen hat, nahm das preisgünstigste Generikum in der Verordnungshäufigkeit ab (*Tabelle 21.2*). Die seit 1984 kontinuierliche und durch die Wiedervereinigung eher noch verstärkte Zunahme dieser Substanzgruppe wurde zwar infolge des Gesundheitsstrukturgesetzes unterbrochen, zeigt 1994 aber wieder eine steigende Tendenz (*Abbildung 21.2* und *Tabelle 21.2*).

Naftidrofuryl gehört zu den älteren durchblutungsfördernden Mitteln, für dessen Wirkung neben einer Vasodilatation eine Verbesserung der Erythrozytenverformbarkeit, eine verminderte Thrombozytenaggregation und eine Verbesserung von Sauerstoff- und Glukoseaufnahme geltend gemacht wird. *Dusodril* wurde seit den siebziger Jahren in zahlreichen, auch neueren kontrollierten Studien untersucht. Dabei ergaben einige Untersuchungen Hinweise auf eine klinische Wirksamkeit (Transparenzkommission, 1983). Ein definitiver therapeutischer Nutzen bei akuten zerebralen Durchblutungsstörungen ist nicht belegt, bei Hirnleistungsstörungen infolge Zuständen nach zerebraler Mangeldurchblutung möglich, gegenüber anderen Behandlungsmaßnahmen aber weniger effektiv. Für 40-mg-Ampullen von Naftidrofuryl hat das zuständige Bundesinstitut im Februar 1995 das sofortige Ruhen der Zulassung angeordnet, weil zwei Todesfälle nach intravenöser Injektion aufgetreten waren (Arzneimittelkommission der Deutschen Apotheker, 1995).

Andere Monopräparate

In dieser Gruppe sind jetzt die früher eigene Gruppe der Flunarizin- und Cinnarizin-Präparate eingeordnet, die schon seit 1988 einen ständigen Rückgang aufweisen (*Abbildung 21.1* und *Tabelle 21.2*). *Sibelium* enthält Flunarizin, ein 2-Fluorderivat des Cinnarizins. Genauso wie Cinnarizin hemmt es Calcium-induzierte Gefäßkontraktionen und wird daher seit einiger Zeit als «Calcium-Antagonist» vom Hersteller herausgestellt. Seine therapeutische Wirksamkeit wird kritisch beurteilt (Spagnoli und Tognoni, 1983). Deshalb hat das Bundesgesundheitsamt Sibelium nur noch für die Indikation «vestibuläre Gleichgewichtsstörungen» zugelassen.

Cinnarizin wurde ursprünglich als Antihistaminikum entwickelt und für die Behandlung von vestibulären Störungen empfohlen. Unter experimentellen Bedingungen hat Cinnarizin die gleichen Gefäßwirkungen wie Flunarizin. Während seine Wirksamkeit als Antihistaminikum belegt und als Antivertiginosum wahrscheinlich gemacht worden ist, konnte die klinische Wirksamkeit für akute zerebrale und für periphere arterielle Durchblutungsstörungen bisher nicht ausreichend belegt werden. Auch extrapyramidal-motorische Störungen durch Flunarizin und Cinnarizin sowie Depressionen bei Flunarizin sind beschrieben worden (Laporte und Capella, 1986). In der Indikation «Hirnleistungsstörungen» wurde Cinnarizin von der Aufbereitungskommission beim Bundesgesundheitsamt negativ bewertet.

Buflomedil ist ein durchblutungsförderndes Mittel, für dessen Wirkung insbesondere eine bessere Verformbarkeit der Erythrozyten und eine hemmende Wirkung auf die Thrombozytenaggregation geltend gemacht wird. Auch für *Bufedil* ergeben sich in kontrollierten klinischen Studien Hinweise auf eine therapeutische Wirksamkeit (Transparenzkommission, 1983). Bufedil ist nur für periphere arterielle Durchblutungsstörungen zugelassen. Seine gegenüber dem Vorjahr gesenkten Verordnungskosten werden jetzt von *Defluina peri* deutlich übertroffen (3,18 DM/DDD).

Für die Wirkstoffe Calciumdobesilat, Cyclandelat und Pentifyllin lie-

Tabelle 21.3: Verordnungen von durchblutungsfördernden Mitteln 1994 (Kombinationspräparate)

Angegeben sind die 1994 in der gesamten Bundesrepublik verordneten Tagesdosen, die Änderungen gegenüber 1993 und die mittleren Kosten je DDD 1994.

Präparat	Bestandteile	DDD 1994 in Mio.	Änderung in %	DDD-Kosten in DM
Ginkgo biloba comp.	Aurum colloid. D8 Ginkgo biloba D3	37,8	(− 1,2)	0,31
Kollateral A+E Drag.	Moxaverin Retinolacetat Alpha-Tocopherolacetat	5,1	(+ 48,1)	1,42
Summe		42,9	(+ 2,9)	0,44

gen ebenso wie für das weiterhin rückläufige Benzyclan und die restlichen Monopräparate keine den heutigen Ansprüchen genügende Untersuchungen zum Nachweis einer klinisch relevanten Wirksamkeit vor.

Kombinationspräparate

Bei den Kombinationspräparaten haben Verordnungsmenge und Umsatz 1994 bemerkenswerterweise erneut zugenommen (*Tabellen 21.1* und *21.3*). Von den verschiedenen vasoaktiven Pharmaka in diesen Präparaten ist kaum zu erwarten, daß eine Kombination zusätzliche Effekte erbringen kann, da die Wirksamkeit schon bei den Einzelsubstanzen unsicher oder umstritten ist. Eine pharmakologische Kuriosität ist die homöopathische Kombination *Ginkgo biloba comp.* mit potenziertem Gold, sozusagen «goldener Ginkgo» als besonders «wertvolles» Placebo. Die nahezu unveränderte Verordnung gerade dieses Präparates läßt ebenso Zweifel an einer rationalen Arzneimitteltherapie wie an der Wirksamkeit der an dieser Stelle immer wieder geäußerten kritischen Hinweise aufkommen.

Therapeutische Effekte

Die Arzneitherapie als vorwiegende oder gar alleinige Behandlung von peripheren und zentralen Durchblutungsstörungen mit den hier aufgeführten Substanzen gilt heute als überholt. Einigen «vasoaktiven» Substanzen kommt lediglich im Stadium II der peripheren arteriellen Verschlußkrankheit eine gewisse Bedeutung als *adjuvante Therapie* zu. Neben lumeneröffnenden Maßnahmen und der Behandlung von Risikofaktoren, Grund- und Begleiterkrankungen wird das intensive Gehtraining als entscheidende Basistherapie angesehen (Alexander, 1984). Die Wirkung der Arzneimittelbudgetierung durch das GSG, die

1993 in dieser Substanzgruppe deutlich erkennbar wurde, hat 1994 bereits nachgelassen. Zwar sind Verordnungshäufigkeit und Umsatz weiter geringfügig zurückgegangen, die Verordnung preisgünstiger Präparate als Hinweis auf ein geschärftes Kostenbewußtsein der Ärzte hat sich jedoch 1994 nicht mehr fortgesetzt.

Bei der Behandlung akuter zerebraler Durchblutungsstörungen stehen heute andere therapeutische Maßnahmen im Vordergrund. Bei der Therapie der Hirnleistungsstörungen sollte berücksichtigt werden, daß psychosoziale Faktoren wesentlich zur Entwicklung der Symptome beitragen. Wichtig sind daher ein konstantes soziales Milieu, verbesserte Pflege und Ernährung, Behandlung von somatischen Begleiterkrankungen, Behandlung von Depressionen, Seh- und Hörstörungen, Verbesserung von Bewegungseinschränkungen, Förderung der täglichen Lebensaktivität, gezieltes Training zerebraler Funktionen («zerebrales Jogging»), Beseitigung von Beschäftigungsmangel und sozialer Isolierung (American Medical Association, 1986). Gegebenenfalls sollte auch eine bestehende Medikation mit Schlaf- und Beruhigungsmitteln überprüft werden.

Literatur

Alexander, K. (1984): Die konservative Therapie der arteriellen Verschlußkrankheit. Deutsches Ärzteblatt 11: 785–800

American Medical Association (1986): Drug evaluations, 6th ed., Saunders Company Philadelphia, Pennsylvania, p. 160–162.

Arzneimittelkommission der deutschen Ärzteschaft (1994): Ginkgo-Biloba-haltiger Trockenextrakt zur Infusion (Tebonin p.i.,-p.i. 175). Dtsch. Ärztebl. 91: C-751–752.

Arzneimittelkommission der Deutschen Apotheker (1995): Naftidrofuryl Infusionslösung. Pharmazeut. Ztg. 140: 2222.

Heidrich, H., Allenberg, J., Cachovan, M. et al. (1992): Prüfrichtlinien für Therapiestudien im Fontaine-Stadium II-IV bei peripher-arterielle Verschlußkrankheit. VASA 21: 333–337.

Gaitz, C. M., Varner, R. V., Overall, J. E. (1977): Pharmacotherapy for organic brain syndrome in late life. Evaluation of an ergot derivative vs placebo. Arch. General Psychiatry 34: 839–845

Kleinjnen, J., Knipschild, P. (1992): Gingko biloba. Lancet 340: 1136–1139.

Kugler, J., Oswald, W. D., Herzfeld, U., Seus, R., Pingel, J., Welzel, D. (1978): Langzeittherapie altersbedingter Insuffizienzerscheinungen des Gehirns. Dtsch. med. Wschr. 103: 456–462

Laporte, J. R., Capella, D. (1986): Useless drugs are not placebos: Lessons from flunarizine and cinnarizine. Lancet II, 853–854.

Spagnoli, A., Tognoni, G. (1983): ›Cerebroactive' drugs. Clinical pharmacology and therapeutic role in cerebrovascular disorders. Drugs 26: 44–69.

Transparenzkommission (1983): Transparenzliste für das Teilgebiet periphere arterielle Durchblutungsstörungen. Bundesanzeiger Nr. 169 vom 9.9. 1983.

22. Gichtmittel

G. Schmidt

Gichtmittel werden zur Behandlung des Gichtanfalls und zur Normalisierung eines erhöhten Harnsäurebestandes im Körper eingesetzt. Die Basis der Therapie ist eine Diät mit reduzierter Purinzufuhr. Sie ist allein ausreichend, wenn der Patient keine klinischen Symptome zeigt, die Harnsäure im Plasma unter 9 mg pro 100 ml liegt und keine Uratsteine vorliegen.

Die Arzneimitteltherapie der Gicht ist pharmakologisch gut begründet und gliedert sich in die drei Therapieprinzipien: Unterdrückung des Gichtanfalls, Hemmung der Harnsäurebildung (Urikostatika) und Förderung der Harnsäureausscheidung (Urikosurika). Für die Therapie des *akuten Gichtanfalls* kommen Colchicin und nichtsteroidale Antiphlogistika (z.B. Indometacin) sowie gegebenenfalls auch Glucocorticoide in Frage. Colchicin wird in diagnostisch unklaren Fällen bevorzugt. Bei der

Tabelle 22.1: Verordnungen von Gichtmitteln 1994
Angegeben sind die verordnungshäufigsten Präparate mit Verordnungsrang, Verordnungen und Umsatz 1994 für die gesamte Bundesrepublik im Vergleich zu 1993.

Rang	Präparat	Verordnungen 1994 in Tsd.	Veränd. in %	Umsatz 1994 in Mio. DM	Veränd. in %
58	Allopurinol-ratiopharm	1913,8	−7,4	30,7	−17,3
418	Zyloric	508,9	+15,6	10,2	+3,8
466	Uripurinol	468,6	−13,8	8,9	−9,1
633	allo von ct	344,8	+9,8	5,8	+4,1
793	Allopurinol Heumann	271,7	+129,6	4,3	+110,8
838	Remid	258,4	+5,5	5,7	+4,1
1000	Colchicum-Dispert	218,0	+13,3	4,4	+17,0
1105	Allopurinol AL	192,0	+11,0	2,9	+17,9
1458	Allomaron	130,1	−2,7	7,5	−14,8
1645	Allopurinol 300 Stada	107,6	+38,6	2,4	+30,5
1742	Urtias	98,8	+9,3	2,4	+21,6
1837	Allopurinol Siegfried	90,6	+47,4	1,3	+8,8
1844	Acifugan	90,2	−4,8	5,4	−1,1
1851	Allo. comp.-ratiopharm	89,7	+13,3	3,8	+14,5
1904	Foligan	86,1	−10,5	1,8	−14,8
1965	Milurit	81,9	−17,5	0,9	+5,7
Summe:		4951,0	+2,6	98,4	−3,2
Anteil an der Indikationsgruppe:		88,6%		85,9%	
Gesamte Indikationsgruppe:		5588,6	+0,0	114,5	−4,2

Tabelle 22.2: Verordnungen von Gichtmitteln 1994
Angegeben sind die 1994 in der gesamten Bundesrepublik verordneten Tagesdosen, die Änderungen gegenüber 1993 und die mittleren Kosten je DDD 1994.

Präparat	Bestandteile	DDD 1994 in Mio.	Änderung in %	DDD-Kosten in DM
Allopurinol				
Allopurinol-ratiopharm	Allopurinol	117,5	(− 4,3)	0,26
Zyloric	Allopurinol	34,8	(+ 14,5)	0,29
Uripurinol	Allopurinol	30,5	(− 10,2)	0,29
allo von ct	Allopurinol	22,8	(+ 12,9)	0,26
Remid	Allopurinol	17,7	(+ 4,1)	0,32
Allopurinol Heumann	Allopurinol	14,2	(+ 93,4)	0,30
Allopurinol AL	Allopurinol	12,1	(+ 21,5)	0,24
Allopurinol 300 Stada	Allopurinol	8,4	(+ 30,1)	0,29
Urtias	Allopurinol	7,5	(+ 25,5)	0,31
Foligan	Allopurinol	5,5	(− 16,9)	0,33
Allopurinol Siegfried	Allopurinol	4,1	(+ 4,1)	0,32
Milurit	Allopurinol	2,2	(+ 14,3)	0,40
		277,4	(+ 4,1)	0,28
Colchicin				
Colchicum-Dispert	Herbstzeitlosensamenextrakt	4,2	(+ 17,0)	1,06
Kombinationspräparate				
Allomaron	Allopurinol Benzbromaron	10,8	(− 1,1)	0,69
Acifugan	Allopurinol Benzbromaron	7,9	(+ 0,0)	0,69
Allo. comp.-ratiopharm	Allopurinol Benzbromaron	7,1	(+ 14,7)	0,53
		25,8	(+ 3,1)	0,65
Summe		307,3	(+ 4,1)	0,32

Dauertherapie der Gicht wird entweder die Harnsäurebildung durch Xanthinoxidasehemmstoffe (Allopurinol) gehemmt oder die renale Harnsäureausscheidung durch Urikosurika gesteigert. Allopurinol gilt allgemein als Mittel der Wahl. Dagegen können Urikosurika nur bei Patienten ohne Nierenbeteiligung angewendet werden.

Verordnungsspektrum

Die Gichtmittel stellen mit insgesamt 5,6 Mio. Verordnungen und einem Umsatz von 114,5 Mio. DM ein kleines Indikationsgebiet dar (*Tabelle 22.1*). Über 90% der verordneten Tagesdosen entfallen auf Allopurinol, das gegenüber dem Vorjahr wieder leicht angestiegen ist (*Tabelle 22.2*). Weiterhin dominieren die preisgünstigen Generika bei den Verschreibungen.

Colchicin wird im Gegensatz zu Allopurinol und Benzbromaron nur für die Akuttherapie des Gichtanfalls und die Kurzzeitprophylaxe zu Beginn einer medikamentösen Gichttherapie verwendet. Der Verordnungszuwachs für Colchicin gegenüber dem Vorjahr liegt über dem der anderen Gichtmittel.

Benzbromaron erscheint nur noch in Kombination mit Allopurinol (*Tabelle 22.2*). Bei den Kombinationspräparaten ist die Verordnungshäufigkeit ebenso leicht angestiegen wie bei Allopurinol als Monopräparat. Aus theoretischen Gründen mag es sinnvoll sein, die Prinzipien der Xanthinoxidasehemmung und der urikosurischen Wirkung zu kombinieren und dadurch eine Dosisreduktion zu erzielen. Unter praktischen Bedingungen ist dieses Kombinationsprinzip jedoch umstritten, weil Benzbromaron die Ausscheidung des wirksamen Metaboliten von Allopurinol (Oxipurinol) erhöht (Löffler et al., 1983). Es sollte besonderen Indikationen (schnelle Senkung besonders hoher Harnsäurespiegel) vorbehalten bleiben und nicht zur Standardtherapie verwendet werden.

Literatur

Löffler, W., Simmonds, H. A. Gröbner, W. (1983): Gout and uric acid nephropathy: Some new aspects in diagnosis and treatment. Klin. Wschr. 61: 1223–1239.

23. Gynäkologika

U. Schwabe und T. Rabe

In der Indikationsgruppe Gynäkologika stehen Mittel zur Behandlung von gynäkologischen Infektionen und klimakterischen Beschwerden im Vordergrund. Zwei große Gruppen bilden die gynäkologischen Antiinfektiva und Sexualhormonpräparate zur topischen Applikation (*Abbildung 23.1*). Die systemisch applizierbaren Sexualhormonpräparate werden in einem eigenen Kapitel (41) besprochen. Wenig verordnet werden Uterusmittel. Der höchste Anteil der Verordnungen entfällt auf die «sonstigen Gynäkologika», die überwiegend Pflanzenextrakte und homöopathische Zubereitungen enthalten. Verordnungen und Umsatz von Gynäkologika sind 1994 wieder angestiegen, haben aber noch nicht wieder das Niveau vor Inkrafttreten des GSG erreicht (*Tabelle 23.1*).

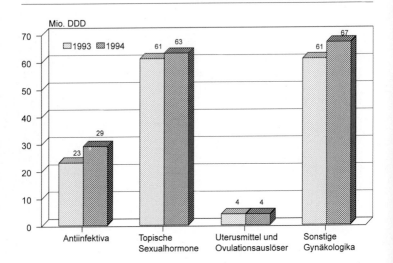

Abbildung 23.1: Verordnungen von Gynäkologika 1994
DDD der 2000 meistverordneten Arzneimittel (gesamte Bundesrepublik)

Gynäkologika

Tabelle 23.1: Verordnungen von Gynäkologika 1994
Angegeben sind die verordnungshäufigsten Präparate mit Verordnungsrang, Verordnungen und Umsatz 1994 für die gesamte Bundesrepublik im Vergleich zu 1993.

Rang	Präparat	Verordnungen 1994 in Tsd.	Veränd. in %	Umsatz 1994 in Mio. DM	Veränd. in %
224	OeKolp vaginal	819,4	+0,8	10,0	–0,0
285	Kadefungin	683,2	+27,6	9,4	+14,4
322	Ovestin Creme/Ovula	635,8	+9,4	10,3	+6,5
419	Remifemin	507,7	–7,8	9,5	+3,7
434	Mykofungin Vaginal	493,3	+1,0	8,3	+0,2
523	Fluomycin N	412,8	+469,2	7,5	+461,8
621	Fungizid-ratiopharm vaginal	349,7	+17,1	5,2	+0,5
641	Arilin	341,7	+12,5	3,1	–3,7
664	Antifungol vaginal	329,5	+28,9	4,6	+18,5
667	Gynoflor	328,0	+18,4	5,0	+18,3
698	Linoladiol N Creme	312,7	+10,0	5,4	+3,6
707	Canifug Vaginalcreme	307,9	+4,4	4,8	–6,2
797	Progestogel	270,0	+5,2	6,1	+4,7
843	Agnolyt	257,7	+7,7	6,8	+11,0
878	Gyno-Pevaryl	248,8	–9,0	4,7	–7,3
897	Mastodynon N	244,8	–5,4	5,9	+0,5
906	Vagiflor	242,6	+3,1	3,0	+2,0
960	Methergin	227,6	–18,9	2,2	–19,3
1095	Canesten Vaginal	194,1	–3,1	3,7	–11,3
1149	Klimaktoplant	182,8	–19,2	2,7	–21,9
1203	Linoladiol-H N Creme	172,8	–20,3	3,4	–22,1
1280	Simplotan Tabl.	155,7	–9,5	3,9	–16,7
1287	Agnucaston	154,7	+70,7	3,8	+53,7
1299	Betaisodona Vaginal	152,7	+11,8	5,3	+32,6
1325	Vagimid	147,5	–18,4	1,8	–23,1
1541	Ortho-Gynest	120,0	+2,4	1,7	–8,1
1552	Solcosplen	118,8	+14,8	10,5	+15,2
1571	Gyno-Daktar	116,4	+17,0	2,8	+1,9
1601	Döderlein Med	113,0	+16,5	2,1	+10,7
1730	Cefakliman Tabletten	100,3	+5,6	1,8	+6,9
1744	Biofanal Vaginal	98,8	+50,2	1,7	+57,3
1821	Partusisten	91,6	+1,9	4,0	+9,1
1905	Nifuran	86,1	–13,9	1,3	–14,0
1924	Pelvichthol N	84,5	+14,2	2,4	+24,8
Summe:		9102,8	+8,8	164,7	+7,6
Anteil an der Indikationsgruppe:		80,9%		78,4%	
Gesamte Indikationsgruppe:		11246,6	+4,8	209,9	+3,8

Gynäkologische Antiinfektiva

Die gynäkologischen Antiinfektiva werden zur Lokaltherapie von Infektionen der äußeren Genitale eingesetzt. Im Vordergrund steht dabei die Kolpitis (Vaginitis), die oft mit einer Vulvitis oder Urethritis kombiniert auftritt und als Hauptsymptom vaginalen Fluor aufweist. Die häufigsten Erreger sind Candida albicans, Trichomonas vaginalis und Enterobakterien. Nicht selten liegen Mischinfektionen vor, die eine gezielte Therapie vor allem initial erschweren.

Eine *Candida-Kolpitis* tritt überwiegend als Folge anderer Grundkrankheiten oder Veränderungen auf (Diabetes mellitus, Gravidität, Ovulationshemmer, Antibiotikatherapie). Zur lokalen Behandlung werden die Imidazol-Antimykotika Clotrimazol, Miconazol oder Econazol bevorzugt (*Tabelle 23.2*). Alternativ wird das Polyenantibiotikum Nystatin (*Biofanal Vaginal*) eingesetzt. Auch Desinfektionsmittel wie die quartäre Ammoniumverbindung Dequalinium (*Fluomycin N*) haben unspezifische antimykotische Wirkungen.

Die *Trichomoniasis* gehört zu den sexuell übertragbaren Krankheiten und wird in erster Linie mit Metronidazol behandelt. Stärker trichomonazid wirkt ein anderes Nitroimidazolderivat, Tinidazol, das daher für die Einmaltherapie geeignet ist.

Bei bakteriell bedingten Kolpitiden wird ebenfalls Metronidazol empfohlen, während eine Lokalbehandlung mit Polyvidon-Iod, Sulfonamiden oder Neomycin als unwirksam angesehen wird (Simon und Stille, 1993). Neomycin-haltige Kombinationen (*Fluomycin, Tampovagan C-N N*) sind daher nicht mehr vertreten.

Topische Sexualhormonpräparate

Die topischen Sexualhormonpräparate enthalten mit einer Ausnahme nur Östrogene. Estriol und Estradiol werden erfolgreich im Rahmen der postmenopausalen Östrogentherapie als Lokaltherapeutika bei atrophischen urogenitalen Veränderungen eingesetzt. Hauptindikationen sind die Folgen von Genitalatrophien und postmenopausalen Dysurien. Östrogene werden nach vaginaler und kutaner Applikation schnell resorbiert und erreichen wesentlich höhere Plasmaspiegel als nach oraler Gabe, weshalb die Dosierungsrichtlinien sorgfältig eingehalten werden müssen (Kaiser und Wolff, 1986). Die Verordnungen der topischen Östrogene haben 1994 leicht zugenommen (*Tabelle 23.3*). Wesentlich höher sind die verordneten Tagesdosen für *Estraderm TTS*, das Estradiol

Tabelle 23.2: Verordnungen von gynäkologischen Antiinfektiva 1994
Angegeben sind die 1994 in der gesamten Bundesrepublik verordneten Tagesdosen, die Änderungen gegenüber 1993 und die mittleren Kosten je DDD 1994.

Präparat	Bestandteile	DDD 1994 in Mio.	Änderung in %	DDD-Kosten in DM
Imidazolderivate				
Kadefungin	Clotrimazol	5,5	(+ 26,4)	1,72
Mykofungin Vaginal	Clotrimazol	2,7	(+ 0,0)	3,13
Fungizid-ratiopharm vaginal	Clotrimazol	2,6	(+ 15,8)	2,00
Antifungol vaginal	Clotrimazol	2,2	(+ 26,4)	2,12
Canifug Vaginalcreme	Clotrimazol	1,4	(+ 5,3)	3,53
Canesten Vaginal	Clotrimazol	1,2	(− 1,1)	3,10
Gyno-Pevaryl	Econazol	1,2	(− 6,7)	3,96
Gyno-Daktar	Miconazol	1,1	(+ 19,3)	2,55
		17,7	(+ 13,4)	2,45
Nitroimidazolderivate				
Arilin	Metronidazol	2,2	(+ 4,4)	1,44
Vagimid	Metronidazol	0,8	(− 18,2)	2,14
Simplotan Tabl.	Tinidazol	0,2	(− 16,9)	18,63
		3,2	(− 4,2)	2,73
Andere Antiinfektiva				
Fluomycin N	Dequalinium	2,8	(+384,5)	2,65
Betaisodona Vaginal	Polyvidon-Iod	2,7	(+ 31,4)	2,00
Biofanal Vaginal	Nystatin	1,6	(+ 36,8)	1,02
Nifuran	Furazolidin	0,4	(− 13,9)	3,11
		7,5	(+ 75,3)	2,10
Summe		28,5	(+ 22,3)	2,39

in Form eines transdermalen therapeutischen Systems enthält und im Kapitel Sexualhormone besprochen wird.

Progestogel enthält als einziges Lokalpräparat das natürliche Gestagen Progesteron. Es wird vom Hersteller bei prämenstrueller Mastodynie zur lokalen Applikation auf der Brust empfohlen. Die Anwendung beruht auf der bisher nicht bewiesenen Annahme, daß beim prämenstruellen Syndrom ein relativer Progesteronmangel vorliegt (Gath und Ill, 1988). Progesteron wird zwar zu 10% durch die Haut resorbiert, aber auch schnell zu unwirksamen Metaboliten abgebaut. Tatsächlich wirkte eine 1% Progesteroncreme nicht besser als Placebo gegen Zyklus-bedingte Brustschmerzen (McFadyen et al., 1989).

Tabelle 23.3: Verordnungen topischer Sexualhormonpräparate 1994
Angegeben sind die 1994 in der gesamten Bundesrepublik verordneten Tagesdosen, die Änderungen gegenüber 1993 und die mittleren Kosten je DDD 1994.

Präparat	Bestandteile	DDD 1994 in Mio.	Änderung in %	DDD-Kosten in DM
Monopräparate				
Ovestin Creme/Ovula	Estriol	23,2	(+ 9,4)	0,44
OeKolp vaginal	Estriol	17,1	(− 2,4)	0,58
Linoladiol N Creme	Estradiol	8,1	(+ 0,5)	0,67
Progestogel	Progesteron	5,4	(+ 5,2)	1,13
Ortho-Gynest	Estriol	4,7	(+ 2,6)	0,37
		58,4	(+ 3,5)	0,57
Kombinationspräparate				
Linoladiol-H N Creme	Estradiol Prednisolon	2,6	(− 22,3)	1,30
Gynoflor	Estriol L.acidophilus	1,5	(+ 18,2)	3,29
		4,1	(− 11,0)	2,03
Summe		62,6	(+ 2,4)	0,67

Uterusmittel

Als Uterusmittel sind Arzneimittel zusammengefaßt, die in der Geburtshilfe eingesetzt werden, um die Motilität der glatten Uterusmuskulatur zu steigern oder zu hemmen (*Tabelle 23.4*). Methylergometrin gehört zur Gruppe der Mutterkornalkaloide und bewirkt eine langanhaltende Kontraktion des Uterus. Hauptindikation ist die postpartale Uterusatonie, insbesondere Uterusblutungen nach Plazentaablösung. Bei mangelhafter Uterusinvolution wird Methylergometrin wegen Beeinträchtigung der Laktation nicht mehr angewendet. Damit erklärt sich der deutliche Rückgang der Mutterkornalkaloide gegenüber dem Vorjahr. *Partusisten* enthält das Beta$_2$-Sympathomimetikum Fenoterol. Es hat sich als Tokolytikum für die Hemmung vorzeitiger Wehentätigkeit oder zur Uterusrelaxation bei geburtshilflichen Notfällen bewährt.

Tabelle 23.4: Verordnungen von Uterusmitteln 1994
Angegeben sind die 1994 in der gesamten Bundesrepublik verordneten Tagesdosen, die Änderungen gegenüber 1993 und die mittleren Kosten je DDD 1994.

Präparat	Bestandteile	DDD 1994 in Mio.	Änderung in %	DDD-Kosten in DM
Mutterkornalkaloide				
Methergin	Methylergometrin	2,8	(− 18,2)	0,79
Tokolytika				
Partusisten	Fenoterol	1,0	(+ 11,0)	4,04
Summe		3,8	(− 12,2)	1,63

Sonstige Gynäkologika

Die «sonstigen Gynäkologika» bilden nach einem deutlichen Zuwachs wieder die größte Präparategruppe innerhalb des gesamten Indikationsgebietes (*Tabelle 23.5*). In den meisten Fällen handelt es sich um Pflanzenextrakte, Organextrakte oder homöopathische Komplexmittel, die keine Ansätze für eine pharmakologisch begründete Therapie erkennen lassen.

Monopräparate

Remifemin enthält einen Extrakt aus den Wurzeln von Cimicifuga (schwarze Schlangenwurzel). Er wurde früher als nervenberuhigendes Pulver verwendet. Jetzt reichen die Indikationsangaben von klimakterischen Beschwerden bis zu juvenilen Regelstörungen. Überzeugende Belege für therapeutische Wirkungen liegen nicht vor.

Agnolyt und *Agnucaston* enthalten Extrakte aus den Früchten des Mönchspfeffers (Agnus castus). Diese mediterrane Arzneipflanze wurde schon vor 2000 Jahren von Dioskurides erwähnt: «Er wird agnos (der Unfruchtbare) genannt, weil der Samen der Pflanze als Trank genommen den Drang zum Beischlaf mäßige». Im Mittelalter soll er das schwere Gelübde des Zölibats in den Klöstern (daher «Mönchspfeffer» oder «Keuschlamm») erleichtert haben. In der Homöopathie wird Agnus castus auch zur Behandlung der Impotenz verwendet. Heute wird dieser Pflanze eine progesteronähnliche Wirkung zugeschrieben und von den Herstellern bei Menstruationsstörungen, Mastodynie und prämenstruellem Syndrom empfohlen. Kontrollierte Studien zum Nachweis einer Wirksamkeit bei diesen Indikationen sind nicht bekannt.

Gynäkologika

Tabelle 23.5: Verordnungen sonstiger Gynäkologika 1994
Angegeben sind die 1994 in der gesamten Bundesrepublik verordneten Tagesdosen, die Änderungen gegenüber 1993 und die mittleren Kosten je DDD 1994.

Präparat	Bestandteile	DDD 1994 in Mio.	Änderung in %	DDD-Kosten in DM
Monopräparate				
Remifemin	Schlangenwurzelextr.	14,5	(+ 6,1)	0,66
Agnolyt	Mönchspfeffertink.	11,9	(+ 11,4)	0,57
Agnucaston	Mönchspfefferextr.	10,0	(+ 66,9)	0,38
Solcosplen	Kälbermilzextrakt	6,3	(+ 13,5)	1,65
Vagiflor	Milchsäurebakterien	1,7	(+ 3,7)	1,73
Döderlein Med	Döderleinbakterien	1,3	(+ 9,1)	1,65
		45,8	(+ 18,0)	0,78
Kombinationspräparate				
Mastodynon N	Agnus castus D1	15,1	(+ 0,8)	0,39
	Caulophyllum thal. D4			
	Cyclamen D4			
	Ignatia D6			
	Iris D2			
	Lilium tigr. D3			
Klimaktoplant	Cimicifuga D2	4,1	(− 19,2)	0,67
	Sepia D2			
	Lachesis D5			
	Ignatia D3			
	Sanguinaria D2			
Cefakliman Tabletten	Lachesis D12	1,7	(+ 8,7)	1,08
	Cimicifuga D5			
	Sepia D5			
	Lilium tigrinum D5			
Pelvichthol N	Natriumbitumino-	0,7	(+ 16,6)	3,56
	sulfonat			
	Benzylnicotinat			
		21,5	(− 2,8)	0,59
Summe		67,3	(+ 10,5)	0,72

Bei *Solcosplen* handelt es sich um einen Extrakt aus frischer Kälbermilz, der bei klimakterischen Beschwerden angewendet werden soll. Zahlreiche andere Indikationen (Fettstoffwechselstörungen, Arteriosklerose, Osteoporose und Fertilitätsstörungen) sind in der Fachinformation und in der Roten Liste nicht mehr aufgeführt, auffälligerweise aber noch in der Gebrauchsinformation für Patienten. Trotzdem sind mit diesem Präparat wohl kaum mehr als Placeboeffekte zu erwarten. Die Verordnungskosten liegen etwa dreimal so hoch wie bei den meisten wirksamen Östrogenpräparaten für die Behandlung klimakterischer Ausfallserscheinungen. Aus allen diesen Gründen ist die Anwendung von Solcosplen umstritten und entspricht nach der Auffassung von Krankenkassen nicht den Anforderungen der Arzneimittelrichtlinien. Die Verordnungen von Solcosplen sind 1994 wieder angestiegen.

Vagiflor und *Döderlein Med* enthalten Milchsäurebakterien (Lactobacillus acidophilus) und werden als Vaginalpräparate bei Vaginitiden unterschiedlicher Genese empfohlen, um den vaginalen pH-Wert zu senken. Milchsäurebakterien sind jedoch nicht in der Lage, eine normale Vaginalflora wiederherzustellen oder spezifisch pathogene Keime zu beseitigen (American Medical Association, 1986).

Kombinationspräparate

Unter den Kombinationspräparaten sind überwiegend homöopathische Komplexpräparate vertreten. In vielen Fällen sind die schon genannten Pflanzenextrakte aus Mönchspfeffer (Agnus castus) und Schlangenwurzeln (Cimicifuga) als homöopathische «Potenzen» enthalten. Bei klimakterischen Beschwerden, Mastopathien und «psychosexuellen Störungen» erfreuen sie sich als Placebos trotz eines weiteren Rückgangs immer noch großer Beliebtheit. Die pharmakologisch bizarre Präparategruppe der «sonstigen» Gynäkologika hat mit 48 Mio. DM weiterhin einen unverhältnismäßig hohen Anteil an den Gesamtkosten der Indikationsgruppe.

Literatur

American Medical Association (1986): Drug Evaluations, 6th ed. Saunders Company, Philadelphia, p. 1575.
Arzneimittelkommission der deutschen Ärzteschaft (1988): Fieber und Schüttelfrost nach vaginaler Gabe von Terconazol. Dtsch. Ärztebl. 85: C – 2018
Gath, D., Ill, S. (1988): Treating the premenstrual syndrome. Brit. Med. J. 297: 237–238.
Kaiser, R., Wolff, F. (1986): Lokale Östrogentherapie: Resorption, systemische Wirkungen und Dosierungsvorschläge. Dtsch. Ärztebl. 83: C1197–1201.
McFadyen, I.J., Forrest, A.P.M., Raab, G.M., Macintyre, C.C.A. (1989): Progesterone cream for cyclic breast pain. Brit.med.J. 289: 931
Simon, C., Stille, W. (1993): Antibiotika-Therapie in Klinik und Praxis. 8. Auflage, Schattauer, Stuttgart, New York, S. 504.

24. Hämorrhoidenmittel

V. Dinnendahl

Etwa jeder dritte Bundesbürger leidet an Hämorrhoiden. Hauptursache ist eine schlackenarme Ernährung und die daraus resultierende Obstipation. Daneben werden auch erbliche Belastung, bewegungsarme Lebensweise, Laxantienabusus oder Geburten als zusätzliche Faktoren diskutiert (Kirsch, 1984).

Die Basistherapie eines Hämorrhoidalleidens besteht daher vor allem in ballaststoffreicher Ernährung und ausreichender Flüssigkeitszufuhr. Ein Laxantienabusus muß beseitigt werden. Je nach Schweregrad (Stadien I – IV) wird als kausale Behandlung Sklerosierung, Gummiband-Ligatur nach Barron oder ein chirurgischer Eingriff empfohlen (Wienert, 1985; Stelzner, 1990; Staude, 1992).

Eine lokale medikamentöse Therapie, die bestenfalls symptomatisch wirkt, kann *adjuvant* indiziert sein, um Jucken, Schmerzen und weitere Entzündungszeichen akut zu lindern bzw. zu beseitigen. Es liegt bisher jedoch kein Nachweis vor, daß Schweregrad und Progredienz des Leidens durch eine derartige Arzneitherapie beeinflußt werden (Transparenzkommission, 1990), insbesondere kann dadurch die notwendige Kausalbehandlung nicht ersetzt werden. Bei jeder Lokaltherapie muß grundsätzlich mit allergischen Reaktionen gerechnet werden. Das Risiko von Überempfindlichkeitsreaktionen nimmt mit der Zahl der Kombinationspartner in den Arzneimitteln zu, so daß es sich empfiehlt, Präparate mit möglichst wenigen arzneilich wirkenden Substanzen einzusetzen. In diesem Zusammenhang müssen auch die zahlreichen galenischen Hilfsstoffe (bis zu zehn!) mitberücksichtigt werden. Unverständlicherweise gibt es sogar Hersteller, die ihren anorektal anzuwendenden Zubereitungen Farbstoffe oder Parfümöl bzw. Geruchsstoffe zumischen.

Bei der Beurteilung der Frage, ob lokal anzuwendende Präparate zur symptomatischen Behandlung von Hämorrhoidalbeschwerden geeignet sind, spielt gerade in diesem Indikationsgebiet auch die Arzneiform eine wichtige Rolle. So sind Salben, Cremes oder Sprays zumeist nur bei ekzematösen Reaktionen der Perianalhaut geeignet, sofern sie der besonderen anatomischen Situation (intertriginöses Hautareal) gerecht werden. Suppositorien sind in ihrer Effektivität kritisch zu bewerten, da sie in aller Regel aufgrund der anatomischen Gegebenheiten in der Rektumampulle ihre Wirkstoffe freisetzen und nicht am Ort der Beschwerden, nämlich im Analkanal (Transparenzkommission, 1990). Bei intraanalen Beschwerden sollten daher sogenannte ‹Analtampons› eingesetzt werden,

Tabelle 24.1: Verordnungen von Hämorrhoidenmitteln 1994
Angegeben sind die verordnungshäufigsten Präparate mit Verordnungsrang, Verordnungen und Umsatz 1994 für die gesamte Bundesrepublik im Vergleich zu 1993.

Rang	Präparat	Verordnungen 1994 in Tsd.	Veränd. in %	Umsatz 1994 in Mio. DM	Veränd. in %
180	Faktu	967,3	−1,5	23,0	−4,7
370	Posterisan Salbe/Supp.	566,3	−3,8	7,8	−3,6
510	Haemo-Exhirud S	423,5	+0,7	10,1	+0,2
545	Dolo Posterine N	400,2	(>1000)	7,6	(>1000)
626	Posterisan forte	346,3	+13,3	6,5	+12,8
884	Scheriproct	248,1	+2,5	3,5	−0,1
927	Dolo Posterine	237,2	−65,6	4,3	−66,5
1008	Procto-Jellin	216,3	−2,5	2,7	−2,3
1428	Procto-Kaban	133,6	+3,5	1,8	+7,2
1563	Anusol	117,6	−7,7	1,6	−10,3
1714	Sagittaproct Salbe/Supp.	101,1	+40,0	2,0	+42,7
1964	Ultraproct	81,9	−33,1	1,3	−28,8
Summe:		3839,6	−1,8	72,5	−2,6
Anteil an der Indikationsgruppe:		77,4%		80,1%	
Gesamte Indikationsgruppe:		4961,9	−2,9	90,6	−4,4

von denen aufgrund ihrer besonderen Applikationsweise eine lokale Wirkung erwartet werden kann. Inzwischen sind viele Hämorrhoidalpräparate nicht nur als Salben und Suppositorien, sondern auch als Analtampons (mit Mulleinlage) verfügbar.

Verordnungsspektrum

Trotz eindeutiger Erkenntnisse, die eine fachärztliche Behandlung nahelegen, ist die beliebteste therapeutische Maßnahme die Verordnung eines der zahlreichen Hämorrhoidenmittel, die als Zäpfchen, Salben, Cremes, Tücher, Sprays und entsprechende Kombinationspackungen im Handel sind. Im Jahre 1994 sind allerdings die Zahl der Verordnungen (−2,9%) und der Umsatz (−4,4%) noch einmal gesunken, obwohl bereits im Vorjahr ein ganz erheblicher Rückgang zu verzeichnen war. Hämorrhoidalpräparate erzielten 1994 einen Umsatz von 90,6 Mio. DM zu Lasten der GKV und belegten mit knapp 5 Mio. Verordnungen den 40. Rang unter den Indikationsgruppen (*Tabelle 24.1*).

Unter den 2000 nach Verordnungshäufigkeit führenden Arzneimitteln finden sich 12 Hämorrhoidenmittel, auf die 77,4% der Verordnungen

Hämorrhoidenmittel

Tabelle 24.2: Verordnungen von Hämorrhoidenmitteln 1994
Angegeben sind die 1994 in der gesamten Bundesrepublik verordneten Tagesdosen, die Änderungen gegenüber 1993 und die mittleren Kosten je DDD 1994.

Präparat	Bestandteile	DDD 1994 in Mio.	Änderung in %	DDD-Kosten in DM
Lokalanästhetika-haltige Mittel				
Faktu	Policresulen Cinchocain	12,1	(− 5,4)	1,90
Haemo-Exhirud S	Blutegelwirkstoff Allantoin Polidocanol	8,4	(+ 0,5)	1,20
Dolo Posterine N	Cinchocain	6,6	(> 1000)	1,16
Dolo Posterine	Allantoin Cinchocain Diphenylpyralin	1,8	(− 66,3)	2,41
		29,0	(+ 8,2)	1,56
Glucocorticoid-Kombinationen				
Posterisan forte	Escherichia-coli-Stoffwechselprodukte Hydrocortison	2,6	(+ 17,1)	2,48
Glucocorticoid-Kombinationen mit Lokalanästhetika				
Scheriproct	Prednisolon Cinchocain	2,8	(+ 2,1)	1,27
Procto-Jellin	Fluocinolon Lidocain	1,7	(− 2,4)	1,61
Procto-Kaban	Clocortolon Cinchocain	1,5	(+ 4,9)	1,22
Ultraproct	Fluocortolon Cinchocain	0,9	(− 31,0)	1,52
		6,9	(− 4,4)	1,38
Andere Mittel				
Posterisan Salbe/Supp.	Escherichia-coli-Stoffwechselprodukte	4,5	(− 2,8)	1,74
Anusol	Bismut-Ammonium-Iodid-Benzol-Komplex Perubalsam Zinkoxid	1,8	(− 10,6)	0,89

noch Tabelle 24.2: Verordnungen von Hämorrhoidenmitteln 1994
Angegeben sind die 1994 in der gesamten Bundesrepublik verordneten Tagesdosen,
die Änderungen gegenüber 1993 und die mittleren Kosten je DDD 1994.

Präparat	Bestandteile	DDD 1994 in Mio.	Änderung in %	DDD-Kosten in DM
Sagittaproct Salbe/Supp.	Hamamelisextrakt bas. Bismutgallat	1,2	(+ 31,2)	1,66
		7,6	(− 0,7)	1,52
Summe		46,0	(+ 5,0)	1,58

und 80,1% des Umsatzes der Indikationsgruppe entfallen. Neben zwei Monopräparaten handelt es sich dabei vorwiegend um Zweifach-Kombinationen, von denen 5 ein Glucocorticoid enthalten. Die verordneten Tagesdosen (46 Mio. DDD) der 12 Arzneimittel nahmen gegenüber 1993 um 5% zu (*Tabelle 24.2*).

Therapeutische Aspekte

In der Mehrzahl der Hämorrhoidenmittel sind **Lokalanästhetika** wie Lidocain, Cinchocain oder Polidocanol enthalten (*Tabelle 24.2*). Sie sind geeignet, kurzfristig Schmerzen und Juckreiz zu lindern. Als Salze können die Arzneistoffe allerdings nicht durch die intakte Haut, sondern nur durch die Rektalschleimhaut resorbiert werden.

Glucocorticoide wirken zwar stark entzündungshemmend, dürfen jedoch allenfalls bei nässenden Analekzemen oder anderweitig therapierefraktärem Pruritus kurzfristig angewandt werden. Bei länger dauernder Behandlung (besonders mit fluorierten Corticoiden) muß mit dem Auftreten einer Candidiasis gerechnet werden. Darüber hinaus besteht die Gefahr irreparabler Hautatrophien im Analbereich und der Verschlimmerung eitrig-entzündlicher Prozesse (Transparenzkommission, 1990).

Adstringentien wie Hamamelisextrakt, Policresulen, Bismutverbindungen u. a. wirken aufgrund einer oberflächlichen Eiweißfällung lokal schwach blutstillend und entzündungshemmend. Sie sollten vorzugsweise bei nässenden Ekzemen im Analbereich eingesetzt werden.

Einige Hämorrhoidenmittel enthalten zusätzliche Substanzen von fraglichem Wert, wie Allantoin, Blutegelwirkstoff oder schwache Antiseptika wie Perubalsam (z.B. *Anusol*), der ein relativ hohes allergenes Potential besitzt. Zwei Mittel (*Posterisan, Posterisan forte*) beinhalten sogar Bestandteile aus Colibakterien, die nach Angaben des Herstellers einen immunstimulierenden Effekt haben sollen.

Es gibt keine überzeugenden Belege dafür, daß derartige Arzneistoffe und Kombinationen eine überlegene Wirkung haben (American Medical Association, 1986). Für die meisten dieser Präparate gibt es zahlreiche Literaturstellen, die aus Sicht der Hersteller den therapeutischen Effekt belegen sollen. Entscheidend für die Bewertung eines Arzneimittels sind klinisch kontrollierte Studien zur Wirksamkeit mit korrekter statistischer Auswertung. Solche Studien sind in diesem Indikationsgebiet eher die Ausnahme, wobei nicht verkannt werden soll, daß ein valider Wirksamkeitsnachweis beim Hämorrhoidalleiden schwierig zu führen ist.

Hervorgehoben werden soll, daß die ärztliche Verordnung in diesem Indikationsgebiet in den letzten Jahren immer ‹rationaler› wurde. Einige weniger zweckmäßig zusammengesetzte Präparate sind inzwischen aus der ‹Hitliste› der am häufigsten verordneten Arzneimittel herausgefallen. Insgesamt ist ein zunehmender Trend zu Monopräparaten und Zweifachkombinationen zu erkennen. Die noch 1992 zu beobachtende ‹therapeutische Experimentierlust› in der ärztlichen Praxis (Kirsch, 1989), abzulesen an den rational nicht erklärbaren starken prozentualen Schwankungen in den verordneten DDD der einzelnen Präparate, ist seit 1993 nicht mehr festzustellen.

Für die symptomatische Linderung von Hämorrhoidalbeschwerden sind einfache, evtl. sogar wirkstofffreie Zubereitungen wahrscheinlich am sichersten. Persönliche Hygienemaßnahmen haben oberste Priorität.

Literatur

American Medical Association (1986): Drug Evaluation, 6th ed., Saunders Company, Philadelphia, p. 972.

Kirsch, J.J. (1984): Hämorrhoiden: Diagnostische Abgrenzung und differenzierte Therapie. Dtsch. Ärzteblatt 81: A-1621–1631.

Kirsch, J.J. (1989): Medikamentöse Hämorrhoiden-Behandlung. Was ist sinnvoll, was unsinnig? Therapiewoche 39: 800–804.

Staude, G. (1992): Sklerotherapie und Gummiring-Ligatur bei Hämorrhoiden. Münch. med. Wschr. 134: 186–190.

Stelzner, F. (1990): Das Corpus cavernosum recti und seine Hyperplasie – die Hämorrhoiden. Dtsch. Ärzteblatt 87: C-1578–1581.

Transparenzkommission (1990): Transparenzliste für die Indikation Hämorrhoidalleiden. Bundesanzeiger Nr. 215 vom 17.11.1990.

Wienert, V. (1985): Einführung in die Proktologie. Schattauer-Verlag, Stuttgart, New York.

25. Hypnotika und Sedativa

M.J. Lohse und B. Müller-Oerlinghausen

Hypnotika werden zur symptomatischen Therapie von Schlaflosigkeit eingesetzt. Der Übergang zu den Sedativa, die vorwiegend tagsüber eingenommen werden, ist fließend. Bei einigen Wirkstoffen ist aufgrund der langen Halbwertszeit auch bei Verwendung als Hypnotikum mit einer Sedation während des auf die Einnahme folgenden Tages zu rechnen. Auch gegenüber den Psychopharmaka läßt sich nur eine unscharfe Abgrenzung vornehmen.

Die Verordnung eines Hypnotikums setzt voraus, daß mögliche Ursachen für eine Schlafstörung abgeklärt sind. Zu solchen Ursachen für Schlafstörungen zählen insbesondere situative oder chronische psychische Belastungen, organische und psychische Erkrankungen und die Einnahme von Medikamenten und anderen Substanzen, die das Zentralnervensystem stimulieren, zum Beispiel Theophyllin und Coffein. Vielfach sind Schlafstörungen auch nicht objektivierbar, so daß das Problem in erster Linie bei der Bewertung der Schlafqualität durch den Patienten

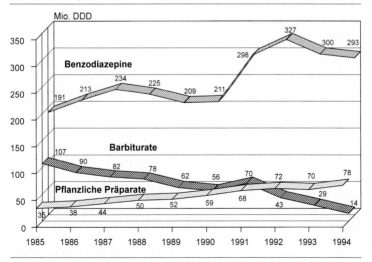

Abbildung 25.1: Verordnungen von Hypnotika und Sedativa 1985 bis 1994
Gesamtverordnungen nach definierten Tagesdosen (ab 1991 mit neuen Bundesländern)

zu sehen ist. Hieraus wird deutlich, daß bei Schlaflosigkeit in vielen Fällen andere Maßnahmen möglich sind, die die Verschreibung eines Hypnotikums unnötig machen. Indiziert scheint die Verwendung von Hypnotika in erster Linie für die kurzfristige Behandlung. Der lediglich symptomatische Charakter dieser Therapie darf dabei nicht übersehen werden. Die Behandlung chronischer Insomnien stellt häufig ein gravierendes Problem dar. Diese Patienten sollten, wenn möglich, an Spezialisten verwiesen werden, die spezifische verhaltenstherapeutische Interventionen bei längerer Schlaflosigkeit anbieten können.

Die Hypnotika gliedern sich im wesentlichen in drei Gruppen auf: zunächst die Benzodiazepine und andere Benzodiazepinagonisten, und zwar hier in erster Linie Präparate mit kurzer und mittlerer Halbwertszeit, dann die Barbiturate und schließlich pflanzliche Präparate, von denen die Mehrzahl Kombinationspräparate sind. Daneben gibt es noch chemisch unterschiedliche Substanzen, die als Hypnotika eingesetzt werden können. Von ihnen findet sich lediglich das Chloralhydrat unter den 2000 verordnungshäufigsten Arzneimitteln.

Verordnungsspektrum

Hypnotika sind im Jahre 1994 weniger verordnet worden, zeigen aber bei Umsatz und verordneten Tagesdosen Anstiege (*Tabelle 25.1*). Der Großteil der Verordnungen entfällt auf die Benzodiazepine (*Abbildung 25.1*). Pflanzliche Präparate haben 1994 außerordentlich stark zugenommen. Barbiturate spielen kaum mehr eine Rolle. Aus der Gesamtzahl von ca. 370 Mio. Tagesdosen läßt sich ableiten, daß in der Bundesrepublik jeden Tag eine Million Menschen ein Schlafmittel oder Sedativum einnehmen, wobei die potentielle Anwendung von Tranquillantien als Hypnotika nicht berücksichtigt ist. Nach entsprechenden Erhebungen leidet freilich ein wesentlich größerer Teil der Bevölkerung an die Lebensqualität beeinträchtigenden Schlafstörungen, die keine medikamentöse Hilfe in Anspruch nehmen (Gillin und Byerley, 1990).

Benzodiazepine

Für den Einsatz von Benzodiazepinen (*Tabelle 25.2*) als Hypnotika ist bei insgesamt ähnlichen Eigenschaften dieser Substanzen die Wirkdauer bislang der entscheidende Parameter für die differentialtherapeutische Anwendung. Deshalb werden sie in Präparate mit kurzer, mittlerer und langer Wirkdauer unterteilt (nach Greenblatt et al. 1983; Klotz, 1984).

Hypnotika und Sedativa

Tabelle 25.1: Verordnungen von Hypnotika und Sedativa 1994
Angegeben sind die verordnungshäufigsten Präparate mit Verordnungsrang, Verordnungen und Umsatz 1994 für die gesamte Bundesrepublik im Vergleich zu 1993.

Rang	Präparat	Verordnungen 1994 in Tsd.	Veränd. in %	Umsatz 1994 in Mio. DM	Veränd. in %
56	Rohypnol	1988,1	−25,9	25,8	−6,7
64	Radedorm	1842,9	−27,2	10,5	−27,5
85	Noctamid	1542,4	+7,3	28,9	+8,9
162	Stilnox	1055,4	+56,3	27,3	+60,0
174	Ximovan	987,2	+28,3	22,3	+30,5
210	Kytta-Sedativum f	850,1	(neu)	21,9	(neu)
218	Lendormin	827,9	−5,1	11,8	−6,8
229	Halcion	796,3	−19,9	7,4	−15,3
256	Bikalm	731,6	+19,3	19,0	+19,8
296	Remestan	672,2	+25,0	11,0	+17,5
326	Dalmadorm	629,5	−6,4	9,1	−5,8
395	Planum	538,3	−7,4	9,7	−6,8
402	Staurodorm Neu	531,1	+1,5	8,5	+5,1
404	Luvased	529,7	+7,3	7,1	+10,5
499	Viburcol	430,8	+20,6	3,1	+23,2
574	Chloraldurat Pohl	380,6	+7,3	3,3	+5,2
643	Euvegal-Dragees forte	341,6	+5,3	10,1	+22,1
725	Kytta-Sedativum Dragees	299,7	−70,4	5,8	−64,5
768	Imeson	285,0	−5,3	1,6	−7,6
828	Flunitrazepam ratiopharm	260,8	−25,2	2,1	−27,1
1044	Sedovegan	208,4	−4,6	3,4	−4,4
1120	Mogadan	188,2	−13,8	1,2	−28,5
1141	Baldrian-Dispert	184,5	−37,1	3,4	−37,8
1171	Ivel	178,4	+198,4	4,9	+336,9
1211	Eatan N	170,2	+0,1	1,7	−1,8
1257	Loretam	159,0	+15,8	3,0	+15,5
1302	Flunitrazepam-neuraxpharm	152,5	+27,8	1,4	+19,5
1443	Novanox	131,2	+17,9	1,0	+12,5
1555	Kytta-Sedativum N	118,3	−62,5	2,5	−61,1
1588	Norkotral-Tema	114,1	(>1000)	1,7	(>1000)
1594	Kavosporal comp.	113,5	−26,5	2,3	−19,5
1607	Valdispert	112,1	+5,7	1,9	−0,5
1611	Ergocalm	111,4	+14,6	1,9	+16,3
1951	Euvegal-Dragees N	83,1	−31,2	1,2	−31,0
1980	Valeriana comp.-Hevert	80,8	+29,6	1,9	+27,4
1986	Nervendragees-ratiopharm	80,5	−15,8	1,0	−10,5
Summe:		17707,2	−3,6	280,6	+10,3
Anteil an der Indikationsgruppe:		90,9%		91,1%	
Gesamte Indikationsgruppe:		19487,0	−8,4	308,2	+4,3

Dabei ist es wichtig zu wissen, daß die Wirkdauer nicht nur durch die Halbwertszeit der Wirksubstanz, sondern auch durch Umverteilungsprozesse, aktive Metaboliten sowie nicht zuletzt durch patientenbezogene

Variablen bestimmt ist. Empfohlen werden bei Einschlafstörungen Präparate mit kurzer Wirkdauer, bei Durchschlafstörungen solche mittlerer Wirkdauer. Besonders bei den langwirkenden Benzodiazepinen muß auch am nächsten Tage mit einer Sedation gerechnet werden. Sehr kurzwirkende Benzodiazepine verursachen tagsüber möglicherweise Unruhe- und Angstzustände (Lader, 1987). Als Sedativa können trotz der Kumulationsgefahr Präparate mit langer Wirkdauer von Nutzen sein. Neben der Bedeutung der Wirkdauer ist ein schneller Wirkungseintritt für die Anwendung als Hypnotikum oft günstig.

Die Verordnungen von Benzodiazepinen inklusive der neueren Benzodiazepinagonisten sind bezogen auf die Tagesdosen des Gesamtmarktes leicht rückläufig *(Abbildung 25.1)*. Durch weitere Rückgänge bei den Verordnungen kurzwirksamer und langwirksamer Benzodiazepine hat sich 1993 das Verhältnis der Verordnungen der kurz-, mittel- und langwirksamen Präparate noch einmal verschoben, was vielleicht nicht nur als Resultante markttechnischer Faktoren, sondern auch als Hinweis auf die Berücksichtigung differentialtherapeutischer Indikationen bei der Verordnung gewertet werden kann (Arzneimittelkommission der deutschen Ärzteschaft, 1991).

Bei den Substanzen mit kurzer Wirkdauer haben die verordneten Tagesdosen von *Halcion* weiter deutlich abgenommen. Im Jahre 1992 war ein sinnvoller Trend zu kürzerer oder niedriger dosierter Behandlung beobachtet worden. Diese steht im Einklang mit der Monographie der zuständigen Aufbereitungskommission des Bundesgesundheitsamtes und den Entscheidungen der amerikanischen FDA. Seit drei Jahren ist auch bei diesen niedrigeren Dosierungen ein kräftiger Rückgang der Verordnungen zu verzeichnen, so daß dieser langjährige Spitzenreiter nunmehr eine Randposition einnimmt. Ursache dafür waren wohl Berichte über ein angeblich ungewöhnliches Nebenwirkungsspektrum von Halcion (Halluzinationen, Amnesien, Gedächtnisstörungen), die in der wissenschaftlichen Literatur bisher kontrovers diskutiert werden. In der Bundesrepublik ergab sich aus den Meldungen des Spontanberichtssystems kein überzeugender Hinweis für ein Sicherheitsrisiko von Triazolam, sofern es in der empfohlenen Regeldosis von 0,125–0,25 mg eingenommen wird (Müller-Oerlinghausen, 1994). Zu ähnlichen Ergebnissen kommt eine neue epidemiologische Studie aus Kanada (Neutel et al., 1995).

Bei den Benzodiazepinen mittlerer Wirkdauer hat es mit Ausnahme des *Planum* bei allen Präparaten Zunahmen gegeben. Die langwirkenden Benzodiazepine bilden weiterhin die größte Gruppe. Allerdings haben sich bei dieser Gruppe im letzten Jahr wieder die deutlichsten Rückgänge ergeben. Dies gilt auch für das preiswerte frühere ostdeutsche Präparat *Radedorm*. Interessant erscheint, daß für den langjährigen Marktführer

Hypnotika und Sedativa

Tabelle 25.2: Verordnungen von Benzodiazepin-Hypnotika 1994
Angegeben sind die 1994 in der gesamten Bundesrepublik verordneten Tagesdosen, die Änderungen gegenüber 1993 und die mittleren Kosten je DDD 1994.

Präparat	Bestandteile	DDD 1994 in Mio.	Änderung in %	DDD-Kosten in DM
Mit kurzer Wirkdauer				
Lendormin	Brotizolam	15,8	(− 6,2)	0,75
Halcion	Triazolam	9,2	(− 15,6)	0,80
		25,0	(− 9,9)	0,77
Mit mittlerer Wirkdauer				
Noctamid	Lormetazepam	50,6	(+ 10,3)	0,57
Remestan	Temazepam	14,3	(+ 16,3)	0,77
Planum	Temazepam	13,1	(− 6,8)	0,74
Loretam	Lormetazepam	5,2	(+ 11,3)	0,57
Ergocalm	Lormetazepam	3,7	(+ 16,6)	0,51
Norkotral-Tema	Temazepam	2,2	(> 1000)	0,75
		89,2	(+ 11,1)	0,63
Mit langer Wirkdauer				
Radedorm	Nitrazepam	36,8	(− 27,5)	0,29
Rohypnol	Flunitrazepam	32,8	(+ 2,6)	0,79
Dalmadorm	Flurazepam	12,2	(− 6,0)	0,75
Staurodorm Neu	Flurazepam	11,6	(+ 5,1)	0,74
Eatan N	Nitrazepam	6,7	(− 1,4)	0,25
Imeson	Nitrazepam	5,6	(− 6,3)	0,29
Flunitrazepam ratiopharm	Flunitrazepam	5,1	(− 48,1)	0,41
Flunitrazepam-neuraxpharm	Flunitrazepam	3,7	(− 18,1)	0,37
Novanox	Nitrazepam	3,6	(+ 11,0)	0,27
Mogadan	Nitrazepam	3,0	(− 27,9)	0,39
		121,0	(− 14,3)	0,52
Andere Benzodiazepinagonisten				
Stilnox	Zolpidem	19,3	(+ 61,1)	1,41
Ximovan	Zopiclon	18,5	(+ 30,6)	1,21
Bikalm	Zolpidem	13,5	(+ 19,9)	1,41
		51,3	(+ 37,2)	1,34
Summe		286,5	(+ 0,0)	0,72

Rohypnol die Zahl der Verordnungen zwar um 26% abgenommen, die der Tagesdosen aber um 2,6% zugenommen hat. Diese unterschiedliche Entwicklung beruht auf einer vermehrten Verordnung von größeren Packungen, die nach der Umstellung von 2 mg-Tabletten auf 1 mg-Tabletten zu beobachten war. Im Hinblick auf den bekannten Mißbrauch von Rohypnol durch Drogenabhängige hat die Dosisreduktion sogar zu einem absoluten Mehrverbrauch geführt. Im ganzen gesehen hat sich dadurch wie schon in den Vorjahren der Trend zu mittellang wirkenden Benzodiazepinen fortgesetzt. Die unterschiedlichen Kosten scheinen für die Auswahl der Präparate keine entscheidende Rolle zu spielen.

Zopiclon (*Ximovan*) und Zolpidem (*Stilnox, Bikalm*) sind chemisch den Benzodiazepinen nicht verwandte Substanzen, die ebenfalls an Rezeptoren für Gamma-Aminobuttersäure (GABA) angreifen, jedoch an anderer Stelle als die Benzodiazepine. Daher ergeben sich insgesamt den Benzodiazepinen pharmakologisch ähnliche Eigenschaften. Hinsichtlich des Risikos körperlicher Abhängigkeit fand sich tierexperimentell ein günstigeres Profil als bei anderen Benzodiazepinen. Mit einer Halbwertszeit von 3–6 Stunden ist Zopiclon ähnlich wie Triazolam zu bewerten, dem es nach einer großen Studie an ambulanten Patienten (Rüther et al., 1992) therapeutisch ebenbürtig ist. Zolpidem hat mit einer Halbwertszeit von 2–3 Stunden eine noch kürzere Wirkdauer. Es zeigt eine dem Triazolam vergleichbare Wirksamkeit. Visuelle Wahrnehmungsstörungen wurden berichtet (Aussean et al., 1992). Auf eine relativ hohe Zahl gravierender ZNS-Nebenwirkungen wurde hingewiesen (Müller, 1994). Obwohl therapeutisch relevante Vorteile dieser Substanzen im Vergleich zu Benzodiazepinen nicht erkennbar sind und der Preis wesentlich höher liegt, hat ihre Verordnung um mehr als ein Drittel zugenommen.

Barbiturate und Chloralhydrat

Von der Verordnung von Barbituraten als Hypnotika ist in den letzten Jahren wegen der höheren Suchtgefahr und den im Vergleich zu Benzodiazepinen größeren Intoxikationsrisiken wiederholt nachdrücklich abgeraten worden. Im Januar 1992 wurden für mehrere Barbiturate (Allobarbital, Aprobarbital, Barbital, Cyclobarbital, Secobarbital) Monographien mit negativer Bewertung im Bundesanzeiger publiziert (Arzneimittelkommission der deutschen Ärzteschaft, 1992). Entsprechend ist eine Vielzahl solcher Präparate vom Markt genommen worden.

Die Rückgänge der Verordnungen barbiturathaltiger Hypnotika in den vorangegangenen Jahren haben sich deshalb auch 1994 deutlich verstärkt (*Abbildung 25.1*). In dem hier untersuchten Marktsegment erscheint nur noch das Kombinationspräparat *Sedovegan*. Darin ist das als Hypnotikum ungeeignete stark kumulierende Phenobarbital mit sechs verschiedenen Cinchona-Alkaloiden kombiniert. Diese Alkaloide haben schwache analgetische und antipyretische Eigenschaften, jedoch keine Wirkung, die ihre Anwendung in einem Hypnotikum rechtfertigen würde. Sie können jedoch zu einem vielgestaltigen chronischen Vergiftungssyndrom, auch als Cinchonismus bezeichnet, führen.

Die Verordnungen von *Chloraldurat* zeigen seit vielen Jahren einen wellenförmigen Verlauf. Im letzten Jahr hat es wieder eine leichte Zu-

Tabelle 25.3: Verordnungen von Barbituraten und Chloralhydrat 1994
Angegeben sind die 1994 in der gesamten Bundesrepublik verordneten Tagesdosen, die Änderungen gegenüber 1993 und die mittleren Kosten je DDD 1994.

Präparat	Bestandteile	DDD 1994 in Mio.	Änderung in %	DDD-Kosten in DM
Barbiturate				
Sedovegan	Phenobarbital	6,3	(– 4,6)	0,55
	Chinin			
	Chinidin			
	Chinidinsulfat			
	Cinchonin			
	Cinchoninsulfat			
	Cinchonidin			
Chloralhydrat				
Chloraldurat Pohl	Chloralhydrat	4,5	(+ 4,8)	0,73
Summe		10,8	(– 0,9)	0,63

nahme der Verordnungen gegeben. Chloraldurat ist bei leichteren Schlafstörungen interessant, weil es praktisch keine Störungen der Schlafphasen verursacht. In verkapselter Form ist es für Patienten im allgemeinen akzeptabel, obwohl auch bei dieser Darreichungsform gastrointestinale Nebenwirkungen auftreten können. Eine geringe therapeutische Breite und mögliche kardiovaskuläre Nebenwirkungen begrenzen aber die Verwendung dieses Arzneimittels besonders bei kardiovaskulären Risikopatienten.

Pflanzliche Präparate

Pflanzliche Präparate aus Baldrian, Melisse, Hopfen etc. werden zur Behandlung von Schlaflosigkeit seit langem eingesetzt. Ihre Wirkung ist jedoch nach wie vor umstritten. Von vielen Autoren werden sie im wesentlichen als (Pseudo-)Placebos eingestuft. Dazu trägt auch bei, daß die meisten Baldrian-haltigen Präparate die angeblichen Wirkstoffe (Valepotriate) überhaupt nicht enthalten (Braun et al., 1983). Der Baldrianextrakt für solche Fertigarzneimittel soll zudem aus deutlich zu wenig (1–14%) Baldriandroge hergestellt werden (Hänsel, 1987). Der objektive Nachweis einer hypnotischen Wirkung von Baldrianextrakten ist bislang nicht überzeugend gelungen (Dressling et al., 1992; Schulz et al., 1994). Ebenso enthalten die meisten Hopfenpräparate nur so viel eingesetzter

Hopfendroge wie 10 ml Bier (Hänsel, 1987). Die Verwendung pflanzlicher Hypnotika scheint jedoch kaum von Nebenwirkungen belastet zu sein, und der ausgeprägte Placeboeffekt kann vielen Patienten Linderung bringen. Wie aus den durchschnittlichen Kosten für eine definierte Tagesdosis zu ersehen ist (*Tabelle 25.4*), ist die Behandlung mit diesen Präparaten im Vergleich zu der mit Benzodiazepinen jedoch keineswegs billig, sondern sogar teurer. Freilich kann dies kein Argument sein, wenn dem Patienten geholfen und das Entstehen einer Benzodiazepin-Abhängigkeit vermieden wird.

Insgesamt hat die Verordnung von oft sehr phantasievoll komponierten pflanzlichen Hypnotika und Sedativa 1994 stark zugenommen. Bemerkenswert ist z.b. die weitere Vergrößerung der Familie der *Kytta*-Präparate (*Tabelle 25.4*). Dies kann Folge von Wünschen der Patienten nach «grüner» und damit «sanfter» Medizin sein. Vielleicht versucht die Ärzteschaft trotz der Budgetierungsprobleme weiterhin, der Entwicklung einer Benzodiazepinabhängigkeit durch Verordnung von Pseudoplacebos entgegenzuwirken. Freilich gilt es im Auge zu behalten, daß die Langzeittoxikologie einiger Präparate höchst unzulänglich untersucht ist.

Therapeutische Aspekte

Die Verordnungen von Hypnotika und Sedativa haben den seit Jahren beobachteten abnehmenden Trend fortgesetzt. In erster Linie werden weiterhin aber Benzodiazepine verordnet. Marktführer sind die beiden langwirkenden Benzodiazepine *Rohypnol* und *Radedorm*, gefolgt von einem mittellang wirkenden Vertreter und den zwei neuen benzodiazepinartigen Mitteln mit relativ kurzer Wirkungsdauer. Ob neben den pharmakokinetischen Daten für die Gesamtbewertung des Nutzens einzelner Benzodiazepine doch noch andere Parameter wie z.B. unterschiedliche Toleranzentwicklung oder unterschiedliche Beeinflussung der Befindlichkeit am folgenden Tag von Bedeutung sind, ist bisher nicht geklärt. Die Beschreibung von multiplen Formen von Benzodiazepin-Rezeptoren (Biggio und Costa, 1990) läßt die Möglichkeit solcher Unterschiede zu. Eindeutige Belege für unterschiedliche Wirkprofile der Benzodiazepine stehen jedoch noch aus.

Der langsame Rückgang bei den Barbituraten, insbesondere bei den höchst fragwürdigen barbiturathaltigen Kombinationspräparaten hat sich 1993 und 1994 besonders dadurch verstärkt, daß zahlreiche Mittel aus dem Handel genommen wurden. Dadurch nehmen Barbiturate, die

Hypnotika und Sedativa

Tabelle 25.4: Verordnungen von pflanzlichen Hypnotika und Sedativa 1994
Angegeben sind die 1994 in der gesamten Bundesrepublik verordneten Tagesdosen, die Änderungen gegenüber 1993 und die mittleren Kosten je DDD 1994.

Präparat	Bestandteile	DDD 1994 in Mio.	Änderung in %	DDD-Kosten in DM
Monopräparate				
Baldrian-Dispert	Baldrianwurzelextrakt	3,2	(− 38,4)	1,07
Valdispert	Baldrianwurzelextrakt	1,3	(− 4,3)	1,42
		4,5	(− 31,0)	1,17
Kombinationspräparate				
Kytta-Sedativum f	Baldrianwurzelextrakt Hopfenzapfenextrakt Passionsblumenextrakt	21,4	(neu)	1,02
Luvased	Baldrianwurzelextrakt Hopfenzapfenextrakt	13,4	(+ 11,2)	0,53
Euvegal-Dragees forte	Baldrianwurzelextrakt Melissenblütenextrakt	8,5	(+ 25,4)	1,19
Ivel	Baldrianwurzelextrakt Hopfenzapfenextrakt	5,9	(+379,2)	0,83
Kytta-Sedativum Dragees	Baldrianwurzelextrakt Hopfenzapfenextrakt Weißdornfrüchteextrakt Passionsblumenextrakt Mistelkrautextrakt	4,3	(− 68,7)	1,36
Kytta-Sedativum N	Baldrianwurzelextrakt Hopfenzapfenextrakt Hopfendrüsenextrakt Weißdornfrüchteextrakt Mistelkrautextrakt Passionsblumenextrakt Johanniskrauttinktur	3,4	(− 62,5)	0,74
Kavosporal comp.	Kavakavawurzelextrakt Baldrianwurzelextrakt	2,2	(− 25,7)	1,07
Viburcol	Chamomilla D1 Belladonna D2 Dulcamara D4 Plantago major D3 Pulsatilla D2 Calcium carbonic. D8	2,1	(+ 23,8)	1,48

noch Tabelle 25.4: Verordnungen von pflanzlichen Hypnotika und Sedativa 1994
Angegeben sind die 1994 in der gesamten Bundesrepublik verordneten Tagesdosen, die Änderungen gegenüber 1993 und die mittleren Kosten je DDD 1994.

Präparat	Bestandteile	DDD 1994 in Mio.	Änderung in %	DDD-Kosten in DM
Valeriana comp.-Hevert	Diphenhydramin Melissenöl Kalmuswurzelextrakt Benzyl-DL-mandelat Baldrianwurzelextrakt Kavakavawurzelextrakt Pomeranzenschalenextrakt Kamillenblütenextrakt Hopfenzapfenextrakt Pfefferminzöl Methanol	1,9	(+ 27,3)	0,98
Euvegal-Dragees N	Baldrianwurzelextrakt Hopfenzapfenextrakt	1,4	(− 30,7)	0,85
Nervendragees-ratiopharm	Baldrianwurzelextrakt Passionsblumenextrakt Hopfenzapfenextrakt	1,3	(− 9,3)	0,76
		65,8	(+ 25,3)	0,94
Summe		70,3	(+ 19,1)	0,96

von der Aufbereitungskommission B3 fast alle negativ monographiert wurden, nur noch eine Randstellung unter den Hypnotika ein.

Insgesamt bewegen sich die Verordnungen von Hypnotika in Deutschland wie auch in vielen anderen Ländern auf einem relativ hohen Niveau (Friebel, 1989). Wie oben ausgeführt, muß davon ausgegangen werden, daß fast eine Million Menschen täglich Hypnotika einnehmen, ein nicht kleiner Teil allerdings solche pflanzlichen Ursprungs. Die Zahl ist möglicherweise höher, als medizinisch gerechtfertigt wäre. Dabei ist insbesondere zu berücksichtigen, daß pharmakologisch wirksame Präparate schon nach wenigen Wochen einen deutlichen Wirkungsverlust zeigen können. Seit einigen Jahren ist allgemein akzeptiert, daß auch Benzodiazepine in therapeutischen Dosen zu einer Abhängigkeit führen können (Poser und Poser, 1986). Die Therapie dieser Abhängigkeit, deren medizinisches Risiko allerdings ungeklärt bleibt, ist schwierig (Higgitt et al., 1985). Mißbrauch und Abhängigkeit von anderen Hypnotika und Sedativa, besonders von Barbituraten, sind seit langem bekannt. Da die Entzugssymptome nach Absetzen von Hypnotika Schlaflosigkeit und

Unruhe beinhalten, kann es zu einem Circulus vitiosus der Hypnotika-Verordnung kommen. Nach den Meldungen der Ärzteschaft an die Arzneimittelkommission machten in früheren Jahren die Benzodiazepine etwa die Hälfte aller Fälle von Medikamentenmißbrauch aus und die Barbiturate weitere 15% (Keup, 1986). Unter kurzwirkenden Benzodiazepinen wurden dagegen nur sehr wenige Fälle einer Abhängigkeit beobachtet. Vor diesem Hintergrund erscheint die zurückhaltende und differenzierte Verwendung von Hypnotika empfehlenswert, auch wenn wir bislang nicht wissenschaftlich fundiert sagen können, wie hoch der indizierte Bedarf in der Bundesrepublik wirklich ist. Insbesondere wird in der Literatur die flexible und intermittierende Dosierung (medikationsfreie Intervalle!) empfohlen, wenn sich schon eine längerfristige Anwendung nicht vermeiden läßt (Tyrer und Murphy, 1987).

Literatur

Arzneimittelkommission der Deutschen Ärzteschaft (1991): Zur Nutzen-Risiko-Abwägung von Triazolam («Halcion»). Dtsch. Ärztebl. 88: 3752 und 4408.
Arzneimittelkommission der Deutschen Ärzteschaft (1992): Abwehr von Arzneimittelrisiken: Barbiturat-haltige Arzneimittel. Dtsch. Ärztebl. 89: C1152.
Aussean, M., Pitchot, W., Hansenne, M., Moseno, A.G. (1992): Psychotic reactions to zoldipem. Lancet 339:809.
Biggio, G., Costa, E. (1990): GABA and benzodiazepine receptor subtypes – Molecular biology, pharmacology, and clinical aspects. Raven Press, New York.
Braun, R., Dittmar, W., Machut, M., Wendland, S. (1983): Valepotriate – zur Bestimmung mit Hilfe von Nitrobenzylpyridin (NBP-Methode) Dt. Apotheker Zeitg. 123: 2474–2477.
Dressling, H., Riemann, D., Löw, H., Schredl, M., Reh, C., Laux, P., Müller, W.E. (1992): Baldrian-Melisse-Kombinationen versus Benzodiazepine. Bei Schlafstörungen gleichwertig? Therapiewoche 42: 726–736.
Friebel, H.H. (1989): Psychopharmakaverbrauch im internationalen Vergleich. In: Werden zu viele Psychopharmaka verbraucht? (Heinrich, H., Linden, M., Müller-Oerlinghausen, B., Hrsg.) Georg Thieme Verlag Stuttgart, S. 7 – 41.
Gillin, J.C., Byerley, W.F. (1990): The diagnosis and management of insomnia. N. Engl. J. Med. 322: 239–248.
Greenblatt, D.J., Divall, M., Abermethy, D.R., Ochs, H.R., Shader, R.I. (1983): Clinical pharmacokinetics of the newer benzodiazepines. Clinical Pharmacokinetics 8: 233–252.
Hänsel, R. (1987): Möglichkeiten und Grenzen pflanzlicher Arzneimittel (Phytotherapie). Dt. Apotheker Zeitg. 127: 2–6.
Higgitt, A.C., Lader, M.H., Fonagy, P. (1985): Clinical management of benzodiazepine dependence. Brit. Med. J. 291: 688–690.
Keup, W. (1986): Arzneimittelmißbrauch. Arzneiverordnung in der Praxis 1: 1–8.
Klotz, U. (1984): Klinische Pharmakokinetik. Gustav Fischer Verlag, Stuttgart, New York.

Lader, M. (1987): Clinical Pharmacology of Benzodiazepines. Ann. Rev. Medicine 38: 19–28.

Müller-Oerlinghausen, B. (1994): Psychiatrische unerwünschte Reaktionen nach Triazolam und anderen Benzodiazepinen. Psychopharmakotherapie, 1: 16–21.

Müller, W.E. (1994): Wie «neu» sind die Hypnotika Zopiclon und Zolpidem? Arzneiverordnung in der Praxis, 2/94: 6–8.

Neutel, C.I., Downey, W., Senft, D. (1995): Medical events after a prescription for a benzodiazepine. Pharmacoepidemiology and Drug Safety 4: 63–73.

Poser, W., Poser, S. (1986): Abusus und Abhängigkeit von Benzodiazepinen. Der Internist 27: 738–745.

Rüther, E., Clarenbach, P., Hajak, G., Fischer, W., Haase, W. (1992): Zopiclon bei Patienten mit Schlafstörungen. Einflüsse auf Schlafqualität und Tagesbefinden im Vergleich zu Flunitrazepam, Triazolam und Placebo. Münch. Med. Wschr. 46: 753–757.

Schulz, H., Stolz, C., Müller, J. (1994): The effect of valerian extract on sleep polygraphy in poor sleepers. A pilot study. Pharmacopsychiatr. 27: 147–151.

Tyrer, P., Murphy, S. (1987): The place of benzodiazepines in psychiatric practice. Brit. J. Psychiat. 151: 719–723.

Woods, J.H., Katz, J.L., Winger, G. (1987): Abuse liability of benzodiazepines. Pharmacol. Reviews 39: 254–419.

26. Immuntherapeutika

K.-O. Haustein

Wegen der zunehmenden Bedeutung immunologischer Prozesse für die Therapie unterschiedlichster Erkrankungen werden Immuntherapeutika als eigenständige Gruppe beschrieben. In den zurückliegenden Jahren wurden nicht nur Stoffe gefunden, die die Reaktionen des Immunsystems hemmen («Immunsuppressiva»), sondern auch solche, die seine Aktivitäten steigern («Immunstimulantien»). Hinzu kommen körpereigene Mediatoren des Immunsystems («Immunmodulatoren»), die durch die Erfolge der Gentechnologie in größeren Mengen für therapeutische Zwecke hergestellt werden können (Interferone, Interleukine, koloniestimulierende Faktoren etc.). Ein Teil dieser Proteine wird auch als Zytokine bezeichnet. Immunmodulatoren haben zum großen Teil Eingang in die Therapie gefunden und werden bei strenger Indikationsstellung vor allem in klinischen Einrichtungen angewandt. Da Immunsuppressiva teilweise in die Gruppe der Zytostatika einzuordnen sind, ergeben sich in den der Systematik der Roten Liste folgenden *Tabellen 26.1* und *26.2* Abweichungen von der nachfolgenden Einteilung. Im Gegensatz zu

Abbildung 26.1: Verordnungen von Immuntherapeutika 1994
DDD der 2000 meistverordneten Arzneimittel (gesamte Bundesrepublik)

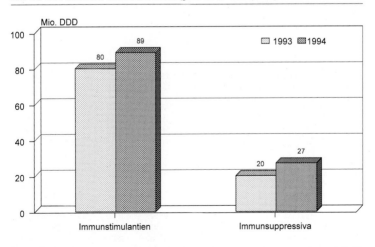

Tabelle 26.1: Verordnungen von Immuntherapeutika 1994

Angegeben sind die verordnungshäufigsten Präparate mit Verordnungsrang, Verordnungen und Umsatz 1994 für die gesamte Bundesrepublik im Vergleich zu 1993.

Rang	Präparat	Verordnungen 1994 in Tsd.	Veränd. in %	Umsatz 1994 in Mio. DM	Veränd. in %
163	Esberitox N	1053,3	−6,2	15,1	−5,1
188	Contramutan N	928,7	+2,5	17,3	+3,0
268	Symbioflor I	709,2	+14,7	11,0	+14,6
293	Echinacin	675,4	−4,0	14,4	+0,4
539	Echinacea-ratiopharm	403,8	+11,5	4,3	+21,5
808	Sandimmun	266,4	+59,7	103,8	+72,5
1126	Broncho-Vaxom	186,7	+6,1	11,5	+6,8
1144	Imurek	183,9	−2,3	48,6	−5,6
1156	Lymphomyosot Tropfen	181,4	+46,3	3,4	+56,3
1269	toxi-loges Tropfen	157,2	+7,0	2,9	+7,9
1272	Lymphozil K/E	156,5	+15,9	1,3	+15,3
1953	Luivac	83,1	+46,1	5,0	+45,3
Summe:		4985,5	+5,9	238,5	+24,2
Anteil an der Indikationsgruppe:		90,2%		88,4%	
Gesamte Indikationsgruppe:		5529,0	+6,8	269,7	+25,1

1993 wurden Immunstimulantien 1994 wieder häufiger verordnet, ohne daß neue Präparate auf den Markt gekommen sind (*Abbildung 26.1*). Die Verordnung von Immunsuppressiva hat einen Anstieg erfahren, der auch auf die Zunahme von Organtransplantationen zurückzuführen ist (*Abbildung 26.1*).

Tabelle 26.2: Verordnungen von Zytostatika 1994

Angegeben sind die verordnungshäufigsten Präparate mit Verordnungsrang, Verordnungen und Umsatz 1994 für die gesamte Bundesrepublik im Vergleich zu 1993.

Rang	Präparat	Verordnungen 1994 in Tsd.	Veränd. in %	Umsatz 1994 in Mio. DM	Veränd. in %
424	Iscador	505,0	+4,0	21,7	+4,6
1233	Helixor	166,0	+70,4	9,1	+71,8
1746	Methotrexat Medac	98,4	+117,1	9,0	+122,2
1760	Methotrexat Lederle	97,0	+5,6	8,0	+25,9
Summe:		866,5	+20,3	47,8	+31,2
Anteil an der Indikationsgruppe:		58,0%		28,1%	
Gesamte Indikationsgruppe:		1493,5	+18,2	170,0	+17,8

Tabelle 26.3: Verordnungen von Immunsuppressiva 1994
Angegeben sind die 1994 in der gesamten Bundesrepublik verordneten Tagesdosen,
die Änderungen gegenüber 1993 und die mittleren Kosten je DDD 1994.

Präparat	Bestandteile	DDD 1994 in Mio.	Änderung in %	DDD-Kosten in DM
Methotrexat Medac	Methotrexat	10,2	(+ 80,8)	0,88
Methotrexat Lederle	Methotrexat	8,1	(+ 22,0)	0,99
Imurek	Azathioprin	5,7	(− 6,0)	8,54
Sandimmun	Ciclosporin	2,9	(+ 72,8)	35,45
Summe		27,0	(+ 34,4)	6,28

Immunsuppressiva

Immunsuppressiva werden zur Behandlung von Autoimmunreaktionen und schweren chronisch-entzündlichen Prozessen sowie zur Unterdrückung von Abstoßungsreaktionen nach Organtransplantationen genutzt. Methotrexat (*Methotrexat Medac* und *Lederle*) und Azathioprin (*Imurek*) sind zytotoxisch wirkende Immunsuppressiva, welche die Zahl der Lymphozyten verringern, während Ciclosporin (*Sandimmun*) ihre Aktivierung hemmt (*Tabelle 26.3*). Mit Ausnahme von Azathioprin, welches teurer als Methotrexat ist, wurden in dieser Gruppe deutlich mehr DDD verordnet. Die auffällige Zunahme von Methotrexat könnte auch auf seine vermehrte Anwendung als remissionsinduzierendes Mittel bei früh progredienten Formen der rheumatischen Arthritis zurückzuführen sein.

Immunstimulantien

Immunstimulantien besitzen im Gegensatz zu den Impfstoffen keine Antigenverwandschaft mit den Krankheitserregern. Bei der Anwendung von Immunstimulantien ist aber immer noch die nachfolgende Manifestation physiologischerweise unterdrückter Immunreaktionen zu bedenken, die zu einer Exazerbation chronisch-entzündlicher Prozesse führen könnte. Die angestrebte «Steigerung der körpereigenen Abwehrkräfte» könnte dann bisher ruhende Autoimmunprozesse aktivieren. Zu den Immunstimulantien gehören nur wenige chemisch definierte Stoffe wie Levamisol, welches kürzlich zugelassen wurde. Dementgegen werden verschiedene Pflanzenbestandteile oder -extrakte aus Echinacea und Mistel sowie Lipo- oder Oligosaccharide aus Mikroorganismen (z.B. Coli-Bak-

Tabelle 26.4: Verordnungen von Immunstimulantien 1994
Angegeben sind die 1994 in der gesamten Bundesrepublik verordneten Tagesdosen, die Änderungen gegenüber 1993 und die mittleren Kosten je DDD 1994.

Präparat	Bestandteile	DDD 1994 in Mio.	Änderung in %	DDD-Kosten in DM
Pflanzliche Mittel				
Echinacin	Extr.Herba Echinacea	16,8	(− 1,4)	0,86
Esberitox N	Rad.Baptisiae tinct. Rad.Echinaceae purpur Herb.Thujae occid.	11,8	(− 5,1)	1,29
Contramutan N	Echinacea Angustifolia Aconitum Ø Belladonna Ø Eupatorium Perfol. Ø	9,3	(+ 2,0)	1,85
Lymphomyosot Tropfen	Myosotis arvensis D3 Veronica D3 Tencrium scorodon D3 Pinus silvestris D4 Gentiana lutea D5 Equisetum hiemale D4 Sarsaparilla D6 Scrophularia nodosa D3 Juglans D3 Calcium phosphoricum D12 Natrium sulfuricum D4 Fumaria officinal. D4 Levothyroxin D12 Aranea diadema D6 Geranium robertian. D4 Nasturtium aquat. D4 Ferrum iodat. D12	9,2	(+ 56,7)	0,36
toxi-loges Tropfen	Echinacea Ø Eupatorium Ø Baptisia Ø China Ø Bryonia D4 Aconitum D4 Ipecacuanha D4	8,2	(+ 6,8)	0,35
Iscador	Herb.Visci albi	8,1	(+ 11,0)	2,66
Echinacea-ratiopharm	Extr.Rad.Echinaceae	7,9	(+ 20,9)	0,54
Helixor	Herb.Visci albi	3,6	(+ 72,5)	2,51

noch Tabelle 26.4: Verordnungen von Immunstimulantien 1994
Angegeben sind die 1994 in der gesamten Bundesrepublik verordneten Tagesdosen, die Änderungen gegenüber 1993 und die mittleren Kosten je DDD 1994.

Präparat	Bestandteile	DDD 1994 in Mio.	Änderung in %	DDD-Kosten in DM
Lymphozil K/E	Extr.Rad.Echinaceae Calc.Carbonic.Hahn.D3 Lachesis D6	2,8	(+ 17,7)	0,46
		77,8	(+ 10,3)	1,15
Bakterielle Mittel				
Broncho-Vaxom	Bakterienlysat aus Haemophilus influenzae Diplococcus pneumoniae Klebsiella pneumoniae Staphylococcus aureus Streptococcus pyogenes und viridans Neiseria catarrhalis	5,2	(+ 6,0)	2,23
Symbioflor I	Streptococcus faecalis	3,5	(+ 14,7)	3,09
Luivac	Bakterienlysat aus Staphylococcus aureus Streptococcus mitis Streptococcus pyogenes Streptococcus pneumonia Klebsiella pneumoniae Branhamella catarrhalis Haemophilus influenza	2,9	(+ 45,1)	1,74
		11,6	(+ 16,4)	2,37
Summe		89,4	(+ 11,1)	1,31

terien) angeboten. Hinzu kommen homöopathische Zubereitungen und Arzneimittel der anthroposophischen Richtung (*Tabelle 26.4*). Mit derartigen Gemischen wurde in vitro häufig eine stimulierende Wirkung auf einen oder mehrere Teilschritte von Immunreaktionen nachgewiesen, so z.B. die Zunahme einer T-Lymphozytenpopulation. Dieser Effekt sagt aber nichts über die klinische Relevanz bei der Behandlung vom Immunerkrankungen aus. Der therapeutische Nutzen derartiger Immunstimulantien ist bisher nicht gesichert. Die Verordnungen pflanzlicher und bakterieller Immunstimulantien sowie der zugehörigen Homöopathika sind im Vergleich zum Vorjahr leicht ansteigend (*Tabelle 26.4*).

Fast alle pflanzlichen Mittel enthalten Zubereitungen aus Echinacea. Am häufigsten wurden in dieser Gruppe *Echinacin* und das Kombinationspräparat *Esberitox N* verordnet. Angeboten werden diese Präparate zur Steigerung der körpereigenen Abwehr, zur Vorbeugung und Behandlung leichter Erkältungskrankheiten sowie bei Infekten des Nasen-, Rachen- und Mundraumes, bei bakteriellen Hautinfektionen, Herpes simplex labialis sowie bei Leukopenien nach Strahlen- und Zytostatikaanwendung. Die Indikationen sind mehr durch Erfahrungsberichte als durch Doppelblindstudien belegt.

Nach der Häufigkeit der Verordnung folgen drei homöopathische Präparate, die Echinacin enthalten und 1994 anstiegen (*Contramutan N, toxi-loges Tropfen, Lymphozil K/E*). Auch das aus 18 verschiedenen Bestandteilen bestehende Komplex-Homöopathikum *Lymphomyosot Tropfen* wurde 1994 häufiger verordnet (*Tabelle 26.4*).

Präparate mit Bakterienlysaten sind *Broncho-Vaxom, Symbioflor I* und das neu hinzugekommene *Luivac*. Im Gegensatz zu 1993 stiegen die Verordnungen 1994 an. Mehrere Placebo-kontrollierte Doppelblindstudien an Patienten mit rezidivierenden Atemwegsinfektionen sollen eine Verminderung der Zahl der Infektionen und eine Reduzierung des Antibiotikaverbrauchs belegen (Fischer und Eckenberger, 1992). Trotz dieser vorgelegten Studien ist die Anwendung dieser Bakterienlysate umstritten.

Unter den pflanzlichen Mitteln sind auch die beiden Mistelpräparate *Iscador* und *Helixor* aufgeführt, welche in der Roten Liste als pflanzliche Zytostatika klassifiziert werden. Als Indikationen werden Geschwulstkrankheiten und diese begleitende Störungen der blutbildenden Organe angegeben. Trotz zahlreicher Studien aus den letzten 30 Jahren (Gabius et al., 1989; Olsenes et al., 1982; Hajto et al., 1990) ist die klinische Wirksamkeit von Mistelextrakten bei der Behandlung maligner Geschwülste oder für die Steigerung der Immunabwehr nach erfolgreich behandelten Geschwulstleiden nicht überzeugend nachgewiesen worden (Kast und Hauser, 1990). Bei Magen- und Bronchialkarzinom konnte weder eine rezidivaufschiebende noch eine lebensverlängernde Wirkung nachgewiesen werden (Salzer und Havelec, 1983; Dold, 1987). *Iscador* und vor allem *Helixor* wurden im Vergleich zum Vorjahr häufiger angewandt.

Gesamteinschätzung

Immunmodulatoren werden in der ambulanten ärztlichen Praxis selten angewendet. Schwerpunkt ist nach wie vor der klinische Einsatz in

Transplantations- und Tumorzentren. Für die verschiedenen Pflanzenpräparate und bakteriellen Zubereitungen werden Anwendungen als Adjuvantien, zur Steigerung der körpereigenen Abwehr, zur Vorbeugung und Behandlung von Erkältungskrankheiten angegeben, deren objektive Besserung trotz verschiedener placebokontrollierter Doppelblindstudien umstritten ist.

Literatur

Dold, U. (1987): Neue und alternative Therapieformen des Bronchialkarzinoms. Praxis Klin. Pneumol. 41: 730–734.

Fischer, H., Eckenberger, H.P. (1992): Prävention von Infektrezidiven der oberen und unteren Luftwege. Multizentrische, randomisierte, placebokontrollierte Doppelblindstudie über 6 Monate an Erwachsenen. Atemw.-Luftkrankheiten 4: 146–155.

Gabius, H.J., Hajto, T., Hostanska, K. (1989): Modulatory potency of the galactoside-specific lectin from mistletoe extract (Iscador) on the host defence system in vivo, in rabbits and patients. Cancer Res. 49: 4803–4808.

Hajto, T., Hostanska, K., Frei, K., Rordorf, Ch., Gabius, H.J. (1990): Increased secretion of tumor necrosis factor alpha, interleukin 1, and interleukin 6 by human mononuclear cells exposed to γ-galactoside-specific lectin from clinically applied mistletoe extract. Cancer Res. 50: 3322–3326.

Kast, A., Hauser, S.F. (1990): Helixor-Mistelpräparate für die Krebstherapie. Dokumentation Nr. 19. Schweiz. Rundsch. Med. Prax. 79: 291–295.

Olsenes, S., Stirpe, F., Sandvig, K., Phil, A. (1982): Isolation and characterization of Viscum, a toxic lectin from Viscum album L. (mistletoe). J. Biol. Chem. 257: 13263–13270.

Salzer, G., Havelec, L. (1983): Adjuvante Iscador®-Behandlung nach operiertem Magenkarzinom. Krebsgeschehen 15: 340–346.

27. Kardiaka

H. Scholz

In der Indikationsgruppe Kardiaka sind Arzneimittel zur Behandlung der Herzinsuffizienz zusammengefaßt. Im Vordergrund dieses Kapitels stehen die Digitalisglykoside, die positiv inotrop wirken und dadurch zu einer Steigerung der Herzleistung führen. Daneben werden bei der Herzinsuffizienz in zunehmendem Maße auch primär Pharmaka verwendet, die auf eine Entlastung des Herzens zielen. So werden Diuretika eingesetzt, weil sie über die Natriumausscheidung das Blutvolumen senken und Stauungssymptome bessern (vgl. *Kapitel 20*). Außerdem werden ACE-Hemmer gegeben, die u. a. die neurohormonale Aktivierung durch Angiotensin, Aldosteron und Noradrenalin reduzieren und dadurch Vor- und Nachlast des Herzens senken (vgl. *Kapitel 1*). Bei Patienten mit chronischer Herzinsuffizienz bessern ACE-Hemmer nicht nur die Symptome und die Belastbarkeit, sondern senken auch die Letalität.

Abbildung 27.1: Verordnungen von Kardiaka 1994
DDD der 2000 meistverordneten Arzneimittel (gesamte Bundesrepublik)

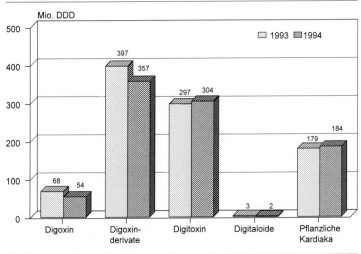

Tabelle 27.1: Verordnungen von Kardiaka 1994
Angegeben sind die verordnungshäufigsten Präparate mit Verordnungsrang, Verordnungen und Umsatz 1994 für die gesamte Bundesrepublik im Vergleich zu 1993.

Rang	Präparat	Verordnungen 1994 in Tsd.	Veränd. in %	Umsatz 1994 in Mio. DM	Veränd. in %
13	Novodigal Tabl.	3298,9	−6,9	36,4	−5,1
29	Digimerck	2518,1	+1,9	33,9	+3,9
36	Digitoxin AWD	2394,1	−8,0	26,3	+0,4
44	Lanitop	2170,7	−15,2	43,3	−15,7
121	Crataegutt	1288,1	−2,3	34,4	+1,1
212	Korodin Herz-Kreislauf	839,9	+7,2	17,6	+10,4
361	Miroton N forte	579,4	+3,7	28,4	+1,9
580	Orthangin N	377,5	+29,0	7,2	+42,0
584	ß-Acetyldigoxin-ratiopharm	373,5	−29,6	3,2	−20,8
589	Digotab	369,6	−9,3	4,1	−8,1
597	Diacard N	367,7	−0,2	7,3	−2,2
732	Dilanacin	297,1	−22,5	5,7	−22,5
774	Stillacor	281,3	−1,9	2,7	−1,8
848	Kytta-Cor	256,5	+19,4	5,7	+24,9
963	Lanicor	227,1	−16,4	3,9	−19,4
1072	Digostada	201,0	−31,5	1,7	−26,0
1292	Adenylocrat F	153,5	−20,0	4,3	−20,3
1370	Esbericard	140,5	+17,8	1,8	+14,3
1384	Digacin	138,9	−2,7	2,1	−3,0
1620	Cor-Vel N Salbe	110,3	−15,0	1,2	−15,0
1745	Asgoviscum N	98,5	−6,2	3,9	−7,6
1786	Cardio-Longoral	93,9	+2,1	1,9	+3,1
1847	Miroton	89,9	−62,1	2,3	−59,7
1873	Digitoxin «Didier»	88,6	−28,6	1,1	−27,7
1894	Talusin	86,8	−24,9	2,0	−29,5
Summe:		16841,5	−7,2	282,2	−4,5
Anteil an der Indikationsgruppe:		92,9%		91,8%	
Gesamte Indikationsgruppe:		18119,8	−7,4	307,3	−4,7

Verordnungsspektrum

Unter den 2000 Präparaten, die 1994 am häufigsten verordnet wurden, befinden sich 25 Kardiaka (*Tabelle 27.1*). Wie in den vorangehenden Jahren nahm die Verordnungshäufigkeit in der gesamten Indikationsgruppe weiter ab. In diesem Zusammenhang ist erwähnenswert, daß 1994 unter den 2000 verordnungshäufigsten Präparaten an Diuretika 1233 Mio. DDD verordnet wurden (siehe *Abbildung 20.1*), d. h. nach DDD wurden Diuretika 1,4mal so häufig wie Kardiaka (inclusive pflanz-

Tabelle 27.2: Verordnungen von Herzglykosiden 1994 (Monopräparate)
Angegeben sind die 1994 in der gesamten Bundesrepublik verordneten Tagesdosen, die Änderungen gegenüber 1993 und die mittleren Kosten je DDD 1994.

Präparat	Bestandteile	DDD 1994 in Mio.	Änderung in %	DDD-Kosten in DM
Digoxin				
Dilanacin	Digoxin	29,5	(− 22,4)	0,19
Lanicor	Digoxin	16,2	(− 23,1)	0,24
Digacin	Digoxin	8,3	(− 2,2)	0,25
		54,1	(− 20,1)	0,22
Digoxinderivate				
Novodigal Tabl.	β-Acetyldigoxin	183,7	(− 5,3)	0,20
Lanitop	Metildigoxin	103,3	(− 16,1)	0,42
β-Acetyldigoxin-ratiopharm	β-Acetyldigoxin	22,1	(− 16,3)	0,14
Digotab	β-Acetyldigoxin	20,2	(− 8,4)	0,20
Stillacor	β-Acetyldigoxin	15,4	(− 2,0)	0,18
Digostada	β-Acetyldigoxin	11,9	(− 23,0)	0,15
		356,7	(− 10,1)	0,26
Digitoxin				
Digimerck	Digitoxin	168,6	(+ 3,4)	0,20
Digitoxin AWD	Digitoxin	128,6	(+ 2,8)	0,20
Digitoxin "Didier"	Digitoxin	6,4	(− 25,5)	0,17
		303,7	(+ 2,3)	0,20
Digitaloide				
Talusin	Proscillaridin	2,3	(− 32,0)	0,87
Summe		716,7	(− 6,3)	0,23

liche Kardiaka) verordnet. Diuretika sind allerdings nicht nur bei der Herzinsuffizienz, sondern auch bei anderen Krankheiten, z.B. bei der arteriellen Hypertonie, indiziert. Das Verordnungsverhältnis ACE-Hemmer/Kardiaka betrug 1994 1,1 (s. *Tabelle 1.2*). Damit sind erstmals mehr Tagesdosen von ACE-Hemmern als von Kardiaka verordnet worden.

Unter den häufig verordneten Digitalisglykosiden dominieren nach wie vor die Digoxinderivate (*Abbildung 27.1*). Insgesamt erscheinen 13 Präparate mit Herzglykosiden als Reinsubstanzen (*Tabelle 27.2*). Im einzelnen fällt auf, daß Herzglykoside insgesamt weiter abgenommen haben (*Tabelle 27.2, Abbildung 27.2.*). Digitoxin hat entgegen diesem allgemeinen Trend wieder zugenommen und erhöhte seinen Anteil jetzt auf 42% (Vorjahr 39%).

Die pflanzlichen Kardiaka haben insgesamt um 2,8% zugenommen (*Tabelle 27.3*). Das ist unter pharmakologischen Gesichtspunkten wenig verständlich, denn die Wirkung dieser Mittel ist unsicher. Immerhin ist die reichlich naive Anwendung von hautreizenden Herzsalben bei «ner-

Tabelle 27.3: Verordnungen von pflanzlichen Kardiaka 1994

Angegeben sind die 1994 in der gesamten Bundesrepublik verordneten Tagesdosen, die Änderungen gegenüber 1993 und die mittleren Kosten je DDD 1994.

Präparat	Bestandteile	DDD 1994 in Mio.	Änderung in %	DDD-Kosten in DM
Monopräparate				
Crataegutt	Weißdornextrakt	52,4	(+ 4,6)	0,66
Orthangin N	Weißdornextrakt	9,6	(+ 38,0)	0,75
Kytta-Cor	Weißdornextrakt	8,6	(+ 25,6)	0,66
Adenylocrat F	Weißdornextrakt	6,9	(− 20,4)	0,62
Esbericard	Weißdornextrakt	2,7	(+ 13,9)	0,66
		80,2	(+ 7,0)	0,67
Kombinationspräparate				
Korodin Herz-Kreislauf	Campher Weißdornfrüchteextrakt	53,6	(+ 8,5)	0,33
Miroton N forte	Adoniskrautextrakt Maiglöckchenkrautextrakt Meerzwiebelextrakt	21,0	(+ 1,9)	1,35
Diacard N	Campher Weißdornfruchtextrakt Baldrianwurzelextrakt	20,3	(− 2,2)	0,36
Asgoviscum N	Mistelkrautextrakt Weißdornfrüchteextrakt Knoblauchzwiebelextr.	4,0	(− 17,3)	0,97
Miroton	Meerzwiebelextrakt Maiglöckchenkrautextrakt Oleanderblätterextrakt Adoniskrautextrakt	2,1	(− 61,9)	1,09
Cardio-Longoral	Kaliumhydrogenaspartat Magnesiumhydrogenaspartat Weißdornextrakt	1,5	(+ 3,3)	1,25
Cor-Vel N Salbe	Campher Fichtennadelöl Rosmarinöl	1,2	(− 15,1)	1,03
		103,6	(− 0,2)	0,60
Summe		183,8	(+ 2,8)	0,63

Abbildung 27.2: Verordnungen von Herzglykosiden 1985 bis 1994
Gesamtverordnungen nach definierten Tagesdosen (ab 1991 mit neuen Bundesländern)

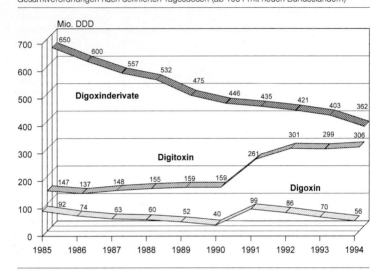

vös bedingten Herzschmerzen» (*Cor-Vel N Salbe*) weiter zurückgegangen.

Therapeutische Gesichtspunkte

Es ist positiv zu bewerten, daß auch 1994 etwa 80% des Marktsegments auf Herzglykoside entfallen. Dieser Anteil hat sich vor allem durch Verordnungsgewohnheiten in den neuen Bundesländern, in denen pflanzliche Kardiaka offenbar eine geringere Rolle spielen, stabilisiert. Digoxin und Digoxinderivate sind in entsprechender galenischer Zubereitung gut bioverfügbar und ausreichend gut steuerbar. Allerdings muß bei Digoxinpräparaten die Dosis bei eingeschränkter Nierenfunktion insbesondere im Alter reduziert werden, was bei Digitoxin nicht der Fall ist. Kombinationspräparate mit Herzglykosiden sind praktisch vollständig vom Markt verschwunden.

Unter pharmakologisch-therapeutischen Gesichtspunkten ist es nicht plausibel, daß wieder 20% auf vorwiegend pflanzliche Präparate mit zweifelhafter therapeutischer Wirksamkeit entfielen. Für Patienten und Ärzte ist allerdings möglicherweise irreführend, daß Crataegusextrakte auf Grund eines Votums der phytotherapeutischen Kommission E vom Bundesgesundheitsamt zugelassen wurden. Zu den Indikationen gehört auch das «nicht digitalisbedürftige Altersherz», das keinen Krankheitswert hat. Crataegusextrakte und ähnliche Phytotherapeutika sind auch bei leichteren Formen der Herzinsuffizienz nicht indiziert, weil es dafür wirksame Arzneimittel, wie z.B. ACE-Hemmer, gibt (The SOLVD-Investigators, 1992). Aus diesem Grunde haben pflanzliche Kardiaka trotz der amtlichen Zulassung noch nie Berücksichtigung in aktuellen ärztlichen Empfehlungen für die Therapie der Herzinsuffizienz gefunden (Riecker et al., 1993).

Wirtschaftliche Gesichtspunkte

Unter den 2000 am häufigsten verordneten Arzneimitteln befinden sich in der Gruppe der Kardiaka auch 1994 zahlreiche generische Präparate. Bemerkenswert ist, daß die umstrittenen pflanzlichen Arzneimittel mit durchschnittlich 0,63 DM/DDD fast dreimal so teuer sind wie reine Herzglykoside (durchschnittlich 0,23 DM/DDD). Eine Zurückhaltung bei der Verordnung dieser Präparate wäre daher nicht nur unter pharmakologisch-therapeutischen, sondern auch unter wirtschaftlichen Gesichtspunkten positiv zu beurteilen.

Ein großer Kostenfaktor ist jedoch nach wie vor die nicht indizierte Therapie der Herzinsuffizienz. Durch eine indikationsgerechtere Therapie könnten wahrscheinlich zahlreiche Verordnungen abgesetzt und beträchtliche Ausgaben eingespart werden. Zum Beispiel ist die Frage, ob Patienten mit Belastungsinsuffizienz (NYHA Klasse II) mit Herzglykosiden behandelt werden müssen, weiterhin durchaus umstritten (Erdmann, 1984; Haasis et al., 1987).

Literatur

Erdmann, E. (1984): Stellenwert der Herzglykoside in der Therapie der chronischen Herzinsuffizienz. Klin. Wschr. 62: 507–511.

Haasis, R., Salzer, B., Konz, K. H., Ress, K., Risler, T., Seipel, L. (1987): Digitalistherapie in der ärztlichen Praxis. Dtsch. med. Wschr. 112: 680–685.

Riecker, G. et al. (1993): Consensus-Konferenz «Therapie der chronischen Herzinsuffizienz». Z. Kardiologie 82: 200–210.

The SOLVD-Investigators (1992): Effect of enalapril on mortality and the development of heart failure in asymptomatic patients with reduced left ventricular ejection fractions. New Engl. J. Med. 327: 685–691.

28. Koronarmittel

H. Scholz

In der Indikationsgruppe Koronarmittel sind Arzneimittel zur medikamentösen Behandlung der koronaren Herzkrankheit zusammengefaßt. Die wichtigsten Vertreter dieser Gruppe sind die organischen Nitrate. Außer Koronarmitteln werden zur Behandlung der koronaren Herzkrankheit auch Beta-Rezeptorenblocker und Calcium-Antagonisten verwendet, wobei letztere bei der sogenannten Ruhe- oder Prinzmetal-Angina besonders gut wirksam sind. Beta-Rezeptorenblocker und Calcium-Antagonisten werden an anderer Stelle besprochen.

Verordnungsspektrum

Unter den 2000 am häufigsten verordneten Arzneimittel sind 1994 41 Koronarmittel. Die Verordnungen an Koronarmitteln haben insgesamt

Abbildung 28.1: Verordnungen von Koronarmitteln 1994
DDD der 2000 meistverordneten Arzneimittel (gesamte Bundesrepublik)

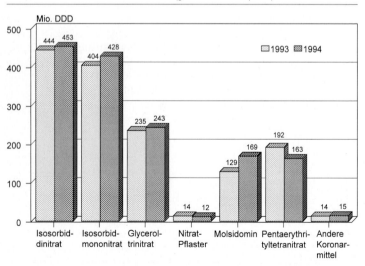

Tabelle 28.1: Verordnungen von Koronarmitteln 1994

Angegeben sind die verordnungshäufigsten Präparate mit Verordnungsrang, Verordnungen und Umsatz 1994 für die gesamte Bundesrepublik im Vergleich zu 1993.

Rang	Präparat	Verordnungen 1994 in Tsd.	Veränd. in %	Umsatz 1994 in Mio. DM	Veränd. in %
6	Isoket	4132,3	−1,6	163,5	+5,8
32	Pentalong	2462,8	−12,7	117,4	−14,5
39	Nitrolingual	2258,6	+1,6	34,8	+10,5
89	Ismo	1512,7	−4,7	74,7	−3,6
122	Corvaton	1276,5	+21,4	89,2	+12,7
148	Corangin	1136,9	−1,5	107,9	+3,0
199	Mono Mack	907,5	+11,9	75,4	+16,6
312	ISDN-ratiopharm	654,1	−10,0	18,3	−4,0
386	ISDN Stada	545,7	−7,2	21,3	−8,2
408	Monostenase	526,0	−6,7	21,5	−1,6
515	Nitrangin compositum	419,0	−31,1	6,4	−21,4
540	IS 5 mono-ratiopharm	402,6	+8,5	16,7	+12,8
602	Iso Mack/Retard	361,1	−9,2	11,4	−12,9
661	Isostenase	330,5	−4,0	8,3	−6,7
690	Coleb	316,6	+6,1	37,6	+7,1
722	Jenacard	300,3	−37,7	9,1	−9,6
740	Nitrangin liquidum	294,6	−19,4	2,0	+12,9
751	Molsihexal	290,7	+23,2	14,0	+33,7
753	Isomonit	289,2	−6,7	10,1	−8,0
827	Molsidomin Heumann	261,3	+5,1	12,1	+7,6
943	Elantan	232,4	+5,1	19,7	+1,3
951	Nitroderm TTS	229,2	−33,7	26,2	−22,2
970	ISDN Riker	225,5	+98,9	8,3	+109,5
1028	Iso-Puren	213,6	+8,4	7,1	+7,1
1038	Monolong	210,9	+46,0	16,1	+87,6
1134	Nitro Mack	185,1	−6,0	6,5	−6,4
1214	Rocornal	169,6	+35,7	16,6	+37,9
1259	ISDN von ct	158,2	−16,6	3,6	−17,0
1266	Corangin Nitro	157,3	+18,6	1,9	+18,5
1349	Myofedrin	144,0	−14,6	4,8	+0,9
1383	Nitrangin Isis	139,0	−26,0	1,2	−14,3
1402	Ildamen	136,0	−13,8	7,0	−18,6
1423	Conpin	134,2	+1,1	6,1	+2,6
1472	Pectocor-Salbe	128,4	−30,8	0,8	−20,7
1474	Monoclair	127,8	−7,1	6,4	−7,7
1526	Olicard	121,5	+43,8	8,1	+48,4
1638	Nitrosorbon	108,1	−16,5	3,6	−9,5
1646	Deponit	107,3	−21,1	13,2	−15,4
1822	Nitro-Obsidan	91,6	−23,0	1,4	−11,3
1956	duranitrat	82,8	−32,7	1,7	−39,5
1967	Mono Wolff	81,6	+22,0	3,4	+25,0
Summe:		21862,9	−3,6	1015,4	+1,9
Anteil an der Indikationsgruppe:		93,0%		94,5%	
Gesamte Indikationsgruppe:		23504,7	−3,8	1074,0	+1,7

Tabelle 28.2: Verordnungen von Nitraten 1994
Angegeben sind die 1994 in der gesamten Bundesrepublik verordneten Tagesdosen, die Änderungen gegenüber 1993 und die mittleren Kosten je DDD 1994.

Präparat	Bestandteile	DDD 1994 in Mio.	Änderung in %	DDD-Kosten in DM
Isosorbiddinitrat				
Isoket	Isosorbiddinitrat	285,1	(+ 6,5)	0,57
ISDN Stada	Isosorbiddinitrat	41,3	(− 10,4)	0,52
ISDN-ratiopharm	Isosorbiddinitrat	38,3	(− 5,4)	0,48
Iso Mack/Retard	Isosorbiddinitrat	23,1	(− 10,2)	0,49
Isostenase	Isosorbiddinitrat	12,9	(− 11,7)	0,65
Jenacard	Isosorbiddinitrat	12,5	(− 2,0)	0,73
ISDN Riker	Isosorbiddinitrat	12,0	(+110,4)	0,69
Iso-Puren	Isosorbiddinitrat	11,4	(+ 6,1)	0,62
ISDN von ct	Isosorbiddinitrat	7,0	(− 12,5)	0,52
Nitrosorbon	Isosorbiddinitrat	5,9	(− 4,6)	0,60
duranitrat	Isosorbiddinitrat	3,5	(− 40,5)	0,49
		453,1	(+ 2,1)	0,57
Isosorbidmononitrat				
Corangin	Isosorbidmononitrat	98,4	(+ 3,5)	1,10
Mono Mack	Isosorbidmononitrat	85,6	(+ 14,3)	0,88
Ismo	Isosorbidmononitrat	71,1	(− 3,8)	1,05
Coleb	Isosorbidmononitrat	36,7	(+ 3,7)	1,03
Monostenase	Isosorbidmononitrat	32,3	(− 2,6)	0,67
IS 5 mono-ratiopharm	Isosorbidmononitrat	22,1	(+ 10,9)	0,76
Elantan	Isosorbidmononitrat	19,3	(+ 1,9)	1,02
Isomonit	Isosorbidmononitrat	16,5	(− 2,4)	0,61
Monolong	Isosorbidmononitrat	15,2	(+ 74,6)	1,06
Olicard	Isosorbidmononitrat	10,2	(+ 60,3)	0,79
Monoclair	Isosorbidmononitrat	8,1	(− 9,0)	0,79
Conpin	Isosorbidmononitrat	7,9	(− 0,5)	0,77
Mono Wolff	Isosorbidmononitrat	4,8	(+ 25,9)	0,70
		428,3	(+ 6,0)	0,94
Glyceroltrinitrat				
Nitrolingual	Glyceroltrinitrat	212,7	(+ 2,9)	0,16
Nitrangin liquidum	Glyceroltrinitrat	18,5	(+ 14,4)	0,11
Nitrangin Isis	Glyceroltrinitrat	5,8	(− 9,0)	0,21
Nitro Mack	Glyceroltrinitrat	3,8	(− 6,5)	1,70
Corangin Nitro	Glyceroltrinitrat	1,7	(+ 7,8)	1,09
		242,6	(+ 3,2)	0,19
Nitrat-Pflaster				
Nitroderm TTS	Glyceroltrinitrat	7,5	(− 20,4)	3,47
Deponit	Glyceroltrinitrat	4,0	(− 13,8)	3,33
		11,5	(− 18,2)	3,43

noch Tabelle 28.2: Verordnungen von Nitraten 1994
Angegeben sind die 1994 in der gesamten Bundesrepublik verordneten Tagesdosen, die Änderungen gegenüber 1993 und die mittleren Kosten je DDD 1994.

Präparat	Bestandteile	DDD 1994 in Mio.	Änderung in %	DDD-Kosten in DM
Molsidomin				
Corvaton	Molsidomin	119,7	(+ 34,4)	0,75
Molsihexal	Molsidomin	26,5	(+ 41,3)	0,53
Molsidomin Heumann	Molsidomin	22,5	(+ 8,4)	0,54
		168,7	(+ 31,2)	0,68
Pentaerythrityltetranitrat				
Pentalong	Pentaerythrityltetranitrat	162,9	(− 15,2)	0,72
Kombinationen				
Nitrangin compositum	Glyceroltrinitrat Baldriantinktur	10,4	(− 21,1)	0,61
Nitro-Obsidan	Pentaerythrityltetranitrat Propranolol	3,5	(− 10,8)	0,39
		13,9	(− 18,7)	0,56
Summe		1480,9	(+ 3,2)	0,67

gegenüber 1993 um 3,8% abgenommen *(Tabelle 28.1)*. Die Auswertung nach definierten Tagesdosen (DDD) zeigt jedoch bei mehreren wichtigen Arzneimittelgruppen eine Zunahme *(Abbildung 28.1)*. Dazu gehören die seit langem führenden Nitrate Isosorbiddinitrat, Isosorbidmononitrat und Glyceroltrinitrat. Besonders kräftig ist die Zunahme bei Molsidomin. Das bevorzugt in den neuen Bundesländern eingesetzte Pentaerythrityltetranitrat *(Pentalong)* war dagegen weiter rückläufig. Die anderen Koronarmittel spielen nur noch eine untergeordnete Rolle. Eine Ausnahme bildet der Phosphodiesterasehemmer Trapidil *(Rocornal)*, der in der ehemaligen DDR entwickelt wurde (Bongrani et al., 1986) und 1994 erheblich häufiger verordnet wurde *(Tabelle 28.3)*. Er wirkt positiv inotrop, venodilatatorisch und hemmt die Thrombozytenaggregation. Damit unterscheidet er sich in seinem Wirkungsspektrum und seinem Wirkungsmechanismus von den übrigen Koronarmitteln.

Die Koronarmittel werden mit 1487 Mio. DDD bei der koronaren Herzkrankheit im Vergleich zu anderen Arzneimittelgruppen nach wie vor am häufigsten verwendet, nämlich 2,1mal so häufig wie Beta-Rezeptorenblocker (691 Mio. DDD) und 1,2mal so häufig wie Calcium-Antagonisten (1268 Mio. DDD). Diese Verhältnisse haben sich gegen-

Tabelle 28.3: Verordnungen von anderen Koronarmitteln 1994
Angegeben sind die 1994 in der gesamten Bundesrepublik verordneten Tagesdosen, die Änderungen gegenüber 1993 und die mittleren Kosten je DDD 1994.

Präparat	Bestandteile	DDD 1994 in Mio.	Änderung in %	DDD-Kosten in DM
Koronardilatatoren				
Ildamen	Oxyfedrin	3,7	(− 25,0)	1,90
Myofedrin	Oxyfedrin	3,0	(+ 5,9)	1,61
		6,7	(− 13,7)	1,77
Trapidil				
Rocornal	Trapidil	6,0	(+ 38,1)	2,76
Kombinationen				
Pectocor-Salbe	Ethylacetat Allylsenföl	1,9	(− 17,8)	0,43
Summe		14,6	(+ 1,3)	2,00

über den Vorjahren nicht nennenswert geändert. Dabei ist zusätzlich zu berücksichtigen, daß Beta-Rezeptorenblocker und Calcium-Antagonisten auch bei anderen Indikationen eingesetzt werden.

Bei den Nitraten wurde Isosorbiddinitrat (ISDN) wieder etwas mehr verordnet als das um 65% teurere Isosorbidmononitrat (ISMN). Die ebenfalls relativ teuren Nitratpflaster sind dagegen wiederum um 18,2% zurückgegangen. Ihre Daueranwendung begünstigt eine Toleranzentwicklung.

Die Verordnungen der umstrittenen Koronardilatatoren sind weiter zurückgegangen, so daß sie nur noch 0,5% der Koronarmittel ausmachen. In den Jahren zuvor waren es immerhin noch 4–5%. Damit ist die seit vielen Jahren geäußerte Kritik an dieser Stoffgruppe letztlich erfolgreich gewesen.

Therapeutische Gesichtspunkte

Die *Tabelle 28.2* zeigt, daß zur Therapie der koronaren Herzkrankheit weiterhin ISDN und ISMN am häufigsten verwendet worden sind. Dies ist unter pharmakologisch-therapeutischen Gesichtspunkten plausibel. Mit beiden Substanzen kann eine wirksame Anfallsprophylaxe durchgeführt werden. Allerdings ist zur Vermeidung einer Toleranzentwicklung zu beachten, daß die Dosis nicht zu hoch gewählt und daß ein Nitrat-freies bzw. Nitrat-armes Intervall eingehalten wird. Das wird am besten dadurch erreicht, daß ISDN und ISMN *un*gleichmäßig über den Tag verteilt eingenommen werden (zum Beispiel morgens und mittags). Isosorbidmononitrat hat gegenüber Isosorbiddinitrat lediglich theoretische Vorzüge, zum Beispiel eine höhere Bioverfügbarkeit, die jedoch praktisch, außer bei der Dosisfindung, keine Bedeutung besitzen. Auf den Preisunterschied zwischen Mono- und Dinitraten wurde bereits hingewiesen. Außerdem ist ISMN wegen seiner relativ langsamen Resorption auch bei sublingualer Applikation im Gegensatz zu ISDN nicht zur Behandlung akuter Angina-pectoris-Anfälle geeignet. ISMN ist in diesem Sinne also kein «Universalpräparat».

Die *Tabelle 28.2* zeigt weiter, daß es bei Molsidomin erneut eine deutliche Zunahme der verordneten DDD gegeben hat. Auch dies erscheint plausibel. Weil aus Molsidomin das letztlich in der Zelle wirkende Stickstoffmonoxid NO nicht enzymatisch freigesetzt wird, unterliegt Molsidomin einer relativ geringen Toleranzentwicklung, während es sonst ähnlich wie die Nitrate wirkt. Es kann sinnvollerweise mit Nitraten kombiniert werden, wenn mit diesen bei zu langem (zur Vermeidung einer Toleranz notwendigem) Dosierungsintervall kein ausreichender Therapieerfolg zu erzielen ist. Molsidomin-haltige Lösungen sind vor einigen Jahren vom Markt genommen worden, da durch Lichteinwirkung eine Verunreinigung (Morpholin) entstehen kann, die im Magen möglicherweise in einen krebsverdächtigen Stoff umgewandelt wird (Arzneimittelkommission der deutschen Ärzteschaft, 1989).

Literatur

Arzneimittelkommission der deutschen Ärzteschaft (1989): Molsidomin-haltige Lösungen/Tropfen vom Markt genommen. Dtsch. Ärztebl. 86: C-2266.

Bongrani, S. et al. (1986): Cardiovascular properties of trapidil in man. Br. J. Clin. Pharmacol. 21: 105P-106P.

29. Leber- und Gallenwegstherapeutika

J.C. Bode

Unter der Bezeichnung «Leber- und Gallenwegstherapeutika» werden eine Reihe von Arzneimitteln zusammengefaßt, die bei Erkrankungen der Leber, Gallenblase und Gallenwege eingesetzt werden. Während bis 1993 Cholagoga und Gallenwegstherapeutika häufiger als Lebertherapeutika verordnet wurden, entfallen jetzt annähernd gleiche Anteile aller verordneten definierten Tagesdosen (DDD) auf beide Indikationsgruppen (*Abbildung 29.1*). Im Vergleich zu 1993 sind die Verordnungen der Gallenwegstherapeutika weiter zurückgegangen. Die Verordnung der Lebertherapeutika hat dagegen um 25%(!) im Vergleich zu 1993 zugenommen (*Abbildung 29.1*) und übersteigt damit sogar die Verordnungshäufigkeit von 1992. Die Zunahme betrifft in erster Linie Lactulosepräparate (*Tabellen 29.1 und 29.2*).

Abbildung 29.1: Verordnungen von Leber- und Gallenwegstherapeutika 1994
DDD der 2000 meistverordneten Arzneimittel (gesamte Bundesrepublik)

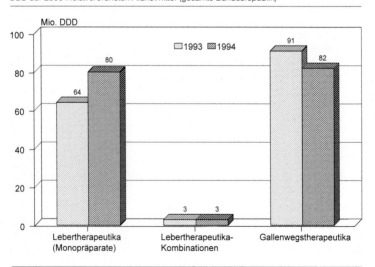

Tabelle 29.1: Verordnungen von Lebertherapeutika 1994
Angegeben sind die verordnungshäufigsten Präparate mit Verordnungsrang, Verordnungen und Umsatz 1994 für die gesamte Bundesrepublik im Vergleich zu 1993.

Rang	Präparat	Verordnungen 1994 in Tsd.	Veränd. in %	Umsatz 1994 in Mio. DM	Veränd. in %
193	Bifiteral	920,5	+17,3	29,2	+17,8
449	Lactulose Neda	481,8	+28,8	14,7	+34,9
614	Legalon	353,8	+0,6	29,5	+2,2
1648	Lactulose-ratiopharm	107,2	(neu)	2,6	(neu)
1678	Lactuflor	104,4	−1,0	2,9	+11,4
1754	Hepa-Merz Amp./Granulat	98,0	+26,8	15,6	+24,7
1823	Essentiale N	91,6	−7,3	6,0	−9,0
1886	Eukalisan N	87,3	+7,9	3,4	+5,8
Summe:		2244,4	+19,8	103,9	+16,1
Anteil an der Indikationsgruppe:		71,0%		70,1%	
Gesamte Indikationsgruppe:		3160,0	+12,6	148,3	+13,3

Lebertherapeutika

Viele Leberkrankheiten zeigen eine ausgeprägte Tendenz zur Spontanheilung. Chronische Lebererkrankungen sind einer medikamentösen Therapie nur zum Teil zugänglich, oder es können nur Komplikationen mit Pharmaka behandelt werden. Im Vordergrund der Therapie stehen daher Allgemeinmaßnahmen wie körperliche Schonung und vor allem Alkoholkarenz. Nur bei besonderen Verlaufsformen sind Arzneimittel zwingend indiziert.

Die bei weitem häufigste Ursache für die Entwicklung einer Lebererkrankung ist in der Bundesrepublik übermäßiger Alkoholgenuß. Das Risiko der Entwicklung einer fortschreitenden alkoholbedingten Lebererkrankung (Alkoholhepatitis, Alkoholzirrhose) steigt bei regelmäßigem Konsum größerer Alkoholmengen (40–60 g/Tag bei Männern, 30–40 g/Tag bei Frauen) stark an. Die wirksamste therapeutische Maßnahme ist die Alkoholabstinenz (Lieber und Salaspuro, 1992). Danach bilden sich die alkoholbedingte Fettleber und die Alkoholhepatitis meist innerhalb von wenigen Wochen oder Monaten zurück. Selbst eine beginnende Alkoholzirrhose ist noch partiell rückbildungsfähig oder kann im Stadium der Fibrose zur Ruhe kommen.

Die akute Virushepatitis heilt in der Mehrzahl der Fälle spontan, bei Virus A ca. 99%, bei Virus B über 90%. Bei der Virushepatitis Typ C kommt es jedoch häufig (ca. 30–50%) zum Übergang in chronische Verlaufsformen. Bisher sind keine Medikamente bekannt, die den Verlauf der akuten Virushepatitis günstig beeinflussen.

Tabelle 29.2: Verordnungen von Lebertherapeutika 1994
Angegeben sind die 1994 in der gesamten Bundesrepublik verordneten Tagesdosen, die Änderungen gegenüber 1993 und die mittleren Kosten je DDD 1994.

Präparat	Bestandteile	DDD 1994 in Mio.	Änderung in %	DDD-Kosten in DM
Monopräparate				
Bifiteral	Lactulose	34,2	(+ 18,4)	0,85
Lactulose Neda	Lactulose	16,3	(+ 37,9)	0,90
Legalon	Silymarin	13,5	(− 0,1)	2,18
Lactulose-ratiopharm	Lactulose	5,2	(neu)	0,49
Hepa-Merz Amp./Granulat	Ornithinaspartat	4,7	(+ 26,3)	3,28
Lactuflor	Lactulose	3,1	(+ 20,7)	0,94
Essentiale N	EPL-Substanz	2,7	(− 11,4)	2,20
		79,8	(+ 25,4)	1,26
Kombinationspräparate				
Eukalisan N	Cyanocobalamin Nicotinamid Rutosidschwefelsäureester	3,0	(+ 5,1)	1,13
Summe		82,8	(+ 24,5)	1,25

Bei verschiedenen chronischen Lebererkrankungen muß eine spezifische Therapie eingeleitet werden: Immunsuppressiva bei der sogenannten autoimmunen chronisch aggressiven Hepatitis, D-Penicillamin oder auch einmal Zinksalze wegen D-Penicillamin-Unverträglichkeit beim Morbus Wilson, Aderlässe bei der Hämochromatose oder eventuell auch Deferoxamin. Bei der chronischen Virushepatitis wird durch die Behandlung mit Alpha-Interferon bei einem Teil der Patienten eine Viruselimination erreicht (Tine et al., 1991; Alscher und Bode, 1992; Di Bisceglie, 1994). In der Mehrzahl der Fälle kommt es auch zu einer histologisch nachweisbaren Besserung. Bei chronisch entzündlichen Lebererkrankungen mit überwiegender Cholestase, insbesondere bei der primär biliären Zirrhose, hat sich die Behandlung mit Ursodeoxycholsäure als wirksam erwiesen (Simko et al., 1994).

Viele der in den folgenden Abschnitten zu besprechenden «Lebertherapeutika» sind in die Therapie eingeführt worden, weil in bestimmten tierexperimentellen Modellen eine sogenannte «Leberschutzwirkung» beobachtet wurde. Sie enthalten im wesentlichen Pflanzenextrakte, Phospholipide, Fettsäuren und Vitamine. Bei den Lebererkrankungen des Menschen ist die Wirksamkeit oder klinische Relevanz der vielen sogenannten Leberschutzpräparate jedoch nicht erwiesen (Bode und Dürr, 1986; Gerok, 1987; Pape und Sauerbruch, 1991).

Monopräparate

Über 70% der verordneten Tagesdosen entfielen auf die vier Lactulosepräparate *(Tabelle 29.2)*. Das synthetische Disaccharid ist keines der üblichen «Leberschutzpräparate», sondern wird beim Leberkoma und der chronischen Encephalopathie zur Senkung der enteralen Ammoniakresorption eingesetzt. Es hat sich dabei als wirksames therapeutisches Prinzip bewährt. Lactulose säuert neben seiner abführenden Wirkung den Stuhl an und vermindert dadurch die Resorption von Ammoniak im Dickdarm. Die Verordnung der Lactulose-Präparate hat gegenüber 1993 stark zugenommen. Die relativ häufige Verordnung dürfte weiterhin nur zu einem kleineren Teil die Indikation Leberkoma und chronische hepatische Enzephalopathie betreffen. Vielmehr zeigen Erfahrungen aus der Praxis, daß Lactulose aufgrund seiner mild abführenden Wirkung vor allem als Laxans verwendet wird.

Die Verordnung von *Hepa-Merz* hat nach Abnahme in den beiden vorangehenden Jahren wieder deutlich zugenommen. Der Wirkstoff Ornithin-Aspartat senkt bei hepatischer Enzephalopathie die erhöhten Ammoniakspiegel. In zahlenmäßig kleineren kontrollierten klinischen Studien wurde eine günstige Wirkung auf die Symptome der hepatischen Enzephalopathie beschrieben. Die Wertigkeit im Vergleich zur bisherigen Standardtherapie dieses Zustandes muß durch kontrollierte Studien an größeren Patientengruppen geklärt werden.

Essentiale N enthält Phospholipide, die als «EPL-Substanz» zusammengefaßt das Präparat seit 1991 zum Monopräparat befördert haben. Kürzlich wurde gezeigt, daß die Gabe des Präparates die Entwicklung der alkoholinduzierten Fibrose und Zirrhose bei Affen verhindert (Lieber et al., 1994). Die Bestätigung dieser Wirkung beim Menschen steht aus. Die Verordnung des Präparates nahm im Vergleich zu 1993 weiterhin ab *(Tabelle 29.2)*.

Legalon enthält einen Extrakt aus den Früchten der Mariendistel, dessen aktives Prinzip als Silymarin bezeichnet wird und hauptsächlich das Flavonoid Silibinin enthält. Die klinischen Nachweise der Wirksamkeit bei akuten und chronischen Lebererkrankungen sind allerdings seit vielen Jahren umstritten, obwohl mehrere kontrollierte Untersuchungen durchgeführt worden sind. In einer Doppelblindstudie bei Patienten mit Zirrhose wurde jedoch in der Untergruppe mit Patienten mit Alkoholzirrhose eine signifikante Verbesserung der Überlebensrate nach 2 und 4 Jahren gesehen (Ferenci et al., 1989).

Kombinationspräparate

Bei den Kombinationspräparaten ist es in den letzten Jahren zu einer sichtbaren Bereinigung der überflüssigen Vielfachkombinationen mit ei-

Tabelle 29.3: Verordnungen von Gallenwegstherapeutika 1994
Angegeben sind die verordnungshäufigsten Präparate mit Verordnungsrang, Verordnungen und Umsatz 1994 für die gesamte Bundesrepublik im Vergleich zu 1993.

Rang	Präparat	Verordnungen 1994 in Tsd.	Veränd. in %	Umsatz 1994 in Mio. DM	Veränd. in %
377	Cholecysmon-Dragees	557,6	−32,9	12,9	−33,3
636	Spasmo Gallo Sanol N	343,3	−3,9	10,1	−9,7
702	Chol-Kugeletten Neu	310,8	−17,8	12,3	−18,1
874	Cholagogum N Kapseln	249,3	−4,4	11,0	−3,9
1209	Cholagogum N Tropfen	170,4	−3,4	5,6	+9,2
1627	Aristochol Konzentrat Kaps.	109,3	+6,1	3,9	+4,2
1637	Hepaticum-Medice N	108,1	−21,9	3,4	−19,2
1767	Divalol W Lösung	96,3	(neu)	1,3	(neu)
1771	Aristochol N Tropfen	96,1	+25,3	2,7	+23,4
1892	Gallo Sanol N	86,9	−9,2	2,0	−10,7
Summe:		2128,2	−12,0	65,0	−12,5
Anteil an der Indikationsgruppe:		76,4%		64,5%	
Gesamte Indikationsgruppe:		2786,3	−15,4	100,8	−6,8

ner großen Zahl von Vitaminen oder Pflanzenbestandteilen gekommen, seit 1991 verstärkt unter dem Druck der Negativliste. Als Ergebnis wird seit 1993 nur noch ein Präparat häufig verordnet (*Tabelle 29.2.*), während 1988 noch 8 Präparate und 1992 noch drei Präparate mit 4 bis 16 Einzelbestandteilen in diesem Marktsegment vertreten waren.

Auf das verbliebene Kombinationspräparat (*Eukalisan N*) trifft die schon oben angeführte generelle Beurteilung der sogenannten Leberschutzpräparate zu, daß ihre therapeutische Wirksamkeit bei Lebererkrankungen nicht erwiesen ist. Die Zufuhr von Vitamin B_{12} ist nur bei nachgewiesenem Mangel sinnvoll. Die Gabe von Rutosiden entbehrt einer rationalen Grundlage. Der Umsatz des hier aufgeführten Präparates hat im Vergleich zum Vorjahr leicht zugenommen (*Tabelle 29.1*).

Gallenwegstherapeutika

Gallenwegserkrankungen werden in der Mehrzahl der Fälle durch Gallensteine hervorgerufen. Soweit dabei Schmerzen und Entzündungserscheinungen auftreten, werden kurzfristig Analgetika, Spasmolytika und geeignete Antibiotika angewendet. Die inzwischen allgemein eingeführte laparoskopische Cholecystektomie bei Cholecystolithiasis hat die Behandlungsstrategie des Gallensteinleidens in den letzten Jahren deutlich geändert. Die Indikation zum Versuch einer medikamentösen Steinauflösung wird deutlich seltener gestellt. Eine Ausnahme bilden lediglich nicht-schattengebende Cholesterinsteine bis zu 1 cm Durchmesser bei Risikopatienten, die durch Chenodeoxycholsäure und Ursodeoxycholsäure aufgelöst werden können.

Das Verordnungsvolumen der Cholagoga und Gallenwegstherapeutika (*Tabelle 29.3*), das bereits 1992 und 1993 merklich abgenommen hatte, ging in der gesamten Indikationsgruppe weiter zurück.

Monopräparate

Cholecysmon-Dragees enthalten als Wirkstoff Extrakt aus Rindergalle (*Tabelle 29.4*). Trotz erheblichem Rückgang des Verordnungsvolumens seit 1993 zählt das Präparat weiterhin zu den am meisten verordneten Leber- und Gallenwegstherapeutika (*Tabellen 29.1 und 29.3*). Entscheidender Wirkanteil sind wahrscheinlich Gallensäuren, die in der gewählten Dosierung laxierend wirken (s. auch Abschnitt «Kombinationspräparate»). Da weiterhin nicht geklärt ist, ob ein erhöhtes Angebot bestimmter Gallensäuren das Risiko für das Auftreten colorektaler Neoplasien fördert (McMichael und Potter, 1985), ist die Indikation zur Gabe eines solchen Gemisches verschiedener Gallensäuren zu überdenken. In neueren Monografien zur Diagnostik und Therapie von Erkrankungen der Leber und der Gallenwege finden sich keine Empfehlungen zur Gabe von Rindergallenblasenextrakt (Gerok, 1987; Sadler-Millward et al., 1992).

Kombinationspräparate

Die Kombinationspräparate enthalten bis auf wenige Ausnahmen laxierende Wirkstoffe in Form von Pflanzenextrakten (Aloe, Faulbaumrinde) oder Gallensäuren (Dehydrocholsäure, Ochsengalle, Schweinegalle). In den *Chol-Kugeletten* wurde bereits 1992 das Laxans Bisacodyl entfernt und die Anzahl der Bestandteile auf zwei reduziert. Die Beliebtheit dieser Präparate beruht möglicherweise darauf, daß sie ersatzweise für die nicht mehr verordnungsfähigen Laxantien verordnet werden. Außerdem kommen in den meisten Präparaten ätherische Öle vor, denen eine spasmolytische Wirkung zugeschrieben wird. Einige Präparate enthalten Spasmolytika wie Xenytropiumbromid. Häufig vertreten sind auch Pflanzenextrakte mit intensiver gelber Farbe (Javanische Gelbwurz oder Curcuma, Schöllkraut), die wohl deshalb früher in der Volksmedizin bei Gallenkrankheiten angewendet wurden. Zu beachten ist die deutliche Zunahme der Verordnungshäufigkeit von *Aristochol N Tropfen*, die im vorigen Jahr nicht unter den 2000 meistverordneten Präparaten vertreten waren.

Leber- und Gallenwegstherapeutika

Tabelle 29.4: Verordnungen von Cholagoga und Gallenwegstherapeutika 1994
Angegeben sind die 1994 in der gesamten Bundesrepublik verordneten Tagesdosen, die Änderungen gegenüber 1993 und die mittleren Kosten je DDD 1994.

Präparat	Bestandteile	DDD 1994 in Mio.	Änderung in %	DDD-Kosten in DM
Monopräparate				
Cholecysmon-Dragees	Rindergallenblasenextrakt	18,0	(− 33,5)	0,71
Kombinationspräparate				
Chol-Kugeletten Neu	Schöllkrautextrakt Aloeextrakt	10,5	(− 18,2)	1,16
Spasmo Gallo Sanol N	Xenytropiumbromid Rindergalle Aloeextrakt	9,7	(− 10,5)	1,04
Cholagogum N Tropfen	Schöllkrautextrakt Gelbwurzextrakt Pfefferminzöl	9,4	(+ 11,1)	0,59
Hepaticum-Medice N	Kap-Aloe Chinarinde Mariendistelfrüchte Schöllkraut Enzianwurzel Gelbwurz	9,3	(− 18,0)	0,36
Aristochol Konzentrat Kaps.	Schöllkrautextrakt Jav. Gelbwurzextrakt Aloeextrakt Methylcellulose	8,7	(+ 4,7)	0,44
Cholagogum N Kapseln	Schöllkrautextrakt Gelbwurzextrakt Pfefferminzöl Gelbwurzöl	7,0	(− 4,0)	1,58
Aristochol N Tropfen	Schöllkrautextrakt Schafgarbenkrautextrakt Löwenzahnextrakt Ruhrkrautblütenextrakt Wermutkrautextrakt	3,9	(+ 23,5)	0,69

noch Tabelle 29.4: Verordnungen von Cholagoga und Gallenwegstherapeutika 1994
Angegeben sind die 1994 in der gesamten Bundesrepublik verordneten Tagesdosen, die Änderungen gegenüber 1993 und die mittleren Kosten je DDD 1994.

Präparat	Bestandteile	DDD 1994 in Mio.	Änderung in %	DDD-Kosten in DM
Divalol W Lösung	Gelbwurzextrakt Pfefferminzöl	3,2	(neu)	0,40
Gallo Sanol N	Rindergalle getrocknet Faulbaumrindenextrakt Aloeextrakt	1,8	(− 10,8)	1,14
		63,6	(− 1,1)	0,82
Summe		81,6	(− 10,7)	0,80

Einige dieser Kombinationspräparate sind auch bei Patienten mit T-Drainage hinsichtlich ihrer choleretischen Wirkung überprüft worden. Dabei hatten z.B. *Chol-Kugeletten* und *Cholagogum Nattermann Kapseln* auch in 2–5fach erhöhten Dosierungen keinen sicheren Effekt auf das Volumen oder die Zusammensetzung der Gallenflüssigkeit, obwohl mit einer Testmahlzeit oder Standardpräparaten (Sekretin, Dehydrocholsäure) ein deutlicher Anstieg des Gallenflusses gemessen wurde (Eulenburg und Bode, 1976). Insgesamt ist daher nicht anzunehmen, daß die zahlreichen Vielfachkombinationen neben ihrer laxierenden Wirkung wesentliche therapeutische Effekte entfalten.

Die Verordnungskosten für die gesamte Indikationsgruppe sind etwas zurückgegangen, betragen aber 1993 immer noch 101 Mio. DM. Es muß daher an der Forderung festgehalten werden, daß in diesem Bereich ein wichtiger Beitrag zur Senkung der Arzneimittelausgaben geleistet werden könnte, wenn auf umstrittene Präparate verzichtet würde.

Literatur

Alscher, D.M., Bode, J.C. (1992): Therapie der akuten und chronischen Virushepatitis C (Non-A-non-B) mit Interferon-Alpha. Med. Klinik. 10: 532–539.

Bode, J.C., Dürr, G.H.-K. (1986): Toxische und nutritive Schäden der Leber. In: (R. Gugler u. K.-H. Holtermüller, Hrsg.): Therapie gastroenterologischer Erkrankungen. Thieme-Verlag, Stuttgart, New York.

Bode, J.C., Strohmeyer, G. (1974): Cholerese und Choleretika bei Erkrankungen der Leber und der Gallenwege. Leber

Di Bisceglie, A.M. (1994): Interferon therapy for chronic viral hepatitis. N. Engl. J. Med. 330: 137–138.

Eulenburg, F., Bode, J.C. (1976): Einfluß einiger Choleretika auf Volumen und Inhaltsstoffe der Galle beim Menschen. Z. Gastroenterologie 14: 354–364.

Ferenci, P., Dragosic, B., Dittrich, H., Frank, H., Benda, L., Lochs, H., Merysn, S., Base, W., Schneider, B. (1989): Randomized controlled trial of silymarin treatment in patients with cirrhosis of the liver. J. Hepatol. 9: 105–113.

Gerok, W. (Hrsg.) (1987): Hepatologie. Urban und Schwarzenberg, München, Wien, Baltimore.

Lieber, C. S., Salaspuro, M. P. (1992): Alcohol liver disease. In: (Sadler-Millward, G. H.,Wright, R., und Arthur, M. J. P., eds.): Whrigt's liver and biliary disease. 3rd ed., Saunders, London: 899–964.

Lieber, C. S., Robins, S. J., Li, J., De Carli, L. M., Mak, K. M., Fasulo, J. M., Leo, M. A. (1994): Phosphatidylcholine protects against fibrosis and cirrhosis in the baboon. Gastroenterol. 106: 152–159.

McMichael, A. J., Potter, J. D. (1985): Host factors in carcinogenesis: Certain bile-acid metabolic profiles that selectively increase the risk of proximal colon cancer. J. Natl. Cancer Inst. 75: 185–191.

Pape, G. R., Sauerbruch, T. (1991): Leberkrankheiten. In: Therapie innerer Krankheiten (Riecker, G., et al., Hrsg.), 7. Aufl. Springer-Verlag, Berlin, Heidelberg, New York: 733–771.

Sadler-Millward, G. H., Wright, R., Arthur, M. J. P. (1992):Whrigt's liver and biliary disease, 3rd Ed. Saunders, London.

Simko, V., Michael, S., Prego, V. (1994): Ursodeoxycholic therapy in chronic liver disease: A meta-analysis in primary biliary cirrhosis and in chronic hepatitis. Am. J. Gastroenterol. 89: 392–398.

Tine, F., Magrin, S., Craxi, A., Pagliaro, L. (1991): Interferon for non-A, non-B chronic hepatitis. A meta-analysis of randomised clinical trials. J. Hepatol. 13: 192–199.

30. Lipidsenkende Mittel

G. Klose und U. Schwabe

Ausgehend von der pathophysiologisch begründeten Behandlungsbedürftigkeit schwerer, genetisch bedingter Fettstoffwechselstörungen wurde der therapeutische Nutzen einer lipidsenkenden Arzneitherapie eingehend für die Primärprävention (vor klinischer Manifestation von Arteriosklerosekomplikationen) und die Sekundärprävention (meist bei koronarer Herzkrankheit) untersucht (LRC-Trial 1987, Helsinki Heart Study 1987, Brown et al., 1990, CLAS-Trial, 1989, STARS, 1992). Aus Metaanalysen geht hervor, daß eine 10%ige Cholesterinsenkung einen Rückgang der Inzidenz der koronaren Herzkrankheit zwischen 20% und 50% erwarten lassen kann (Law, 1994). Der Nutzen der lipidsenkenden Behandlung nimmt mit dem Ausmaß des kardiovaskulären Risikos zu (Davey Smith, 1993). Die in angiographisch oder sonographisch kontrollierten Interventionsstudien nachweisbare verzögerte Progression oder teilweise Regression der Arteriosklerose geht mit einer Abnahme

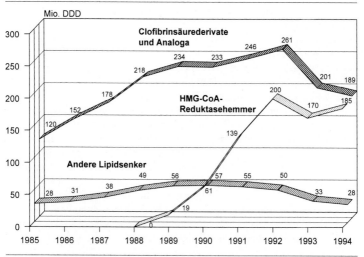

Abbildung 30.1: Verordnungen von Lipidsenkenden Mitteln 1985 bis 1994
Gesamtverordnungen nach definierten Tagesdosen (ab 1991 mit neuen Bundesländern)

kardiovaskulärer Ereignisse einher (*Brown et al. 1990, Crouse et al. 1995*). Als Wirkungsmechanismus werden der möglicherweise schnell einsetzende Schutz vor einer Plaque-Komplikation und eine Verhinderung der Endothel-Dysfunktion durch LDL-Senkung diskutiert (*Levine et al. 1995*).

Die 4S-Studie bestätigte aufgrund ihres Umfangs (4444 Teilnehmer, 5,4 Beobachtungsjahre) die Erwartung, daß die Senkung der kardial bedingten Mortalität (−42%) auch zu einer Senkung der Gesamtmortalität (−30%) führt (Scandinavian Simvastatin Survival Study Group, 1994). Dabei erstreckte sich der therapeutische Nutzen auch auf Frauen und ältere Patienten (bis 70 Jahre).

Die Studien begründen Vorschläge von Therapiezielen für Gesamt-Cholesterin bzw. LDL-Cholesterin unter Berücksichtigung klinischer Risikomerkmale (Pyörälä et al., 1994). Grundlage der Therapie ist bei allen Hyperlipoproteinämien eine durch Fettrestriktion und Fettmodifikation charakterisierte Ernährungsumstellung. Sie reicht für das bei mildem Risiko (keine weiteren Risikofaktoren) empfohlene Behandlungsziel von Cholesterin zwischen 195 mg/dl und 230 mg/dl bzw. LDL-Cholesterin zwischen 155 und 175 mg/dl meist aus. Die Patienten sollten motiviert werden, alle anderen Risikofaktoren für die Entstehung einer Arteriosklerose abzubauen. Dazu gehört die Aufgabe des Rauchens, Behandlung einer bestehenden Hypertonie, ausreichende körperliche Bewegung und eine sorgfältige Blutglukosekontrolle bei Diabetikern. Bei Vorliegen mindestens eines Risikofaktors besteht ein mittleres kardiovaskuläres Risiko, für das Cholesterin unter 195 mg/dl und LDL-Cholesterin unter 155 mg/dl als Therapieziel empfohlen werden.

Für die Indikation zur Pharmakotherapie ist die Abgrenzung von Gefährdeten mit hohem Risiko (manifeste Arteriosklerosekomplikation, d.h. meistens symptomatische koronare Herzkrankheit oder Zustand nach Herzinfarkt, mehrere Risikofaktoren und/oder Cholesterin über 300 mg/dl) von Bedeutung. Das Behandlungsziel von LDL-Cholesterin unter 135 mg/dl ist oft nur medikamentös erreichbar.

Die beiden häufigsten genetisch sicherer zuzuordnenden Lipoproteinstoffwechselstörungen sind die familiäre Hypercholesterinämie mit partiellem LDL-Rezeptordefekt (Inzidenz 1:400 bis 1:500) und die kombinierte Hyperlipidämie (Inzidenz 1:300), während andere monogene Hypercholesterinämien erheblich seltener sind. Nach diesen Inzidenzen ist eine genetisch so definierbare Hypercholesterinämie bei etwa 450 000 Menschen in der gesamten Bundesrepublik zu erwarten. Da in vielen Fällen bereits durch Diät eine ausreichende Behandlung möglich ist, dürfte die Zahl der medikamentös mit primärpräventivem Ziel zu behandelnden Patienten eher noch niedriger liegen.

Abbildung 30.2: Verordnungsanteile nach Patentstatus bei Lipidsenkern 1994
DDD der 2000 meistverordneten Arzneimittel (gesamte Bundesrepublik)

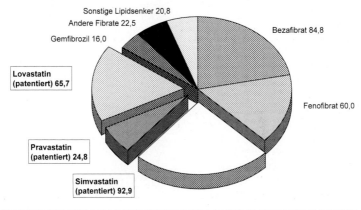

Verordnungsspektrum

Der 1993 erfaßte starke Verordnungsrückgang von lipidsenkenden Arzneimitteln hat sich 1994 abgeflacht (*Abbildung 30.1*). Erstmals entfällt der größte Anteil der Verordnungen nicht mehr auf die Gruppe der Clofibrinsäurederivate. Mit dem Wiederanstieg der Verordnungen von HMG-CoA-Reduktasehemmern führt diese Substanzgruppe. Das geänderte Verordnungsverhalten kann auf der zunehmenden Bekanntheit der in zahlreicheren Studien dokumentierten Wirksamkeit begründet sein (Windler, 1993). Entsprechend könnte im nächsten Jahr der Einfluß der 4S-Studie ablesbar werden.

Clofibrinsäurederivate und Analoga

Für die Gruppe der Clofibrinsäurederivate und analoger Verbindungen ist die DDD-Kurve 1994 weiter abgefallen (*Abbildung 30.1*). Sie senken bevorzugt erhöhte Triglyceridspiegel, während die cholesterinsenkende Wirkung weniger stark ausgeprägt ist. *Cedur* ist weiterhin das führende

Lipidsenkende Mittel

Tabelle 30.1: Verordnungen von lipidsenkenden Mitteln 1994
Angegeben sind die verordnungshäufigsten Präparate mit Verordnungsrang, Verordnungen und Umsatz 1994 für die gesamte Bundesrepublik im Vergleich zu 1993.

Rang	Präparat	Verordnungen 1994 in Tsd.	Veränd. in %	Umsatz 1994 in Mio. DM	Veränd. in %
221	Mevinacor	826,0	+13,0	152,4	+10,4
357	Cedur	582,3	−21,2	59,7	−20,4
363	Zocor	575,2	+32,4	101,0	+24,3
373	Denan	563,6	−3,4	102,4	−2,9
583	Bezafibrat-ratiopharm	374,4	−25,9	24,8	−24,7
625	Sedalipid	347,3	−11,2	15,4	−11,0
672	Gevilon	327,0	+0,7	27,3	+1,9
818	Pravasin	263,2	−10,6	55,2	−8,9
935	Lipidil	234,4	+23,9	29,7	+36,7
978	Normalip N	223,8	+6,3	26,3	+23,7
1163	Fenofibrat-ratiopharm	179,7	−5,0	11,8	+4,0
1252	Liprevil	159,9	+12,6	31,2	+5,1
1288	Duolip	154,4	−23,3	18,3	−22,4
1320	Azufibrat	148,7	+74,7	7,2	+161,0
1447	durafenat	131,0	−2,3	8,6	+2,9
1530	Lipo-Merz	121,0	−23,7	16,5	−22,7
1643	Lipanthyl	107,7	−27,3	10,9	−31,2
1691	Sito-Lande	103,2	−1,8	8,2	+3,2
1696	Quantalan	103,0	+4,9	22,2	+4,8
1712	Beza-Lande	101,4	−24,2	4,7	−17,8
1955	Bezacur	82,9	+66,0	4,1	+126,5
Summe:		5710,1	−2,4	737,8	+1,1
Anteil an der Indikationsgruppe:		89,4%		93,8%	
Gesamte Indikationsgruppe:		6388,5	−1,2	786,1	+2,2

Präparat, obwohl die DDD-Menge 1994 wie in den Vorjahren abgenommen hat (*Tabelle 30.2*). Die starke Steigerung der verordneten Generika (*Bezacur, Azufibrat*) bedingt, daß die Verordnung von Bezafibrat insgesamt gegenüber 1994 nicht stärker zurückgegangen ist. Im Vergleich zu Clofibrat haben Bezafibrat und Fenofibrat eine stärkere lipidsenkende Wirkung, insbesondere auf das LDL-Cholesterin. Entsprechend können sie auch bei überwiegenden Hypercholesterinämien eingesetzt werden. Allerdings sind bisher noch keine weiteren klinischen Langzeitstudien über die Wirkung von Bezafibrat auf die Inzidenz der koronaren Herzkrankheit publiziert worden. An zweiter Stelle rangiert der Wirkstoff Fenofibrat in der Häufigkeit der Verordnungen von Clofibrinsäurederivaten, für den ebenfalls eine stärkere LDL-cholesterinsenkende Wirkung als durch Clofibrat dokumentiert ist. Zusätzlich zu *Lipanthyl* und *Normalip N* wird Fenofibrat als *Fenofibrat-ratiopharm* und *durafenat* vertrieben. Neu eingeführt ist *Lipidil*, das Fenofibrat in mikronisierter Form

Lipidsenkende Mittel 285

Tabelle 30.2: Verordnungen von lipidsenkenden Mitteln 1994
Angegeben sind die 1994 in der gesamten Bundesrepublik verordneten Tagesdosen, die Änderungen gegenüber 1993 und die mittleren Kosten je DDD 1994.

Präparat	Bestandteile	DDD 1994 in Mio.	Änderung in %	DDD-Kosten in DM
Clofibrinsäurederivate und Analoga				
Cedur	Bezafibrat	45,0	(− 19,8)	1,33
Bezafibrat-ratiopharm	Bezafibrat	26,1	(− 14,8)	0,95
Gevilon	Gemfibrozil	16,0	(+ 2,4)	1,70
Normalip N	Fenofibrat	15,9	(+ 17,7)	1,66
Lipidil	Fenofibrat	14,3	(+ 38,3)	2,09
Fenofibrat-ratiopharm	Fenofibrat	12,9	(+ 4,5)	0,91
Duolip	Etofyllinclofibrat	11,7	(− 22,5)	1,57
Lipo-Merz	Etofibrat	10,8	(− 22,7)	1,53
durafenat	Fenofibrat	9,3	(+ 2,7)	0,92
Lipanthyl	Fenofibrat	7,6	(− 31,0)	1,43
Azufibrat	Bezafibrat	6,1	(+151,6)	1,18
Beza-Lande	Bezafibrat	4,2	(− 16,7)	1,11
Bezacur	Bezafibrat	3,4	(+125,6)	1,19
		183,2	(− 6,8)	1,36
HMG-CoA-Reduktasehemmer				
Mevinacor	Lovastatin	65,7	(+ 12,6)	2,32
Denan	Simvastatin	46,7	(− 3,6)	2,19
Zocor	Simvastatin	46,2	(+ 23,9)	2,18
Pravasin	Pravastatin	15,9	(− 9,2)	3,47
Liprevil	Pravastatin	8,9	(+ 3,8)	3,50
		183,5	(+ 7,8)	2,41
Anionenaustauscher				
Quantalan	Colestyramin	3,4	(+ 4,3)	6,60
Andere Präparate				
Sedalipid	Magnesium-pyridoxal-phosphat-glutamat	13,9	(− 11,2)	1,11
Sito-Lande	Beta-Sitosterin	3,5	(+ 4,5)	2,32
		17,4	(− 8,4)	1,36
Summe		387,5	(− 0,4)	1,90

enthält. Mit der geänderten Galenik wird eine höhere cholesterinsenkende Wirksamkeit geltend gemacht. Die Verordnungen dieses besonders teuren Fibratpräparates sind 1994 weiter angestiegen.

Lipo-Merz und *Duolip* enthalten Clofibrinsäureester, die gegenüber Clofibrat keine gesicherten therapeutischen Vorteile haben. Die Verordnung beider Präparate ist 1994 erneut über 20% zurückgegangen.

Gevilon enthält Gemfibrozil, einen mit der Clofibrinsäure verwandten Stoff. Es wurde 1984 in die Therapie eingeführt und nahm 1994 gegenüber dem Vorjahr geringfügig zu. Als therapeutischer Vorteil wird ein stärkerer Effekt von Gevilon auf die HDL-Konzentration geltend gemacht. Die Helsinki-Herz-Studie hat gezeigt, daß Gemfibrozil zu einem Rückgang der Inzidenz der koronaren Herzkrankheit führt (Helsinki Heart Study, 1987). Die kardiovaskuläre Mortalität wurde allerdings nicht verändert. Unter den Fibraten wird Gemfibrozil in den USA als Mittel der Wahl bei familiärer Typ-III-Hyperlipoproteinämie und anderen Hypertriglyceridämien empfohlen (Brown und Goldstein, 1990).

HMG-CoA-Reduktasehemmer

Durch kompetitive Hemmung der für die zelluläre Cholesterinsynthese geschwindigkeitsbestimmenden Hydroxy-Methyl-Glutaryl-Coenzym-A-Reduktase (HMG-CoA-Reduktase) kommt es zu einer vermehrten LDL-Rezeptorexpression. Diese ermöglicht einen oft erheblichen Anstieg des LDL-Katabolismus mit einer ungefähr 30%igen Senkung des LDL-Cholesterins im Plasma. Die neue Substanzklasse, die aussschließlich aus patentgeschützten Arzneimitteln besteht, hat seit 1989 fast die Hälfte der Verordnungen von allen lipidsenkenden Pharmaka nach DDD erreicht (*Abbildungen 30.1* und *30.2*). Die Langzeitstudie mit Simvastatin hat die Wirksamkeit dieses Therapieprinzips für die Sekundärprophylaxe von Patienten mit koronarer Herzkrankheit und Hypercholesterinämie eindrucksvoll bestätigt (Scandinavian Simvastatin Survival Study Group, 1994). Tatsächlich entfallen inzwischen mehr als 50% der Verordnungen auf die beiden Simvastatinpräparate (*Denan, Zocor*). Dieser Trend könnte sich für 1995 noch weiter verstärken, obwohl auch die übrigen HMG-CoA-Reduktasehemmer annähernd gleich wirksam sind.

Anionenaustauscher

Colestyramin (*Quantalan*) ist ein nicht resorbierbarer Anionenaustauscher, der Gallensäuren im Dünndarm bindet und zu den besonders wirksamen Mitteln bei der familiären Hypercholesterinämie Typ IIa gehört. Mit diesem Stoff wurde nachgewiesen, daß eine Cholesterinsenkung die Erkrankungshäufigkeit an koronarer Herzkrankheit von Männern mit Hypercholesterinämie deutlich senkt (Lipid Research Clinics Coronary Primary Prevention Trial, 1984; FATS, 1990, Watts et al., 1992). Der Verordnungsanteil ist vermutlich wegen der relativ häufigen subjektiven Nebenwirkungen relativ klein. Im Jahre 1994 hat sich der starke Rückgang des Vorjahres nicht mehr fortgesetzt.

Andere Monopräparate

Der in früheren Jahren kontinuierliche Verordnungszuwachs von *Sedalipid* hat sich seit 1991 nicht mehr fortgesetzt. Auch 1994 gingen die Verordnungen weiter zurück. Möglicherweise beruht diese Entwicklung darauf, daß eine lipidsenkende Wirkung für dieses Präparat bisher nicht hinreichend belegt wurde.

Sito-Lande enthält das pflanzliche Sterin Beta-Sitosterin, das selbst kaum resorbiert wird, aber über eine Hemmung der Cholesterinresorption das Cholesterin senkt. Seine Verordnung stieg 1994 gegenüber dem Vorjahr wieder geringfügig an. Beta-Sitosterin gilt als sicheres Mittel, seine Langzeiteffekte auf die Inzidenz der koronaren Herzkrankheit sind jedoch nicht bekannt.

Literatur

Brown, G. et al. (1990). Regression of coronary artery disease as a result of intensive lipid-lowering therapy in men with high levels of apoB. New Engl. J. Med. 323: 1289–1299.

Brown, M.S., Goldstein, J.L. (1990): Drugs used in the treatment of hyperlipoproteinemias. In: The pharmacological basis of therapeutics (eds. Gilman, A.F. et al.). 8th ed., Pergamon Press, New York, Oxford, p. 874–896.

Cashin-Hemphill, L. et al. (1989): Augmented Beneficial Effects of Colestipol-Niacin Therapy at four years in the CLAS TRIAL, Circulation 80: 381, 151.

Crouse, J.R. et al. (1995): Pravastatin, lipids, and atherosclerosis in the carotid arteries (PLAC-II). Am. J. Cardiol. 75: 455–459.

Davey Smith, G. (1993): Cholesterol lowering and mortality: the importance of considering initial level of risk. Brit. Med. J. 306: 1367

Helsinki Heart Study (1987): Primary-prevention trial with gemfibrozil in middle-aged men with dyslipidemia. New Engl. J. Med. 317: 1237–1245.

Holme, I. (1993): Relation of coronary heart disease incidence and total mortality to plasma cholesterol reduction in randomised trials: use of meta-analysis. Brit. Heart J. 69: 42

Law, M.R. (1994): By how much and how quickly does reduction in serum cholesterol concentration lower risk of ischaemic heart disease? Brit. Med. J. 308: 367

Levine, G.N. et al. (1995): Cholesterol reduction in cardiovascular disease-clinical benefits and possible mechanisms. New Engl. J. Med. 332: 512–522.

Lipid Research Clinics Coronary Primary Prevention Trial results (1987): I. Reduction in incidence of coronary heart disease. II. Relationship of reduction in incidence of coronary heart disease to cholesterol lowering. J. Amer. Med. Ass. 251: 351–364, 365–374.

Pearson, T.A. (1993): The rapid reduction in cardiac events with lipid-lowering therapy: mechanisms and implications. Am. J. Cardiology 72: 1072

Pyörälä, K. et al. (1994): Guidelines. Prevention of coronary heart disease in clinical practice: recommendations of the Task Force of the European Society of

Cardiology, European Atherosclerosis Society and European Society of Hypertension. Eur. Heart J. 15: 1300 und Atherosclerosis 110:121–161.

Scandinavian Simvastatin Survival Study Group (1994): Randomized trial of cholesterol lowering in 4444 patients with coronary heart disease. The Scandinavian Simvastatin Survival Study (4S). Lancet 344: 1383–1389.

Watts, G. F. et al. (1992): Effects on coronary artery disease of lipid lowering diet, or diet plus cholestyramine in the St. Thomas' Atherosclerosis Regression Study (STARS), Lancet II: 563–569.

Windler, E. (1993): HMG-CoA-Reduktasehemmer in der Therapie von Lipidstoffwechselstörungen. Internist 34: 1107.

31. Magen-Darm-Mittel

K.H. Holtermüller

Als «Magen-Darm-Mittel» werden verschiedene Arzneimittelgruppen zusammengefaßt, die bei Erkrankungen des Gastrointestinaltraktes zur Anwendung kommen. Es handelt sich dabei um eine sehr heterogen zusammengesetzte Indikationsgruppe. Unter den 2000 am häufigsten verordneten Arzneimitteln gehörten 1994 103 Präparate zu den Magen-Darm-Mitteln (*Tabelle 31.1*). Diese unterschiedlich zusammengesetzten Arzneimittel haben einen Anteil von 91% am Gesamtindikationsgebiet Magen-Darm-Mittel. In diesem Indikationsbereich sind z.B. Antibiotika nicht enthalten, die heute zur Eradikationstherapie von Helicobacter pylori eingesetzt werden. Die verwendeten Arzneimittel lassen sich in die in *Abbildung 31.1* gezeigten Substanzgruppen einteilen. Eine Zunahme der Verordnungen ist 1994 bei den H_2-Antagonisten, den Protonenpumpenhemmern, den motilitätssteigernden Mitteln und den Antidiarrhoika zu

Abbildung 31.1: Verordnungen von Magen-Darm-Mitteln 1994
DDD der 2000 meistverordneten Arzneimittel (gesamte Bundesrepublik)

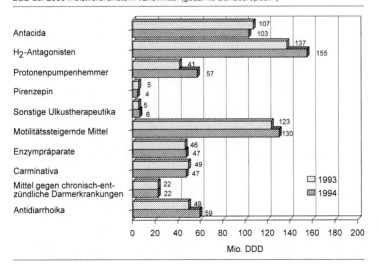

Abbildung 31.2: Verordnungen von Magen-Darm-Mitteln 1985 bis 1994
Gesamtverordnungen nach definierten Tagesdosen (ab 1991 mit neuen Bundesländern)

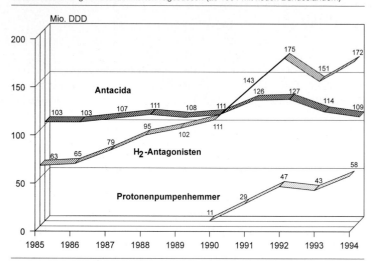

verzeichnen. Einen Umsatz über 100 Millionen DM erreichten ein Protonenpumpenhemmer und drei Histamin-H_2-Antagonisten. Die gesamte Indikationsgruppe Magen-Darm-Mittel hatte einen Anstieg in der Verordnungshäufigkeit um 1,7% und im Umsatz um 8,9% zu verzeichnen (*Tabelle 31.1*).

Ulkustherapeutika

Mit der Entdeckung von Helicobacter pylori und dem Nachweis, daß die Eradikation von Helicobacter pylori die Heilung von Ulzera beschleunigt und die Rezidivrate bei Patienten mit Ulcera ventriculi oder Ulcera duodeni drastisch senkt, hat sich die Ulkustherapie grundlegend gewandelt (*Abbildung 31.2*). Die Ulkustherapie besteht heute in einer 14-tägigen Behandlung mit einer Kombination von ein bis drei antimikrobiell wirkenden Substanzen in Verbindung mit einem Säuresekretionshemmer. Angestrebt werden heute Eradikationsraten von etwa 90%. Die erfolgreiche Eradikationstherapie (durchzuführen über 14 Tage) hat die 1-Jahres-Rezidivrate bei Patienten mit Ulcera duodeni auf 7% ge-

Abbildung 31.3: Verordnungsanteile nach Patentstatus bei Ulkustherapeutika 1994
DDD der 2000 meistverordneten Arzneimittel (gesamte Bundesrepublik)

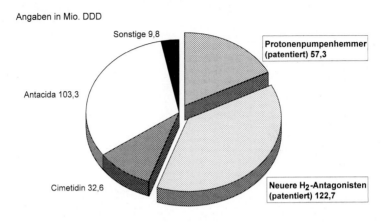

senkt. Unter einer einjährigen Placebo-Therapie liegt die Rezidivrate bei Patienten mit Ulcera duodeni bei 61% und unter einer einjährigen Therapie mit einem H_2-Rezeptor-Antagonisten bei etwa 15%. Diese Zahlen belegen, daß eine erfolgreiche, über 14 Tage durchgeführte Eradikation von Helicobacter pylori den natürlichen Krankheitsverlauf sowohl bei Patienten mit Ulcera ventriculi wie auch bei Patienten mit Ulcera duodeni nachhaltig beeinflußt. Die in Deutschland häufig empfohlene Eradikationstherapie mit Amoxicillin (1 g zweimal täglich) und Omeprazol (40 mg zweimal täglich) über zwei Wochen erreicht Eradikationsraten um 60% und Heilungsraten von 88%, wenn acht Wochen nach Beginn der Therapie endoskopiert wurde. Eine wesentlich höhere Eradikationsrate läßt sich durch eine Dreierkombination von Amoxicillin (750 mg dreimal täglich), Clarithromycin (250 mg zweimal täglich) und Omeprazol (40 mg zweimal täglich) erreichen. Vergleichbare Eradikationsraten sind kostengünstiger mit der in den Vereinigten Staaten empfohlenen Vierfachkombination aus Tetracyclin (4 x 500 mg), Metronidazol (3 x 250 mg), Bismutsubsalicylat (4 x 2 Tbl.) und Omeprazol (2 x 40 mg) zu erreichen. Eine alleinige Therapie mit H_2-Antagonisten oder Protonenpumpeninhibitoren ist heute bei der Behandlung des Helicobacter-pylori-positiven Magen- oder Zwölffingerdarmgeschwürs nicht mehr gerechtfertigt. Lediglich bei der Refluxösophagitis können H_2-Antagoni-

Tabelle 31.1: Verordnungen von Magen-Darm-Mitteln 1994

Angegeben sind die verordnungshäufigsten Präparate mit Verordnungsrang, Verordnungen und Umsatz 1994 für die gesamte Bundesrepublik im Vergleich zu 1993.

Rang	Präparat	Verordnungen 1994 in Tsd.	Veränd. in %	Umsatz 1994 in Mio. DM	Veränd. in %
22	MCP-ratiopharm	2809,5	+11,9	20,8	+15,1
33	Maaloxan	2437,8	+10,7	70,9	+9,5
37	Paspertin	2346,7	+12,7	20,6	+20,4
40	Perenterol	2257,9	+11,2	53,2	+11,9
51	Gastrosil	2038,4	−6,3	18,0	−9,3
61	Antra	1861,1	+24,0	302,0	+25,8
72	Lefax	1720,3	−7,3	33,6	−10,4
79	Imodium	1607,4	+25,4	21,5	+6,2
88	Riopan	1523,6	−6,4	48,0	−13,6
108	sab simplex	1355,6	+11,4	32,3	+11,8
146	Propulsin	1144,8	+18,0	70,2	+25,0
149	Sostril	1135,8	+3,3	208,2	+2,8
152	Talcid	1107,3	+2,8	24,9	−0,5
168	Lopedium	1028,6	+0,8	11,7	−2,4
173	Zantic	990,4	+2,8	190,5	+5,4
182	Iberogast	952,6	+4,1	13,7	+3,0
247	Tepilta Suspension	754,3	−8,1	24,9	−3,1
255	Gelusil/Lac	732,8	−18,9	16,3	−17,4
265	Kreon	712,4	−10,6	47,1	+2,8
272	Pepdul	703,2	+22,6	152,5	+40,3
278	Enzym-Lefax N/Forte	694,3	+1,7	23,4	+13,0
286	Gastronerton	681,6	+16,6	4,6	+22,4
288	Kompensan Liquid/Tabl.	679,5	−12,2	14,7	−10,9
462	Azulfidine	471,1	−5,6	46,3	+5,9
569	Agopton	384,3	+419,3	47,5	+397,5
586	Megalac-Suspension	372,9	−25,6	7,0	−27,8
624	Loperamid-ratiopharm	347,6	−4,9	3,9	−6,8
645	Salofalk	340,6	−14,2	49,0	−6,5
659	Maalox 70	331,2	−10,3	13,9	−9,6
668	Meteozym	327,7	+15,5	11,6	+15,6
679	Santax	322,7	+231,9	6,2	+235,2
689	Solugastril	316,8	−14,6	8,9	−11,7
721	Nizax	302,6	+117,5	29,9	+97,6
734	Cerucal	296,6	−31,8	5,9	−16,5
833	Gastrax	259,5	+80,5	25,8	+44,3
845	Kompensan-S Liquid/Tabl.	257,4	−8,1	5,7	−6,8
850	Ulcogant	255,7	+1,4	10,8	−0,9
870	Hylak N	251,3	+57,0	5,2	+55,5
871	Tannacomp	250,6	−14,6	4,2	−6,6
885	Simagel	248,0	−41,1	3,4	−26,6
890	Carminativum-Hetterich N	246,8	−1,8	3,3	−7,0
914	MCP 10 von ct	241,1	+18,5	1,8	+27,4
920	H2 Blocker-ratiopharm	239,1	−2,6	21,6	+4,9
952	Pro-Symbioflor	229,1	+18,3	3,8	+18,3
953	Trigastril	229,0	−20,7	7,3	−19,3
954	Panzytrat	228,4	−18,3	22,4	+4,8

Magen-Darm-Mittel

noch Tabelle 31.1: Verordnungen von Magen-Darm-Mitteln 1994
Angegeben sind die verordnungshäufigsten Präparate mit Verordnungsrang, Verordnungen und Umsatz 1994 für die gesamte Bundesrepublik im Vergleich zu 1993.

Rang	Präparat	Verordnungen 1994 in Tsd.	Veränd. in %	Umsatz 1994 in Mio. DM	Veränd. in %
968	Cimehexal	226,0	−11,7	16,6	−11,6
969	Progastrit	225,6	−33,3	3,9	−32,9
997	Espumisan-Granulat	218,8	−33,5	3,9	−34,7
1001	Pankreaplex Neu	217,4	+69,1	2,5	+54,0
1043	Skilpin	208,7	−9,3	4,2	−1,8
1061	Diarrhoesan	205,4	+31,5	2,4	+31,7
1065	Roxit	204,8	+2,4	38,3	+0,0
1076	Kaoprompt-H	200,2	+12,1	2,6	+12,6
1093	almag von ct Suspension	194,5	−16,3	4,2	−8,4
1097	Pankreon	193,1	+87,7	14,9	+118,2
1106	Azucimet	191,9	+17,2	15,5	+13,3
1108	Symbioflor II	191,5	+55,5	2,9	+54,1
1128	Motilium	186,5	−0,5	6,5	+5,4
1168	Spasmo-Solugastril	178,9	−2,8	5,4	−0,2
1184	Omnisept	177,1	−16,0	3,5	−18,7
1191	Marax	175,3	(neu)	3,7	(neu)
1206	Kohle-Compretten/Granulat	172,2	−6,0	2,1	+0,8
1215	Tagamet	169,6	−15,1	20,3	−28,1
1249	Enzynorm forte	162,1	−0,9	7,1	+3,6
1262	Panthenol Tabl./Amp.	158,1	−57,1	2,5	−41,8
1278	Magaldrat-ratiopharm	156,0	+881,4	3,6	+851,0
1312	Loperamid Heumann	150,7	+86,6	1,4	+30,4
1321	Alimix	148,5	−6,5	8,7	−5,8
1324	Pangrol	147,6	−13,8	7,1	+19,8
1341	Phosphalugel	145,1	−1,8	6,3	+5,9
1344	Omniflora N	144,8	+703,1	3,8	+879,2
1345	Mutaflor	144,6	+28,8	9,3	+45,0
1454	Lopalind	130,4	−26,0	1,4	−22,9
1462	Ganor	129,5	−12,8	26,7	−15,2
1468	Mezym forte Filmtabl.	128,6	−50,7	1,6	−34,7
1471	Claversal	128,4	−12,2	21,6	+0,2
1503	Gastrozepin	123,5	−18,5	3,7	−8,5
1510	CimLich	123,0	+205,0	4,5	+154,0
1549	Mucofalk	118,9	−0,5	3,9	+2,7
1556	Gaviscon Tabl.	118,3	−2,7	3,1	−1,2
1565	Cytotec	117,4	+13,5	12,9	+16,4
1585	Pankreatan/forte	114,4	+18,5	6,1	−8,8
1606	Cholspasminase N	112,3	+347,8	4,8	+386,9
1614	Loperamid Stada	110,9	−33,1	1,4	−30,3
1623	Altramet	110,0	−38,0	7,6	−44,8
1625	Cotazym	109,5	−1,0	8,3	+43,8
1635	Pankreoflat	108,2	−19,2	3,8	−14,4
1666	Cimetidin Heumann	106,0	−31,8	7,5	−35,0
1672	Gastrotranquil	105,4	−5,6	0,8	−5,0
1698	Pankreon compositum/forte	102,5	−58,3	5,3	−61,9
1727	Cimet	100,4	−7,3	10,8	+12,1

noch Tabelle 31.1: Verordnungen von Magen-Darm-Mitteln 1994

Angegeben sind die verordnungshäufigsten Präparate mit Verordnungsrang, Verordnungen und Umsatz 1994 für die gesamte Bundesrepublik im Vergleich zu 1993.

Rang	Präparat	Verordnungen 1994 in Tsd.	Veränd. in %	Umsatz 1994 in Mio. DM	Veränd. in %
1737	Paspertase	99,5	−10,3	4,4	−0,8
1747	Spasmo-Nervogastrol	98,1	−23,2	2,0	−25,5
1772	Enzynorm Bohnen/Liquid.	96,0	−26,7	2,6	−26,1
1782	Pentofuryl	94,4	+6,8	1,6	+4,4
1796	Uzara	93,1	+25,6	0,9	+20,4
1800	Panzynorm N	92,9	−14,1	4,1	−12,5
1878	duralopid	88,1	−15,0	1,0	−10,4
1900	Hylak forte N	86,6	+12,2	1,2	+3,4
1941	Meteosan	83,7	−23,9	1,4	−31,4
1960	Ulcoprotect	82,5	−22,4	2,2	−8,1
Summe:		46033,3	+3,5	2129,7	+10,1
Anteil an der Indikationsgruppe:		91,0%		93,9%	
Gesamte Indikationsgruppe:		50588,7	+1,7	2267,6	+8,9

sten oder Protonenpumpeninhibitoren allein zum Einsatz kommen. Wesentlichen Anteil an der Ulkustherapie haben heute die patentrechtlich geschützten Präparate *(Abbildung 31.3)*.

In der Gruppe der Antacida *(Tabellen 31.2 und 31.3)* ist die Menge der verordneten Tagesdosen gegenüber 1993 zurückgegangen. Bemerkenswert ist, daß im Gegensatz zu 1993 in dieser Tabelle ein bismuthaltiges Präparat nicht mehr vertreten ist, obwohl Bismut-Verbindungen in Kombination mit anderen antimikrobiell wirksamen Substanzen und Säuresekretionshemmern durchaus zur Eradikation von Helicobacter pylori geeignet sind. Die Histamin-H_2-Antagonisten und Protonenpumpenhemmer *(Tabelle 31.4)* zeigen eine Zunahme der Verordnungen. Unter den H_2-Antagonisten zeigen die Cimetidin-Präparate einen Rückgang mit Ausnahme von drei preisgünstigen Generika. Pirenzepin und Sucralfat zeigen ebenfalls einen Rückgang in der Verordnungshäufigkeit *(Tabelle 31.4)*. Die häufigere Verordnung von Misoprostol dürfte weniger den Einsatz dieser Substanz in der Ulkustherapie reflektieren als vielmehr die prophylaktische Anwendung dieses Prostaglandins bei der Behandlung mit nichtsteroidalen Antiphlogistika *(Tabelle 31.4)*.

Tabelle 31.2: Verordnungen von Antacida 1994 (Monopräparate und reine Antacida-Kombinationen)
Angegeben sind die 1994 in der gesamten Bundesrepublik verordneten Tagesdosen, die Änderungen gegenüber 1993 und die mittleren Kosten je DDD 1994.

Präparat	Bestandteile	DDD 1994 in Mio.	Änderung in %	DDD-Kosten in DM
Maaloxan	Aluminiumhydroxid Magnesiumhydroxid	18,1	(+ 9,3)	3,91
Riopan	Magaldrat	14,2	(− 7,9)	3,38
Talcid	Hydrotalcit	12,4	(+ 4,7)	2,00
Kompensan Liquid/Tabl.	Dihydroxyaluminium-natriumcarbonat	8,9	(− 11,0)	1,64
Gelusil/Lac	Aluminium-Magnesium-silikathydrat	8,0	(− 16,2)	2,05
Solugastril	Aluminiumhydroxid Calciumcarbonat	3,2	(− 7,6)	2,77
Maalox 70	Aluminiumhydroxid Magnesiumhydroxid	3,2	(− 9,7)	4,41
Phosphalugel	Aluminiumphosphat	2,7	(+ 7,8)	2,35
Progastrit	Magnesiumhydroxid Aluminiumhydroxid	2,3	(− 32,2)	1,69
Simagel	Almasilat	1,9	(− 28,3)	1,85
Trigastril	Aluminiumhydroxid Magnesiumhydroxid Calciumcarbonat	1,6	(− 18,8)	4,61
Marax	Magaldrat	1,5	(neu)	2,42
Magaldrat-ratiopharm	Magaldrat	1,5	(+759,7)	2,34
Summe		79,6	(− 1,8)	2,84

Motilitätssteigernde Mittel

Bei den motilitätssteigernden Mitteln ist gegenüber 1993 ebenfalls eine Zunahme der Verordnungshäufigkeit eingetreten (*Tabelle 31.5*). Für die einzelnen Hersteller ergeben sich jedoch sehr unterschiedliche Er-

Tabelle 31.3: Verordnungen von Antacida-Kombinationen mit anderen Stoffen 1994
Angegeben sind die 1994 in der gesamten Bundesrepublik verordneten Tagesdosen,
die Änderungen gegenüber 1993 und die mittleren Kosten je DDD 1994.

Präparat	Bestandteile	DDD 1994 in Mio.	Änderung in %	DDD-Kosten in DM
Tepilta Suspension	Oxetacain Aluminiumhydroxid Magnesiumhydroxid	11,3	(− 5,4)	2,21
Kompensan-S Liquid/Tabl.	Aluminium-natrium-carbonat-dihydroxid Dimeticon	2,8	(− 8,2)	2,08
Megalac-Suspension	Oxetacain Almasilat	2,3	(− 21,8)	3,01
Spasmo-Solugastril	Butinolin Aluminiumhydroxid Calciumcarbonat	2,1	(− 0,5)	2,57
almag von ct Suspension	Aluminiumhydroxid Magnesiumhydroxid Dimeticon	2,0	(− 17,8)	2,13
Spasmo-Nervogastrol	Butinolin Calciumcarbonat Basisches Bismutnitrat	1,9	(− 26,0)	1,09
Gaviscon Tabl.	Alginsäure Aluminiumhydroxid	1,4	(− 1,1)	2,26
Summe		23,7	(− 10,1)	2,21

gebnisse, die nicht durch die chemische Zusammensetzung der Präparate bedingt sein können. Auf das Präparat *Iberogast* entfallen im Jahr 1994 wie auch 1993 die meisten Verordnungen in dieser Gruppe. Dieses Mittel enthält neun verschiedene Pflanzenauszüge in alkoholischer Lösung. Pharmakologische Prinzipien sind bei dieser Kombination kaum zu erkennen. Entscheidend für die Verordnungshäufigkeit scheint der niedrige Preis des Präparates zu sein.

Tabelle 31.4: Verordnungen von Ulkustherapeutika 1994
Angegeben sind die 1994 in der gesamten Bundesrepublik verordneten Tagesdosen, die Änderungen gegenüber 1993 und die mittleren Kosten je DDD 1994.

Präparat	Bestandteile	DDD 1994 in Mio.	Änderung in %	DDD-Kosten in DM
H2-Antagonisten				
Sostril	Ranitidin	35,5	(+ 2,7)	5,87
Zantic	Ranitidin	32,7	(+ 5,2)	5,83
Pepdul	Famotidin	26,7	(+ 41,9)	5,71
Nizax	Nizatidin	8,9	(+108,5)	3,35
Gastrax	Nizatidin	7,7	(+ 72,5)	3,36
H2 Blocker-ratiopharm	Cimetidin	6,8	(+ 14,4)	3,17
Roxit	Roxatidin	6,6	(+ 1,2)	5,77
Cimehexal	Cimetidin	5,3	(− 8,8)	3,11
Azucimet	Cimetidin	4,9	(+ 15,7)	3,14
Ganor	Famotidin	4,6	(− 15,8)	5,77
Tagamet	Cimetidin	4,5	(− 14,0)	4,53
Cimet	Cimetidin	3,7	(+ 31,3)	2,94
CimLich	Cimetidin	2,6	(+170,0)	1,72
Cimetidin Heumann	Cimetidin	2,5	(− 24,0)	2,94
Altramet	Cimetidin	2,2	(− 33,1)	3,45
		155,4	(+ 13,5)	5,00
Protonenpumpenhemmer				
Antra	Omeprazol	49,6	(+ 25,1)	6,09
Agopton	Lansoprazol	7,7	(+402,1)	6,17
		57,3	(+ 39,2)	6,10
Pirenzepin				
Gastrozepin	Pirenzepin	2,5	(− 5,9)	1,48
Ulcoprotect	Pirenzepin	1,8	(− 6,7)	1,21
		4,3	(− 6,2)	1,37
Andere Ulkustherapeutika				
Ulcogant	Sucralfat	3,4	(− 1,1)	3,17
Cytotec	Misoprostol	2,1	(+ 17,5)	6,21
		5,5	(+ 5,2)	4,32
Summe		222,4	(+ 18,4)	5,19

Carminativa

Unter den Carminativa werden pflanzliche Mittel mit ätherischen Ölen zusammengefaßt, die die Magen-Darm-Motorik anregen und dadurch Völlegefühl und Blähungen beseitigen sollen. In dieser Gruppe sind einerseits pflanzliche Präparate zusammengefaßt, andererseits Präparate,

Tabelle 31.5: Verordnungen von motilitätssteigernden Mitteln 1994
Angegeben sind die 1994 in der gesamten Bundesrepublik verordneten Tagesdosen, die Änderungen gegenüber 1993 und die mittleren Kosten je DDD 1994.

Präparat	Bestandteile	DDD 1994 in Mio.	Änderung in %	DDD-Kosten in DM
Monopräparate				
MCP-ratiopharm	Metoclopramid	23,5	(+ 14,9)	0,89
Propulsin	Cisaprid	18,9	(+ 26,0)	3,71
Paspertin	Metoclopramid	17,8	(+ 21,5)	1,16
Gastrosil	Metoclopramid	15,9	(− 12,0)	1,13
Cerucal	Metoclopramid	6,2	(− 14,1)	0,95
Gastronerton	Metoclopramid	4,0	(+ 25,8)	1,13
Panthenol Tabl./Amp.	Dexpanthenol	2,8	(− 38,0)	0,89
Motilium	Domperidon	2,7	(+ 5,3)	2,36
Alimix	Cisaprid	2,3	(− 5,6)	3,72
MCP 10 von ct	Metoclopramid	2,2	(+ 36,7)	0,83
Gastrotranquil	Metoclopramid	0,9	(+ 1,9)	0,91
		97,4	(+ 7,3)	1,65
Kombinationspräparate				
Iberogast	Bitterer Bauernsenfextrakt Kamillenblütenextrakt Schöllkrauttinktur Mariendistelfrüchtetinktur Melissenblättertinktur Kümmeltinktur Süßholzwurzeltinktur Engelwurztinktur Pfefferminzblättertinktur	30,9	(+ 2,6)	0,44
Paspertase	Pankreatin Metoclopramid	1,7	(− 0,6)	2,57
		32,6	(+ 2,5)	0,55
Summe		130,1	(+ 6,0)	1,37

die Simethicon oder Dimeticon als Wirksubstanz enthalten. In dieser Gesamtgruppe wurden 1994 noch 46,6 Mill. Tagesdosen verordnet und damit nochmals weniger als im vorangehenden Jahr (*Tabelle 31.6*).

Magen-Darm-Mittel 299

Tabelle 31.6: Verordnungen von Carminativa 1994
Angegeben sind die 1994 in der gesamten Bundesrepublik verordneten Tagesdosen, die Änderungen gegenüber 1993 und die mittleren Kosten je DDD 1994.

Präparat	Bestandteile	DDD 1994 in Mio.	Änderung in %	DDD-Kosten in DM
sab simplex	Simethicon	16,0	(+ 12,0)	2,01
Lefax	Simethicon	15,5	(− 8,7)	2,16
Carminativum-Hetterich N	Ethanol. Auszug aus: Kamillenblüten Pfefferminzblättern Fenchel Kümmel Pommeranzenschalen	7,5	(− 7,6)	0,44
Espumisan-Granulat	Dimeticon	4,0	(− 34,0)	0,97
Pankreaplex Neu	Mariendistelfrüchteextrakt Jamboulrindeextrakt Condurangorindeextrakt Sarsaparillewurzelextrakt	1,9	(+ 56,4)	1,32
Meteosan	Dimeticon	1,6	(− 32,4)	0,86
Summe		46,6	(− 5,1)	1,65

Enzympräparate

Pankreasenzympräparate werden zur Behandlung der exokrinen Pankreasinsuffizienz in fortgeschrittenem Stadium benötigt. Eine Enzymsubstitution ist erst dann indiziert, wenn die tägliche Stuhlfettausscheidung 15 g überschreitet und der Patient an Gewicht abnimmt. Indikationsgebiete sind die chronische Pankreatitis und ein Zustand nach ausgedehnten Pankreasoperationen. Zur Substitution wird meist Pankreatin vom Schwein verwendet. Für den therapeutischen Erfolg ist der Lipasegehalt der Enzympräparate von Bedeutung. Als Richtdosis werden 80 000 FIP-Einheiten Lipase pro Mahlzeit angegeben, d. h. 240 000 Einheiten pro Tag. Es ist erforderlich, daß diese Präparate galenisch so hergestellt werden, daß sie bei Passage durch den Magen nicht durch die Salzsäure inaktiviert werden. Die in *Tabelle 31.7* aufgeführten Mono-

Tabelle 31.7: Verordnungen von Enzympräparaten 1994
Angegeben sind die 1994 in der gesamten Bundesrepublik verordneten Tagesdosen, die Änderungen gegenüber 1993 und die mittleren Kosten je DDD 1994.

Präparat	Bestandteile	DDD 1994 in Mio.	Änderung in %	DDD-Kosten in DM
Pankreatin				
Kreon	Pankreatin	4,1	(+ 5,6)	11,44
Panzytrat	Pankreatin	2,3	(+ 24,9)	9,64
Pankreon	Pankreatin	2,1	(+134,9)	7,20
Pankreatan/forte	Pankreatin	1,7	(+ 58,6)	3,56
Pangrol	Pankreatin	1,2	(+ 24,1)	5,91
Cholspasminase N	Pankreatin	0,8	(+390,3)	5,72
Cotazym	Pankreatin	0,8	(+ 46,9)	10,60
Panzynorm N	Pankreatin	0,7	(− 11,9)	5,70
Mezym forte Filmtabl.	Pankreatin	0,2	(− 33,8)	9,60
		13,9	(+ 33,1)	8,36
Enzym-Kombinationen				
Enzym-Lefax N/Forte	Dimeticon, Pankreatin	15,3	(+ 15,0)	1,53
Meteozym	Dimeticon, Pankreatin	5,6	(+ 15,9)	2,09
Pankreon compositum/forte	Pankreatin, Rindergalle getrocknet	2,7	(− 62,2)	1,99
Pankreoflat	Dimeticon, Pankreatin	2,1	(− 14,2)	1,82
		25,6	(− 7,4)	1,72
Enzym-Acida-Kombinationen				
Enzynorm forte	Magenschleimhautextr. Aminosäurenhydrochloride	5,2	(+ 3,9)	1,37
Enzynorm Bohnen/Liquid.	Magenextrakt Salzsäure	2,1	(− 26,2)	1,28
		7,2	(− 6,9)	1,34
Summe		46,7	(+ 1,9)	3,64

präparate zeigen eine auffällige Zunahme der Verordnung gegenüber 1993. Anzumerken ist, daß die Verordnungshäufigkeit von Pankreasenzympräparaten keineswegs mit der Häufigkeit einer therapiebedürftigen Pankreasinsuffizienz korreliert. Enzympräparate werden häufig zur Be-

Tabelle 31.8: Verordnungen von Mitteln gegen chronisch-entzündliche Darmerkrankungen 1994
Angegeben sind die 1994 in der gesamten Bundesrepublik verordneten Tagesdosen, die Änderungen gegenüber 1993 und die mittleren Kosten je DDD 1994.

Präparat	Bestandteile	DDD 1994 in Mio.	Änderung in %	DDD-Kosten in DM
Sulfasalazin				
Azulfidine	Sulfasalazin	10,5	(+ 8,5)	4,43
Mesalazin				
Salofalk	Mesalazin	7,3	(− 9,7)	6,72
Claversal	Mesalazin	4,5	(+ 6,2)	4,77
		11,8	(− 4,2)	5,97
Summe		22,3	(+ 1,4)	5,25

handlung sogenannter dyspeptischer Beschwerden wie Druck- und Völlegefühl eingesetzt. Die Behandlung dieser Beschwerden mit Enzympräparaten ist nicht nur ineffektiv, sondern sie ist auch zu teuer, selbst wenn bei einigen Patienten eine therapeutische Wirksamkeit über einen Placeboeffekt anzunehmen ist. Bei den Kombinationspräparaten, deren Pankreatinanteil häufig nicht ausreichend hoch dosiert ist, ist eine Minderung der Verordnungshäufigkeit eingetreten (*Tabelle 31.7*). Dies ist insbesondere gerechtfertigt für die sogenannten Enzym-Azida-Kombinationen, die keine Substitutionstherapie darstellen.

Mittel gegen chronisch-entzündliche Darmerkrankungen

Sulfasalazin, Mesalazin, Olsalazin sind therapeutisch wirksam bei der Behandlung des Morbus Crohn und der Colitis ulcerosa. Diese Substanzen sind nicht nur in der Akutphase der Erkrankung wirksam, sondern sie verhindern als Langzeitprophylaxe gegeben auch die Rezidive dieser Erkrankungen im Vergleich zu einer Placebotherapie. In *Tabelle 31.8* ist erkennbar, daß die Verordnungshäufigkeit von Sulfasalazin zugenommen hat. Inwieweit dies auch den Einsatz dieser Substanz als Basistherapie bei der rheumatoiden Arthritis widerspiegelt, bleibt unklar. Die Substanz Mesalazin zeigt einen Rückgang in der Verordnungshäufigkeit, wobei sich die beiden unterschiedlichen Handelspräparate divergent verhalten. Für die Beurteilung des Therapieverhaltens des Arztes wäre gerade bei diesen Substanzen wichtig, wenn eine Aufschlüsselung in die

Magen-Darm-Mittel

Tabelle 31.9: Verordnungen von Antidiarrhoika 1994
Angegeben sind die 1994 in der gesamten Bundesrepublik verordneten Tagesdosen, die Änderungen gegenüber 1993 und die mittleren Kosten je DDD 1994.

Präparat	Bestandteile	DDD 1994 in Mio.	Änderung in %	DDD-Kosten in DM
Obstipierende Mittel				
Imodium	Loperamid	7,2	(+ 22,9)	2,99
Lopedium	Loperamid	4,1	(− 2,1)	2,87
Loperamid-ratiopharm	Loperamid	1,4	(− 5,4)	2,84
Loperamid Stada	Loperamid	0,5	(− 28,8)	2,70
Lopalind	Loperamid	0,5	(− 19,4)	2,88
Loperamid Heumann	Loperamid	0,5	(+ 24,7)	2,95
duralopid	Loperamid	0,3	(− 8,5)	2,75
		14,5	(+ 6,7)	2,92
Chemotherapeutika				
Tannacomp	Tanninalbuminat Ethacidrinlactat	1,2	(− 5,4)	3,58
Pentofuryl	Nifuroxazid	0,3	(+ 2,6)	5,15
		1,5	(− 3,9)	3,90
Adsorbentien				
Kohle-Compretten/Granulat	Med. Kohle	0,3	(− 7,1)	7,05
Diarrhoesan	Apfelpektin Extr. Flor. Cham.	0,3	(+ 31,5)	8,49
Kaoprompt-H	Kaolin Pektin	0,1	(+ 13,4)	23,65
		0,7	(+ 9,2)	10,28
Andere Mittel				
Perenterol	Saccharomyces boulardii	16,4	(+ 15,9)	3,24
Symbioflor II	Escherichia coli	3,8	(+ 55,5)	0,77
Pro-Symbioflor	Autolysat von Escherichia coli Enterococcus faecalis	3,8	(+ 18,3)	0,99
Mucofalk	Plantago afra Samenschalen	3,5	(− 14,6)	1,11
Hylak N	Lactobacillus helveticus Lactobacillus acidophilus Escherichia coli Milchsäure Lactose	3,0	(+ 55,1)	1,71

noch Tabelle 31.9: Verordnungen von Antidiarrhoika 1994
Angegeben sind die 1994 in der gesamten Bundesrepublik verordneten Tagesdosen, die Änderungen gegenüber 1993 und die mittleren Kosten je DDD 1994.

Präparat	Bestandteile	DDD 1994 in Mio.	Änderung in %	DDD-Kosten in DM
Mutaflor	Escherichia coli	2,9	(+ 47,9)	3,18
Santax	med. Hefe Tannin-Eiweiß	2,7	(+236,1)	2,29
Omniflora N	Lactobacillus gasseri Bifidobacterium longum	1,9	(+931,0)	2,05
Skilpin	Dioktaedr. Smektit Aluminiumhydroxid-magnesiumcarbonat	1,5	(− 0,1)	2,75
Omnisept	Lactobacillus-Acidophilus	0,9	(− 19,7)	3,66
Hylak forte N	Lactobacillus helveticus Milchsäure Lactose	0,9	(− 1,7)	1,38
Uzara	Uzarawurzelextrakt	0,6	(+ 14,6)	1,61
		42,0	(+ 27,4)	2,33
Summe		58,7	(+ 20,4)	2,61

orale und topische Therapie (Klysmen und Suppositorien) erfolgen würde. In zunehmenden Maße wird auch in Deutschland die topische Therapie bei entzündlichen Darmerkrankungen mehr eingesetzt und stellt eine effektive Behandlungsform vorwiegend bei linksseitigen entzündlichen Darmerkrankungen dar. Inwieweit die Notwendigkeit zu höherer Dosierung bei Mesalazin vor allen Dingen bei akuten Phasen der entzündlichen Darmerkrankungen und die damit verbundene Steigerung der Kosten Veranlassung für den therapierenden Arzt ist, ggf. Sulfasalazin einzusetzen, muß dahingestellt bleiben.

Antidiarrhoika

Grundlage der Behandlung akuter Durchfallerkrankungen ist eine ausreichende Zufuhr von Flüssigkeit und Salzen, die vorzugsweise durch enterale Elektrolytlösungen erfolgen sollte. Die Anwendung von Arzneimitteln aus der Gruppe der obstipierenden Mittel, Adsorbentien und Chemotherapeutika ist nur dann notwendig, wenn die allgemeinen Maßnahmen nicht ausreichen, und sollte mit Vorsicht erfolgen. Eine Steigerung der Verordnung ist bei Loperamid und bei den Adsorbentien eingetreten, während die Verordnungshäufigkeit von Chemotherapeutika abgenommen hat (*Tabelle 31.9*). Loperamid wirkt über eine Stimulation der Opioidrezeptoren im Darm. Neben der Hemmung der propulsiven Motorik senkt Loperamid auch die intestinale Flüssigkeitssekretion herab. Häufigstes Anwendungsgebiet für Loperamid ist die Reisediarrhö, wobei es hier sicherlich nur selten indiziert ist. Opioide sollten nicht bei bakteriellen Darminfektionen eingesetzt werden, die mit hohem Fieber und blutiger Diarrhö einhergehen. Bei Kindern unter 2 Jahren ist die Substanz kontraindiziert. In der Gruppe der Adsorbentien zeigt sich im Gegensatz zu 1993 eine deutliche Zunahme in der Verordnungshäufigkeit. In der Arzneimittelgruppe «Andere Mittel» stehen Präparate mit unterschiedlichen Bestandteilen im Vordergrund (*Tabelle 31.9*). Im wesentlichen handelt es sich um Bakterien- und Hefeextrakte, mit denen versucht werden soll, eine normale Darmflora wiederherzustellen. Bei diesen Präparaten ist gegenüber 1993 eine deutliche Zunahme der Verordnungshäufigkeit erkennbar. Bei Saccharomyces boulardi gibt es interessante experimentelle Daten, die zeigen, daß die aus dieser Hefe gewonnene Protease den Effekt von Clostridium difficile Toxin A im Rattenileum hemmen kann. Inwieweit diese Substanz bei der antibiotikaassoziierten Colitis zum Einsatz kommen kann, muß bis zum Vorliegen der Ergebnisse von aussagekräftigen kontrollierten Studien abgewartet werden. Die in dieser Tabelle aufgeführte Schlackensubstanz Mucofalk zeigt eine Rückläufigkeit in der Verordnungshäufigkeit, obwohl die therapeutische Wirksamkeit gut belegt ist.

32. Migränemittel

A. Keseberg

Migränemittel werden zur Anfallskupierung und zur Senkung der Anfallsbereitschaft eingesetzt. Typisch für die Migräne ist der anfallsartig auftretende Halbseitenkopfschmerz, häufig verbunden mit Erbrechen, Übelkeit und Lichtscheu. Oft leiten Prodromalerscheinungen visueller und sensorischer Natur den Anfall ein. Frauen sind häufiger betroffen als Männer. Bei Frauen ist nicht selten ein Zusammenhang mit der Menstruation zu beobachten. Ätiologie und Pathogenese der Migräne sind unklar. Als Auslösefaktoren kommen Streß, hormonelle Faktoren und bestimmte Nahrungsmittel sowie Alkohol in Frage. Insgesamt handelt es sich um ein inhomogenes Krankheitsbild, welches schwierig von anderen Kopfschmerzformen abgrenzbar ist (Keseberg, 1979).

Ein Migräneanfall ist mit den üblichen Analgetika kaum oder nur schwer zu beeinflussen. Als bisher wirksamstes Mittel ist Ergotamin be-

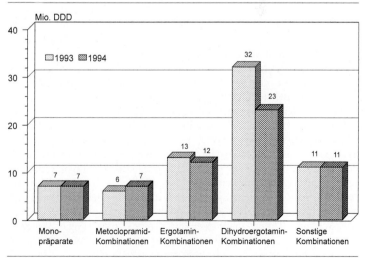

Abbildung 32.1: Verordnungen von Migränemitteln 1994
DDD der 2000 meistverordneten Arzneimittel (gesamte Bundesrepublik)

Tabelle 32.1: Verordnungen von Migränemitteln 1994
Angegeben sind die verordnungshäufigsten Präparate mit Verordnungsrang, Verordnungen und Umsatz 1994 für die gesamte Bundesrepublik im Vergleich zu 1993.

Rang	Präparat	Verordnungen 1994 in Tsd.	Veränd. in %	Umsatz 1994 in Mio. DM	Veränd. in %
305	Ergo-Lonarid PD	658,3	(>1000)	11,8	(>1000)
371	Migrätan N	564,3	−19,3	8,4	−7,0
511	Ergo Lonarid N	423,5	−67,7	7,7	−67,8
517	Optalidon spezial NOC	417,2	−13,2	8,1	−9,9
596	Migräne-Kranit N Tabletten	367,8	−11,7	7,9	−10,6
673	Migränerton	325,9	+3,1	6,2	+2,0
773	Imigran	281,5	+35,8	43,5	+30,7
940	Avamigran N	233,4	+3,5	5,4	+2,6
999	Clavigrenin	218,0	−46,9	4,9	−22,6
1077	Cafergot N	199,8	−22,2	5,4	−12,4
1489	Migräne-Kranit N Zäpfchen	125,9	−10,5	2,2	−10,5
1797	Migraene-Neuridal	93,1	+44,5	1,8	+36,5
1820	ergo sanol spezial	91,6	−44,7	1,9	−39,2
1906	Migralave N	85,9	+416,7	2,0	+532,1
1938	Migräflux (orange/grün) / N	83,8	−8,8	1,9	−4,7
1966	Ergo-Kranit	81,7	−26,0	1,8	−22,9
1985	Migralave	80,6	−47,6	2,0	−47,0
Summe:		4332,3	−14,5	122,8	−0,3
Anteil an der Indikationsgruppe:		88,9%		91,2%	
Gesamte Indikationsgruppe:		4873,9	−14,8	134,8	−1,6

kannt, wobei das eigentliche Therapieprinzip unklar ist. Wahrscheinlich ist eine serotoninantagonistische Wirkung ausschlaggebend (Fülgraff und Palm, 1995). Eine vielversprechende neue Alternative bei schweren Migräneattacken ist das 1993 neu eingeführte Sumatriptan (*Imigran*), ein 5-HT$_{1D}$-Serotoninagonist (Soyka et al., 1992). Subkutan appliziertes Sumatriptan lindert oder beseitigt in 70–73% der Fälle den Migränekopfschmerz. Die Behandlungskosten liegen dabei bis 24-fach über denen von Ergotamin. Schwerwiegende Nebenwirkungen bei Patienten mit kardialen Vorerkrankungen haben die Arzneimittelkommission der deutschen Ärzteschaft (1995) abermals veranlaßt, auf die Beachtung der Kontraindikationen hinzuweisen. In der Therapie des Migräneanfalls haben sich Paracetamol und Metoclopramid in freier Kombination bewährt. Als Therapieprinzipien kommen dabei die peripher analgetische Wirkung des Paracetamols sowie die periphere Wirkung des Metoclopramids auf die Magenmotorik (bessere Resorption des Paracetamols) und seine zentrale Wirkung (Unterdrückung des Brechreizes) zum Tragen. Die Substanz blockiert außerdem zentrale Dopaminrezeptoren und wirkt, wie man seit neuestem weiß, auch auf Serotoninrezeptoren.

Tabelle 32.2: Verordnungen von Migränemitteln 1994

Angegeben sind die 1994 in der gesamten Bundesrepublik verordneten Tagesdosen, die Änderungen gegenüber 1993 und die mittleren Kosten je DDD 1994.

Präparat	Bestandteile	DDD 1994 in Mio.	Änderung in %	DDD-Kosten in DM
Monopräparate				
Clavigrenin	Dihydroergotamin	5,3	(− 16,6)	0,93
Imigran	Sumatriptan	1,3	(+ 43,3)	33,68
		6,5	(− 9,1)	7,38
Metoclopramid-Kombinationen				
Migränerton	Paracetamol Metoclopramid	4,8	(+ 1,6)	1,28
Migraene-Neuridal	Paracetamol Metoclopramid	1,9	(+ 35,3)	0,95
		6,7	(+ 9,4)	1,19
Ergotamin-Kombinationen				
Migrätan N	Ergotamintartrat Propyphenazon Coffein	3,3	(− 6,3)	2,56
Avamigran N	Ergotamintartrat Propyphenazon	2,9	(− 4,0)	1,84
Cafergot N	Ergotamintartrat Coffein	2,8	(− 13,5)	1,96
ergo sanol spezial	Ergotamintartrat Phenyltoloxamin Ethenzamid	1,5	(− 18,8)	1,22
Ergo-Kranit	Ergotamintartrat Propyphenazon Paracetamol	1,2	(− 18,5)	1,48
		11,7	(− 10,7)	1,95
Dihydroergotamin-Kombinationen				
Optalidon spezial NOC	Dihydroergotamin Propyphenazon	8,7	(− 5,9)	0,92
Ergo Lonarid N	Dihydroergotamin Paracetamol Codein	7,5	(− 66,5)	1,03

noch Tabelle 32.2: Verordnungen von Migränemitteln 1994
Angegeben sind die 1994 in der gesamten Bundesrepublik verordneten Tagesdosen,
die Änderungen gegenüber 1993 und die mittleren Kosten je DDD 1994.

Präparat	Bestandteile	DDD 1994 in Mio.	Änderung in %	DDD-Kosten in DM
Ergo-Lonarid PD	Dihydroergotamin Paracetamol	6,8	(> 1000)	1,73
		23,0	(− 27,2)	1,20
Sonstige Kombinationen				
Migräne-Kranit N Tabletten	Propyphenazon Paracetamol Codein	5,9	(− 10,3)	1,35
Migralave	Buclizin Paracetamol Codein	1,4	(− 47,0)	1,42
Migralave N	Buclizin Paracetamol	1,4	(+557,8)	1,44
Migräflux (orange/grün) / N	Dimenhydrinat Paracetamol Codein	1,3	(− 3,2)	1,47
Migräne-Kranit N Zäpfchen	Ethaverin-HCl Propyphenazon Paracetamol	0,6	(− 10,5)	3,46
		10,6	(− 7,4)	1,51
Summe		58,6	(− 15,7)	2,09

Eine Intervallbehandlung ist indiziert, wenn mehr als zwei Migräneanfälle pro Monat auftreten. Mittel der Wahl sind Beta-Rezeptorenblocker (Propranolol, Metoprolol), die im Kapitel 15 besprochen werden. Alternativ wird auch der Calcium-Antagonist Flunarizin eingesetzt. Das frühere übliche Dihydroergotamin ist zunehmend verdrängt worden (Brandt, 1991). Seine therapeutische Wirksamkeit ist durch bisher vorliegende kontrollierte Studien noch nicht eindeutig belegt (Transparenzkommission, 1987).

Verordnungsspektrum

Bei den Migränemitteln sind die Verordnungen der gesamten Indikationsgruppe erneut rückläufig (*Tabelle 32.1*). Davon sind fast alle Arzneimittelgruppen betroffen (*Abbildung 32.1*). Entgegen dem allgemeinen Trend zeigt der Serotoninagonist *Imigran* (Sumatriptan), der einen echten Fortschritt in der Behandlung schwerer Migräneattacken darstellt, einen weiteren kräftigen Anstieg in der Verordnung (*Tabelle 32.2*). Die Therapiekosten sind allerdings enorm hoch. Das aus den neuen Bundesländern stammende *Clavigrenin*, ein Dihydroergotaminpräparat, weist einen deutlichen Rückgang auf.

Die Dihydroergotaminkombinationen halten in den Verordnungszahlen weiterhin die Spitze. Nach vorübergehendem Anstieg 1992 durch Neueinführung von alten Präparaten mit geänderten Bestandteilen ist die Verordnung 1994 weiter rückläufig (*Tabelle 32.2*). Weder *Ergo-Lonarid PD* noch *Optalidon spezial N* entsprechen den heutigen Therapiekonzepten der Migränebehandlung. Bei *Ergo-Lonarid PD* ist mittlerweile Codein entfernt worden, der Beitrag der niedrigen Dosis von Dihydroergotamin (0,5 mg) zur Anfallskupierung ist aber immer noch ungewiß (Transparenzkommission, 1987). *Optalidon spezial NOC* enthält Propyphenazon, das als Pyrazolderivat mit dem Risiko anaphylaktischer Reaktionen und der Agranulozytose behaftet ist und daher nur zurückhaltend angewendet werden soll (Mutschler, 1991).

Ebenfalls rückläufig sind alle Ergotaminkombinationen. Die Mehrzahl der Präparate enthält Propyphenazon. Für alle diese Mittel gelten daher die gleichen Einschränkungen wie für *Optalidon spezial NOC*. Die sonstigen Kombinationen enthalten nichtopioide Analgetika, Codein, Antihistaminika und Spasmolytika mit fraglicher therapeutischer Bedeutung für die Anfallskupierung der Migräne. In einigen Fällen wird weiter versucht, unnötige Komponenten zu eliminieren, wie z.B. das unterdosierte Codein aus *Migralave*. Trotzdem sind alle diese Kombinationen nach heutigen Therapievorstellungen nicht empfehlenswert (Brandt, 1991). Bei Migränepatienten induzierte die regelmäßige Einnahme von Analgetika-Kombinationen häufig Dauerkopfschmerzen, die am ehesten durch Ergotamin hervorgerufen wurden (Dichgans et al., 1984).

Weniger kritisch wurden bisher Zweierkombinationen aus Ergotamin und Coffein (*Cafergot N*) beurteilt, da es schon länger Hinweise auf eine Steigerung der intestinalen Ergotaminresorption durch Coffein gab (Schmidt und Fanchamps, 1974). Neuerdings wird auch vor Coffein gewarnt, das den während der Migräneattacke bereits erhöhten Sympathikustonus weiter steigert (Soyka et al., 1992).

Die Verordnungen von Metoclopramid-Kombinationen (*Migränerton, Migräne-Neuridal*) sind gegenüber 1993 wieder ansteigend. Für diese Präparate ist die Wirksamkeit belegt. Die fixe Kombination bietet aber nicht unbedingt Vorteile, da die Einzelkomponenten zeitversetzt eingenommen werden sollen und die Halbwertszeiten von Paracetamol (2 Std.) und Metoclopramid (5 Std.) unterschiedlich sind. Darüberhinaus genügen bei geringeren Migränesymptomen entweder nur Metoclopramid oder nur ein Analgetikum zur Kupierung (Soyka et al., 1992).

Literatur

Arzneimittelkommission der deutsche Ärzteschaft (1995): Kontraindikation bei Sumatriptan beachten. Dtsch. Ärztebl. 92: A 1546–47.

Brandt, T. (1991): Kopfschmerz. In: Therapie innerer Krankheiten (Hrsg. Riekker, G.) 7. Auflage, Springer-Verlag Berlin, Heidelberg, S. 791–800.

Dichgans, J., Diener, H.C., Gerber, W.D., Verspohl, E.J., Kukiolka, H., Kluck, M. (1984): Analgetika-induzierter Dauerkopfschmerz. Dtsch. med. Wschr. 109: 369–373.

Fülgraff, G., Palm, D.(1995): Pharmakotherapie – Klinische Pharmakologie, 8. Auflage, Gustav Fischer Verlag, Stuttgart, S. 212–214.

Keseberg, A.(1979): Der Kopfschmerz, eine Studie aus der Allgemeinpraxis. Zeitschr. für Allgemeinmed. 55:739–744

Mutschler, E. (1991): Arzneimittelwirkungen. 6. Auflage, Wissenschaftliche Verlagsgesellschaft Stuttgart, S. 182.

Schmidt, R., Fanchamps, A. (1974): Effect of coffeine on intestinal absorption of ergotamine in men. Eur. J. Clin. Pharmacol. 7: 213–216.

Soyka, D., Diener, H.C., Pfaffenrath, V., Gerber, W.D., Ziegler, A. (1992): Therapie und Prophylaxe der Migräne. Münch. med. Wschr. 134: 145–153.

Transparenzkommission (1987): Transparenzliste Migräne. Bundesanzeiger Nr. 107 von 12.06. 1987.

33. Mineralstoffpräparate

U. Schwabe und R. Ziegler

Nach der boomartigen Zunahme der Verschreibung von Mineralstoffpräparaten über etwa ein Jahrzehnt folgte auf den Gipfel des Jahres 1992 ein Knick nach unten mit einer leichten Erholung 1994 (*Abbildung 33.1*). Die Gesamtzahl der Verordnungen ist 1994 nur marginal angestiegen (*Tabelle 33.1*). Offenbar hat das Gesundheitsstrukturgesetz nachhaltig weitergewirkt. Die niedergelassenen Ärzte hatten 1993 vor allem solche Therapieprinzipien zurückgestellt, bei denen Indikation und Wirkung wenig gesichert sind, während die Verordnungen essentieller und wirksamer Arzneimittel kaum reduziert wurden.

Im Jahre 1994 beobachten wir eine teilweise Erholung bei solchen Untergruppen, die 1993 besonders starke Einbrüche erlitten hatten. Zunahmen zeigen Magnesium- und Calciumpräparate, während Kaliumpräparate eine geringe Einbuße erfuhren (*Tabelle 33.4*). Bei den Fluoriden haben zwar die DDD insgesamt leicht abgenommen – dies aber vermut-

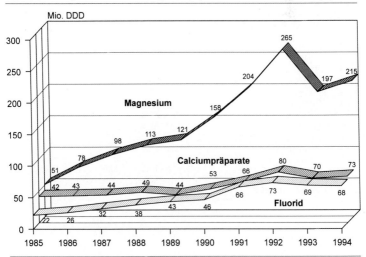

Abbildung 33.1: Verordnungen von Mineralstoffpräparaten 1985 bis 1994
Gesamtverordnungen nach definierten Tagesdosen (ab 1991 mit neuen Bundesländern)

312 Mineralstoffpräparate

Tabelle 33.1: Verordnungen von Mineralstoffpräparaten 1994
Angegeben sind die verordnungshäufigsten Präparate mit Verordnungsrang, Verordnungen und Umsatz 1994 für die gesamte Bundesrepublik im Vergleich zu 1993.

Rang	Präparat	Verordnungen 1994 in Tsd.	Veränd. in %	Umsatz 1994 in Mio. DM	Veränd. in %
26	Magnesium Verla N Drag.	2585,1	+0,8	38,4	+14,3
49	Calcium Sandoz Brausetabl.	2090,0	−6,5	61,8	+5,5
93	Tromcardin Amp./Drag./Tabl.	1475,3	+6,4	44,4	+6,9
111	Tridin	1340,8	−3,9	81,5	+0,3
238	Magnetrans forte	776,6	+11,8	19,6	+14,2
244	Oralpädon	763,7	+25,5	7,4	+9,9
257	Magnesium-Diasporal N	730,5	−4,2	23,2	+7,9
355	Kalinor-Brausetabl.	584,1	−5,9	14,6	−5,0
476	Magnesiocard	451,6	+4,3	10,4	−20,3
527	Zentramin Bastian N Tabl.	411,3	+3,7	12,9	+3,5
544	Kalium-Mag.-Asparaginat	400,5	−42,1	7,9	−0,9
556	Magnesium Verla Tabl./N Konz	390,8	+55,1	9,2	+37,8
655	Biomagnesin	331,7	−8,1	6,8	+2,8
809	Ossin	266,4	+15,8	3,6	−27,3
844	Ossofortin	257,6	+67,0	8,7	+74,1
859	Frubiase Calcium T	253,4	−1,1	4,2	−3,5
877	Ossiplex	248,8	+6,9	6,9	+10,5
939	Frubiase Calcium Brausegran.	233,5	−6,7	5,7	+2,1
944	Magnerot classic	231,7	−46,5	9,8	−40,8
1056	Kalinor/retard	206,0	+8,3	4,8	+10,7
1082	Mg 5-Longoral	198,0	−14,6	3,9	−18,7
1132	Magium K	185,8	+79,5	2,9	+75,0
1151	Zinkorotat	182,7	+33,9	5,5	+27,8
1239	Elotrans Neu	163,8	−14,2	1,9	−20,3
1265	Natriumfluorid 25 Baer	157,4	+7,3	2,1	+10,4
1369	Magnesium-ratiopharm	140,7	+71,2	2,1	+16,8
1382	Kalium-Duriles	139,2	+7,5	3,4	+10,3
1389	Magnerot N	137,9	(neu)	1,9	(neu)
1449	Magnesium Jenapharm	130,8	+9,2	2,5	+55,5
1469	Calcium Dago	128,5	+4,7	2,0	+11,8
1518	Löscalcon	122,1	−27,7	5,6	−17,9
1688	Milupa GES	103,4	+3,4	1,0	+5,2
1692	Unizink	103,2	−7,9	2,7	−9,9
1788	Magnetrans	93,8	+1,4	1,4	−11,9
1790	Mg-nor	93,5	+44,1	1,7	+44,5
1849	Kalitrans-Brausetabletten	89,8	+3,9	1,4	−1,8
1910	Rekawan	85,5	−25,5	1,3	−40,2
Summe:		16285,5	+0,8	425,3	+3,7
Anteil an der Indikationsgruppe:		88,8%		90,0%	
Gesamte Indikationsgruppe:		18332,9	+0,6	472,6	+3,1

lich zu Lasten niedrig dosierter Präparate, während die typischen Osteoporose-Präparate um 6% zugenommen haben (*Tabelle 33.3*).

Calciumpräparate

Calciumsalze werden bei nutritiven oder malabsorptionsbedingten Calcium- und Vitamin-D-Mangelzuständen sowie substitutiv-adjuvant bei der Therapie des Hypoparathyreoidismus und der Osteoporose eingesetzt. Die empfohlene tägliche Calciumzufuhr beträgt für Erwachsene 1000 mg sowie für Schwangere, Stillende und postmenopausale Frauen, die keine Östrogensubstitution erhalten, 1500 mg (Arnaud und Sanchez, 1990). Diese Mengen werden ohne weiteres durch den Calciumgehalt der üblichen Ernährung gedeckt. Besonders calciumreich sind Milch, Milchprodukte (Käse, Joghurt, Quark, Schokolade, Eiscreme) und viele Gemüse. Für eine ausreichende Calciumaufnahme wird Vitamin D in seiner wirksamen Form als 1,25-Dihydroxycolecalciferol benötigt. Bei funktionierender Calciumhomöostase hat eine den Bedarf übersteigende Calciumzufuhr beim gesunden Organismus keinen Nutzen.

Leichtere Calciummangelerkrankungen können infolge unzureichender Zufuhr oder leichter Resorptionsstörungen entstehen. Sie sollten primär durch eine ausreichende Calciumaufnahme mit der Nahrung (Milchprodukte) behandelt werden, bevor Calciumpräparate in Betracht gezogen werden. Chronische Calciummangelzustände infolge Hypoparathyreoidismus, Rachitis, Osteomalazie und Malabsorptionszuständen müssen dagegen mit Colecalciferol (Vitamin D_3) oder seinen Metaboliten behandelt werden, um die intestinale Calciumresorption zu erhöhen. Die Calciumpräparate dienen in derartigen Situationen der Garantie eines ausreichenden bzw. optimierten Angebotes. Der verschreibende Arzt muß unbedingt nach geschätztem Bedarf verordnen. Die Bedeutung des Calciums als «Basistherapie» bei der Osteoporose ist heute unbestritten (Ziegler, 1993). Dagegen gibt es für die Behandlung von allergischen Erkrankungen mit Calciumpräparaten keine hinreichenden Belege (Keseberg, 1985).

Für die orale Substitutionsbehandlung wird in erster Linie Calciumcarbonat empfohlen, da es 40% elementares Calcium enthält. Wegen des geringeren Calciumgehaltes sind Calciumlaktat (13%), Calciumglukonat (9%) und Calciumglucobionat (6,6%) weniger für die orale Therapie geeignet (American Medical Association, 1986). Calciumphosphat und Calciumhydrogenphosphat sollen kaum resorbiert werden (Reynolds, 1982).

Mineralstoffpräparate

Tabelle 33.2: Verordnungen von Calciumpräparaten 1994
Angegeben sind die 1994 in der gesamten Bundesrepublik verordneten Tagesdosen, die Änderungen gegenüber 1993 und die mittleren Kosten je DDD 1994.

Präparat	Bestandteile	DDD 1994 in Mio.	Änderung in %	DDD-Kosten in DM
Calcium Sandoz Brausetabl.	Calciumlactogluconat Calciumcarbonat	38,0	(+ 6,9)	1,63
Ossofortin	Calciumphosphat Calciumgluconat Colecalciferol	7,4	(+ 76,7)	1,18
Löscalcon	Calciumcarbonat	3,6	(− 17,8)	1,54
Frubiase Calcium Brausegran.	Calciumgluconat Calciumlactat	3,1	(+ 3,2)	1,82
Frubiase Calcium T	Calciumgluconat Calciumlactat	2,5	(− 2,3)	1,68
Calcium Dago	Calciumcarbonat	2,0	(+ 11,7)	0,99
Summe		56,7	(+ 10,0)	1,55

Für die Beurteilung der verordneten Calciumpräparate ist daher ein ausreichender Calciumgehalt und eine entsprechende Dosierungsempfehlung von Bedeutung. Legt man den Richtwert von 1000 mg Calcium pro Tag zugrunde, dann sind nur wenige Präparate ausreichend hoch dosiert, um mit 1–2 Tabletten das Optimum zu erfüllen. Dazu gehören *Calcium Sandoz Brausetabletten, Löscalcon* und *Frubiase Calcium Brausegranulat*, während *Ossofortin, Calcium Dago* und *Frubiase Calcium Trinkampullen* niedriger dosiert sind. Diese Bewertungen haben sich teilweise auf das Verordnungsverhalten ausgewirkt. So sind die niedrig dosierten Präparate *Calcipot* und *Osspulvit* nicht mehr unter den 2000 führenden Präparaten vertreten. Aus dem gleichen Grunde hat die absolute Menge der verordneten Tagesdosen trotz der prozentualen Zunahme der verbleibenden Präparate gegenüber dem Vorjahr abgenommen (*Tabelle 33.2*).

Die Behandlung einer akuten Hypocalcämie mit schwerer Tetanie (z.B. hypoparathyreote Krise) erfordert die intravenöse Gabe von Calciumgluconat. Bei einer Hyperventilationstetanie genügt dagegen die Einatmung CO_2-reicher Luft (Plastikbeutel). Allerdings ist die Differentialdiagnose eines tetanischen Anfalls nicht immer ad hoc zu stellen, so daß in der Praxis auch bei der später als Hyperventilationstetanie erkannten Anfallssituation Injektionen von Calciumsalzen zur symptomatischen

Tabelle 33.3: Verordnungen von Fluorid- und Zinkpräparaten 1994
Angegeben sind die 1994 in der gesamten Bundesrepublik verordneten Tagesdosen, die Änderungen gegenüber 1993 und die mittleren Kosten je DDD 1994.

Präparat	Bestandteile	DDD 1994 in Mio.	Änderung in %	DDD-Kosten in DM
Fluoridpräparate				
Tridin	Natriumfluorophosphat Calciumgluconat Calciumcitrat	37,4	(+ 1,6)	2,18
Ossin	Natriumfluorid	12,8	(+ 16,2)	0,28
Ossiplex	Natriumfluorid Ascorbinsäure	6,8	(+ 10,8)	1,03
Natriumfluorid 25 Baer	Natriumfluorid	4,2	(+ 10,8)	0,50
		61,2	(+ 6,0)	1,54
Zinkpräparate				
Zinkorotat	Zinkorotat	8,9	(+ 27,5)	0,62
Unizink	Zinkhydrogenaspartat	3,7	(− 12,6)	0,73
		12,6	(+ 12,5)	0,65
Summe		73,8	(+ 7,0)	1,39

Behebung Anwendung finden. Aus der Besserung des Zustandes auf die Ursache eines Calciummangels zu schließen, ist ein nicht seltener Fehler. *Calcium-Sandoz Ampullen* sind 1994 nicht mehr unter den 2000 führenden Präparaten vertreten. Damit bestätigt sich die Vermutung, daß hier nicht selten die medizinische Begründung solcher Injektionen fehlen könnte.

Fluoridpräparate

Fluoride dienen der Behandlung der primären Osteoporose mit langsamem Umsatz. Sie stimulieren die Knochenneubildung. Als Volldosis sind 20 mg Fluor in Gestalt von Monofluorophosphat anzusehen, entsprechend 4 Tabletten *Tridin* täglich, beziehungsweise 33–36 mg Fluor als Natriumfluorid (75–80 mg NaF). Die Therapiezeit beträgt 2–4 Jahre. Bei den Verschreibungen führt Tridin als Kombinationspräparat von Fluorophosphat und Calciumsalzen, da die Fluoridtherapie in der Regel mit Calcium kombiniert wird. Vielerorts wird eine niedrig-dosierte Vitamin-D-Zusatztherapie empfohlen.

Durch randomisierte Studien in den USA entstanden Zweifel an der Wirksamkeit des Fluorids. Verantwortlich war vermutlich das Studiendesign infolge fehlender Adaptierung an erforderliche Dosen und Fortsetzung der Therapie über vier Jahre, ohne Rücksicht darauf, ob bereits früher ein ausreichender Erfolg erzielt war (Wüster und Ziegler, 1993). In einer nachträglichen Analyse bestätigen die USA-Autoren diese Vermutung (Riggs et al., 1994). Die verschreibenden Ärzte folgen offenbar der Argumentation, daß Fluoride für die Osteoporosetherapie ein wirksames Agens sind. 1994 haben die DDD der Fluoride leicht zugenommen (*Tabelle 33.3*). Die Zunahme erfolgte vor allem zugunsten von Natriumfluoridpräparaten, möglicherweise aufgrund ökonomischer Überlegungen, d.h. zu Mitteln mit niedrigen Kosten, bezogen auf die therapeutische Fluoridmenge. Bei *Tridin* spricht eine gewisse Abnahme der Verordnungszahl bei gleichzeitig leichter Zunahme der DDD dafür, daß größere Packungen, wie bei Langzeittherapie sinnvoll, vorgezogen werden. *Mono-Tridin* ist allerdings nicht mehr vertreten.

Fluoridpräparate werden weiterhin als wirksame Kariesprophylaxe in den Jahren der Zahnbildung eingesetzt. Interessant ist die Mitteilung, daß Fluor als Spurenelement möglicherweise auch für die Stabilität des Skeletts im Sinne einer Osteoporoseprophylaxe wirksam sein kann, wenn es etwa als Trinkwasserfluoridierung dauernd verwendet wird, wie eine Untersuchung aus Finnland gezeigt hat (Simonen und Laitinen, 1985).

Zinkpräparate

Zinkpräparate sind bei Zinkmangel indiziert, der z.B. bei langdauernder parenteraler Ernährung oder bei Dialysepatienten vorkommen kann. Andere Anwendungen zur Förderung der Wundheilung, zur Immunaktivierung bei Neoplasien oder zur Behandlung von virilen Potenzstörungen sind umstritten.

Kaliumpräparate

Kaliumpräparate dienen zur Korrektur eines Kaliummangels, der in ausgeprägten Fällen auch als Hypokaliämie in Erscheinung tritt. Ursachen sind meist renale oder gastrointestinale Kaliumverluste. Am häufigsten ist die durch Diuretika induzierte Hypokaliämie. Auch an einen Diuretika- oder Laxantienabusus muß gedacht werden.

Tabelle 33.4: Verordnungen von Kaliumpräparaten 1994
Angegeben sind die 1994 in der gesamten Bundesrepublik verordneten Tagesdosen, die Änderungen gegenüber 1993 und die mittleren Kosten je DDD 1994.

Präparat	Bestandteile	DDD 1994 in Mio.	Änderung in %	DDD-Kosten in DM
Monopräparate				
Kalinor/retard	Kaliumchlorid	3,3	(+ 13,6)	1,46
Kalium-Duriles	Kaliumchlorid	2,9	(+ 6,6)	1,16
Kalitrans-Brausetabletten	Kaliumhydrogencarbonat	1,5	(+ 5,4)	0,94
Rekawan	Kaliumchlorid	1,4	(− 27,8)	0,90
		9,1	(+ 1,3)	1,19
Kombinationspräparate				
Kalinor-Brausetabl.	Kaliumcitrat Kaliumhydrogencarbonat Citronensäure	15,4	(− 4,5)	0,95
Kalium-Mag.-Asparaginat	Kaliumhydroxid Magnesiumoxid DL-Aspartinsäure	6,1	(+ 4,0)	1,28
Oralpädon	Glucose Natriumchlorid Kaliumhydrogencarbonat	1,0	(+ 11,0)	7,16
Elotrans Neu	Glucose Natriumchlorid Natriumcitrat Kaliumchlorid	0,6	(− 21,9)	3,47
Milupa GES	Glucose Natriumhydrogencarbonat Kaliumchlorid Natriumchlorid	0,2	(+ 3,4)	4,80
		23,3	(− 2,2)	1,41
Summe		32,5	(− 1,3)	1,35

Kalium sollte grundsätzlich oral substituiert werden. Die intravenöse Gabe ist jedoch immer dann notwendig, wenn der Patient oral kein Kalium einnehmen kann, z.B. im Coma diabeticum. Bei leichterem Kaliummangel ohne zusätzliche Risiken (z.B. Digitalistherapie, EKG-Veränderungen) und einem Kaliumserumspiegel über 3,5 mval/l ist keine medikamentöse Therapie erforderlich (American Medical Association, 1986). Hier reicht eine Korrektur durch kaliumreiche Nahrungsmittel aus (z.B. Obst, Gemüse, Kartoffeln, Fruchtsäfte). Die normale tägliche Kost enthält ohnehin 2 bis 4 g Kalium (50 bis 100 mval). Erst bei einem Kaliumserumspiegel unter 3,5 mval/l ist die Verordnung von Kaliumpräparaten sinnvoll. Als definierte Tagesdosis werden 40 mmol Kalium empfohlen. Da ein Kaliummangel fast immer mit einer hypochlorämischen Alkalose einhergeht, ist Kaliumchlorid das Mittel der Wahl (American Medical Association, 1986). Es ist in allen Monopräparaten enthalten. Marktführer ist allerdings das Kombinationspräparat *Kalinor-Brausetabletten*, das Kaliumcitrat und Kaliumhydrogencarbonat enthält (*Tabelle 33.4*). Es wirkt alkalosefördernd und ist daher für die Korrektur der häufig vorkommenden hypochlorämischen Hypokaliämie wenig geeignet. Möglicherweise sind die Verordnungen des Kombinationspräparates deshalb weiter zurückgegangen. Insgesamt hat sich aber die Indikationsgruppe der Kaliumpräparate 1994 gegenüber 1993 gehalten.

Oralpädon, Elotrans und *Milupa GES* sind für die Kaliumsubstitution nicht geeignet, weil sie nur geringe Kaliummengen enthalten. Bei diesen Präparaten handelt es sich vielmehr um glucosehaltige Elektrolytkombinationen, die für den Elektrolytersatz und Rehydratation bei Durchfallerkrankungen verwendet werden. Ihre Verordnung ist im Durchschnitt unverändert.

Magnesiumpräparate

Magnesiumpräparate sind zur Korrektur von Magnesiummangelzuständen indiziert. Typisches Symptom einer Hypomagnesiämie ist eine Tetanie infolge gesteigerter neuromuskulärer Erregbarkeit. Ursachen können langdauernde Elektrolytverluste bei Malabsorptionszuständen, Diarrhö, Nierenerkrankungen oder Diuretikatherapie sein, aber auch eine mangelnde Zufuhr bei chronischem Alkoholismus oder parenteraler Ernährung. Die tägliche Magnesiumaufnahme des Erwachsenen beträgt etwa 10–20 mmol (240–480 mg). Wegen der weiten Verbreitung dieses Kations in der Nahrung ist ein alimentär bedingter Magnesiummangel bei üblicher Kost selten (Kuhlmann et al., 1987). Bei stationären Patienten wird dagegen eine Hypomagnesiämie in 6–11% der Fälle beobachtet (Manz et al., 1990). Bei einigen Magnesiumpräparaten (*Magnerot, Tromcardin, Zentramin Bastian N Tabl.*) sind die Dosierungsempfehlungen der Hersteller für eine ausreichende Magnesiumsubstitution zu niedrig (*Tabelle 33.5*). Sie erreichen teilweise nur 30–80 mg, d.h. 8–20% der täglichen Magnesiumzufuhr mit der Nahrung.

In der Geburtshilfe und in der Kardiologie gibt es spezielle Indikationen für eine gezielte pharmakologische Magnesiumtherapie (siehe

Mineralstoffpräparate 319

Tabelle 33.5: Verordnungen von Magnesiumpräparaten 1994
Angegeben sind die 1994 in der gesamten Bundesrepublik verordneten Tagesdosen, die Änderungen gegenüber 1993 und die mittleren Kosten je DDD 1994.

Präparat	Bestandteile	DDD 1994 in Mio.	Änderung in %	DDD-Kosten in DM
Monopräparate				
Magnesium-Diasporal N	Magnesiumcitrat	31,4	(+ 16,2)	0,74
Magnetrans forte	Magnesiumoxid	27,2	(+ 14,7)	0,72
Magnerot classic	Magnesiumorotat	13,8	(− 35,5)	0,71
Magnesium Verla Tabl./N Konz	Magnesium-L-hydrogenglutamat	12,1	(+ 62,7)	0,76
Mg 5-Longoral	Magnesiumhydrogenaspartat	6,7	(− 14,4)	0,59
Magnesiocard	Magnesiumaspartat	6,7	(+ 2,0)	1,56
Magnesium Jenapharm	Magnesiumcarbonat	4,4	(+ 9,2)	0,58
Magnesium-ratiopharm	Magnesiumhydrogenaspartat	3,4	(+ 40,4)	0,62
Mg-nor	Magnesiumaspartat	3,0	(+ 59,6)	0,55
Magnetrans	Magnesiumhydrogenaspartat	1,2	(+ 13,9)	1,10
		109,8	(+ 6,3)	0,76
Kombinationspräparate				
Magnesium Verla N Drag.	Magnesium-L-hydrogenglutamat Magnesiumcitrat	46,5	(+ 20,3)	0,83
Tromcardin Amp./Drag./Tabl.	Kaliumhydrogenaspartat Magnesiumhydrogenaspartat	33,8	(+ 7,3)	1,32
Zentramin Bastian N Tabl.	Magnesiumcitrat Calciumcitrat Kaliumcitrat	7,8	(+ 3,4)	1,64
Biomagnesin	Magnesiumhydrogenphosphat Magnesiumhydrogencitrat	6,7	(+ 4,2)	1,01
Magium K	Kaliumaspartat Magnesiumaspartat	4,8	(+ 88,1)	0,60

Mineralstoffpräparate

noch Tabelle 33.5: Verordnungen von Magnesiumpräparaten 1994
Angegeben sind die 1994 in der gesamten Bundesrepublik verordneten Tagesdosen, die Änderungen gegenüber 1993 und die mittleren Kosten je DDD 1994.

Präparat	Bestandteile	DDD 1994 in Mio.	Änderung in %	DDD-Kosten in DM
Magnerot N	Magnesiumhydrogenphosphat Magnesiumcitrat	2,5	(neu)	0,78
		102,1	(+ 17,8)	1,05
Summe		211,9	(+ 11,6)	0,90

Arzneiverordnungs-Report '91). Kurzfristige Magnesiuminfusionen gelten bei speziellen Tachykardieformen (Torsades de pointes) und bei Digitalis-bedingten Arrhythmien als sichere und weitgehend gefahrlose Therapie. Dagegen sind neuere Ergebnisse zur Magnesiumwirkung auf die Akutletalität bei Myokardinfarkt widersprüchlich (ISIS Collaborative Group, 1993).

Über den Wert einer oralen Langzeitmedikation existieren dagegen keine aussagekräftigen Studien (Manz et al., 1990). Neuere Untersuchungen mahnen eher zur Vorsicht. Nach einem akuten Myokardinfarkt senkte eine einjährige Magnesiumgabe (15 mmol/d oral) das Auftreten kardialer Ereignisse (z.B. Reinfarkt, plötzlicher Herztod) nicht, sondern erhöhte das Risiko sogar um 55% (Galloe et al., 1993).

Trotz dieser unsicheren Datenlage sind die Magnesiumpräparate nach dem starken Einbruch des Jahres 1993 wieder stärker verordnet worden (*Tabelle 33.5*). Bei moderatem Anstieg der Gesamtgruppe (+11,6%) fallen einzelne Präparate mit enormen Zuwachsraten von 40–88% auf. Bei Betrachtung des die Listen anführenden *Magnesium Verla N Drag.* fällt eine DDD-Zunahme um 20% bei gleichbleibender Verordnung auf. Die bei indizierter Langzeittherapie sinnvolle Verordnung größerer Packungen zeichnet sich hier ab. Weiterhin wird ungehindert mit verschwommenen Indikationsansprüchen wie Pseudoneurasthenie, Arteriosklerose, vegetativer Dystonie, psychosomatischen Beschwerden und Streß geworben. Der umstrittene Nutzen dieser «Modetherapie» kontrastiert auffällig mit den erheblichen Kosten, die in den letzten 10 Jahren von 35 auf 190 Mio. DM gestiegen sind.

Literatur

American Medical Association (1986): Agents affecting calcium metabolism. In: Drug Evaluations, 6th ed., Saunders Company, Philadelphia, S. 827–839, 885–902.

Arnaud, C.D., Sanchez, S.D. (1990): The role of calcium in osteoporosis. Ann. Rev. Nutr. 10: 397–414.

Deutsche Gesellschaft für Ernährung (1975): Empfehlungen für die Nährstoffzufuhr. 3. Auflage. Umschau-Verlag, Frankfurt.

Galloe, A.M., Rasmussen, H.S., Jorgensen, L.N., Aurup, P., Balslov, S., Cintin, C., Grandal, N., McNair, P. (1993): Influence of oral magnesium supplementation on cardiac events among survivors of an acute myocardial infarction. Brit. Med. J. 307: 585–587.

ISIS Collaborative Group (1993): ISIS-4: randomized study of intravenous magnesium in over 50 000 patients with suspected myocardial infarction. Circulation Sup. 4 (2): 1559.

Keseberg, A. (1985): Wert und Unwert der Therapie mit Calciumionen. Z. Allg. Med: 61: 899–901.

Kuhlmann, U., Siegenthaler, W., Siegenthaler, G. (1987): Wasser- und Elektrolythaushalt. In: Klinische Pathophysiologie (Hrsg. W. Siegenthaler). Georg Thieme Verlag, Stuttgart, New York, S. 209–237.

Manz, M., Mletzko, R., Jung, W., Lüderitz, B. (1990): Behandlung von Herzrhythmusstörungen mit Magnesium. Dtsch. med. Wschr. 115: 386–390.

Rasmussen, S. H., Norregard, P., Lindeneg, O., McNair, P., Backer, V., Baslev, S. (1986): Intravenous magnesium in acute myocardial infarction. Lancet I: 234–236.

Reynolds, E.F. (1982): Martindale, the Extra Pharmacopoeia, 28th ed., p. 623.

Riggs, B. L., O'Fallon, W.M., Lane, A., Hodgson, S.F., Wahner, H.W., Muhs, J., Chao, E., Melton, L.J. III (1994): Clinical trial of fluoride therapy in postmenopausal osteoporotic women: Extended observations and additional analysis. J. Bone Mineral Res. 9: 265–275.

Simonen, O., Laitinen, O. (1985): Does fluoridation of drinking-water prevent bone fragility and osteoporosis? Lancet II: 432–434.

Wüster, C., Ziegler, R. (1993): Fluorid-Therapie der Osteoporose: «Auf die Dosis kommt es an». Dtsch. Ärzteblatt 90: B 41–42.

Ziegler, R. (1993): Was ist gesichert in der Behandlung der Osteoporose der Frau in der Menopause? Internist 34: 18–24.

34. Mund- und Rachentherapeutika

S. Wittkewitz-Richter

Mund- und Rachentherapeutika werden zur Behandlung von Infektionen und schmerzhaften Schleimhautaffektionen des Mund- und Rachenraumes eingesetzt. Die Besiedlung der Mundschleimhaut und des Speichels setzt sich überwiegend aus gramnegativen Anaerobiern und grampositiven Aerobiern zusammen. Die fakultativ pathogene Besiedlung wird durch Abwehrmechanismen im Gleichgewicht gehalten. Durch eine Veränderung der Abwehrlage, z.B. durch virale Infektionen, chemische Noxen oder mechanische Reize, können diese Keime zu akuten Erkrankungen führen (Wunderer, 1986).

Infektionen des Mund- und Rachenraumes werden in ca. 90% der Fälle durch Viren ausgelöst. Hier ist der Einsatz von Mund- und Rachentherapeutika, die vor allem antiseptisch oder lokal antibiotisch wirken, nicht angezeigt. Die häufig auf Virusinfektionen aufgesetzten Candida-Infektionen müssen gezielt mit Antimykotika therapiert werden. Somit verbleibt für eine lokale Therapie lediglich ein Anteil von ca. 20% der Infektionen, die primär oder sekundär durch Bakterien ausgelöst werden. Ausgenommen davon sind allerdings Streptokokken-Infektionen, die wegen der eventuell auftretenden Spätkomplikationen systemisch mit Antibiotika zu therapieren sind.

Die Effizienz der Mund- und Rachentherapeutika wird in der Literatur sehr unterschiedlich bewertet. Einerseits werden sie als Placebo-Therapeutika mit fehlender Tiefenwirkung bezeichnet, die lediglich subjektive Beschwerden des Patienten lindern. Sie wären somit durch die Gabe von Wasserstoffperoxidlösung 3% zum Spülen ersetzbar. Andere Studien wiederum (Gräf, 1989) weisen die Wirksamkeit von einigen Lokaltherapeutika mittels eines mikrobiologischen Testverfahrens nach. Um hier eindeutige Entscheidungen fällen zu können, wäre es wünschenswert, daß ein Wirkungsnachweis für Mund- und Rachentherapeutika erarbeitet wird.

Zum Einsatz kommen bei der symptomatischen Behandlung Lösungen, Pasten und Lutschtabletten. Die Sprays sollten den Gurgellösungen vorgezogen werden, da hiermit auch der Rachenraum erfaßt wird. Pasten und Gele werden lokal auf Aphthen oder Druckstellen aufgetragen. Lutschtabletten haben den Effekt der vermehrten Speichelsekretion, was häufig schon zu einer subjektiven Linderung der Beschwerden führt. Es ist allerdings der Zuckergehalt zu beachten, der sich negativ auf die Therapie der Candida-Mykose auswirken kann.

Mund- und Rachentherapeutika

Tabelle 34.1: Verordnungen von Mund- und Rachentherapeutika 1994
Angegeben sind die verordnungshäufigsten Präparate mit Verordnungsrang, Verordnungen und Umsatz 1994 für die gesamte Bundesrepublik im Vergleich zu 1993.

Rang	Präparat	Verordnungen 1994 in Tsd.	Veränd. in %	Umsatz 1994 in Mio. DM	Veränd. in %
159	Chlorhexamed	1069,1	-5,6	10,8	-3,6
181	Lemocin	956,7	+21,5	7,3	+23,9
341	Dobendan	606,8	+0,4	4,5	-2,8
374	Dolo-Dobendan	562,2	+29,1	5,3	+29,9
537	Hexoral	405,6	-4,3	4,5	-4,9
560	Tonsilgon N	389,4	+117,9	5,0	+78,7
647	Bepanthen Tabletten	338,3	+32,7	3,4	+21,1
660	Dynexan A Gel	330,8	+3,4	3,1	+3,0
742	Herviros Lösung	294,1	+8,2	2,1	+8,2
761	Ampho-Moronal L-Tabl./Susp.	288,1	+7,2	9,3	+4,4
900	Tantum Verde Lösung	244,0	+36,7	2,6	+37,0
918	Hexoraletten	239,5	-47,5	1,6	-47,7
975	Kamistad-Gel	224,3	-5,2	1,7	-6,9
1002	Lemocin CX Gurgellösung	217,4	+30,4	2,1	+29,7
1030	Hexoraletten N	212,4	(neu)	1,6	(neu)
1057	Dorithricin	206,0	-20,6	1,7	-20,5
1089	Tonsiotren/N	196,1	+29,0	2,1	+39,7
1131	Betaisodona Mundantiseptikum	185,8	+13,1	2,8	+7,7
1186	Frubienzym	175,9	-32,4	1,4	-30,5
1260	Dontisolon D	158,2	(>1000)	1,9	(>1000)
1337	Doreperol N	145,7	-6,5	1,5	-6,9
1355	Corsodyl	143,1	+14,1	2,0	+14,1
1377	Recessan	139,4	+9,1	1,4	+6,3
1413	Dentinox N	135,1	+23,5	1,2	+32,3
1429	Hexetidin-ratiopharm	133,5	-1,1	1,0	-0,8
1436	Hexetidin comp.-ratiopharm	132,2	-12,6	1,0	-12,4
1521	Pyralvex	122,0	-24,7	1,5	-23,9
1548	Mundisal	119,1	-3,0	1,1	-2,7
1591	Trachisan Lutschtabletten	113,7	-6,6	0,9	-3,6
1597	Solcoseryl	113,3	-11,7	1,1	-11,7
1641	Dequonal	107,8	+13,5	1,1	+13,6
1825	Kamillosan Mundspray N	91,1	+4,5	1,2	+4,5
1879	Frubilurgyl	88,1	-26,5	1,0	-29,9
Summe:		8884,8	+8,4	90,8	+9,0
Anteil an der Indikationsgruppe:		85,3%		83,9%	
Gesamte Indikationsgruppe:		10413,0	-0,2	108,1	+0,8

Abbildung 34.1: Verordnungen von Mund- und Rachentherapeutika 1994
DDD der 2000 meistverordneten Arzneimittel (gesamte Bundesrepublik)

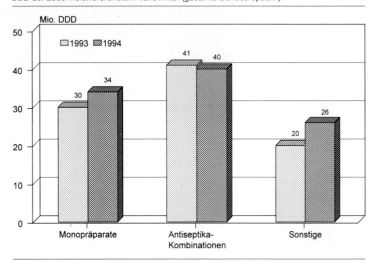

Verordnungsspektrum

Nach einem starken Rückgang der Verordnungen in 1993, bedingt durch das Inkrafttreten des Gesundheitsstrukturgesetzes, stagnieren die Verordnungen und der Umsatz 1994 auf gleich hohem Niveau (*Tabelle 34.1*). Betrachtet man nur die Gruppe der 2000 verordnungshäufigsten Präparate, ergeben sich bei Verordnungen, Umsatz und definierten Tagesdosen deutliche Anstiege. Sie konzentrieren sich auf die Monopräparate und die sonstigen Mund- und Rachentherapeutika (*Abbildung 34.1*).

In der gesamten Indikationgruppe wurden Verordnungen in Höhe von 108,1 Mio. DM zu Lasten der gesetzlichen Krankenversicherung ausgestellt, obwohl die Mund- und Rachentherapeutika zu den Bagatellarzneimitteln gehören und gemäß § 34 Abs. 1 SGB V für Versicherte ab dem 18. Lebensjahr grundsätzlich nicht verordnungsfähig sind. Die am 1. Januar 1994 in Kraft getretene Neufassung der Arzneimittelrichtlinien präzisiert hierzu, daß Mund- und Rachentherapeutika nur bei Pilzinfektionen, geschwürigen Erkrankungen der Mundhöhle und nach chirurgischen Eingriffen im Hals-, Nasen- und Ohrenbereich verordnet werden dürfen.

Therapeutische Aspekte

Antiseptika

Unter den Monopräparaten überwiegen die Antiseptika, deren Wirkung in vitro nachgewiesen werden kann. Der Nachweis der Wirksamkeit gestaltet sich schwierig. Hinzu kommt eine häufig nicht ausreichende Konzentration der Antiseptika in den Zubereitungen. Andererseits verhindern Schleimhautreizungen bis hin zu Läsionen eine höhere Dosierung des Antiseptikums, vor allem in Lutschtabletten.

Chlorhexamed, Frubilurgyl, Lemocin CX und das von den Therapiekosten preiswerteste *Corsodyl* enthalten Chlorhexidingluconat, das eine breite antimikrobielle Wirkung gegen grampositive und gramnegative Keime zeigt. Die Wirkung gegen Hefen und Dermatophyten ist eher gering. Mundspülungen mit 10 ml einer 0,2%igen Chlorhexidinlösung führen zu einer starken Reduktion der Speichelbakterienmenge, die bis zu 12 Stunden nachweisbar ist. Bei Daueranwendung kann es zur reversiblen bräunlichen Verfärbung der Zunge und der Zähne sowie zur Beeinträchtigung des Geschmacksempfindens kommen (Bundesgesundheitsamt, 1994). Hexetidin (*Hexoral, Doreperol N, Hexetidin-ratiopharm*) wirkt schwächer und deutlich kürzer als Chlorhexidin (Raetzke, 1993).

Das oberflächenaktive Cetylpyridiniumchlorid (*Dobendan*) wird in der Aufbereitungsmonographie (Bundesgesundheitsamt, 1993) negativ bewertet, da die Anwendung angesichts des begrenzten antimikrobiellen Wirkspektrums sowie möglicher Risiken (z.B. allergische Reaktionen) nicht vertretbar ist.

Polyvidon-Iod (*Betaisodona Mundantiseptikum*) zeigt in vitro eine starke Keimreduktion, die jedoch in vivo durch Speichel oder Serumkontakt deutlich abnimmt. Bei Patienten mit Schilddrüsenerkrankungen und Iodüberempfindlichkeit ist Vorsicht geboten, da Iod aus den Zubereitungen resorbiert wird.

Antimykotika

Die im Mundraum auftretenden Pilzinfektionen werden fast ausschließlich durch Candidaarten verursacht. Eine zuverlässige und gut verträgliche lokale Behandlung ist mit Amphotericin B (*Ampho-Moronal*) sowie mit Nystatin möglich. Antiseptika sollten zur Behandlung von

Tabelle 34.2: Verordnungen von Mund- und Rachentherapeutika (Monopräparate) 1994
Angegeben sind die 1994 in der gesamten Bundesrepublik verordneten Tagesdosen, die Änderungen gegenüber 1993 und die mittleren Kosten je DDD 1994.

Präparat	Bestandteile	DDD 1994 in Mio.	Änderung in %	DDD-Kosten in DM
Antiseptika				
Chlorhexamed	Chlorhexidingluconat	7,1	(− 5,5)	1,53
Corsodyl	Chlorhexidingluconat	2,8	(+ 14,6)	0,74
Hexoral	Hexetidin	2,3	(− 3,3)	1,97
Betaisodona Mundantiseptikum	Polyvidon-Iod	1,9	(− 1,6)	1,46
Dobendan	Cetylpyridiniumchlorid	1,7	(− 2,7)	2,59
Lemocin CX Gurgellösung	Chlorhexidingluconat	1,4	(+ 30,4)	1,47
Hexetidin-ratiopharm	Hexetidin	0,9	(− 1,1)	1,12
Doreperol N	Hexetidin	0,8	(− 22,5)	1,89
Frubilurgyl	Chlorhexidingluconat	0,5	(− 16,9)	2,29
		19,4	(− 1,1)	1,56
Antimykotika				
Ampho-Moronal L-Tabl./Susp.	Amphotericin B	2,6	(+ 4,8)	3,59
Antiphlogistika				
Tantum Verde Lösung	Benzydamin	1,0	(+ 36,7)	2,67
Lokalanästhetika				
Recessan	Polidocanol	4,6	(+ 9,8)	0,29
Glucocorticoide				
Dontisolon D	Prednisolonacetat	3,3	(> 1000)	0,59
Sonstige				
Bepanthen Tabletten	Dexpanthenol	3,5	(+ 18,9)	0,99
Summe		34,4	(+ 14,7)	1,42

Pilzinfektionen nicht eingesetzt werden, da die Konzentrationen in den Präparaten häufig nicht über der minimalen Hemmkonzentration liegen.

Antiphlogistika

Benzydamin (*Tantum Verde*) soll lokal angewendet antiphlogistisch und lokalanästhetisch wirken. Der antibakterielle Effekt des Wirkstoffes ist schwach, und bei der kurzen Anwendungsdauer kann die Keimzahl kaum reduziert werden. Die Substanz wird resorbiert und kann zu einer Vielzahl von Nebenwirkungen, wie z.B. Brechreiz, Übelkeit, Schlafstörungen und Hautkomplikationen, führen. Umso fragwürdiger erscheint der erhebliche Anstieg der verordneten Tagesdosen (*Tabelle 34.2*).

Lokalanästhetika

Die als Monopräparat ausgewiesene *Recessan Salbe* enthält neben dem Oberflächenanästhetikum Polidocanol noch sieben weitere arzneilich wirksame Bestandteile, die als Hilfsstoffe deklariert sind.

Glucocorticoide

Nach Entfernen der Bestandteile Neomycin und Aminoquinorid ist nunmehr das Präparat *Dontisolon D* auf dem Markt, welches Prednisolonacetat als Monosubstanz enthält. Gleichwohl sollte die längerfristige Anwendung der Corticosteroide auf Schleimhäuten genauso kritisch gesehen wurden wie die topische Anwendung auf der Haut (s. *Kapitel 19*, Dermatika).

Sonstige

Bepanthen Tabletten werden außer zur Behandlung von Entzündungen im Mund- und Rachenbereich auch bei Entzündungen der Magenschleimhaut und des Dickdarms eingesetzt und sind somit nicht eindeutig den Bagatellarzneimitteln zuzuordnen. Eine Wirksamkeit im Gastrointestinaltrakt konnte bisher nicht ausreichend belegt werden.

Antiseptische Kombinationspräparate

Die Kombination von Antiseptika mit einem Lokalanästhetikum ist in vielen Fällen sinnvoll, um stark schmerzende Affektionen zu lindern. Benzocain (*Dolo-Dobendan, Hexoraletten, Hexoraletten N, Dorithricin*) und Tetracain (*Herviros Lösung*) sind jedoch auf Grund einer möglichen Paragruppenallergie weniger geeignet.

Benzalkoniumchlorid (*Dynexan A Gel, Dorithricin, Dequonal*) wird im Entwurf der Aufbereitungsmonographie negativ bewertet (Bundesgesundheitsamt, 1990). Aufgrund des begrenzten antimikrobiellen Wirkspektrums und der hohen Allergisierungsrate ist die Anwendung als antimikrobielle Substanz nicht vertretbar.

Das in vielen Kombinationen enthaltene Lokalantibiotikum Tyrothricin (*Lemocin, Dorithricin, Trachisan*) wirkt gegen grampositive Bakterien. Die minimale Hemmkonzentration wird allerdings durch die entsprechenden Zubereitungen kaum erreicht. Dementsprechend wird die Verwendung von Tyrothricin in Lutschtabletten überwiegend negativ beurteilt (Fricke, 1984; Fricke et al., 1990; Wunderer, 1986; Daschner, 1987).

Während für die Kombinationen von Antiseptika mit einem Lokalanästhetikum in vielen Fällen ein therapeutischer Nutzen nachgewiesen

Tabelle 34.3: Verordnungen von antiseptischen Mund- und Rachentherapeutika (Kombinationspräparate) 1994

Angegeben sind die 1994 in der gesamten Bundesrepublik verordneten Tagesdosen, die Änderungen gegenüber 1993 und die mittleren Kosten je DDD 1994.

Präparat	Bestandteile	DDD 1994 in Mio.	Änderung in %	DDD-Kosten in DM
Mit Lokalanästhetika				
Dynexan A Gel	Lidocain Benzalkoniumchlorid	10,1	(+ 2,2)	0,31
Kamistad-Gel	Lidocain Thymol Kamillenblütenauszug	7,5	(− 5,2)	0,23
Herviros Lösung	Tetracain Aminoquinurid	3,7	(+ 8,2)	0,56
Lemocin	Tyrothricin Cetrimoniumbromid Lidocain	3,6	(+ 23,9)	2,05
Dolo-Dobendan	Cetylpyridiniumchlorid Benzocain	2,6	(+ 30,2)	1,99
Hexoraletten	Chlorhexidin Benzocain Natriumascorbat	1,1	(− 47,5)	1,51
Hexoraletten N	Chlorhexidin Benzocain	1,1	(neu)	1,50
Dorithricin	Tyrothricin Benzocain Benzalkoniumchlorid	0,8	(− 20,6)	1,99
Trachisan Lutschtabletten	Chlorhexidindigluconat Tyrothricin Lidocain	0,6	(− 1,6)	1,38
		31,1	(+ 4,2)	0,81
Mit anderen Stoffen				
Hexetidin comp.-ratiopharm	Hexetidin Cetylpyridiniumchlorid	5,1	(− 22,0)	0,20
Mundisal	Cholinsalicylat Cetalkoniumchlorid	2,4	(− 2,6)	0,47
Dequonal	Benzalkoniumchlorid Dequaliniumchlorid	0,9	(+ 11,0)	1,20

noch Tabelle 34.3: Verordnungen von antiseptischen Mund- und Rachentherapeutika (Kombinationspräparate) 1994
Angegeben sind die 1994 in der gesamten Bundesrepublik verordneten Tagesdosen, die Änderungen gegenüber 1993 und die mittleren Kosten je DDD 1994.

Präparat	Bestandteile	DDD 1994 in Mio.	Änderung in %	DDD-Kosten in DM
Frubienzym	Lysozym Cetylpyridiniumchlorid	0,8	(− 30,0)	1,81
		9,1	(− 16,0)	0,51
Summe		40,2	(− 1,2)	0,74

ist, kann dieser für die Kombinationen mit anderen Stoffen überwiegend nicht nachvollzogen werden. *Frubienzym* enthält Lysozym, was normalerweise als unspezifischer humoraler Immunitätsfaktor in zahlreichen Körperflüssigkeiten vorkommt. Neben der umstrittenen Wirksamkeit wurden wiederholt allergische Reaktionen gemeldet, die sowohl durch das aus Hühnereiweiß gewonnene Lysozym als auch durch das ebenfalls enthaltene Cetylpyridiniumchlorid hervorgerufen werden können.

Cetylpyridiniumchlorid, das bereits unter den Monopräparaten negativ bewertet wurde, ist in zahlreichen Kombinationspräparaten enthalten (*Dolo-Dobendan*, Frubienzym, *Hexetidin comp-ratiopharm*).

Cetalkoniumchlorid (*Mundisal-Gel*) wird als Antiseptikum negativ bewertet, da der Einsatz auf Grund der schwerwiegenden und erheblichen Lücken im Wirkungsspektrum nicht zu vertreten ist (Bundesgesundheitsamt, 1991). Seit 1994 enthält das Präparat nur noch Chinolinsalicylat. Bei der Behandlung von Kindern mit Zahnungsbeschwerden sollte die Möglichkeit einer Salicylatüberempfindlichkeit berücksichtigt werden.

Insgesamt gesehen muß die Zusammensetzung der überwiegenden Mehrzahl dieser Kombinationspräparate als ungeeignet bezeichnet werden.

Sonstige Mund- und Rachentherapeutika

In dieser Gruppe sind die Verordnungen trotz eines prozentualen Anstiegs auch 1994 gegenüber dem Vorjahr weiter kräftig zurückgefallen, da drei Präparate (*Salviathymol, Tonsilgon Drag., Emser Salz echt*) nicht mehr unter den 2000 meistverordneten Präparaten vertreten sind. Es handelt sich überwiegend um Präparate mit pharmakologisch fragwürdigen Kombinationen und einer Vielzahl von vor allem pflanzlichen Be-

Tabelle 34.4: Verordnungen von sonstigen Mund- und Rachentherapeutika 1994
Angegeben sind die 1994 in der gesamten Bundesrepublik verordneten Tagesdosen, die Änderungen gegenüber 1993 und die mittleren Kosten je DDD 1994.

Präparat	Bestandteile	DDD 1994 in Mio.	Änderung in %	DDD-Kosten in DM
Tonsilgon N	Eibischwurzel Kamillenblüten Schachtelhalmkraut Walnußblätter Schafgarbenkraut Eichenrinde Löwenzahnkraut	11,3	(+110,1)	0,44
Pyralvex	Rhabarberwurzelextrakt Salicylsäure	4,3	(− 23,7)	0,36
Dentinox N	Kamillentinktur Lidocain-HCl Polidocanol	3,5	(+ 24,8)	0,33
Kamillosan Mundspray N	Kamillenauszug Pfefferminzöl Anisöl	2,7	(+ 4,5)	0,42
Tonsiotren/N	Atropin. sulf. D5 Hepar sulf. D3 Kalium bichrom. D4 Silicea D2 Merc. biiodat. D8	2,6	(+ 29,0)	0,79
Solcoseryl	Kälberblutextrakt Polidocanol	1,6	(− 11,7)	0,65
Summe		26,0	(+ 28,6)	0,46

standteilen (*Tabelle 34.4*). Allenfalls sind unspezifische Wirkungen zu erwarten, da die Bestandteile nicht ausreichend dosiert oder, was insbesondere für den Kälberblutextrakt (*Solcoseryl*) zutrifft, umstritten sind. Das auf der Negativliste stehende Präparate *Salviathymol* ist erstmals 1994 nicht mehr unter den 2000 verordnungshäufigsten Präparaten aufgeführt. Ein Ausweichen auf *Tonsilgon N*, welches immerhin sieben pflanzliche Bestandteile enthält, könnte dessen starken Anstieg verursacht haben. Als Anwendungsgebiete werden in der Roten Liste 1994 rezidivierende und chronische Atemwegsinfekte, insbesondere Tonsillitis, aufgeführt. Inwieweit die enthaltenen pflanzlichen Inhaltsstoffe hier wirksam sind, bleibt dahingestellt.

Als einziges Präparat mit homöopathischen Bestandteilen verzeichnet *Tonsiotren* sowohl von den Verordnungen als auch vom Umsatz einen erneuten erheblichen Anstieg. Es wäre zur Kosteneinsparung wünschenswert, wenn bei Mund- und Rachentherapeutika die indikative Eingrenzung der Verordnungsfähigkeit mehr beachtet und verstärkt auf sinnvoll zusammengesetzte Präparate zurückgegriffen würde.

Literatur

Bundesgesundheitsamt (1994): Aufbereitungsmonographie Chlorhexidin und Chlorhexidinsalze. Bundesanzeiger v. 24.08. 1994: 9126

Bundesgesundheitsamt (1990): Entwurf der Aufbereitungsmonographie Benzalkoniumchlorid v. 27.07. 1990.

Bundesgesundheitsamt (1991): Aufbereitungsmonographie Cetalkoniumchlorid, Bundesanzeiger v. 29.02. 1992: S. 1512.

Bundesgesundheitsamt (1993): Aufbereitungsmonographie Cetylpyridiniumchlorid, Bundesanzeiger v. 03.09. 1993: S. 8559.

Daschner, F. (1987): Halsschmerzmittel, Dtsch. Apothekerzeitung 127: 561–562.

Fricke, U. (1984): Arzneimittel bei Erkältungskrankheiten, Pharm. Ztg. 129: 1164–1175.

Fricke, U., Keseberg, A., Liekfeld, H. (1990): Empfehlungen für die Selbstmedikation; Leitsymptom Halsschmerz, Pharm. Ztg. 135: 28–31.

Gräf, W. (1989): Effizienznachweis bei verschiedenartigen Mund- und Rachentherapeutika mittels eines praxisbezogenen mikrobiologischen Testverfahrens. Apothekerjournal, Heft 7: 16–26.

Raetzke, P. (1993): Chlorhexidin. Ein Wirkstoff bereichert die Zahnheilkunde. Dtsch. Apothekerzeitung 133: 3997–4000.

Wunderer, H. (1986): Mund- und Rachentherapeutika. Dtsch. Apothekerzeitung 126: 2281–2292.

35. Muskelrelaxantien

U. Schwabe

Zentral wirksame Muskelrelaxantien werden zur Behandlung krankhafter Tonuserhöhungen der Skelettmuskulatur eingesetzt. Grundsätzlich lassen sich zwei verschiedene Indikationen unterscheiden. Die *spastische Tonuserhöhung der Skelettmuskulatur* ist durch zentralmotorische Störungen bedingt und tritt beispielsweise bei Schlaganfall oder multipler Sklerose auf. Durch eine einschleichende Dosierung von Muskelrelaxantien wird versucht, die bestehende Spastik zu reduzieren, ohne daß die meist gleichzeitig bestehenden Lähmungserscheinungen zu stark hervortreten. Eine wirksame Therapie ist mit den zentral angreifenden Mitteln Baclofen, Diazepam, Memantin, Tetrazepam und Tizanidin möglich. Schwächere Wirkungen hat das direkt auf die Muskulatur wirkende Dantrolen.

Weiterhin können *lokale Muskelverspannungen* durch Entzündungen, Verletzungen oder degenerative Wirbelsäulenerkrankungen ausgelöst werden. Sie reagieren in den meisten Fällen auf Ruhigstellung, physikalische Maßnahmen und Analgetika wie Acetylsalicylsäure oder Paracetamol. Schmerzhafte Muskelspasmen, die die Funktion beeinträchtigen und nicht ausreichend auf die konservativen Maßnahmen ansprechen, können mit zentral wirksamen Muskelrelaxantien aus der Gruppe der Benzodiazepine (Diazepam, Tetrazepam) behandelt werden. Andere Mittel wie Chlormezanon und Orphenadrin haben schwächere Wirkungen, die von manchen Autoren auf ihre sedativen Effekte zurückgeführt werden.

Verordnungen und Umsatz der Muskelrelaxantien sind nach den deutlichen Rückgängen des Jahres 1993 wieder angestiegen (*Tabelle 35.1*). Der Zuwachs konzentriert sich auf die Monopräparate, bei denen 4 weitere Produkte hinzugekommen sind. Ihr Anteil an den Verordnungen beträgt jetzt 76%. Die Kombinationspräparate sind weiter rückläufig, wobei zu berücksichtigen ist, daß *Silentan spezial* und *Limptar* nicht mehr unter den 2000 meistverordneten Mitteln vertreten sind.

Monopräparate

Führendes Monopräparat ist weiterhin *Musaril* (*Tabelle 35.2*). Es enthält das Benzodiazepin Tetrazepam und hat grundsätzlich ähnliche muskelrelaxierende und sedierende Eigenschaften wie das seit langem für

Tabelle 35.1: Verordnungen von Muskelrelaxantien 1994

Angegeben sind die verordnungshäufigsten Präparate mit Verordnungsrang, Verordnungen und Umsatz 1994 für die gesamte Bundesrepublik im Vergleich zu 1993.

Rang	Präparat	Verordnungen 1994 in Tsd.	Veränd. in %	Umsatz 1994 in Mio. DM	Veränd. in %
63	Muskel Trancopal comp.	1848,5	+4,0	59,0	+2,3
87	Musaril	1529,7	−0,2	76,8	−0,4
251	Muskel Trancopal Tabl.	743,9	+14,0	31,5	+11,0
551	Muskel Trancopal c. codeino	394,7	−14,2	16,7	−9,8
604	Sirdalud	360,8	+0,5	13,5	+16,0
674	Limptar N	325,6	+37,7	13,8	+42,2
772	Lioresal	281,8	+5,6	21,1	+2,5
847	Dolo-Visano M	256,6	+12,7	5,0	+8,9
913	Akatinol Memantine	241,5	+41,8	27,8	+44,3
1513	Mydocalm	122,4	(neu)	3,3	(neu)
1676	Baclofen-ratiopharm	104,6	+32,6	6,7	+44,4
1690	Ortoton	103,3	+38,6	3,4	+47,7
1919	Mobifortin	84,9	(neu)	2,5	(neu)
Summe:		6398,4	+9,6	281,2	+10,5
Anteil an der Indikationsgruppe:		94,9%		95,2%	
Gesamte Indikationsgruppe:		6743,4	+5,3	295,5	+7,4

diese Indikation eingesetzte Diazepam. Auch im Abhängigkeitspotential unterscheidet es sich nicht wesentlich von anderen Benzodiazepinen. Tetrazepam ist jedoch erst in höheren Dosierungen (50–150 mg/Tag) wirksam als Diazepam (5–10 mg/Tag). Hinzu kommt, daß Musaril etwa fünfzehnmal so teuer ist wie der Durchschnitt der oralen Diazepampräparate (0,11 DM/Tag, vgl. *Tabelle 38.2*).

Limptar N enthält seit 1990 nur noch Chinin und wird seit längerer Zeit zur Behandlung nächtlicher Wadenkrämpfe empfohlen. Es gilt allgemein als wirksames Mittel, obwohl nur spärliche Belege aus kontrollierten Studien vorliegen (McGee, 1990).

Muskel Trancopal Tabletten gehören zu den schwächer wirksamen Muskelrelaxantien, die für die Behandlung lokaler Muskelverspannungen empfohlen werden. Der Inhaltsstoff Chlormezanon wird üblicherweise als Tranquillans bei Angst- und Spannungszuständen eingesetzt und hat auch deutliche sedative Nebenwirkungen. Einige Autoren haben daraus abgeleitet, daß die schwache muskelrelaxierende Wirkung von Chlormezanon möglicherweise auf den sedativen Begleitwirkungen beruhe. Auch als Schlafmittel wurde es eingesetzt. Im Vergleich zu Benzodiazepinen wurde bisher nur selten eine Abhängigkeit beobachtet. Nachteilig sind jedoch eine Reihe anderer Nebenwirkungen (Übelkeit, Hautreaktionen, Ikterus).

Muskelrelaxantien

Tabelle 35.2: Verordnungen von Muskelrelaxantien 1994
Angegeben sind die 1994 in der gesamten Bundesrepublik verordneten Tagesdosen, die Änderungen gegenüber 1993 und die mittleren Kosten je DDD 1994.

Präparat	Bestandteile	DDD 1994 in Mio.	Änderung in %	DDD-Kosten in DM
Monopräparate				
Musaril	Tetrazepam	27,8	(− 0,4)	2,76
Limptar N	Chininsulfat	14,6	(+ 43,2)	0,94
Muskel Trancopal Tabl.	Chlormezanon	8,9	(+ 10,3)	3,54
Akatinol Memantine	Memantin	8,0	(+ 43,8)	3,48
Lioresal	Baclofen	5,6	(+ 2,1)	3,74
Sirdalud	Tizanidin	4,2	(+ 19,2)	3,24
Baclofen-ratiopharm	Baclofen	2,6	(+ 45,7)	2,58
Dolo-Visano M	Mephenesin	1,3	(+ 7,6)	3,85
Mydocalm	Tolperison	0,9	(neu)	3,61
Mobifortin	Tetrazepam	0,7	(neu)	3,50
Ortoton	Methocarbamol	0,5	(+ 8,7)	6,73
		75,2	(+ 17,0)	2,73
Kombinationspräparate				
Muskel Trancopal comp.	Chlormezanon Paracetamol	18,0	(+ 2,3)	3,28
Muskel Trancopal c. codeino	Chlormezanon Paracetamol Codein	5,7	(− 9,1)	2,96
		23,7	(− 0,7)	3,20
Summe		98,9	(+ 12,2)	2,84

Lioresal mit dem Wirkstoff Baclofen ist nur bei zentral bedingten spastischen Tonuserhöhungen der Muskulatur indiziert. Es handelt sich um das am stärksten wirksame Arzneimittel bei dieser Indikation.

Akatinol Memantine ist mit dem Parkinsonmittel Amantadin (*PK-Merz*) strukturverwandt und ist zur Behandlung zentral und peripher bedingter spastischer Zustände geeignet. Neuerdings wird das Mittel auch als NMDA-Rezeptorantagonist bei Hirnleistungsstörungen empfohlen und hat 1994 einen auffällig hohen Verordnungszuwachs erfahren.

Sirdalud ist 1985 eingeführt worden und hat 1994 ebenfalls wieder deutlich zugenommen Die Wirksamkeit bei zentral und peripher bedingten Muskelspasmen ist belegt. Es gilt daher als sinnvolle Alternative zu Baclofen bei Patienten mit spinal bedingter Spastizität. Der Wirkstoff Tizanidin ist dem Clonidin strukturverwandt und hat ähnliche sedative und hypotensive Nebenwirkungen.

Mephenesin (*Dolo-Visano M*) ist ein zentral wirkendes Myotonolytikum, das für die Behandlung schmerzhafter Muskelspasmen angewendet wird. Es ersetzt die Meprobamat-haltigen Kombinationen *Dolo-Visano Drag.* und *Supp.*, die wegen des Abhängigkeitsrisikos in den vorangehenden Jahren wiederholt kritisiert worden waren. Wegen der kurzen Wirkdauer (Halbwertszeit 1 Std.) ist der klinische Nutzen von Mephenesin nur begrenzt

Mydocalm (Tolperison) wurde bereits vor 40 Jahren entwickelt und erscheint jetzt erstmals unter den 2000 meistverordneten Arzneimitteln. Als zentralwirkendes Muskelrelaxans wird es bei Muskelverspannungen und Spastik angewendet. *Ortoton* (Methocarbomol) gehört ebenfalls zur Gruppe der zentralen Myotonolytika, ohne daß der Wirkungsmechanismus bisher bekannt ist. Möglicherweise wirkt es aufgrund seiner generellen sedativen Eigenschaften. Auffällig sind Verfärbungen (braun, schwarz, grün) von Urinproben.

Kombinationspräparate

Die Kombinationspräparate der Muskelrelaxantien sind bereits 1986 im Arzneiverordnungs-Report als unsinnige und überteuerte Mittel kritisiert worden. Seit drei Jahren ist diese Gruppe unter dem Einfluß der Negativliste von ursprünglich sieben auf einen Rest von zwei Präparaten geschrumpft (*Tabelle 35.2*). In mehreren Fällen haben die Hersteller überflüssige Kombinationspartner entfernt und damit die größten Auswüchse beseitigt. Die restlichen Präparate erfüllen aber nach wie vor nicht die Anforderungen, die an sinnvolle Kombinationen zu stellen sind. *Muskel Trancopal compositum* enthält Chlormezanon und Paracetamol, die beide bei lokalen Muskelspasmen indiziert sein können. Allerdings differieren die Halbwertszeiten von Paracetamol (2 h) und Chlormezanon (24 h) so stark, daß eine freie Kombination viel effektiver und sicherer zu handhaben ist. Hinzu kommt, daß die fixe Kombination nur die halbe Chlormezanondosis enthält und damit viel teurer als eine freie Kombination aus Chlormezanon und Paracetamol ist.

Literatur

McGee, S.R. (1990): Muscle cramps. Arch. Intern. Med. 150: 511–518.

36. Ophthalmika

M.J. Lohse

Die Indikationsgruppe der Ophthalmika umfaßt Präparate, die lokal oder auch systemisch bei Augenkrankheiten gegeben werden. Nach einem Rückgang der Verordnungen und des Umsatzes im Vorjahr haben die Verordnungen 1994 stagniert (*Tabelle 36.1*).

Die Gruppe der Ophthalmika ist sehr heterogen und kann daher nur bei Aufgliederung in die einzelnen Arzneimittelgruppen sinnvoll betrachtet werden. Von den definierten Tagesdosen entfielen früher fast zwei Drittel auf die drei großen Gruppen der Glaukommittel, «Antikataraktika» und Sympathomimetika. Im Laufe der letzten Jahre haben sich hier erhebliche Umschichtungen ergeben (*Abbildung 36.1*). Insbesondere haben sich die Filmbildner mit kontinuierlichen Zuwächsen als zweitstärkste Gruppe etabliert. Bei den Antiinfektiva hat es Zunahmen gegeben, die vermutlich als kausale Therapie beim geröteten Auge die Abnahme

Abbildung 36.1: Verordnungen von Ophthalmika 1994
DDD der 2000 meistverordneten Arzneimittel (gesamte Bundesrepublik)

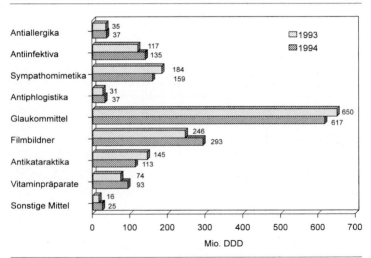

Ophthalmika 337

Tabelle 36.1: Verordnungen von Ophthalmika 1994
Angegeben sind die verordnungshäufigsten Präparate mit Verordnungsrang, Verordnungen und Umsatz 1994 für die gesamte Bundesrepublik im Vergleich zu 1993.

Rang	Präparat	Verordnungen 1994 in Tsd.	Veränd. in %	Umsatz 1994 in Mio. DM	Veränd. in %
78	Bepanthen Augen-/Nasensalbe	1613,8	–1,2	8,2	–4,6
206	Kanamytrex	856,5	+30,5	6,6	+30,1
223	Refobacin Augensalbe/Tropf.	824,9	+8,7	5,3	+10,4
231	Vidisic	794,7	+10,0	10,8	+10,8
299	Oculotect	667,0	–4,3	9,7	–0,1
313	Vividrin Augentropfen	651,6	–9,4	11,0	–10,1
330	Inflanefran	622,5	+17,1	6,3	+15,8
351	Dispatenol	586,6	+3,0	5,0	+5,3
360	Liquifilm	579,6	–18,6	9,4	–16,2
384	Dexa-Gentamicin	552,5	+13,3	5,1	+14,0
390	Siccaprotect	541,1	–9,0	6,0	–7,0
403	Proculin	530,4	–36,3	3,3	–36,4
427	Artelac	503,8	+21,2	8,7	+32,5
472	Yxin	456,8	–14,9	3,2	–13,5
550	Isopto-Max	395,3	+22,1	6,1	+22,7
563	Chibro-Timoptol	388,0	–7,5	13,0	–8,0
565	Vidisept	387,3	–13,7	4,9	–15,2
567	Antikataraktikum N	385,4	–23,5	6,4	–23,2
575	Isoglaucon	379,8	+22,6	11,4	+29,1
588	Gentamicin-POS	371,4	+18,5	2,1	+21,1
634	Ophtalmin	344,2	–10,7	2,4	–3,5
649	Lacrimal	337,8	+486,1	4,2	+594,5
656	Corneregel	331,4	+85,3	2,6	+66,3
658	Fucithalmic	331,2	+52,1	3,8	+52,1
662	Betamann	330,4	–15,4	9,4	–18,2
671	Dexamytrex	327,1	–13,5	3,8	–12,1
697	Oxytetracycl.Pred.Jenapharm	313,7	–27,8	3,1	–18,6
708	Pilomann	307,3	+5,2	2,5	+9,9
712	Pilocarpin Ankerpharm	306,2	–35,1	2,5	–40,0
730	Vistagan	298,0	–4,6	10,4	–5,6
752	Cromohexal-Augentropfen	290,6	–20,3	4,8	–13,2
785	Dacrin	276,2	+7,6	2,3	+7,6
821	Polyspectran Augen-/Ohrentr.	262,7	+80,8	1,9	+80,7
825	Vidirakt S	261,9	(>1000)	2,6	(>1000)
840	Terracortril Augensalbe/-Tr.	258,0	+2,7	2,1	+2,4
857	Livocab Augentropfen	254,0	(neu)	10,3	(neu)
867	Aquapred Augentropfen	252,0	–2,6	1,4	–2,5
886	Floxal	247,8	+18,5	2,8	+15,2
901	Terramycin Augs.	243,8	+6,3	0,9	+6,0
912	Protagent	241,6	–18,6	6,0	–18,7
916	Solan V	240,9	+6,8	2,0	+2,9
947	Pilocarpol	231,0	–4,0	2,0	–7,5
948	Spersadexolin	230,8	+14,2	2,5	+14,0
957	Arutimol	228,1	–41,2	5,0	–46,0
962	Normoglaucon	227,1	+6,0	8,7	+6,9
994	Berberil	219,1	–40,7	1,7	–39,4

noch Tabelle 36.1: Verordnungen von Ophthalmika 1994

Angegeben sind die verordnungshäufigsten Präparate mit Verordnungsrang, Verordnungen und Umsatz 1994 für die gesamte Bundesrepublik im Vergleich zu 1993.

Rang	Präparat	Verordnungen 1994 in Tsd.	Veränd. in %	Umsatz 1994 in Mio. DM	Veränd. in %
1005	Thilo-Tears	217,0	–6,0	3,3	–4,7
1011	Dexa-Polyspectran N	215,9	+72,4	2,3	+72,4
1013	Oxytetracyclin Augensalbe	215,6	–14,4	1,1	+3,6
1017	Noviform	215,3	+23,6	1,9	+23,5
1049	Blephamide Augensalbe/Tr.	207,3	–6,1	2,4	–8,6
1060	Ficortril Augensalbe	205,5	+8,0	1,7	+12,3
1087	Vitreolent N	196,8	–10,2	3,0	–9,3
1092	Borocarpin	195,1	–22,3	2,0	–24,3
1099	Ecolicin	193,1	+24,7	2,0	+21,7
1110	Timohexal	191,0	–11,4	4,6	–6,2
1148	Arteoptic	183,1	–22,3	6,6	–18,4
1159	Lacrisic	180,3	(neu)	1,5	(neu)
1175	Biciron	177,8	–14,4	1,3	–15,2
1190	Efflumidex	175,3	+11,6	1,8	+11,5
1204	Ultracortenol	172,8	+0,3	2,3	+5,0
1229	Ocuflur	166,7	+38,2	5,4	+32,5
1231	Dispatim	166,2	–14,6	4,4	–9,7
1253	Chibroxin	159,8	+6,8	1,8	+6,6
1267	Voltaren ophtha	157,3	+33,8	5,4	+33,1
1295	Tim Ophtal	153,0	+704,5	1,9	+647,6
1297	Opticrom	152,9	–24,4	2,6	–34,6
1338	Allergocrom Augentropfen	145,3	–7,7	1,6	–9,9
1339	Oculosan N	145,1	+2,2	1,5	+3,8
1350	Prednisolon Augensalbe	143,8	–29,6	1,9	–25,9
1363	Regepithel	142,0	+5,5	0,7	+5,5
1364	Cromoglicin-ratioph.Augentr.	142,0	+5,3	2,2	–7,3
1365	Dexa Biciron	141,6	+39,7	1,3	+39,6
1385	Sophtal-Pos N	138,8	(>1000)	1,3	(>1000)
1396	Totocortin	137,5	+23,9	0,9	+23,5
1404	Timosine	135,7	+12,6	7,9	+40,7
1409	Posorutin Augentropfen	135,4	–6,3	1,0	–7,9
1416	Actovegin Augengel	135,0	+34,1	1,6	+34,1
1422	Heparin-POS	134,4	–8,7	1,3	–10,0
1446	Vitamin A-POS	131,0	+19,8	0,7	+19,8
1477	Panthenol-Augensalbe	127,5	–19,7	0,5	–14,4
1484	Timolol POS	126,4	–7,6	2,7	–4,5
1490	Betoptima	125,6	+9,2	4,4	+11,6
1505	Polyspectran Augensalbe	123,3	+14,7	1,1	+12,8
1509	Ophtopur N	123,1	–25,3	0,6	–19,2
1511	Gentamytrex	122,8	+14,8	0,8	+15,9
1515	Spersallerg	122,3	–11,5	1,1	–11,5
1540	Lac Ophtal	120,1	(neu)	1,1	(neu)
1550	Timpilo	118,9	+17,6	8,8	+55,6
1573	Kanamycin-POS	116,2	+22,7	0,7	+22,5
1636	Allergopos N	108,2	–19,8	0,8	–19,8
1662	Berberil N	106,2	(neu)	0,8	(neu)

noch Tabelle 36.1: Verordnungen von Ophthalmika 1994
Angegeben sind die verordnungshäufigsten Präparate mit Verordnungsrang, Verordnungen und Umsatz 1994 für die gesamte Bundesrepublik im Vergleich zu 1993.

Rang	Präparat	Verordnungen 1994 in Tsd.	Veränd. in %	Umsatz 1994 in Mio. DM	Veränd. in %
1683	Oculotect fluid sine	103,9	+558,1	2,0	+678,8
1731	Pherajod	100,3	–46,1	1,3	–46,1
1741	Nebacetin Augensalbe	99,3	–2,3	0,6	–4,6
1769	Timomann	96,2	(neu)	1,2	(neu)
1811	Lacrimal O.K.	92,4	+685,9	2,8	+769,4
1818	Berlicetin Augentropfen	91,8	–0,7	0,6	–0,7
1838	Augentonikum Stulln	90,5	–3,2	1,1	+4,8
1853	Diamox	89,6	–0,3	4,6	+27,4
1880	Konjunktival	88,0	+134,4	0,6	+102,3
1896	Procusulf	86,8	+154,0	0,8	+152,5
1932	Visadron	84,2	–23,6	0,6	–23,3
1935	LentoNit	84,1	–32,1	0,9	–30,7
1943	Posilent	83,4	–18,2	0,5	–18,2
1945	Spersacarpin	83,3	–37,1	1,2	–32,2
1948	Mycinopred	83,3	+30,9	1,0	+31,0
1957	Zovirax Augensalbe	82,7	–15,2	3,8	–14,9
1971	Glaucotat	81,2	–25,6	3,1	–23,0
1977	Efemolin	80,9	–9,3	0,9	–12,1
1984	Actihaemyl-Augengel	80,7	–33,5	1,1	–33,8
1997	Tobramaxin	79,8	+20,5	0,9	+11,6
Summe:		28189,9	+3,9	381,1	+6,5
Anteil an der Indikationsgruppe:		84,3%		81,8%	
Gesamte Indikationsgruppe:		33451,1	–0,3	465,9	+1,5

der symptomatisch wirkenden Sympathomimetika erklärt. Schließlich haben die Verordnungen von Antikataraktika stetig abgenommen. Die übrigen Gruppen weisen weitaus geringere Anteile auf. Insgesamt fällt auf, daß die Glaukommittel inzwischen die überragende Arzneimittelgruppe bei den Ophthalmika darstellen.

Die hier erfaßten Präparate der Ränge bis 2000, die für ein kleines Indikationsgebiet sehr zahlreich sind, machen etwa 85% der Verordnungen von Ophthalmika aus. Dies zeigt eine erstaunliche Breite von Arzneimitteln, die für Augenkrankheiten eingesetzt werden. Dabei ist auffallend, daß Mittel wie die umstrittenen Antikataraktika einen zwar abnehmenden, aber doch immer noch unverhältnismäßig hohen Anteil erreichen, auch wenn hier seit einiger Zeit deutlich rückläufige Verordnungen zu verzeichnen sind. Entgegen früheren Annahmen stammen etwa zwei Drittel der Ophthalmika-Verordnungen von Augenärzten (siehe *Kapitel 48*), so daß mangelnde Fachkenntnis kein Grund sein kann, wie bisher oft behauptet wurde. Es muß aus diesem Grunde noch einmal betont werden, daß die Häufigkeit der Verschreibungen kein An-

Tabelle 36.2: Verordnungen antiinfektiver Ophthalmika 1994 (Monopräparate)
Angegeben sind die 1994 in der gesamten Bundesrepublik verordneten Tagesdosen,
die Änderungen gegenüber 1993 und die mittleren Kosten je DDD 1994.

Präparat	Bestandteile	DDD 1994 in Mio.	Änderung in %	DDD-Kosten in DM
Antibiotika				
Kanamytrex	Kanamycin	14,6	(+ 36,7)	0,45
Refobacin Augensalbe/Tropf.	Gentamicin	13,9	(+ 11,0)	0,38
Fucithalmic	Fusidinsäure	9,9	(+ 52,1)	0,38
Gentamicin-POS	Gentamicin	6,0	(+ 22,7)	0,36
Berlicetin Augentropfen	Azidamfenicol	3,7	(− 0,7)	0,15
Oxytetracyclin Augensalbe	Oxytetracyclin	2,1	(− 1,4)	0,52
Tobramaxin	Tobramycin	2,1	(+ 1,4)	0,45
Kanamycin-POS	Kanamycin	1,7	(+ 21,5)	0,42
Gentamytrex	Gentamicin	1,4	(+ 13,9)	0,59
		55,5	(+ 22,7)	0,40
Gyrasehemmer				
Floxal	Ofloxacin	6,2	(+ 18,5)	0,46
Chibroxin	Norfloxacin	4,0	(+ 6,8)	0,45
		10,2	(+ 13,6)	0,46
Adstringentien				
Noviform	Bibrocathol	2,7	(+ 23,6)	0,71
Virostatika				
Zovirax Augensalbe	Aciclovir	0,7	(− 15,2)	5,11
Summe		69,1	(+ 20,7)	0,47

haltspunkt für die Bedeutung und für die therapeutische Zuverlässigkeit der Arzneimittel ist.

Antiinfektiva

Antiinfektive Ophthalmika (*Tabellen 36.2 und 36.3*) werden zur Behandlung von Infektionen des vorderen Augenabschnittes eingesetzt. Diese Infektionen äußern sich zumeist als Konjunktivitiden. Für bakteriell verursachte Konjunktivitiden wird im allgemeinen die Anwendung von Antibiotika empfohlen, die nicht zur systemischen Therapie eingesetzt werden, um Sensibilisierung und Resistenzbildung gegen solche Antibiotika zu vermeiden. Gefahren bestehen bei einigen Antibiotika wegen lokaler Irritation oder Allergisierung bei längerdauernder Anwendung. In den meisten Fällen sollte eine Behandlung zehn Tage nicht überschreiten. Ein ideales Antibiotikum für die Lokalbehandlung gibt es nach wie vor nicht; dieses sollte breit wirksam, nebenwirkungsarm, nicht irritierend und nicht systemisch anwendbar sein. Gegenwärtig empfohlen (Fraunfelder, 1989; Bartlett und Naanus, 1989) werden zum einen Kombinationen nur lokal anwendbarer Antibiotika (Polymyxin B, Colistin, Bacitracin, Gramicidin, mit Einschränkungen Neomycin), von denen einige, wie besonders Neomycin, lokal irritierend und allergisierend wirken. Andererseits wird zu den auch systemisch angewandten Aminoglykosiden sowie Erythromycin geraten, bei denen Resistenzentwicklung ein Problem darstellt (siehe unten). Bei der nicht-infektiösen Konjunktivitis simplex kann symptomatisch mit Adstringentien, oft in Kombination mit Sympathomimetika oder auch mit Sympathomimetika allein behandelt werden. Einziges Monopräparat aus dem Bereich der Adstringentien ist *Noviform* mit der Bismutverbindung Bibrocathol, ein Präparat, dessen Verordnungen auch 1994 weiter zugenommen haben (*Tabelle 36.2*). Die Präparate, die Sympathomimetika enthalten, sind in der *Tabelle 36.4* aufgeführt.

Die Verordnungen von antibiotischen Monopräparaten zeigten 1994 keine therapeutisch wesentlichen Änderungen (*Tabelle 36.2*). An der Spitze stehen nach wie vor die Aminoglykoside. Sie gelten als gut wirksam und relativ nebenwirkungsarm. Allerdings ist bei ihrer Verwendung, insbesondere beim Gentamicin, mit der Entwicklung resistenter Keime zu rechnen, die dann eine systemische Behandlung mit diesen Antibiotika unmöglich machen. Die beiden führenden Präparate, *Kanamytrex* und *Refobacin*, haben 1994 die Plätze getauscht. Interessant ist, daß diese Präparate sich preislich nicht mehr von Nachfolgepräparaten unterscheiden. Kanamycin wird systemisch nicht eingesetzt, so daß das Problem der Resistenzentwicklung – trotz gewisser Kreuzresistenz mit anderen Aminoglykosiden – weniger ins Gewicht fällt.

Gefolgt werden die Aminoglykoside seit 1992 von *Fucithalmic* mit dem Inhaltsstoff Fusidinsäure. Dieses vor allem gegen Staphylokokken wirksame Antibiotikum wird bereits seit längerem in der Dermatologie verwendet, obwohl in beiden Fällen der topische Einsatz systemisch anwendbarer Antibiotika zurückhaltend erfolgen sollte. Bei diesen drei führenden Präparaten wurden die im Vorjahr beobachteten, schwer zu erklärenden Rückgänge 1994 wieder wettgemacht.

Bei den Präparaten, die Chloramphenicol oder Azidamfenicol enthalten, hat es nach erstaunlichen Zuwächsen im Vorjahr jetzt im wesentlichen einen Stillstand gegeben (*Tabellen 36.2 und 36.3*). Trotz guter Wirksamkeit und lokaler Verträglichkeit zwingt das sehr seltene, aber schwerwiegende Risiko hämatologischer Nebenwirkungen, die auch nach lokaler Gabe am Auge beobachtet worden sind, zur Vorsicht. Empfohlen werden kann die Gabe eigentlich nur noch dann, wenn die Erreger gegen andere verfügbare Antibiotika resistent sind (Fraunfelder und Bagby, 1983). Darüber hinaus sind auch Überempfindlichkeitsreaktionen

Tabelle 36.3: Verordnungen antiinfektiver Ophthalmika 1994 (Kombinationen)
Angegeben sind die 1994 in der gesamten Bundesrepublik verordneten Tagesdosen,
die Änderungen gegenüber 1993 und die mittleren Kosten je DDD 1994.

Präparat	Bestandteile	DDD 1994 in Mio.	Änderung in %	DDD-Kosten in DM
Antibiotika-Kombinationen				
Polyspectran Augen-/Ohrentr.	Polymyxin B Neomycin Gramicidin	3,6	(+ 80,8)	0,53
Ecolicin	Erythromycin Colistin	2,2	(+ 22,8)	0,88
Terramycin Augs.	Oxytetracyclin Polymyxin B	1,2	(+ 6,3)	0,72
Polyspectran Augensalbe	Polymyxin B Bacitracin Neomycin	1,0	(+ 14,7)	1,05
Nebacetin Augensalbe	Neomycin Bacitracin	0,6	(− 2,3)	0,98
		8,7	(+ 34,2)	0,74
Antibiotika und Glucocorticoide				
Dexa-Gentamicin	Dexamethason Gentamicin	10,3	(+ 16,1)	0,50
Aquapred Augentropfen	Chloramphenicol Prednisolon	7,8	(− 2,6)	0,18
Dexamytrex	Gentamicin Dexamethason	6,1	(− 10,9)	0,62
Spersadexolin	Dexamethason Chloramphenicol Tetryzolin	5,8	(+ 14,2)	0,44
Isopto-Max	Dexamethason Neomycin Polymyxin B	5,0	(+ 21,7)	1,22
Oxytetracycl.Pred.Jenapharm	Oxytetracyclin Prednisolon	3,5	(− 19,3)	0,90
Dexa-Polyspectran N	Dexamethason Polymyxin B Neomycin	3,0	(+ 72,4)	0,79

noch Tabelle 36.3: Verordnungen antiinfektiver Ophthalmika 1994 (Kombinationen)
Angegeben sind die 1994 in der gesamten Bundesrepublik verordneten Tagesdosen, die Änderungen gegenüber 1993 und die mittleren Kosten je DDD 1994.

Präparat	Bestandteile	DDD 1994 in Mio.	Änderung in %	DDD-Kosten in DM
Procusulf	Prednisolon Chloramphenicol	2,9	(+154,0)	0,29
Terracortril Augensalbe/-Tr.	Oxytetracyclin Hydrocortison Polymyxin B	1,6	(+ 2,7)	1,33
		45,9	(+ 10,3)	0,60
Sulfonamid-Kombinationen				
Blephamide Augensalbe/Tr.	Sulfacetamid Prednisolon	9,1	(− 7,8)	0,26
Mycinopred	Prednisolon Polymyxin-B Neomycin	2,4	(+ 30,9)	0,42
		11,5	(− 1,8)	0,29
Summe		66,1	(+ 10,6)	0,56

nach topischer Applikation von Chloramphenicol vermehrt aufgetreten (Midtvedt, 1987).

Die topische Anwendung von Sulfonamiden muß wegen der hohen Sensibilisierungsrate als obsolet gelten. Monopräparate finden sich 1994 nicht mehr unter den führenden Präparaten, bei den entsprechenden Kombinationen haben die Verordnungen insgesamt stagniert.

Nachdem 1991 der Gyrasehemmstoff Norfloxazin (*Chibroxin*) auf Anhieb einen Platz unter den 2000 verordnungshäufigsten Präparaten erreichte, gelang einem zweiten Präparat dieser Gruppe, dem *Floxal*, 1992 dasselbe. Dieses in der systemischen Therapie inzwischen fest etablierte Prinzip der Chemotherapie steht jetzt auch für die topische Applikation zur Verfügung und findet offensichtlich in der Ophthalmologie zunehmende Akzeptanz. Auch hier sollte die Gefahr der Resistenzentwicklung gegen systemisch anwendbare Antibiotika Anlaß zur Zurückhaltung sein.

Als einziges am Auge angewandtes Virostatikum findet sich *Zovirax Augensalbe* unter den 2000 verordnungshäufigsten Präparaten. Sein

Wirkstoff Aciclovir kann als Mittel der Wahl bei der Keratitis herpetica angesehen werden. Die Verordnungen dieses Präparates zeigten in den letzten Jahren nur schwer verständliche Schwankungen. 1994 gingen die Verordnungen erneut deutlich zurück.

Auch die Kombinationspräparate mit verschiedenen Antibiotika verzeichneten 1994 deutliche Zunahmen und rangierten daher wieder vor den Monopräparaten (*Tabelle 36.3*). Die in den meisten Präparaten enthaltenen Stoffe Neomycin und Bacitracin führen leicht zu Allergien. Deshalb ist bei der Verwendung solcher Präparate Vorsicht geboten, besonders bei langfristiger oder häufiger Verordnung.

Immer noch in erheblichem Umfang sind Kombinationen von Antibiotika und Glucocorticoiden verwendet worden (*Tabelle 36.3*). Die Verschreibung solcher Pharmaka entbindet in gewisser Weise von einer ausführlichen Diagnostik, da sowohl bei einer allergischen wie auch einer bakteriellen Genese einer Konjunktivitis mit einer Besserung zu rechnen ist. Dieser Eindruck der Besserung wird noch verstärkt, wenn ein Präparat wie z.B. *Spersadexolin* zusätzlich noch Sympathomimetika enthält, die für eine Vasokonstriktion sorgen. Die ungezielte Verwendung solcher Präparate ist jedoch aus mehreren Gründen problematisch. Einige dieser Kombinationspräparate enthalten immer noch Chloramphenicol, dessen schwerwiegende Nebenwirkungen oben erwähnt wurden. Darüber hinaus ist die Applikation von Glucocorticoiden am Auge mit gewissen Risiken verbunden (siehe unten). Eine Kombination von Steroiden und Antibiotika kann daher in den meisten Fällen nicht begründet werden.

Adstringierend wirkende Antiseptika haben eine geringe bakteriostatische und bakterizide Wirkung, die vorwiegend auf der Ausfällung von Eiweiß beruht. Sie wirken außerdem entzündungs- und sekretionshemmend und werden zur Behandlung von leichteren Erkrankungen des Lides und der Bindehaut verwandt. Sie gelten als nebenwirkungsarm und stellen daher eine gute Alternative zur antibiotischen Therapie dar. Die meisten dieser Präparate enthalten zusätzlich Sympathomimetika, die eine symptomatische Besserung der Rötung des Auges mit sich bringen, und sind deshalb bei den Sympathomimetika eingruppiert (*Tabelle 36.4*).

Sympathomimetika

Sympathomimetika werden zur symptomatischen Therapie besonders bei chronischen Reizzuständen der Bindehaut, die keine spezifische Diagnose erlauben, eingesetzt. Ihre Wirkung beruht im wesentlichen auf der Verengung von Gefäßen und damit einer Abschwellung der Schleim-

Ophthalmika

Tabelle 36.4: Verordnungen von sympathomimetischen Ophthalmika 1994
Angegeben sind die 1994 in der gesamten Bundesrepublik verordneten Tagesdosen, die Änderungen gegenüber 1993 und die mittleren Kosten je DDD 1994.

Präparat	Bestandteile	DDD 1994 in Mio.	Änderung in %	DDD-Kosten in DM
Monopräparate				
Proculin	Naphazolin	35,4	(− 36,3)	0,09
Yxin	Tetryzolin	21,7	(− 17,2)	0,15
Biciron	Tramazolin	7,9	(− 14,4)	0,16
Berberil N	Tetryzolin	6,9	(neu)	0,12
Visadron	Phenylephrin	2,1	(− 23,6)	0,29
		74,0	(− 21,1)	0,13
Kombinationspräparate				
Ophtalmin	Oxedrin Naphazolin Antazolin	18,8	(− 3,4)	0,13
Dacrin	Hydrastinin Oxedrin	13,8	(+ 7,6)	0,17
Ophtopur N	Zinkborat Naphazolin	12,8	(+ 0,9)	0,05
Oculosan N	Zinksulfat Naphazolin	11,4	(+ 4,8)	0,14
Spersallerg	Antazolin Tetryzolin	9,8	(− 11,5)	0,11
Berberil	Berberin Tetryzolin	9,4	(− 43,1)	0,18
Konjunktival	Naphazolin Pheniramin	5,0	(+134,4)	0,12
Allergopos N	Antazolin Tetryzolin	3,9	(− 19,8)	0,20
		84,9	(− 6,1)	0,13
Summe		158,9	(− 13,7)	0,13

häute. Es handelt sich um alpha-sympathomimetisch wirkende Substanzen, zum Teil in Kombination mit Antiseptika, wie im vorhergehenden Abschnitt bereits angesprochen wurde. Bezogen auf die definierten Tagesdosen sind diese Präparate immer noch häufiger angewandt worden als die antibiotischen Präparate zur Behandlung von Konjunktivitiden, auch wenn es in den letzten Jahren kontinuierliche Zunahmen bei den Verordnungen der Antibiotika und gleichzeitige Rückgänge bei den Sympathomimetika gegeben hat. Dies hat seine Ursache sicher in der großen Zahl von unspezifischen Reizzuständen der Konjunktiven. Die einzelnen Alpha-Sympathomimetika unterscheiden sich in ihrem Wirkungsspektrum nicht und müssen daher als therapeutisch gleichwertig gelten. Ihnen allen ist gemeinsam, daß sie nur für eine beschränkte Zeit wirksam sind, und daß es bei chronischer Applikation sogar reflektorisch zu einer Erweiterung der Gefäße kommen kann, die nur jeweils kurzfristig nach der Applikation des Medikaments verschwindet. Aus diesem Grunde sollte die Therapie nur für einige Tage durchgeführt werden. Im allgemeinen ist die Anwendung eines Monopräparates vollkommen ausreichend. Bei den Verordnungen hat es im letzten Jahr insgesamt kräftige Rückgänge gegeben (*Tabelle 36.4*). Auf das preisgünstige Präparat *Proculin* entfielen die meisten Tagesdosen.

Bei einer allergischen Genese der Konjunktivitis werden häufig Sympathomimetika in Verbindung mit Antihistaminika eingesetzt. Wegen der nur kurz dauernden Wirkung der Sympathomimetika (siehe oben) ist dabei zu prüfen, ob die Verwendung eines Antihistaminikums allein nicht ausreichen würde. Andererseits ist die Wirksamkeit von lokal am Auge gegebenen Antihistaminika umstritten, so daß bei Bedarf die systemische Gabe in Betracht gezogen werden sollte. Wenig sinnvoll erscheint die Kombination von zwei Alpha-Sympathomimetika, wie sie etwa im *Ophtalmin* mit Naphazolin und Oxedrin enthalten sind, oder die Kombination eines Alpha-Sympathomimetikums mit einer anderen fraglich vasokonstriktorischen Substanzen wie im *Dacrin*. Erfreulicherweise sind 1990 und 1991 aus einigen der wenig sinnvoll zusammengesetzten Kombinationen fragwürdige Bestandteile wie Campher und zahlreiche Pflanzenextrakte herausgenommen worden (*Ophtopur N, Oculosan N, Allergopos N*).

Antiphlogistische Ophthalmika

Durch die Einführung der Glucocorticoide in die Ophthalmologie sind eine Reihe von Erkrankungen therapierbar geworden, die früher der Behandlung nur wenig zugänglich waren. Hierzu gehören die Iridozyklitis, einige Erkrankungen der Cornea und der Einsatz zur Unterdrückung von Narbenwucherungen an Lidern und Cornea. Besserung, aber keine Heilung, versprechen die Glucocorticoide bei der allergischen Konjunktivitis sowie Skleritis und Episkleritis. Trotz teilweise gegenläufiger Herstellerempfehlungen sind Glucocorticoide, auch in Kombination mit Antibio-

Tabelle 36.5: Verordnungen von antiphlogistischen Ophthalmika 1994
Angegeben sind die 1994 in der gesamten Bundesrepublik verordneten Tagesdosen, die Änderungen gegenüber 1993 und die mittleren Kosten je DDD 1994.

Präparat	Bestandteile	DDD 1994 in Mio.	Änderung in %	DDD-Kosten in DM
Glucocorticoide				
Inflanefran	Prednisolon	8,2	(+ 16,6)	0,77
Totocortin	Dexamethason	4,2	(+ 23,9)	0,21
Ultracortenol	Prednisolon	3,2	(+ 6,3)	0,72
Ficortril Augensalbe	Hydrocortison	2,6	(+ 8,0)	0,66
Efflumidex	Fluorometholon	1,6	(+ 11,6)	1,17
Prednisolon Augensalbe	Prednisolon	1,4	(− 21,9)	1,30
		21,2	(+ 11,1)	0,70
Glucocorticoid-Kombinationen				
Dexa Biciron	Dexamethason Tramazolin	4,7	(+ 39,7)	0,29
Efemolin	Fluorometholon Tetryzolin	1,0	(− 9,3)	0,82
		5,8	(+ 27,2)	0,38
Nichtsteroidale Antiphlogistika				
Ocuflur	Flurbiprofen	4,9	(+ 35,6)	1,11
Voltaren ophtha	Diclofenac	4,6	(+ 28,1)	1,16
		9,6	(+ 31,9)	1,13
Summe		36,5	(+ 18,4)	0,76

tika, nicht zur Behandlung der infektiösen Konjunktivitis geeignet. Hierbei sind sie nicht nur nutzlos, sondern wegen mehrerer Risiken sogar schädlich (Straub, 1986). Dazu gehören vor allem das Aufflammen von infektiösen Prozessen, besonders Pilzinfektionen, aber auch vereinzelt die Auslösung eines Glaukoms bei prädisponierten Patienten und die Entwicklung von Linsentrübungen. Grundsätzlich gewarnt werden muß vor der Anwendung von Glucocorticoiden, wenn die Hornhaut nicht intakt ist. Aus diesen Gründen sollte jede längerdauernde Anwendung von Glucocorticoiden am Auge sorgfältig überwacht werden (Straub, 1986).

Überwiegend eingesetzt werden am Auge potente fluorierte Glucocorticoide wie Dexamethason und Fluorometholon. Dies gilt für die Kombination mit einem Sympathomimetikum (*Tabelle 36.5*) wie auch die wenig sinnvollen Kombinationen mit Antibiotika (*Tabelle 36.3*). Bei den Monopräparaten überwiegt dagegen die Verwendung von Prednisolon. Die Verordnungen von Glucocorticoiden haben sich 1994 sowohl bei den Monopräparaten wie auch bei den Glucocorticoid/Antibiotika-Kombinationen erhöht (*Tabellen 36.3 und 36.5*).

Separat aufgeführt werden die nichtsteroidalen Antiphlogistika Flur-

Tabelle 36.6: Verordnungen von antiallergischen Ophthalmika 1994
Angegeben sind die 1994 in der gesamten Bundesrepublik verordneten Tagesdosen, die Änderungen gegenüber 1993 und die mittleren Kosten je DDD 1994.

Präparat	Bestandteile	DDD 1994 in Mio.	Änderung in %	DDD-Kosten in DM
Vividrin Augentropfen	Cromoglicinsäure	13,8	(− 9,6)	0,80
Livocab Augentropfen	Levocabastin	6,8	(neu)	1,51
Cromohexal-Augentropfen	Cromoglicinsäure	6,3	(− 20,8)	0,77
Cromoglicin-ratioph.Augentr.	Cromoglicinsäure	3,6	(+ 6,4)	0,62
Opticrom	Cromoglicinsäure	3,5	(− 20,8)	0,74
Allergocrom Augentropfen	Cromoglicinsäure	3,2	(− 7,9)	0,49
Summe		37,2	(+ 7,8)	0,87

biprofen (*Ocuflur*) und Diclofenac (*Voltaren ophtha*). Diese Präparate werden zur Entzündungshemmung nach Operationen und Lasertrabekuloplastik sowie zur Vermeidung intraoperativer Miosis eingesetzt. Ihre Verordnungen haben 1994 wieder deutlich zugenommen.

Antiallergika

Bei der Konjunktivitis mit allergischer Ursache ist eine Prophylaxe mit Cromoglicinsäure möglich. Ihre Wirkung wird auf eine Mastzellstabilisierung zurückgeführt, weshalb diese Präparate nicht sofort wirken, sondern bei Allergikern vorbeugend vor der in Aussicht stehenden Exposition (z.B. Pollen) gegeben werden müssen. Cromoglicinsäure kann in vielen Fällen anstelle von Corticosteroiden eingesetzt werden und ist dann wegen der sehr viel geringeren Nebenwirkungen vorzuziehen. Dies dürfte die seit Jahren ansteigenden Verordnungszahlen dieser Präparate rechtfertigen. Das erste Präparat war das *Opticrom*. In den letzten Jahren wurde es von zahlreichen preisgünstigeren Präparaten weitgehend verdrängt. Inzwischen haben sich die Preisunterschiede weitgehend eingeebnet, wobei zu berücksichtigen ist, daß bei den verschiedenen Präparaten in unterschiedlichem Ausmaß die Verordnungen von Kombinationspräparaten (Augentropfen und Nasensprays) zu scheinbar unterschiedlichen DDD-Kosten führen (*Tabelle 36.6*).

Mit Levocabastin (*Livocab*) hat sich auf Anhieb ein neuer topischer H_1-Antagonist unter den führenden Arzneimitteln etabliert. Dieses Präparat erreicht bei allergischer Konjunktivitis ähnliche Therapieergebnisse wie andere topische Antiallergika, wirkt aber als hochaffiner Rezeptorantagonist schneller und länger als Cromoglicinsäure. Diese Vorteile sind allerdings mit erheblich höheren Therapiekosten verbunden.

Ophthalmika

Tabelle 36.7: Verordnungen von Glaukommitteln 1994
Angegeben sind die 1994 in der gesamten Bundesrepublik verordneten Tagesdosen, die Änderungen gegenüber 1993 und die mittleren Kosten je DDD 1994.

Präparat	Bestandteile	DDD 1994 in Mio.	Änderung in %	DDD-Kosten in DM
Cholinergika				
Pilocarpin Ankerpharm	Pilocarpin	55,6	(− 37,8)	0,04
Pilomann	Pilocarpin	32,3	(+ 14,8)	0,08
Pilocarpol	Pilocarpin	24,2	(− 7,4)	0,08
Glaucotat	Aceclidin	14,0	(− 21,5)	0,22
Spersacarpin	Pilocarpin	9,4	(− 20,3)	0,13
		135,5	(− 21,8)	0,08
Sympathomimetika				
Isoglaucon	Clonidin	57,8	(+ 29,9)	0,20
Beta-Rezeptorenblocker				
Chibro-Timoptol	Timolol	53,8	(− 8,6)	0,24
Betamann	Metipranolol	51,6	(− 10,5)	0,18
Vistagan	Levobunolol	42,4	(− 5,0)	0,25
Arutimol	Timolol	30,9	(− 39,0)	0,16
Timohexal	Timolol	27,1	(− 7,9)	0,17
Arteoptic	Carteolol	26,6	(− 17,2)	0,25
Timosine	Timolol	24,2	(+ 12,9)	0,33
Dispatim	Timolol	24,2	(− 10,0)	0,18
Tim Ophtal	Timolol	20,1	(+703,5)	0,09
Timolol POS	Timolol	17,7	(− 3,9)	0,15
Betoptima	Betaxolol	16,9	(+ 12,0)	0,26
Timomann	Timolol	13,6	(neu)	0,09
		349,1	(− 2,4)	0,20
Cholinergika-Kombinationen				
Normoglaucon	Pilocarpin Metipranolol	30,6	(+ 6,8)	0,29
Borocarpin	Pilocarpin Naphazolin	26,8	(− 24,2)	0,07
Timpilo	Pilocarpin Timolol	13,8	(+ 59,2)	0,64
		71,2	(− 2,0)	0,27
Carboanhydrasehemmer				
Diamox	Acetazolamid	3,2	(+ 57,6)	1,44
Summe		616,8	(− 5,1)	0,19

Glaukommittel

Als Glaukom wird eine Anzahl von ätiologisch verschiedenen Krankheiten bezeichnet, deren gemeinsames Kennzeichen die pathologische Steigerung des Augeninnendruckes ist. Wegen der Gefahr zunehmender Gesichtsfeldausfälle ist eine Dauertherapie angezeigt, die das Ziel hat, den Augeninnendruck über 24 Stunden hinweg unter 20 mm Hg zu senken. Zur Auswahl stehen hier verschiedene Gruppen von Arzneimitteln, die entweder den Kammerwasserabfluß erhöhen (Cholinergika) oder die Kammerwasserproduktion reduzieren (Beta-Rezeptorenblocker, Sympathomimetika). Erst in zweiter Linie wird die systemische Gabe von Carboanhydrasehemmern empfohlen, die ebenfalls die Kammerwasserproduktion hemmen. Nebenwirkungen der Therapie mit Cholinergika bestehen in der Miosis, die das Sehen in der Dämmerung sowie bei Bestehen von Linsentrübungen stört, und bei jungen Patienten besonders in der akkomodativen Myopie. Die Anwendung von Beta-Rezeptorenblockern kann systemische Nebenwirkungen mit sich bringen. Daher stellen insbesondere Asthma bronchiale und AV-Überleitungsstörungen Kontraindikationen dar. Lokale Nebenwirkung der Therapie mit Beta-Rezeptorenblockern kann ein Sicca-Syndrom sein, das vor allem bei Kontaktlinsenträgern zu Problemen führt.

Die Verordnungen von Glaukommitteln haben erstmals seit vielen Jahren abgenommen (*Tabelle 36.7*). Dies könnte bedeuten, daß nunmehr in Deutschland eine ausreichende medikamentöse Therapie der Glaukoms erreicht ist. Innerhalb der Glaukommittel haben sich die Umschichtungen fortgesetzt. So sinkt die Bedeutung der Cholinergika, die allein oder in Kombination mit Sympathomimetika eingesetzt werden. Als Cholinergikum wird im wesentlichen Pilocarpin benutzt, wie dies auch den allgemeinen Empfehlungen entspricht. Die Therapie mit Kombinationspräparaten wie *Borocarpin,* das Pilocarpin in Kombination mit einem Sympathomimetikum enthält, wird empfohlen, wenn mit Pilocarpin keine ausreichende Drucksenkung zu erreichen ist. Gleiches gilt für die Kombination von Pilocarpin und Beta-Rezeptorenblockern (siehe unten).

Bei den Sympathomimetika ist 1994 nur *Isoglaucon* vertreten. Hier hat es im letzten Jahr weitere Zuwächse gegeben. Auch bei diesen Präparaten ist – wie bei den Beta-Rezeptorenblockern – an die Möglichkeit systemischer Nebenwirkungen zu denken.

Beta-Rezeptorenblocker stellen eine vor allem bei jüngeren Patienten vorteilhafte Therapiemöglichkeit des Glaukoms dar, von der in den letzten Jahren kontinuierlich zunehmend Gebrauch gemacht wurde. Arzneimittel dieser Gruppe werden inzwischen weitaus häufiger angewandt als die cholinergen Präparate. Als Standard gilt dabei nach wie vor Timolol, von dem mehrere Nachfolgepräparate in das hier untersuchte Marktsegment vorgedrungen sind. Trotz erheblicher Preisnachlässe konnte das Originalpräparat *Chibro-Timoptol* seine führende Position nur mit Mühe halten. Auch beim *Vistagan*, dessen gute Wirksamkeit in einer umfangreichen Studie belegt wurde (The Levobunolol Study Group, 1989), haben die Verordnungen leicht abgenommen. Zugenommen haben dagegen ganz massiv die Verordnungen besonders preisgünstiger Timololgenerika *(Tim Ophtal; Timomann)*. Kombinationen von Beta-Rezeptorenblockern und Cholinergika *(Normoglaucon, Timpilo)* haben sich bei ungenügendem Therapieerfolg der Monopräparate als wirksam erwiesen.

Wie erstmals im Vorjahr findet sich 1994 unter den verordnungshäufigsten Glaukommitteln der Carboanhydrasehemmstoff Acetazolamid. Dieses für die Dauertherapie nicht angezeigte Präparat findet vor allem bei akuten Anfällen und in der kurzfristigen Glaukomtherapie Verwendung.

Ganz allgemein kann gesagt werden, daß die Therapie des Glaukoms mit Beta-Rezeptorenblockern zu einem erheblichen Rückgang der Zahl der notwendig gewordenen drucksenkenden Glaukomoperationen geführt hat. Glaukome, die mit konservativen Methoden nicht beherrscht werden können, sind seitdem wesentlich seltener geworden. Die jetzt auf hohem Niveau stagnierenden Verordnungszahlen deuten darauf hin, daß die Glaukomtherapie den überwiegenden Teil der Erkrankten erfaßt. Fragwürdige Präparate spielen in diesem Indikationsgebiet keine Rolle. Die medikamentöse Glaukomtherapie erweist sich als sinnvolle und kostengünstige Behandlung einer schwerwiegenden Krankheit.

Filmbildner

Die Anwendung von Filmbildnern ist beim Syndrom des trockenen Auges (Keratokonjunktivitis sicca) indiziert. Bei diesem Syndrom handelt es sich entweder um eine Hyposekretion der wässrigen Phase des präkornealen Films oder um eine Störung der Zusammensetzung des aus einer Lipidschicht, einer Muzinschicht und einer wässrigen Schicht bestehenden präkornealen bzw. präkonjunktivalen Films. Dies hat zur Folge, daß der Tränenfilm instabil wird, zu früh «aufreißt» und dadurch sowohl Sehstörungen als auch subjektive Beschwerden bewirkt werden. Deshalb werden Präparate verwendet, die die Tränenflüssigkeit substituieren und das Epithel besser benetzen können. Meist enthalten sie noch Zusätze, die eine längere Verweildauer im Bindehautsack bewirken. Diese Therapie ist nur symptomatisch, und es sollte daher zuvor geklärt

Tabelle 36.8: Verordnungen von Filmbildnern 1994

Angegeben sind die 1994 in der gesamten Bundesrepublik verordneten Tagesdosen, die Änderungen gegenüber 1993 und die mittleren Kosten je DDD 1994.

Präparat	Bestandteile	DDD 1994 in Mio.	Änderung in %	DDD-Kosten in DM
Vidisic	Cetrimid Polyacrylsäure	38,4	(+ 11,0)	0,28
Oculotect	Retinolpalmitat Hydroxypropyl- methylcellulose	36,0	(+ 0,5)	0,27
Liquifilm	Polyvinylalkohol	33,0	(− 15,4)	0,29
Artelac	Hypromellose	32,1	(+ 39,2)	0,27
Siccaprotect	Dexpanthenol Polyvinylalkohol	30,4	(− 6,3)	0,20
Dispatenol	Dexpanthenol Polyvinylalkohol	28,9	(+ 6,6)	0,17
Vidisept	Polyvidon	20,8	(− 15,8)	0,23
Lacrimal	Polyvinylalkohol	15,7	(+610,8)	0,26
Protagent	Polyvidon	12,6	(− 12,0)	0,48
Lacrimal O.K.	Polyvinylalkohol Polyvidon	11,9	(+782,8)	0,24
Thilo-Tears	Carbomer Mannitol	10,5	(− 2,4)	0,32
Oculotect fluid sine	Polyvidon	9,1	(+717,7)	0,22
Lacrisic	Methylhydroxypropyl- cellulose Glycerol	8,9	(neu)	0,17
Lac Ophtal	Polyvidon	5,1	(neu)	0,21
Summe		293,3	(+ 19,0)	0,26

werden, ob als Ursache eine Erkrankung (rheumatische Erkrankung, Vitamin-A-Mangel, Östrogenmangel) in Frage kommt. Da alle diese Pharmaka relativ häufig appliziert werden müssen, können die in den Augentropfen enthaltenen Konservierungsstoffe eine Schädigung des Hornhautepithels herbeiführen. Deshalb sind in jüngerer Zeit von einigen Arzneimitteln auch Konservierungsmittel-freie Formen eingeführt worden, die jeweils eine Tagesdosis einzeln abgepackt enthalten. Diese sinnvolle Strategie bedeutete bisher eine deutliche Erhöhung der Kosten, die sich z.B. beim *Protagent* zeigt. Mit *Lacrimal O.K.* und *Oculotect fluid sine* sind neu jedoch auch preisgünstigere Präparate ohne Konservierungsmittel verfügbar, die auf Anhieb eine große Beliebtheit erreichten.

Bei der Berechnung der definierten Tagesdosen dieser Präparate wurde von einer durchschnittlichen definierten Tagesdosis von 0,4 ml (4 Tropfen für jedes Auge) ausgegangen, um Vergleichbarkeit zu gewährleisten, auch wenn die Herstellerangaben teilweise hiervon abweichen. Auffallend ist, daß sich bei diesen Präparaten über Jahre hinweg ein deutlicher Zuwachs der Verordnungen fand, wobei auch erfolgreiche Neueinführungen dem Anstieg der Verordnungen bereits etablierter Präparate keinen Abbruch taten. Damit hat sich die Anwendung dieser Präparate seit 1985 mehr als vervierfacht. Dies legt die Vermutung nahe, daß in den letzten Jahren besonders die durch äußere Bedingungen (trockene Luft, klimatisierte Räume) verursachten Beschwerden Anlaß für die Verordnung von Filmbildnern geworden sein müssen. Nach einer Stagnation 1993, die wohl durch die Arzneimittelbudgetierung bedingt war, haben sich 1994 wieder kräftige Zuwächse eingestellt. Damit stellen die Filmbildner nun nach den Glaukommitteln das zweitgrößte Segment der Ophthalmika dar.

Sonstige Ophthalmika

In dieser Gruppe wurden Präparate zusammengefaßt, die sich in keine der vorhergehenden therapeutischen Gruppen einordnen lassen. Den Hauptteil davon machen die sogenannten Antikataraktika aus, Präparate, von denen die Hersteller geltend machen, daß sie bei Katarakt oder Sehminderung aus anderen Gründen eine Besserung ermöglichen (*Tabelle 36.9*). Ein solcher Effekt ist jedoch bisher nicht belegt worden. Es ist im Gegenteil die allgemein vertretene Lehrmeinung, daß sich eine Katarakt, insbesondere die senile Katarakt, mit den bisher verfügbaren Arzneimitteln nicht medikamentös beeinflussen läßt. Wenn die Katarakt nicht auf einem therapierbaren Grundleiden, wie z.B. Diabetes mellitus oder Tetanie beruht, und es nicht gelungen ist, die Entstehung einer Katarakt durch optimale Therapie der Grunderkrankungen zu verhüten, ist bei deutlicher Beeinträchtigung des Sehens die einzige sinnvolle Therapie die Operation.

Wohl in der Hoffnung, eine solche Operation umgehen oder zumindest hinausschieben zu können, werden trotzdem immer noch sehr häufig sogenannte Antikataraktika verschrieben. Die in der *Tabelle 36.9* aufgelisteten Präparate ergeben trotz deutlicher Rückgänge der Verordnungen insgesamt immer noch 113 Mio. definierte Tagesdosen. Dies bedeutet jedoch im Vergleich zu früheren Jahren einen ausgeprägten

Tabelle 36.9: Verordnungen von sonstigen Ophthalmika 1994
Angegeben sind die 1994 in der gesamten Bundesrepublik verordneten Tagesdosen, die Änderungen gegenüber 1993 und die mittleren Kosten je DDD 1994.

Präparat	Bestandteile	DDD 1994 in Mio.	Änderung in %	DDD-Kosten in DM
Sogenannte Antikataraktika				
Antikataraktikum N	Inosinmonophosphat	46,3	(− 23,2)	0,14
Vitreolent N	Natriumiodid Kaliumiodid	45,9	(− 8,8)	0,07
Pherajod	Kaliumiodid Natriumthiosulfat	11,0	(− 46,1)	0,12
LentoNit	Kaliumiodid Calciumchlorid Natriumthiosulfat	9,9	(− 30,0)	0,09
		113,1	(− 22,1)	0,10
Vitaminpräparate				
Bepanthen Augen-/Nasensalbe	Dexpanthenol	40,2	(− 3,6)	0,21
Vidirakt S	Natrium-D-pantothenat	16,7	(> 1000)	0,16
Solan V	Retinolpalmitat Riboflavinphosphat	12,8	(+ 3,1)	0,16
Augentonikum Stulln	Digitalin Retinolpalmitat	9,5	(+ 6,0)	0,12
Corneregel	Dexpanthenol	7,1	(+151,0)	0,36
Regepithel	Retinolpalmitat Thiaminchlorid Calciumpantothenat	2,8	(+ 5,5)	0,25
Vitamin A-POS	Retinolpalmitat	2,2	(+ 19,8)	0,31
Panthenol-Augensalbe	Dexpanthenol	2,1	(− 10,1)	0,26
		93,3	(+ 26,0)	0,20
Sonstige Mittel				
Sophtal-Pos N	Salicylsäure	10,4	(> 1000)	0,13
Posorutin Augentropfen	Troxerutin	6,0	(− 6,3)	0,17
Heparin-POS	Heparin	2,6	(− 13,8)	0,49
Actovegin Augengel	Kälberblutextrakt	2,2	(+ 34,1)	0,72
Actihaemyl-Augengel	Kälberblutextrakt	2,0	(− 33,5)	0,52
Posilent	Cytidin	1,5	(− 18,2)	0,34
		24,9	(+ 54,5)	0,27
Summe		231,3	(− 1,7)	0,16

Rückgang. Auch bei der Zusammensetzung der Präparate hat es in den letzten Jahren einige positive Änderungen gegeben. So sind einige Präparate, die eine Vielzahl von irrational zusammengestellten Einzelsubstanzen bis hin zu Extrakten verschiedenster Organe und Detergentien enthielten, durch Nachfolgepräparate mit weniger Inhaltsstoffen ersetzt worden, deren Wirksamkeit allerdings weiterhin fragwürdig bleibt. Jedoch erreichen diese Nachfolgepräparate nicht mehr die Verordnungszahlen ihrer Vorgänger. Bei vielen der verbliebenen Präparate ist neben der fragwürdigen Wirksamkeit auch zu bedenken, daß mit den meisten dieser Präparate Iodmengen zugeführt werden, die zur Auslösung einer Hyperthyreose führen können (Pickardt, 1982; Geisthövel, 1984). Es muß deshalb festgehalten werden, daß diese Präparate nicht nur unnütz, sondern möglicherweise auch gefährlich sind.

Einige vitaminhaltige Ophthalmika finden sich unter den 2000 verordnungshäufigsten Präparaten (*Tabelle 36.9*), unter ihnen das mit 1,6 Mio. Verordnungen am häufigsten verschriebene Ophthalmikum *Bepanthen Augen-/Nasensalbe*. Diese Präparate dürften als indifferente Pharmaka betrachtet werden, die keine spezifischen pharmakologischen Wirkungen haben, auch wenn solche für einige Präparate geltend gemacht werden. Ähnlich wie bei den Filmbildnern hat auch hier die erfolgreiche Neueinführung von Präparaten die Verordnung etablierter Präparate nicht beeinträchtigt.

In der *Tabelle 36.9* sind schließlich Präparate aufgelistet, die keiner der bisher aufgeführten Arzneimittelgruppen zugeordnet werden können. Diese Kategorie enthält überwiegend fragwürdige Präparate, insbesondere solche, die eine Visusminderung bessern sollen. Ihre Wirksamkeit kann jedoch nicht als gesichert gelten.

Literatur

Bartlett, J.D., Naanus, S.D., (Hrsg.) (1989): Clinical ocular pharmacology, 2. Aufl., Butterworths, Boston.

Fraunfelder, F.T. (1989): Drug-induced ocular side effects and drug interactions, 3. Aufl., Lea and Febiger, Philadelphia.

Fraunfelder, F.T., Bagby, G.C. (1983): Ocular chloramphenicol and aplastic anemia. New Engl. J. Med. 308: 1536.

Geisthövel, W. (1984): Hyperthyreose nach jodhaltigen Augentropfen. Dtsch. Med. Wschr. 109: 1304–1305.

Midtvedt, T. (1987): Miscellaneous Antibiotics. In: Dukes, M.N.G. (Hrsg.) Side Effects of Drugs, Annual 11, Elsevier, New York, S. 231–239.

Pickardt, C.R. (1982): Jodinduzierte Hyperthyreose. Dtsch. Med. Wschr. 107: 1219–1221.

Straub, W. (1986): Wann sind Kortikosteroide bei Augenerkrankungen indiziert? Dt. Ärztebl. 83: 2935–2937.

The Levobunolol Study Group (1989): Levobunolol: a four-year study of efficacy and safety in glaucoma treatment. Ophthalmology 96: 642–645.

37. Parkinsonmittel

U. Schwabe

Die Parkinsonsche Krankheit ist eine fortschreitende neurologische Erkrankung des extrapyramidalmotorischen Systems. Ursache ist eine in ihrer Ätiologie letztlich unbekannte Degeneration von Nervenzellen in der Substantia nigra, die zu einem «striären» Dopaminmangelsyndrom führt und mit einer erhöhten cholinergen Aktivität einhergeht. Die klassischen Symptome sind Akinesie, Rigor und Tremor. Daneben können vegetative und psychische Veränderungen auftreten.

Ziel der Arzneitherapie ist es, den zentralen Dopaminmangel zu substituieren und die gesteigerte cholinerge Aktivität zu dämpfen. Levodopa ist vor allem bei ausgeprägter Akinesie indiziert. Im Frühstadium der Erkrankung mit leichter Ausprägung der Symptomatik sind Anticholinergika geeignet, wenn Tremor und Rigor vorherrschen. Wird die Frühsymptomatik durch Akinesie geprägt, wird Amantadin bevorzugt. Es wirkt schwächer als Levodopa, ist aber besser verträglich und schneller wirksam.

Abbildung 37.1: Verordnungen von Parkinsonmitteln 1994
DDD der 2000 meistverordneten Arzneimittel (gesamte Bundesrepublik)

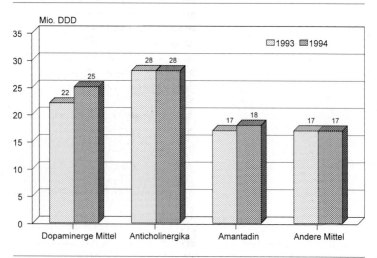

Tabelle 37.1: Verordnungen von Parkinsonmitteln 1994
Angegeben sind die verordnungshäufigsten Präparate mit Verordnungsrang, Verordnungen und Umsatz 1994 für die gesamte Bundesrepublik im Vergleich zu 1993.

Rang	Präparat	Verordnungen 1994 in Tsd.	Veränd. in %	Umsatz 1994 in Mio. DM	Veränd. in %
167	Madopar	1029,9	+8,0	74,2	+7,0
261	Akineton	719,0	+12,9	28,6	+7,8
590	Nacom	369,1	+12,0	40,0	+14,8
623	PK-Merz	348,5	+2,7	27,1	+4,3
677	Tremarit	324,4	−13,9	16,7	−10,7
739	Tiapridex	295,0	+30,5	32,8	+26,7
1183	Dopergin	177,3	+37,9	16,1	+35,6
1343	Movergan	144,9	−4,3	38,7	−5,4
1461	Parkopan	129,5	−11,4	3,3	−15,3
1624	Sormodren	109,6	−6,1	4,4	−5,0
1653	Biperiden-neuraxpharm	106,8	+31,6	1,9	+45,0
Summe:		3754,0	+7,7	283,7	+7,5
Anteil an der Indikationsgruppe:		89,9%		89,7%	
Gesamte Indikationsgruppe:		4174,3	+8,5	316,3	+10,3

Die Verordnung von Parkinsonmitteln hat 1994 zugenommen *(Tabelle 37.1)*. Eine Übersicht über die verordneten Tagesdosen zeigt, daß die Anticholinergika und dopaminergen Präparate die größten Gruppen bilden *(Abbildung 37.1)*.

Dopaminerge Mittel

Levodopa wird ausschließlich in Kombination mit Hemmstoffen der Dopadecarboxylase (Benserazid, Carbidopa) verwendet, die den peripheren Stoffwechsel von Levodopa hemmen und dadurch die zerebrale Verfügbarkeit von Levodopa als Vorstufe von Dopamin erhöhen. Durch diese sinnvolle Kombination werden wesentlich geringere Dosierungen von Levodopa benötigt und seine peripheren vegetativen Nebenwirkungen vermindert. Der größte Teil der Verordnungen entfällt auf Madopar *(Tabelle 37.2)*. Ein Problem der Levodopatherapie besteht offenbar darin, daß viele Patienten mit zu hohen Dosen behandelt werden. Durch Dosisreduktion wurde die Parkinsonsymptomatik in einem großen Patientenkollektiv erheblich gebessert (Emskötter et al., 1989).

Der Dopaminagonist Lisurid *(Dopergin)* hat erneut einen deutlichen Anstieg erfahren *(Tabelle 37.2)*. Er wirkt beim Morbus Parkinson ähnlich wie Levodopa, allerdings etwas schwächer. Lisurid wird genauso wie

Tabelle 37.2: Verordnungen von Parkinsonmitteln 1994
Angegeben sind die 1994 in der gesamten Bundesrepublik verordneten Tagesdosen, die Änderungen gegenüber 1993 und die mittleren Kosten je DDD 1994.

Präparat	Bestandteile	DDD 1994 in Mio.	Änderung in %	DDD-Kosten in DM
Dopaminerge Mittel				
Madopar	Levodopa Benserazid	14,6	(+ 8,2)	5,09
Nacom	Carbidopa Levodopa	8,0	(+ 10,1)	5,02
Dopergin	Lisurid	2,2	(+ 37,0)	7,37
		24,7	(+ 10,8)	5,27
Anticholinergika				
Akineton	Biperiden	15,7	(+ 9,7)	1,83
Tremarit	Metixen	4,2	(− 10,0)	3,97
Parkopan	Trihexyphenidyl	3,9	(− 18,7)	0,84
Sormodren	Bornaprin	3,2	(− 4,8)	1,39
Biperiden-neuraxpharm	Biperiden	1,5	(+ 20,9)	1,32
		28,4	(+ 0,4)	1,93
Amantadin				
PK-Merz	Amantadinsulfat	17,6	(+ 3,5)	1,54
Andere Mittel				
Movergan	Selegilin	11,1	(− 5,1)	3,48
Tiapridex	Tiaprid	6,2	(+ 27,2)	5,34
		17,3	(+ 4,4)	4,14
Summe		88,0	(+ 4,6)	3,23

Bromocriptin als Begleitmedikation bei nachlassender Wirkung von Levodopa und bei «on-off»-Phänomenen eingesetzt.

Amantadin (*PK-Merz*) ist weiterhin nach Tagesdosen das am häufigsten verordnete Parkinsonpräparat. Es wirkt schwächer, aber schneller als Levodopa und erzeugt weniger unerwünschte Wirkungen. Amantadin erhöht die synaptische Verfügbarkeit von Dopamin und blockiert N-Methyl-D-Aspartat-Rezeptoren.

Anticholinergika

Anticholinergika sind bei der Parkinsonschen Krankheit insgesamt weniger effektiv als die dopaminergen Mittel. Primär werden sie für die Behandlung von Rigor und Tremor eingesetzt. Wenn die Verordnungen trotzdem relativ hoch liegen, so beruht das vor allem auf dem hohen Anteil von *Akineton*. Dieses Präparat wird vermutlich weitaus häufiger für das medikamentös ausgelöste Parkinsonoid benötigt, das nach Gabe von Neuroleptika bei der Behandlung von schizophrenen Psychosen in Form von Frühdyskinesien auftritt.

Andere Mittel

Selegilin (*Movergan*) vermindert als selektiver Hemmstoff der Monoaminoxidase-B den zerebralen Abbau von Dopamin und kann die Wirkung von Levodopa verlängern und verstärken. Dadurch gelingt es, dosisabhängige Fluktuationen der Motilität zu mildern und den Wirkungsverlust im Laufe der Langzeittherapie zu reduzieren.

Tiapridex (Tiaprid) ist ein D_2-Dopaminrezeptorantagonist mit ähnlichen Eigenschaften wie das Neuroleptikum Sulpirid. Levodopa-induzierte Dyskinesien werden abgeschwächt, allerdings oft mit einer gleichzeitigen Zunahme der Parkinsonsymptomatik (Price et al., 1978).

Literatur

Emskötter, T., Lachemayer, L., Heidenreich, C. (1989): Probleme der L-Dopa-Therapie im Verlauf des Parkinson-Syndroms. Fortschr. Neurol. Psychiatr. 57: 192–197.

Price, P., Parkes, J.D., Marsden, C.D. (1978): Tiapride in Parkinson's disease. Lancet II: 1106.

38. Psychopharmaka

M.J. Lohse und B. Müller-Oerlinghausen

Unter Psychopharmaka werden verschiedene Gruppen von Arzneimitteln zusammengefaßt, die der Beeinflussung psychischer Erkrankungen dienen (*Abbildung 38.1*). Dazu zählen die Tranquillantien, die in dem untersuchten Marktsegment fast ausschließlich von den Benzodiazepinen gestellt werden. Die beiden nächsten großen Gruppen bilden die Antidepressiva und die Neuroleptika, wobei hier Präparate mit unterschiedlicher chemischer Struktur eingesetzt werden. Zu einer vierten Gruppe wurden die Nootropika zusammengefaßt, die zur Behandlung von Hirnleistungsstörungen eingesetzt werden. In der fünften Gruppe finden sich die pflanzlichen Psychopharmaka sowie solche, die keiner der genannten Gruppen zugeordnet werden können.

Für die Antidepressiva ebenso wie für die Neuroleptika bestehen relativ klar definierte Indikationen, die sich nicht nur auf psychotische Störungen beziehen. Unschärfer sind dagegen die Indikationen für die Tranquillantien, die bei einer Vielzahl von psychischen und somatischen Stö-

Abbildung 38.1: Verordnungen von Psychopharmaka 1994
DDD der 2000 meistverordneten Arzneimittel (gesamte Bundesrepublik)

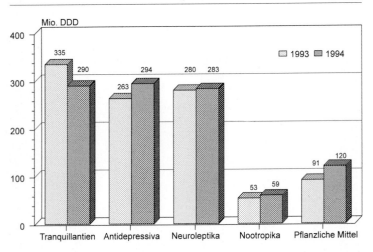

Tabelle 38.1: Verordnungen von Psychopharmaka 1994

Angegeben sind die verordnungshäufigsten Präparate mit Verordnungsrang, Verordnungen und Umsatz 1994 für die gesamte Bundesrepublik im Vergleich zu 1993.

Rang	Präparat	Verordnungen 1994 in Tsd.	Veränd. in %	Umsatz 1994 in Mio. DM	Veränd. in %
52	Adumbran	2030,5	−9,5	20,4	−6,8
98	Insidon	1419,2	+4,2	50,6	+6,8
102	Saroten	1400,0	+7,7	37,7	+10,0
110	Aponal	1341,2	+8,4	44,1	−15,6
127	Eunerpan	1260,1	+5,0	43,1	+7,5
154	Tavor	1105,0	+6,3	21,0	+7,6
178	Atosil	978,3	−4,8	17,3	+1,4
203	Imap 1.5 mg	884,5	+8,3	27,9	+4,4
205	Normoc	858,4	+1,8	11,9	+2,9
222	Sedariston Konzentrat Kaps.	825,7	+9,7	24,8	+17,6
225	Stangyl	815,2	−2,4	41,3	+0,9
250	Rudotel	744,4	−30,9	19,1	−27,2
274	Jarsin	699,7	+57,7	26,0	+56,6
280	Dipiperon	693,4	+9,4	23,2	+12,4
302	Truxal	662,5	+11,5	11,2	+12,7
306	Sinquan	657,7	−20,5	18,9	−28,9
308	Lexotanil	657,0	−14,6	9,7	−18,2
315	Diazepam-ratiopharm	649,5	−30,5	2,4	−35,8
319	Bromazanil	637,4	−1,3	7,3	−0,0
337	Oxazepam-ratiopharm	613,0	−19,0	4,9	−10,4
340	Neurocil	607,3	−4,3	16,1	+0,5
350	Normabrain	588,7	+0,5	37,0	+9,1
354	Haldol	584,7	−8,3	29,8	−7,4
413	Sedariston Tropfen	514,9	−14,2	14,3	−13,7
431	Melleril	495,8	−6,4	21,4	−11,2
454	Tranxilium	478,2	−11,8	10,5	−16,5
465	Faustan	468,8	−57,1	1,9	−51,0
478	Prothazin	448,4	−32,9	8,4	−22,0
487	Nootrop	444,5	+10,4	31,4	+27,6
494	Praxiten	436,4	−0,2	6,4	+1,2
512	Taxilan	423,3	−2,0	17,3	+35,5
522	Anafranil	413,7	+10,1	20,0	+2,7
531	Leponex	409,9	+31,6	39,1	+37,0
576	Ludiomil	379,8	−7,7	11,5	−36,0
593	Hyperforat Drag.	368,2	+19,4	6,3	+17,7
598	Dogmatil	367,6	+7,3	14,1	+33,2
599	Piracetam-ratiopharm	366,1	+9,3	15,6	+11,6
612	durazanil	355,0	−4,8	4,8	−5,2
669	Amineurin	327,6	+35,8	7,5	+58,0
701	Tafil	311,1	+9,1	7,7	+17,3
705	Psychotonin M	308,6	+89,6	10,2	+106,1
717	Equilibrin	303,8	+4,3	11,9	−46,2
723	Esbericum	300,3	+35,8	7,8	+40,6
741	Radepur	294,4	−17,3	6,8	−0,5
771	Imap	283,8	−0,3	13,0	+2,5
817	Promethazin-neuraxpharm	263,3	+16,5	5,5	+29,7

noch Tabelle 38.1: Verordnungen von Psychopharmaka 1994

Angegeben sind die verordnungshäufigsten Präparate mit Verordnungsrang, Verordnungen und Umsatz 1994 für die gesamte Bundesrepublik im Vergleich zu 1993.

Rang	Präparat	Verordnungen 1994 in Tsd.	Veränd. in %	Umsatz 1994 in Mio. DM	Veränd. in %
831	Neuroplant	260,2	+44,7	8,4	+44,8
835	Fluanxol	259,3	+40,9	28,2	+45,2
854	Frisium	255,0	−3,5	5,8	−1,4
868	Antares	252,0	+68,4	12,6	+98,3
873	Distraneurin	249,5	−21,6	9,5	−15,7
961	Demetrin/Mono Demetrin	227,5	−19,3	5,5	−15,4
979	Amitriptylin-neuraxpharm	223,5	−11,7	4,6	−6,1
998	Aurorix	218,2	+21,2	22,6	+11,9
1020	Tolvin	215,0	+16,2	12,9	+6,6
1024	Neogama	214,1	−5,6	13,9	+20,5
1032	Quilonum	212,2	+50,1	9,4	+45,1
1071	Meresa Kapseln	201,2	−13,6	8,2	+1,3
1081	Novoprotect	198,5	+24,6	4,0	+32,0
1085	Sigacalm	197,3	−14,9	2,3	−7,0
1104	Cerutil	192,2	+18,2	8,7	+91,3
1117	Fluctin	189,8	+37,6	32,6	+36,0
1140	Ritalin	184,6	+27,3	2,2	+26,2
1217	Gityl	169,2	+5,8	2,0	+14,5
1242	Haloperidol-ratiopharm	163,4	−22,5	3,3	−19,6
1245	Sinophenin	163,0	−36,9	2,8	−24,0
1264	Lyogen/Depot	157,6	+12,5	15,7	+16,0
1284	Herphonal	155,4	−42,0	5,2	−18,7
1286	Tofranil	154,8	−9,9	6,1	+10,1
1304	Dogmatil Forte/Amp.	152,0	+14,7	13,7	+43,6
1309	Meprobamat Philopharm	151,4	−50,8	1,1	−35,7
1318	Diazepam Desitin Rectiole	148,9	+8,1	3,8	+5,5
1327	Thombran	147,0	+8,3	8,6	+9,7
1358	Ciatyl-Z	142,7	+10,8	8,2	−6,0
1368	Noctazepam	141,2	−10,4	1,4	−5,9
1381	Hypnorex	139,2	+13,5	5,6	+21,1
1398	Frenolon	136,8	+17,1	2,1	+22,8
1425	Laitan / 100	133,9	+30,7	6,0	+41,6
1426	Dominal	133,8	+25,6	3,8	+25,7
1473	Cerebroforte	128,3	−22,8	5,4	−20,8
1475	Decentan	127,7	+6,5	4,4	+0,9
1498	Deprilept	124,1	+32,6	2,7	+30,3
1499	Pryleugan	124,1	−40,6	3,0	−14,7
1508	Glianimon	123,2	+8,6	7,7	+23,4
1564	Librium	117,5	−24,2	4,0	−16,8
1589	Doxepin-ratiopharm	113,8	(>1000)	2,6	(>1000)
1592	Levomepromazin-neuraxpharm	113,7	+0,8	3,9	+17,4
1593	oxa von ct	113,6	−56,7	0,8	−51,7
1615	Hyperforat Amp./Tropfen	110,9	+18,3	2,3	+16,7
1633	Haloperidol-neuraxpharm	108,2	−10,8	2,6	−14,9
1652	Atarax	107,0	−8,0	2,6	−1,2
1654	Trecalmo	106,8	+47,9	2,9	+51,0

noch Tabelle 38.1: Verordnungen von Psychopharmaka 1994
Angegeben sind die verordnungshäufigsten Präparate mit Verordnungsrang, Verordnungen und Umsatz 1994 für die gesamte Bundesrepublik im Vergleich zu 1993.

Rang	Präparat	Verordnungen 1994 in Tsd.	Veränd. in %	Umsatz 1994 in Mio. DM	Veränd. in %
1664	Nipolept	106,1	+7,3	4,2	+3,5
1674	Tranquase	105,2	−49,0	0,5	−52,2
1711	Doxepin-Dura	101,4	(>1000)	1,8	(>1000)
1728	Meresa forte / Amp.	100,4	−11,6	10,2	+7,5
1735	Fevarin	99,9	+22,4	12,5	+32,3
1784	Fluanxol 0.5 mg	94,1	+6,6	1,9	+5,6
1794	Bromazep	93,3	+24,1	0,9	+20,9
1806	Noveril	92,7	−11,3	9,5	−1,1
1855	Doxepin-neuraxpharm	89,5	+839,9	3,6	+790,5
1867	Haloperidol Stada	88,9	+2,3	1,7	+13,4
1885	Cavinton	87,4	−27,4	6,1	−25,2
1915	Piracebral	85,2	+39,1	3,0	+57,7
1923	Tolid	84,5	−13,9	1,6	−15,6
1926	Melleretten	84,4	+6,8	1,2	+7,2
1928	Propaphenin	84,2	−38,4	2,0	−32,8
1931	Sigaperidol	84,2	+7,3	2,1	−2,7
1936	Protactyl	84,1	+3,0	2,8	−10,2
1981	Dapotum	80,8	−25,1	5,4	−37,2
Summe:		38782,0	−2,5	1236,0	+5,6
Anteil an der Indikationsgruppe:		90,1%		86,9%	
Gesamte Indikationsgruppe:		43046,8	−4,0	1421,8	+4,4

rungen eingesetzt werden (Hollister et al., 1993). Die spannungs- und erregungsdämpfende Wirkung dieser Präparate ist unbestritten. Ihre Hauptindikationen sind in der kurzfristigen Behandlung von Angstzuständen, eventuell bis zum Wirksamwerden von anderen Maßnahmen wie etwa einer Psychotherapie bei neurotischen Angstzuständen oder einer antidepressiven Therapie bei der endogenen Depression zu sehen. Eine weitere Indikation stellt die Sedierung bei schweren somatischen Erkrankungen sowie vor diagnostischen Eingriffen dar. Ein unzureichend untersuchter und von den meisten Autoren nicht akzeptierter Indikationsbereich ist dagegen die Anwendung von Tranquillantien zur langdauernden Behandlung wiederkehrender Angstzustände, da sie möglicherweise der Chronifizierung psychischer Symptome und sicher der Entstehung von Abhängigkeit Vorschub leistet. Tranquillantien werden nicht unbedingt zu häufig, sondern wohl oft zu lange verordnet. Nach wie vor umstritten sind die Indikationen auch für die Nootropika, deren günstige Effekte bisher nicht für alle ihre Vertreter wissenschaftlich belegt sind. Insbesondere besteht Unsicherheit über die klinische Relevanz der nachgewiesenen Wirkungen.

Abbildung 38.2: Verordnungen von Psychopharmaka 1985 bis 1994
Gesamtverordnungen nach definierten Tagesdosen (ab 1991 mit neuen Bundesländern)

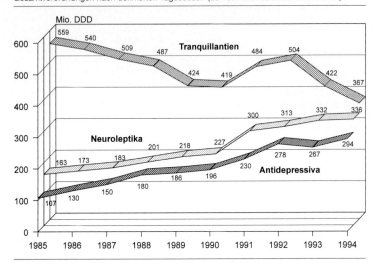

Verordnungsspektrum

Die Verordnungen von Psychopharmaka sind 1994 etwas gefallen, Umsatz und Tagesdosen haben dagegen zugenommen (*Tabelle 38.1*). Eine differenzierte Betrachtung der einzelnen Psychopharmakagruppen zeigt eine sehr unterschiedliche zeitliche Entwicklung (*Abbildung 38.2*). Die Verordnungen von Tranquillantien sind in den letzten zehn Jahren kontinuierlich zurückgegangen. Dieser Trend wurde nach der Vereinigung Deutschlands nur kurzfristig durch die Einbeziehung der ostdeutschen Verordnungsdaten unterbrochen. Er hat sich 1994 verstärkt fortgesetzt. Umgekehrt nahmen Neuroleptika und Antidepressiva eine stetige entgegengesetzte Entwicklung, die durch die Verordnungen aus den neuen Bundesländern noch deutlicher wurde. Infolgedessen haben die Tranquillantien ihre früher dominierende Stellung verloren und machen inzwischen weniger als ein Drittel des Verordnungsvolumens von Psychopharmaka aus.

Tabelle 38.2: Verordnungen von Tranquillantien 1994
Angegeben sind die 1994 in der gesamten Bundesrepublik verordneten Tagesdosen, die Änderungen gegenüber 1993 und die mittleren Kosten je DDD 1994.

Präparat	Bestandteile	DDD 1994 in Mio.	Änderung in %	DDD-Kosten in DM
Bromazepam				
Normoc	Bromazepam	30,2	(+ 1,8)	0,39
Lexotanil	Bromazepam	23,6	(− 16,3)	0,41
Bromazanil	Bromazepam	21,5	(− 2,6)	0,34
durazanil	Bromazepam	12,9	(− 7,0)	0,37
Gityl	Bromazepam	5,8	(+ 1,7)	0,35
Bromazep	Bromazepam	2,9	(+ 15,5)	0,32
		96,9	(− 5,0)	0,38
Oxazepam				
Adumbran	Oxazepam	34,5	(− 8,8)	0,59
Praxiten	Oxazepam	14,3	(− 1,5)	0,45
Oxazepam-ratiopharm	Oxazepam	11,5	(− 7,8)	0,42
Sigacalm	Oxazepam	3,9	(− 5,7)	0,58
oxa von ct	Oxazepam	2,4	(− 50,2)	0,33
Noctazepam	Oxazepam	2,2	(− 6,6)	0,62
		68,8	(− 9,6)	0,52
Diazepam				
Diazepam-ratiopharm	Diazepam	13,2	(− 43,1)	0,18
Faustan	Diazepam	7,1	(− 55,8)	0,26
Tranquase	Diazepam	3,2	(− 56,0)	0,14
Diazepam Desitin Rectiole	Diazepam	0,6	(+ 3,3)	6,32
		24,1	(− 48,8)	0,35
Lorazepam				
Tavor	Lorazepam	29,1	(+ 6,8)	0,72
Tolid	Lorazepam	2,2	(− 17,3)	0,71
		31,3	(+ 4,6)	0,72
Andere Benzodiazepine				
Rudotel	Medazepam	18,6	(− 30,9)	1,03
Tranxilium	Dikaliumclorazepat	10,6	(− 20,6)	0,99
Tafil	Alprazolam	8,0	(+ 15,8)	0,96
Radepur	Chlordiazepoxid	7,4	(− 9,9)	0,92
Frisium	Clobazam	6,6	(+ 4,9)	0,88
Demetrin/Mono Demetrin	Prazepam	5,6	(− 14,4)	0,97
Librium	Chlordiazepoxid	4,9	(− 13,8)	0,81
Trecalmo	Clotiazepam	3,2	(+ 53,9)	0,89
		65,0	(− 14,6)	0,96

noch Tabelle 38.2: Verordnungen von Tranquillantien 1994
Angegeben sind die 1994 in der gesamten Bundesrepublik verordneten Tagesdosen, die Änderungen gegenüber 1993 und die mittleren Kosten je DDD 1994.

Präparat	Bestandteile	DDD 1994 in Mio.	Änderung in %	DDD-Kosten in DM
Andere Mittel				
Atarax	Hydroxyzin	2,3	(+ 4,8)	1,12
Meprobamat Philopharm	Meprobamat	1,0	(− 38,2)	1,13
		3,3	(− 12,7)	1,12
Summe		289,5	(− 13,6)	0,59

Tranquillantien

Tranquillantien werden bevorzugt zur Dämpfung von Angst- und Spannungszuständen, jedoch auch im Kontext antimanischer, antipsychotischer und antidepressiver Therapie eingesetzt. Gegenwärtig werden hierzu fast ausschließlich Benzodiazepine verwendet. Unter den 2000 verordnungshäufigsten Arzneimitteln befinden sich 26 Präparate, die allerdings nur elf verschiedene Wirkstoffe enthalten (*Tabelle 38.2*). Insgesamt haben sich bei allen Standardsubstanzen mit Ausnahme von Lorazepam deutliche Abnahmen der definierten Tagesdosen ergeben. Dieser Rückgang betrifft vor allem die preiswerten Diazepamgenerika und ist vermutlich nicht real, weil die neue, auf Normpackungen bezogene Rezeptgebühr höher als der jeweilige Packungspreis ist. Die Patienten bezahlen nur den Packungspreis, der Apotheker leitet dann das Rezept nicht an die Krankenkasse weiter. Die Rolle der Nachfolgepräparate ist teilweise noch bedeutender geworden. Ob Lorazepam verstärkt in anderen psychiatrischen Indikationen als den generalisierten Angstzuständen verwendet wird, kann nur vermutet werden, entspräche aber der internationalen wissenschaftlichen Literatur.

Im Verlauf der letzten elf Jahre hat sich die Verordnung von Tranquillantien in Westdeutschland ungefähr halbiert. Offenbar haben die wiederholten Appelle an die Ärzteschaft, das Risiko einer Benzodiazepin-Abhängigkeit zu beachten (Poser und Poser, 1986), ihre Wirkung nicht verfehlt. Es wäre nun wichtig, die Frage der Verordnungen dieser Substanzen durch entsprechende Studien erneut zu untersuchen, um festzustellen, ob das gegenwärtige Niveau sinnvoll ist, bzw. ob es in bestimmten Indikationen zur Untermedikation und fragwürdigen Substitution durch andere Psychopharmaka gekommen ist (Linden und Gothe, 1993; Woods und Winger, 1995).

Bisher gibt es keine eindeutigen wissenschaftlichen Belege für ein unterschiedliches Wirkprofil verschiedener Benzodiazepine. Dies schlägt sich auch in den gleichlautenden Formulierungen der bislang publizierten Monografien der Aufbereitungskommission B3 zu verschiedenen Benzodiazepinen nieder. Klare Unterschiede bestehen lediglich in der Pharmakokinetik der einzelnen Präparate und in ihrem Preis. Substanzen mit einer Halbwertszeit unter 24 Stunden sind Bromazepam, Oxazepam und Lorazepam. Bei allen übrigen hier aufgeführten Benzodiazepinen liegt die Halbwertszeit der Wirksubstanz oder ihrer Metaboliten bei mehreren Tagen, so daß langdauernde Effekte zu erwarten sind. Natürlich hat dies Auswirkungen auf die jeweiligen kognitiven und psychomotorischen Nebenwirkungen, die vor allem bei älteren Patienten in Erscheinung treten. In diesem Zusammenhang ist erwähnenswert, daß die Hälfte aller Benzodiazepinverordnungen die 60–80jährigen Patienten betreffen (s. Arzneiverordnungs-Report '92).

Unter den 2000 verordnungshäufigsten Arzneimitteln sind auch zwei Nicht-Benzodiazepine vertreten. *Atarax* mit dem Wirkstoff Hydroxyzin ist ein Antihistaminikum, das hauptsächlich als Anxiolytikum und teilweise auch als Hypnotikum verwendet wird, aber schwächer als die Benzodiazepine wirkt. Für die psychiatrische Pharmakotherapie wird es als entbehrlich angesehen. Mit dem *Meprobamat Philopharm* ist in den neuen Bundesländern ein weiteres Nicht-Benzodiazepin vertreten, das ähnliche therapeutische Eigenschaften wie die Benzodiazepine hat, aber stärkere unerwünschte Wirkungen aufweist. Seine Verordnungen sind 1994 ebenfalls gefallen.

Antidepressiva

Antidepressiva werden im wesentlichen für die medikamentöse Therapie der endogenen Depression, aber auch zur Behandlung von Panikattacken und zur Kombinationstherapie bei chronischen Schmerzen eingesetzt, während bei der somatogenen Depression vor allem an die Beseitigung der körperlichen Störungen und bei der neurotischen Depression an eine Psychotherapie, gegebenenfalls auch an die kurzfristige Verordnung von Tranquillantien, zu denken ist. Angeblich weisen sie primär im wesentlichen drei verschiedene Wirkungskomponenten auf, die für die einzelnen Substanzen unterschiedlich stark ausgeprägt sein sollen (Riederer et al., 1993). Dies sind in grober Orientierung dämpfende, stimmungsaufhellende und aktivierende Wirkungen. Die meisten gebräuchli-

Tabelle 38.3: Verordnungen von Antidepressiva 1994
Angegeben sind die 1994 in der gesamten Bundesrepublik verordneten Tagesdosen,
die Änderungen gegenüber 1993 und die mittleren Kosten je DDD 1994.

Präparat	Bestandteile	DDD 1994 in Mio.	Änderung in %	DDD-Kosten in DM
Trizyklische Antidepressiva				
Saroten	Amitriptylin	39,9	(+ 11,7)	0,95
Aponal	Doxepin	34,5	(+ 7,6)	1,28
Stangyl	Trimipramin	31,5	(+ 11,9)	1,31
Insidon	Opipramol	30,1	(+ 5,6)	1,68
Sinquan	Doxepin	17,6	(− 16,5)	1,07
Equilibrin	Amitriptylinoxid	15,5	(+ 0,6)	0,77
Amineurin	Amitriptylin	10,2	(+ 65,2)	0,73
Ludiomil	Maprotilin	9,7	(− 14,7)	1,19
Anafranil	Clomipramin	8,0	(+ 15,1)	2,50
Amitriptylin-neuraxpharm	Amitriptylin	6,8	(− 6,5)	0,67
Noveril	Dibenzepin	5,4	(− 0,7)	1,76
Novoprotect	Amitriptylin	5,3	(+ 31,4)	0,76
Doxepin-neuraxpharm	Doxepin	3,6	(+852,1)	1,00
Herphonal	Trimipramin	3,3	(− 14,6)	1,55
Tofranil	Imipramin	2,8	(+ 8,5)	2,15
Deprilept	Maprotilin	2,8	(+ 29,5)	0,97
Doxepin-ratiopharm	Doxepin	2,6	(> 1000)	1,00
Doxepin-Dura	Doxepin	1,7	(> 1000)	1,08
Pryleugan	Imipramin	1,5	(− 15,2)	2,07
		232,7	(+ 9,3)	1,23
Nicht-trizyklische Antidepressiva				
Neogama	Sulpirid	9,2	(+ 18,8)	1,51
Fluctin	Fluoxetin	7,9	(+ 35,8)	4,10
Dogmatil	Sulpirid	7,1	(+ 40,0)	1,98
Tolvin	Mianserin	4,5	(+ 24,2)	2,84
Meresa Kapseln	Sulpirid	4,3	(− 3,8)	1,93
Fevarin	Fluvoxamin	3,4	(+ 26,8)	3,65
Thombran	Trazodon	2,1	(+ 19,6)	4,15
		38,6	(+ 23,6)	2,66
MAO-Inhibitoren				
Aurorix	Moclobemid	6,6	(+ 15,6)	3,40
Lithium				
Quilonum	Lithiumacetat	9,9	(+ 35,6)	0,95
Hypnorex	Lithiumcarbonat	6,0	(+ 14,7)	0,94
		15,9	(+ 26,9)	0,95
Summe		293,9	(+ 11,9)	1,45

chen Antidepressiva wirken in etwa gleichem Maße stimmungsaufhellend. Als Prototyp für die dämpfende Wirkung gilt Amitriptylin, während Imipramin eine ausgewogen antriebssteigernde und dämpfende Wirkung haben soll.

Unter den 2000 verordnungshäufigsten Arzneimitteln findet sich eine Vielzahl Antidepressiva mit unterschiedlichen Inhaltsstoffen, die zusammen etwa 294 Mio. definierte Tagesdosen ausmachen (*Tabelle 38.3*). Dabei werden drei Sulpiridpräparate hinzugerechnet, die eher Neuroleptika darstellen. Insgesamt haben die Verordnungen von Antidepressiva eindrücklich zugenommen. Dies betrifft vor allem die klassischen trizyklischen Substanzen mit eher dämpfenden und anxiolytischen Eigenschaften wie Amitriptylin, Doxepin und Trimipramin, was möglicherweise im Hinblick auf das Suizidrisiko depressiver Patienten als sicherheitsfördernder Aspekt interpretiert werden kann. Der Marktführer *Saroten* hat seine Position weiter ausgebaut, nachdem er sie 1991 vorübergehend an *Aponal* abgegeben hatte.

Bei den nicht-trizyklischen Antidepressiva hat Sulpirid weiterhin ein bemerkenswertes Verordnungsvolumen. Das Wirkprofil dieses D_2-Dopaminantagonisten ist schwierig einzuordnen, da er in niedriger Dosierung als «Antidepressivum», in höherer als Neuroleptikum eingesetzt wird. Die starke prolaktinsteigernde Wirkung mit entsprechender Beeinflussung prolaktinabhängiger Tumoren zwingt zu zurückhaltender Anwendung dieses Präparates.

In der Gruppe der Serotoninaufnahmehemmstoffe haben *Fluctin* (Fluoxetin) und *Fevarin* (Fluvoxamin) starke Zuwächse zu verzeichnen, die dem großen Interesse an diesen selektiven Inhibitoren in der einschlägigen Literatur entsprechen (Feighner und Boyer, 1992). Bei dieser Substanzgruppe fehlen im Unterschied zu den trizyklischen Antidepressiva sedierende und vegetative Nebenwirkungen weitgehend. Ein Nachteil von Fluctin ist aus toxikologischer Sicht die lange Halbwertszeit der Substanz (3 Tage) und vor allem des aktiven Metaboliten. Die ausgeprägten Wechselwirkungen der Serotoninaufnahmehemmer mit dem Metabolismus anderer Psychopharmaka können bei Kombinationstherapien gefährlich sein, aber auch therapeutisch genützt werden (Hiemke et al., 1995). Fevarin wirkt deutlich kürzer (Halbwertszeit 15 Stunden). Ein Vorteil dieser neuen Substanz ist ihre geringere Toxizität im Hinblick auf den Einsatz bei suizidgefährdeten Patienten.

Für Fluctin ist auch die rezidivprophylaktische Wirksamkeit durch eine größere Studie belegt (Montgomery et al., 1988). Andererseits gibt es auch eine Studie, in der Fluoxetin dem Nortriptylin in der Akuttherapie deutlich unterlegen war (Roose et al., 1994). Leider läßt sich die prophylaktische Wirksamkeit trizyklischer Antidepressiva wegen der beschränkten Zahl von Studien nur aus Metaanalysen ableiten, wobei sich trendmäßig eine etwas bessere Wirksamkeit von Lithium bei den unipolaren Depressionen zeigt. Eine ausgezeichnete rezidivprophylaktische Wirksamkeit wurde in einer Dreijahresstudie mit Imipramin nachgewiesen (Frank et al., 1990).

Mit Moclobemid (*Aurorix*) begann 1992 eine Renaissance der Monoaminoxidase-Hemmstoffe, die 1994 weiter anhielt. Moclobemid unterscheidet sich von bisher verfügbaren Substanzen dadurch, daß es für den relevanten Subtyp A der Monoaminoxidase relative Selektivität aufweist und daß die Hemmwirkung reversibel ist. Dadurch werden voraussichtlich hypertensive Krisen, wie sie durch den Verzehr Tyramin-haltiger Nahrungsmittel ausgelöst werden können, wesentlich seltener sein als bei den klassischen Monoaminoxidase-Hemmstoffen. Ob seine Wirksamkeit freilich der von Tranylcypromin ganz entspricht, bleibt zweifelhaft (Laux et al., 1995).

Klar umrissen in Indikationen wie auch Nebenwirkungen ist die Anwendung von Lithiumpräparaten zur Prophylaxe von manisch-depressiven Phasen und zur Therapie von Manien. Untersuchungen der letzten Jahre legen zudem eine, vielleicht spezifische, suizidpräventive Wirksamkeit der adäquat durchgeführten Lithiumlangzeitmedikation nahe (Müller-Oerlinghausen und Berghöfer, 1994). Möglicherweise ist es dieser spezielle Aspekt, vielleicht aber auch der immer noch bestehende Zweifel an der Gleichwertigkeit von Carbamazepin als Phasenprophylaktikum (Dardennes et al., 1995), daß die Verordnungen der beiden führenden Lithiumpräparate 1994 so stark zugenommen haben.

Neuroleptika

Neuroleptika werden primär zur Behandlung schizophrener und manischer Psychosen eingesetzt. Jedoch werden sie auch bei anderen Indikationen, z.B. Erregungszuständen im Rahmen oligophrener Syndrome oder bei chronischen Schmerzzuständen, verwendet. Die wesentliche Wirkung dieser Arzneimittel besteht in der Abschwächung produktiver psychotischer Symptome, daneben aber auch in einer Verminderung des Antriebes, Verlangsamung der Reaktion und Erzeugung von Gleichgültigkeit gegenüber äußeren Reizen. Dabei bleiben die intellektuellen Funktionen und die Bewußtseinslage weitgehend erhalten.

Die Verordnungen von Neuroleptika haben 1994 kaum zugenommen (*Tabelle 38.4*). Unter den 2000 am häufigsten verordneten Arzneimitteln finden sich insgesamt 34 Neuroleptika, die verschiedenen chemischen Gruppen angehören. *Atosil* ist eher den stark dämpfenden Antihistaminika zuzurechnen.

Psychopharmaka

Tabelle 38.4: Verordnungen von Neuroleptika 1994
Angegeben sind die 1994 in der gesamten Bundesrepublik verordneten Tagesdosen, die Änderungen gegenüber 1993 und die mittleren Kosten je DDD 1994.

Präparat	Bestandteile	DDD 1994 in Mio.	Änderung in %	DDD-Kosten in DM
Phenothiazine				
Atosil	Promethazin (a)	22,1	(+ 2,9)	0,78
Melleril	Thioridazin	17,6	(− 11,5)	1,22
Prothazin	Promethazin	15,0	(− 24,6)	0,56
Taxilan	Perazin (a)	10,8	(+ 40,9)	1,61
Neurocil	Levomepromazin	10,7	(+ 0,8)	1,51
Lyogen/Depot	Fluphenazin	10,6	(+ 16,9)	1,48
Promethazin-neuraxpharm	Promethazin	10,6	(+ 35,0)	0,52
Levomepromazin-neuraxpharm	Levomepromazin	4,1	(+ 21,6)	0,96
Dapotum	Fluphenazin	4,0	(− 11,1)	1,34
Dominal	Prothipendyl (b)	2,3	(+ 26,9)	1,70
Nipolept	Zotepin	2,0	(+ 1,2)	2,08
Propaphenin	Chlorpromazin	1,7	(− 53,1)	1,19
Decentan	Perphenazin	1,6	(+ 1,1)	2,80
Frenolon	Metofenazat	1,3	(+ 27,5)	1,56
Melleretten	Thioridazin	0,9	(+ 7,2)	1,44
Sinophenin	Promazin	0,6	(− 22,1)	4,37
Protactyl	Promazin (a)	0,6	(− 14,4)	4,94
		116,3	(− 0,1)	1,16
Butyrophenone				
Haldol	Haloperidol	35,3	(− 12,0)	0,85
Eunerpan	Melperon (a)	27,7	(+ 8,3)	1,56
Dipiperon	Pipamperon	9,4	(+ 13,8)	2,47
Haloperidol-ratiopharm	Haloperidol	7,0	(− 18,8)	0,47
Haloperidol-neuraxpharm	Haloperidol	6,8	(− 15,6)	0,39
Glianimon	Benperidol	4,7	(+ 18,2)	1,65
Sigaperidol	Haloperidol	4,1	(− 6,3)	0,52
Haloperidol Stada	Haloperidol	3,2	(+ 18,1)	0,53
		98,1	(− 3,4)	1,16
Andere Neuroleptika				
Imap 1.5 mg	Fluspirilen (b)	34,8	(+ 4,2)	0,80
Fluanxol	Flupentixol	8,2	(+ 42,8)	3,45
Truxal	Chlorprothixen	6,8	(+ 14,0)	1,66
Imap	Fluspirilen	5,5	(+ 3,3)	2,36
Leponex	Clozapin	5,2	(+ 38,6)	7,46
Ciatyl-Z	Zuclopenthixol	3,2	(− 11,7)	2,62
Dogmatil Forte/Amp.	Sulpirid	1,8	(+ 49,9)	7,79
Fluanxol 0.5 mg	Flupentixol (b)	1,6	(+ 6,6)	1,20

noch Tabelle 38.4: Verordnungen von Neuroleptika 1994
Angegeben sind die 1994 in der gesamten Bundesrepublik verordneten Tagesdosen, die Änderungen gegenüber 1993 und die mittleren Kosten je DDD 1994.

Präparat	Bestandteile	DDD 1994 in Mio.	Änderung in %	DDD-Kosten in DM
Meresa forte / Amp.	Sulpirid	1,4	(+ 5,3)	7,42
		68,3	(+ 10,8)	2,25
Summe		282,8	(+ 1,1)	1,42

Die mit (a) gekennzeichneten Präparate werden auch, die mit (b) gekennzeichneten überwiegend oder ausschließlich als niedrigdosierte Neuroleptika eingesetzt. Bei der Berechnung der definierten Tagesdosen sind die entsprechenden Dosierungsempfehlungen berücksichtigt worden.

Einige Neuroleptika werden von den Herstellern auch, zum Teil sogar ausschließlich, zur Therapie nicht-psychotischer Störungen empfohlen. Für diese Präparate, in *Tabelle 38.4* besonders gekennzeichnet, wurden die definierten Tagesdosen nach den Herstellerangaben errechnet. Aus diesem Grunde sind die Zahlen über definierte Tagesdosen und tägliche Behandlungskosten nur mit Einschränkungen vergleichbar.

Die besondere Rolle der niedrig dosierten Neuroleptika wird auch daran erkennbar, daß das intramuskulär injizierte *Imap 1,5 mg* zwar seine vor fünf Jahren erreichte Spitzenposition unter den Neuroleptika 1993 an das Haldol wieder abgegeben hat, aber weiterhin den zweiten Rang einnimmt. *Imap 1,5 mg* ist der Hauptvertreter einer Gruppe von Neuroleptika, die auch als Tranquillantien eingesetzt und von den Herstellern auch zur Therapie nicht-psychotischer Störungen empfohlen werden (*Tabelle 38.4*). Diese Therapieform wird nach wie vor kontrovers diskutiert, da die Neuroleptika erhebliche Nebenwirkungen besitzen und bislang nicht ausgeschlossen werden konnte, daß auch niedrig dosierte Neuroleptika eventuell Spätdyskinesien, d. h. eine der schwersten, da oft irreversiblen, Nebenwirkungen dieser Substanzklasse, auslösen können. Eine neuere deutsche Studie hat allerdings keinerlei Hinweis für ein diesbezüglich erhöhtes Risiko erbracht (Tegeler et al., 1990). Einzelfälle solcher Spätdyskinesien nach Gabe niedrig dosierter Neuroleptika sind jedoch beobachtet worden (Kappler et al., 1994). Die Verordnung dieser Präparate, häufig sogar als injizierbare Depotform, hängt vielleicht mit der zunehmend kritisch gewordenen Einstellung gegenüber Benzodiazepinen zusammen. Jedenfalls ist der Rückgang der Benzodiazepine in den letzten Jahren wahrscheinlich durch eine Zunahme der Verordnungen von Antidepressiva und Neuroleptika kompensiert worden (Linden, 1990). Sorgfältige Phase-4-Studien zum Vergleich niedrig dosierter Neuroleptika mit Benzodiazepinen sind erforderlich.

Zuwächse finden sich bei Flupentixol und den höher dosierten Sulpirid-Präparaten. Bei Butyrophenonen und Phenothiazinen finden sich einige gruppeninterne Verschiebungen zu preiswerten Generika. Zotepin hat sich kaum verändert. Die Verordnungen von Zuclopenthixol haben wieder abgenommen.

Stark ins Auge fällt die seit einigen Jahren zu beobachtende Renaissance des «atypischen» Neuroleptikums Clozapin (*Leponex*), das sich weiterhin als eine unverzichtbare Substanz in der Psychiatrie erweist, auch wenn seine Verschreibung wegen Blutzellschäden nur unter besonderen Auflagen möglich ist, z.B. wöchentliche Leukozytenkontrolle (Grohmann et al., 1989). Die Verordnungen dieses Präparates haben erneut kräftig zugenommen. Der besondere Vorteil besteht darin, daß Spätdyskinesien unter Clozapin niemals gesehen wurden (Claghorn et al., 1987, Kane et al., 1988). Clozapin wirkt möglicherweise bevorzugt an einem erst jüngst entdeckten Subtyp von Dopaminrezeptoren, dem D_4-Rezeptor (Van Tol et al., 1991). Auch werden Wechselwirkungen zwischen Effekten auf die dopaminerge und serotonerge Neurotransmission diskutiert. Derzeit findet eine intensive Suche nach Clozapin-ähnlichen Wirkstoffen statt, d. h. nach Neuroleptika ohne extrapyramidalmotorische Nebenwirkungen. Dabei gilt die besondere Aufmerksamkeit Substanzen, die wie Zotepin und das neueingeführte Risperidon sowohl D_2- wie $5HT_2$-Rezeptoren blockieren (Kornhuber, 1994).

Nootropika

Zur Gruppe der Nootropika rechnen bestimmte zentral wirksame Pharmaka, die vor allem bei der Behandlung altersbedingter Hirnleistungsstörungen eingesetzt werden. Für einige Stoffe sind Vigilanz-steigernde Wirkungen sowie die Verbesserung kognitiver Leistungsstörungen bei Patienten mit dementiellen Erkrankungen gezeigt worden, deren klinische Bedeutung jedoch schwer beurteilbar ist. Einwandfreie Studien zur Wirksamkeit von Nootropika bei dementiellen Syndromen gibt es bisher nur für wenige Substanzen. Ein Konsensus darüber, wie derartige Studien durchzuführen sind, besteht jedoch inzwischen (Kern und Menges, 1992). Piracetam und Pyritinol sind im Rahmen der Aufbereitung zurückhaltend positiv bewertet worden. Freilich muß auch berücksichtigt werden, daß keine alternativen medikamentösen Strategien zur Behandlung einer so schweren Krankheit wie des Morbus Alzheimer bislang verfügbar sind (Gertz und Ihl, 1992).

Unter den 2000 verordnungshäufigsten Präparaten befinden sich sieben Vertreter aus der Gruppe der Nootropika (*Tabelle 38.5*). Unter die-

Tabelle 38.5: Verordnungen von Nootropika 1994
Angegeben sind die 1994 in der gesamten Bundesrepublik verordneten Tagesdosen, die Änderungen gegenüber 1993 und die mittleren Kosten je DDD 1994.

Präparat	Bestandteile	DDD 1994 in Mio.	Änderung in %	DDD-Kosten in DM
Normabrain	Piracetam	20,5	(+ 10,8)	1,80
Nootrop	Piracetam	14,6	(+ 12,1)	2,14
Piracetam-ratiopharm	Piracetam	10,4	(+ 13,4)	1,50
Cerutil	Meclofenoxat	4,1	(+157,8)	2,13
Cerebroforte	Piracetam	3,6	(− 22,1)	1,49
Cavinton	Vinpocetin	3,4	(− 24,9)	1,79
Piracebral	Piracetam	2,8	(+ 65,6)	1,06
Summe		59,4	(+ 11,7)	1,80

sen Stoffen hat sich das Piracetam weiter durchgesetzt. Trotz Senkung der Therapiekosten durch Festbeträge für Piracetam erweisen sich die Nootropika als eine besonders kostenintensive Arzneimittelgruppe. Die relativ hohen Kosten kontrastieren auffällig mit den unsicheren Erfolgen, die bei der Behandlung altersbedingter Hirnleistungsstörungen erreicht werden können. Deshalb sollten klare Therapieziele vor Behandlungsbeginn aufgestellt werden und bei Nichterfolg die Therapie auch wieder abgesetzt werden. Nach einem Verordnungsrückgang im Vorjahr ist die Zahl der definierten Tagesdosen 1994 trotz der Budgetierung wieder deutlich angestiegen. Erstaunlich ist der hohe Zuwachs bei *Cerutil*, einem Meclofenoxatpräparat. Eine placebokontrollierte Studie hat für diese Substanz bei parenteraler Gabe positive Wirkungen auf Vigilanz- und Leistungsstörungen nach Schädelhirntrauma gezeigt.

Sonstige Psychopharmaka

Psychopharmaka, die keiner der vorhergehenden Gruppen zugeordnet werden können, sind in *Tabelle 38.6* aufgeführt. Es handelt sich dabei vor allem um pflanzliche Präparate, die Johanniskrautextrakt, z. T. in Kombination mit Vitaminen oder Baldrian, enthalten. Daneben spielen in den letzten Jahren Extrakte des Kava-Kava Wurzelstocks eine zunehmende Rolle, für die multiple Wirkungen auf das ZNS geltend gemacht werden. Der in den vergangenen Jahren beobachtete Zuwachs an Verordnungen bei den pflanzlichen Präparaten hat sich sogar noch verstärkt. Die Wirksamkeit solcher Präparate ist aus klinisch-pharmakologischer Sicht nicht in ausreichender Weise nachgewiesen. Jedoch haben die Wirkungen von

Tabelle 38.6: Verordnungen von sonstigen Psychopharmaka 1994
Angegeben sind die 1994 in der gesamten Bundesrepublik verordneten Tagesdosen, die Änderungen gegenüber 1993 und die mittleren Kosten je DDD 1994.

Präparat	Bestandteile	DDD 1994 in Mio.	Änderung in %	DDD-Kosten in DM
Pflanzliche Mittel				
Sedariston Konzentrat Kaps.	Johanniskrautextrakt Baldrianwurzelextrakt	24,3	(+ 17,7)	1,02
Jarsin	Johanniskrautextrakt	20,5	(+ 56,1)	1,27
Sedariston Tropfen	Baldrianwurzelextrakt Melissenblätterextrakt Johanniskrautextrakt	15,7	(− 14,0)	0,91
Psychotonin M	Johanniskrautextrakt	14,3	(+ 97,6)	0,72
Antares	Kava-Kava-Wurzelstock	10,8	(+ 94,3)	1,17
Neuroplant	Johanniskrautextrakt	10,3	(+ 43,5)	0,81
Esbericum	Johanniskrautextrakt	9,9	(+ 39,1)	0,79
Hyperforat Drag.	Johanniskrautextrakt	5,5	(+ 17,5)	1,14
Hyperforat Amp./Tropfen	Johanniskrautextrakt	5,3	(+ 0,7)	0,43
Laitan / 100	Kava-Kava-Wurzelstock	3,4	(+ 42,5)	1,76
		120,0	(+ 31,2)	0,99
Andere Psychopharmaka				
Distraneurin	Clomethiazol	2,4	(− 12,1)	3,95
Ritalin	Methylphenidat	1,2	(+ 27,3)	1,79
		3,6	(− 1,8)	3,22
Summe		123,6	(+ 29,9)	1,06

Hypericum und Kava-Kava in letzter Zeit verstärkt wissenschaftliches Interesse gefunden. Bei leichten Befindlichkeitsstörungen sind teilweise in kontrollierten Studien positive Effekte beobachtet worden. Allerdings ist unter Praxisbedingungen mit ausgeprägten Placeboeffekten zu rechnen. Der Einsatz von Pseudoplacebos kann jedoch in begründeten Einzelfällen aus arzneitherapeutischer Sicht akzeptiert werden (Hippius et al., 1986).

Die Verordnungen von *Distraneurin* haben 1994 wieder abgenommen. Zur ambulanten Behandlung bei Alkohol- oder Medikamentenabhängigen ist es kontraindiziert.

Das Stimulans Methylphenidat (*Ritalin*) wurde auch 1994 wieder deutlich mehr verordnet. Im Gegensatz zur Meinung, in der Bundesrepublik bestünde eine gefährlich häufige Verordnung von Psychopharmaka für Kinder, besteht bei der Indikation «hyperkinetische Verhaltensstörung» eher der Verdacht, daß Psychostimulantien bei Kindern bisher unterverordnet wurden (Elliger et al., 1990). Auch die Narkolepsie stellt nach der publizierten Aufbereitungsmonographie eine mögliche Indikation für Methylphenidat dar.

Literatur

Claghorn, J., Honigfeld, G., Abbuzabab, F.S. et al. (1987): The risks and benefits of clozapine versus chlorpromazine. J. Clin. Psychopharmacol. 7: 377–384.
Dardennes, R., Even, C., Bange, F., Heim, A. (1995): Comparison of carbamazepine and lithium in the prophylaxis of bipolar disorders – a metaanalysis. Brit. J. Psychiat. 166: 378–381.
Elliger, T.J., Trott, G.E., Nissen, G. (1990): Prevalence of psychotropic medication in childhood and adolescence in the Federal Republic of Germany. Pharmacopsychiat. 23: 38–44.
Feighner, J.P., Boyer, W.F. (1992): Selective serotonin re-uptake inhibitors. John Wiley & Sons, Chichester, N.Y.
Frank, E., Kupfer, D.J., Perel, J.M. (1990): Three-years outcomes for maintenance therapies in recurrent depression. Arch. Gen. Psychiat. 47: 1093–1099.
Gertz, H.J., Ihl, R. (Hrsg.) (1992): Nootropica – Bewertung und Indikation: Dissens oder Konsens. Editio Cantor Verlag, Aulendorf.
Grohmann, R., Schmidt, L.G., Spieß-Kiefer, C., Rüther, E. (1989): Agranulocytosis and significant leucopenia with neuroleptic drugs: results from the AMüP program. Psychopharmacology 99: 109–112.
Hiemke, C., Weigmann, H., Härtler, S. et al. (1995): Elevated levels of clozapine in serum after addition of fluvoxamine. J. Clin. Psychopharmacol. 14: 279–281.
Hippius, H., Ueberla, K., Laakmann, G., Hasford, J. (Hrsg.) (1986): Das Placebo-Problem. Gustav Fischer Verlag, Stuttgart.
Hollister, L.E., Müller-Oerlinghausen, B., Rickels, K., Shader, R.I. (1993): Clinical uses of benzodiazepine. J. Clin Psychopharmacol. 13, Suppl. 1: 155–169S.
Kane, J., Honigfeld, G., Singer, J., Meltzer, H. et al. (1988): Clozapine for the treatment-resistant schizophrenic. Arch. Gen. Psychiat. 45: 789–796.
Kanowski, S., Hedde, J.P. (1986): Arzneimittel für die Indikation «Hirnorganisch bedingte Leistungsstörungen». In: Dölle, W., Müller-Oerlinghausen, B., Schwabe, U. (Hrsg.). Grundlagen der Arzneimitteltherapie. Bibliographisches Institut, Mannheim, S. 154–171.
Kappler, J., Menges, C., Ferbert, A., Ebel, H. (1994): Schwere «Spät»dystonie nach «Neuroleptanxiolyse» mit Fluspirilen. Nervenarzt 65: 66–68.
Kern, U., Menges, C. (1992): New recommendations for review of data on the clinical trial of nootropics. Pharmacopsychiatr. 25: 125–135.
Kornhuber, J. (1994): Potentielle Antipsychotica mit neuartigen Wirkmechanismen. In: P. Riederer, G. Laux, W. Pöldinger (Hrsg.): Neuropsychopharmaka, Bd. 3: Neuroleptica. Springer Verlag, Wien, New York, S. 185–196.

Laux, G., Volz, H.-P., Möller, H.-J. (1995): Newer and older monoamine oxidase inhibitors. CNS Drugs 3: 145–158.
Linden, M. (1990): Benzodiazepin-Substitution. Psychiatrie für die Praxis 21: 339–340.
Linden, M., Gothe, H. (1993): Benzodiazepine substitution in medical practice. Analysis of pharmacoepidemiological data based on expert interviews. Pharmacopsychiat. 26: 107–113.
Montgomery, S.A., Dufour, H. Brion, S. et al. (1988): The prophylactic efficacy of fluoxetine in unipolar depression. Brit. J. Psychiatry 153 Suppl. 3: 69–76.
Müller-Oerlinghausen, B., Berghöfer, A. (Hrsg.) (1994): Ziele und Ergebnisse der medikamentösen Prophylaxe affektiver Psychosen. Georg Thieme Verlag, Stuttgart, New York.
Poser, W., Poser, S. (1986): Abusus und Abhängigkeit von Benzodiazepinen. Der Internist 27: 738–745.
Roose, S.P., Glassman, A.H., Attia, E., Woodning, S. (1994): Comparative efficacy of selective serotonin reuptake inhibitors and tricyclics in the treatment of melancholia. Am. J. Psychiatry 151: 1735–1739.
Riederer, P., Laux, G., Pöldinger, W. (Hrsg.) (1993): Neuropsychopharmaka Bd. 3 Antidepressiva und Phasenprophylaktika. Springer Verlag, Wien, New York.
Tegeler, J., Lehmann, E., Weiher, A., Heinrich, K. (1990): Safety of long-term neuroleptanxiolysis with fluspirilene. Pharmacopsychiatry 23: 259- 264.
Van Tol, H.H.M., Bunzow, J.R., Guan, H.-C., Sunahara, R.K. et al. (1991): Cloning of the gene for a human dopamine D_4 receptor with high affinity for the antipsychotic clozapine. Nature 350: 610–614.
Woods, J.H., Winger, G. (1995): Current benzodiazepine issues. Psychopharmacology 118: 107–115.

39. Rhinologika und Otologika

K.-F. Hamann

Mit Rhinologika und Otologika sind Arzneimittel zusammengefaßt worden, die überwiegend lokal bei verschiedenen Erkrankungen des äußeren Ohres und des Mittelohres sowie bei bestimmten Erkrankungen der Nasenhaupthöhlen und bei Beteiligung der Nasennebenhöhlen eingesetzt werden. Die Beliebtheit der Lokaltherapeutika geht auf den alten Volksglauben zurück, Krankheiten dort behandeln zu müssen, wo sie sich bemerkbar machen. Der Hauptteil der Verordnungen fällt auf die Sympathomimetika in der Gruppe der Rhinologika, während alle anderen Rhinologika und auch die Otologika nur eine untergeordnete Rolle spielen *(Abbildung 39.1)*. Gegenüber dem Vorjahr ist die Gesamtzahl der Verordnungen in beiden Indikationsgruppen um 2,9% bzw. 5,8% leicht angestiegen *(Tabellen 39.1 und 39.2)*.

Abbildung 39.1: Verordnungen von Rhinologika und Otologika 1994
DDD der 2000 meistverordneten Arzneimittel (gesamte Bundesrepublik)

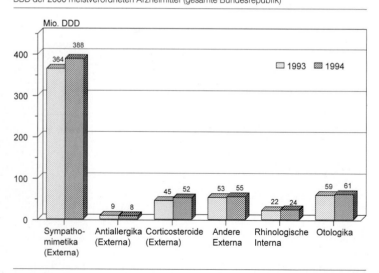

Rhinologika und Otologika

Tabelle 39.1: Verordnungen von Rhinologika 1994

Angegeben sind die verordnungshäufigsten Präparate mit Verordnungsrang, Verordnungen und Umsatz 1994 für die gesamte Bundesrepublik im Vergleich zu 1993.

Rang	Präparat	Verordnungen 1994 in Tsd.	Veränd. in %	Umsatz 1994 in Mio. DM	Veränd. in %
1	Olynth	7188,0	+6,1	32,9	+5,4
27	Otriven Lösung etc.	2581,3	−1,2	11,8	−2,6
66	Nasenspray-ratiopharm	1801,0	+17,9	7,5	+16,7
116	Nasentropfen-ratiopharm	1309,6	+7,7	5,1	+6,9
201	Euphorbium compositum Spray	904,2	+24,0	8,0	+23,4
213	Dexa-Rhinospray N	839,0	+10,9	16,0	+10,9
227	Coldastop	805,1	−7,6	7,8	−7,2
232	Nasivin	789,6	−16,5	4,7	−18,3
425	Ellatun/N	503,9	−2,2	3,3	−3,8
438	Rhinex	492,0	−2,1	2,6	−2,5
775	Nisita	281,3	−10,0	2,4	−4,6
919	Nasengel-ratiopharm	239,2	+30,4	1,1	+30,3
985	Sinuselect	222,7	+24,1	3,2	+32,0
989	Sinfrontal	221,1	+1,4	2,6	+1,7
1019	Rinofluimucil-S	215,0	+18,6	2,5	+19,0
1051	Imidin	206,7	−41,6	1,2	−41,5
1054	Vibrocil	206,1	−7,5	1,4	−5,2
1207	Schnupfen Endrine	170,7	+25,4	0,8	+25,9
1225	Rhinopront Kaps.	167,6	+1,3	1,8	−2,7
1274	Syntaris	156,3	+20,0	4,1	+19,2
1331	Solupen D	146,8	+69,2	0,9	+69,4
1372	Diabenyl-Rhinex	140,1	−38,3	0,8	−38,3
1374	Beclomet-Nasal Orion	139,7	+128,9	4,5	+107,6
1391	Arbid N	137,8	+4,4	1,3	+4,4
1392	Pulmicort nasal	137,8	−23,4	7,7	−23,4
1411	Nasan	135,3	+210,7	0,6	+212,4
1493	Imidin N/S	124,9	(neu)	0,6	(neu)
1501	Livocab Nasenspray	123,6	(neu)	3,4	(neu)
1514	duracroman Nasenspray	122,4	−29,3	2,3	−29,4
1536	Vividrin Nasenspray	120,7	−14,3	1,7	−15,2
1567	Rhinopront Saft	117,1	−14,5	1,0	−14,6
1628	Topinasal	109,2	+28,9	5,7	+29,2
1650	Siozwo N	107,0	−4,0	0,8	−4,1
1675	Beconase	104,8	+4,1	3,7	+3,8
1703	Dexa-Siozwo N	102,1	+2,5	1,4	+2,5
1717	Balkis Kaps./Saft	100,9	+25,8	1,0	+28,3
1777	Balkis Nasentropfen etc.	95,2	+21,7	0,4	+25,7
1789	Heuschnupfenmittel DHU	93,6	+3,1	1,9	−1,7
1883	Rhinomer	87,5	(neu)	0,9	(neu)
1914	Cromohexal-Nasenspray	85,2	−19,5	1,3	−19,3
1969	Rhinospray	81,3	−30,5	0,6	−30,0
Summe:		21713,7	+5,5	163,4	+6,7
Anteil an der Indikationsgruppe:		93,2%		87,3%	
Gesamte Indikationsgruppe:		23294,0	+2,9	187,3	+2,2

Tabelle 39.2: Verordnungen von Otologika 1994
Angegeben sind die verordnungshäufigsten Präparate mit Verordnungsrang, Verordnungen und Umsatz 1994 für die gesamte Bundesrepublik im Vergleich zu 1993.

Rang	Präparat	Verordnungen 1994 in Tsd.	Veränd. in %	Umsatz 1994 in Mio. DM	Veränd. in %
140	Otobacid N	1191,9	+8,2	9,4	+8,1
215	Panotile N	832,4	+15,0	10,3	+15,0
263	Otalgan	714,0	+20,2	3,4	+22,7
1755	Cerumenex N	97,9	+9,6	1,3	+9,1
1872	Otalgan SSW	88,6	−64,7	0,6	−57,3
1897	Berlicetin-Ohrentropfen	86,7	+7,6	0,7	+7,6
1921	Otosporin	84,8	+16,9	1,2	+16,8
1982	Otolitan N	80,7	+26,6	0,6	+27,1
Summe:		3177,0	+6,7	27,7	+9,0
Anteil an der Indikationsgruppe:		87,2%		87,0%	
Gesamte Indikationsgruppe:		3643,6	+5,8	31,8	+6,7

Rhinologika und Otologika zählen, bezogen auf die Einzelverordnung, zu den preiswerten Therapeutika, erreichen jedoch relativ hohe Umsätze, weil sie in der Behandlung von sehr häufig auftretenden Erkrankungen zum Einsatz kommen.

Rhinologika

Im Vordergrund der symptomatischen Behandlung mit Rhinologika steht die Beseitigung der behinderten Nasenatmung. Sie ist das am meisten störende Symptom aller Rhinitisformen, wobei in manchen Fällen noch Niesreiz und eine Hypersekretion der Schleimhäute hinzukommen. Zur lokalen Applikation stehen schleimhautabschwellende Sympathomimetika, Corticosteroide und Antiallergika zur Verfügung. Darüber hinaus gibt es Präparate zur systemischen Anwendung, Homöopathika oder Kombinationen von Alpha-Sympathomimetika und Antihistaminika. Letztere besitzen eher Nebenwirkungen als die Lokaltherapeutika.

Die im Zusammenhang mit banalen Erkältungskrankheiten auftretende *akute Rhinitis* ist im allgemeinen harmlos und weist eine hohe Selbstheilungsrate auf. Die starke Blutfüllung der Nasenschleimhäute und die damit verbundene «verstopfte Nase» machen je nach Leidensdruck dennoch eine Therapie notwendig. Sinnvoll ist dazu die Anwendung von Alpha-Sympathomimetika. Durch ihren abschwellenden Effekt läßt sich zum einen die Nasenluftpassage selbst verbessern, zum anderen werden auch die Ostien der Nasennebenhöhlen für den natür-

Tabelle 39.3: Verordnungen von rhinologischen Externa (Monopräparate) 1994
Angegeben sind die 1994 in der gesamten Bundesrepublik verordneten Tagesdosen, die Änderungen gegenüber 1993 und die mittleren Kosten je DDD 1994.

Präparat	Bestandteile	DDD 1994 in Mio.	Änderung in %	DDD-Kosten in DM
Sympathomimetika				
Olynth	Xylometazolin	180,2	(+ 8,8)	0,18
Otriven Lösung etc.	Xylometazolin	63,4	(+ 0,2)	0,19
Nasenspray-ratiopharm	Xylometazolin	44,8	(+ 21,2)	0,17
Nasentropfen-ratiopharm	Xylometazolin	36,5	(+ 9,0)	0,14
Nasivin	Oxymetazolin	15,2	(− 18,5)	0,31
Rhinex	Naphazolin	12,3	(− 2,1)	0,21
Ellatun/N	Tramazolin	7,2	(− 2,2)	0,45
Imidin	Naphazolin	5,2	(− 41,6)	0,22
Nasengel-ratiopharm	Xylometazolin	4,8	(+ 30,4)	0,23
Schnupfen Endrine	Xylometazolin	4,1	(+ 27,7)	0,20
Nasan	Xylometazolin	3,7	(+202,6)	0,16
Balkis Nasentropfen etc.	Xylometazolin	2,5	(+ 15,7)	0,17
Imidin N/S	Xylometazolin	1,6	(neu)	0,41
Rhinospray	Tramazolin	1,4	(− 30,8)	0,42
		382,8	(+ 6,6)	0,19
Antiallergika				
duracroman Nasenspray	Cromoglicinsäure	2,7	(− 29,0)	0,85
Vividrin Nasenspray	Cromoglicinsäure	2,3	(− 15,1)	0,77
Cromohexal-Nasenspray	Cromoglicinsäure	1,7	(− 19,3)	0,72
Livocab Nasenspray	Levocabastin	1,5	(neu)	2,23
		8,3	(− 4,4)	1,06
Corticosteroide				
Pulmicort nasal	Budesonid	7,3	(− 22,8)	1,06
Topinasal	Budesonid	5,5	(+ 28,9)	1,05
Beclomet-Nasal Orion	Beclometason	5,0	(+226,8)	0,91
Syntaris	Flunisolid	3,9	(+ 20,0)	1,04
Beconase	Beclometason	2,6	(+ 4,1)	1,43
		24,2	(+ 15,7)	1,06
Andere Mittel				
Nisita	Emser Salz	4,2	(− 10,8)	0,58
Rhinomer	Meerwasser	2,2	(neu)	0,39
		6,4	(+ 35,9)	0,52
Summe		421,6	(+ 7,2)	0,26

lichen Selbstreinigungsmechanismus frei gehalten. Schließlich muß man auch versuchen, ein Zuschwellen der Ostien der Tuba Eustachii zu verhindern und den Mittelohr-Belüftungsmechanismus aufrechtzuerhalten, damit kein lästiger Ohrendruck entsteht. Die Therapiedauer sollte sieben Tage nicht überschreiten, damit nicht durch den vasokonstriktorischen

Effekt eine trophische Störung der Schleimhaut mit anschließender Nekrosebildung auftritt. Dieser Gesichtspunkt gewinnt vor allem bei langanhaltenden Beschwerden an Bedeutung.

Der *vasomotorischen Rhinitis* liegen häufig lokale Reizfaktoren sowie psychosomatische Faktoren zugrunde. Hier erscheint der Versuch der symptomatischen Lokaltherapie mit dem Ziel der Abschwellung neben anderen an der Ätiologie orientierten Behandlungsmaßnahmen gerechtfertigt.

Auch bei der *allergischen Rhinitis* steht die lokale Anwendung von Alpha-Sympathomimetika oder Corticosteroiden zur symptomatischen Behandlung im Vordergrund. Allerdings sind die Wirkungen auf Niesreiz und Hypersekretion nur begrenzt. Als spezifisch antiallergisches Lokaltherapeutikum steht die Cromoglicinsäure zur Verfügung, die jedoch am besten prophylaktisch einzusetzen ist. Bei nicht ausreichendem Effekt der lokalen Behandlung werden bei der allergischen Rhinitis Antihistaminika systemisch angewandt. Gegenüber den klassischen, mit sedierenden Nebenwirkungen behafteten Antihistaminika stehen seit einigen Jahren auch Antihistaminika ohne diese störenden Begleiterscheinungen zur Verfügung (siehe *Kapitel 4*, Antiallergika).

Sympathomimetika

Die Sympathomimetika bilden die weitaus größte therapeutische Gruppe unter den Rhinologika (*Abbildung 39.1*). Der Hauptteil der Verordnungen entfällt auf die vier führenden Präparate Olynth, Otriven und Nasentropfen/-spray ratiopharm (*Tabelle 39.3*). Alle Wirkstoffe gehören zur Gruppe der Alpha$_1$-Sympathomimetika und gelten als therapeutisch gleichwertig. Bemerkenswert ist, daß vermutlich als Folge des Arzneimittelbudgets die preiswerten Präparate weiter zugenommen haben, während die teureren teilweise deutlich abgenommen haben. Die Sympathomimetika-Kombinationen sind noch mit zwei Präparaten vertreten, die beide weniger häufig verordnet wurden (*Tabelle 39.4*).

Die schleimhautabschwellenden Sympathomimetika ermöglichen eine sichere Linderung der behinderten Nasenatmung, wie sie bei akuter Rhinitis im Rahmen von Erkältungskrankheiten, aber auch bei der allergischen Rhinitis auftreten. Allerdings kommt es bei diesen Substanzen zu einem Rebound-Phänomen nach 4–6 Stunden mit verstärkter Schleimhautschwellung, die eine erneute Anwendung notwendig macht. Um diesen Circulus vitiosus nicht zu stabilisieren, sollte die Anwendung auf sieben Tage begrenzt sein, maximal auf 14 Tage (Günnel und Knothe, 1973).

Hinzu kommt, daß der vasokonstriktorische Effekt bei Daueranwendung zu einer Mangeldurchblutung der Schleimhaut führt und damit zu

Tabelle 39.4: Verordnungen von rhinologischen Externa (Kombinationen) 1994
Angegeben sind die 1994 in der gesamten Bundesrepublik verordneten Tagesdosen,
die Änderungen gegenüber 1993 und die mittleren Kosten je DDD 1994.

Präparat	Bestandteile	DDD 1994 in Mio.	Änderung in %	DDD-Kosten in DM
Sympathomimetika-Kombinationen				
Vibrocil	Dimetinden Phenylephrin	3,2	(− 8,0)	0,44
Siozwo N	Naphazolin Pfefferminzöl	1,5	(− 4,0)	0,53
		4,7	(− 6,8)	0,47
Glucocorticoid-Kombinationen				
Dexa-Rhinospray N	Tramazolin Dexamethason	24,0	(+ 10,9)	0,67
Solupen D	Naphazolin Oxedrintartrat Dexamethason	2,4	(+ 69,2)	0,38
Dexa-Siozwo N	Naphazolin Dexamethason Pfefferminzöl	1,5	(+ 2,5)	0,94
		27,9	(+ 13,9)	0,66
Andere Kombinationen				
Coldastop	Retinolpalmitat Alpha-Tocopherolacetat	32,2	(− 7,6)	0,24
Euphorbium compositum Spray	Euphorbium D4 Pulsatilla D2 Mercurius biiod. D8 Mucosa nasalis suis D8 Hepar sulfuris D10 Argentum nitr. D10 Sinusitis-Nosode D13 Luffa operculata D2	14,2	(+ 23,0)	0,56
Rinofluimucil-S	Acetylcystein Tuaminoheptansulfat	1,2	(+ 18,6)	2,06
Diabenyl-Rhinex	Naphazolin Diphenhydramin	0,8	(− 38,3)	1,03
		48,4	(− 0,7)	0,39
Summe		81,0	(+ 3,5)	0,49

einer Beeinträchtigung ihrer Hauptfunktion, der Schleimbildung. Die Folge davon ist, daß weniger Schleim produziert wird. Die Nase trocknet aus, es kommt zur Borkenbildung, in extremen Fällen zusätzlich zu Nekrosen mit dem Endbild einer Ozäna (Stinknase). Um einem Mißbrauch vorzubeugen, sollten die Alpha-Sympathomimetika zur rhinologischen Anwendung nur in kleinsten Packungen vom 10 ml verschrieben werden.

Antiallergika

Bei den lokal wirksamen Antiallergika sind die Cromoglicinsäure und seit kurzem Levocabastin (*Livocab*) von Bedeutung. Während die Cromoglicinsäure als Mastzellstabilisator im Sinne eines Prophylaktikums das Auftreten der allergischen Symptome verhindern soll, wird der H_1-Antagonist Levocabastin bedarfsorientiert nur bei vorhandenen Symptomen eingesetzt. Im Gegensatz zu manchen systemisch verabreichten Antiallergika ist für diese topisch applizierten Substanzen nicht mit sedierenden Nebenwirkungen zu rechnen. Alle Cromoglicinsäurepräparate haben abgenommen zugunsten des neuen *Livocab*-Nasensprays, dessen Therapiekosten sich trotz hoher Tageskosten durch eine begrenzte Anwendungsdauer reduzieren lassen (*Tabelle 39.3*).

Glucocorticoide

Lokal applizierte Glucocorticoide besitzen zwar zuverlässige Wirkungen in der Behandlung der allergischen Rhinitis, manche sind aber je nach Wirkstoff nicht frei von systemischen Nebenwirkungen. Der Wirkungseintritt ist allerdings langsam. In manchen Fällen können Corticosteroide auch zu einer Schrumpfung von Nasenpolypen führen.

Unter den Monopräparaten hat das führende *Pulmicort nasal* abgenommen (*Tabelle 39.3*). Der auch in *Topi-nasal* enthaltene Wirkstoff Budesonid weist neben der guten lokalen Wirkung keine bisher klinisch bemerkbaren Corticosteroidnebenwirkungen auf. Gleiches gilt für Beclometason, das mit *Beclomet-Nasal Orion*, dem preisgünstigsten Präparat dieser Gruppe, stark zugenommen hat, und auch Flunisolid (*Tabelle 39.3*).

Die Kombinationen *Dexa-Rhinospray, Dexa-Siozwo N* und *Solupen D* enthalten jedoch Dexamethason. Für diese Substanz ist bekannt, daß mit systemischen Nebenwirkungen zu rechnen ist. Die Anwendung erscheint unter diesem Gesichtspunkt nicht mehr gerechtfertigt, da andere Corticosteroide ohne solche Nebenwirkungen zur Verfügung stehen. Trotz dieser Bedenken sind die Verordnungen in dieser Gruppe, besonders des preisgünstigen *Solupen D*, stark angestiegen (*Tabelle 39.4*).

Tabelle 39.5: Verordnungen rhinologischer Interna 1994
Angegeben sind die 1994 in der gesamten Bundesrepublik verordneten Tagesdosen, die Änderungen gegenüber 1993 und die mittleren Kosten je DDD 1994.

Präparat	Bestandteile	DDD 1994 in Mio.	Änderung in %	DDD-Kosten in DM
Sinuselect	Cinnabaris D8 Carbo vegetabilis D8 Silicea D8 Mercur. solub. D8 Kalium bichromic. D4 Calc. sulfuric. D4 Hydrastis D4 Thuja D8	9,9	(+ 35,1)	0,32
Heuschnupfenmittel DHU	Luffa operculata D4 Galphimia glauca D3 Cardiospermum D3	9,4	(− 2,7)	0,20
Sinfrontal	Chininum arsen. D12 Cinnabaris D4 Ferrum phosphoricum D3 Mercur solub. D5	2,8	(+ 1,4)	0,93
Rhinopront Kaps.	Carbinoxamin Phenylephrin	1,0	(− 1,8)	1,78
Arbid N	Diphenylpyralin	0,5	(+ 6,9)	2,61
Balkis Kaps./Saft	Etilefrin Chlorphenamin	0,4	(+ 28,9)	2,23
Rhinopront Saft	Carbinoxamin Phenylpropanolamin	0,4	(− 14,5)	2,64
Summe		24,4	(+ 10,8)	0,52

Andere Externa

Selbst hergestellte Salzlösungen oder Fertigpräparate wie *Nisita*, das abgenommen hat, und das neu hinzugekommene *Rhinomer* besitzen keine direkten Wirkungen auf die Durchgängigkeit der Nase, bewirken aber durch eine pH-Verschiebung eine Alkalisierung des Schleimes und damit eine Verflüssigung. Besonders bei lang anhaltenden Rhinitiden mit starker Borkenbildung ist dieses Therapieprinzip indiziert.

Vitamine und Homöopathika besitzen keine spezifischen pharmakologischen Wirkungen bei lokaler Applikation auf die Nasenschleimhaut. Sie sind daher lediglich als Placebos anzusehen. Die relativ häufige Anwendung des Homöopathikums *Euphorbium compositum Spray* beruht sicherlich auch auf diesem Phänomen *(Tabelle 39.4)*. Wahrscheinlich wissen aber nur wenige Patienten, daß dieses Präparat Nasenschleimhaut des Schweines und die auch in der Homöopathie umstrittene Sinusitis-Nosode (verdünnter eitriger Nasenschleim) enthält. Es ist im Gegensatz zum Vorjahr häufiger verordnet worden, ebenso wie *Rinofluimucil S*, dem mit Abstand teuersten Präparat in dieser Gruppe.

Rhinologische Interna

Der Hauptteil der Verordnungen in dieser Gruppe entfällt auf die drei homöopathischen Kombinationspräparate *Heuschnupfenmittel DHU, Sinuselect* und *Sinfrontal (Tabelle 39.5)*. Spezifische pharmakologische Wirkungen sind für diese Kombinationen nicht bekannt. Das Argument, daß diese Produkte als Placebo wegen des Fehlens von Nebenwirkungen eingesetzt werden können, wird bedenklich bei ernsten Erkrankungen, bei denen eine wirkungsvolle Therapie versäumt wird. Die Verordnungen der Homöopathika haben überwiegend zugenommen. Es ist zu hoffen, daß nicht die wiederholten Appelle an die Kassenärzte zur kostenbewußten Verschreibung der Anlaß waren, auf wissenschaftlich unbegründete Präparate auszuweichen.

Die Präparate, die Antihistaminika und Sympathomimetika enthalten, zeigen teils Zunahmen teils Abnahmen der Verordnung *(Tabelle 39.5)*. Die therapeutischen Effekte derartiger Kombinationen sind mehrfach in Frage gestellt worden (Norvenius et al., 1979). Antihistaminika sind zwar bei Erkältungskrankheiten statistisch signifikant wirksam, die Effekte waren jedoch minimal und häufig von sedativen Nebenwirkungen begleitet (American Medical Association, 1986). Sympathomimetika wie Phenylephrin sind bei oraler Gabe weniger wirksam als lokal in der Nase und können darüber hinaus systemische Nebenwirkungen wie Blutdruckanstieg und Kopfschmerzen verursachen.

Otologika

Otologika sind Arzneimittel zur Applikation in den äußeren Gehörgang. Sie werden eingesetzt zur Behandlung des Ohrekzems, der Otitis externa und der chronischen Otitis media. Für die Therapie der *akuten* Otitis media sind Otologika *nicht* geeignet, da diese Substanzen den Ort der Erkrankung wegen des verschlossenen Trommelfells nicht erreichen können.

Bei der *Otitis externa* handelt es sich um eine banale Entzündung der Haut des äußeren Gehörgangs. Sie wird meist verursacht durch Bakterien, die über Mikroläsionen in die Haut eindringen können. Im allge-

Tabelle 39.6: Verordnungen von Otologika 1994
Angegeben sind die 1994 in der gesamten Bundesrepublik verordneten Tagesdosen,
die Änderungen gegenüber 1993 und die mittleren Kosten je DDD 1994.

Präparat	Bestandteile	DDD 1994 in Mio.	Änderung in %	DDD-Kosten in DM
Lokalanästhetika-Kombinationen				
Otalgan	Phenazon Procain Glycerol	23,4	(+ 23,0)	0,15
Otalgan SSW	Phenazon Procain Glycerol	4,4	(− 56,8)	0,14
Otolitan N	Dequaliniumchlorid Lidocain Glycerol	2,9	(+ 26,6)	0,20
		30,8	(− 2,7)	0,15
Antibiotika-Kombinationen				
Panotile N	Polymyxin-B Fludrocortison Lidocain	9,9	(+ 15,0)	1,05
Berlicetin-Ohrentropfen	Chloramphenicol Prednisolon	1,2	(+ 7,6)	0,58
Otosporin	Polymyxin-B Neomycin Hydrocortison	0,8	(+ 16,9)	1,49
		11,9	(+ 14,3)	1,03
Glucocorticoid-Präparate				
Otobacid N	Dexamethason Cinchocain Butandiol	13,0	(+ 8,2)	0,72
Cerumenolytika				
Cerumenex N	Ölsäure-Polypeptid	4,9	(+ 9,6)	0,27
Summe		60,6	(+ 3,5)	0,46

meinen tritt die Otitis externa als diffuse Form auf, ganz selten als Gehörgangsfurunkel. Wegen der entzündlich bedingten Schwellung kommt es zu starken Schmerzen mit erheblichem Leidensdruck. Die Abschwellung der Gehörgangshaut selbst bringt meist bereits den gewünschten Erfolg und Abheilung der Entzündung. Daher stehen in der Therapie der diffusen Otitis externa Ohrentropfen mit antibiotischem, abschwellendem und analgetischem Effekt im Vordergrund (Federspil, 1984).

Die *chronische Mittelohrentzündung* entsteht, von Ausnahmen abgesehen, als primär chronische Erkrankung. Sie ist gekennzeichnet durch einen mesotympanalen oder epitympanalen Defekt, durch den es immer wieder zum Eindringen von Mikroorganismen und damit zum Aufflammen der Entzündung kommt. Die chronische Mittelohrentzündung macht sich weniger durch Schmerzen bemerkbar als vielmehr durch eine pathologische Sekretion und Schwerhörigkeit. Die sinnvolle Therapie einer chronischen Mittelohrentzündung besteht in der Tympanoplastik. Andererseits sind die Erfolgschancen von tympanoplastischen Operationen sehr vom Reizzustand der Mittelohrschleimhaut abhängig. Man versucht daher immer, eine chronische Mittelohrentzündung ohne akute Reizzeichen zu operieren. Dieser Gesichtspunkt berechtigt zur Vorbehandlung mit Otologika, die das Ziel hat, die pathologische Ohrsekretion zum Stillstand zu bringen.

Lokalanästhetika-Kombinationen

Kombinationen wie *Otalgan* und *Otolitan N* werden mit dem Ziel einer lokalen Schmerzbehandlung eingesetzt. Selbst wenn der lokalanästhetische Effekt, bedingt durch die schwierige Resorption durch die Haut, nur gering ist, wird er durch das abschwellende Agens unterstützt. Reicht diese Therapie nicht aus, müssen systemisch wirkende Analgetika zusätzlich eingesetzt werden. Die Verordnung dieser Präparate hat überwiegend abgenommen (*Tabelle 39.6*).

Antibiotika-Kombinationen

In der Therapie der Otitis externa diffusa kommen auch Präparate mit der Absicht einer gezielten, lokalen Antibiose zur Anwendung. Wegen des Keimspektrums, das sich hauptsächlich aus Pseudomonas aeruginosa und Proteus zusammensetzt, wird Polymyxin B bevorzugt (Federspil, 1984). Das ototoxische Neomycin ist nur noch in *Otosporin* enthalten, dem teuersten Präparat.

Am häufigsten verwendet wurde *Panotile N* (*Tabelle 39.6*). Zugelegt haben auch die Chloramphenicol enthaltenden *Berlicetin-Ohrentropfen*. In allen Präparaten ist ein Corticosteroid enthalten, das die akuten Entzündungserscheinungen zurückdrängen soll. Nach moderner Auffassung stellen Viruserkrankungen wie der Zoster oticus keine absolute Kontraindikation für Corticosteroide dar.

Glucocorticoide

Ein Glucocorticoid ist in dem Kombinationspräparat *Otobacid N* enthalten, dem neben Dexamethason noch ein Lokalanästhetikum (Cinchocain) zugesetzt ist. Es wird bevorzugt beim Ohrekzem zur Behandlung des Juckreizes palliativ eingesetzt. Seine Verordnung zeigt eine geringe Zunahme (*Tabelle 39.6*).

Cerumenolytika

Ceruminalpfröpfe werden, wenn weder eine Trommelfellperforation noch eine frische Verletzung bekannt sind, im allgemeinen durch eine Spülung entfernt. Gelingt dies nicht, erfolgt die Entfernung instrumentell. Nur in seltenen Fällen, in denen die genannten Maßnahmen nicht ausreichen, versucht man, mit warmen Ölen den Ohrschmalzpfropf aufzuweichen, um ihn dann über Spülung entfernen zu können. Als Handelspräparat hat *Cerumenex N*, dessen Verordnung zugenommen hat, eine gewisse Bedeutung erlangt. Preisgünstigere unspezifische Öle erfüllen denselben Zweck.

Literatur

American Medical Association (1986): Decongestant, cough and cold preparations. In: Drug Evaluations, 6. Ed., Saunders Company, Philadelphia, London, pp. 369–391.

Federspil, P. (1984): Moderne HNO-Therapie. Die medikamentöse Behandlung in der Hals-Nasen-Ohren-Heilkunde. (H.-P. Kuemmerle, G. Hitzenberger, K.-H. Spitzy, Hrsg.), 4. Auflage. Ecomed Verlagsgesellschaft mbH, Landsberg/München.

Günnel, F., Knothe, J. (1973): HNO-Therapiefibel. Steinkopff, Darmstadt.

Norvenius, G., Winderlör, E., Lönnerholm, G. (1979): Phenolpropanolamin and mental disturbances. Lancet II: 1367–1368.

40. Schilddrüsentherapeutika

R. Ziegler und U. Schwabe

Schilddrüsentherapeutika werden eingesetzt, um eine Unterfunktion zu substituieren bzw. bei Tendenz zur Unterfunktion eine Kropfprophylaxe zu betreiben oder eine Überfunktion der Schilddrüse zu behandeln. Dementsprechend werden innerhalb dieser Indikationsgruppe drei verschiedene Arzneimittelgruppen unterschieden. Schilddrüsenhormone werden eingesetzt, um bei Unterfunktion die mangelnde Hormonbildung der Drüse zu substituieren. Sie dienen auch der «Arbeitsentlastung» der Schilddrüse bei der endemischen Struma infolge Iodfehlverwertung oder Iodmangel. Bei letzterem werden vermehrt Iodidpräparate verabreicht, insbesondere solange die Struma noch nicht regressiv bzw. knotig verändert ist. Thyreostatika werden bei Schilddrüsenüberfunktion gegeben, um eine übermäßige Hormonproduktion der Schilddrüse zu blockieren.

Abbildung 40.1: Verordnungen von Schilddrüsenhormonen 1985 bis 1994
Gesamtverordnungen nach definierten Tagesdosen (ab 1991 mit neuen Bundesländern)

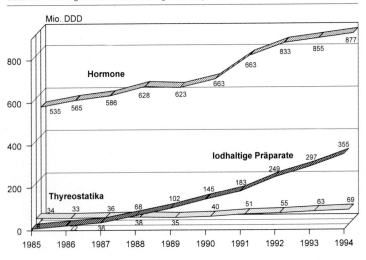

Tabelle 40.1: Verordnungen von Schilddrüsentherapeutika 1994
Angegeben sind die verordnungshäufigsten Präparate mit Verordnungsrang, Verordnungen und Umsatz 1994 für die gesamte Bundesrepublik im Vergleich zu 1993.

Rang	Präparat	Verordnungen 1994 in Tsd.	Veränd. in %	Umsatz 1994 in Mio. DM	Veränd. in %
4	L-Thyroxin Henning	5188,9	+14,3	84,8	+14,4
38	Euthyrox	2328,5	−4,5	38,8	−2,6
82	Jodid Tabletten	1585,1	+17,7	20,1	+17,7
115	Jodthyrox	1324,2	+8,6	31,8	+10,8
259	L-Thyroxin BC	723,5	−28,7	11,8	−21,0
444	Eferox	486,5	+16,5	6,8	+16,8
453	Thyreotom	478,9	−52,7	10,0	−30,9
467	Carbimazol Henning	465,5	+7,9	8,7	+7,4
578	Novothyral	378,3	−20,8	11,5	−20,0
676	Jodetten	324,6	+586,0	3,9	(>1000)
1062	Favistan	205,0	+21,2	3,9	+23,2
1083	Methimazol	197,8	+11,1	2,8	+10,8
1173	neo-morphazole	177,9	−19,3	1,7	−18,8
1412	Thyrojod	135,2	−63,5	1,4	−59,4
1451	Thevier	130,6	+11,6	2,2	+12,9
1988	Thyreocomb	80,4	−48,4	1,5	−15,3
Summe:		14210,9	+0,4	241,8	+4,0
Anteil an der Indikationsgruppe:		97,0%		93,5%	
Gesamte Indikationsgruppe:		14651,0	−0,0	258,7	+2,1

Die weitaus häufigste Schilddrüsenerkrankung in Deutschland ist der Iodmangel-Kropf, der bei 30% der Bevölkerung, entsprechend ca. 25 Millionen Strumaträgern, nachgewiesen worden ist (Gutekunst, 1990). Die Kropfhäufigkeit weist offenbar kein typisches Nord-Süd-Gefälle auf, wie früher vermutet wurde (Gutekunst, 1992). Wesentlich seltener dagegen ist die Schilddrüsenüberfunktion, die insgesamt nur 5% bis 10% aller Schilddrüsenerkrankungen ausmacht.

Unter den verordnungshäufigsten Arzneimitteln finden sich nunmehr mittlerweile 16 Schilddrüsentherapeutika (*Tabelle 40.1*). Das Angebot ist vielfältiger geworden. Neben fünf Levothyroxin-Präparaten finden sich zwei Hormonkombinationen und zwei Kombinationen von Schilddrüsenhormonen mit Iodid, drei Iodidpräparate und schließlich vier Thyreostatika. Der weitaus größte Teil der Verordnungen entfällt auf Schilddrüsenhormone und weiterhin am stärksten zunehmend auf Iodidpräparate, während der Anteil der Thyreostatika nur sehr gering ist (*Abbildung 40.1*). Diese prozentualen Anteile entsprechen ungefähr auch der Morbiditätsstruktur der Schilddrüsenerkrankungen. Die Zunahme aller DDD um etwa 7% bei unveränderter Zahl der Verordnungen spricht für die Wahl größerer Packungen bei der Verschreibung, was bei Langzeittherapie sinnvoll ist.

Schilddrüsenhormone

Bei den Schilddrüsenhormonen entfällt der Hauptteil der verordneten Tagesdosen wie bisher auf die beiden führenden Monopräparate *L-Thyroxin Henning* und *Euthyrox*. Das Liothyroninpräparat *Trijodthyronin Berlin-Chemie* hat drastisch abgenommen und ist nicht mehr unter den 2000 führenden Arzneimitteln vertreten. Hier wird die Übernahme der aktuellen Therapieempfehlungen ersichtlich, nach denen Triiodthyronin in der Therapie weitgehend entbehrlich ist. In diesem Sinne setzt sich auch die Abnahme bei den Levothyroxin-Liothyronin-Kombinationen fort. Damit haben sich Empfehlungen durchgesetzt, die dem Monopräparat Levothyroxin eindeutig den Vorzug geben. Bei der Langzeittherapie ist ein gleichmäßiger Hormonspiegel im Serum durch das pharmakologisch langlebige L-Thyroxin (Halbwertszeit 5 bis 8 Tage) wesentlich besser zu erreichen als durch das kurzlebige Triiodthyronin (Halbwertszeit 1 bis 2 Tage). Bei der Verwendung von Kombinationspräparaten beider Schilddrüsenhormone, wie z.B. bei *Novothyral*, entstehen unerwünschte Spitzen des Triiodthyronin-Spiegels im Serum mit entsprechend unerwünschten Wirkungen bei höherer Dosierung. Hinzu kommt, daß die mittleren DDD-Kosten bei den Kombinationen unnötigerweise deutlich höher als bei Levothyroxin liegen, so daß die Therapie mit den Monopräparaten auch wirtschaftlicher ist. Bei den relativ niedrigen DDD-Kosten aller Schilddrüsentherapeutika fällt der Kostenfaktor allerdings nicht so sehr ins Gewicht.

Iodid

Seit 1986 zeigen die Iodpräparate hohe Steigerungsraten in den Verordnungen. Auch 1994 weisen diese Präparate einen beträchtlichen Zuwachs auf. Hierin spiegelt sich die erfolgreiche Propagierung der Strumaprophylaxe mit Iodid wider, die nach neueren Studien wieder verstärkt befürwortet wird, sei es als Primärprophylaxe oder nach 1–2jähriger Levothyroxintherapie als Anschlußprophylaxe. Eine deutliche Zunahme zeigte auch das Kombinationspräparat aus Levothyroxin und Kaliumiodid (*Jodthyrox*), während *Thyreocomb* mit dem schwer begründbaren Zusatz von Liothyronin und hohen DDD-Kosten abnahm (*Tabelle 40.2*). Die Wahl der Kombination von Levothyroxin plus Iodid spricht auch für eine Übergangstherapie in der Absicht, beim Patienten später Levothyroxin durch Iodid zu ersetzten. Zur stärkeren Zunahme der Iodidpräparate und der geringen, aber immer noch bemerkenswerten Zunahme der

Schilddrüsentherapeutika

Tabelle 40.2: Verordnungen von Schilddrüsentherapeutika 1994
Angegeben sind die 1994 in der gesamten Bundesrepublik verordneten Tagesdosen, die Änderungen gegenüber 1993 und die mittleren Kosten je DDD 1994.

Präparat	Bestandteile	DDD 1994 in Mio.	Änderung in %	DDD-Kosten in DM
Levothyroxin				
L-Thyroxin Henning	Levothyroxin	468,3	(+ 13,2)	0,18
Euthyrox	Levothyroxin	214,3	(− 3,3)	0,18
L-Thyroxin BC	Levothyroxin	64,7	(− 16,7)	0,18
Eferox	Levothyroxin	42,5	(+ 18,6)	0,16
Thevier	Levothyroxin	7,7	(+ 10,6)	0,28
		797,6	(+ 5,5)	0,18
Hormonkombinationen				
Novothyral	Liothyronin Levothyroxin	46,1	(− 19,5)	0,25
Thyreotom	Liothyronin Levothyroxin	21,3	(− 27,3)	0,47
		67,5	(− 22,1)	0,32
Schilddrüsenhormone plus Iod				
Jodthyrox	Levothyroxin Kaliumiodid	125,3	(+ 10,9)	0,25
Thyreocomb	Liothyronin Levothyroxin Kaliumiodid	2,9	(− 8,2)	0,54
		128,2	(+ 10,4)	0,26
Iodpräparate				
Jodid Tabletten	Kaliumiodid	157,0	(+ 15,0)	0,13
Jodetten	Kaliumiodid	52,7	(> 1000)	0,07
Thyrojod	Kaliumiodid	16,9	(− 61,7)	0,08
		226,6	(+ 25,0)	0,11
Thyreostatika				
Carbimazol Henning	Carbimazol	28,9	(+ 7,1)	0,30
Favistan	Thiamazol	24,6	(+ 26,3)	0,16
Methimazol	Thiamazol	9,9	(+ 11,1)	0,28
neo-morphazole	Carbimazol	4,6	(− 18,9)	0,37
		67,9	(+ 11,4)	0,25
Summe		1287,6	(+ 7,2)	0,19

Schilddrüsenhormonpräparate ist anzumerken, daß in den neuen Bundesländern bedauerlicherweise die gesetzliche Iodsalzprophylaxe entfallen ist (Meng, 1994). Diese Länder benötigen jetzt vermehrt Präparate zur Strumaprophylaxe. Ein Trend zu Produkten aus den alten Bundesländern ist nicht auszuschließen.

Thyreostatika

Für die medikamentöse Therapie der Schilddrüsenüberfunktion werden unter den 2000 meistverordneten Arzneimitteln vier Präparate eingesetzt (*Tabelle 40.2*). Neo-morphazole und Carbimazol Henning enthalten Carbimazol, das die Hormonsynthese der Schilddrüse blockiert. Es bietet den Vorteil einer niedrigen Dosis und einer ausreichend langen Halbwertszeit, so daß es einmal täglich appliziert werden kann. Da *Carbimazol Henning* zugenommen, *neo-morphazole* aber abgenommen hat, ist die Verwendung von Carbimazol in etwa gleich geblieben. Die Zunahme der Thyreostatika erfolgte also zugunsten von Thiamazol. Carbimazol wird im Organismus in Thiamazol umgewandelt, das in den beiden Präparaten *Favistan* und *Methimazol* enthalten ist. Bemerkenswert ist die neuerliche Zunahme der Verschreibung von Thyreostatika. Die Verbesserung der Iodversorgung ist offenbar immer noch nicht ausreichend, um die Entwicklung therapiebedürftiger Autonomien zu verhindern und damit einen Rückgang der Thyreostatikaverschreibungen herbeizuführen.

Wirtschaftliche Aspekte der Kropfbehandlung

Neben den Schilddrüsenhormonen haben die Verordnungen der iodhaltigen Präparate 1994 nochmals zugenommen. Es ist anzunehmen, daß der größte Teil der Patienten diese Behandlung als Strumaprophylaxe gegen den Iodmangelkropf benötigt hat. Angesichts einer Kropfhäufigkeit von 30% in der Bevölkerung der Bundesrepublik kann man davon ausgehen, daß etwa 25 Mio. Menschen potentiell behandlungsbedürftig sind. Damit ist zu erwarten, daß die Therapie mit Schilddrüsenhormonen auch in den kommenden Jahren weiter zunehmen wird, wobei eine Verschiebung zugunsten der konsequenten Iodidverordnung bei unkomplizierten Strumen ersichtlich wird. Daß sich die Verordnungszahlen für Schilddrüsentherapeutika nach Einführung des GSG relativ wenig geändert haben, belegt, daß es sich weitgehend um «harte» Indikationen handelt.

Angesichts des endemischen Iodmangels in der Bundesrepublik Deutschland haben Endokrinologen seit langem gefordert, eine wirksame Kropfprophylaxe bei der Bevölkerung durchzuführen. Als Methode der Wahl bietet sich die Kropfprophylaxe mit jodiertem Speisesalz an. In unseren Nachbarländern wie Österreich, Schweiz, der ehemaligen Tschechoslowakei und der ehemaligen DDR wurde die Iodsalzprophylaxe bereits mit großem Erfolg eingeführt. In Schweden ist der Kropf seit Einführung der Iodsalzprophylaxe weitgehend beseitigt. Allerdings ist anzumerken, daß die Iodsalzprophylaxe oder auch Iodidgabe bei der seltenen Strumaform der Iodfehlverwertung nicht wirksam ist.

Es ist ausgerechnet worden, daß das Gesundheitswesen pro Jahr mehr als zwei Milliarden DM für die ambulante Diagnostik und Behandlung von Schilddrüsenerkrankungen ausgibt (Pfannenstiel 1993). Mit der gesetzlichen Iodsalzprophylaxe könnten mittelfristig also erhebliche finanzielle Aufwendungen im Gesundheitswesen eingespart werden (vermutlich 70%, d.h. 1,4 Milliarden DM pro Jahr!), ganz abgesehen von dem Gewinn an Lebensqualität durch den Fortfall der Dauertherapie mit Hormonpräparaten, die Abnahme der Häufigkeit von Strumaoperationen und von Radioiodtherapien (bei Autonomie). Immerhin darf seit kurzem auch iodiertes Speisesalz für Fertiglebensmittel verwendet werden. Dennoch wird das beibehaltene Freiwilligkeitsprinzip eine grundlegende Verbesserung verhindern. Tragisch ist die Entwicklung in den neuen Bundesländern. Dort war durch gesetzliche Salziodierung die endemische Struma im drastischen Rückgang. Jetzt bringt die Abschaffung der wirksamen Maßnahmen den neuen Ländern mit dem Motto «Freiheit zur Krankheit» die Struma mitsamt ihren Kosten zurück (Meng, persönliche Mitteilung). Die Zunahme der Verschreibung vor allem von Iodidpräparaten, aber auch von Schilddrüsenhormonen (*Abbildung 40.1*) findet sicherlich zum Teil ihre Erklärung in der Ersatzfunktion für das Fehlen einer sinnvollen gesetzlichen Kochsalziodierung.

Literatur

Gutekunst, R. (1990): Jodmangel bei Kindern und Erwachsenen. In: Köbberling, J., Pickardt, C.R., (Hrsg.), Struma. Springer-Verlag, Berlin

Gutekunst, R. (1992): Jodmangel in Deutschland – Jodausscheidung gemessen bei 2094 Probanden. Referat anläßlich des Seminars «Jodmangel und Kropfprophylaxe» des Instituts für Ernährungswissenschaft der Universität Bonn am 23.4. 1992. Publikation in Vorbereitung.

Meng, W. (1994): Deutschland – ein Jodmangelgebiet. Dt. Ärztebl. 91, B 1022–1025.

Pfannenstiel, P. (1993): Jodmangelstruma, Diagnose-Therapie-Prävention. Dt. Ärztebl. 90, B 791–795.

41. Sexualhormone

U. Schwabe und T. Rabe

Sexualhormone werden zur Behandlung verschiedener Störungen der Sexualfunktion bei Mann und Frau eingesetzt. Sie dienen in erster Linie zur Substitution einer ungenügenden körpereigenen Hormonproduktion, aber auch zur Hemmung der Hormonproduktion durch Änderung der zentralen Regulationsvorgänge im Zwischenhirn und der Hypophyse. Neben vielen anderen Anwendungen sind Sexualhormone und ihre entsprechenden Antihormone bei der Therapie von Sexualhormonabhängigen Tumoren von Bedeutung.

Im einzelnen lassen sich die Sexualhormone in Androgene, Anabolika, Antiandrogene, Östrogene, Gestagene und Antiöstrogene einteilen. Darüber hinaus werden Östrogen-Gestagen-Kombinationen in großem Umfang für die hormonale Kontrazeption eingesetzt. Kontrazeptiva sind seit 1992 erstmals in dieser Indikationsgruppe vertreten, weil sie seitdem bei

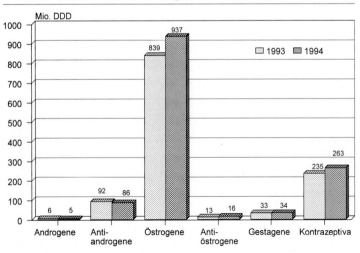

Abbildung 41.1: Verordnungen von Sexualhormonen 1994
DDD der 2000 meistverordneten Arzneimittel (gesamte Bundesrepublik)

Abbildung 41.2: Verordnungen von Sexualhormonen 1985 bis 1994
Gesamtverordnungen nach definierten Tagesdosen (ab 1991 mit neuen Bundesländern)

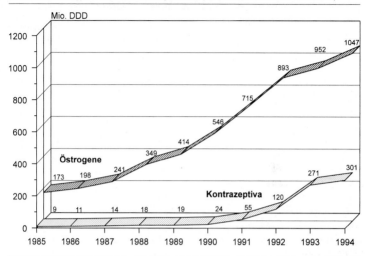

weiblichen Versicherten bis zum vollendeten 20. Lebensjahr auf Kassenrezept verordnet werden können.

Verordnungsspektrum

Der größte Teil der Verordnungen entfällt auf die Gruppe der Östrogene, die mit 937 Mio. Tagesdosen fast 70% aller Verordnungen umfassen (*Abbildung 41.1*). Diese Gruppe hat wieder deutlich zugenommen (+11,7%), offenbar als Folge der vermehrt durchgeführten Östrogensubstitution im Klimakterium. Danach folgen die Kontrazeptiva, Antiandrogene und Gestagene. Eine untergeordnete Rolle spielen dagegen die Androgene und Antiöstrogene. Anabolika sind unter den 2000 meistverordneten Präparaten nicht mehr vertreten.

Bei den Sexualhormonen sind die Verordnungen und der Umsatz im Jahre 1993 erneut überproportional angestiegen (*Tabelle 41.1*). Damit hat diese Indikationsgruppe ihren bisherigen Aufwärtstrend unter den erschwerten Rahmenbedingungen des Gesundheitsstrukturgesetzes erfolgreich fortgesetzt. Auch die Zahl der Präparate unter den 2000 meistverordneten hat sich erneut auf 48 (Vorjahr 45) erhöht, vor allem durch

Tabelle 41.1: Verordnungen von Sexualhormonen 1994

Angegeben sind die verordnungshäufigsten Präparate mit Verordnungsrang, Verordnungen und Umsatz 1994 für die gesamte Bundesrepublik im Vergleich zu 1993.

Rang	Präparat	Verordnungen 1994 in Tsd.	Veränd. in %	Umsatz 1994 in Mio. DM	Veränd. in %
30	Estraderm TTS	2501,8	+1,0	116,3	+2,3
47	Presomen comp. Drag.	2128,6	+4,7	101,1	+3,8
103	Kliogest	1389,3	+20,1	70,9	+19,6
144	Presomen Drag.	1156,8	+6,3	41,8	+7,8
196	Diane	915,2	−8,2	47,4	−8,0
208	Cyclo-Menorette	855,4	+26,8	34,8	+21,9
234	Gynodian Depot	786,0	+3,6	37,7	+3,8
254	Klimonorm	735,4	+43,9	25,1	+45,9
269	Trisequens	708,6	+20,1	38,0	+21,4
282	Lovelle	684,8	+39,2	31,1	+39,8
365	Cyclo-Progynova	572,7	+19,8	21,6	+20,8
381	Oestrofeminal	555,1	+10,4	13,4	+17,9
505	CycloÖstrogynal	426,3	+3,0	14,9	+4,2
620	Marvelon	350,0	−23,5	14,5	−24,9
704	Progynova	310,1	+44,6	5,5	+12,3
811	Minisiston	265,1	+9,3	7,3	+5,1
832	Primolut-Nor	259,7	+6,1	3,8	+6,0
858	Neo-Eunomin	253,9	+37,4	10,0	+34,0
860	Ovestin Tabl.	253,2	−3,2	6,6	−2,1
922	Microgynon	238,9	+65,7	5,7	+48,8
973	Androcur	225,1	+11,7	31,3	+9,6
1169	Sovel	178,8	−11,5	1,1	−10,3
1179	Clinofem	177,7	−1,7	4,7	−6,2
1195	Cilest	174,1	−16,3	7,7	−16,5
1240	Femigoa	163,5	+239,3	4,0	+242,3
1255	Trisiston	159,6	−4,6	5,6	−7,2
1275	Minulet	156,3	−6,8	7,2	−6,9
1317	Chlormadinon Jenapharm	149,9	−18,0	2,4	+3,5
1326	Cyclosa	147,1	+1,8	5,8	−5,6
1410	Triette	135,3	+7,9	4,7	+12,3
1437	Primosiston Tabl.	132,0	−3,4	1,8	−4,2
1570	Femranette	116,4	+8,2	4,1	+6,8
1639	Oviol	108,0	+0,2	4,7	+2,2
1649	Orgametril	107,2	−14,0	3,2	−14,5
1694	Oestradiol Jenapharm	103,1	−24,9	1,8	+26,3
1705	Fugerel	102,0	−9,2	44,0	−9,1
1752	Testoviron	98,0	+0,5	5,6	−1,7
1814	Pramino	92,0	(neu)	3,9	(neu)
1839	Prosiston	90,5	−6,5	1,4	−7,3
1846	Nolvadex	90,1	−1,8	20,6	−24,3
1860	Estriol Jenapharm Ovula	89,3	−40,0	0,7	−40,6
1866	Trinordiol	89,0	−32,4	3,4	−31,6
1901	Tamoxifen-ratiopharm	86,4	+0,8	22,1	+1,8
1922	Prothil	84,8	−22,9	3,3	+7,0
1925	Tamoxifen Hexal	84,4	+34,6	16,0	+25,2
1930	Conceplan M	84,2	−28,1	1,7	−33,3

noch Tabelle 41.1: Verordnungen von Sexualhormonen 1994
Angegeben sind die verordnungshäufigsten Präparate mit Verordnungsrang, Verordnungen und Umsatz 1994 für die gesamte Bundesrepublik im Vergleich zu 1993.

Rang	Präparat	Verordnungen 1994 in Tsd.	Veränd. in %	Umsatz 1994 in Mio. DM	Veränd. in %
1975	Synapause	81,0	+11,3	2,3	+11,4
1987	Duphaston	80,5	+2,4	3,2	−1,2
	Summe:	18733,0	+7,8	865,7	+6,3
	Anteil an der Indikationsgruppe:	89,4%		84,0%	
	Gesamte Indikationsgruppe:	20959,6	+6,3	1030,5	+6,6

weitere Kontrazeptiva. Nicht mehr vertreten sind *Norethisteron Jenapharm* und *NeoÖstrogynal*.

Androgene

Androgene werden zur Substitutionstherapie bei Hypogonadismus eingesetzt. Beim primären Hypogonadismus ist eine Dauertherapie mit lang wirksamen Testosteronpräparaten erforderlich. Beim sekundären Hypogonadismus, der durch Gonadotropinmangel in Folge von hypothalamischen oder hypophysären Störungen bedingt ist, werden Behandlungspausen eingelegt, um eine reaktive Stimulation des zentralen Steuerungssystems der Hormonsekretion zu induzieren. Bei psychisch bedingten Potenzstörungen ist die Zufuhr von Androgenen unwirksam. Testosteron und seine Derivate haben außerdem anabole und somatische Wachstumswirkungen. *Testoviron*, das als Testosteronester intramuskulär injiziert wird, hat geringfügig abgenommen (*Tabelle 41.2*).

Antiandrogene

Antiandrogene verdrängen männliche Hormone von ihrem Rezeptor und heben dadurch ihre Wirkung auf. Sie können daher eingesetzt werden, um Androgen-bedingte Krankheitszustände zu behandeln. Dazu gehören Prostatakarzinom, männliche Hypersexualität und Sexualdeviation, ausgeprägter Hirsutismus bei der Frau, starke Akne vulgaris, androgenetischer Haarausfall bei Frauen und Pubertas praecox bei Knaben.

Abbildung 41.3: Verordnungen von Cyproteronpräparaten 1985 bis 1994
Gesamtverordnungen nach definierten Tagesdosen (ab 1991 mit neuen Bundesländern)

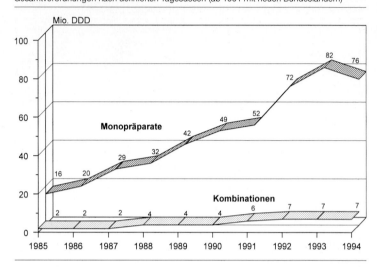

Therapeutisch wird vor allem Cyproteronacetat eingesetzt, das als *Androcur* im Handel ist. Es leitet sich chemisch von Progesteron ab und besitzt daher noch eine starke gestagene Wirkung. Cyproteronacetat (*Androcur*) wurde 1994 etwas mehr, Flutamid (*Fugerel*) dagegen weniger verordnet.

Die Verordnungen der Cyproteronkombination *Diane* sind 1994 nach einem langjährigen kontinuierlichen Anstieg zurückgegangen (*Abbildung 41.3*). Anlaß dazu ist vermutlich die Diskussion über ein Stufenplanverfahren des Bundesinstitutes für Arzneimittel und Medizinprodukte aufgrund von genotoxischen in-vitro-Befunden an menschlichen Leberzellkulturen. Nach der 20jährigen Anwendung von Cyproteron sind bisher zwei Fälle von Leberzellkarzinomen nach hochdosierter Gabe von Cyproteronacetat (100 mg/Tag) beschrieben worden. Zur Behandlung von Frauen mit ausgeprägter Akne, Hirsutismus und androgenetischem Haarausfall werden 2 mg täglich gegeben. Es besteht daher kein Grund zum Absetzen des Präparates nach bestimmungsgemäßer und erfolgreicher Anwendung (Arzneimittelkommission der deutschen Ärzteschaft, 1994).

Tabelle 41.2: Verordnungen von Androgenen und Antiandrogenen 1994
Angegeben sind die 1994 in der gesamten Bundesrepublik verordneten Tagesdosen,
die Änderungen gegenüber 1993 und die mittleren Kosten je DDD 1994.

Präparat	Bestandteile	DDD 1994 in Mio.	Änderung in %	DDD-Kosten in DM
Androgene				
Testoviron	Testosteronpropionat	5,4	(− 2,7)	1,05
Antiandrogene				
Diane	Cyproteronacetat Ethinylestradiol	75,7	(− 7,7)	0,63
Androcur	Cyproteronacetat	7,2	(+ 5,2)	4,33
Fugerel	Flutamid	2,7	(− 9,2)	16,33
		85,6	(− 6,8)	1,43
Summe		91,0	(− 6,5)	1,41

Östrogene

Östrogene regeln zusammen mit den Gestagenen die Reproduktionsvorgänge bei der Frau, induzieren die Pubertätsveränderungen und erhalten die Funktion der Sexualorgane. Zu den therapeutisch wichtigen Wirkungen der Östrogene gehört die Proliferation der Schleimhaut in Uterus und Vagina sowie die Förderung der Knochenmineralisation. Im Vordergrund steht die Hormonsubstitution bei vorzeitiger Ovarialerschöpfung (Klimakterium praecox), Kastration und klimakterischen Ausfallserscheinungen.

Weitaus am häufigsten werden Östrogene in der Postmenopause eingesetzt. Therapieziele sind vor allem die Unterdrückung typischer klimakterischer Beschwerden und die Einschränkung der postmenopausalen Osteoporose. In den letzten Jahren wurde die Frage der Östrogensubstitution im Klimakterium lange auf der Basis der Stellungnahme der Deutschen Gesellschaft für Endokrinologie (1988) diskutiert. Daraus ging eindeutig hervor, daß die Gesamtheit der Frauen von einer Östrogensubstitution profitieren kann. Der Nutzen einer Osteoporoseprophylaxe ist für eine mindestens zehnjährige Therapiedauer gesichert. Dieses Ergebnis ist erst kürzlich durch eine eindrucksvolle Reduktion des Frakturrisikos um 49% durch die Substitutionstherapie bestätigt worden (Canley et al., 1995). Aber schon 1988 ist in der endokrinologischen Stellungnahme betont worden, daß daraus allerdings noch keine Empfehlung für eine allgemeine und zeitlich unbegrenzte Östrogensubstitu-

Sexualhormone

Tabelle 41.3: Verordnungen von Östrogenen und Antiöstrogenen 1994
Angegeben sind die 1994 in der gesamten Bundesrepublik verordneten Tagesdosen,
die Änderungen gegenüber 1993 und die mittleren Kosten je DDD 1994.

Präparat	Bestandteile	DDD 1994 in Mio.	Änderung in %	DDD-Kosten in DM
Monopräparate				
Estraderm TTS	Estradiol	196,9	(+ 2,2)	0,59
Presomen Drag.	Nat. konj. Östrogene	69,7	(+ 10,3)	0,60
Oestrofeminal	Nat. Konj. Östrogene	45,6	(+ 15,4)	0,29
Progynova	Estradiolvalerat	26,2	(+ 32,8)	0,21
Ovestin Tabl.	Estriol	7,0	(+ 1,2)	0,94
Oestradiol Jenapharm	Estradiolvalerat	4,9	(+ 52,7)	0,37
Synapause	Estriol	4,5	(+ 10,4)	0,52
Estriol Jenapharm Ovula	Estriol	0,9	(− 40,0)	0,81
		355,6	(+ 7,5)	0,53
Kombinationspräparate				
Presomen comp. Drag.	Nat. konj. Östrogene Medrogeston	140,8	(+ 3,4)	0,72
Kliogest	Estradiol Estriol Norethisteronacetat	113,7	(+ 19,5)	0,62
Cyclo-Menorette	Estradiolvalerat Estriol Levonorgestrel	73,0	(+ 21,1)	0,48
Trisequens	Estradiol Estriol Norethisteronacetat	59,5	(+ 19,9)	0,64
Klimonorm	Estradiolvalerat Levonorgestrel	58,3	(+ 46,9)	0,43
Gynodian Depot	Estradiolvalerat Prasteronenantat	55,4	(+ 3,6)	0,68
Cyclo-Progynova	Estradiolvalerat Norgestrel	45,5	(+ 20,9)	0,47
CycloÖstrogynal	Estradiolvalerat Estriol Levonorgestrel	35,0	(+ 2,8)	0,43
		581,3	(+ 14,8)	0,59

noch Tabelle 41.3: Verordnungen von Östrogenen und Antiöstrogenen 1994
Angegeben sind die 1994 in der gesamten Bundesrepublik verordneten Tagesdosen, die Änderungen gegenüber 1993 und die mittleren Kosten je DDD 1994.

Präparat	Bestandteile	DDD 1994 in Mio.	Änderung in %	DDD-Kosten in DM
Antiöstrogene				
Tamoxifen-ratiopharm	Tamoxifen	5,8	(+ 26,3)	3,84
Tamoxifen Hexal	Tamoxifen	5,0	(+ 33,1)	3,18
Nolvadex	Tamoxifen	4,9	(− 2,4)	4,25
		15,7	(+ 17,5)	3,75
Summe		952,6	(+ 12,0)	0,62

tion für alle Frauen bis ins hohe Alter abgeleitet werden kann. Schon immer hat das potentielle Krebsrisiko einer postmenopausalen Östrogensubstitution eine wichtige Rolle in der Gesamtbeurteilung des therapeutischen Nutzens gespielt. Das potentielle Risiko für das Korpuskarzinom ist durch den Gestagenzusatz beseitigt worden. Es ließ sich sogar ein protektiver Effekt durch die Gestagenkomponente nachweisen. Ganz anders stellt sich jetzt die Situation für das Mammakarzinom dar. Das relative Risiko für die Entstehung eines Mammakarzinoms ist nicht nur nach Östrogensubstitution um 30 bis 40% erhöht, sondern auch nach kombinierter Östrogen-Gestagen-Gabe (Colditz et al., 1995). Für Frauen im Alter von 60 bis 64 Jahren liegt das Risiko nach mehr als fünfjähriger Therapie sogar um 71% höher. In Zukunft muß also das Krebsrisiko sehr sorgfältig gegenüber den positiven Effekten der Östrogensubstitution auf die koronare Herzkrankheit und die Osteoporose abgewogen werden.

Für die Behandlung typischer klimakterischer Beschwerden wie Hitzewallungen, Schweißausbrüche und Stimmungslabilität werden in erster Linie natürliche Östrogene, Östrogenester und equine Östrogene empfohlen. Konjugierte Östrogene und Estradiolvalerat sind etwa gleich stark wirksam. Dagegen haben Estriol und Estriolsuccinat schwächere zentrale Effekte und kommen auch nicht für die Osteoporoseprävention in Betracht. Sie eignen sich aber wegen ihrer kolpotropen Aktivität vor allem für die lokale Behandlung der urogenitalen Atrophie. Außerdem führen sie seltener zu uterinen Blutungen, da sie keinen nennenswerten Einfluß auf das Endometrium haben.

Als Therapie der Wahl klimakterischer Ausfallserscheinungen gilt derzeit die Kombinationsbehandlung mit natürlichen Östrogenen und einem 10–12tägigen Gestagenzusatz oder die Anwendung von östrogenhaltigen Pflastern mit intermittierender Gestagengabe pro Zyklus alle

2–3 Monate. Die mit dieser Therapieform verbundenen Entzugsblutungen hören nach mehrjähriger Substitution meist spontan auf.

Östrogen-Monopräparate

Unter den Monopräparaten ist *Estraderm TTS* schon kurze Zeit nach seiner Einführung im Oktober 1987 zum Spitzenreiter der Gruppe geworden (*Tabelle 41.3*). Es handelt sich um ein Membranpflaster, das eine transdermale Resorption von Estradiol in Dosierungen von täglich 25–100 µg bei zweimaliger Gabe pro Woche ermöglicht.

Danach folgen *Presomen Dragees* und *Oestrofeminal*. Sie enthalten natürliche konjugierte Östrogene, die aus dem Harn trächtiger Stuten extrahiert werden und hauptsächlich als Estron und Equilin in Form konjugierter Sulfate vorliegen. Sie haben eine relativ schwache Wirkung und eine kürzere Wirkungsdauer als andere Östrogene. Sie müssen daher ausreichend hoch dosiert werden (0,6 mg/Tag). Eine reine Östrogentherapie soll heute wegen des Karzinomrisikos nur noch kurzfristig vorgenommen werden. Eine Ausnahme stellen hysterektomierte Patientinnen dar.

Oral angewendete Estradiolpräparate sind *Progynova* und *Oestradiol Jenapharm*, die in Form des Estradiolvalerat in einer Dosis von 1–2 mg/Tag angewendet werden. Estriol (*Ovestin Tabl., Synapause, Estriol Jenapharm Ovula*) hat eine geringe östrogene Wirkung. Es stimuliert das Endometrium nur noch schwach und löst kaum Blutungen aus. Postmenopausale Dysphorien und lokale Befunde im Genitalbereich werden gemindert. Für die Osteoporoseprophylaxe ist Estriol jedoch nicht wirksam.

Östrogen-Kombinationen

Erneut zugenommen haben fast alle Östrogenkombinationen mit Gestagenzusatz zur Substitution im Klimakterium (*Tabelle 41.3*). Den stärksten Anstieg verzeichnete erneut *Klimonorm* aus den neuen Bundesländern. Östrogene sind für die zyklusgerechte Substitution in der Prä- und Postmenopause geeignet, vor allem auch mit dem Ziel der Osteoporoseprophylaxe (Lauritzen, 1990).

Bei *Gynodian Depot* handelt es sich um eine Kombination aus Estradiolvalerat und Prasteronenantat, die als Depot im Abstand von vier Wochen intramuskulär injiziert wird. Prasteron (Dehydroepiandrosteron) ist ein natürliches Steroidhormon, das in Abhängigkeit vom hormonalen Milieu androgen oder östrogen wirkt. Nach der Menopause kann die Metabolisierung zu Androstendion und Testosteron gesteigert sein. Dehydroepiandrosteron verstärkt eine abdominale Fettsucht und eine Insulinresistenz (Ebeling und Koivisto, 1994). Außerdem besteht bei postmenopausalen Frauen eine mögliche Assoziation zwischen Brustkrebs und hohen Konzentrationen von Dehydroepiandrosteron. Diese Eigenschaften bestätigen unsere schon seit vielen Jahren geäußerten Vorbehalte gegen die Anwendung des Kombinationspräparates Gynodian Depot im Klimakterium.

Antiöstrogene

Das am häufigsten verordnete Antiöstrogen Tamoxifen *(Nolvadex, Tamoxifen-ratiopharm)* wird als Adjuvans bei der Behandlung des metastasierenden Mammakarzinoms, vor allem bei Estradiolrezeptor-positiven Patientinnen in der Postmenopause, angewendet. Weiterhin kann es auch zur Ovulationsinduktion eingesetzt werden. Seine Verordnung hat 1994 deutlich zugenommen *(Tabelle 41.3)*.

Gestagene

Gestagene wirken zusammen mit den Östrogenen auf nahezu alle weiblichen Reproduktionsvorgänge. Sie hemmen die Östrogen-induzierte Proliferation des Endometriums und induzieren die Sekretionsphase. Alle Gestagene unterdrücken die Ovulation und hemmen die Tubenmotilität. In der Schwangerschaft bewirken sie eine Ruhigstellung des Uterus.

In der Therapie werden heute nur noch synthetische Gestagene eingesetzt, die sich von dem natürlichen Gestagen Progesteron oder vom Testosteron ableiten. Die meisten Derivate haben unterschiedliche Zusatzeffekte auf androgene und östrogene Hormonwirkungen. Diese Gestagene sind ungeeignet zur Schwangerschaftserhaltung bei drohendem oder habituellem Abort, weil es zu Virilisierung oder Feminisierung des Fötus kommen kann. Für eine Gestagentherapie in der Schwangerschaft (Gelbkörperinsuffizienz) wird daher nur das natürliche Progesteron als Vaginalsuppositorium bzw. ein Derivat des 17α-Hydroxyprogesterons eingesetzt, das keine zusätzlichen androgenen Wirkungen hat.

Reine Gestagenpräparate werden hauptsächlich bei prämenstruellem Syndrom, Dysmenorrhö, Endometriose und zur Zyklusregulierung bei dysfunktionellen Blutungen gegeben. Bei den Monopräparaten hat erneut die Verordnung von *Sovel* stark zugenommen, das vor allem als Gestagenergänzung bei Östrogensubstitution empfohlen wird *(Tabelle 41.4)*.

Tabelle 41.4: Verordnungen von Gestagenen 1994
Angegeben sind die 1994 in der gesamten Bundesrepublik verordneten Tagesdosen, die Änderungen gegenüber 1993 und die mittleren Kosten je DDD 1994.

Präparat	Bestandteile	DDD 1994 in Mio.	Änderung in %	DDD-Kosten in DM
Gestagene				
Primolut-Nor	Norethisteronacetat	7,4	(+ 6,2)	0,51
Clinofem	Medroxyprogesteronacetat	6,7	(− 5,3)	0,70
Sovel	Norethisteronacetat	5,6	(+ 34,0)	0,19
Orgametril	Lynestrenol	5,0	(− 13,5)	0,63
Chlormadinon Jenapharm	Chlormadinon	3,9	(+ 2,8)	0,60
Duphaston	Dydrogesteron	2,6	(− 2,4)	1,23
Prothil	Medrogeston	2,4	(− 0,1)	1,35
		33,7	(+ 2,3)	0,64
Gestagen-Östrogen-Kombinationen				
Cyclosa	Desogestrel Ethinylestradiol	11,1	(− 6,2)	0,52
Prosiston	Norethisteronacetat Ethinylestradiol	1,8	(− 6,5)	0,75
Primosiston Tabl.	Norethisteronacetat Ethinylestradiol	1,3	(− 3,4)	1,34
		14,2	(− 6,0)	0,63
Summe		47,9	(− 0,3)	0,64

Alle Kombinationspräparate dieser Gruppe enthalten das stärker wirksame synthetische Östrogen Ethinylestradiol und werden bei dysfunktionellen Blutungen, sekundärer Amenorrhö oder zur Menstruationsverlegung eingesetzt. Die verordneten Mengen sind bei allen Präparaten rückläufig.

Hormonale Kontrazeptiva

Hormonale Kontrazeptiva können in der Bundesrepublik seit dem 5. August 1992 auf Kassenrezept verordnet werden. Diese Neuregelung gehört zu den flankierenden sozialen Maßnahmen des Schwangeren-

Tabelle 41.5: Verordnungen von Kontrazeptiva 1994
Angegeben sind die 1994 in der gesamten Bundesrepublik verordneten Tagesdosen, die Änderungen gegenüber 1993 und die mittleren Kosten je DDD 1994.

Präparat	Bestandteile	DDD 1994 in Mio.	Änderung in %	DDD-Kosten in DM
Einphasenpräparate				
Lovelle	Ethinylestradiol Desogestrel	55,3	(+ 40,2)	0,56
Marvelon	Desogestrel Ethinylestradiol	30,3	(− 22,9)	0,48
Minisiston	Ethinylestradiol Levonorgestrel	25,7	(+ 4,0)	0,28
Microgynon	Ethinylestradiol Levonorgestrel	20,5	(+ 63,2)	0,28
Cilest	Ethinylestradiol Norgestimat	14,8	(− 15,5)	0,52
Minulet	Ethinylestradiol Gestoden	14,1	(− 6,3)	0,51
Femigoa	Levonorgestrel Ethinylestradiol	14,0	(+240,6)	0,28
Femranette	Ethinylestradiol Levonorgestrel	10,5	(+ 6,3)	0,39
Conceplan M	Ethinylestradiol Norethisteron	6,8	(− 33,9)	0,25
		192,1	(+ 11,0)	0,43
Zweiphasenpräparate				
Neo-Eunomin	Ethinylestradiol Chlormadinonacetat	20,0	(+ 33,6)	0,50
Oviol	Ethinylestradiol Desogestrel	8,9	(+ 2,2)	0,52
		28,9	(+ 22,0)	0,51
Dreiphasenpräparate				
Trisiston	Ethinylestradiol Levonorgestrel	15,4	(− 9,2)	0,37
Triette	Ethinylestradiol Levonorgestrel	12,0	(+ 13,1)	0,39

408 Sexualhormone

noch Tabelle 41.5: Verordnungen von Kontrazeptiva 1994
Angegeben sind die 1994 in der gesamten Bundesrepublik verordneten Tagesdosen, die Änderungen gegenüber 1993 und die mittleren Kosten je DDD 1994.

Präparat	Bestandteile	DDD 1994 in Mio.	Änderung in %	DDD-Kosten in DM
Pramino	Norgestimat Ethinylestradiol	7,5	(neu)	0,51
Trinordiol	Ethinylestradiol Levonorgestrel	6,8	(− 34,6)	0,49
		41,8	(+ 9,8)	0,42
Summe		262,8	(+ 11,9)	0,44

und Familienhilfsgesetzes, auf die allerdings nur Versicherte bis zum vollendeten 20. Lebensjahr Anspruch haben. Die Zahl der Präparate und die Verordnungsmengen haben 1994 weiter zugenommen (*Tabelle 41.5*).

Alle Kontrazeptiva gehören zur Gruppe der Östrogen-Gestagenkombinationen. Als Ovulationshemmer supprimieren sie in erster Linie die Ausschüttung der hypothalamischen Gonadoreline und der hypophysären Gonadotropine. Dadurch hemmen sie Follikelwachstum, Ovulation und Gelbkörperbildung. Die Gestagenkomponente vermindert zusätzlich die Proliferation des Endometriums (Nidationshemmung) und steigert die Viskosität des Zervixschleims (Hemmung der Spermienaszension).

Vorrangig verordnet wurden Einphasenpräparate mit niedrigen Östrogenmengen von täglich 20–35 µg (*Tabelle 41.5*). Diese Ovulationshemmer enthalten stets gleichbleibende Steroidmengen über den gesamten Zyklus und sind mit einem Pearl-Index von 0,2 (0,2 Schwangerschaften auf 100 Anwendungsjahre) am sichersten. Außerdem haben sie ein geringeres Risiko für kardiovaskuläre Nebenwirkungen als die älteren Ovulationshemmer mit höherem Östrogengehalt.

Bei den Zweiphasenpräparaten (*Neo-Eunomin, Oviol*) liegt der Östrogenanteil höher und der Gestagenanteil niedriger als bei Einphasenpräparaten. Sie wirken daher östrogenbetont. Neo-Eunomin enthält als Gestagen Chlormadinon, das leichte antiandrogene Eigenschaften aufweist und daher auch bei androgenetischen Störungen wie Akne, Alopezie und Hirsutismus eingesetzt wird.

Dreiphasenpräparate enthalten drei zeitlich versetzte Dosisstufen mit einer dem natürlichen Zyklusverlauf weiter angenäherten Dosierung des Östrogen- und Gestagenanteils. *Trisiston, Triette* und *Trinordiol* enthalten Levonorgestrel als Gestagen und sind bezüglich der Dosisstufen identisch zusammengesetzt. Diese Dreiphasenpräparate enthalten niedrigere Steroidmengen pro Zyklus als die vergleichbaren Einphasenpräparate (z.B. *Minisiston, Microgynon*). Es gibt keine zuverlässigen Kriterien für die Entscheidung, ob eine Patientin Ein-, Zwei- oder Dreiphasenpräparate gut vertragen wird.

Literatur

Arzneimittelkommission der deutschen Ärzteschaft (1994): Stellungnahme zu Cyproteronacetat. Dtsch. Ärztebl. 91: C-1631–32.

Canley, J.A. et al. (1995): Estrogen replacement therapy and fractures in older women. Ann. Intern. Med. 122: 9–16.

Colditz, G.A. et al. (1995): The use of estrogens and progestins and the risk of breast cancer in postmenopausal women. New Engl. J. Med. 332: 1589–1593.

Deutsche Gesellschaft für Endokrinologie (1988): Östrogen/Gestagen-Substitution während und nach den Wechseljahren. Dtsch. Ärztebl. 85: C-1145–1147.

Ebeling, P., Koivisto, V.A. (1994): Physiological importance of dehydroepiandrosterone. Lancet 343: 1479–1481.

Lauritzen, C. (1990): Die Verhütung der Postmenopausen-Osteoporose durch Östrogen-Gestagen-Substitution. Dtsch. Ärztebl. 87: C-1207–1210.

42. Urologika

W. Schmitz

Urologika werden bei der Behandlung von Harnwegsinfektionen, Prostataleiden und anderen urologischen Störungen angewendet. In dieser Gruppe gehören jetzt 47 Präparate zu den meistverordneten Arzneimitteln (Vorjahr 51; *Tabelle 42.1*). Die Verordnungen sind in der gesamten Indikationsgruppe gegenüber 1993 weiter gesunken, Umsatz und verordnete Tagesdosen dagegen deutlich gestiegen. Bemerkenswerterweise ging der Trend 1994 wieder verstärkt in Richtung therapeutisch fragwürdiger Präparate. Die umstrittenen Prostatamittel und phytotherapeutischen Urologika haben deutlich zugenommen, während die zwar nicht optimalen aber immerhin wirksamen Antiinfektiva rückläufig waren *(Abbildung 42.1)*.

Abbildung 42.1: Verordnungen von Urologika 1994
DDD der 2000 meistverordneten Arzneimittel (gesamte Bundesrepublik)

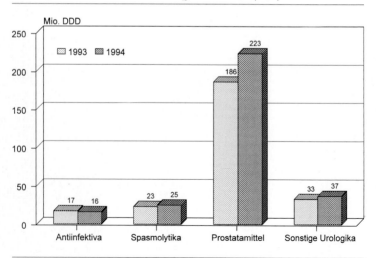

Urologika 411

Tabelle 42.1: Verordnungen von Urologika 1994
Angegeben sind die verordnungshäufigsten Präparate mit Verordnungsrang, Verordnungen und Umsatz 1994 für die gesamte Bundesrepublik im Vergleich zu 1993.

Rang	Präparat	Verordnungen 1994 in Tsd.	Veränd. in %	Umsatz 1994 in Mio. DM	Veränd. in %
245	Azuprostat M	756,4	+29,6	33,3	+45,1
252	Harzol	741,3	−8,1	33,2	−5,9
329	Bazoton uno	623,1	−9,7	34,6	+11,7
348	Harntee 400	593,4	−15,3	10,3	−19,6
447	Cystinol	482,8	−2,6	5,8	−1,6
514	Prostagutt forte	419,6	−1,7	28,1	+16,6
520	Talso	414,4	+9,3	30,2	+19,3
600	Urospasmon Tabl.	366,0	−21,8	8,0	−17,5
765	Cysto Fink	286,0	−6,8	10,9	−0,8
780	Dridase	278,8	−8,5	28,3	−3,4
806	Spasmo-Urgenin N	267,4	+64,9	7,3	+80,5
942	Nomon mono	232,4	(>1000)	6,0	(>1000)
1009	Spasmo-lyt	216,3	+8,8	17,5	+7,5
1025	Spasmo-Urgenin TC	214,1	(neu)	5,1	(neu)
1026	Acimethin	214,0	+27,7	14,0	+29,0
1045	Prosta Fink N	208,0	+2,7	9,5	+15,1
1192	Nicene forte Kaps.	175,0	−2,8	7,6	+7,4
1194	Furadantin	174,9	+13,6	2,6	−5,5
1218	Cystium Wern	168,9	−10,3	2,6	−0,2
1237	Uvalysat	164,9	−18,7	2,4	−14,2
1256	Uro-Nebacetin	159,5	+31,2	9,4	+40,0
1273	Serenoa ratiopharn	156,4	+13,4	5,8	+36,4
1305	Spasuret	151,8	+24,4	5,9	+22,4
1352	Instillagel	143,4	−3,5	2,5	−9,3
1366	Cystinol Mono	141,4	+68,3	2,4	+82,1
1459	Prostasal	130,1	−21,1	6,0	−6,2
1463	Canephron N	129,2	+775,8	2,7	+851,4
1502	Nierentee 2000	123,5	−19,8	2,3	−17,3
1542	Uro-Vaxom	119,9	+3,0	11,5	+7,2
1553	Prostagutt mono	118,8	−19,7	5,5	−13,1
1575	Urol Mono	115,9	(>1000)	6,3	(>1000)
1619	Cernilton N	110,5	−14,9	5,7	−14,7
1682	Urospasmon sine Kaps.	104,1	+13,8	2,6	+25,6
1715	Uralyt-U Granulat	101,0	+20,4	4,4	+19,9
1719	Prostamed	100,9	−7,7	2,1	−0,1
1722	Blemaren	100,8	−28,5	4,9	−20,5
1724	Solubitrat N	100,7	−26,7	1,7	−22,7
1732	Prostagutt N	100,2	−27,1	3,9	−8,3
1768	Carito mono	96,2	(>1000)	3,4	(>1000)
1770	Rhoival Drag./Tropfen	96,2	−13,2	3,0	−13,8
1801	Uvirgan N	92,8	(neu)	2,3	(neu)
1812	Spasmo-Urgenin	92,2	−80,0	2,0	−81,0
1829	Dibenzyran	91,1	−29,1	7,5	−29,4
1854	Prosta-Urgenin	89,5	(>1000)	4,4	(>1000)
1877	Uro-Pract	88,3	+3,5	4,1	+1,6

noch Tabelle 42.1: Verordnungen von Urologika 1994
Angegeben sind die verordnungshäufigsten Präparate mit Verordnungsrang, Verordnungen und Umsatz 1994 für die gesamte Bundesrepublik im Vergleich zu 1993.

Rang	Präparat	Verordnungen 1994 in Tsd.	Veränd. in %	Umsatz 1994 in Mio. DM	Veränd. in %
1916	Prostatin S / F	85,2	−25,7	2,2	−26,3
1998	Dysurgal N	79,8	(>1000)	1,8	(>1000)
	Summe:	10017,1	+4,7	413,5	+12,5
	Anteil an der Indikationsgruppe:	82,2%		84,9%	
	Gesamte Indikationsgruppe:	12181,9	−7,6	486,9	+2,1

Chemotherapeutika

Zur Behandlung von Harnwegsinfektionen werden eine Reihe von speziellen urologischen Chemotherapeutika eingesetzt, zu denen insbesondere die Nitrofurane und die älteren Gyrasehemmer der Nalidixinsäuregruppe gehören. Wirksame Konzentrationen werden jedoch wegen ihrer schnellen Elimination nur in den ableitenden Harnwegen erreicht. Sie werden daher auch als Hohlraumchemotherapeutika bezeichnet. Sie sind heute nur noch Mittel zweiter Wahl, da sie den Antibiotika und Chemotherapeutika mit ausreichenden Blut- und Gewebespiegeln in der Regel unterlegen sind. Dagegen haben die neueren Gyrasehemmer aus der Gruppe der Fluorochinolone wie Norfloxacin, Ciprofloxacin, Ofloxacin und Enoxacin stärkere antibakterielle Wirkungen mit einem verbreiterten Wirkungsspektrum und werden deshalb seit einiger Zeit in die Gruppe der Antibiotika und Chemotherapeutika (*Kapitel 7*) eingeordnet.

Bei den Hohlraumchemotherapeutika haben *Furadantin* (Nitrofurantoin) sowie *Nicene forte* (Nitroxolin) auffällig zugenommen (*Tabelle 42.2*). Nach den heutigen Therapieempfehlungen soll Nitrofurantoin wegen seiner erheblichen unerwünschten Wirkungen (Allergie, Lungenfibrose, Onkogenität) durch besser verträgliche Chemotherapeutika ersetzt werden (z.B. Co-trimoxazol, Aminopenicilline).

Bei den Kombinationspräparaten ist die Verordnungshäufigkeit überwiegend rückläufig. Neben den Hohlraumchemotherapeutika enthalten diese Präparate verschiedene Sulfonamide (*Urospasmon, Urospasmon sine, Uro-Nebacetin*) und Phenazopyridin. Die Sulfonamide können heute wegen zahlreicher Resistenzentwicklungen nicht mehr als wirksame Chemotherapeutika bei Harnwegsinfektionen angesehen werden.

Tabelle 42.2: Verordnungen von urologischen Antiinfektiva 1994
Angegeben sind die 1994 in der gesamten Bundesrepublik verordneten Tagesdosen, die Änderungen gegenüber 1993 und die mittleren Kosten je DDD 1994.

Präparat	Bestandteile	DDD 1994 in Mio.	Änderung in %	DDD-Kosten in DM
Chemotherapeutika				
Nicene forte Kaps.	Nitroxolin	2,3	(+ 12,3)	3,27
Furadantin	Nitrofurantoin	1,5	(+ 17,1)	1,74
		3,8	(+ 14,1)	2,67
Pflanzliche Mittel				
Uvalysat	Bärentraubenblätterextr.	3,7	(− 13,5)	0,65
Kombinationspräparate				
Urospasmon Tabl.	Nitrofurantoin Sulfadiazin Phenazopyridin	4,7	(− 16,7)	1,69
Urospasmon sine Kaps.	Nitrofurantoin Sulfadiazin	1,6	(+ 28,1)	1,58
Uro-Nebacetin	Neomycin Sulfamethizol	1,6	(+ 40,3)	5,91
Instillagel	Lidocain Chlorhexidindigluconat	0,9	(− 8,3)	2,83
		8,9	(− 2,3)	2,54
Summe		16,3	(− 1,9)	2,15

Phenazopyridin ist entgegen früheren Auffassungen kein wirksames Harnantiseptikum, sondern hat ausschließlich leichte analgetische Effekte in den ableitenden Harnwegen. Seine Anwendung wird nicht mehr empfohlen, um das klinische Beschwerdebild besser beurteilen zu können.

Uro-Nebacetin ist ein Präparat zur lokalen Instillation in die Blase, das Neomycin und ein Sulfonamid enthält. Eine derartige Instillationsbehandlung wird heute nicht mehr als notwendig angesehen, da stärker wirksame Antibiotika zur systemischen Anwendung zur Verfügung stehen.

Instillagel enthält das Lokalanästhetikum Lidocain zusammen mit einem Antiseptikum und wird hauptsächlich zur Vermeidung von Schmerzen bei der Harnblasenkatheterisierung lokal angewendet.

Tabelle 42.3: Verordnungen von urologischen Spasmolytika 1994
Angegeben sind die 1994 in der gesamten Bundesrepublik verordneten Tagesdosen,
die Änderungen gegenüber 1993 und die mittleren Kosten je DDD 1994.

Präparat	Bestandteile	DDD 1994 in Mio.	Änderung in %	DDD-Kosten in DM
Alpha-Rezeptorenblocker				
Dibenzyran	Phenoxybenzamin	1,6	(− 27,5)	4,63
Anticholinerge Spasmolytika				
Dridase	Oxybutynin	7,6	(− 3,0)	3,72
Spasmo-lyt	Trospiumchlorid	6,2	(+ 4,4)	2,81
Dysurgal N	Atropinsulfat	2,4	(> 1000)	0,77
Spasuret	Flavoxat	2,1	(+ 20,4)	2,82
Spasmo-Urgenin TC	Trospiumchlorid	1,7	(neu)	2,94
		20,0	(+ 28,7)	2,93
Kombinationspräparate				
Spasmo-Urgenin N	Sabalfruchtextrakt Trospiumchlorid	2,7	(+ 83,8)	2,72
Spasmo-Urgenin	Sabalextrakt Extr. Echinac. Angust. Trospiumchlorid	0,7	(− 81,2)	2,81
		3,4	(− 35,6)	2,74
Summe		25,0	(+ 8,6)	3,01

Urologische Spasmolytika

Die urologischen Spasmolytika werden in erster Linie für die Behandlung unspezifischer Symptome wie Dysurie, «Reizblase», Tenesmen und vegetativen Funktionsstörungen bei Harnblasenerkrankungen empfohlen. *Dibenzyran* ist ein stark wirksamer Alpha-Rezeptorenblocker, der bei neurogenen Blasenentleerungsstörungen eingesetzt wird. Die erheblichen kardiovaskulären Nebenwirkungen schränken jedoch die Anwendung bei den vorwiegend älteren Patienten ein (Editorial, 1987). Hinzu kommen Berichte über karzinogene Eigenschaften bei Ratten, die zu einer Rücknahme von Phenoxybenzamin für die Behandlung von Patienten mit Prostatahyperplasie geführt hat (Editorial, 1988). Im Januar 1995 wurde Alfuzosin (*Urion, Uroxatral*) als erster selektiver α_1-Rezeptorenblocker für die symptomatische Therapie der benignen Prostatahyperplasie eingeführt, der geringere Nebenwirkungen als bei Phenoxybenzamin erwarten läßt.

Tabelle 42.4: Verordnungen von Mitteln zur Harnalkalisierung und Harnansäuerung 1994
Angegeben sind die 1994 in der gesamten Bundesrepublik verordneten Tagesdosen, die Änderungen gegenüber 1993 und die mittleren Kosten je DDD 1994.

Präparat	Bestandteile	DDD 1994 in Mio.	Änderung in %	DDD-Kosten in DM
Acimethin	L-Methionin	4,5	(+ 28,8)	3,11
Uralyt-U Granulat	Kalium-natrium-hydrogencitrat	2,8	(+ 20,4)	1,56
Blemaren	Citronensäure Kaliumhydrogen-carbonat Natriumcitrat	2,0	(− 20,9)	2,50
Summe		9,3	(+ 11,6)	2,51

Die Gruppe der anticholinerg wirkenden Spasmolytika umfaßt jetzt fünf Präparate, die mit Ausnahme von *Dridase* zugenommen haben (*Tabelle 42.3*). Nach objektiven Kriterien hatte dieses Mittel keinen besseren Effekt als Placebo (Fricke und Klaus, 1988). Das erneut stark angestiegene *Spasmo-lyt* enthält das Parasympatholytikum Trospiumchlorid, das gegen Spasmen der glatten Muskulatur im Gastrointestinaltrakt eingesetzt wird. Ähnlich wie bei Butylscopolamin ist die Resorption dieser quartären Ammoniumverbindung aus dem Darm gering und unsicher. Auch *Spasuret* wird von führenden Urologen trotz leichter spasmolytischer und anticholinerger Eigenschaften nicht besser als Placebo eingestuft.

Dysurgal N enthält das klassische Anticholinergikum Atropin und ist durch Herausnahme fragwürdiger Kombinationspartner wie Strychnin aus *Dysurgal* entstanden. Die Dosierung liegt deutlich niedriger als bei den üblichen Atropinpräparaten. Auch *Spasmo-Urgenin TC* ist aus einem Mischphytotherapeutikum durch den stufenweisen Verzicht auf unwirksame Pflanzenextrakte in ein Monopräparat mit Trospiumchlorid überführt worden.

Mittel zur Harnalkalisierung und Harnansäuerung

Diese Gruppe hat nur einen geringen Anteil am gesamten Verordnungsvolumen der Urologika, der 1994 etwas zugenommen hat (*Tabelle*

42.4). *Uralyt-U* und *Blemaren* aus den neuen Bundesländern werden zur Harnalkalisierung bei der Prophylaxe von Harnsäuresteinen angewendet, z. B. während einer urikosurischen oder zytostatischen Therapie.

Acimethin enthält die Aminosäure Methionin und wird einerseits als Antidot bei der Paracetamol-Vergiftung als SH-Donator verwendet, andererseits zur Säuerung des Urins bei Phosphatsteinen oder zur Verbesserung der Wirksamkeit von einigen Antibiotika und Chemotherapeutika (z. B. Tetracycline, Nitrofurantoin, Cloxacillin) in den ableitenden Harnwegen bei saurem Urin-pH.

Prostatamittel

Für die Behandlung der Prostatahyperplasie gibt es bisher keine allgemein akzeptierten objektiven Kriterien, die zeigen, daß die Arzneitherapie der Prostatektomie überlegen ist. Bisher werden für die kurzzeitige Behandlung bis zur Operation oder von Patienten, die aus anderen Gründen nicht operiert werden können, $Alpha_1$-Rezeptorenblocker vom Typ des Prazosins empfohlen, die in kontrollierten Studien eine Wirkung gezeigt haben (Editorial, 1988). Neuerdings wurde Alfuzosin für diese Indikation zugelassen. Auch mit Gonadorelinanaloga wurde eine Rückbildung einer vergrößerten Prostata beobachtet. Seit November 1994 steht der 5α-Reduktasehemmer Finasterid (*Proscar*) als neues Therapieprinzip zur Verfügung, der allerdings noch nicht unter den 2000 meistverordneten Arzneimitteln erschienen ist. Er hemmt die Umwandlung von Testosteron in das zehnfach wirksamere Dihydrotestosteron, das ausschlaggebend für das Adenomwachstum ist, und erhöhte nach einjähriger Therapie den Urinfluß um ca. 20% (Gormley et al., 1992).

In Deutschland werden für diese Indikation fast ausschließlich Phytotherapeutika eingesetzt (*Tabelle 42.5*). Ihre Wirksamkeit wird kontrovers beurteilt, da eine Abgrenzung gegen bekannte Placeboeffekte häufig nicht vorgenommen wurde und einleuchtende Konzepte für mögliche Wirkungsmechanismen fehlen. So sind cholesterinsenkende Pharmaka eingesetzt worden, weil in der hyperplasierten Prostata ein erhöhter Cholesteringehalt beobachtet wurde. Die Ergebnisse sind widersprüchlich geblieben. Kürzlich wurde jedoch mit Beta-Sitosterin eine deutliche Besserung von subjektiven Symptomen und des Urinflusses bei unverändertem Prostatavolumen beschrieben (Berges et al., 1995). Andere Mittel müssen weiterhin mit Vorsicht bertrachtet werden, da sich in adäquaten klinischen Prüfungen kein Wirksamkeitsnachweis erbringen ließ (Altwein und Jacobi, 1978; Editorial 1987).

Trotz aller Zweifel an der Wirksamkeit sind die Verordnungen der überaus zahlreichen pflanzlichen Prostatamittel 1994 wieder deutlich an-

Tabelle 42.5: Verordnungen von Prostatamitteln 1994
Angegeben sind die 1994 in der gesamten Bundesrepublik verordneten Tagesdosen, die Änderungen gegenüber 1993 und die mittleren Kosten je DDD 1994.

Präparat	Bestandteile	DDD 1994 in Mio.	Änderung in %	DDD-Kosten in DM
Monopräparate				
Azuprostat M	Beta-Sitosterin	41,8	(+ 47,2)	0,80
Harzol	Beta-Sitosterin	33,2	(− 6,6)	1,00
Talso	Sabalfruchtextrakt	31,2	(+ 20,8)	0,97
Bazoton uno	Brennesselwurzelextr.	28,2	(+ 21,4)	1,23
Serenoa ratiopharn	Sabalfruchtextrakt	8,6	(+ 39,2)	0,67
Prosta-Urgenin	Sabalfruchtextrakt	8,3	(> 1000)	0,53
Prostasal	Beta-Sitosterin	6,0	(− 1,3)	0,99
Prostagutt mono	Sabalfruchtextrakt	6,0	(− 14,7)	0,93
Cernilton N	Pollen-Trockenextrakt	4,7	(− 18,7)	1,23
Nomon mono	Kürbissamenextrakt	2,3	(> 1000)	2,64
		170,4	(+ 23,1)	0,97
Kombinationspräparate				
Prostagutt forte	Sabalfruchtextrakt Brennesselwurzelextrakt	26,9	(+ 18,4)	1,04
Cysto Fink	Bärentraubenblätterextrakt Kürbissamenöl Gewürzsumachrindenextrakt Kavakavawurzelextrakt Hopfenzapfenextrakt	9,3	(+ 5,8)	1,18
Prosta Fink N	Sabalfruchtextrakt Kürbissamen Kürbissamenöl	8,5	(+ 24,0)	1,11
Prostagutt N	Sabalfruchtextrakt Espenblättertinktur Brennesseltinktur	4,7	(− 7,4)	0,82
Prostamed	Kürbisglobulin Kürbiskernmehl Goldrutenkrautextr. Espenblätterextrakt	2,0	(+ 2,5)	1,03
Prostatin S / F	Bärentraubenblätterextrakt Brennesselwurzelextrakt	1,4	(− 39,7)	1,61
		52,8	(+ 10,7)	1,07
Summe		223,2	(+ 19,9)	0,99

Tabelle 42.6: Verordnungen von sonstigen Urologika 1994

Angegeben sind die 1994 in der gesamten Bundesrepublik verordneten Tagesdosen, die Änderungen gegenüber 1993 und die mittleren Kosten je DDD 1994.

Präparat	Bestandteile	DDD 1994 in Mio.	Änderung in %	DDD-Kosten in DM
Monopräparate				
Uro-Vaxom	E.coli-Fraktionen	5,4	(+ 8,0)	2,13
Urol Mono	Riesengoldrutenextrakt	1,9	(> 1000)	3,39
Cystinol Mono	Bärentraubenblätterextrakt	1,5	(+ 89,0)	1,54
Carito mono	Orthosiphonblätterextr.	1,5	(> 1000)	2,32
Uro-Pract	Natriumchlorid	0,9	(+ 3,5)	4,60
		11,1	(+ 67,1)	2,48
Kombinationspräparate				
Harntee 400	Birkenblätterextrakt Ringelblumenextrakt Schachtelhalmextrakt Fenchelfruchtextrakt Queckenwurzelextrakt Wachholderfruchtextrakt Süßholzwurzelextrakt Hauhechelwurzelextrakt Orthosiphonblätterextr. Phaseolifruchtextrakt Virgaureablätterextr. Bärentraubenblätterextrakt	10,7	(− 20,1)	0,97
Cystium Wern	Fenchelöl Campherbaumöl	3,9	(+ 2,5)	0,68
Cystinol	Birkenblätterextrakt Schachtelhalmextrakt Riesengoldrutenextrakt Bärentraubenblätterextrakt	2,7	(− 0,5)	2,12
Canephron N	Tausendgüldenkraut Liebstöckelwurzel Rosmarinblätter	2,4	(+931,7)	1,10
Rhoival Drag./Tropfen	Odermennigkrautextr. Goldrutenkrautextr. Johanniskrautextrakt Hirtentäschelkrautextrakt Arnikablütenextrakt Baldrianwurzelextrakt	2,4	(− 6,0)	1,26

noch Tabelle 42.6: Verordnungen von sonstigen Urologika 1994
Angegeben sind die 1994 in der gesamten Bundesrepublik verordneten Tagesdosen,
die Änderungen gegenüber 1993 und die mittleren Kosten je DDD 1994.

Präparat	Bestandteile	DDD 1994 in Mio.	Änderung in %	DDD-Kosten in DM
Solubitrat N	Birkenblätterextrakt Orthosiphonblätterextr. Goldrutenkrautextrakt Fenchelöl	1,5	(− 22,3)	1,15
Uvirgan N	Brennesselwurzelextrakt Kürbiskernöl Hauhechelwurzelextrakt	1,2	(neu)	1,89
Nierentee 2000	Birkenblätterextrakt Orthosiphonblätterextr. Wacholderbeeröl Fenchelöl	1,2	(− 17,6)	1,93
		25,9	(− 0,2)	1,18
Summe		37,0	(+ 13,5)	1,57

gestiegen (*Tabelle 42.5*). Die absolute Zunahme ist jedoch im Vergleich zum Vorjahr geringer, da vier Präparate (*Strogen, Sitosterin Prostata-Kapseln, Azuprostat N, Nomon*) nicht mehr vertreten sind. Die Kosten dieser umstrittenen Arzneitherapie sind 1994 mit 220 Mio. DM weiterhin beträchtlich.

Sonstige Urologika

Bei den «sonstigen Urologika» handelt es sich um eine recht heterogene Gruppe von Arzneimitteln, die zur Behandlung von Miktionsstörungen, Harnwegsinfektionen und Reizblasen angeboten werden. In den letzten beiden Jahren sind viele Kombinationspräparate auf Monopräparate reduziert worden, die grundsätzlichen Probleme dieser Gruppe sind jedoch dadurch nicht gelöst worden. Noch immer können zahlreiche Nierentees (*Harntee 400, Solubitrat N, Nierentee 2000*) zur unspezifischen Durchspülungstherapie bei Harnwegsinfektionen bis hin zur Pyelonephritis angewendet werden. Es handelt sich um völlig veraltete Therapiekonzepte, die sogar gefährlich sind, wenn dadurch eine schnelle und wirksame Antibiotikatherapie versäumt wird. Groteskerweise wird die obsolete Durchspülungstherapie für die neuen Monopräparate (*Urol-Mono, Carito mono*) auch weiterhin als Anwendungsgebiet amtlich zugelassen.

Die in der *Tabelle 42.6* aufgelisteten Präparate haben 1994 insgesamt prozentual zugenommen, sind aber im Vergleich zu den Zahlen des Vorjahrs um 17% zurückgegangen, da mehrere Präparate (*Carito NA, Inconturina, Canephron, Uvirgan, Urol S*) nicht mehr unter den 2000 meistverordneten Arzneimitteln vertreten sind. Zusammengenommen haben die sonstigen Urologika weiterhin Kosten von 60 Mio. DM verursacht, die wissenschaftlich nicht begründet sind.

Literatur

Altwein, J. E., Jacobi, G. (1978): Medikamentöse Behandlung des Prostataadenoms. Möglichkeiten und Grenzen. Dtsch. Ärzteblatt 75: 2655–2664.

Arzneimittelkommission der Deutschen Apotheker (1991): Terolidin-haltige Arzneimittel (Mictrol®). Pharm. Ztg. 136: 2450.

Berges, R.R., Windeler, H., Trampisch, H.J., Senge, Th. and the β-sitosterol study group (1995): Randomised, placebo-controlled, double-blind clinical trial of β-sitosterol in patients with benign prostatic hyperplavia. Lancet 345: 1529–1532.

Editorial (1987): Ist eine medikamentöse Therapie der Prostatahyperplasie möglich? Arzneimittelbrief 21: 41–43.

Editorial (1988): Medical treatment of benign prostatic hyperplasia. Lancet I: 1083–1084.

Fricke, U., Klaus, W. (1988): Neue Arzneimittel 1987/88. Fortschritte für die Arzneimitteltherapie? Wissenschaftliche Verlagsgesellschaft, Stuttgart.

Gormley, G.J. et al. (1992): The effect of finasteride in men with benign prostatic hyperplasia. New Engl. J. Med. 327: 1185–1191.

43. Venenmittel

U. Fricke

Venenmittel werden zur adjuvanten Therapie von venösen Rückflußstörungen infolge primärer Varikosis oder chronischer Veneninsuffizienz eingesetzt. Ursachen können Venenerweiterungen mit Klappeninsuffizienz oder Stenosen und Verschlüsse, meist durch tiefe Phlebothrombosen, sein. Die Symptome reichen je nach Dauer der venösen Rückflußstörung von Stauungsflecken, Ödem, Schwere- und Spannungsgefühl, Schmerzen, akraler Zyanose, atrophischen Hautveränderungen, ekzematösen Veränderungen, bakteriellen oder mykotischen Infektionen bis hin zum Ulcus cruris. Primäres Ziel einer Behandlung dieser Erkrankungen ist die Verbesserung der Zirkulation in den erkrankten Gefäßen durch Aktivierung der sogenannten Muskelpumpe sowie die Beseitigung von Stauung, Schwellung und trophischen Hautschäden.

Als Therapie der Wahl gelten neben allgemeinen Verhaltensregeln wie körperliche Bewegung, Treppensteigen, Schwimmen etc. vor allem die

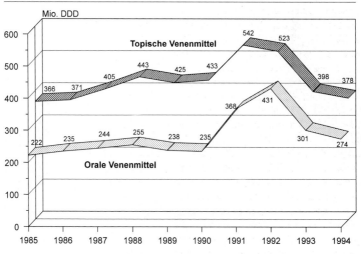

Abbildung 43.1: Verordnungen von Venenmitteln 1985 bis 1994
Gesamtverordnungen nach definierten Tagesdosen (ab 1991 mit neuen Bundesländern)

Tabelle 43.1: Verordnungen von Venenmitteln 1994
Angegeben sind die verordnungshäufigsten Präparate mit Verordnungsrang, Verordnungen und Umsatz 1994 für die gesamte Bundesrepublik im Vergleich zu 1993.

Rang	Präparat	Verordnungen 1994 in Tsd.	Veränd. in %	Umsatz 1994 in Mio. DM	Veränd. in %
55	Vetren Gel / Salbe	2006,9	−5,1	20,2	−4,2
99	Thrombareduct	1416,2	−13,8	22,3	−12,2
104	Heparin-ratioph.Gel/Salbe N	1387,7	+1,9	17,5	+3,5
126	Venoruton	1260,2	−1,8	108,5	−1,9
240	Aescusan 20	775,1	+42,6	31,5	+50,3
277	Venostasin retard / N / S	694,3	−5,9	47,4	−1,9
283	Exhirud	684,5	+5,7	14,0	+4,4
353	Hepathromb Creme	585,1	−22,9	6,8	−18,4
389	Zuk Hepagel/-Salbe	541,2	−8,2	5,3	−8,0
397	Hepathrombin-Gel/Salbe	537,7	−5,7	7,3	−6,6
557	Hepa Gel/Salbe Lichtenstein	390,3	+24,0	3,3	+21,5
587	Venalot-Depot Drag.	371,7	−2,8	21,9	−4,8
603	Venoplant	361,0	−11,3	22,3	−14,0
609	Dexium	358,0	−2,4	37,1	−4,1
700	Phlebodril Kaps.	312,4	−3,1	10,5	−2,3
716	Hirudoid	303,9	−7,8	7,2	−8,2
748	Venopyronum N triplex	291,7	−9,3	23,5	−4,7
839	Hövenol	258,2	−42,5	3,7	−43,1
887	Venalitan N	247,4	+3,1	6,4	+8,3
928	Essaven Gel	237,2	−15,7	4,7	−26,9
956	Heparin Riker Salbe/Gel	228,2	−24,8	3,0	−26,8
964	Troxerutin-ratiopharm	227,0	+1,6	8,3	+2,6
1220	Heparin comp.-30.000-ratioph	168,6	+8,3	2,5	+9,1
1316	Essaven ultra	150,0	−25,8	9,7	−25,4
1403	Venalot Amp/Kaps	135,8	+1,9	4,0	−2,4
1460	Phlebodril N Creme	129,9	−15,2	3,2	−16,4
1482	DIU Venostasin	126,7	−8,2	6,2	−2,9
1534	Venobiase	120,9	−0,2	5,2	−12,4
1546	Thrombophob Salbe/Gel	119,7	−5,1	1,7	−2,9
1554	Perivar N forte	118,8	+28,0	7,3	+22,6
1580	Venostasin Gel	115,0	−10,8	2,9	−9,3
1642	Arnica Kneipp Salbe	107,8	−27,8	2,1	−27,1
1710	Venopyronum N forte	101,7	−5,9	5,3	−5,9
1750	Venoruton Emulgel Heparin	98,0	(>1000)	1,5	(>1000)
1762	Venalot mono	97,0	+235,7	2,1	+263,4
1773	Veno SL	96,0	+16,9	3,6	+18,8
1859	Hepaplus	89,3	+77,5	1,1	+79,3
1893	Essaven 30000 Salbe	86,8	−21,6	1,1	−21,7
1899	Antistax	86,6	+26,4	2,3	+35,7
1934	Venostasin N Salbe	84,1	+20,2	1,9	+20,1
Summe:		15508,6	−3,8	496,4	−2,1
Anteil an der Indikationsgruppe:		90,6%		91,3%	
Gesamte Indikationsgruppe:		17113,7	−7,9	543,8	−4,9

Kompressionsbehandlung (Kompressionsverband, -strumpf) sowie operative Maßnahmen, bei kleineren Varizen die Sklerosierung. Der medikamentösen Therapie mit sogenannten Venenmitteln wird allenfalls eine unterstützende Bedeutung zugebilligt (Kurz et al., 1987). Nach den Arzneimittel-Richtlinien (Ziffer 17.2j) dürfen sie nur verordnet werden, wenn «zuvor allgemeine nicht medikamentöse Maßnahmen genutzt wurden, hierdurch das Behandlungsziel aber nicht erreicht werden konnte und eine medikamentöse Behandlung mit diesen Arzneimitteln zusätzlich erforderlich ist». Vom therapeutischen Ansatz her werden «venentonisierende» Mittel, sogenannte «Ödemprotektiva» und Diuretika unterschieden.

Verordnungsspektrum

Nachdem Venenmittel 1993 infolge der Auswirkungen des Gesundheitsstrukturgesetzes gegenüber dem Vorjahr deutlich seltener verordnet wurden, waren sie auch im Jahr 1994 weiter rückläufig (*Abbildung 43.1*). Umsatzrückgänge für einzelne Fertigarzneimittel gehen bis zu 43%, allerdings finden sich z.T. auch wieder erhebliche Zunahmen (*Tabelle 43.1*). Nicht mehr unter den 2000 meistverordneten Präparaten sind die oralen Venenmittel *Aescusan liquidum* und *Lindigoa depot*, beides Roßkastaniensamenextrakt enthaltende Kombinationen mit weitgehend ungesicherter Wirksamkeit. Unter den topischen Venenmittel sind gegenüber dem Vorjahr *Venoruton Gel/Salbe* sowie *Venalot Liniment* (Marktrücknahme) nicht mehr vertreten. Letzteres gehört jedoch unter neuer Bezeichnung (*Venalot mono*) und in veränderter Zusammensetzung (es enthält anstelle von Steinkleeextrakt und Heparin nun ausschließlich Cumarin) bereits wieder zu den 2000 meistverordneten Arzneimitteln.

Wieder unter den 2000 meistverordneten Fertigarzneimitteln ist als orales Venenmittel auch *Antistax*, eine Kombination aus Weinlaubextrakt und dem Hydroxycumarinderivat Aesculin. Unter den topischen Venenmitteln sind als Monopräparate die Heparin-haltigen Mittel *Hepaplus* und *Venoruton Emulgel Heparin* sowie *Venalot mono* (siehe oben) erstmals vertreten. Die nur noch Roßkastaniensamenextrakt enthaltende *Venostasin N-Salbe* findet sich nach deutlichem Verordnungsrückgang im Vorjahr nun wieder unter den 2000 meistverordneten Fertigarzneimitteln.

Orale Venenmittel

Bei den oralen Venenmitteln dominieren nach definierten Tagesdosen (DDD) die sogenannten Ödemprotektiva, wobei einige Wirkstoffe, z.B. Roßkastaniensamenextrakt oder Rutoside, nach experimentellen Befunden auch venentonisierende Eigenschaften besitzen. Sie werden überwiegend in Form von Monopräparaten eingesetzt, die im wesentlichen Pflanzenextrakte oder halbsynthetische Derivate pflanzlicher Inhaltsstoffe enthalten (*Tabelle 43.2*).

Die therapeutische Wirksamkeit der Venenmittel ist nach wie vor umstritten. Zurückhaltenden bis ablehnenden Darstellungen (Losse et al., 1986; Arzneimittelkommission der deutschen Ärzteschaft, 1988; Fülgraff und Palm, 1995, Hellwig, 1995) stehen zumindest für einzelne Inhaltsstoffe positive Meinungen gegenüber. So sollen beispielsweise durch Roßkastaniensamenextrakt subjektive Beschwerden effektiv verringert werden können und auch an objektiven Prüfvariablen (Ödem) der klinische Wirksamkeitsnachweis erbracht worden sein (Hitzenberger, 1989). Seit April 1994 liegt für den Trockenextrakt aus Roßkastaniensamen eine neue Positiv-Monographie der Kommission E beim BGA vor. Sie gilt allerdings nur für Zubereitungen, die eine Tagesdosierung von 100 mg Aescin, entsprechend 250–312,5 mg Extrakt in *retardierter Darreichungsform* gewährleisten (Bundesgesundheitsamt 1994). Andere Zubereitungen wie Roßkastanienblätter, -rinde und -blüten sind dagegen negativ monographiert worden (N.N. 1994). Damit entsprechen *Venostasin N, Venostasin S, Aescusan 20, Venopyronum N forte, Venopyronum N triplex* und *Essaven ultra* nicht den Anforderungen der Monographie.

Auch für Hydroxyethylrutoside ist bei Patienten mit chronischer Veneninsuffizienz zumindest in Kurzzeitstudien eine Besserung subjektiver Beschwerden und auch einiger objektiver Meßparameter beschrieben. Allerdings wird der globale Therapieerfolg bereits unter Placebo mit 25–90% (vs. 73–100% unter der Therapie mit Hydroxyethylrutosiden) angegeben. Wenig effektiv und in der Regel von Placebo nicht verschieden sind Hydroxyethylrutoside in der Behandlung venöser Unterschenkelgeschwüre. Problematisch erscheint darüber hinaus die schlechte Resorption der Hydroxyethylrutoside nach oraler Gabe. Weniger als 10% einer Dosis erreichen nach Untersuchungen an gesunden Probanden den großen Kreislauf (Wadworth und Faulds, 1992). Auch die Dosierung ist kritisch. Tagesdosen von 600 mg Hydroxyethylrutosid weisen keinen signifikanten Unterschied zu Placebo aus. «Allgemein kann man davon ausgehen, daß die von einigen Herstellern aus Kostengründen als wirksam deklarierte Minimaldosierung häufig nicht zum Erreichen des therapeutischen Wirkspiegels führt.» (Greeske, 1994). Letztlich muß die Frage

Tabelle 43.2: Verordnungen oraler Venenmittel 1994
Angegeben sind die 1994 in der gesamten Bundesrepublik verordneten Tagesdosen, die Änderungen gegenüber 1993 und die mittleren Kosten je DDD 1994.

Präparat	Bestandteile	DDD 1994 in Mio.	Änderung in %	DDD-Kosten in DM
Monopräparate				
Venoruton	Hydroxyethylrutoside	67,7	(− 1,0)	1,60
Venostasin retard / N / S	Roßkastaniensamenextr.	28,2	(− 2,8)	1,68
Dexium	Calciumdobesilat	25,6	(− 4,3)	1,45
Aescusan 20	Roßkastaniensamenextr.	25,1	(+ 42,8)	1,25
Venoplant	Roßkastaniensamenextr.	16,3	(− 12,7)	1,37
Troxerutin-ratiopharm	Troxerutin	6,7	(+ 2,9)	1,24
Venopyronum N forte	Roßkastaniensamenextr.	2,9	(− 6,0)	1,80
Veno SL	Troxerutin	1,8	(+ 19,2)	1,99
		174,4	(+ 1,6)	1,51
Kombinationen				
Venopyronum N triplex	Roßkastaniensamenextr. Adoniskrautextrakt Maiglöckchenextrakt Meerzwiebelextrakt	26,4	(− 4,4)	0,89
Venalot-Depot Drag.	Cumarin Troxerutin	7,2	(− 5,3)	3,06
Phlebodril Kaps.	Mäusedornwurzelstock-extrakt Trimethylhesperidin-chalkon	7,1	(− 2,1)	1,48
Essaven ultra	Roßkastaniensamenextr. Trimethylhesperidin-chalkon Essent. Phospholipide	6,6	(− 25,4)	1,48
Perivar N forte	Troxerutin Heptaminol Ginkgo-biloba-Extrakt	5,4	(+ 25,0)	1,36
Antistax	Weinlaub-Extrakt Aesculin	3,9	(+ 35,3)	0,59
DIU Venostasin	Triamteren Hydrochlorothiazid Roßkastaniensamenextr.	3,1	(− 2,2)	2,01
Venobiase	Mäusedornwurzel-stockextrakt Johannisbeersaft Ascorbinsäure	2,6	(− 13,6)	1,98

noch Tabelle 43.2: Verordnungen oraler Venenmittel 1994
Angegeben sind die 1994 in der gesamten Bundesrepublik verordneten Tagesdosen, die Änderungen gegenüber 1993 und die mittleren Kosten je DDD 1994.

Präparat	Bestandteile	DDD 1994 in Mio.	Änderung in %	DDD-Kosten in DM
Venalot Amp/Kaps	Steinklee-Extrakt Rutosid	2,2	(− 3,5)	1,84
		64,4	(− 3,7)	1,41
Summe		238,8	(+ 0,2)	1,49

offenbleiben, ob der mögliche therapeutische Nutzen die breite Anwendung der Ödemprotektiva rechtfertigt (Arzneimittelkommission der deutschen Ärzteschaft, 1988).

Mögliche Risiken der Venenmittel sind gastrointestinale Störungen sowie allergische (Haut-)Reaktionen. Nach Einnahme von Calciumdobesilat (*Dexium*) entwickelte sich eine Agranulozytose. Unter der Therapie mit Hydroxyethylrutosiden ist es darüber hinaus in Einzelfällen zu Haarausfall gekommen. Aescin kann nach parenteraler Gabe zu Nierenversagen führen. Auch Leberschäden sollen nach parenteraler Überdosierung vorgekommen sein. Hinweise auf entsprechende Risiken nach oraler Anwendung liegen allerdings nicht vor (Kurz et al., 1987; Arzneimittelkommission der deutschen Ärzteschaft, 1988; Wadworth und Faulds, 1992; Kulessa et al., 1992).

Schließlich ist auch bei der häufig geübten Kombination verschiedener Wirkprinzipien nicht bekannt, ob sich unterschiedliche ödemprotektive Stoffe (z.B. in *Essaven ultra*, *Phlebodril*) in ihrer Wirkung verstärken. Auch der Beitrag von Johannisbeersaft in *Venobiase* zur therapeutisch angestrebten Wirkung ist unklar. Eine Kombination mit Herzglykosidhaltigen Drogenextrakten (in *Venopyronum N*) ist wegen des möglichen Intoxikationsrisikos abzulehnen (Transparenzkommission, 1984; Kurz et al., 1987; Arzneimittelkommission der deutschen Ärzteschaft, 1988; Dinnendahl und Fricke, 1994; Fülgraff und Palm, 1995).

Im Gegensatz zu den venentonisierenden Mitteln und sogenannten Ödemprotektiva wird eine kurzzeitige Anwendung von Diuretika zur Ausschwemmung venös bedingter Ödeme als unterstützende Maßnahme im Rahmen einer Kompressionstherapie in Ausnahmefällen anerkannt. Zu beachten sind eventuelle Kontraindikationen wie arterielle Verschlußkrankheit mit einem Perfusionsdruck zwischen 50 und 80 mm Hg, dekompensierte Herzinsuffizienz, koronare Herzkrankheit oder pul-

Tabelle 43.3: Verordnungen topischer Heparinpräparate 1994
Angegeben sind die 1994 in der gesamten Bundesrepublik verordneten Tagesdosen, die Änderungen gegenüber 1993 und die mittleren Kosten je DDD 1994.

Präparat	Bestandteile	DDD 1994 in Mio.	Änderung in %	DDD-Kosten in DM
Monopräparate				
Vetren Gel / Salbe	Heparin	83,4	(− 5,2)	0,24
Heparin-ratioph.Gel/Salbe N	Heparin	59,4	(+ 2,5)	0,29
Thrombareduct	Heparin	35,6	(− 14,7)	0,63
Hepathrombin-Gel/Salbe	Heparin	23,6	(− 6,9)	0,31
Hepathromb Creme	Heparin	21,6	(− 19,0)	0,32
Zuk Hepagel/-Salbe	Heparin	19,1	(− 10,5)	0,28
Hepa Gel/Salbe Lichtenstein	Heparin	16,0	(+ 26,9)	0,21
Venalitan N	Heparin	10,2	(+ 3,8)	0,63
Heparin Riker Salbe/Gel	Heparin	9,1	(− 24,5)	0,33
Thrombophob Salbe/Gel	Heparin	4,8	(− 5,1)	0,35
Venoruton Emulgel Heparin	Heparin	3,9	(> 1000)	0,37
Hepaplus	Heparin	3,4	(+ 77,8)	0,32
		290,1	(− 4,1)	0,33
Kombinationen				
Heparin comp.-30.000-ratioph	Heparin Tinct. Arnicae mont. Tinct. Aesculi hippocastan.	7,9	(+ 10,1)	0,32
Essaven Gel	Aescin Heparin Essent. Phospholipide	5,7	(− 16,8)	0,83
Arnica Kneipp Salbe	Heparin Arnikaöl Kamillenöl	4,1	(− 26,9)	0,51
Essaven 30000 Salbe	Heparin Allantoin Dexpanthenol	3,5	(− 21,6)	0,32
Venostasin Gel	Heparin Aescin Hydroxyethylsalicylat	2,8	(− 8,7)	1,03
		24,0	(− 11,6)	0,56
Summe		314,0	(− 4,7)	0,35

monale, portale oder schwere arterielle Hypertonie. Einschränkungen werden ferner bei Patienten mit arthrotischen oder ankylosierenden Gelenkprozessen, inaktiver Wadenmuskelpumpe, Muskelatrophie, ausgeprägter Adipositas, Lendenwirbelsäulensyndrom sowie Ischialgien gesehen. Wegen der möglichen Hämokonzentration, dem dadurch erschwerten venösen Abfluß und der Gefahr der Stase mit erhöhter Thromboseneigung sind Diuretika für die *Dauerbehandlung* venös bedingter Ödeme *nicht* geeignet. Prinzipiell zu vermeiden sind Schleifendiuretika (Arzneimittelkommission der deutschen Ärzteschaft 1988; Berufsverband der Phlebologen e.V., 1994; Fülgraff und Palm, 1995). Die begrenzten Anwendungsmöglichkeiten haben offenbar dazu geführt, daß *dehydro sanol* aus dem Verkehr gezogen wurde, und *dehydro sanol tri* nach Herausnahme unwirksamer Bestandteile (Hesperidin, Thiamin) in die Gruppe der Diuretika eingeordnet wurde. Damit bleibt nur noch die völlig überteuerte Kombination *DIU Venostasin* (2,01 DM/Tag) übrig, während normale Diuretikakombinationen mit Triamteren nur einen Bruchteil (0,30 DM/Tag, siehe *Tabelle 20.3*) davon kosten.

Topische Venenmittel

Bei den topischen Venenmitteln werden überwiegend heparinhaltige Präparate verordnet (*Tabelle 43.3*). Kombinationen und andere topische Venenmittel (*Tabellen 43.3* und *43.4*) enthalten vor allem pflanzliche Inhaltsstoffe aus der Gruppe der Saponine (z.B. Aescin) bzw. Bioflavonoide (z.B. Rutoside). *Exhirud* enthält einen auf Hirudin standardisierten Extrakt aus dem medizinischen Blutegel. Hirudin ist ein Polypeptid und hemmt als selektiver Thrombininhibitor bereits in sehr niedrigen Konzentrationen die plasmatische Gerinnung und die thrombininduzierte Thrombozytenaggregation. Wie der orale Einsatz der sogenannten Ödemprotektiva ist auch die lokale Anwendung der Venenmittel umstritten. Bisher gibt es keine eindeutigen Beweise, daß die Haut systemisch wirksame Mengen von Heparin resorbieren kann. Auch die perkutane Penetration von Hirudin ist gering. Systemisch-therapeutisch wirksame Konzentrationen werden nicht erreicht (Bundesgesundheitsamt, 1990a,b). Möglicherweise beruht der therapeutische Effekt auf der Salbengrundlage oder auf der durch die Applikation der Salben ausgeübten Gewebsmassage (Arzneimittelkommission der deutschen Ärzteschaft, 1988; Scholz und Schwabe, 1994; Fülgraff und Palm, 1995). Lediglich in einer älteren kontrollierten Untersuchung mit einer Heparinoidsalbe (*Hirudoid*) wurde eine Besserung bei Infusionsthrombophlebitiden beobachtet (Mehta et al., 1975). Eine Wirksamkeit im Sinne einer Prophylaxe

Tabelle 43.4: Verordnungen anderer topischer Venenmittel 1994
Angegeben sind die 1994 in der gesamten Bundesrepublik verordneten Tagesdosen, die Änderungen gegenüber 1993 und die mittleren Kosten je DDD 1994.

Präparat	Bestandteile	DDD 1994 in Mio.	Änderung in %	DDD-Kosten in DM
Monopräparate				
Exhirud	Blutegelextrakt	14,7	(+ 0,6)	0,95
Hirudoid	Mucopolysaccharidpolyschwefelsäureester	14,5	(− 4,9)	0,50
Venalot mono	Cumarin	2,8	(+262,4)	0,73
Venostasin N Salbe	Roßkastaniensamenextr.	2,0	(+ 20,4)	0,93
		34,0	(+ 5,3)	0,74
Kombinationen				
Phlebodril N Creme	Mäusedornwurzelstockextrakt Steinklee-Extrakt Dextran	7,0	(− 16,9)	0,46
Hövenol	Roßkastanienextr. Isobornylacetat Methylsalicylat Campher	3,2	(− 25,6)	1,15
		10,2	(− 19,8)	0,68
Summe		44,2	(− 1,8)	0,73

von Thrombosen sowie eine Besserung daraus resultierender Folgezustände kann damit jedoch nicht begründet werden. Schließlich stehen dem umstrittenen Nutzen der Lokaltherapeutika in der Behandlung der chronisch-venösen Insuffizienz Risiken in Form von Allergisierungen und Kontaktekzemen gegenüber (Transparenzkommission, 1984; Arzneimittelkommission der deutschen Ärzteschaft, 1988; Fülgraff und Palm, 1995).

Literatur

Arzneimittelkommission der deutschen Ärzteschaft (1988): Arzneiverordnungen, 16. Aufl., Deutscher Ärzteverlag, Köln.
Berufsverband der Phlebologen e.V. (1994): Therapierichtlinie zur medikamentösen Therapie bei phlebologischen Krankheitsbildern.
Bundesgesundheitsamt (1990a): Monographie: Heparin zur topischen Anwendung. Bundesanzeiger Nr. 165: 4542.

Bundesgesundheitsamt (1990b): Monographie: Extrakt aus Hirudo medicinalis. Bundesanzeiger Nr. 165: 4542.
Bundesgesundheitsamt (1994): Monographie: Hippocastani semen (Roßkastaniensamen)/Trockenextrakt (DAB 10) aus Roßkastaniensamen. Bundesanzeiger Nr. 133, S. 7360.
Dinnendahl, V., Fricke, U. (Hrsg.) (1994): Arzneistoff-Profile. Basisinformation über arzneiliche Wirkstoffe. Stammlieferung 1982 mit 1. bis 10. Ergänzungslieferung 1994, Govi-Verlag GmbH, Pharmazeutischer Verlag, Frankfurt am Main/Eschborn.
Fülgraff, G., Palm, D.(Hrsg.) (1995): Pharmakotherapie, klinische Pharmakologie, 9. Auflage. Gustav Fischer Verlag, Stuttgart, Jena, New York.
Greeske, K. (1994): Rationale Venentherapie mit pflanzlichen Arzneimitteln. Pharm. Ztg. 139: 1665–1669.
Hellwig, B. (1995): Ödemprotektiva bei Venenerkrankungen. Luxusmedikation oder notwendige Therapie? Deutsch. Apoth. Ztg. 135: 1165–1166.
Hitzenberger, G. (1989): Die therapeutische Wirksamkeit des Roßkastaniensamenextraktes. Wien. Med. Wschr. 139: 385–389.
Kulessa, W., Becker, E.W., Berg, P.A. (1992): Wiederholte Agranulozytose nach Einnahme von Calciumdobesilat. Dtsch. med. Wschr. 117: 372–374.
Kurz, H., Heinrich, F., Amberger, H.G., Zillessen, E. (1987): Venen- und Hämorrhoidalmittel. Therapeutischer Einsatz und Pharmakologie. Wissenschaftliche Verlagsgesellschaft mbH, Stuttgart.
Losse, H., Gerlach, U.,Wetzels, E. (Hrsg.) (1986): Rationelle Therapie in der inneren Medizin, 3. Auflage Georg Thieme Verlag, Stuttgart, New York.
Mehta, P.P., Sagar, S., Kakkar, V.V. (1975): Treatment of superficial thrombophlebitis: A randomized double-blind trial of heparinoid cream. Brit. Med. J. 3: 614–616.
N.N. (1994): »Negativ«Monographien: Eine Übersicht. Pharm. Ztg. 139: 107–113.
Scholz, H., Schwabe, U. (Hrsg.) (1994): Taschenbuch der Arzneibehandlung. Angewandte Pharmakologie, 10. Auflage. Georg Thieme Verlag, Stuttgart, New York.
Transparenzkommission (1984): Transparenzliste für das Indikationsteilgebiet periphere venöse Durchblutungsstörungen. Bundesanzeiger, 19.12. 1984.
Wadworth, A.N., Faulds, D. (1992): Hydroxyethylrutosides. A review of its pharmacology, and therapeutic efficacy in venous insufficiency and related disorders. Drugs 44: 1013–1032.

44. Vitamine und Neuropathiepräparate

K. Mengel

Vitamine sind lebensnotwendige organische Verbindungen, die unter normalen Bedingungen in ausreichenden Mengen in der Nahrung enthalten sind. Eine zusätzliche Gabe von Vitaminpräparaten ist nur bei ungenügender Zufuhr (z.B. Reduktionskost, Vegetarier), erhöhtem Bedarf (z.B. Säuglinge, Schwangere, Dialysepatienten) oder bei Resorptionsstörungen (z.B. perniziöse Anämie) indiziert. Nach den Arzneimittelrichtlinien sind Vitamine nur eingeschränkt zu Lasten der gesetzlichen Krankenkassen verordnungsfähig. Verordnungsfähigkeit besteht weiterhin zum Beispiel bei nachgewiesenen Vitaminmangelzuständen.

Der weitaus überwiegende Anteil der verordneten Tagesdosen entfällt auf die Vitamin-D-Präparate, die ihrerseits fast ausschließlich bei Kindern eingesetzt werden (*Abbildung 44.1*). Nennenswerte Verordnungen erreichen noch Vitamin B_{12}-Präparate, Vitamin E, die Kombinationspräpa-

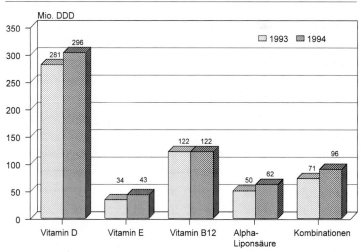

Abbildung 44.1: Verordnungen von Vitaminen 1994
DDD der 2000 meistverordneten Arzneimittel (gesamte Bundesrepublik)

Tabelle 44.1: Verordnungen von Vitaminen 1994
Angegeben sind die verordnungshäufigsten Präparate mit Verordnungsrang, Verordnungen und Umsatz 1994 für die gesamte Bundesrepublik im Vergleich zu 1993.

Rang	Präparat	Verordnungen 1994 in Tsd.	Veränd. in %	Umsatz 1994 in Mio. DM	Veränd. in %
59	D-Fluoretten	1907,3	−1,5	21,4	+0,4
228	Zymafluor D	797,8	+19,5	8,0	+20,6
301	Neurotrat S	664,6	(>1000)	23,8	(>1000)
430	Medivitan N	500,0	+63,0	24,8	+74,4
652	Vigantoletten	336,6	+11,5	4,0	+3,7
883	BVK Roche N/A	248,3	+1,3	2,5	−3,7
1100	Neuro-Lichtenstein N	192,5	(>1000)	2,7	(>1000)
1111	Spondyvit	190,9	+5,6	16,1	+16,6
1164	Fluor-Vigantoletten	179,6	−19,7	2,0	−26,8
1212	Neuro-Lichtenstein	170,0	−38,6	1,4	−46,3
1213	Vit.B-Komplex forte-ratioph.	169,7	+26,1	3,8	+26,0
1222	Vitamin-B12-ratiopharm	167,9	+19,3	1,2	−8,3
1230	B12-Steigerwald	166,4	+9,7	2,2	−6,8
1393	Neurobion N	137,7	−28,0	2,8	−31,1
1455	Konakion	130,3	−30,4	2,8	−36,5
1487	Vitadral-Tropfen	126,2	−32,0	1,2	−25,2
1726	Spondylonal	100,4	−10,7	4,5	−10,7
1791	Vitamin-B-Komp.Jenapharm	93,4	−65,9	1,5	−67,7
1803	Ospur D3	92,7	+11,5	1,0	+25,1
1805	Rocaltrol	92,7	−15,7	13,4	−9,9
1831	Eusovit	91,0	+50,4	3,9	+62,5
1898	Vitamin B12 Jenapharm	86,6	+7,6	1,2	+6,0
Summe:		6642,4	+12,7	146,2	+27,3
Anteil an der Indikationsgruppe:		75,2%		76,5%	
Gesamte Indikationsgruppe:		8828,5	−4,8	191,1	−4,8

rate und α-Liponsäure aus der Gruppe der Neuropathiepräparate. Verordnungen und Umsatz sind bei den Vitaminen im Vergleich zum Vorjahr weiter rückläufig (*Tabelle 44.1*). Zahlreiche B-Vitaminkombinationen werden in der Roten Liste in der Gruppe der sogenannten Neuropathiepräparate aufgeführt, die aus diesem Grunde erstmals gemeinsam mit den Vitaminen dargestellt werden. Hier sind Verordnungen und Umsatz 1994 angestiegen (*Tabelle 44.2*).

Tabelle 44.2: Verordnungen von Neuropathiepräparaten 1994
Angegeben sind die verordnungshäufigsten Präparate mit Verordnungsrang, Verordnungen und Umsatz 1994 für die gesamte Bundesrepublik im Vergleich zu 1993.

Rang	Präparat	Verordnungen 1994 in Tsd.	Veränd. in %	Umsatz 1994 in Mio. DM	Veränd. in %
118	Neuro-ratiopharm	1302,7	+6,3	24,1	+5,2
198	Thioctacid	911,8	−7,5	108,1	−10,2
321	Keltican N	636,9	−8,3	41,1	−5,5
976	Milgamma NA/100	224,2	(neu)	16,9	(neu)
1153	Fenint	181,9	−17,0	26,6	+20,9
1421	Milgamma N-Kaps.	134,6	−31,8	7,9	−28,6
1494	Milgamma Drag.	124,6	−66,1	7,1	−65,3
1577	Medivitan N Neuro	115,6	(>1000)	2,8	(>1000)
Summe:		3632,4	−1,7	234,5	−2,4
Anteil an der Indikationsgruppe:		86,7%		87,9%	
Gesamte Indikationsgruppe:		4188,8	+3,1	266,9	+6,9

Fettlösliche Vitamine

Vitamin A

Vitamin A (Retinol) ist für Wachstum, Sehvermögen und Epithelfunktionen notwendig. Bei Mangelzuständen können sich Nachtblindheit, Keratomalazie, Xerophthalmie und Wachstumsstörungen einstellen. Beim Erwachsenen gilt eine tägliche Zufuhr von 3000 I.E. (entspr. 1 mg) Vitamin A als ausreichend, während der Schwangerschaft und Laktation etwa 50% mehr. Der Bedarf wird zum Teil aus pflanzlichem β-Karotin gedeckt, das als Provitamin in der Leber in Vitamin A umgewandelt wird. Ursachen für eine Hypovitaminose sind die Malabsorption bei chronischen Störungen der Fettresorption und eine generelle Mangelversorgung vor allem in unterentwickelten Ländern. Zur Therapie genügen 10000 bis 20000 I.E. täglich. In der Schwangerschaft und generell im gebärfähigen Alter sollen wegen der Gefahr der Teratogenität nicht mehr als 10000 I.E./d gegeben werden. *Vitadral-Tropfen* zeigen weiter rückläufige Verordnungen (*Tabelle 44.3*).

Vitamin D

Vitamin D_3 (Colecalciferol) wird in großem Umfang routinemäßig zur Rachitisprophylaxe gegeben. Die Verordnung von 282 Mio. DDD von

Tabelle 44.3: Verordnungen fettlöslicher Vitamine 1994
Angegeben sind die 1994 in der gesamten Bundesrepublik verordneten Tagesdosen, die Änderungen gegenüber 1993 und die mittleren Kosten je DDD 1994.

Präparat	Bestandteile	DDD 1994 in Mio.	Änderung in %	DDD-Kosten in DM
Vitamin A				
Vitadral-Tropfen	Retinol	4,8	(− 10,9)	0,26
Vitamin D				
D-Fluoretten	Colecalciferol Natriumfluorid	162,2	(+ 1,2)	0,13
Zymafluor D	Colecalciferol Natriumfluorid	68,0	(+ 21,0)	0,12
Vigantoletten	Colecalciferol	28,8	(+ 19,9)	0,14
Fluor-Vigantoletten	Colecalciferol Natriumfluorid	14,9	(− 15,9)	0,13
Rocaltrol	Calcitriol	14,3	(− 13,2)	0,94
Ospur D3	Colecalciferol	8,0	(+ 22,3)	0,13
		296,1	(+ 5,3)	0,17
Vitamin E				
Spondyvit	Alpha-Tocopherol	31,1	(+ 18,8)	0,52
Eusovit	Alpha-Tocopherol	9,0	(+ 67,0)	0,44
Spondylonal	Alpha-Tocopherol Thiamin Pyridoxin Cyanocobalamin	2,6	(− 10,5)	1,72
		42,7	(+ 23,8)	0,57
Vitamin K				
Konakion	Phytomenadion	1,2	(− 31,2)	2,29
Summe		344,7	(+ 6,8)	0,23

Colecalciferolpräparaten (*Tabelle 44.3*) bedeutet, daß täglich 770 000 Säuglinge und Kleinkinder mit dem Vitamin substituiert werden. Damit erhalten vermutlich alle Kinder im ersten Lebensjahr die Vitamin-D-Prophylaxe. Dieses Vorgehen ist dadurch begründet, daß der Gehalt der Muttermilch an Vitamin D häufig unzureichend ist. Säuglinge sollten pro Tag im Normalfall 10 µg (entspr. 400 IE) oral bekommen. Die meist verwendeten Präparate enthalten 12,5 µg Colecalciferol pro Tablette. Industriell gefertigte Säuglingsnahrung enthält in gewissem Umfang Vitamin D, was berücksichtigt werden sollte.

Weitaus häufiger als reines Vitamin D (z.B. *Vigantoletten*) wurden Kombinationen mit Natriumfluorid verordnet. Der Zusatz von Fluorid in kleinen Mengen hat sich zur Kariesprophylaxe seit langem bewährt. Es ist aber darauf zu achten, daß keineswegs noch zusätzlich Fluorid verabreicht wird, weil anderenfalls die bekannten Fluoroseschäden zu befürchten sind, besonders Zahnfluorose.

Calcitriol (*Rocaltrol*) nimmt unter den Vitamin-D-Präparaten als aktiver Metabolit von Colecalciferol (1,25-Dihydroxy-Colecalciferol) eine Sonderstellung ein. Das Präparat hat seinen festen Platz insbesondere bei der Behandlung der renalen Osteopathie gefunden (*Tabelle 44.3*).

Vitamin E

Vitamin E (Tocopherol) wirkt als natürliches Antioxidans in der Lipidphase von Zellmembranen gegen freie Sauerstoffradikale und schützt ungesättigte Fettsäuren gegen Oxidation. Die therapeutische Anwendung wird seit langem kontrovers diskutiert. Eine Behandlung kommt nur in Frage, wenn erniedrigte Serumspiegel nachgewiesen worden sind. Die Wirksamkeit ist bei zahlreichen Indikationen nicht belegt, für die besonders bei Laien geworben wird (Arteriosklerose, Krebs, Alter, Herzkrankheiten, Klimakterium, Infertilität etc.). Die Verordnungen der Monopräparate nahmen zu (*Tabelle 44.3*).

Vitamin K

Vitamin-K-Mangel beeinträchtigt die Synthese von Prothrombin und anderen Gerinnungsfaktoren. Ursachen dieser seltenen Störung können eine Malabsorption von Fetten oder eine Hemmung der bakteriellen Vitamin-K-Synthese im Darm nach langdauernder Antibiotikatherapie sein. Auch bei Neugeborenen und insbesondere bei Frühgeborenen sind die Vitamin-K-abhängigen Gerinnungsfaktoren häufig erniedrigt, weshalb eine routinemäßige Gabe von Vitamin K nach der Geburt empfohlen wird. 1992 kamen vorübergehend Zweifel auf, ob durch die Injektion das Krebsrisiko bei Kindern erhöht wird. Daher wird die Routineprophylaxe jetzt oral durchgeführt (Thorp et al., 1995). Außerdem wird Vitamin K bei Überdosierung von oralen Antikoagulantien als Antidot gegeben, wobei allerdings der relativ langsame Wirkungseintritt zu berücksichtigen ist.

Tabelle 44.4: Verordnungen wasserlöslicher Vitamine 1994
Angegeben sind die 1994 in der gesamten Bundesrepublik verordneten Tagesdosen,
die Änderungen gegenüber 1993 und die mittleren Kosten je DDD 1994.

Präparat	Bestandteile	DDD 1994 in Mio.	Änderung in %	DDD-Kosten in DM
Vitamin B12				
B12-Steigerwald	Cyanocobalamin	74,5	(+ 10,6)	0,03
Vitamin B12 Jenapharm	Cyanocobalamin	39,0	(+ 26,6)	0,03
Vitamin-B12-ratiopharm	Cyanocobalamin	8,5	(− 63,6)	0,15
		122,0	(+ 0,4)	0,04
Alpha-Liponsäure				
Thioctacid	Alpha-Liponsäure	47,7	(+ 15,9)	2,27
Fenint	Alpha-Liponsäure	14,6	(+ 79,1)	1,83
		62,2	(+ 26,4)	2,16
Kombinationen				
Neuro-ratiopharm	Thiamin Pyridoxin Cyanocobalamin	26,1	(+ 4,8)	0,92
Neurotrat S	Thiamin Pyridoxin	17,7	(> 1000)	1,34
Keltican N	Uridintriphosphat Uridindiphosphat Uridinmonophosphat Cytidinmonophosphat	16,0	(− 5,6)	2,58
Milgamma NA/100	Benfotiamin Pyridoxin	6,8	(neu)	2,47
Neuro-Lichtenstein N	Thiamin Pyridoxin	6,7	(> 1000)	0,41
BVK Roche N/A	Thiamin Riboflavin Pyridoxin Nicotinamid Calciumpantothenat Biotin	3,8	(− 5,4)	0,65
Vit.B-Komplex forte-ratioph.	Thiamin Riboflavin Nicotinamid Calciumpantothenat Pyridoxin Cyanocobalamin Biotin	3,8	(+ 26,1)	1,01
Medivitan N	Hydroxocobalamin Folsäure Pyridoxin Lidocain	3,0	(+ 76,2)	8,26

noch Tabelle 44.4: Verordnungen wasserlöslicher Vitamine 1994
Angegeben sind die 1994 in der gesamten Bundesrepublik verordneten Tagesdosen, die Änderungen gegenüber 1993 und die mittleren Kosten je DDD 1994.

Präparat	Bestandteile	DDD 1994 in Mio.	Änderung in %	DDD-Kosten in DM
Medivitan N Neuro	Thiamin Pyridoxin	2,9	(> 1000)	0,96
Neurobion N	Thiamin Pyridoxin	2,4	(− 31,8)	1,18
Milgamma N-Kaps.	Benfotiamin Pyridoxin Cyanocobalamin	2,3	(− 28,8)	3,48
Milgamma Drag.	Benfotiamin Cyanocobalamin	2,0	(− 66,3)	3,58
Vitamin-B-Komp.Jenapharm	Thiamin Riboflavin Pyridoxin Nicotinamid Dexpanthenol	1,6	(− 68,3)	0,92
Neuro-Lichtenstein	Thiamin Pyridoxin Cyanocobalamin	1,4	(− 57,3)	0,99
		96,4	(+ 32,6)	1,69
Summe		280,6	(+ 15,3)	1,08

B-Vitamine

Vitamin B_{12}

Vitamin B_{12} (Cyano- bzw. Hydroxocobalamin) wird für die parenterale Behandlung der perniziösen Anämie benötigt, bei der infolge des Mangels an Intrinsic Factor eine orale Resorption nicht möglich ist. Gelegentlich können die damit verbundenen neurologischen Störungen (funikuläre Myelose) auch isoliert auftreten. Andere B_{12}-Mangelzustände sind extrem selten. Bei allen nichthämatologischen Indikationen ist eine therapeutische Wirkung nicht belegt (American Medical Association, 1986). Entsprechend korrekte Indikationsangaben finden sich bei *Vitamin-B_{12}-ratiopharm* und *Vitamin B_{12} Jenapharm*, während *B12-Steigerwald* neben dem B_{12}-Mangel immer noch «Leberparenchymschäden» aufführt. Trotz verbleibender Zweifel an dem korrekten Einsatz dieses Mittels wurde für alle B_{12}-Präparate eine einheitliche parenterale definierte Tagesdosis von 20 µg der Berechnung zugrundegelegt (*Tabelle 44.4*).

B-Vitamin-Kombinationen

Mangelzustände der B-Vitamine sind außerordentlich selten und treten nur unter besonderen Bedingungen auf (z.B. Alkoholismus, Malabsorptionssyndrome). Die meisten Verschreibungen von B-Komplexvitaminen werden daher als überflüssig angesehen (Scholz und Schwabe, 1994).

Ein großer Teil der Verordnungen (*Tabelle 44.4*) konzentriert sich auf die Dreifachkombinationen von Thiamin (B_1), Pyridoxin (B_6) und Cyanocobalamin (B_{12}). Diese Vitamine werden als sogenannte «neurotrope» Vitamine bei zahlreichen neurologisch bedingten Schmerzzuständen propagiert. Hauptgrund dürfte die Ähnlichkeit der Symptomatik mit entsprechenden Mangelerscheinungen von Thiamin (Polyneuropathien) und Pyridoxin (Neuritiden, epileptiforme Krämpfe) sein. B-Vitamine sind jedoch nur bei nachgewiesenem Vitamin-B-Mangel indiziert, z.B. bei Beriberi-Polyneuropathie, Isoniazid-induzierter Pyridoxinmangel-Neuropathie und Cobalaminmangel-Neuropathie. Liegt kein Mangel vor, so sprechen Neuritiden auch auf hohe Vitamindosen nicht an (Mutschler, 1991). Unter langdauernder Pyridoxineinnahme (200–300 mg/d) kann es sogar zu einer schweren sensiblen ataktischen Neuropathie kommen (Brandt et al., 1993). Einige Präparate werden in derartig hohen Dosen empfohlen (z.B. *Medivitan N Neuro, Neuro-Lichtenstein*).

Bei *Medivitan N* hat sich der Hersteller 1992 entschlossen, das Präparat nicht mehr als Antianämikum, sondern als Vitamin einzuordnen. Die Indikationen reichen von peripheren Neuropathien bis hin zu Leberkrankheiten und Chemotherapie. Vitamin B_{12} hat bei keiner nicht hämatologischen Indikation einen gesicherten therapeutischen Wert (American Medical Association, 1986).

Andere Mittel

α-Liponsäure (*Thioctacid, Fenint*) ist neben den Kombinationspräparaten mit neurotropen Vitaminen der Hauptvertreter der sogenannten Neuropathiepräparate. Gelegentlich wird sie zur Gruppe der B-Vitamine gerechnet. α-Liponsäure ist jedoch kein typisches Vitamin, da nutritive Mangelzustände nicht bekannt sind. Bedeutsam ist ihre Funktion als enzymatischer Cofaktor der Pyruvatdehydrogenase. Aufgrund von zusätzlichen antioxidativen Eigenschaften soll sie eine günstige Wirkung auf Schmerzen und Parästhesien bei der diabetischen Neuropathie haben (Mehnert et al., 1995). Bei der Pathogenese dieser häufigen Komplikation des Diabetes mellitus spielt die Hyperglykämie offenbar eine entscheidende schädigende Rolle. Die Therapie der Wahl ist eine strikte normnahe Blutzuckereinstellung durch die intensivierte Insulintherapie (Diabetes Control and Complication Trial Research Group, 1993). Hierdurch ließ sich das Auftreten einer Neuropathie um 60% reduzieren. Bisher ist nicht gesichert, ob eine Behandlung mit α-Liponsäure an die Erfolge der Insulintherapie heranreicht. Gelegentliche Besserungen sind vor dem Hintergrund der hohen Placeboeffekte von 40% bei diesem Schmerzsyndrom zu beurteilen. Auffälligerweise sind die α-Liponsäureverordnungen 1994 trotzdem erheblich angestiegen und mit Kosten von 135 Mio. DM verbunden. Eine wirksame Besserung der Schmerzsymptomatik ist bei 74% der Patienten mit diabetischer Neuropathie durch Amitriptylin nachgewiesen worden (Max et al., 1992).

Keltican N ist eine Nukleotidkombination, die früher als Analgetikum und seit 1992 als Neuraltherapeutikum klassifiziert wurde. Es enthält mehrere Uridinphosphate und Cytidinmonophosphat in einer Gesamtmenge von 4–5 mg. Das Mittel soll als «physiologisches Neurotropikum» schmerzhafte Neuritiden und Myopathien bessern, obwohl nicht belegt ist, daß die kleinen Dosen überhaupt resorbiert werden und den endogenen Nukleotidpool erhöhen. Andererseits ist Uridinphosphat ein pharmakologisch wirksamer Purinrezeptoragonist, der die epitheliale Chloridsekretion bei Mukoviszidosepatienten nach lokaler Applikation steigert (Knowles et al., 1991).

Literatur

American Medical Association (1986): Drug evaluations, 6th ed. Saunders Company, Philadelphia, London, S. 589–601.
Brandt, T., Dichgans, J., Diener, H.C. (Hrsg.) (1993): Therapie und Verlauf neurologischer Erkrankungen. 2. Aufl. Kohlhammer, Stuttgart, S. 879 u. 1044.
Diabetes Control and Complication Trial Research Group (1993): The effect of intensive treatment of diabetes on the development and progression of longterm complications in insulin-dependent diabetes mellitus. New Engl. J. Med. 329: 977–986.
Knowles, M.R., Clarke, L.L., Boucher, R.G. (1991): Activation by extracellular nucleotides of chloride secretion in the airway epithelia of patients with cystic fibrosis. New Engl. J. Med. 325: 533–538.
Max, M.B., Lynch, S.A., Muir, J., Shoaf, S.E., Smoller, B., Dubner, R. (1992): Effects of desipramine, amitriptyline and fluoxetine on pain in diabetic neuropathy. New Engl. J. Med. 326: 1250–1256.

Mehnert, H. Schmidt, K., Stracke, H., Sachse, G. (1995): Diabetische Polyneuropathie. Münch. med. Wschr. 137: 83–86.
Mutschler, E. (1991): Arzneimittelwirkungen. 6. Aufl. Wissenschaftl. Verlagsgesellschaft Stuttgart, S. 552.
Scholz, H., Schwabe, U. (1994): Taschenbuch der Arzneibehandlung. 10. Aufl. Thieme Verlag, Stuttgart, New York, S. 410.
Thorp, J.A., Gaston, L., Caspers, D.R., Pal, M.L. (1995): Current concepts and controversies in the use of vitamin K. Drugs 49: 376–387.

45. Auswirkungen des Gesundheitsstrukturgesetzes – Der Arzneimittelmarkt im Ost-West-Vergleich

J. Klauber und G. W. Selke

Mit dem am 1. Januar 1993 in Kraft getretenen Gesundheitsstrukturgesetz (GSG) haben sich weitreichende Veränderungen im bundesdeutschen Arzneimittelmarkt ergeben, die für alle Marktbeteiligten (Versicherte, Ärzte, Apotheker und die pharmazeutische Industrie) deutlich und unmittelbar zu spüren waren. Erstmals seit dem Beginn des Transparenzprojekts GKV-Arzneimittelindex wurde 1993 durch das in den alten Bundesländern geltende Arzneimittelbudget eine Umkehrung im steten Ausgabenwachstum erreicht. Die Budgetvorgabe von 23,9 Mrd. DM wurde sogar noch um rd. 2 Mrd. DM unterschritten. Dabei gelang es, die finanziellen Einsparungen ohne erkennbare Abstriche an der Qualität der Arzneimittelversorgung zu erreichen (Schwabe/Paffrath, 1994). Im zweiten GSG-Jahr galt erstmals auch ein Budget in den neuen Bundesländern. Während in den alten Bundesländern der Budgetrahmen um rd. 1,2 Mrd. DM unterschritten wurde, kam es in den neuen Bundesländern im ersten Budget-Jahr zu einer Überschreitung von rd. 115 Mio. DM.

An dieser Stelle soll auf der Basis der Marktdaten des GKV-Arzneimittelindex eine synoptische Darstellung der Auswirkungen des GSG erfolgen. Dabei folgen die Ausführungen einer dreifachen Zielsetzung. Zunächst werden die ökonomischen Entwicklungen in den Arzneimittelmärkten der alten und neuen Bundesländer 1994 aufgezeigt, insbesondere auch mit Blick auf eine Bilanzierung der Wirkungen von zwei Jahren GSG. Es wird weiter vor dem Hintergrund der Budgetunter- und -überschreitungen der Frage nachgegangen, welche Unterschiede zwischen den Arzneimittelmärkten der alten und neuen Bundesländer bestehen. Schließlich stehen nochmals die Auswirkungen auf die Versicherten im Blickpunkt, die insbesondere in der veränderten Zuzahlungsregelung zum Tragen kommen.

Marktentwicklung in den alten Bundesländern

In den alten Bundesländern stieg 1994 der Apothekenumsatz mit Arzneimitteln zu Lasten der gesetzlichen Krankenversicherung um 5,5%,

Tabelle 45.1: Preis-, Mengen und Strukturentwicklung im GKV-Arzneimittelmarkt der alten Bundesländer unter den Wirkungen des Gesundheitsstrukturgesetzes*

Jahr	1992	1993	1994
Wert je Verordnung	33,67	32,13	33,58
Verordnungen in Mio.	794,6	712,3	719,2
Umsatz in Mio. DM	26754,6	22884,3	24149,1

Veränderungswerte: (1. Zeile Indexwert in %, 2. Zeile Äquivalent in Mio. DM)

Verordnungen	−10,4	1,0
	−2707,9	227,2
Wert je Verordnung	−4,6	4,5
	−1162,4	1037,7
Preisindex	−3,9	−1,2
	−985,3	−283,8
Warenkorbkomponente	0,1	0,2
	24,8	47,0
Strukturkomponente	−0,8	5,6
	−201,8	1274,6
Intermedikamenteneffekt	−0,9	3,1
	−225,5	727,6
Intramedikamenteneffekt	0,1	2,4
	23,7	547,0
Gesamtumsatz	−14,5	5,5
	−3870,3	1264,9

* Zur Definition der einzelnen Umsatzkomponenten siehe Kapitel 49

entsprechend einem Anstieg von rd. 1,3 Mrd. DM, nachdem im Vorjahr der Umsatzrückgang 3,9 Mrd. DM betragen hatte (siehe *Tabelle 45.1*). Dabei sind die Entwicklung der Zahl der verordneten Packungen (+1,0%) sowie der Preise (−1,2%) von eher nachgeordneter Bedeutung. Weitgehend bestimmt wird die Umsatzdynamik durch strukturelle Marktverschiebungen (+5,6%). Wie sich die Mengenentwicklung sowie die Umsatzentwicklung nach Indikationsgruppen darstellen, geht aus *Tabelle 45.2* hervor.

Insgesamt nahm die Zahl der verordneten Arzneimittelpackungen lediglich um 7 Mio. auf 719 Mio. zu und blieb damit noch weit unter den 795 Mio. Arzneimittelpackungen des Jahres 1992. Der Verzicht auf die Verordnung therapeutisch umstrittener Arzneimittel wurde im zweiten Budgetierungsjahr weitgehend beibehalten. Die Zahl der Verordnungen von Arzneimitteln mit umstrittener Wirksamkeit sank nochmals leicht um 0,3% bei einer Umsatzabnahme von 23 Mio. DM (*Tabelle 45.3*). Von den vier verordnungsstärksten Arzneimittelgruppen dieses Marktseg-

Auswirkungen des Gesundheitsstrukturgesetzes

Tabelle 45.2: Verordnungs- und Umsatzentwicklung in den alten Bundesländern 1994 nach Indikationsgruppen (mindestens 2 Mio. Verordnungen)

Indikationsgruppe	Verordnungen in Mio.	Änderung in %	Umsatz in Mio.	Änderung in %	DDD in Mio.	Änderung in %
Analgetika/Antirheumatika	78,1	−9,5	1393,9	2,0	1335,8	−7,1
Antiallergika	9,2	8,8	255,1	6,0	150,2	11,1
Antianämika	4,0	−0,6	139,5	27,9	150,1	3,2
Antiarrhythmika	3,4	−7,7	344,5	−11,3	172,9	−4,5
Antibiotika/Chemotherapeutika	32,3	5,2	1163,1	13,6	264,0	3,8
Antidiabetika	14,0	4,3	886,5	7,6	822,2	2,2
Antiemetika-Antivertiginosa	5,5	6,4	125,5	11,6	107,5	12,9
Antiepileptika	3,8	−2,8	217,1	8,8	159,5	4,2
Antihypertonika	11,4	6,2	1125,0	8,3	864,4	5,2
Antihypotonika	5,5	−2,4	180,2	−2,1	210,6	−3,9
Antimykotika	11,6	17,6	396,0	35,8	168,8	17,8
Antiphlogistika	4,5	3,7	114,9	4,2	92,6	−7,9
Antitussiva/ Expektorantia	58,0	−0,7	834,3	−3,1	663,5	1,0
Balneotherapeutika/Wärmeth.	2,5	−2,1	58,3	−5,5	84,8	−11,5
β-Rez.bl./Ca-Antag./ACE-H.	38,2	3,3	2454,7	6,5	1916,5	7,9
Broncholytika/Antiasthmatika	23,9	4,5	1325,2	6,6	1224,6	5,3
Corticosteroide	6,8	−2,2	234,6	0,1	199,4	5,5
Dermatika	32,7	3,4	721,6	4,8	718,8	1,4
Diagnostika	2,0	−5,3	112,1	−0,3	69,6	−9,4
Diuretika	14,6	1,4	461,4	6,0	1110,6	2,7
Durchblutungsf. Mittel	14,6	−0,8	827,2	−0,2	513,4	0,1
Gichtmittel	4,7	3,9	101,5	−1,8	303,7	4,5
Grippemittel	3,8	4,4	47,6	8,6	74,6	17,9
Gynäkologika	9,3	9,7	176,2	7,6	162,9	10,1
Hämorrhoidenmittel	4,3	−2,0	79,1	−3,4	49,3	3,2
Hypnotika/Sedativa	14,4	−6,8	230,8	3,3	292,7	−1,9
Immunsuppressiva	4,8	7,3	225,1	20,6	76,0	7,6
Kardiaka	14,5	−6,8	254,3	−5,0	740,7	−5,5
Koronarmittel	16,0	−0,4	761,7	1,3	1100,3	3,1
Lebertherapeutika	2,6	13,4	111,5	11,2	85,8	26,4
Lipidsenker	5,3	1,3	646,9	3,2	334,4	0,1
Magen-Darm-Mittel	42,3	5,0	1856,2	9,1	560,1	5,1
Migränemittel	3,5	−8,5	98,3	1,3	48,3	−15,9
Mineralstoffpräparate	15,8	3,2	387,5	2,7	344,5	7,9
Mund- und Rachentherap.	7,3	3,8	78,6	4,4	93,2	−3,9
Muskelrelaxantia	5,6	6,0	240,6	8,2	85,4	7,1
Neuraltherapeutika	3,0	3,6	163,6	0,5	82,9	13,6
Ophthalmika	26,3	5,2	364,3	5,4	1314,0	3,7
Otologika	2,8	8,5	25,3	9,9	50,7	7,6
Parkinsonmittel u.a.	3,4	7,0	262,0	8,1	77,3	3,0
Psychopharmaka	34,7	−1,0	1133,0	3,8	944,1	2,2
Rhinologika	17,8	6,0	142,5	3,6	425,1	7,9
Schilddrüsentherapeutika	12,5	5,1	219,3	4,1	1158,0	8,0
Sexualhormone	17,6	10,1	864,4	9,0	1209,3	12,3

noch Tabelle 45.2: Verordnungs- und Umsatzentwicklung in den alten Bundesländern 1994 nach Indikationsgruppen (mindestens 2 Mio. Verordnungen)

Indikations-gruppe	Verord-nungen in Mio.	Änderung in %	Umsatz in Mio.	Änderung in %	DDD in Mio.	Änderung in %
Spasmolytika	5,0	0,2	117,2	6,0	49,2	3,0
Sulfonamide	5,4	−2,6	88,6	3,1	42,7	−0,7
Urologika	9,6	−5,0	382,7	3,1	271,9	2,7
Venenmittel/Antivarikosa	12,3	−2,9	347,6	−3,8	447,9	−3,5
Vitamine	7,1	−0,6	147,4	−4,9	431,2	1,8
Wundbehandlungsmittel	7,3	3,7	102,8	−0,8	203,7	4,7
GKV-Gesamtmarkt	719,2	1,0	24149,1	5,5	23016,4	3,3

ments verzeichnen Expektorantien und externe Rheumamittel leichte Zunahmen, während sich bei Durchblutungsfördernden Mitteln und Venentherapeutika geringe Rückgänge zeigen. Gleichwohl zeigt der mit 5,2 Mrd. DM nach wie vor hohe Umsatz mit Arzneimitteln umstrittener Wirksamkeit die weiterhin vorhandene Notwendigkeit von Maßnahmen zur Sicherung von Struktur- und Prozeßqualität, z.b. über Arzneimittellisten und pharmakologische Beratung, auf, da ein Budget naturgemäß kein Instrument der Qualitätssicherung ist.

In der Folge des auf zwei Jahre befristeten GSG-Preismoratoriums sanken die Arzneimittelpreise 1994 nochmals um 1,2%. Nachdem mit der gesetzlichen Preissenkung zum 1. Januar 1993 im ersten Jahr insgesamt ein Preisrückgang von 3,9% wirksam wurde, kam es 1994 bei bestehendem Preisstop zu einem weiteren Preisrückgang vor dem Hintergrund der neuen Festbetragsstufen, der Öffnung neuer Generika-Märkte sowie sonstiger wettbewerbsinduzierter Preissenkungen.

Trotz moderater Mengen- und rückläufiger Preisentwicklung resultierte 1994 ein deutlicher Umsatzanstieg, da allein die strukturellen Marktverschiebungen ein Umsatzplus von 5,6%, d.h. eine Zunahme von rd. 1,3 Mrd. DM, bewirkten. Davon entfielen 728 Mio. DM auf die Verschiebung hin zur Verordnung anderer, und offensichtlich überwiegend teurerer, Medikamente (Intermedikamenteneffekt) sowie 547 Mio. DM auf den Wechsel hin zur Verordnung anderer Packungsgrößen, Darreichungsformen und Wirkstärken (Intramedikamenteneffekt). Der Packungsgrößeneffekt bewirkte dabei eine Umsatzsteigerung von 378 Mio. DM. Hinter den strukturellen Marktverschiebungen ist damit letztlich in erster Linie ein Trend zur Auswahl teurerer Verordnungsalternativen erkennbar.

Im generikafähigen Markt sank 1994 der Anteil der Verordnungen von Zweitanmelderpräparaten gegenüber dem Vorjahr um 0,3 Prozent-

Tabelle 45.3: Arzneimittelgruppen mit umstrittener Wirksamkeit, Verordnungen und Umsatz in den alten Bundesländern 1994

Arzneimittelgruppe	Verordnungen in Tsd.	Verordnungsänderung in % geg. 1993	Umsatz Mio. DM	Umsatzänderung in % geg. 1993
Expektorantien	45661,0	0,9	681,8	−2,2
Rheumamittel (Externa)	23882,4	0,4	348,4	−4,1
Durchblutungsfördernde Mittel	14640,7	−0,8	827,2	−0,2
Venenmittel	12342,7	−2,9	347,6	−3,8
Magnesiumpräparate	7703,4	3,9	173,5	5,2
Mund- und Rachentherapeutika	7292,9	3,8	78,6	4,4
Ophthalmika (sonstige)	6442,9	−3,6	67,6	−5,7
Dermatika (sonstige)	5602,2	1,5	85,7	−2,5
Antiphlogistika (Komb. u. Sonstige)	5126,6	−2,0	189,4	−1,1
Immunstimulantien	5072,4	6,8	113,3	8,5
Antitussiva-Kombinationen	5039,3	−12,7	70,7	−12,9
Urologika (Kombinat. u. sonst.)	4757,5	−13,5	165,9	−6,0
Antidiarrhoika (sonstige)	4553,1	21,6	99,4	23,5
Kardiaka (pflanzliche)	4431,2	−0,8	112,7	−0,4
Hämorrhoidenmittel	4277,9	−2,0	79,1	−3,4
Rhinologika (Komb.)	4022,2	5,8	46,5	6,7
... 26 weitere Arzneimittelgruppen				
Summe	216186,4	−0,3	5191,2	−0,4

punkte auf 62,5%. *Tabelle 45.4* zeigt die Entwicklung für die 20 verordnungsstärksten generikafähigen Wirkstoffe. Dabei ist der relative Rückgang des Generikamarktes (−2,4 Mio. Verordnungen) gegenüber einem Zuwachs im Originalmarkt (+0,5 Mio. Verordnungen) ein Effekt der Marktausgrenzungen infolge der neuen Zuzahlungsregelung in 1994, die die Selbstbeteiligung an Packungsgrößenklassen bindet (siehe unten). So sind es insbesondere Acetylsalicylsäure- und Paracetamol-Präparate, die nicht mehr zu Lasten der gesetzlichen Krankenversicherung abgerechnet werden, weil die nun zu leistende Selbstbeteiligung den Apothekenverkaufspreis übersteigt. Die Rückgänge der Verordnungen bei Analgetika (Paracetamol und Acetylsalicylsäure) und Benzodiazepinen (Oxazepam und Diazepam) im Generikamarkt übersteigen deutlich die Abnahme bei den entsprechenden Originalpräparaten. Ohne diesen Marktausgrenzungseffekt hätte auch in diesem Jahr der Generikamarktanteil weiter zugenommen.

Insgesamt verzeichnet der generikafähige Markt, auf den 55,2% aller Verordnungen entfallen, ein Umsatzplus von 2,5%, entsprechend 288 Mio. DM. Während der Umsatz der Originalpräparate um 0,8% (42 Mio. DM) sinkt, verzeichnen Generika ein Umsatzplus von 5,4% (330

Abbildung 45.1: Umsatzveränderungen (größer 9 Mio. DM) im Generikamarkt 1994 nach Wirkstoffen

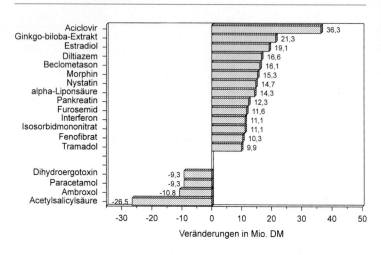

Mio. DM). Welche Wirkstoffe die stärksten Umsatzzunahmen und -abnahmen im Generikamarkt verzeichnen, geht aus *Abbildung 45.1* hervor.

Entscheidend bestimmt wird der Trend zum verstärkten Einsatz hochpreisiger Therapeutika durch deutliche Zunahmen bei der Verordnung von patentgeschützten Arzneimitteln. So lag 1994 die Zahl der patentgeschützten Verordnungen 16,4% über denen des Vorjahres. Aus der Marktentwicklung der patentgeschützten Arzneimittel resultierte ein Umsatzplus von 634 Mio. DM, d.h. rd. die Hälfte der Umsatzzunahme 1994 entfällt auf diese Arzneimittelgruppe, die 5,7% aller Verordnungen umfaßt. Der Durchschnittsumsatz einer patentgeschützten Verordnung betrug 101,03 DM gegenüber 29,47 DM für ein nicht verwertungsgeschütztes Arzneimittel. Aus *Tabelle 45.5* geht die Entwicklung für die Indikationsgruppen mit marktrelevanten Patentvolumina hervor. Die Hauptdynamik der Umsatzzunahme 1994 dieses Marktsegments liegt mit 158 Mio. DM bei den patentgeschützten Antihypertensiva, 156 Mio. DM bei den Magen-Darm-Mitteln, 108 Mio. DM bei den Antibiotika sowie von 69 Mio. DM bei den Antidiabetika und 33 Mio. DM bei den Lipidsenkern.

Exemplarisch verdeutlicht sei der Trend zur Verordnung hochpreisiger, insbesondere patentgeschützter, Arzneimittel am Beispiel der Indika-

Tabelle 45.4: Entwicklung der Verordnungen verordnungsstarker Wirkstoffe im generikafähigen Markt 1994

	Originalpräparate	Änderung		Generika	Änderung	
	in Mio.	in %	absolut	in Mio.	in %	absolut
Diclofenac	5,7	52,1	2,0	14,9	−2,2	−0,3
Acetylcystein	0,0	92,0	0,0	14,2	10,7	1,4
Xylometazolin	1,9	4,5	0,1	9,0	9,4	0,8
Ambroxol	4,1	−0,8	0,0	6,7	−14,8	−1,2
Nifedipin	2,3	−1,8	0,0	8,1	−4,1	−0,3
Paracetamol	3,7	−13,4	−0,6	6,1	−30,6	−2,7
Levothyroxin-Natrium	2,2	−3,8	−0,1	5,7	8,3	0,4
Heparin	0,6	16,9	0,1	6,8	−1,1	−0,1
Metoclopramid	1,9	27,5	0,4	5,5	2,7	0,1
Phenoxymethylpenicillin	1,5	−1,1	0,0	5,3	−3,1	−0,2
Glibenclamid	3,2	−1,5	0,0	3,4	−3,3	−0,1
Doxycyclin	0,1	−6,9	0,0	5,6	−11,8	−0,7
Verapamil	2,5	3,9	0,1	3,0	3,0	0,1
Isosorbiddinitrat	2,7	1,1	0,0	2,7	−5,4	−0,2
Isosorbidmononitrat	1,7	−5,0	−0,1	3,7	1,9	0,1
Dexpanthenol	3,3	−1,4	0,0	1,8	30,5	0,4
Furosemid	1,6	10,3	0,1	3,6	6,7	0,2
Theophyllin	0,6	−20,1	−0,1	4,5	1,1	0,0
Ibuprofen	0,0	49,5	0,0	5,0	10,2	0,5
Acetylsalicylsäure	1,2	−25,3	−0,4	3,7	−56,0	−4,8
Gesamt	148,7	0,3	0,5	248,4	−0,9	−2,4

tionsgruppe Antibiotika. In dieser Indikationsgruppe beläuft sich 1994 allein der Intermedikamenteneffekt auf 9,3%, entsprechend einer Umsatzsteigerung von 97 Mio. DM. Die *Abbildung 45.2* zeigt, daß die Zahl der verordneten Tagesdosen in den hochpreisigen Antibiotikagruppen stark ansteigt. So verzeichnen insbesondere die Cephalosporine und Gyrasehemmer eine Mengenzunahme von 45,9% bzw. 18,2%. Es folgen Makrolide mit einer Mengenzunahme von 9,6%, maßgeblich bestimmt durch die Marktentwicklung der patentgeschützten Makrolide Roxythromycin und Clarithromycin, während die preiswerten Antibiotikagruppen Tetracycline und Oralpenicilline Mengenrückgänge verzeichnen.

Ein weiteres marktrelevantes Beispiel stellen die Ulkustherapeutika dar. Hier finden sich große Mengenzunahmen bei den Protonenpumpenhemmern (Verordnungszunahme 39%), ohne daß es deswegen zu Verordnungsrückgängen bei H_2-Antagonisten und Antacida käme. Im Gegenteil weisen auch einige patentgeschützte H_2-Antagonisten einen Boom auf. Vom Umsatzzuwachs der patentgeschützten Ulkustherapeutika von 153 Mio. DM entfallen 77 Mio. DM auf die Protonenpumpen-

Tabelle 45.5: Verordnungs- und Umsatzentwicklung patentgeschützter Arzneimittel in den alten Bundesländern 1994 in Indikationsgruppen mit Patentvolumina (> 0,8 Mio. Verordnungen)

Indikationsgruppe	Verordnungen in Mio.	Änderung absolut	Änderung in %	Umsatz in Mio.	Änderung absolut	Änderung in %
Antiallergika	2,8	0,1	4,8	130,0	13,8	11,9
Antibiotika/Chemotherapeutika	6,4	1,8	39,5	386,0	108,4	39,0
Antidiabetika	4,2	0,4	10,3	544,8	68,6	14,4
Antihypertonika	1,2	0,4	51,1	137,0	40,2	41,5
Antimykotika	1,0	0,2	22,1	58,4	16,7	39,9
β-Rez.bl./Ca-Antag./ACE-H.	12,1	1,0	8,8	1235,7	117,6	10,5
Dermatika	1,9	0,1	8,1	62,5	2,2	3,7
Hypnotika/Sedativa	0,9	0,3	56,0	22,7	8,5	59,4
Lipidsenker	2,0	0,2	14,0	366,8	33,3	10,0
Magen-Darm-Mittel	6,3	1,1	20,9	906,9	155,8	20,7
Psychopharmaka	1,4	0,0	−1,4	104,4	0,8	0,8
GKV-Gesamtmarkt	41,3	5,8	16,4	4171,1	633,8	17,9

hemmer und 54 Mio. DM auf die neueren patentgeschützten H_2-Antagonisten Famotidin und Nizatidin.

Abbildung 45.2: Entwicklung der verordneten Tagesdosen 1994 nach Antibiotikagruppen in den alten Bundesländern

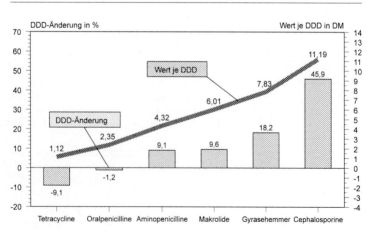

Abbildung 45.3: Graphische Darstellung der Umsatzentwicklung 1993/1994 in den neuen Bundesländern

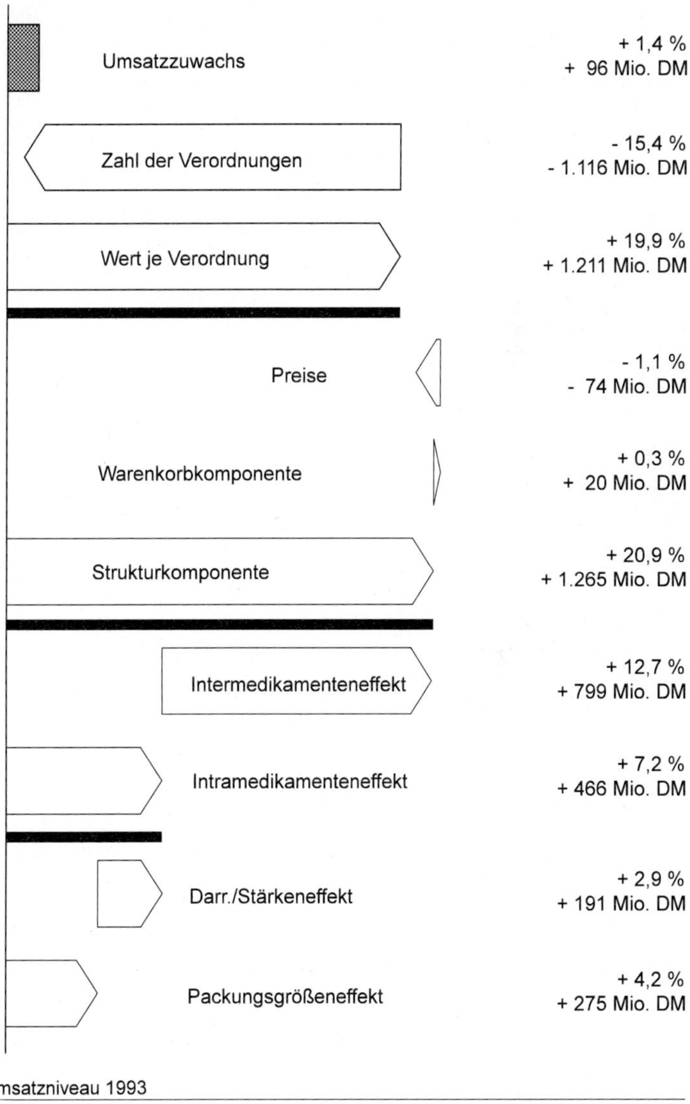

Kategorie	Prozent	Betrag
Umsatzzuwachs	+ 1,4 %	+ 96 Mio. DM
Zahl der Verordnungen	− 15,4 %	− 1.116 Mio. DM
Wert je Verordnung	+ 19,9 %	+ 1.211 Mio. DM
Preise	− 1,1 %	− 74 Mio. DM
Warenkorbkomponente	+ 0,3 %	+ 20 Mio. DM
Strukturkomponente	+ 20,9 %	+ 1.265 Mio. DM
Intermedikamenteneffekt	+ 12,7 %	+ 799 Mio. DM
Intramedikamenteneffekt	+ 7,2 %	+ 466 Mio. DM
Darr./Stärkeneffekt	+ 2,9 %	+ 191 Mio. DM
Packungsgrößeneffekt	+ 4,2 %	+ 275 Mio. DM

Umsatzniveau 1993

Tabelle 45.6: Verordnungs- und Umsatzentwicklung in den neuen Bundesländern 1994 nach Indikationsgruppen (mindestens 1 Mio. Verordnungen)

Indikationsgruppe	Verordnungen in Mio.	Änderung in %	Umsatz in Mio.	Änderung in %	DDD in Mio.	Änderung in %
Analgetika/Antirheumatika	26,1	−30,0	446,3	−15,0	426,9	−16,2
Antiallergika	2,2	−9,2	67,6	−2,5	38,8	1,4
Antibiotika/Chemotherapeutika	7,3	−3,9	322,8	5,2	57,5	−6,4
Antidiabetika	4,7	2,0	297,8	18,5	249,7	10,8
Antiemetika-Antivertiginosa	1,1	6,2	27,8	27,1	22,6	28,2
Antiepileptika	1,3	−34,5	59,7	20,3	42,8	8,0
Antihypertonika	4,0	−17,9	317,4	10,3	224,1	5,6
Antihypotonika	1,6	−27,3	47,7	−16,6	59,6	−13,9
Antimykotika	2,8	−8,9	113,6	6,1	42,0	−13,1
Antiphlogistika	1,3	−32,6	21,3	−25,5	32,4	−26,9
Antitussiva/ Expektorantia	13,1	−17,6	172,2	−16,2	160,3	−10,9
Balneotherapeutika/Wärmeth.	1,3	−22,1	21,4	−14,7	26,1	−14,9
β-Rez.bl./Ca-Antag./ACE-H.	14,7	−9,6	866,9	3,3	630,3	5,2
Broncholytika/Antiasthmatika	5,5	−3,5	299,7	10,0	259,5	13,3
Corticosteroide	1,5	−14,6	51,3	14,7	41,8	12,3
Dermatika	10,4	−12,0	247,5	−4,1	279,1	−5,6
Diuretika	3,1	−19,4	76,9	6,3	176,7	−2,7
Durchblutungsf. Mittel	5,6	−10,9	348,0	−2,8	218,6	−1,1
Gynäkologika	1,9	−13,9	33,7	−12,4	28,3	−9,4
Hypnotika/Sedativa	5,1	−12,8	77,4	7,5	103,0	−6,5
Kardiaka	3,6	−9,9	53,0	−3,0	193,3	−2,8
Koronarmittel	7,5	−10,4	312,3	2,8	443,2	1,4
Lipidsenker	1,1	−11,7	139,3	−2,5	68,8	−1,8
Magen-Darm-Mittel	8,3	−12,3	411,4	7,9	117,2	1,5
Migränemittel	1,4	−27,3	36,4	−8,7	16,1	−15,7
Mineralstoffpräparate	2,6	−13,3	85,1	4,7	65,6	3,0
Mund- und Rachentherap.	3,1	−8,4	29,5	−7,6	31,9	−23,5
Muskelrelaxantia	1,1	1,6	54,8	4,1	18,9	2,1
Neuraltherapeutika	1,2	1,8	103,3	19,1	42,0	30,6
Ophthalmika	7,2	−16,3	101,6	−10,4	400,5	−17,2
Psychopharmaka	8,3	−14,6	288,8	6,6	213,4	−4,9
Rhinologika	5,5	−5,8	44,8	−2,1	129,4	−4,0
Schilddrüsentherapeutika	2,2	−21,7	39,4	−7,5	143,2	−0,6
Sexualhormone	3,4	−10,0	166,1	−4,2	244,9	−5,8
Spasmolytika	1,4	−11,9	29,1	5,5	14,0	4,0
Sulfonamide	1,6	−27,7	22,4	−24,4	12,9	−26,6
Urologika	2,6	−15,8	104,2	−1,3	83,6	0,7
Venenmittel/Antivarikosa	4,8	−18,8	196,2	−7,0	184,4	−12,0
Vitamine	1,8	−18,7	43,7	−4,8	120,0	7,4
Wundbehandlungsmittel	1,1	−1,1	17,4	−9,0	35,4	−1,8
GKV-Gesamtmarkt	196,2	−15,4	6715,9	1,4	6153,6	−3,8

Abbildung 45.4: Tagesdosen je Arzneimittelpackung 1991 bis 1994 im Ost-West-Vergleich

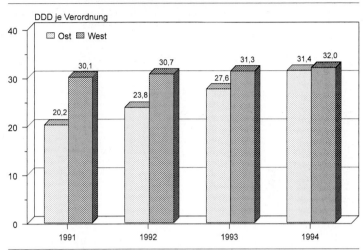

Die im Markt beobachtbaren Tendenzen zur Hochpreistherapie sind wiederholt von Pharmakologen sowie Vertretern der Ärzteschaft kritisch hinterfragt worden. So weist z.B. Schwoerer (1994) auf ein gezieltes Hochpreismarketing hin, bei dem die Pharmaverbände «offensichtlich ‹gut› und ‹teuer› verwechseln». Ist eine derartige Marktstrategie insbesondere im budgetierten und festbetragsgeregelten Markt aus Sicht des pharmazeutischen Unternehmers durchaus rational, verdeutlicht sie doch letztlich auch, welche Marktdynamik bei einer Aufhebung der Budgetierung zu erwarten wäre.

Marktentwicklung in den neuen Bundesländern

Während in den alten Bundesländern der Arzneimittelumsatz im ersten Budgetierungsjahr um 14,5% sank, verzeichneten die neuen Bundesländer 1994 einen leichten Anstieg um 1,4%, entsprechend 96 Mio. DM. Damit wurde ein Umsatzniveau von 6,7 Mrd. DM erreicht. Das Arzneimittelbudgetvolumen wurde um rd. 115 Mio. DM überschritten.

Hinter diesem leichten Umsatzanstieg stehen stark gegenläufige Mengen- und Strukturentwicklungen. Während die Zahl der verordneten Arzneimittelpackungen um 15,4% sank, entsprechend einem Umsatz-

Tabelle 45.7: Verordnungs- und Umsatzentwicklung patentgeschützter Arzneimittel in den neuen Bundesländern 1994 in Indikationsgruppen mit Patentvolumina (> 0,3 Mio. Verordnungen)

Indikationsgruppe	Verordnungen in Mio.	Änderung absolut	Änderung in %	Umsatz in Mio.	Änderung absolut	Änderung in %
Antiallergika	1,0	−0,2	−15,2	45,2	−2,3	−4,9
Antibiotika/Chemotherapeutika	2,4	0,4	22,1	152,2	26,5	21,1
Antidiabetika	1,0	0,1	15,9	151,2	38,1	33,6
Antihypertonika	0,5	0,2	48,1	54,2	21,6	66,5
Antimykotika	0,3	0,0	14,6	18,4	4,7	33,8
β-Rez.bl./Ca-Antag./ACE-H.	3,9	0,5	15,1	407,9	75,9	22,9
Dermatika	0,5	0,1	22,1	21,1	5,1	31,6
Hypnotika/Sedativa	0,9	0,2	22,5	24,1	4,9	25,4
Lipidsenker	0,4	0,0	−9,3	75,4	−6,1	−7,5
Magen-Darm-Mittel	1,3	0,2	19,8	218,6	34,8	18,9
Psychopharmaka	0,5	−0,1	−13,9	38,5	−0,9	−2,2
GKV-Gesamtmarkt	13,1	1,5	13,4	1271,8	220,2	20,9

rückgang von 1,1 Mrd. DM, führten die strukturellen Marktverschiebungen zu einem Umsatzplus von 20,9%, entsprechend 1,3 Mrd. DM. Der Preisrückgang betrug −1,1% (siehe *Abbildung 45.3*).

Betrachtet man zunächst die Mengenentwicklung, ist der Rückgang insofern zu relativieren, als die Abnahme nach Zahl der verordneten Tagesdosen lediglich 3,8% betrug. Dahinter steht der in den vergangenen Jahren zu beobachtende Trend, in Angleichung an die Westmarktverhältnisse größere Arzneimittelpackungen zu verordnen. Diese Angleichung ist mit der 94er-Marktentwicklung nahezu erreicht, wie *Abbildung 45.4* zeigt. Mit 31,4 Tagesdosen je Verordnung liegt die durchschnittliche Packungsgröße in den neuen Bundesländern fast auf dem West-Wert von 32,0. Noch weiter relativiert sich der Mengenrückgang, berücksichtigt man die Abnahme der Zahl der GKV-Versicherten in den neuen Bundesländern, die um 2,5% auf 14,3 Millionen sank. Auf einen GKV-Versicherten entfielen 1994 430 Tagesdosen gegenüber 435 Tagesdosen im Vorjahr, was einem Mengenrückgang von lediglich 1,3% entspricht. Wie sich die verordneten Arzneimittelmengen nach Anzahl der Arzneimittelpackungen, DDD und Umsatz auf der Indikationsgruppenebene entwickelt haben, ist *Tabelle 45.6* zu entnehmen.

Die Analyse der strukturellen Marktverschiebungen mit einem Umsatzplus von 20,9% zeigt, daß diese in erster Linie wie in den alten Bundesländern durch Marktverschiebungen hin zu anderen, teureren Arzneimitteln bestimmt werden. Dabei ist der Intermedikamenteneffekt mit einer umsatzsteigernden Wirkung von +12,7%, entsprechend 799 Mio. DM, wesentlich stärker ausgeprägt als im Westen. Auf die schon angesprochenen Verordnungsverschiebungen hin zu anderen Packungsgrößen enfällt ein Umsatzeffekt von 4,2%, auf die Verschiebung hin zu anderen Wirkstärken und Darreichungsformen ein Effekt von 2,9% (*Abbildung 45.3*).

Stärker ausgeprägt als in den alten Bundesländern ist die Verschiebung hin zum Originalpräparat im generikafähigen Markt. So sinkt 1994 im generikafähigen Markt auf einem höheren Generikaverordnungniveau als im Westen der Anteil der Verordnungen von Zweitanmelderpräparaten gegenüber dem Vorjahr um 3,0 Prozentpunkte auf 75,3%.

Während der Verordnungseinbruch im Generikamarkt 19,4% (20,1 Mio. Verordnungen) beträgt, verzeichnen Originalpräparate nur eine Abnahme von 4,4% (1,3 Mio. Verordnungen). Die Marktverschiebung zu den Originalpräparaten im generikafähigen Markt wird dabei in den neuen Bundesländern nur zu einem kleinen Teil durch die Marktausgrenzungen infolge der veränderten Selbstbeteiligungsregelung erklärt. Insgesamt sinkt der Umsatz im generikafähigen Markt um 3,5% (125 Mio. DM), wobei die Generika in den neuen Bundesländern einen Umsatzrückgang von 7,0% (175 Mio. DM) verzeichnen, während die Originalpräparate ein Plus von 4,4% (49 Mio. DM) aufweisen.

Die Patentmarktdynamik der neuen Bundesländer stellt sich im Vergleich zu den alten Bundesländern deutlich expansiver dar. So lag hier 1994 der Umsatz der patentgeschützten Verordnungen 20,9% über dem Umsatz des Vorjahres, wie Tabelle *45.7* zeigt. Der Umsatzzuwachs in diesem Marktsegment betrug damit 220 Mio. DM. Die maßgeblichen Umsatzzuwächse konzentrieren sich wie in den alten Bundesländern auf Antihypertensiva (97 Mio. DM), Antidiabetika (38 Mio. DM), Magen-Darm-Mittel (35 Mio. DM) und Antibiotika (27 Mio. DM).

Insgesamt kennzeichnen die 94er-Marktentwicklung in den neuen Bundesländern wie auch im Westen in erster Linie Verschiebungen hin zu einer teureren Arzneimitteltherapie, die allerdings im Osten ausgeprägter sind, wie die Patentmarktdynamik sowie auch die Entwicklung im Generikamarkt zeigen. Der Mengenrückgang nach Tagesdosen je Versicherter ist trotz des erstmals geltenden Arzneimittelbudgets anders als bei der 93er-Marktentwicklung in den alten Bundesländern, schwach ausgeprägt.

Marktdaten im Ost-West-Vergleich

Es stellt sich nun die Frage, wie die trotz erstmals geltendem Arzneimittelbudget letztlich geringe Abnahme der Verordnungsmenge in den neuen Bundesländern sowie der kostentreibende Effekt der Marktver-

Abbildung 45.5: GVK-Arzneimittelumsatz je Versicherter 1991 bis 1994 im Ost-West-Vergleich

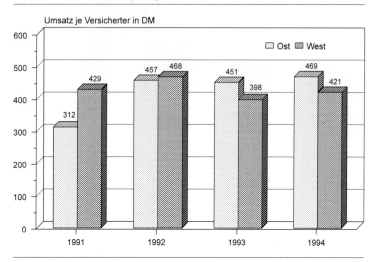

schiebungen hin zu anderen teureren Arzneimitteln zu bewerten sind. Die Marktentwicklung gegenüber dem Vorjahr liefert letztlich keine Anhaltspunkte zur Bewertung des bestehenden Verordnungsniveaus sowie der Verordnungsstrukturen. Ein hoher Intermedikamenteneffekt ist für die Arzneimittelmarktentwicklung der neuen Bundesländer in den letzten Jahren durchaus symptomatisch, drückt sich hierin doch der Angleichungsprozeß an Westmarktverhältnisse aus. Ein möglicher Ansatz zur Beantwortung dieser Fragen liegt in einem Vergleich der Marktstrukturen in den alten und den neuen Bundesländern, den die folgenden Ausführungen versuchen.

Zunächst ist global festzustellen, daß die Arzneimittelversorgung in den neuen Bundesländern gegenüber den alten Bundesländern deutlich teurer ist. Mit 469 DM liegt der Arzneimittelumsatz je Versicherter 1994 um 11,4% über dem West-Wert von 421 DM. Wie aus *Abbildung 45.5* weiter erkennbar ist, ist ein der Kostendämpfung durch das GSG-Arzneimittelbudget in den alten Bundesländern vergleichbarer Effekt in den neuen Bundesländern erst gar nicht eingetreten. Während der Arzneimittelumsatz je Versicherter in den alten Bundesländern 1994 immerhin noch 10,1% unter dem Vor-GSG-Niveau von 1992 liegt, liegt der Ost-Wert in etwa auf dem West-Level von 1992. Eine differenziertere Information liefert *Abbildung 45.6*, die einen Ost-West-Vergleich für die Parameter «Tagesdosen je Versicherter» und «Wert je Tagesdosis» bietet.

Abbildung 45.6: Tagesdosen je Versicherter und Wert je Tagesdosis 1991 bis 1994 im Ost-West-Vergleich

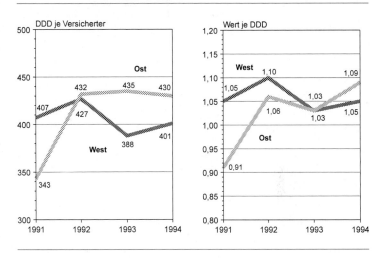

Hier zeigt sich zunächst, daß 1994 in den neuen Bundesländern mit 430 DDD je Versicherter gegenüber 401 DDD im Westen 7,1% mehr Arzneimittel verordnet werden. Während das Arzneimittelbudget in den alten Bundesländern 1993 zu einem Mengenrückgang nach Tagesdosen je Versicherter von 9,2% führte, stagniert die entsprechende Arzneimittelmenge in den neuen Bundesländern in etwa seit 1992. Weiter ist erkennbar, daß 1994 mit 1,09 DM Umsatz je Tagesdosis gegenüber 1,05 DM in den neuen Bundesländern auch teurer therapiert wird. Dabei ist die relative Verteuerung der Therapie in den neuen Bundesländern ausschließlich ein Effekt der Marktdynamik im Budgetjahr 1994, gab es doch 1993 keinen Ost-West-Unterschied beim Umsatz je Tagesdosis. Geht man in einer ersten Modellannahme davon aus, daß der Umsatz je Versicherter 1994 in den neuen Bundesländern auf Westniveau gelegen hätte, so wären im ostdeutschen Arzneimittelmarkt 688 Mio. DM weniger Umsatz erzielt worden. Geht man in einer weiteren Überlegung davon aus, daß in den neuen Bundesländern unter Beibehaltung der im Vergleich zum Westen anzutreffenden Mehrverordnungen lediglich kostengünstiger zu Westmarktniveau verordnet worden wäre, d.h. um 0,04 DM kostengünstiger je Tagesdosis, hätte allein hierdurch der Arzneimittelumsatz 1994 um 260 Mio. DM niedriger gelegen. Budgetüberschreitungen für die ostdeutschen Ärzte hätte es dann nicht gegeben.

Tabelle 45.8: Umsatz je Versicherter im Ost-West-Vergleich nach Indikationsgruppen 1994

Indikationsgruppen	Umsatz je Versicherter in DM alte Bundesländer	Umsatz je Versicherter in DM neue Bundesländer	Umsatzeffekt neue Bundesländer auf der Basis «Umsatz je Versicherter West» in Mio. DM
Herz-Kreislauf-Therapie	88,12	113,55	−364,2
davon:			
β-Rez.bl./Ca-Antag./ACE-H.	42,78	60,52	−254,2
Antihypertonika	19,60	22,16	−36,6
Diuretika	8,04	5,37	38,3
Koronarmittel	13,27	21,80	−122,1
Kardiaka	4,43	3,70	10,4
Durchblutungsf. Mittel	14,42	24,29	−141,5
Venenmittel/Antivarikosa	6,06	13,70	−109,5
Analgetika/Antirheumatika	24,29	31,16	−98,4
davon:			
externe Rheumamittel	6,07	9,07	−43,0
Antidiabetika	15,45	20,79	−76,5
Dermatika	12,57	17,28	−67,4
Neuraltherapeutika	2,85	7,21	−62,5
Antibiotika/Chemotherapeutika	20,27	22,54	−32,5
Hypnotika/Sedativa	4,02	5,40	−19,8
Antimykotika	6,90	7,93	−14,7
...weitere Indikationsgruppen			
Schilddrüsentherapeutika	3,82	2,75	15,4
Lipidsenker	11,27	9,72	22,2
Broncholytika/Antiasthmatika	23,09	20,92	31,1
Antitussiva/ Expektorantia	14,54	12,02	36,0
Sexualhormone	15,06	11,59	49,7
Magen-Darm-Mittel	32,35	28,72	51,9
GKV-Gesamtmarkt	420,82	468,84	−687,8

In welchen Indikationsgruppen sich der Mehrumsatz gegenüber den alten Bundesländern von 688 Mio. DM manifestiert, geht aus *Tabelle 45.8* hervor. Wesentlich umsatzträchtiger sind demnach vor allem die Herz-Kreislauf-Therapie (364 Mio. DM), die Verordnung von Durchblutungsfördernden Mitteln (141 Mio. DM), von Venentherapeutika (109 Mio. DM) und von Analgetika/Antirheumatika (98 Mio. DM), wobei bei letzteren 43 Mio. DM auf die externen Rheumamittel entfallen. Unter Westniveau liegt der Umsatz etwa in den Indikationsgruppen Magen-Darm-Mittel (52 Mio. DM), Sexualhormone (50 Mio. DM) und Antitussiva/Expektorantien (36 Mio. DM).

Tabelle 45.9: Wert je Tagesdosis und Tagesdosen je Versicherter nach Indikationsgruppen 1994

Indikationsgruppen	West DDD-Kosten	Ost DDD-Kosten	Umsatzeffekt neue Bundesl. bei »DDD-Kosten West« in Mio. DM	West DDD je Versicherter	Ost DDD je Versicherter	Umsatzeffekt neue Bundesl. auf der Basis »DDD je Vers. West« in Mio. DM
Herz-Kreislauf-Therapie	0,88	0,98	−81,1	99,9	116,4	−283,1
davon:						
β-Rez.bl./Ca-Ant./ACE.	1,28	1,38	−59,7	33,4	44,0	−194,5
Antihypertonika	1,30	1,42	−25,8	15,1	15,6	−10,8
Diuretika	0,42	0,44	−3,5	19,4	12,3	41,7
Koronarmittel	0,69	0,70	−5,5	19,2	30,9	−116,7
Kardiaka	0,34	0,27	13,3	12,9	13,5	−2,9
Durchblutungsf. Mittel	1,61	1,59	4,3	8,9	15,3	−145,8
Venenmittel/Antivarikosa	0,78	1,06	−53,1	7,8	12,9	−56,3
Analgetika/Antirheumatika	1,04	1,05	−0,8	23,3	29,8	−97,5
davon:						
externe Rheumamittel	0,59	0,68	−18,0	10,3	13,3	−25,0
Antidiabetika	1,08	1,19	−28,5	14,3	17,4	−48,0
Dermatika	1,00	0,89	32,8	12,5	19,5	−100,1
Neuraltherapeutika	1,97	2,46	−20,4	1,4	2,9	−42,1
Antibiotika/Chemotherap.	4,41	5,62	−69,6	4,6	4,0	37,0
Hypnotika/Sedativa	0,79	0,75	3,8	5,1	7,2	−23,6
Antimykotika	2,35	2,70	−15,0	2,9	2,9	0,3
...weitere Indikationsgruppen						
Schilddrüsentherapeutika	0,19	0,27	−12,2	20,2	10,0	27,6
Lipidsenker	1,93	2,02	−6,1	5,8	4,8	28,4
Broncholytika/Antiasthm.	1,08	1,15	−18,8	21,3	18,1	49,9
Antitussiva/ Expektorantia	1,26	1,07	29,4	11,6	11,2	6,7
Sexualhormone	0,71	0,68	0,0	21,1	17,1	40,7
Magen-Darm-Mittel	3,31	3,51	−23,1	9,8	8,2	75,0
GKV-Gesamtmarkt	1,05	1,09	−259,5	401,1	429,6	−428,3

Nun läßt diese Darstellung natürlich noch nicht erkennen, inwieweit Mehrverordnungen oder teurere Therapie hinter den Umsatzeffekten in den Indikationsgruppen stehen. Eine entsprechend Aufsplittung liefert daher *Tabelle 45.9*, in der für die Indikationsgruppen unterschiedliche Arzneimittelkosten im Ost-West-Vergleich anhand des Indikators «Kosten je DDD» und Unterschiede bei der verordneten Arzneimittelmenge anhand des Indikators «DDD je Versicherter» dargestellt sind. Die gemäß den beiden Indikatoren im Ost-West-Vergleich resultierenden Umsatzeffekte verdeutlicht *Abbildung 45.7*. Für die Herz-Kreislauf-Therapie

Abbildung 45.7: Umsatzeffekte des unterschiedlichen Mengen- und Kostenniveaus nach Arzneimittelgruppen 1994 im Ost-West-Vergleich

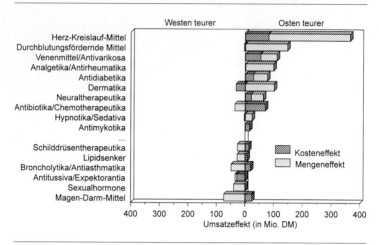

zeigt sich zunächst, daß die verordnete Tagesdosis in den neuen Bundesländern im Durchschnitt um 0,10 DM teurer ist, woraus ein Umsatzeffekt von 81 Mio. DM resultiert. Der hohe Mehrumsatz in der Herz-Kreislauf-Therapie wird jedoch in erster Linie durch einen Mengenunterschied bestimmt. So liegt in den neuen Bundesländern die Menge der verordneten Tagesdosen je Versicherter 16,5% über dem Westniveau mit einem Umsatzplus von 283 Mio. DM.

Der hohe Mehrumsatz in den neuen Bundesländern bei den Durchblutungsfördernden Mitteln wird ausschließlich durch häufigere Verordnungen bestimmt, liegen doch die DDD-Kosten mit 1,59 DM sogar geringfügig unter dem West-Wert von 1,61 DM. Im Durchschnitt entfallen auf den einzelnen Versicherten in den neuen Bundesländern 71% mehr Tagesdosen, entsprechend einem umsatzsteigernden Effekt von 146 Mio. DM. Bei den Venentherapeutika entfällt der Mehrumsatz von 109 Mio. DM etwa zu gleichen Teilen auf Mengen- und Kosteneffekt. So liegt das Ost-Mengen-Niveau um 65% höher, und die DDD-Kosten liegen bei 1,06 DM gegenüber 0,78 DM im Westen, bedingt durch den relativ stärkeren Einsatz oraler Venentherapeutika in den neuen Bundesländern. Bemerkenswert ist für diese beiden in ihrer therapeutischen Wirksamkeit umstrittenen Arzneimittelgruppen der offensichtliche Markterfolg in den neuen Bundesländern seit 1990, der aus *Tabelle 45.10* hervorgeht. In nur

Tabelle 45.10: Umsatzentwicklung der Indikationsgruppen Durchblutungsfördernde Mittel und Venentherapeutika in den neuen Bundesländern 1990 bis 1994

	Durchblutungsfördernde Mittel				Venentherapeutika			
	Neue Bundesländer		Alte Bundesländer		Neue Bundesländer		Alte Bundesländer	
Jahr	Umsatz in Mio. DM	Änderung in %	Umsatz in Mio. DM	Änderung in %	Umsatz in Mio. DM	Änderung in %	Umsatz in Mio. DM	Änderung in %
1990	107,2		1040,6		93,7		586,3	
1991	196,6	83,3	1078,8	3,7	133,3	42,4	613,5	4,6
1992	364,3	85,3	1167,5	8,2	223,4	67,5	626,2	2,1
1993	358,0	−1,7	828,8	−29,0	210,9	−5,6	361,1	−42,3
1994	348,0	−2,8	827,2	−0,2	196,2	−7,0	347,6	−3,8

zwei Jahren, d.h. von 1990 bis 1992, erhöhte sich der Umsatz mit Durchblutungsfördernden Mitteln von 107 Mio. DM auf 364 Mio. DM, bei Venentherapeutika von 94 Mio. DM auf 223 Mio. DM. Zugleich zeigt sich, daß die umsatzsenkenden Effekte 1993 und 1994 in der Folge des Gesundheitsstrukturgesetzes im Vergleich zu den alten Bundesländern äußerst gering ausfallen.

Weitere relevante umsatzsteigernde Ost-West-Unterschiede bei den verordneten Arzneimittelmengen gemäß *Tabelle 45.9* liegen vor allem in Mehrverordnungen je Versicherter von 7 Tagesdosen Dermatika (100 Mio. DM) und 6,5 Tagesdosen Analgetika/Antirheumatika (98 Mio. DM).

Weitere umsatzsteigernde Differenzen durch teurere Verordnung zeigen sich neben den schon angesprochenen Herz-Kreislauf-Therapeutika und Venentherapeutika vor allem bei den Antibiotika (70 Mio. DM). Hier liegen die Kosten einer Tagesdosis mit 5,62 DM um 27% über dem West-Wert von 4,41 DM. Dahinter steht in erster Linie, daß in den alten Bundesländern 79% mehr Aminopenicilline verordnet werden, während in den neuen Bundesländern 70% mehr der doppelt so teuren Cephalosporine abgegeben werden. Hinzu kommen Mehrverordnungen bei den Gyrasehemmern von 19%. Die resultierende Umsatzstruktur zeigt im Ost-West-Vergleich *Abbildung 45.8*.

Verdeutlicht sei die teurere Therapie in den neuen Bundesländern zum Abschluß nochmals durch einen kurzen Vergleich der Patentmärkte in Ost und West. Aus *Tabelle 45.11* geht zunächst für den Gesamtmarkt hervor, daß in den neuen Bundesländern die Anzahl der patentgeschützten Arzneiverordnungen je Versicherter um 26,7% höher liegt als im Westen. Es zeigen sich deutlich häufigere Verordnungen von patentgeschützten Arzneimitteln in der Herztherapie (Indikationsgruppen Anti-

Tabelle 45.11: Verordnung und Umsatz patentgeschützter Arzneimittel im Ost-West-Vergleich 1994

	Verordnungen je Tsd. Versicherte		Differenz in %	Umsatz je Tsd. Versicherte in DM		Differenz in %
	West	Ost		West	Ost	
Antiallergika	48,1	67,4	40,3	2264,9	3157,4	39,4
Antibiotika/Chemotherapeutika	111,8	165,0	47,6	6726,4	10624,6	58,0
Antidiabetika	73,4	72,9	−0,7	9493,0	10558,3	11,2
Antihypertonika	21,1	33,5	59,2	2387,9	3783,3	58,4
Antimykotika	17,9	20,6	15,2	1018,0	1285,3	26,3
β-Rez.bl./Ca-Antag./ACE-H.	211,1	270,1	28,0	21533,6	28476,5	32,2
Dermatika	32,6	38,3	17,5	1089,8	1469,9	34,9
Hypnotika/Sedativa	15,9	63,7	300,4	395,8	1679,9	324,5
Lipidsenker	34,6	28,2	−18,5	6392,4	5261,7	−17,7
Magen-Darm-Mittel	109,1	91,4	−16,2	15804,5	15259,4	−3,4
Psychopharmaka	24,5	37,6	53,7	1818,6	2689,2	47,9
GKV-Gesamtmarkt	719,4	911,3	26,7	72686,1	88784,2	22,1

hypertonika und Beta-Rezeptorenblocker/Calcium-Antagonisten/ACE-Hemmer). Die Mehrverordnungen bei den Psychopharmaka müssen ebenfalls der Herztherapie hinzugerechnet werden, da der Niveauunterschied allein aus deutlich häufigeren Verordnungen des teuren patentgeschützten Calcium-Antagonisten Nimodipin in den neuen Bundesländern resultiert, der sich gemäß Roter Liste in der Indikationsgruppe Psychopharmaka befindet. Ausgeprägte Mehrverordnungen von patentierten Arzneimitteln finden sich neben der Herztherapie vor allem bei Antibiotika und Antiallergika. Schließlich fällt auch auf, daß der Verbrauch von patentgeschützten Hypnotika/Sedativa auf viermal so hohem Niveau liegt. Er basiert auf entsprechenden Mehrverordnungen des patentgeschützten Benzodiazepinagonisten Zolpidem in den neuen Bundesländern, dessen Preis im Vergleich zu Benzodiazepinen wesentlich höher liegt, ohne daß therapeutisch relevante Vorteile erkennbar sind (vgl. *Kapitel 25*). Unter Westniveau liegt die Verordnungshäufigkeit patentgeschützter Magen-Darm-Mittel und Lipidsenker.

Auch wenn vorliegenden Ausführungen zum Ost-West-Vergleich nicht auf einer Alters- und Geschlechtsstandardisierung beruhen, behalten die getroffenen Aussagen doch ihre Gültigkeit, wie eine Vergleichsbetrachtung der Alters- und Geschlechtsstruktur der GKV-Versicherten in Ost und West zeigt (*Tabelle 45.12*). Danach finden sich zwar in den neuen Bundesländern etwa 2,2% mehr Versicherte ab 60 Jahre, wobei sich der etwas höhere Anteil älterer Versicherter ausschließlich bei den Frauen manifestiert. Keineswegs jedoch können die in der unterschiedlichen Alters- und Geschlechtsstruktur zum Ausdruck kommenden Mor-

Tabelle 45.12: Alters- und Geschlechtsstruktur der GKV-Versicherten im Ost-West-Vergleich 1994

Altersklasse	Alte Bundesländer Männer %	Frauen %	Neue Bundesländer Männer %	Frauen %
bis 15	8,2	7,8	8,6	8,3
bis 30	10,2	10,2	9,2	9,0
bis 45	10,9	11,5	10,9	11,7
bis 60	9,3	10,1	9,7	10,5
bis 75	6,4	8,6	6,5	9,4
über 75	1,9	4,8	1,8	4,7
Summe	46,8	53,2	46,6	53,4

biditätsunterschiede den allgemeinen Mehrverbrauch von Arzneimitteln erklären, insbesondere nicht so große Mengenunterschiede wie z.B. bei Durchblutungsfördernden Mitteln und Venentherapeutika. Auch nicht hierdurch erklärbar sind die gravierenden Unterschiede bei den Therapiekosten einer einzelnen Tagesdosis, etwa im Antibiotikabereich. Letztlich

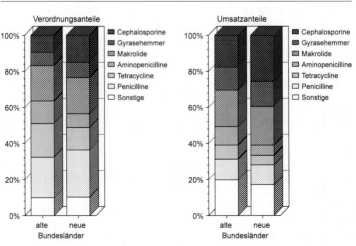

Abbildung 45.8: Verordnungs- und Umsatzstruktur im Antibiotikamarkt 1994 im Ost-West-Vergleich

bedeutet daher ein alters- und geschlechtsstandardisierter Vergleich nur eine marginale Modifizierung der hier getroffenen Aussagen.

Es zeigt sich im Ergebnis, daß die Anpassung des Ost-Arzneimittelmarktes an westliche Marktverhältnisse mittlerweile ein Niveau ereicht hat, auf dem in den neuen Bundesländern im Durchschnitt sowohl mehr als auch teurere Arzneimittel verordnet werden. Hinsichtlich des Mengenniveaus sind z.B. die Mehrverordnungen bei Durchblutungsfördernden Mitteln und Venentherapeutika besonders auffällig. Die teurere Therapie kommt u. a. darin zum Ausdruck, daß in den neuen Bundesländern die Anzahl der patentgeschützten Arzneiverordnungen je Versicherter rd. 27% höher liegt als im Westen. Beide Entwicklungen können sicherlich nicht losgelöst von einem besonderen Erfolg sogenannter «pharmakommunikativer Maßnahmen» gesehen werden, die sich seit der deutschen Einheit auf den neuen Markt in besonderer Weise konzentrieren. Nach den Erfahrungen mit den GSG-Auswirkungen in den alten Bundesländern 1993 scheint es offenbar gelungen zu sein, Markteinbrüche von ähnlichem Ausmaß in Ostdeutschland von vornherein zu verhindern.

Auswirkungen auf die Versicherten

Hatte schon das Gesundheits-Reformgesetz (GRG) vorgesehen, das Eigeninteresse des Patienten an einer preisgünstigen Versorgung mit Arzneimitteln zu fördern, indem im festbetragsfreien Sektor eine prozentuale, mithin direkt an den verursachten Kosten orientierte Zuzahlung eingeführt werden sollte, so wurde dieser Ansatz im Gesundheitsstrukturgesetz erneut aufgegriffen und in schärferer Form realisiert: Für die Dauer des Jahres 1993 hatte der Patient bei Arzneimitteln mit einem Preis bis zu 30 DM einen Eigenanteil von 3 DM selbst zu tragen; bei Präparaten bis zu 50 DM betrug der Eigenanteil 5 DM und darüberhinaus 7 DM. Seit Anfang 1994 orientiert sich der Selbstbehalt statt am Preis des Medikaments an der Packungsgröße. Dazu wurden durch Rechtsverordnung Zuzahlungsstufen definiert, die je nach Anwendungsgebiet, Darreichungsform etc. den Markt in kleine (N1, insbesondere für kurzzeitige Erkrankungen gedacht), mittlere (N2) und große (N3, besonders für chronische Krankheiten) Packungen aufteilen. Seit 1993 gelten damit Zuzahlungen im gesamten – also nicht nur im festbetragsfreien – Markt und gleichermaßen in Ost und West.

Die finanzielle Belastung der GKV-Versicherten ist mit den neuen Zuzahlungsregelungen stark gestiegen (*Tabelle 45. 13*). So liegt das Zuzahlungsvolumen 1994 bundesweit bei 2,9 Mrd. DM und damit die durchschnittliche Selbstbeteiligung bei 8,8%. In den alten Bundesländern liegt

Tabelle 45.13: Zuzahlung im GKV-Arzneimittelmarkt 1992 bis 1994

	Alte Bundesländer		Neue Bundesländer		Bundesgebiet insg.	
	Mio. DM*	Anteil in %*	Mio. DM*	Anteil in %*	Mio. DM*	Anteil in %*
1992 (3 DM (neue Bundesländer 1,50 DM) im Nicht-Festbetragsmarkt)	1134,0	4,0	116,0	1,6	1250,0	3,5
1993 (3, 5, 7 DM nach Preisklassen im Gesamtmarkt)	1890,0	7,8	460,0	6,6	2350,0	7,5
1994 (3,5,7 DM nach Packungsgrößen im Gesamtmarkt)	2271,0	8,9	593,0	8,4	2865,0	8,8

*Absolutbeträge und Prozentanteile beziehen sich auf den Bruttoapothekenumsatz.

das durchschnittliche Zuzahlungsniveau 1994 mehr als doppelt so hoch wie vor dem GSG. Die Auswirkungen der GSG-Zuzahlungsregelungen auf die Patienten wurden wiederholt ausführlich dokumentiert (Klauber/Repschläger 1994; Selke 1994), so daß auf eine erneute Analyse an dieser Stelle verzichtet werden kann. Im Ergebnis zeigt sich, daß die Belastungen der geltenden Zuzahlung nach Packungsgrößen in den höheren Alterklassen kumulieren sowie bei den Arzneimitteln, die überwiegend von chronisch Kranken in Dauertherapie genommen werden. Dabei können chronisch Kranke oder ältere, multimorbide Menschen im Einzelfall durchaus erheblich betroffen sein. Härteklauseln sind in vielen Fällen nur begrenzt geeignet, sie vor zu hohen Belastungen zu schützen.

Anhaltspunkte für eine die Inanspruchnahme steuernde Wirkung der GSG-Zuzahlungsregelungen, die über die reine Kostenverlagerung hinausgeht, sind nicht zu erkennen. Wenn hier eine empirische Überprüfung im Rahmen des GKV-Arzneimittelindex auch nicht möglich ist, kann andererseits eine solche Wirkung auch kaum erwartet werden. So bleibt grundsätzlich unklar, wie der Patient als medizinischer Laie die Notwendigkeit einer Verschreibung beurteilen oder gar die Suche nach preisgünstigeren Alternativen bewerkstelligen soll. Vor allem aber setzt die bestehende Zuzahlungsregelung primär an der Dauermedikation älterer Menschen mit Großpackungen an, so daß sich ein verändertes Inanspruchnahmeverhalten für große Teile des Marktes schon theoretisch ausschließt (vgl. zur Steuerungsfunktion von Selbstbeteiligung die Diskussion in der *Enquete-Kommission 1990*).

Tabelle 45.14: Ausgrenzung von Marktvolumina aus dem GKV-Markt 1994 gegenüber 1993 durch Zuzahlung nach Packungsgrößen

Indikationsgruppe	Verordnungen in Mio.	Umsatz in Mio. DM
Analgetika/Antirheumatika	10,1	45,3
Psychopharmaka	1,5	6,9
Thrombozytenaggregationshemmer	0,4	2,3
Kardiaka	0,2	1,1
GKV-Gesamtmarkt	13,2	67,3

Weitere Wirtschaftlichkeitsbeiträge der Versicherten in der Folge der GSG-Zuzahlungsregelungen ergeben sich durch Ausgrenzung von Arzneimittelvolumina aus dem GKV-Markt, weil die zu leistende Zuzahlung den Arzneimittelpreis übersteigt. Im Jahre 1994 unter der Zuzahlung nach Packungsgrößen umfaßte dieses Marktvolumen 13,2 Mio. Packungen mit einem Umsatz von 67,3 Mio. DM. Wie *Tabelle 45.14* zeigt, entfallen dabei rd. 77% der Verordnungen auf die Indikationsgruppe Analgetika/Antirheumatika. In dieser Indikationsgruppe konzentrieren sich die Verordnungen auf einige wenige ASS- und Paracetamolprodukte. Hinter den 1,5 Millionen Psychopharmaka-Verordnungen stehen einige wenige Tranquillantien mit den Wirkstoffen Oxazepam oder Diazepam.

Literatur

Bundesgesetzblatt, Teil I, Z 5702 A, Nr. 59 vom 29. Dezember 1992: Gesetz zur Sicherung und Strukturverbesserung der gesetzlichen Krankenversicherung (Gesundheitsstrukturgesetz).

Enquete-Kommission des 11. Deutschen Bundestags (1990): Strukturreform der gesetzlichen Krankenversicherung.

Klauber, J., Repschläger, U. (1994): Modellrechnungen zur Entlastung chronisch Kranker bei der Arzneimittelzuzahlung. Bonn.

Schwabe, U., Paffrath, D. (Hrsg.) (1994): Arzneiverordnungs-Report '94. Stuttgart.

Schwoerer, P. (1994): Statement auf der Pressekonferenz zum Arzneiverordnungs-Report '94 am 13. September 1994. Bonn.

Selke, G. W. (1994): Auswirkungen des Gesundheitsstrukturgesetzes. In: Schwabe, U., Paffrath, D. (Hrsg): Arzneiverordnungs-Report '94. Stuttgart.

46. Der Markt für patentgeschützte Arzneimittel

G. W. Selke und J. Klauber

Seit geraumer Zeit wird die Bedeutung von Innovationen im Arzneimittelmarkt in verschiedensten Zusammenhängen diskutiert. Dabei sind die Blickwinkel ebenso vielfältig wie die damit verknüpften Interessen: Das Thema hat wirtschafts- und beschäftigungspolitische Relevanz, hat Bedeutung für die Frage internationaler Konkurrenzfähigkeit einer Volkswirtschaft, für die Finanzierung des Gesundheitswesens und ist vor allem wichtig für die weitere Verbesserung des Gesundheitszustandes der Bevölkerung. Die beiden letzten Aspekte des Gesamtkomplexes sind für die gesundheitspolitische Diskussion von besonderer Bedeutung.

Allerdings wird noch eine weitere, begriffliche Einengung nötig, ist doch der Ausdruck «Innovation» durchaus interpretationsfähig. So wird denn darunter wahlweise verstanden

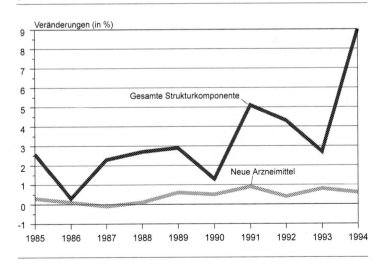

Abbildung 46.1: Struktureffekte im Neuzugangsmarkt
(ab 1991 mit neuen Bundesländern)

- die Neueinführung einer Therapie für eine bisher gar nicht behandelbare Krankheit,
- die Einführung eines neuen Therapieprinzips, unter Umständen auch mit einem schon bekannten Wirkstoff,
- die Einführung eines neuen Wirkstoffs, auch wenn es sich nur um eine marginale Modifikation ohne therapeutische Relevanz handelt,
- die Einführung eines Produktes mit einem bereits bekannten Wirkstoff, jedoch unter einem neuen Handelsnamen,
- schließlich jede Mehranwendung von bisher schon genutzten Therapieprinzipien oder Wirkstoffen.

Allerdings taugen auch die rein ökonomischen Definitionen durchaus nicht zur Untermauerung finanzieller Ansprüche. So wird seit zehn Jahren im Arzneiverordnungs-Report der Markt der Neuzugänge im Sinne des vorletzten der genannten Punkte analysiert (siehe *Kapitel 49*, insbesondere *Tabelle 49.4*); die Betrachtung über den gesamten Zeitraum hinweg zeigt, daß die Einführung neuer Arzneimittel einen zwar wichtigen, fast ausnahmlos aber nur geringen unmittelbaren Beitrag zum strukturellen Wachstum des Marktes leistete (*Abbildung 46.1*).

Hierbei ist zu berücksichtigen, daß neu eingeführte Generika in diesem Sinne zu einer preisgünstigen medizinischen Versorgung der Bevölkerung beitragen (siehe auch das *Überblickskapitel*). *Tabelle 46.1* und *Abbildung 46.2* zeigen am Beispiel des Antidiabetikums Glibenclamid exemplarisch die Auswirkungen des Wettbewerbs auf die Preisbildung nach Auslaufen des Patentschutzes. Schon im direkten Preisvergleich zwischen Original und Generika bestehen hier beträchtliche Einsparpotentiale, die von der deutschen Ärzteschaft seit Jahren intensiv genutzt werden, ohne daß darunter die Versorgungsqualität in irgendeiner Form litte. Bedenkt man zusätzlich, daß mit zunehmendem Wettbewerb auch der Originalhersteller gezwungen ist, die Preise zu senken, ergeben sich faktisch noch weit höhere Einsparungen. Nimmt man etwa fiktiv an, der Preis für Glibenclamid-Präparate wäre ohne Wettbewerb auf dem Niveau von 1983 eingefroren worden, dann wären allein im Jahre 1994 bei gleicher Verordnungsmenge 524,2 Mio. DM statt 194,4 Mio. DM, also 170% mehr, in diesem Bereich ausgegeben worden (*Tabelle 46.2*). Die gesamte Einsparung seit 1983 beläuft sich demnach auf rd. 2,5 Mrd. DM. *Tabelle 46.3* führt die relevanten Wirkstoffe auf, deren Patentschutz im Jahre 1994 abgelaufen ist.

Die Diskussion um eine Bestimmung des Innovationsbegriffs unter dem Gesichtspunkt der umfassenden Therapiequalität befindet sich in Deutschland allerdings noch in einem recht frühen Stadium, so daß sich hier noch kein Paradigma durchgesetzt hat. Innovations- und Qualitäts-Aspekte haben in einigen anderen Ländern bereits in die Preisbildungs- bzw. Kostenerstattungsmechanismen Einzug gefunden. So werden bei-

Tabelle 46.1: Verordnungen, Umsatz und mittlerer Preis von Glibenclamid-Präparaten

Jahr	Preis je Packung Original (DM)	Preis je Packung Generika (DM)	Verordnungen Original (Mio.)	Verordnungen Generika (Mio.)	Umsatz Original (Mio. DM)	Umsatz Generika (Mio. DM)
1981	60,51		5,0	0,0	302,6	0,0
1982	58,82		5,4	0,0	317,8	0,0
1983	59,03	31,62	4,8	0,4	283,8	11,9
1984	40,59	22,98	3,6	1,5	147,5	34,4
1985	36,51	20,62	3,3	1,9	120,9	39,5
1986	36,27	20,34	3,2	2,2	116,7	44,1
1987	36,83	19,92	3,3	2,3	122,4	46,2
1988	36,48	19,48	3,3	2,7	122,0	52,7
1989	33,73	17,45	3,0	2,9	102,5	50,3
1990	26,13	16,94	3,4	2,9	87,6	49,3
1991	26,12	19,38	3,4	4,7	87,8	90,3
1992	26,06	20,52	3,8	5,2	99,5	105,7
1993	26,05	18,96	3,4	5,7	88,7	107,5
1994	26,65	18,94	3,4	5,5	90,5	103,9

Tabelle 46.2: Einsparungen bei Glibenclamid

Jahr	Durch Generika im direkten jährlichen Preisvergleich (Mio. DM)	gegenüber Originalpreis 1983 insgesamt (Mio. DM)	gegenüber Originalpreis 1983 davon allein beim Original (%)
1983	10,3	10,3	0,0
1984	26,3	120,9	55,4
1985	30,4	148,2	50,3
1986	34,5	157,1	46,6
1987	39,2	164,4	44,9
1988	46,0	182,4	41,3
1989	46,9	196,7	39,1
1990	26,8	232,7	47,4
1991	31,4	295,4	37,5
1992	28,6	324,1	38,8
1993	40,2	339,7	33,1
1994	42,2	329,8	33,4
Summe	402,8	2501,6	40,4

468   Der Markt für patentgeschützte Arzneimittel

Tabelle 46.3: 1994 patentfrei gewordene Wirkstoffe

Wirkstoff	Originalpräparat	Patentablauf
Betaxolol	Betoptima, Kerlone	Oktober 94
Bisoprolol	Concor	Oktober 94
Calcitriol	Rocaltrol	Februar 94
Diflucortolon	Nerisona/forte	April 94
Domperidon	Motilium	Juli 94
Fluvoxamin	Fevarin	März 94
Tioconazol	(Fungibacid vaginal)	April 94

Ggf. gewährter zusätzlicher Verwertungsschutz (SPC) ist mit Stand Juni 1995 berücksichtigt, soweit bekannt. Quelle: Paltnoi, 1994.
Angegeben sind nur Wirkstoffe, die unter den 2000 meistverordneten Präparaten vertreten sind.

Abbildung 46.2: Glibenclamid: Original und Generika – Verordnungen und Preise

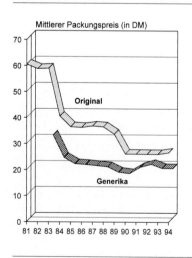
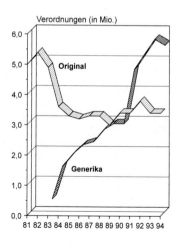

spielsweise in Japan für neue Produkte höhere Marktpreise von den Preisfestsetzungsbehörden genehmigt, wenn sie «innovativ» (*pikashin*) oder besonders «nützlich» (*yuyosei*) sind. Um als innovativ anerkannt zu werden, muß ein Wirkstoff alle der drei folgenden Kriterien erfüllen (Macarthur, 1992):
- Die Entwicklung erfolgte auf der Grundlage eines neuen Konzepts.
- Wirksamkeit und Sicherheit sind objektiv nachweisbar besser als bei bestehenden Arzneimitteln für die gleiche Indikation.
- Es wird erwartet, daß der neue Wirkstoff nachhaltig zur Therapie beiträgt.

Für die besondere Nützlichkeit muß mindestens eines der folgenden Kriterien erfüllt sein:
- Das Produkt hat objektiv nachweisbar ein besseres Wirksamkeitsprofil als bereits existierende Produkte.
- Das Produkt ist objektiv nachweisbar sicherer als bereits existierende Produkte.
- Es wird erwartet, daß das Produkt aufgrund technischer Innovation in der Zusammensetzung klare therapeutische Vorteile gegenüber bereits existierenden Produkten bietet.

Freilich werden auch in Deutschland pharmakologisch-therapeutische Bewertungen der Jahr für Jahr neu in den Markt gelangenden Wirkstoffe von anerkannten Experten vorgenommen und auch in dieser Reihe veröffentlicht (siehe etwa Fricke und Klaus, 1987ff, sowie *Tabelle 3*). Im folgenden soll jedoch ein eher technischer Ansatz verfolgt werden, der eng an die gegenwärtige Diskussion anknüpft.

Patentschutz als ein Kriterium für Innovation

Das aktuelle öffentliche Interesse an dieser Frage ist wesentlich dadurch geprägt, daß im Gesundheitsstrukturgesetz (GSG) mehrfach die Begriffe «neuartig» bzw. «Innovation» im Zusammenhang ökonomischer Regelungen verwendet werden:
- «[A]usgenommen von [den Festbetrags-]Gruppen sind Arzneimittel mit patentgeschützten Wirkstoffen, deren Wirkungsweise *neuartig* ist und die eine therapeutische Verbesserung, auch wegen geringerer Nebenwirkungen, bedeuten. Als *neuartig* gilt ein Wirkstoff, solange derjenige Wirkstoff, der als erster dieser Gruppe in Verkehr gebracht worden ist, unter *Patentschutz* steht.» (SGB V, § 35 Abs. 1; unsere Hervorhebung)
- «Bei der Anpassung des Budgets [für Arznei-, Verband- und Heilmittel]

Abbildung 46.3: Neue Wirkstoffe pro Jahr nach Herkunftsland
Gleitende Mittelwerke über 5 Jahre

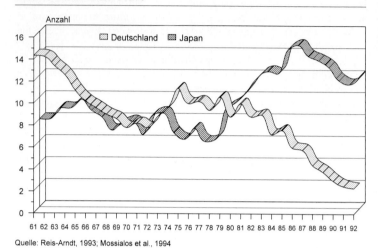

Quelle: Reis-Arndt, 1993; Mossialos et al., 1994

---

sind [...] bestehende Wirtschaftlichkeitsreserven und *Innovationen* zu berücksichtigen.» (SGB V, § 84 Abs. 1 Satz 3; unsere Hervorhebung)
- «Die Richtgrößen sind so festzusetzen, daß eine Steigerung der Ausgaben für Arznei-, Verband- und Heilmittel, die nicht den Vorgaben nach Absatz 1 Satz 3 entspricht, vermieden werden kann.» (ebd., Abs. 4)

Im Zusammenhang des § 84 wird zwar der Innovationsbegriff nicht näher eingegrenzt; die inhaltliche Nähe zum § 35 legt jedoch nahe, daß vom Gesetzgeber hier wie dort der gleiche bzw. ein analoger Sinn intendiert ist. Demnach entspricht beispielsweise eine reine Mengenausweitung für

---

Tabelle 46.4: Ausgaben für Forschung und Entwicklung

Jahr	Weltweit (Mio. ECU)	Deutschland (Mio. ECU)	Anteil (%)
1986	11635	1142	9,8
1988	15300	1506	9,8
1990	17350	1868	10,8
1991	19500	2050	10,5

Quelle: Mossialos et al. 1994

altbekannte Wirkstoffe und Therapieprinzipien, wie sie etwa bei der seit Jahren zunehmenden Anwendung von Mineralstoffpräparaten zu beobachten ist, gerade nicht der Intention des Gesetzes; aber auch die Anwendung hochwirksamer, anerkannt neuartiger Wirkstoffe, etwa der Cephalosporine, ist keineswegs gesetzlich beabsichtigt, solange nicht von Fall zu Fall sichergestellt ist, daß ihr Einsatz eine therapeutische Verbesserung gegenüber bekannten Prinzipien darstellt.

Schließlich verweigert das Gesetz den Nachahmer-Substanzen, die nach dem *Me-too*-Prinzip auf den Markt gebracht werden, ausdrücklich die Anerkennung als «neuartig». Vom Patentrecht, das ganz allgemein dem Schutz des Forschers und Entwicklers dient, ausgehend wird so die wirklich originäre Innovationsleistung noch einmal besonders und mit Blick auf den größeren Sinnzusammenhang gewürdigt. Tatsächlich weisen internationale Studien nach, daß nur ein sehr geringer Anteil der neu entwickelten Wirkstoffe einen wichtigen (1,5 bis 3% der Neuentwicklungen) oder wenigstens einen mäßigen (13 bis 15%) therapeutischen Fortschritt darstellen (U.S. Senate Special Committee on Ageing, 1989; Drews, 1990). «Überhaupt hat der Fortschritt das an sich, daß er viel größer ausschaut, als er wirklich ist.» (Nestroy, 1847) Die durch den Patentschutz für Neuentwicklungen ermöglichten hohen Preise erweisen sich unter dem Gesichtspunkt der Sinnhaftigkeit der Forschung sogar durchaus als kontraproduktiv, fordern sie doch gerade dazu heraus, durch Entwicklung von Molekülvariationen mit vergleichsweise geringem Aufwand *windfall profits* zu erzielen.

Am Rande sei allerdings bemerkt, daß gerade die deutsche pharmazeutische Industrie die angesprochene Protektion anscheinend immer weniger zu nutzen weiß. So sinkt beispielsweise die Anzahl der in Deutschland entwickelten neuen Wirkstoffe seit vielen Jahren (*Abbildung 46.3*). Auch wenn man berücksichtigt, daß insgesamt die Anzahl der weltweit neu entwickelten Stoffe zurückgeht, nimmt die Innovationskraft der deutschen Industrie zumindest seit Mitte der Siebziger Jahre auch im internationalen Vergleich deutlich ab, obwohl ihr Anteil an den weltweiten Forschungsaufwendungen tendenziell steigt (*Tabelle 46.4*). Der Zeitraum dieser Entwicklung belegt, daß es sich hier nicht etwa um kurzfristige Folgen einer vermeintlich industriefeindlichen Gesundheitspolitik handeln kann. Die Gründe könnten auch darin liegen, daß die seit 20 Jahren bestehenden Minimalanforderungen für die gesetzliche Arzneimittelzulassung («Zulassung darf nicht versagt werden, weil therapeutische Ergebnisse nur in einer beschränkten Zahl von Fällen erzielt worden sind.») sowie ein unkontrollierter Bestandsschutz eine gute Profitabilität garantieren und keinen hinreichenden Anreiz zu effizienter Forschung und Entwicklung bieten. Ein Preisbildungssystem wie etwa das japanische, in dem der Preis für ein pharmazeutisches Produkt mit zunehmen-

Abbildung 46.4: Patentanteile im Gesamtmarkt

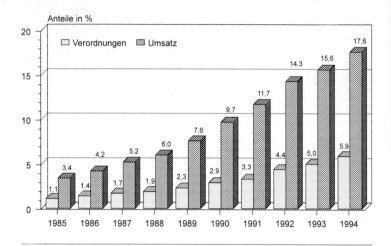

dem Alter stark abgesenkt wird, ist für die Forschungsförderung offensichtlich weitaus erfolgreicher (*Abbildung 46.3*). Auch dieser Ansatz ist in sich zunächst nicht unproblematisch, fördert er doch bei unscharfer Formulierung der Anforderungen leicht die unerwünschte Entwicklung von *Me-too*-Präparaten. Dem versuchen die oben zitierten, im Jahre 1991 neu eingeführten japanischen Kriterien zu begegnen. Inwieweit dies gelungen ist, läßt sich derzeit noch nicht hinreichend beurteilen. Der Vergleich zwischen Deutschland und Japan zeigt wohl dennoch ein klares Bild.

Das in den gesetzlichen Bestimmungen zum Ausdruck kommende Innovationsverständnis liegt auch dem Schwerpunkt-Thema des diesjährigen Arzneiverordnungs-Reports zugrunde. In den betreffenden Kapiteln sind die Neueinführungen im Markt in diesem Sinne fachlich kommentiert worden. Als formales Minimalkriterium für die Neuartigkeit eines Arzneimittels diente die Frage, ob es im Jahr 1994 zumindest zeitweise noch unter Patentschutz stand. Auf die technischen Feinheiten der Unterscheidung etwa zwischen den verschiedenen Arten von Patenten und sonstigen Schutzmechanismen (SPCs) soll hier nicht eingegangen werden.

Im folgenden wird die wirtschaftliche Bedeutung der patentgeschützten Arzneimittel von einem allgemeineren ökonomischen Blickpunkt aus beleuchtet.

Tabelle 46.5: Umsatzwachstum gegenüber dem Vorjahr

Jahr	Patentmarkt (%)	Patentfrei (%)
1986	31,1	4,0
1987	31,0	5,7
1988	25,1	7,6
1989	27,0	−1,2
1990	36,7	3,9
1991	58,1	28,5
1992	41,2	12,7
1993	−4,1	−13,3
1994	18,6	2,0

Patentierte Arzneimittel im Gesamtmarkt

Im Jahre 1994 wurden 17,6% (5,4 Mrd. DM) des GKV-Umsatzes mit patentierten Arzneimitteln erzielt; dies entspricht 5,9% (54,3 Mio. Packungen) der Verordnungen. Schon daraus wird die große wirtschaftliche Bedeutung dieser Arzneimittel für die Finanzierung des deutschen Gesundheitswesens deutlich: Während eine patentfreie Arzneimittelpackung im Mittel 29,52 DM kostet, schlagen patentierte Arzneimittel mit 100,17 DM zu Buche; das sind Mehrkosten von rd. 240%. Im zeitlichen Verlauf zeigt sich auch die Dynamik dieses Marktsegments (*Abbildung 46.4*). Die Kostendämpfungsmaßnahmen der vergangenen Jahre haben diesen Bereich offensichtlich ingesamt wenig beeinträchtigt; *Tabelle 46.5* weist die jährlichen Umsatzwachstumsraten im Vergleich zwischen patentgeschütztem und patentfreiem Markt aus. Demgegenüber sind die Mehrkosten je Packung bei patentierten Arzneimitteln nach einem kontinuierlichen Anstieg seit Mitte der Achtziger Jahre nun wieder im Sinken begriffen (*Abbildung 46.5*). Eine Ursache hierfür mag darin liegen, daß viele geschützte Neuentwicklungen tatsächlich Analogpräparate sind, für die sich Einstiegspreise oberhalb des Leitpräparates der Wirkstoffgruppe nur schwerlich durchsetzen lassen.

Abbildung 46.5: Mehrkosten je Packung für patentierte Arzneimittel

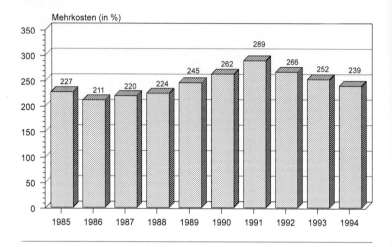

Eine Betrachtung nach Indikationsgruppen (*Abbildung 46.6*) zeigt die außerordentlich unterschiedliche Verteilung der Neuentwicklungen. Es gibt 17 Indikationsgruppen, in denen geschützte Arzneimittel mindestens 100 Tsd. Verordnungen erreichten. Nach Umsätzen sind die Bereiche Antidiabetika, Lipidsenker, Antiallergika, Magen-Darm-Mittel, Beta-Rezeptorenblocker/Calcium-Antagonisten/ACE-Hemmer, Antibiotika, Antianämika und Migränemittel überdurchschnittlich stark vertreten, bei denen sogar jeweils mehr als 30% des Umsatzes auf die patentierten Wirkstoffe entfielen.

Einzelne Indikationsgruppen

In den entsprechenden pharmakologischen Kapiteln dieses Buches sind die Besonderheiten jeweils aus therapeutischer Sicht kommentiert. Hier sollen nur einige Bemerkungen unter allgemein ökonomischen Gesichtspunkten folgen. Dabei dienen die Saldo-Rechnungen lediglich zur Veranschaulichung der involvierten Größenordnungen. Die Analysen sind nicht etwa so zu verstehen, als könne der behandelnde Arzt beliebig patentierte gegen patentfreie Arzneimittel und umgekehrt austauschen.

Abbildung 46.6: Patentanteile in den Indikationsgruppen

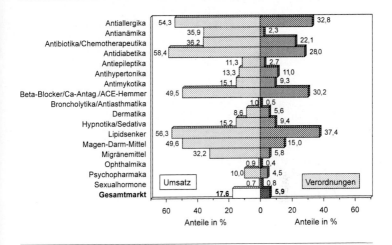

So fällt z. B. bei den Antianämika der große Unterschied zwischen dem Verordnungs- und dem Umsatzanteil der Patentarzneimittel (2,3 bzw. 35,9%) auf (*Abbildung 46.7*). Dies ist auf die außerordentlich hohen Kosten für das Epoetin-Präparat Erypo zurückzuführen, von dem eine Packung im Mittel über 540 DM kostet (Tagestherapiekosten 29,22 DM), verglichen mit 23,23 DM bei den übrigen Antianämika (Tagestherapiekosten 0,57 DM, siehe *Tabelle 5.2*). Die dadurch verursachten Mehrkosten für die gesetzliche Krankenversicherung betrugen 58,5 Mio. DM (*Tabelle 46.6*). Sie sind gut begründbar, weil Epoetin eine wirksame Behandlung der renalen Anämie bei Dialysepatienten ermöglicht und die wesentlich aufwendigeren Bluttransfusionen ersetzen kann. Ein nicht zu vernachlässigender Teil des Epoetin-Verbrauchs taucht im Rahmen dieser Statistiken allerdings gar nicht auf, weil die Präparate von den Dialyse-Zentren direkt (und nicht über Apotheken) bezogen werden.

Ebenfalls sehr hoch fällt die Preisdifferenz bei den Migränemitteln aus, wenngleich schon deutlich geringer als bei den Antianämika. Das 1993 in den Markt eingeführte Präparat Imigran, das allgemein als deutlicher Fortschritt in der Therapie begrüßt wird, wurde in Deutschland wie auch in anderen Ländern wegen der überaus hohen Therapiekosten scharf kritisiert. Die Tagestherapiekosten liegen hier bei 33,68 DM verglichen

Abbildung 46.7: Preis je Verordnung nach Patentstatus und Indikation

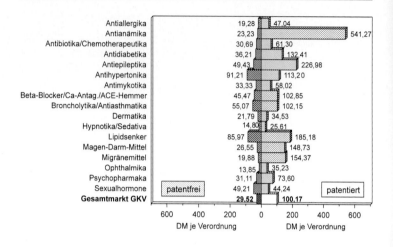

mit 1,37 DM für die sonstigen Migränepräparate (siehe *Tabelle 32.2*). Die Mehrkosten im Vergleich der Packungspreise liegen bei 37,9 Mio. DM.

Absolut gesehen haben wegen des hohen Verordnungsvolumens allerdings die Patentarzneimittel in anderen Indikationsgruppen eine erheblich größere Umsatzwirkung. Allein die Magen-Darm-Mittel verursachten durch die neuen H$_2$-Antagonisten und die Protonenpumpenhemmer Mehrkosten von rd. 924,6 Mio. DM. Die Preise für eine Verordnung liegen hier bei 148,73 DM bzw. 26,55 DM, für patentierte Arzneimittel also etwa fünfeinhalb mal so hoch. Der Einsatz der hochwirksamen neueren Präparate ist grundsätzlich sicher therapeutisch sinnvoll (vgl. *Kapitel 31*). Bemerkenswert und zumindest teilweise therapeutisch erklärbar ist allerdings, daß die Verordnungen des bereits seit 1991 nicht mehr patentgeschützten H$_2$-Antagonisten Cimetidin, für den es eine Reihe preiswerter Generika gibt, im letzten Jahr um 7% abgenommen haben, während die Verordnungen der noch patentgeschützten und gleichzeitig auch teureren H$_2$-Antagonisten um 15% zugenommen haben (siehe *Tabelle 31.1*).

Eine sachliche Begründung für diesen Effekt drängt sich nicht unmittelbar auf; ein Vergleich mit den Aufwendungen der Industrie für «pharmakommunikative Maßnahmen» kann hier wahrscheinlich besseren

Tabelle 46.6: Preise und Umsätze patentgeschützter Arzneimittel

Indikationsgruppe	Patentierte Arzneimittel		Preisdifferenz je Packung (DM)	Mehrkosten (Mio. DM)
	Verordnungen (Mio.)	Umsatz (Mio. DM)		
Antiallergika	3,7	175,2	27,76	103,4
Antianämika	0,1	61,1	518,04	58,5
Antibiotika/Chemotherapeutika	8,8	538,2	30,61	268,7
Antidiabetika	5,3	696,0	96,20	505,7
Antiepileptika	0,1	31,3	177,55	24,5
Antihypertonika	1,7	191,2	21,99	37,1
Antimykotika	1,3	76,8	24,69	32,7
β-Blocker/Ca-Antag./ACE-H.	16,0	1643,6	57,39	917,0
Broncholytika/Antiasthmatika	0,2	16,2	47,08	7,4
Dermatika	2,4	83,6	12,75	30,9
Hypnotika/Sedativa	1,8	46,8	10,81	19,7
Lipidsenker	2,4	442,2	99,21	236,9
Magen-Darm-Mittel	7,6	1125,5	122,18	924,6
Migränemittel	0,3	43,5	134,49	37,9
Ophthalmika	0,1	4,4	21,38	2,7
Psychopharmaka	1,9	142,9	42,48	82,5
Sexualhormone	0,2	7,7	−4,97	−0,9
Gesamtmarkt GKV	54,3	5442,9	70,64	3838,7

Bei den Antidiabetika sind die gentechnisch hergestellten Humaninsuline mitaufgeführt.

Aufschluß liefern. Angaben hierzu sind naturgemäß schwer zu erhalten. Exemplarischen Aufschluß liefern aber auch schon punktuelle Veröffentlichungen wie die in *Abbildung 46.8* wiedergegebene: Werbeaufwendungen werden bei preisgünstigeren, Festbetrags-regulierten Präparaten nahezu eingestellt und konzentrieren sich auf die noch verwertungsgeschützten Wirkstoffe ohne generische Konkurrenz. Demgegenüber sind jedoch Bedarfsdeckung und Qualitätsstreben die Kriterien, an denen sich das ärztliche Handeln orientiert. In diesem Zusammenhang fordert beispielsweise Schwoerer, die Ärzteschaft müsse vor den Werbemaßnahmen der Industrie geschützt werden (Schwoerer, 1994).

Die Betrachtung in der Zeitreihe zeigt darüber hinaus, daß die Anzahl der verordneten Tagesdosen der Ulkustherapeutika im Gebiet der alten Bundesrepublik seit 1985 von 183,7 Mio. DDD auf 291,1 Mio. DDD im vergangenen Jahr zugenommen hat. Es ist zumindest zweifelhaft, ob diese Zunahme von 58,5% tatsächlich der Morbiditätsentwicklung der westdeutschen Bevölkerung entspricht. Auch tritt hier ein grundlegendes Problem der Bewertung neuer Arzneimittel zutage: Allein aus den Verordnungszahlen läßt sich kein strenger Rückschluß auf den Bedarf ziehen. Die Frage «Wieviele H_2-Antagonisten braucht der Mensch?»

Abbildung 46.8: Werbeaufwendungen für einzelne Präparate

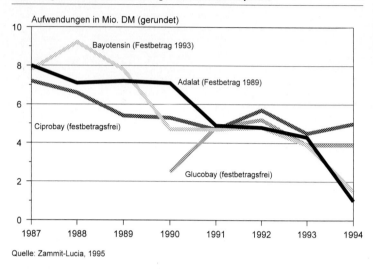

Quelle: Zammit-Lucia, 1995

kann derzeit in einem absoluten Sinne nicht beantwortet werden. Hier tut sich ein Geflecht von tatsächlichen Veränderungen der Morbidität, begründeten Therapieverbesserungen, sonstigem Wandel in der Therapie, vor allem aber auch gezielter Bedarfsweckung auf.

Ähnlich stellt sich die Situation im Bereich der Herzpräparate dar. Die Kosten einer Arzneimittelpackung im Bereich der Indikationsgruppe Antihypertonika betragen 113,20 DM bzw. 91,21 DM – dies ist eine relativ moderate Differenz. In der Gruppe der Beta-Rezeptorenblocker/Calcium-Antagonisten/ACE-Hemmer liegen die Preise der patentierten Arzneimittel mit 102,85 DM wieder um rd. 125 % über dem Preis der nicht patentgeschützten. Gleichzeitig liegt der Verordnungsanteil der patentierten Arzneimittel in der zuletzt genannten Gruppe mit rd. 30 % ziemlich hoch; im Zeitverlauf ergibt sich dadurch die in *Abbildung 46.9* dargestellte Umsatzentwicklung.

Eine weitere bedeutende Gruppe stellen die Antibiotika dar, für die die Umsatzentwicklung bei den 2000 meistverordneten Präparaten in *Abbildung 46.10* dargestellt ist. Die Preise der patentierten Arzneimittel liegen hier genau doppelt so hoch wie die der patentfreien; daraus ergeben sich für 1994 Mehrkosten in Höhe von rd. 269 Mio. DM.

Abbildung 46.9: Umsätze von Antihypertonika nach Patentstatus
(ab 1991 mit neuen Bundesländern)

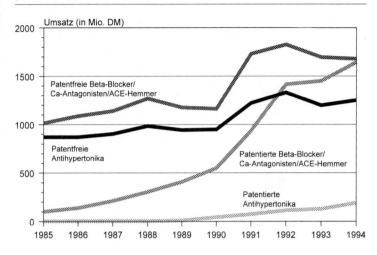

Einen Sonderfall bildet übrigens die kleine Gruppe der patentgeschützten Sexualhormone: Ihr Preis liegt um 10% unter dem der übrigen Präparate.

Weitere interessante Differenzierungen ergeben sich auch bei der Verordnungsverteilung für patentierte Arzneimittel nach Altersgruppen und Geschlecht der Patienten; einige Überlegungen hierzu finden sich in *Kapitel 47*. Im Hinblick auf die Diskussion um Richtgrößen kann auch eine Analyse des Verordnungsverhaltens nach Facharztgruppen sinnvoll sein (siehe *Kapitel 48*).

Auch wenn frühere Untersuchungen gezeigt haben, daß die Verschreibungsprofile der einzelnen Regionen Deutschlands im allgemeinen nur unwesentlich voneinander abweichen (siehe Arzneiverordnungs-Report '93), gibt es doch immer noch beachtenswerte Unterschiede zwischen den alten und den neuen Bundesländern. Letztere haben hier mittlerweile in mehrerer Hinsicht die Führungsrolle übernommen (siehe *Kapitel 45*).

Abbildung 46.10: Umsätze mit Antibiotika nach Stoffgruppen
(ab 1991 mit neuen Bundesländern)

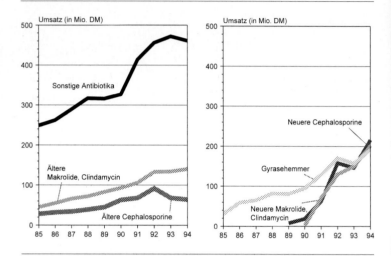

Bewertung neuer Wirkstoffe

Die oben angestellten Verrechnungen sollen im allgemeinen keine Substituierbarkeit unterstellen. Andererseits wurde eingangs bereits angesprochen, daß nur ein kleiner Teil der Jahr für Jahr neu eingeführten Wirkstoffe tatsächlich einen qualitativen Fortschritt darstellt. Eine tabellarische Zusammenstellung der seit 1987 im Arzneiverordnungs-Report abgedruckten Bewertungen nach Fricke und Klaus findet sich in *Tabelle 46.7*. Die Mengenverteilung ist für das Jahr 1994 anhand der in *Tabelle 4* des Einleitungskapitels aufgeführten Präparate in *Abbildung 46.11* dargestellt. Rund 60% der verordneten Neueinführungen gehören demnach zu den Kategorien C, D und C/D der entbehrlichen Entwicklungen (nur marginale Unterschiede zu eingeführten Wirkstoffen bzw. nicht ausreichend gesichertes Therapieprinzip); nur 8,2% der Verordnungen (16,3% des Umsatzes) verkörpern neuartige Wirkprinzipien (Kategorien A und A/B), weitere 16,8% der verordneten Packungen (12,4% des Umsatzes) stellen Verbesserungen bereits bekannter Wirkprinzipien dar.

Tabelle 46.7: Bewertung neuer Wirkstoffe

Jahr	Anzahl neuer Wirkstoffe	Prozentualer Anteil der Kategorie...			
		A	B	A/C, B/C, A/D	C, D
1986	16	12,5	12,5	0,0	75,0
1987	22	13,6	13,6	9,1	63,6
1988	14	21,4	0,0	14,3	64,3
1989	25	28,0	24,0	0,0	48,0
1990	21	9,5	23,8	14,3	52,4
1991	22	4,5	22,7	13,6	59,1
1992	30	23,3	6,7	3,3	66,7
1993	26	15,4	3,8	15,4	65,4
1994	20	15,0	5,0	15,0	65,0
Summe	196	16,3	12,8	9,2	61,7

Die Klassifikationen C und D legen nun nahe, daß für die derart bewerteten Präparate tatsächlich mindestens gleichwertige und damit *grosso modo* austauschbare Produkte tatsächlich auf dem Markt zur Verfügung stehen.

Abbildung 46.11: Verordnungen und Umsätze neuer Arzneimittel nach Qualitätsklassen

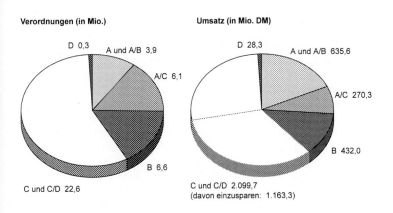

Damit wird die Frage legitim, was für einen Kosteneffekt die therapeutisch entbehrlichen Neuentwicklungen auslösen. Hier sind theoretisch durchaus unterschiedliche Antworten möglich; so könnten sie als «Quasi-Generika» den Wettbewerb fördern. Dafür gibt es bei den Betarezeptorenblockern das eine oder andere Beispiel (Bisoprolol). Während vom therapeutischen Standpunkt auf die mit C bewerteten Substanzen grundsätzlich verzichtet werden kann, mögen sie sehr wohl dazu angetan sein, die Konkurrenz zu fördern, und können somit vom ökonomischen Standpunkt eine sinnvolle Neueinführung darstellen. Voraussetzung hierfür wäre eine entsprechend günstige Preisgestaltung. Allerdings legen die Entwicklungsdaten bei den H_2-Antagonisten (Cimetidin) nahe, daß sich die belebende Wirkung der patentierten Konkurrenz häufig eher absatzsteigernd als kostendämpfend äußert.

Die im GKV-Arzneimittelindex verwendete ATC-Klassifikation der WHO erlaubt es, in einer Modellrechnung die möglichen Substitutionen vorzunehmen. Wirkstoffe, die sich in derselben chemisch-therapeutischen Untergruppe (Ebene 4 des Schemas) befinden, sind so eng miteinander verwandt, daß im Regelfall von einer Ersetzbarkeit ausgegangen werden kann. *Tabelle 46.8* zeigt die im folgenden angewendete Berechnungsmethode exemplarisch am Beispiel der ACE-Hemmer. Der erste Wirkstoff dieser Gruppe, Captopril, stellte eine wesentliche Verbesserung dar. Enalapril wurde vor Beginn der Beobachtungsperiode in den Markt eingeführt und wird schon daher nicht als neu eingeführtes *Me-too*-Präparat gewertet. Fosinopril stellte eine Verbesserung der pharmakologischen Eigenschaften dar (Bewertung B) und geht daher nicht in den Wirtschaftlichkeitsvergleich ein. Alle anderen Präparate müssen sich diesem Vergleich stellen. Für das meistverordnete Produkt mit C-Bewertung, Acerbon mit dem Wirkstoff Lisinopril, beträgt beispielsweise der mittlere Preis einer Packung 105,09 DM, für Capto-Isis (Captopril), das preiswerteste Präparat der Vergleichsgruppe, hingegen nur 69,19 DM, also 35,90 DM weniger. Bei rd. 1,1 Mio. Acerbon-Verordnungen im Jahre 1994 und einem tatsächlichen Umsatz von 111,3 Mio. DM läßt sich daher für dieses Präparat beim Umstieg auf das preisgünstigere Capto-Isis ein Einsparvolumen von 38,0 Mio. DM (34,2%) berechnen. Minderausgaben in dieser Größenordnung hätten sich ohne nachteiligen Folge für die Versorgungsqualität realisieren lassen (auch wenn in wenigen Einzelfällen eine Substitution beispielsweise wegen Unverträglichkeiten nicht stattgefunden hätte). – Für alle anderen C-Präparate der Tabelle läßt sich die gleiche Berechnung durchführen.

Diese Methode wurde nun auf alle in *Tabelle 4* des Einleitungskapitels genannten Neueinführungen der Jahre 1986 bis 1994 angewendet. Dabei wurde für jeden einzelnen Wirkstoff die Substituierbarkeit nach derzeitigem pharmakologischem Wissensstand überprüft und abgesichert.

Tabelle 46.8: Preisvergleich für ACE-Hemmer

ATC-Code	Wirkstoff	Markteinführung des Wirkstoffs	Bewertung	Präparat	Verordnungen 1994 (Tsd.)	Mittlerer Preis je Packung (DM)
C02EA01	Captopril	1981		Acenorm	328,6	69,72
C02EA01	Captopril	1981		Capto-Isis	146,3	69,19
C02EA01	Captopril	1981		cor tensobon	781,7	86,62
C02EA01	Captopril	1981		Lopirin	2916,3	105,00
C02EA01	Captopril	1981		tensobon	912,3	121,65
C02EA02	Enalapril	1984		Enalapril Berlin-Chemie	52,7	80,52
C02EA02	Enalapril	1984		Pres	492,6	112,75
C02EA02	Enalapril	1984		Xanef	1511,4	110,39
C02EA03	Lisinopril	1989	C	Acerbon	1058,8	105,09
C02EA03	Lisinopril	1989	C	Coric	223,5	115,31
C02EA04	Perindopril	1990	C	Coversum	81,0	114,63
C02EA05	Ramipril	1990	C	Delix	704,8	101,36
C02EA05	Ramipril	1990	C	Vesdil	556,6	101,59
C02EA06	Quinapril	1991	C	Accupro	591,9	94,82
C02EA07	Benazepril	1993	C	Cibacen	336,9	96,13
C02EA08	Cilazapril	1992	C	Dynorm	259,2	98,05
C02EA09	Fosinopril	1992	B	Dynacil	254,3	126,29
C02EA09	Fosinopril	1992	B	Fosinorm	231,0	127,07
C02EA10	Trandolapril	1993	C	Gopten	59,2	88,95
C02EA10	Trandolapril	1993	C	Udrik	134,0	91,32

Die Ergebnisse sind in *Tabelle 46.9* zusammengefaßt. Anders als im Fall der ACE-Hemmer sind es nicht unbedingt immer Generika, die den günstigsten Preis aufweisen; teilweise bieten tatsächlich patentierte C-Wirkstoffe das günstigste Preis-Leistungs-Verhältnis und empfehlen sich so für die Verwendung in der ärztlichen Praxis. Beispiele hierfür sind etwa die Präparate *Peflacin* (Wirkstoff Pefloxacin), *Rifun* (Pantoprazol) und *Cranoc* (Fluvastatin).

Fast durchweg jedoch zeichnen sich die C-Präparate dadurch aus, daß sie durch analoge Produkte hätten substituiert werden können, die um 30 bis 90% preisgünstiger angeboten werden. Von den 2,2 Mrd. DM, die für diese Arzneimittelgruppe ausgegeben wurden, ließen sich demnach rd. 55% einsparen; diese 1,2 Mrd. DM bieten reichlichen Raum für therapeutisch sinnvolle Innovationen.

Ausblick

Die differenzierte Betrachtung des Marktes für patentgeschützte Arzneimittel im Verein mit der Bewertung der Entwicklungen aus therapeu-

Der Markt für patentgeschützte Arzneimittel

Tabelle 46.9: Einsparmöglichkeiten bei Me-Too-Präparaten

Präparat	Einführungsjahr	Mittlerer Preis je Packg. 1994 (DM)	Niedrigster Preis je Packg. in Vergleichsgruppe 1994 (DM)	Verordnungen (1994) (Tsd.)	Umsatz 1994 (Mio. DM)	Einsparvolumen 1994 bei Substitution (Mio. DM)	(%)	Anmerkung
Pepdul	1986	216,89	36,84	703,2	152,5	126,6	83,0	1
Ganor	1986	206,52	36,84	129,5	26,7	22,0	82,2	1
Luret	1986	54,43	11,84	79,3	4,3	3,4	78,2	
Concor	1986	62,57	31,96	1259,9	78,8	38,6	48,9	
Selectol	1986	71,74	31,96	314,5	22,6	12,5	55,5	
Fungibacid Creme etc.	1987	23,39	5,48	49,1	1,1	0,9	76,6	
Tilcotil	1987	70,48	20,91	25,5	1,8	1,3	70,3	
Liman	1987	79,64	20,91	20,7	1,6	1,2	73,7	
Arthaxan	1987	67,24	10,25	25,8	1,7	1,5	84,8	
Sonin	1987	12,21	5,50	39,2	0,5	0,3	55,0	
Zoladex	1988	582,00	554,69	77,1	44,9	2,1	4,7	
Talis	1988	23,03	7,00	27,8	0,6	0,4	69,6	
Tilade	1988	102,15	34,50	158,2	16,2	10,7	66,2	
Gastrax	1989	99,45	36,84	259,5	25,8	16,2	63,0	1
Nizax	1989	98,80	36,84	302,6	29,9	18,7	62,7	1
Roxit	1989	187,00	36,84	204,8	38,3	30,7	80,3	1
Coric	1989	115,31	69,19	223,5	25,8	10,3	40,0	2
Acerbon	1989	105,09	69,19	1058,8	111,3	38,0	34,2	2
Coversum	1989	114,63	69,19	81,0	9,3	3,7	39,6	2
Zeisin	1989	57,51	13,62	68,1	3,9	3,0	76,3	
Lisino	1989	48,47	12,76	1374,7	66,6	49,1	73,7	
Propulsin	1990	61,36	6,73	1144,8	70,2	62,5	89,0	3
Alimix	1990	58,67	6,73	148,5	8,7	7,7	88,5	3
Denan	1990	181,71	85,52	563,6	102,4	54,2	52,9	
Zocor	1990	175,59	85,52	575,2	101,0	51,8	51,3	
Vesdil	1990	101,59	69,19	556,6	56,6	18,0	31,9	2
Delix	1990	101,36	69,19	704,8	71,4	22,7	31,7	2
Vascal	1990	104,97	29,97	196,7	20,7	14,8	71,4	
Lomir	1990	104,12	29,97	154,1	16,0	11,4	71,2	
Antagonil	1990	59,73	29,97	270,0	16,1	8,0	49,8	
Baymycard	1990	89,16	29,97	473,4	42,2	28,0	66,4	
Nipolept	1990	39,62	19,33	106,1	4,2	2,2	51,2	
Fluctin	1990	171,59	125,22	189,8	32,6	8,8	27,0	
Zyrtec	1990	49,96	12,76	1716,9	85,8	63,9	74,4	
Importal	1991	29,79	23,94	78,3	2,3	0,5	19,6	
Liprevil	1991	195,27	85,52	159,9	31,2	17,5	56,2	
Pravasin	1991	209,56	85,52	263,2	55,2	32,7	59,2	
Cynt	1991	93,24	32,13	225,0	21,0	13,7	65,5	3
Physiotens	1991	101,62	32,13	136,6	13,9	9,5	68,4	3
Accupro	1991	94,82	69,19	591,9	56,1	15,2	27,0	2

noch Tabelle 46.9: Einsparmöglichkeiten bei Me-Too-Präparaten

Präparat	Einführungsjahr	Mittlerer Preis je Packg. 1994 (DM)	Niedrigster Preis je Packg. in Vergleichsgruppe 1994 (DM)	Verordnungen (1994) (Tsd.)	Umsatz 1994 (Mio. DM)	Einsparvolumen 1994 bei Substitution (Mio. DM)	(%)	Anmerkung
Dilatrend	1991	135,73	109,29	119,5	16,2	3,2	19,5	
Munobal	1991	135,55	29,97	212,1	28,8	22,4	77,9	2
Modip	1991	127,47	29,97	438,8	55,9	42,8	76,5	2
Lomexin	1991	20,72	5,48	27,7	0,6	0,4	73,6	
Sempera	1991	212,68	68,21	332,2	70,6	48,0	67,9	3
Suprax	1991	73,92	41,94	252,4	18,7	8,1	43,3	
Cephoral	1991	79,38	41,94	303,2	24,1	11,4	47,2	
Podomexef	1991	54,94	41,94	158,7	8,7	2,1	23,7	
Orelox	1991	67,30	41,94	412,4	27,8	10,5	37,7	
Klacid	1991	57,62	19,62	1363,9	78,6	51,8	66,0	
Cyllind	1991	66,44	19,62	54,6	3,6	2,6	70,5	
Siros	1991	33,44	28,84	143,3	4,8	0,7	13,8	3
Target	1991	16,97	10,25	178,6	3,0	1,2	39,6	
Dolinac	1991	17,07	10,25	123,2	2,1	0,8	40,0	
Dynorm	1992	98,05	69,19	259,2	25,4	7,5	29,4	2
Unat	1992	71,91	11,84	121,5	8,7	7,3	83,5	
Torem	1992	72,48	11,84	128,7	9,3	7,8	83,7	
Nivadil	1992	134,65	29,97	109,0	14,7	11,4	77,7	2
Peflacin	1992	28,68	28,68	60,6	1,7	0,0	0,0	
Allergodil	1992	28,66	12,76	136,5	3,9	2,2	55,5	4
Bambec	1992	100,60	13,62	233,0	23,4	20,3	86,5	
Agopton	1993	123,57	110,99	384,3	47,5	4,8	10,2	
Cibacen	1993	96,13	69,19	336,9	32,4	9,1	28,0	2
Udrik	1993	91,32	69,19	134,0	12,2	3,0	24,2	2
Ecural	1993	22,18	18,74	640,8	14,2	2,2	15,5	
Keimax	1993	73,40	41,94	288,2	21,2	9,1	42,9	
Rifun	1994	110,99	110,99	65,9	7,3	0,0	0,0	
Cranoc	1994	85,52	85,52	77,0	6,6	0,0	0,0	
Norvasc	1994	112,55	29,97	358,4	40,3	29,6	73,4	2
Advantan	1994	20,60	18,74	74,8	1,5	0,1	9,1	
Livocab Nas.	1994	27,90	12,76	123,6	3,4	1,9	54,2	4
Livocab Aug.	1994	40,56	12,76	254,0	10,3	7,1	68,5	4
Summe				22645,1	2099,7	1163,3	55,4	

Anmerkungen:
1) Bei ca. 10 % der Patienten unerwünschte Nebenwirkungen bei Substitution durch Cimetidin
2) Bei Substitution Gabe zweimal täglich
3) U.U. mehr unerwünschte Nebenwirkungen bei Substitution
4) Systemische statt lokaler Therapie, aber mit gleicher Risiko-Nutzen-Relation

tischer Sicht zeigt, daß die Ärzteschaft die Möglichkeiten des Fortschritts in der medikamentösen Therapie zu nutzen weiß. Prinzipiell bringt die dadurch möglich werdende gründlichere oder schnellere Heilung von Krankheiten auch ökonomische Vorteile. Allerdings zeigt die Analyse auch die Gefahr, daß diese Wirtschaftlichkeitsreserven in wenig sinnvoller Weise verströmen, statt daß sie zur Finanzierung sinnvoller Innovationen genutzt werden. Zum weiteren ist das Problem noch ungelöst, wie ein gerechter Ausgleich zwischen dem – legitimen – Anspruch der Hersteller, daß Entwicklungskosten sich amortisieren sollen, und dem – mindestens ebenso legitimen – Anspruch der Bevölkerung auf ein funktionierendes (und das heißt insbesondere auch: ein finanzierbares) Gesundheitswesen gefunden werden kann. Ein jährlicher «Innovationszuschlag» auf das zulässige GKV-Arzneimittelbudget stellt sicher keinen adäquaten Lösungsansatz dar. Es müßte schon sichergestellt werden, daß dieser Betrag tatsächlich für den Bereich ausgegeben wird, für den er gedacht ist. Zudem ist die Frage des «real existierenden» Bedarfs mit einem derartigen politischen Kompromiß noch keineswegs angegangen.

Mittelfristig kommt man wohl nicht umhin, in die Preisbildung für Arzneimittel Überlegungen zu Qualität und Nutzen, mithin: zu ihrer Effizienz einfließen zu lassen. Hier wäre es letztlich wünschenswert, über den engeren Bereich der Arzneimittelausgaben hinauszublicken; aber schon ein rein arzneimittelbezogener Ansatz wäre ein wichtiger erster Schritt. Natürlich ist dabei die Gestaltung von z.B. Kosten-Nutzen-Analysen kein Thema, das allein der Industrie für Marketing-Aktivitäten überlassen werden kann. Ehe solche Studien sinnvoll genutzt werden können, muß ein Katalog von Anforderungen formuliert werden, der die Stichhaltigkeit und die Vergleichbarkeit von Studien verschiedener Herkunft sicherstellt. Im Gegensatz etwa zu Kanada und Australien steht Europa hier erst am Anfang des Weges. Die notwendige Methodik kann jedenfalls nicht einseitig bestimmt werden, sondern bedarf eines breiteren Konsenses der Marktbeteiligten.

Es gibt Überlegungen, der Gesetzlichen Krankenversicherung (als Vertretung der Versicherten) neben der Ärzteschaft und der Industrie ebenfalls einen marktorientierten Part zu ermöglichen, indem sie etwa mit der Industrie bei der Preisbildung zusammenarbeitet. Solche Ansätze bedürfen allerdings noch der Verfeinerung und flankierender Maßnahmen, um sicherzustellen, daß die Interessen der Versicherten angemessen zur Durchsetzung gelangen können.

Literatur

Drews, J. (1992): Pharmaceutical Industry in Transition. in: Drug News and Perspectives 5(3): 133–138. zitiert nach: Mossialos et al. (1994).

Fricke, U., Klaus, J. (1987ff): Neue Arzneimittel 1986/87 [usw.]. Fortschritte für die Arzneimitteltherapie? Wissenschaftliche Verlagsgesellschaft, Stuttgart.

Macarthur, D. (1992): Pharmaceutical Pricing in Japan. o.O.

Mossialos, E., Kanavos, P., Abel-Smith, B. (1994): The Pharmaceutical Sector in the European Union: an Overview. in: Mossialos, E., Ranos, C., Abel-Smith, B. (eds.): Cost-Containment, Pricing and Financing of Pharmaceuticals in the European Community: The Policy-Makers' View. LSE Health and Pharmetrica, Athinai 1994: 17–87.

nera (National Economic Research Associates) (1993): Financing Health Care with Particular Respect to Medicines. o. O., 1993.

Nestroy, J. (1847): Der Schützling. Wien/Bonz, Stuttgart 1891.

Paltnoi, M. (1994): European Drug Patent Status Review (Germany). London.

Reis-Arndt, E. (1993): Neue pharmazeutische Wirkstoffe 1961–1990. Die Pharmazeutische Industrie 55(1993), Nr. 1: 14–21.

Schwoerer, P. (1994): Mündlicher Beitrag bei der Pressekonferenz zum Erscheinen des Arzneiverordnungs-Reports '94 am 13. September 1994. Bonn.

U.S. Special Committee in Ageing (1989): zitiert nach Mossialos et al. (1994).

WHO Collaborating Centre for Drug Statistics Methodology, Nordic Council on Medicines (1991): Guidelines for ATC. Oslo.

Zammit-Lucia, J. (1995): Reference Pricing in the Context of Price Control Systems. Vortrag bei der Konferenz Il prezzo di riferimento per i Farmaci: esperienze e prospettive am 04. Mai 1995. Milano.

47. Arzneimittelverordnungen nach Alter und Geschlecht

J. Klauber und G. W. Selke

Aus früheren Untersuchungen ist bekannt, daß der Arzneimittelverbrauch ähnlich wie die Erkrankungshäufigkeit stark vom Lebensalter und vom Geschlecht der Patienten abhängt (Friebel, 1984; Paffrath et al., 1983). Wenn Verbrauchsdaten, wie z.b. in internationalen Vergleichen, auf die Gesamtbevölkerung eines Landes bezogen werden, läßt sich daraus zwar ein allgemeiner Durchschnittswert berechnen, der jedoch noch wenig über den individuellen Arzneimittelverbrauch innerhalb einzelner Patientengruppen aussagt.

Im Rahmen des GKV-Arzneimittelindex werden die erfaßten Arzneiverordnungen nach Alter und Geschlecht des Patienten differenziert. Um die Größen der Altersgruppen, in denen die Arzneimittel verordnet werden, zu ermitteln, wurde auf die Erhebungen der Gesetzlichen Krankenversicherung (GKV) zur Struktur von Mitgliedern und mitversicherten Familienangehörigen für 1994 zurückgegriffen. Zur weitergehenden Dif-

Tabelle 47.1: Alters- und Geschlechtsstruktur der GKV-Versicherten 1994 (gesamtes Bundesgebiet)

Altersgruppe	Männer(Tsd.)	Frauen(Tsd.)	Zusammen(Tsd.)
0 bis unter 5	1874,8	1791,2	3666,0
5 bis unter 10	2020,9	1930,4	3951,3
10 bis unter 15	2019,7	1944,5	3964,2
15 bis unter 20	2001,7	1891,1	3892,8
20 bis unter 25	2179,7	2245,3	4425,1
25 bis unter 30	2987,5	3027,3	6014,8
30 bis unter 35	3010,2	3107,4	6117,6
35 bis unter 40	2531,9	2688,1	5220,1
40 bis unter 45	2258,3	2493,1	4751,4
45 bis unter 50	1864,1	2070,4	3934,4
50 bis unter 55	2323,7	2539,8	4863,5
55 bis unter 60	2511,4	2708,7	5220,1
60 bis unter 65	1909,5	2102,7	4012,2
65 bis unter 70	1579,2	2109,0	3688,2
70 bis unter 75	1095,8	2090,2	3186,0
75 bis unter 80	519,1	1132,6	1651,7
80 bis unter 85	519,7	1330,9	1850,6
85 bis unter 90	237,3	725,4	962,7
90 u.m.	73,6	263,8	337,4
Summe	33518,3	38191,9	71710,2

ferenzierung der Altersklassen «0 bis unter 15» und «80 u. m.» wurden die Erhebungen der GKV zur Struktur von Mitgliedern und mitversicherten Familienangehörigen (Stand: Oktober 1986, hochgerechnet auf 1994) und die Daten des Statistischen Jahrbuchs 1994 herangezogen. Hieraus ergibt sich die in *Tabelle 47.1* und *Abbildung 47.1* dargestellte Alterspyramide für die GKV-Versicherten, die den folgenden Darstellungen zugrunde liegt. Setzt man hierzu die Daten der Arzneimittelverordnungen nach Altersgruppen in Beziehung, dann erhält man die in *Tabelle 47.2* angegebenen Werte für die verordneten Tagesdosen der Arzneimittel nach Indikationsgruppen je Versicherter der GKV.

Bei der Interpretation der Zahlenangaben sollte bedacht werden, daß die verordnete Menge eines Arzneimittels bezogen auf die gesamte Bevölkerung unauffällig sein, bezogen auf einige Altersgruppen jedoch erheblich über dem Durchschnitt liegen kann. Hinzu kommt, daß hier naturgemäß nur die zu Lasten der GKV verordnete Arzneimittelmenge dargestellt wird. Für den tatsächlichen Verbrauch ist zu berücksichtigen, daß in Teilbereichen – z.B. bei Analgetika – zusätzlich Selbstmedikation praktiziert wird, während andererseits verordnete Arzneimittel nur zum Teil auch tatsächlich verbraucht werden.

Abbildung 47.1: Alters- und Geschlechtsstruktur der GKV-Versicherten 1994 (gesamte Bundesrepublik)

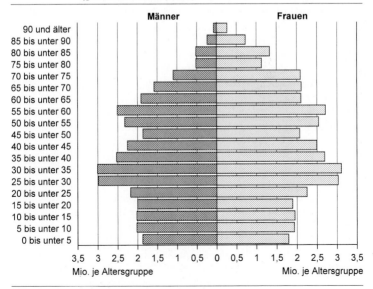

Abbildung 47.2: Arzneiverbrauch je Versicherter in der GKV 1994
Gesamtverordnungen nach definierten Tagesdosen (gesamte Bundesrepublik)

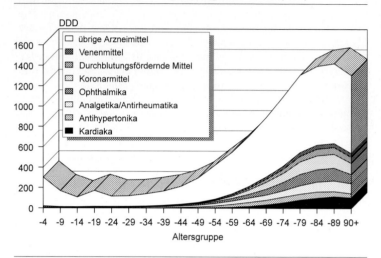

Im Jahre 1994 wurden in der Bundesrepublik Deutschland durchschnittlich 12,8 Arzneimittelpackungen mit 407 definierten Tagesdosen (DDD) für jeden Versicherten der Gesetzlichen Krankenversicherung verordnet. Wenn dieser Mittelwert in Fünfjahresschritten nach dem Alter aufgegliedert wird, ergibt sich die in *Abbildung 47.2* dargestellte Verteilung. Sie reicht von 107 DDD bei den 10- bis 14-jährigen Kindern bis zu 1421 DDD bei den 85- bis 89-jährigen Versicherten.

Die Versicherten mit einem Lebensalter ab 60 Jahren, die lediglich 21,9% der Gesamtpopulation darstellen, vereinigen 54,3% des gesamten GKV-Fertigarzneimittelumsatzes auf sich, also rund das 2,5fache des Bevölkerungsanteils. Im Durchschnitt wird jeder über 60jährige Versicherte mit etwa 3 Arzneimitteln dauertherapiert. Beispielhaft sei hier das Verordnungsspektrum in der Altersgruppe 80 bis 84 Jahre dargestellt. Auf jeden Versicherten in dieser Altersgruppe entfielen 1994 im Mittel 37 Arzneipackungen im Gegenwert von 1356 DM. Er erhielt unter anderem 137 Tagesdosen eines Koronarmittels, 122 Tagesdosen eines Augenmittels, 128 Tagesdosen aus der Indikationsgruppe Betarezeptorenblocker/Calcium-Antagonisten/ACE-Hemmer, 107 Tagesdosen eines Diuretikums, 100 Tagesdosen Kardiaka, 98 Tagesdosen Schmerz- oder Rheumamittel, 68 Tagesdosen eines Antidiabetikums und 64 Tagesdosen durchblutungsfördernde Mittel verordnet. Addiert man die Tagesdosen, die aus den Indikationsgebieten der Psychopharmaka sowie Hypnotika

Abbildung 47.3: Arzneiverbrauchsprofil nach Alter und Geschlecht 1994
Gesamtverordnungen nach definierten Tagesdosen (gesamte Bundesrepublik)

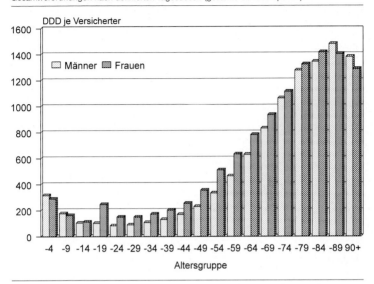

und Sedativa verordnet wurden, so reichen sie aus, um fast jeden vierten Patienten dieser Altersgruppe in einer Dauertherapie zu halten (vgl. auch Klauber und Selke, 1993). Folgt man der angedeuteten Überlegung, daß die angegebenen durchschnittlichen Verbrauchsmengen tendenziell ein eher zu günstiges Bild des Arzneimittelkonsums zeichnen, dann müssen diese Werte nachdenklich stimmen. Gerade ältere Menschen erhalten offenbar deutlich mehr Arzneimittel, als angezeigt wäre.

Die Daten des GKV-Arzneimittelindex ermöglichen es, zusätzlich zum Alter auch das Geschlecht der Versicherten zur Differenzierung des Arzneimittelverbrauches heranzuziehen. *Abbildung 47.3* zeigt die Ergebnisse einer solchen Analyse. Betrachten wir alle Indikationsgebiete, so zeigt sich der dargestellte deutliche Mehrverbrauch der weiblichen Versicherten. Da die weiblichen Versicherten in den höheren Altersgruppen überproportional vertreten sind, verstärkt sich der hier deutlich werdende Effekt noch, so daß sich über alle Altersgruppen hinweg für weibliche Versicherte mit 484 Tagesdosen gegenüber 319 Tagesdosen bei den Männern ein Mehrverbrauch von sogar rund 51% ergibt. Allerdings werden Frauen zu Tagestherapiekosten von 1,01 DM offensichtlich preiswerter medikamentös behandelt als Männer (1,13 DM je Tagesdosis).

Tabelle 47.2: Arzneiverbrauch nach definierten Tagesdosen je Versicherter in der

Indikationsgruppe	0–4	5–9	10–14	15–19	20–24	25–29	30–34
2 Aldosteron-Antagonisten	0,0	0,0	0,0	0,0	0,0	0,0	0,0
5 Analgetika/Antirheumatika	6,9	5,2	5,6	8,2	7,1	7,5	9,2
7 Antiallergika	1,5	2,2	2,6	3,1	2,9	3,0	2,6
8 Antianämika	0,6	0,5	0,9	1,5	2,6	3,5	3,6
9 Antiarrhythmika	0,0	0,0	0,0	0,1	0,0	0,1	0,1
10 Antibiotika/Chemotherapeutika	8,2	8,5	4,0	5,3	4,7	4,2	4,3
11 Antidiabetika	0,2	0,2	0,7	1,3	0,9	1,7	1,9
13 Antiemetika-Antivertiginosa	0,7	0,4	0,2	0,1	0,2	0,3	0,4
14 Antiepileptika	0,5	1,3	2,1	2,3	2,7	2,8	3,0
16 Antihypertonika	0,2	0,1	0,0	0,0	0,3	0,5	1,2
18 Antihypotonika	0,1	0,2	0,8	2,1	2,0	2,5	2,9
19 Antikoagulantia	0,1	0,0	0,0	0,1	0,2	0,2	0,4
20 Antimykotika	6,7	0,8	1,2	1,7	1,7	2,0	2,1
22 Antiphlogistika	0,5	0,8	1,1	1,0	0,9	1,1	1,1
23 Antitussiva/Expektorantia usw.	28,4	15,3	8,0	8,6	6,3	6,2	6,7
25 Balneotherapeutika und Wärmetherapeutika	5,6	3,7	1,8	0,7	0,7	1,1	0,8
26 Beta-Rez.blocker/Ca-Antag./ACE-Hemmer	0,5	0,2	0,2	0,7	1,3	2,3	3,9
27 Broncholytika/Antiasthmatika	4,3	6,6	6,8	7,0	6,8	8,2	10,5
28 Cholagoga und Gallenwegstherapeutika	0,1	0,0	0,0	0,1	0,1	0,1	0,2
29 Cholinergika	0,0	0,0	0,0	0,0	0,0	0,0	0,0
30 Corticoide (interna)	2,4	1,3	0,6	0,8	1,1	1,5	2,0
31 Dermatika	17,7	12,5	11,5	21,2	14,5	11,3	11,0
32 Desinfizientia/Antiseptika	1,2	0,7	0,8	0,6	0,7	1,0	0,6
35 Diuretika	0,6	0,1	0,1	0,1	0,4	0,5	0,8
36 Durchblutungsfördernde Mittel	0,2	0,1	0,1	0,2	0,3	0,4	0,6
38 Entwöhnungsmittel	0,0	0,0	0,0	0,0	0,0	0,0	0,1
43 Gichtmittel	0,2	0,0	0,1	0,1	0,1	0,3	0,7
44 Grippemittel	2,5	2,8	2,2	1,8	1,1	1,0	1,0
45 Gynäkologika	0,2	0,1	0,2	1,2	2,0	2,5	2,8
46 Hämorrhoidenmittel	0,1	0,0	0,0	0,1	0,2	0,4	0,5
48 Hypnotika/Sedativa	1,0	0,2	0,1	0,3	0,4	0,7	1,1
52 Kardiaka	0,7	0,1	0,1	0,3	0,3	0,5	0,6
53 Karies- und Parodontosemittel	55,7	55,4	20,5	4,7	1,2	0,5	0,8
54 Koronarmittel	0,4	0,1	0,1	0,1	0,1	0,3	0,3
56 Lebertherapeutika	0,8	0,3	0,1	0,1	0,1	0,1	0,3
57 Lipidsenker	0,0	0,0	0,0	0,0	0,2	0,2	0,4
58 Lokalanästhetika	0,0	0,0	0,0	0,0	0,0	0,0	0,0
59 Magen-Darm-Mittel	6,1	2,0	1,6	2,7	3,3	3,8	5,1
60 Migränemittel	0,0	0,0	0,1	0,2	0,4	0,5	0,7
61 Mineralstoffpräparate	0,6	0,4	0,4	0,8	1,5	2,5	2,8
62 Mund- und Rachentherapeutika	3,7	2,8	2,6	2,4	1,3	1,2	1,2
63 Muskelrelaxantia	0,0	0,0	0,0	0,3	0,4	0,5	0,8
67 Ophthalmika	11,6	6,8	5,1	5,0	5,7	5,7	5,8
68 Otologika	3,5	2,8	1,5	0,9	0,5	0,5	0,5
69 Parkinsonmittel u. a. Antihyperkinetika	0,1	0,0	0,0	0,1	0,1	0,1	0,3
70 Psychopharmaka	0,9	0,5	0,6	1,0	2,6	3,9	7,3
71 Rhinologika	39,2	21,9	11,2	9,0	5,5	4,8	4,9
73 Schilddrüsentherapeutika	1,2	1,7	3,7	5,9	7,7	14,0	17,2
75 Sexualhormone und ihre Hemmstoffe	0,3	0,1	1,0	61,1	15,7	4,9	4,7
77 Sulfonamide	1,4	1,1	0,6	0,6	0,5	0,5	0,6
78 Thrombozytenaggregationshemmer	0,0	0,0	0,0	0,1	0,0	0,1	0,1
80 Umstimmungsmittel	0,2	0,3	0,2	0,1	0,1	0,1	0,1
81 Urologika	0,3	0,4	0,3	0,4	0,6	0,7	0,8
82 Venentherapeutika	0,3	0,5	1,3	1,6	1,5	1,5	2,0
83 Vitamine	68,2	0,7	0,6	0,5	0,8	1,3	1,5
84 Wundbehandlungsmittel	9,3	2,4	1,2	1,2	0,9	0,8	0,8
Nicht in Roter Liste	0,0	0,0	0,0	0,0	0,0	0,0	0,0
Gesamtmarkt GKV-Rezepte mit Fertigarzneimitteln	301,9	169,3	107,1	171,6	115,8	119,1	139,9

Arzneimittelverordnungen nach Alter und Geschlecht

Gesetzlichen Krankenversicherung (gesamtes Bundesgebiet) nach Altersgruppen

35-39	40-44	45-49	50-54	55-59	60-64	65-69	70-74	75-79	80-84	85-89	>=90	Summe
0,1	0,3	0,3	0,9	1,3	1,8	2,4	3,2	4,8	5,7	7,5	9,8	1,0
11,8	14,0	18,7	25,2	34,1	43,7	51,8	63,5	84,0	97,8	104,6	98,5	24,6
2,5	2,7	2,6	2,5	2,5	2,4	2,7	2,5	2,8	3,5	4,2	6,1	2,6
2,4	2,6	2,2	1,9	1,8	2,5	2,6	3,9	4,5	6,4	8,8	9,7	2,6
0,5	0,8	1,3	2,9	4,4	7,6	9,7	11,9	12,8	9,5	8,0	4,9	2,8
4,0	3,4	3,5	3,6	3,7	3,7	3,8	3,6	4,4	4,0	4,4	4,6	4,5
2,6	4,1	7,8	12,7	21,0	34,0	44,0	57,3	72,7	68,0	61,1	40,1	14,9
0,4	0,5	0,9	1,0	1,8	2,5	3,7	6,3	8,6	11,7	14,6	12,3	1,8
3,0	3,6	2,8	3,5	3,2	3,5	3,7	3,3	3,2	3,4	2,9	1,6	2,8
2,3	5,7	8,9	17,2	27,3	38,7	45,3	55,9	58,3	61,3	51,0	41,3	15,2
3,6	4,4	4,1	5,1	5,7	5,3	6,2	5,9	8,5	7,7	9,7	14,7	3,8
0,7	0,9	1,3	1,9	2,6	4,2	5,1	4,7	3,7	2,8	1,3	0,9	1,5
2,5	2,6	2,9	3,4	4,1	4,3	3,9	3,7	4,3	3,9	5,3	6,4	2,9
1,1	1,2	1,4	1,6	2,9	2,6	2,9	3,9	4,3	4,5	4,8	3,1	1,7
7,0	7,0	8,0	9,0	10,7	13,8	16,4	17,9	22,2	23,1	23,7	27,4	11,5
0,9	1,0	1,3	1,3	1,2	1,3	1,3	1,3	1,8	1,5	2,7	1,5	1,5
8,2	13,9	25,4	42,3	63,3	87,4	107,9	125,9	137,5	128,3	110,8	77,5	35,5
11,1	13,4	16,9	21,7	30,9	45,2	53,2	59,8	56,4	43,7	37,1	22,4	20,7
0,4	0,4	0,8	1,1	1,9	3,0	3,5	4,5	5,0	6,3	6,0	5,6	1,3
0,0	0,1	0,0	0,0	0,2	0,1	0,3	0,4	0,5	0,5	0,3	0,1	0,1
2,1	2,8	3,0	3,9	5,1	6,1	7,5	8,5	7,6	7,5	6,3	4,4	3,4
10,2	10,5	10,1	11,7	12,3	13,9	16,0	16,8	20,5	25,1	29,3	38,8	13,9
0,7	1,3	0,8	0,7	0,5	1,5	2,7	2,7	2,8	7,2	6,1	17,5	1,4
2,0	5,1	8,1	14,2	22,0	33,7	45,0	67,3	86,4	106,8	124,9	132,7	18,0
1,1	2,2	3,8	6,0	10,9	17,8	29,5	41,6	53,4	64,2	66,3	58,7	10,2
0,0	0,1	0,1	0,0	0,0	0,0	0,0	0,2	0,0	0,0	0,0	0,0	0,0
1,5	2,4	4,6	7,0	9,2	11,8	13,4	14,7	15,8	15,3	13,2	11,5	4,8
0,9	0,9	0,7	0,7	0,7	0,7	0,5	0,6	0,5	0,5	0,3	0,3	1,1
2,7	3,2	3,5	4,8	4,6	3,7	3,6	3,6	2,9	2,8	2,5	1,6	2,7
0,6	0,7	0,8	1,1	1,1	1,4	1,7	1,9	1,9	2,0	2,0	1,9	0,8
1,4	2,4	3,4	5,2	6,6	9,0	12,7	18,0	25,2	29,4	36,0	36,5	5,5
1,0	1,4	2,4	4,4	9,6	18,1	33,0	53,2	80,3	99,5	114,0	104,1	13,0
0,3	0,3	0,3	0,3	0,1	0,4	0,2	0,5	0,1	0,0	0,0	0,0	7,6
0,9	2,1	4,7	10,8	22,0	42,7	67,7	88,9	125,5	136,6	136,1	112,3	21,5
0,6	1,3	1,0	2,8	1,9	2,3	2,9	3,4	5,1	6,3	10,2	14,3	1,5
1,2	2,2	4,8	7,6	12,7	16,9	20,9	20,8	14,6	9,5	4,3	3,3	5,6
0,1	0,1	0,1	0,1	0,2	0,1	0,2	0,2	0,2	0,1	0,2	0,3	0,1
6,0	7,9	9,5	11,6	13,2	16,3	19,5	21,9	23,7	25,5	26,3	28,5	9,4
0,9	1,3	1,4	1,7	1,5	1,7	1,4	1,2	0,8	0,9	0,9	0,9	0,9
2,2	2,4	3,6	6,2	8,5	11,5	15,2	18,1	21,0	18,8	15,3	17,3	5,7
1,1	1,0	1,3	1,6	1,4	1,7	1,8	2,0	1,8	2,7	1,9	1,7	1,7
1,0	1,2	1,9	2,0	2,5	2,9	3,1	3,2	3,9	4,4	3,3	3,0	1,5
7,2	8,7	11,9	16,7	25,2	36,2	56,2	80,7	109,4	121,9	126,7	88,9	23,9
0,6	0,5	0,5	0,7	0,5	0,6	0,6	0,8	0,7	1,1	1,2	1,3	0,9
0,3	0,4	0,5	0,7	1,3	2,1	3,0	5,5	7,3	8,8	8,7	5,7	1,3
10,5	14,0	16,7	20,5	25,4	28,0	34,1	42,2	51,7	56,2	64,5	60,6	16,1
4,6	4,2	4,1	4,2	4,1	4,2	4,0	3,6	3,3	3,4	3,2	3,5	7,7
21,4	25,2	28,7	27,5	25,3	30,1	30,8	27,7	25,2	18,8	15,5	10,9	18,1
6,6	10,8	32,7	63,1	56,9	30,6	19,0	12,8	9,0	4,7	5,0	3,7	20,3
0,6	0,6	0,6	0,8	0,8	0,9	0,9	1,0	1,2	1,3	1,4	1,6	0,8
0,2	0,3	0,5	0,9	1,6	3,0	3,9	4,9	5,8	6,5	6,8	5,2	1,3
0,1	0,1	0,1	0,2	0,1	0,2	0,1	0,1	0,1	0,1	0,1	0,2	0,1
1,0	1,4	1,9	3,4	6,6	11,5	16,2	19,4	22,0	21,6	18,7	15,7	5,0
2,9	3,9	5,4	8,5	11,6	17,1	22,7	30,2	36,6	39,7	38,4	36,4	8,8
2,4	2,6	2,9	4,4	6,2	7,0	10,6	12,3	12,8	16,8	14,3	28,1	7,7
0,9	0,9	1,6	1,9	2,5	3,1	4,0	6,0	7,8	15,6	30,2	50,1	3,3
0,0	0,0	0,0	0,0	0,0	0,1	0,0	0,0	0,1	0,0	0,0	0,0	0,0
167,2	213,4	294,7	424,6	550,2	708,3	889,6	1096,2	1308,3	1395,4	1421,0	1306,8	406,8

Abbildung 47.4: Mehrverbrauch an DDD je Versicherter gegenüber dem anderen Geschlecht 1994 (gesamte Bundesrepublik)

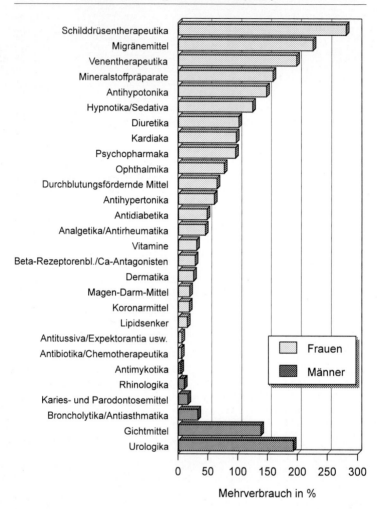

Daß sich der Mehrverbrauch in den einzelnen Indikationsgruppen sehr unterschiedlich darstellt, geht für verordnungsstarke Indikationsgruppen aus *Abbildung 47.4* hervor. So erhalten Frauen ungefähr die doppelte Menge an Psychopharmaka, während etwa bei den Indikationsgruppen

Abbildung 47.5: Arzneiverbrauchsprofil nach Alter und Geschlecht 1994 – Magen-Darm-Mittel

Gesamtverordnungen nach definierten Tagesdosen (gesamte Bundesrepublik)

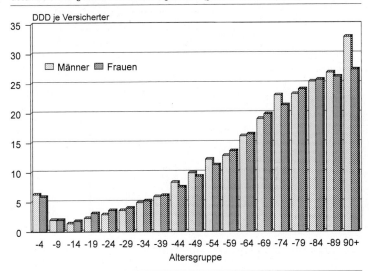

Antitussiva/Expektorantia und Antibiotika/Chemotherapeutika der Geschlechtsunterschied gering ausfällt. Insbesondere findet sich in einigen typischen Indikationsgruppen (Urologika, Gichtmittel, Broncholytika/Antiasthmatika) auch ein Mehrverbrauch der Männer. Eine zusätzlich nach dem Alter differenzierende Betrachtung kann weiteren Aufschluß geben; so zeigt sich beispielsweise bei der Therapie mit Magen-Darm-Mitteln ein Mehrverbrauch bei den 40- bis 55-jährigen Männern, während insgesamt die Verordnungen von Magen-Darm-Mitteln an Frauen um 18,6% höher liegen (*Abbildung 47.5*); weiter erkennbar ist der für viele Indikationsgruppen typische, mehr oder weniger stark ausgeprägte Verordnungsanstieg im Alter.

Es gibt Hinweise darauf, daß die generell hohen Verordnungszahlen bei Frauen darauf zurückzuführen sind, daß Frauen häufiger den Arzt konsultieren. Bezogen auf den einzelnen Arztbesuch sind die Verordnungen zwischen Männern und Frauen annähernd gleich verteilt. Dies bestätigt auch die Studie von Schoettler. In der Untersuchung zu Verordnungen über psychotrope Arzneimittel und/oder orale Antidiabetika für eine Stichprobe von ca. 27 000 Patienten aus 50 allgemeinmedizinischen Praxen stellte sich heraus, daß zwischen Männern und Frauen kaum Unterschiede im durchschnittlichen Verordnungsumfang beste-

Abbildung 47.6: Patent-Verordnungen nach Alter und Geschlecht 1994
Verordnete Packungen (gesamte Bundesrepublik)

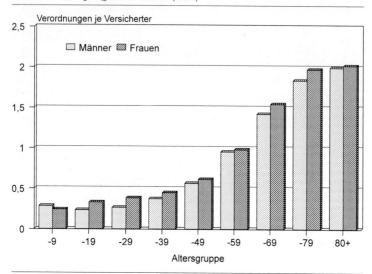

hen. Allerdings betrug der Anteil der Frauen an den Patienten mit Verordnungen 73%.

Die Darstellung des ärztlichen Verordnungsverhaltens in Abhängigkeit vom Patientenalter vermittelt die angedeutete Fülle zusätzlicher Erkenntnisse. Eine tiefergehende Analyse der Altersabhängigkeit bei der Verordnung einzelner Wirkstoffgruppen findet sich im Arzneiverordnungs-Report '92. Dort, wie auch im Arzneiverordnungs-Report '94, findet sich zudem der Nachweis, daß die Verschiebung im Altersaufbau der deutschen Bevölkerung steigende Kosten im Arzneimittelmarkt nur zu einem kleinen Teil mitverursacht.

Eine weitere Betrachtung zeigt die Verordnungen von patentgeschützten, im Regelfall hochpreisigen, Arzneimitteln nach Alter und Geschlecht. Wie im gesamten GKV-Arzneimittelmarkt erhalten auch bei den patentgeschützten Arzneimitteln Frauen häufiger als Männer eine Verordnung. Die Mehrverordnungen an Frauen fallen jedoch im patentgeschützten Arzneimittelmarkt (28,7%) niedriger aus als im Gesamtmarkt (44,4%). Am ausgeprägtesten ist die Mehrverordnung im Patentmarkt bei den 20- bis 30-jährigen sowie den 60- bis 80-jährigen Frauen (*Abbildung 47.6*). Betrachtet man weiter die Anteile der patentgeschützten Verordnungen an allen Verordnungen in den jeweiligen Altersklassen, so zeigt sich, daß die 20- bis 70-jährigen Männer hier deutlich hö-

Abbildung 47.7: Patent-Umsätze nach Alter und Geschlecht 1994

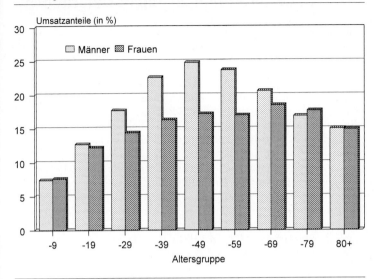

here Anteile erreichen als die Frauen. Die analoge Darstellung für den Umsatz weist aus, daß bei den 40- bis 50-jährigen Männer sogar rd. ein Viertel des Arzneimittelumsatzes auf patentgeschützte Präparate entfällt (*Abbildung 47.7*).

Literatur

Friebel, H. (1984): Welche Faktoren beeinflussen die Arzneiverordnung? Dt. Apotheker Zeitg. 124: 2389ff.

Klauber, J., und Selke, G.W. (1993): Aktuelle Trends in der Psychopharmaka-Verordnung in der BRD. Tagungsband der Jahrestagung der DGPN 1992, Köln.

Ministerium für Arbeit, Gesundheit und Soziales des Landes NRW (1991): Arzneimittelverbrauch von Menschen im höheren Lebensalter unter besonderer Berücksichtigung von Arzneimitteln mit Abhängigkeitspotential, Düsseldorf.

Paffrath, D., Berg, H., v. Stackelberg, J.M. (1983): Analyse von Struktur und Entwicklung der Arzneimittelausgaben der Krankenversicherung der Rentner, Bonn.

Schoettler, P. (1992): Untersuchung der Verordnung von psychotropen Arzneimitteln und oralen Antidiabetika in der allgemeinmedizinischen Praxis (Dissertation), Kiel.

48. Arzneiverordnungen nach Arztgruppen

J. Klauber und G. W. Selke

Das Verordnungsverhalten der Ärzte bestimmt maßgeblich den Arzneimittelverbrauch. Da die Ärzte keine homogene Gruppe sind, sondern vielmehr in Allgemeinärzte und praktische Ärzte sowie eine Vielzahl verschiedener Fachärzte zu unterscheiden sind, liegt es nahe, den Arzneimittelverbrauch bzw. das Verordnungsverhalten der einzelnen Facharztgruppen getrennt zu analysieren. Die ersten Untersuchungen zur arztgruppenspezifischen Analyse für Patienten der gesetzlichen Krankenversicherung sind bereits in den frühen Siebziger Jahren durchgeführt worden (Greiser und Westermann, 1979). Aktuelle Auswertungen für das gesamte Bundesgebiet sind hier mit den Daten des GKV-Arzneimittelindex für zwölf Arztgruppen durchgeführt worden.

Die in *Abbildung 48.1* dargestellten verordneten Tagesdosen nach Arztgruppen zeigen schon auf den ersten Blick ein klares Bild. Bei der

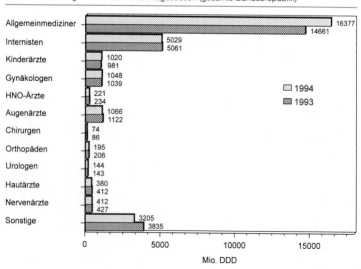

Abbildung 48.1: Arzneiverordnungen verschiedener Arztgruppen 1994
Gesamtverordnungen nach definierten Tagesdosen (gesamte Bundesrepublik)

Betrachtung der verordneten Arzneimittelpackungen nach Facharztgruppen ergibt sich analog: Allgemein- und praktische Ärzte verordnen weitaus am häufigsten Arzneimittel (56,5%), mit weitem Abstand gefolgt von den Internisten (15,0% aller verordneten Arzneimittelpackungen). Damit werden mehr als sieben von zehn Verordnungen von diesen beiden Arztgruppen ausgestellt, während bei allen anderen Fachärzten die Arzneitherapie vom Anteil am Gesamtmarkt her eine geringere Rolle spielt. Die Konzentration der Verordnungstätigkeit auf die Allgemeinmediziner setzt einen Trend der vergangenen Jahre weiter fort. Im vorangegangenen Jahr hatte ihr Verordnungsanteil 53,1% betragen; bei den Internisten hingegen hatte er 1993 mit 15,7% etwas höher als im Jahre 1994 gelegen. Noch etwas größer ist der Anteil der Allgemeinmediziner (57,4%) und Internisten (18,8%) am Umsatz; in beiden Arztgruppen werden also teurere Arzneimittel als im Durchschnitt aller Ärzte verordnet, wobei dieser Effekt bei den Internisten merklich stärker ausgeprägt ist.

Im Vergleich zum Vorjahr fällt die Zunahme bei den Allgemeinmedizinern besonders deutlich auf. Der Anstieg des durch Allgemeinmediziner veranlaßten Arzneimittelumsatzes betrug 1,9 Mrd. DM (+12%) (Klauber und Selke, 1994, 1995). Da auch der arztbezogene Umsatz in dieser Gruppe deutlich anstieg (+39 Tsd. DM je Arzt, entsprechend +10,9%), kann ein Anstieg der Arztzahlen nicht der Hauptgrund für den Umsatzzuwachs sein.

Tabelle 48.1: Arzneiverordnungen, Umsätze und definierte Tagesdosen je Arzt 1994, aufgeführt nach Arztgruppen (gesamtes Bundesgebiet)

Arztgruppe	Zahl der Ärzte abs.	Verordnungen je Arzt	Umsatz je Arzt (Tsd. DM)	DDD je Arzt (Tsd. DDD)
Allgemeinmediziner und Praktische Ärzte	44515	11611	398	368
Internisten	17592	7812	329	286
Kinderärzte	6309	8266	116	162
Gynäkologen	10042	2628	82	104
HNO-Ärzte	3853	3528	62	57
Augenärzte	5065	3611	59	211
Chirurgen	5108	789	19	14
Orthopäden	4756	2039	47	41
Urologen	2523	2525	145	57
Hautärzte	3193	5289	145	119
Nervenärzte	7143	1951	92	58
Sonstige Fachärzte	8240			
Mittelwert		7736	261	246
Summe	118339			

In der Tat stellen die Allgemeinmediziner und Internisten die weitaus meisten Ärzte, so daß die Konzentration des Verordnungsgeschehens auf diese Gruppen durchaus erklärlich ist. In *Tabelle 48.1* sind deshalb die Beziehungszahlen der Verordnungen, der Umsätze und definierten Tagesdosen (DDD) pro Arzt der entsprechenden Facharztgruppe berechnet. Im Jahre 1994 hat ein an der kassenärztlichen Versorgung teilnehmender Arzt im Mittel 7 736 Fertigarzneimittel verordnet; das entspricht 246 Tsd. mittleren Tagesdosen mit einem Umsatzvolumen von 261 Tsd. DM je Arzt. Gegenüber dem Vorjahr verordnete der einzelne Arzt damit erneut weniger Arzneimittelpackungen (−5,4%), die aber größer (+0,8%, gemessen in DDD) und teurer (+2,0%) als im Jahre 1993 waren. Die Anstiege sind allerdings eher gering, vergleicht man sie mit den Rückgängen des Jahres 1993 als Folge des Gesundheitsstrukturgesetzes.

Auch hier werden zwischen den einzelnen Arztgruppen große Unterschiede deutlich. Allgemeinmediziner und Praktische Ärzte, Internisten und Kinderärzte verordnen im Jahr überdurchschnittlich viele Medikamente. Beim Umsatz und bei den mittleren Tagesdosen bleiben die Kinderärzte deutlich hinter den Allgemeinmedizinern und Internisten zurück, da sie vor allem akute Krankheiten behandeln und niedrig dosierte Präparate (Kinderdosen) verordnen. Auffällig ist noch die hohe Zahl an Tagesdosen, die die Augenärzte verschreiben (vgl. dazu weiter unten).

Tabelle 48.2: Maßzahlen zur Beschreibung der arztgruppenspezifischen Besonderheiten 1994 (gesamtes Bundesgebiet)

Arztgruppe	DDD je Verordnung	Umsatz je Verordnung in DM	Umsatz je DDD in DM
Allgemeinmediziner und Praktische Ärzte	31,7	34,27	1,08
Internisten	36,6	42,11	1,15
Kinderärzte	19,6	14,01	0,72
Gynäkologen	39,7	31,37	0,79
HNO-Ärzte	16,2	17,64	1,09
Augenärzte	58,3	16,33	0,28
Chirurgen	18,3	24,09	1,31
Orthopäden	20,1	22,99	1,14
Urologen	22,6	57,29	2,53
Hautärzte	22,5	27,44	1,22
Nervenärzte	29,5	46,96	1,59
Gemeinschaftspraxen	31,9	34,20	1,07
Sonstige Fachärzte	37,6	48,49	1,29
Sonstige Verordner	31,9	33,88	1,06
Mittelwert	31,9	33,72	1,06

Abbildung 48.2: Patentanteile bei Verordnungen und Umsatz 1994 nach Arztgruppen

Gesamtverordnungen nach definierten Tagesdosen (gesamte Bundesrepublik)

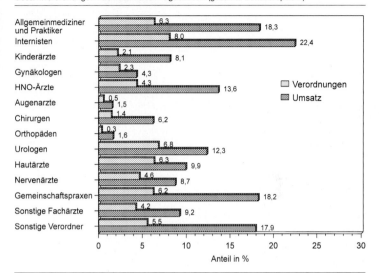

Besonders deutlich werden die Unterschiede im Verordnungsverhalten zwischen den einzelnen Arztgruppen, wenn man drei weitere Maßzahlen betrachtet, die in *Tabelle 48.2* dargestellt sind. Die Anzahl der DDD je Verordnung gibt an, wieviele Tage lang die Medikation mit einer Verordnung durchgeführt werden kann. Dies ist somit ein Maß für die Größe der Packung. Im Vergleich der Facharztgruppen muß allerdings bedacht werden, daß die verschiedenen Krankheitsbilder, die in die Kompetenz der jeweiligen Arztgruppe fallen, ganz unterschiedliche Verläufe haben und deshalb auch unterschiedlich lange medikamentös behandelt werden müssen. Überraschenderweise verschreiben Augenärzte im Mittel Mengen, die für eine Standardtherapiedauer von über acht Wochen ausreichend sind; hierhinter verbirgt sich auch das oft festzustellende Defizit an geeigneten kleinen Packungsgrößen. Hals-Nasen-Ohren-Ärzte dagegen kommen schon mit Verordnungen aus, die mit 16,2 DDD je Verordnung für gut zwei Wochen ausreichen. Bei der Beurteilung dieser Zahlen muß sicherlich auch der Anteil der chronisch Kranken berücksichtigt werden; hier können hohe DDD-Volumina je Verordnung wirtschaftlich durchaus sinnvoll sein, denn größere Packungen gehen im allgemeinen mit niedrigeren Tagestherapiekosten einher. Die in *Tabelle 48.3* dargestellten Umsätze je Verordnung und Umsätze je Tagesdosis (d. h.: mitt-

Arzneiverordnungen nach Arztgruppen

Tabelle 48.3: Arzneiverordnungen in definierten Tagesdosen (DDD) je Arzt der Bundesrepublik) nach Indikationsgruppen

Indikationsgruppe		Allgemein-mediziner	Inter-nisten	Kinder-ärzte	Gynäko-logen
2	Aldosteron-Antagonisten	1026,1	1020,9	15,1	6,3
5	Analgetika/Antirheumatika	25228,6	15695,5	4093,2	690,0
7	Antiallergika	2356,1	1344,3	1345,8	24,5
8	Antianämika	2167,3	1812,1	416,7	3287,7
9	Antiarrhythmika	2701,4	3413,4	26,2	10,3
10	Antibiotika/Chemotherapeutika	3678,5	1912,6	5526,5	604,4
11	Antidiabetika	15611,2	15188,0	330,8	18,8
13	Antiemetika-Antivertiginosa	1846,4	1285,3	295,5	102,7
14	Antiepileptika	2230,8	1099,4	1515,4	8,6
16	Antihypertonika	16304,1	13880,8	36,6	62,3
18	Antihypotonika	4011,0	3046,9	235,8	382,6
19	Antikoagulantia	1403,6	1741,3	8,0	17,6
20	Antimykotika	2517,8	1046,2	2003,0	567,6
22	Antiphlogistika	1757,6	837,3	453,0	124,1
23	Antitussiva/Expektorantia usw.	11198,2	6771,9	13270,6	130,8
25	Balneotherapeutika und Wärmetherapeutika	1307,1	488,2	2126,2	116,6
26	Beta-Rez.blocker/Ca-Antag./ACE-Hemmer	36700,7	36203,8	199,0	157,7
27	Broncholytika/Antiasthmatika	19092,5	18213,6	5348,6	107,9
28	Cholagoga und Gallenwegstherapeutika	1412,7	1116,3	24,7	0,6
29	Cholinergika	69,0	37,0	0,0	5,2
30	Corticoide (interna)	2645,9	3145,5	1255,9	75,6
31	Dermatika	11285,8	4117,9	9797,0	1153,9
32	Desinfizientia/Antiseptika	1154,6	759,0	598,5	92,3
35	Diuretika	18375,8	18219,0	71,6	95,8
36	Durchblutungsfördernde Mittel	10683,2	7775,4	14,7	40,5
38	Entwöhnungsmittel	27,0	29,7	0,0	0,0
43	Gichtmittel	4807,3	4795,8	71,6	27,6
44	Grippemittel	1115,5	355,0	2169,8	7,1
45	Gynäkologika	1418,2	434,1	121,1	10072,5
46	Hämorrhoidenmittel	722,3	603,6	34,7	254,5
48	Hypnotika/Sedativa	5846,9	4002,2	331,1	47,3
52	Kardiaka	14189,5	11574,1	184,0	71,0
53	Karies- und Parodontosemittel	3169,2	141,8	35615,5	211,8
54	Koronarmittel	22529,2	21988,0	115,7	64,7
56	Lebertherapeutika	1628,6	1183,0	324,2	20,7
57	Lipidsenker	5402,8	6894,4	9,3	10,9
58	Lokalanästhetika	64,3	44,9	6,2	5,2
59	Magen-Darm-Mittel	9356,2	9236,5	2506,9	229,2
60	Migränemittel	941,4	657,5	35,3	52,6
61	Mineralstoffpräparate	5316,6	4800,8	300,9	2155,8
62	Mund- und Rachentherapeutika	1339,8	420,2	2223,2	20,7
63	Muskelrelaxantia	1437,7	959,5	15,6	3,3
67	Ophthalmika	10590,8	2213,8	5049,5	86,7
68	Otologika	833,9	187,1	1733,4	4,5
69	Parkinsonmittel u. a. Antihyperkinetika	1136,2	642,2	4,1	14,4
70	Psychopharmaka	14244,4	9381,5	479,7	337,1
71	Rhinologika	5579,7	1733,7	21684,4	43,4
73	Schilddrüsentherapeutika	17438,1	18047,6	2140,0	1960,3
75	Sexualhormone und ihre Hemmstoffe	10560,5	3712,8	250,9	78456,8
77	Sulfonamide	645,6	505,6	778,8	134,1
78	Thrombozytenaggregationshemmer	1359,4	1079,5	38,5	13,5
80	Umstimmungsmittel	156,4	38,7	146,2	1,7
81	Urologika	4301,2	2637,4	173,4	359,2
82	Venentherapeutika	9728,8	5986,4	305,4	326,4
83	Vitamine	5327,8	3480,3	28457,7	289,3
84	Wundbehandlungsmittel	3200,2	1803,8	3530,7	223,3
Nicht in Roter Liste		24,2	1,7	3,4	0,0
Gesamtmarkt GKV-Rezepte mit Fertigarzneimitteln		367908,4	285865,4	161666,5	104307,9

Arzneiverordnungen nach Arztgruppen

Fachgruppe in der Gesetzlichen Krankenversicherung im Jahre 1994 (gesamte

HNO-Ärzte	Augen-ärzte	Chirur-gen	Ortho-päden	Uro-logen	Haut-ärzte	Nerven-ärzte	Sonstige	Insgesamt
3,7	5,6	0,0	0,0	9,7	21,6	0,0	33,8	597,8
1246,3	230,8	4307,5	22706,9	1402,7	807,7	1178,8	406,9	14895,9
2102,4	48,8	33,1	72,3	71,8	5630,7	21,1	253,6	1597,1
10,8	0,0	56,6	50,3	144,4	149,9	42,2	27,1	1558,1
0,0	0,0	0,0	0,0	0,0	2,1	16,4	34,0	1721,0
4547,1	94,3	323,1	127,1	2794,5	3365,5	28,0	293,8	2716,7
0,0	22,2	37,2	50,1	97,4	108,1	62,4	26,2	9057,9
1376,9	1,6	8,4	69,6	8,0	33,4	336,6	7,2	1099,6
14,6	8,0	8,6	54,0	0,0	0,0	7321,5	58,4	1710,2
15,2	33,8	127,4	94,1	862,3	62,2	72,6	147,0	9198,1
97,5	68,1	82,6	14,8	111,5	31,6	692,3	30,2	2283,1
0,0	0,0	226,2	121,4	4,8	0,0	20,6	13,0	885,8
175,1	4,2	110,0	57,4	605,8	11519,3	25,1	20,3	1781,8
464,8	6,6	629,6	1757,5	296,4	203,5	36,6	20,3	1056,3
6599,4	33,9	113,7	83,2	162,2	199,2	51,9	896,6	6961,6
54,4	0,0	132,9	424,1	183,2	4388,7	15,5	27,6	937,5
130,3	89,6	128,8	23,6	260,9	329,9	583,6	215,7	21520,9
612,5	81,5	116,5	48,9	15,8	659,9	148,4	11824,6	12541,7
1,4	4,3	29,5	0,0	12,3	0,0	26,4	11,3	776,3
0,0	36,1	0,0	0,0	652,7	0,0	83,9	0,0	56,2
475,5	279,4	281,2	1315,8	80,9	1517,7	825,9	1064,3	2038,4
1313,9	88,3	937,4	512,7	794,9	75478,8	82,2	115,2	8433,0
98,8	5,8	998,5	256,7	1935,1	1057,2	195,7	8,8	841,5
0,0	19,4	256,7	196,6	571,3	186,7	120,5	178,6	10878,3
4717,6	2000,8	247,4	129,2	164,8	141,4	3248,4	63,8	6185,6
0,0	0,0	0,0	0,0	0,0	0,0	29,8	0,0	17,7
42,4	8,4	90,3	494,9	2346,2	67,7	10,3	35,2	2888,6
668,6	12,1	4,0	3,2	5,0	28,7	1,2	0,7	673,1
19,4	1,8	23,3	20,3	921,8	289,9	32,4	6,2	1616,3
0,0	3,6	288,6	7,2	450,6	300,3	2,7	7,7	469,8
121,3	8,6	45,6	103,9	72,1	102,1	2739,1	52,6	3343,8
54,6	24,8	36,4	57,7	29,9	29,9	103,2	112,8	7891,8
0,0	51,2	0,0	0,0	0,0	101,4	0,0	276,2	4624,1
66,8	121,1	98,9	14,4	37,1	90,6	77,4	201,6	13042,8
0,0	740,1	28,4	5,8	75,9	24,8	47,5	4,0	932,0
18,9	22,4	15,1	0,0	24,8	13,5	34,4	51,9	3407,3
22,0	0,0	32,7	99,6	218,9	4,4	9,0	2,9	49,4
195,5	44,5	220,5	123,4	158,5	217,6	204,8	137,0	5723,4
11,1	16,2	39,9	56,9	21,5	31,7	424,8	23,3	544,1
100,7	60,2	183,3	3723,3	438,7	773,6	274,1	65,5	3466,3
1801,2	21,2	26,3	9,4	10,4	210,0	5,6	77,9	1057,2
30,9	4,7	184,9	1031,0	40,1	26,0	758,8	22,4	881,9
3176,2	203939,1	130,5	144,0	122,2	1816,3	141,9	105,8	14488,6
2186,1	11,4	10,1	6,7	5,6	4,9	9,1	2,6	567,1
8,1	2,3	17,7	0,0	5,9	25,8	3197,3	0,0	803,1
400,7	166,4	144,9	218,5	189,8	310,6	30381,2	132,5	9780,6
20393,3	123,5	34,4	55,5	85,9	795,2	38,7	298,9	4685,3
1142,7	50,1	409,2	63,6	96,4	92,2	160,2	468,5	10995,5
58,3	9,6	67,1	190,7	3139,1	3103,1	95,4	170,3	12288,7
412,8	5,7	28,3	61,8	1380,7	64,9	4,1	14,2	469,4
0,0	47,9	31,8	12,8	0,0	25,5	154,3	10,2	765,9
107,7	0,0	0,0	11,6	35,9	0,0	6,1	0,0	86,0
8,3	30,9	63,6	20,8	31153,6	60,1	57,8	4,9	3004,0
71,5	1439,6	1824,9	2290,1	345,7	1429,2	71,1	38,2	5343,3
560,0	244,5	316,0	2676,6	221,8	280,5	688,9	21,3	4657,7
326,6	27,4	705,4	128,4	508,7	2089,3	27,8	85,4	2020,7
3,2	12,5	0,4	0,3	0,0	1,0	0,7	0,0	10,8
57251,1	210520,4	14456,9	40947,7	57119,5	119075,1	57631,7	18628,1	246495,4

lere Tagestherapiekosten) zeigen, wie unterschiedlich die gesetzliche Krankenversicherung vom Verordnungsverhalten der einzelnen Arztgruppen belastet wird. Bezogen auf die einzelne Verordnung liegen die Verordnungskosten bei den Kinderärzten mit 14,01 DM am niedrigsten. Dagegen verschreiben Urologen und Nervenärzte Medikamente, die je Verordnung mehr als dreimal so viel kosten. Diese beiden Arztgruppen weisen auch besonders hohe Zuwächse im Wert je Verordnung gegenüber dem Vorjahr auf (+17,5% bzw. +12,4%).

Bezieht man die Reichweite der verordneten Packungen mit in die Berechnung ein (Tagestherapiekosten im Arzneimittelbereich), fallen die Augenärzte dadurch auf, daß die hier verordneten Medikamente mit 0,28 DM die mit Abstand niedrigsten DDD-Kosten haben. Urologen dagegen verschreiben Medikamente, die mit 2,53 DM je DDD rund neunmal so teuer sind; der Abstand zu den anderen Facharztgruppen wurde damit weiter vergrößert. In der Gruppe der Allgemeinmediziner entsprechen alle drei Indikatoren mehr oder weniger dem durchschnittlichen Wert, während die Internisten darüber liegen.

Abbildung 48.2 zeigt die unterschiedliche Bedeutung, die der Marktsektor der patentierten Arzneimittel für die einzelnen Fachgruppen hat. Hier macht sich natürlich auch bemerkbar, daß diese Arzneimittel in den

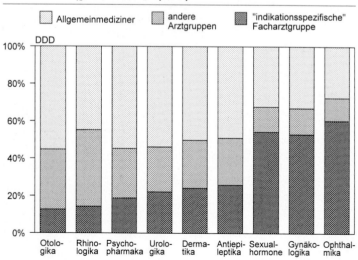

Abbildung 48.3: Verordnungen nach Arztgruppen für ausgewählte Indikationsgruppen nach definierten Tagesdosen 1994 (gesamte Bundesrepublik)

fachspezifischen Indikationsgebieten sehr unterschiedlich stark vertreten sind. Auffällig ist allerdings, daß der Patentanteil bei den Internisten um rund ein Viertel höher als bei den Allgemeinmedizinern liegt; dies trägt sicherlich zu der oben schon genannten Tatsache bei, daß Internisten teurer verordnen. Im Gegensatz hierzu liegen die Kinderärzte deutlich unter dem Mittelwert aller Arztgruppen.

Abbildung 48.3 bestätigt den Eindruck, daß die Allgemeinmediziner und Praktischen Ärzte eine beherrschende Rolle im Verordnungsgeschehen spielen. Aus dem gesamten Verordnungsspektrum wurden hier die verordneten mittleren Tagesdosen für einige ausgewählte Indikationsgruppen dargestellt, die sich unmittelbar einer Facharztgruppe zuordnen lassen. Auch in diesen Indikationsgruppen wird das Verordnungsvolumen weitgehend von den Allgemeinmedizinern und Praktischen Ärzten bestimmt, die meist rund die Hälfte der Tagesdosen verordnen. Im Unterschied hierzu wird in den Indikationsgruppen der Ophthalmika, der Gynäkologika und der Sexualhormone das Gros der Arzneimittel von der «passenden» Arztgruppe verordnet. Hierin spiegelt sich sicherlich auch das Verhalten der Patienten wider: Augen- oder Frauenärzte werden in der Regel aufgesucht, ohne vorher den Hausarzt konsultiert zu haben. Bei anderen Beschwerden wendet sich der Patient zunächst an seinen Hausarzt, in der Regel einen Allgemeinmediziner, der die notwendige Arzneitherapie beginnt. Auch nach der Überweisung an einen Spezialisten setzt der Hausarzt – z.B. bei chronischen Erkrankungen – später häufig die von diesem begonnene Medikation fort. Einen Gesamtüberblick über alle wesentlichen Indikationsgruppen gibt *Tabelle 48.3*. Hier wird noch einmal die zentrale Rolle deutlich, die diese Arztgruppe für den Patienten wie auch als Partner in gesundheitspolitischen Fragen schlechthin spielt.

Literatur

Klauber, J., Selke, Gisbert W. (1994): Arzneimittelverordnungen nach Arztgruppen 1993. Bonn.

Klauber, J., Selke, Gisbert W. (1995): Arzneimittelverordnungen nach Arztgruppen 1994. Bonn.

Greiser, E., Westermann E. (1979): Verordnungen niedergelassener Ärzte in Niedersachsen 1974 und 1976. Bundesminister für Arbeit und Sozialordnung (Hrsg.), Reihe Gesundheitsforschung 18. Bonn.

49. Ergänzende statistische Übersicht

J. Klauber und G. W. Selke

In Ergänzung zu den statistischen Kennzahlen, die bereits in der Einleitung dargestellt wurden, werden im folgenden zusätzliche Erläuterungen zur Berechnung definierter Tagesdosen und zur Analyse des GKV-Fertigarzneimittelmarktes gegeben. In tabellarischen Übersichten wird außerdem für das gesamte Bundesgebiet die Entwicklung aller Indikationsgebiete, der 2000 verordnungshäufigsten Arzneimittel und der Anteil der Zweitanmelderpräparate dargestellt.

Grundlage der Auswertungen dieses Kapitels sind die etwa 570 Mio. zu Lasten der GKV ausgestellten Rezeptblätter. Daraus wird eine 1-Promille-Stichprobe gezogen, so daß die Analyse letztlich auf rd. 1 Mio. einzelnen Verordnungen basiert. Auf das einzelne Rezept enfielen 1994 im Durchschnitt 1,69 Verordnungen.

Die statistische Analyse des Arzneimittelmarktes basiert im GKV-Arzneimittelindex auf dem Konzept der Komponentenzerlegung. Die Umsatzentwicklung wird danach in die Preis-, Mengen- und Strukturkomponenten zerlegt. Daneben ermöglicht eine differenzierte Neuzugangsanalyse einen Einblick in die Dynamik des Marktes. Einzelheiten zur Methode der statistischen Komponentenzerlegung sind bereits früher beschrieben worden (Reichelt, 1987; Reichelt, 1988).

Berechnung von definierten Tagesdosen

Die definierte Tagesdosis (DDD) wurde als therapiebezogene Vergleichseinheit ausgewählt, um die Mengenkomponente der Arzneimittelverordnungen besser zu erfassen. Gegenüber der Verordnung nach Packungsgrößen oder Wertumsatz bietet die DDD den Vorteil, daß vor allem der medizinisch begründete Bedarf von Arzneimitteln berücksichtigt wird und andere markttechnisch bedingte Einflüsse auf das Verordnungsvolumen wie Änderungen von Packungsgrößen, Arzneiformen oder Preisen weitgehend ausgeklammert werden.

Die definierte Tagesasdosis basiert auf der durchschnittlichen Dosis eines Arzneimittels, die für die Hauptindikation bei Erwachsenen pro Tag angewendet wird (WHO und Nordic Council on Medicines, 1991). Für Arzneimittel, die für Kinder gedacht sind, wurde stattdessen die für Kinder gedachte Dosis eingesetzt. Dabei sollte jedoch berücksichtigt werden, daß die DDD keine Dosierungsempfehlung bedeutet, sondern primär eine technische Maßeinheit ist, die den Vergleich des Verbrauchs verschiedener Arzneimittel auf nationaler und internationaler Ebene ermöglichen soll.

Nach Möglichkeit wird die DDD als Wirkstoffmenge in Gewicht (mg) definiert. Bei Kombinationspräparaten, bei denen die Wirkstoffmenge in der Regel nicht als Vergleichsbasis geeignet ist, wird die Zahl der Einzeldosen in Form der einzelnen Arzneizubereitungen (Tabletten, Kapseln, Ampullen, Suppositorien etc.) angegeben. Die DDD für Arzneimittel aus der gleichen therapeutischen Gruppe werden zusammen ermittelt, um eine möglichst gute Übereinstimmung zwischen den Dosierungen zu erhalten. Wenn für ein Arzneimittel sowohl eine Initialdosierung wie eine Erhaltungsdosis angegeben wird, bezieht sich die DDD immer auf die Erhaltungsdosis. Wenn Unterschiede zwischen stationärer und ambulanter Behandlung gemacht werden, wurden in der Regel die Angaben für die ambulante Dosierungsempfehlung verwendet.

Für die Berechnung von definierten Tagesdosen wurden die Angaben aus mehreren Quellen herangezogen. Bei Monopräparaten wurden die Angaben der rechnerischen mittleren Tagesdosen aus der Preisvergleichsliste übernommen (Bundesausschuß der Ärzte und Krankenkassen, 1992). Soweit in der Preisvergleichsliste keine Angaben enthalten sind, wurden die DDD-Angaben des Nordic Drug Index (Nordic Council on Medicines, 1985) benutzt. Im übrigen wurden für Monopräparate und für alle Kombinationspräparate die Dosierungsempfehlungen der Hersteller zugrunde gelegt (Rote Liste 1994). Wird ein Wirkstoff oder eine Zweierkombination von Wirkstoffen von mehreren Herstellern in den Handel gebracht, wurde der arithmetische Mittelwert der Dosierungsangaben aller Hersteller berechnet und für die DDD-Berechnung eingesetzt.

Die DDD sind üblicherweise für verschiedene Arzneiformen identisch. Wenn die Bioverfügbarkeit für einzelne Darreichungsformen unterschiedlich ist, können unterschiedliche DDD festgelegt werden. Bei extern angewendeten Arzneimitteln gibt es häufig keine genauen Dosierungsempfehlungen des Herstellers. Hier wurde bei Dermatika eine Standardfläche von 100 cm^2 zugrundegelegt, für die üblicherweise als Einzeldosis 1 g Creme oder Salbe benötigt wird (Arndt und Clark, 1979). Für Ophthalmika wurde bei fehlender Dosisempfehlung als Standarddosis eine Einzeldosis von 0,1 g (d. h. je 1 Tropfen pro Auge) festgelegt.

Tabelle 49.1: Zusammenhang zwischen GKV-Ausgaben und Fertigarzneimittelumsatz 1993/94 (gesamtes Bundesgebiet)

	1993 in Mio. DM	1994 in Mio. DM	Veränderung abs. in Mio. DM	in v. H.
GKV-Ausgaben für Arzneimittel nach KV 45 und Schätzung	27713	29170	1457	5,3
Praxisbedarf (1993: 4%) (1994: 4%)	1109	1167	58	5,3
Zwischensumme	26604	28003	1399	5,3
Eigenanteil (1993: 7,5 %) (1994: 8,8 %)	2350	2865	515	21,9
Zwischensumme	28954	30868	1914	6,6
Abschlagsregelung neue Bundesländer (1993: 20% im 1. Hj.)	656	0	−656	−100,0
Zwischensumme	29610	30868	1258	4,2
Kassenrabatt (1993: 5%) (1994: 5%)	1558	1625	66	4,2
Brutto-Apothekenumsatz (vor Abschlag und Kassenrabatt)	31169	32493	1324	4,2
Umsatz für Rezepturen, Verbandstoffe, Krankenpflegeartikel usw., sowie bei der Erfassung nicht identifizierte Rezepte (1993: 5,3 %) (1994: 5,0 %)	1664	1628	−37	−2,2
GKV-Fertigarzneimittelumsatz	29505	30865	1361	4,6

Arzneimittelausgaben und Fertigarzneimittelumsatz

Der rechnerische Zusammenhang zwischen Arzneimittelausgaben und Fertigarzneimittelumsatz im GKV-Bereich für die gesamte Bundesrepublik ist in *Tabelle 49.1* dargestellt. Bei fünf Positionen ist eine Unterscheidung zwischen Arzneimittelausgaben und Fertigarzneimittelumsatz notwendig:

- Sprechstundenbedarf, der im Rahmen des GKV-Arzneimttelindex nicht berücksichtigt wird (ca. 4%),
- Kassenrabatt (5%),
- Abschlag auf den um den Kassenrabatt verminderten Apothekenumsatz in den neuen Bundesländern (20% im ersten Halbjahr des Jahres 1993),
- Eigenanteil der Versicherten (3, 5 bzw. 7 DM im Gesamtmarkt nach Preisklassen im Jahre 1993; 3, 5 bzw. 7 DM nach Packungsgrößen im Jahr 1994),
- Verordnungen von Rezepturen, Verbandstoffen, Krankenpflegeartikeln etc.

Letztere werden im Rahmen des GKV-Arzneimittelindex nicht unter Fertigarzneimitteln geführt, sondern auf gesonderten Sammelpositionen erfaßt. Zu berücksichtigen ist dabei, daß auch nicht-identifizierbare Verordnungspositionen auf einer gesonderten Sammelposition summiert werden.

Von den Ausgaben der GKV in Höhe von 29 170 Mio. DM wird zunächst der Sprechstundenbedarf abgezogen, der aufgrund verschiedener Arzneikostenstatistiken mit 4% geschätzt wird. Dieser Sprechstundenbedarf ist im GKV-Arzneimittelindex nicht enthalten. Im nächsten Schritt wird der Eigenanteil der Versicherten addiert, der im GKV-Arzneimittelindex zwangsläufig enthalten ist, in den GKV-Ausgaben dagegen nicht. (Die Angabe von 8,8% bezieht sich dabei auf die Zeile, die den Brutto-Apothekenumsatz ausweist). Zu diesem Betrag wird zunächst der Abschlag in den neuen Bundesländern addiert und des weiteren der Kassenrabatt. Nach diesen Additionen ergibt sich als Ergebnis der Apothekenumsatz mit GKV-Arzneimittelverordnungen in Höhe von 32 493 Mio. DM. Von diesem Umsatz muß noch der Umsatz der Rezepturen, Verbandstoffe, Krankenpflegeartikel etc. abgezogen werden, um schließlich zum Umsatz der Fertigarzneimittel zu gelangen, der im Jahre 1994 30 865 Mio. DM beträgt.

Tabelle 49.2: Die verordnungsstärksten Indikationsgruppen im gesamten Bundesgebiet 1994

Rang 94 (93)	Indikationsgruppe	Verordnungen 1994 (Mio.)	% Änderung	Umsatz 1994 (Mio. DM)	% Änderung
1 (1)	Analgetika/Antirheumatika	104,3	−15,6	1840,2	−2,7
2 (2)	Antitussiva/Expektorantia usw.	71,2	−4,3	1006,5	−5,6
3 (3)	Beta-Rezeptorenblocker/Ca-Antagonisten/ACE-Hemmer	52,9	−0,6	3321,6	5,6
4 (4)	Magen-Darm-Mittel	50,6	1,7	2267,6	8,9
5 (6)	Dermatika	43,1	−0,8	969,1	2,4
6 (5)	Psychopharmaka	43,0	−4,0	1421,8	4,4
7 (7)	Antibiotika/Chemotherapeutika	39,7	3,4	1485,9	11,7
8 (8)	Ophthalmika	33,5	−0,3	465,9	1,5
9 (9)	Broncholytika/Antiasthmatika	29,4	2,9	1624,9	7,2
10 (10)	Koronarmittel	23,5	−3,8	1074,0	1,7
11 (11)	Rhinologika	23,3	2,9	187,3	2,2
12 (14)	Sexualhormone und ihre Hemmstoffe	21,0	6,3	1030,5	6,6
13 (13)	Durchblutungsfördernde Mittel	20,2	−3,8	1175,2	−1,0
14 (12)	Hypnotika/Sedativa	19,5	−8,4	308,2	4,3
15 (19)	Antidiabetika	18,7	3,7	1184,3	10,1
16 (18)	Mineralstoffpräparate	18,3	0,6	472,6	3,1
17 (15)	Kardiaka	18,1	−7,4	307,3	−4,7
18 (17)	Diuretika	17,8	−3,1	538,3	6,0
19 (16)	Venentherapeutika	17,1	−7,9	543,8	−4,9
20 (20)	Antihypertonika	15,4	−1,4	1442,4	8,8
21 (21)	Schilddrüsentherapeutika	14,7	−0,0	258,7	2,1
22 (23)	Antimykotika	14,3	11,3	509,5	27,8
23 (22)	Urologika	12,2	−7,6	486,9	2,1
24 (24)	Antiallergika	11,4	4,8	322,6	4,1
25 (25)	Gynäkologika	11,2	4,8	209,9	3,8
26 (26)	Mund- und Rachentherapeutika	10,4	−0,2	108,1	0,8
27 (27)	Vitamine	8,8	−4,8	191,1	−4,8
28 (29)	Wundbehandlungsmittel	8,4	3,0	120,3	−2,1
29 (28)	Corticoide (interna)	8,3	−4,7	285,9	2,5
30 (30)	Antihypotonika	7,0	−9,3	227,9	−5,5
31 (31)	Sulfonamide	7,0	−9,7	111,0	−4,0
32 (34)	Muskelrelaxantia	6,7	5,3	295,5	7,4
33 (36)	Antiemetika-Antivertiginosa	6,6	6,4	153,4	14,1
34 (33)	Lipidsenker	6,4	−1,2	786,1	2,2
35 (32)	Spasmolytika	6,4	−2,7	146,3	5,9
36 (35)	Antiphlogistika	5,8	−7,2	136,1	−1,9
37 (39)	Gichtmittel	5,6	0,0	114,5	−4,2
38 (40)	Immuntherapeutika und Zytokine	5,5	6,8	269,7	25,1
39 (37)	Antiepileptika	5,1	−13,3	276,8	11,1
40 (41)	Hämorrhoidenmittel	5,0	−2,9	90,6	−4,4
	Summe der Ränge 1 bis 40	847,3	−3,2	27768,4	4,4
	Gesamtmarkt GKV-Rezepte mit Fertigarzneimitteln	915,4	−3,1	30865,1	4,6

Angegeben sind nur Indikationsgruppen mit mindestens 5 Mio. Verordnungen.

Tabellarische Übersicht zu den Indikationsgruppen

Im folgenden werden die im Jahre 1994 an Versicherte der gesetzlichen Krankenversicherung im gesamten Bundesgebiet verordneten Fertigarzneimittel, getrennt nach Indikationsgruppen gemäß Roter Liste, dargestellt. In *Tabelle 49.3* wird für jede der ausgewiesenen Indikationsgruppen angegeben:

- Nummer in der Roten Liste und Bezeichnung der Indikationsgruppe,
- Brutto-Durchschnittswert je Verordnung in der Indikationsgruppe (Apotheken-Verkaufspreise inklusive Mehrwertsteuer),
- Anzahl der Verordnungen in der Indikationsgruppe und stückzahlmäßiger Marktanteil,
- Umsatz in der Indikationsgruppe (nach Apotheken-Verkaufspreisen inklusive Mehrwertsteuer) und umsatzmäßiger Marktanteil.

Zusätzlich werden folgende Veränderungswerte errechnet:

- Veränderung des Gesamtumsatzes (zu Brutto-Apotheken-Verkaufspreisen) in der Indikationsgruppe (rechts in der Tabelle),
- Veränderung der Verordnungszahl (Zahl der Packungen),
- Veränderung des durchschnittlichen Wertes je Arzneimittelverordnung,
- Preisveränderungen in der Indikationsgruppe (Preisindex nach Laspeyres als Durchschnitt der zwölf Monate),
- Warenkorbkomponente als statistischer Korrekturfaktor, der die Abweichungen des Laspeyres-Preisindex von derjenigen Preiskomponente angibt, die sich aus effektiven Umsätzen und Verordnungen ergibt (Berücksichtigung von außer Handel genommenen Präparaten und Neueinführungen sowie saisonalen Schwankungen im Warenkorb),
- Strukturkomponente: für jede der ausgewiesenen Indikationsgruppen wird errechnet, in welchem Umfang sich der Durchschnittswert je verkaufter Einheit (Packung) verändert hat aufgrund einer strukturell veränderten Nachfrage nach anderen Packungsgrößen, Darreichungsformen, Stärken oder anderen Arzneimitteln innerhalb der Indikationsgruppe.

Der Struktureffekt wird gegliedert in:

- Intermedikamenteneffekt: Veränderung des Durchschnittswertes je verkaufter Einheit (Packung) aufgrund der Veränderung der Nachfrage nach *anderen Arzneimitteln,*
- Intramedikamenteneffekt: Veränderung des Durchschnittswertes je verkaufter Einheit (Packung) aufgrund Nachfrageveränderung nach

anderen Packungsgrößen, Stärken und Darreichungsformen identischer Arzneimitttel.

Der Intramedikamenteneffekt wird seinerseits untergliedert in:

- Darreichungsformen/Stärken-Effekt: Veränderung des Durchschnittswertes je verkaufter Einheit (Packung) aufgrund Nachfrageveränderung nach anderen Stärken und Darreichungsformen identischer Arzneimittel,
- Packungsgrößeneffekt: Veränderung des Durchschnittswertes je verkaufter Einheit (Packung) aufgrund Nachfrageveränderung nach anderen Packungsgrößen identischer Arzneimittel.

In der ersten Summenzeile ist unter der Bezeichnung «Gesamtmarkt GKV-Rezepte mit Fertigarzneimitteln» die Entwicklung des Gesamtmarktes für Fertigarzneimittel angegeben. Der Intermedikamenteneffekt wird unter der Rubrik «Gliederung des Intermedikamenteneffektes» aufgeschlüsselt in:

- Inter-Indikationsgruppeneffekt: Veränderung des Durchschnittswertes je verkaufter Einheit (Packung) aufgrund Veränderung der Nachfrage nach Arzneimitteln anderer Indikationsgruppen,
- Intra-Indikationsgruppeneffekt: Verändung des Durchschnittswertes je verkaufter Einheit (Packung) aufgrund Veränderung der Nachfrage nach anderen Arzneimitteln innerhalb der einzelnen Indikationsgruppen.

Unter der ersten Summenzeile werden die Verordnungen der wichtigsten Gruppen von «Nicht-Fertigarzneimitteln», also Rezepturen und Galenika, Verbandstoffe, Krankenpflegeartikel usw. ausgewiesen, und in der Abschlußzeile schließlich wird zusammenfassend der gesamte Apothekenumsatz mit GKV-Rezepten dargestellt.

In der darauffolgenden Übersicht *Tabelle 49.4* werden die Struktureffekte zusätzlich aufgeschlüsselt in:

- Strukturkomponente des «Altmarktes»: Veränderung des Durchschnittswertes je verkaufter Einheit (Packung) durch Veränderung der Nachfrage nach anderen Arzneimitteln oder anderen Packungsgrößen, Darreichungsformen und Stärken identischer Arzneimittel, die bereits im Jahre 1992 am Markt angeboten wurden,
- Strukturkomponente der Neueinführungen: Veränderung des Durchschnittswertes je verkaufter Einheit (Packung) durch Veränderung der Nachfrage hin zu neu eingeführten Arzneimitteln oder neu eingeführten Packungsgrößen, Darreichungsformen und Stärken der einzelnen Arzneimittel.

Die Strukturkomponente der Neueinführungen («Neuzugangskomponente») wird wiederum gegliedert in:

— einen Anteil, der auf die zunehmende Verordnung *neuer Arzneimittel* zurückzuführen ist,
— einen Anteil, der auf die zunehmende Verordnung *neuer Darreichungsformen und Stärken* von bereits länger auf dem Markt angebotenen Arzneimitteln zurückzuführen ist,
— einen Anteil, der auf die zunehmende Verordnung *neuer Packungsgrößen* von Arzneimitteln zurückzuführen ist, die schon länger am Markt angeboten werden.

Die Definition «Neueinführung» bezeichnet dabei jeweils solche Produkte, die seit dem 1. Januar 1993 auf den Markt gebracht wurden.

Alle Veränderungswerte werden als prozentuale Veränderung angegeben (erste Zeile) und als Äquivalent in Mio. DM (zweite Zeile). Dieses DM-Äquivalent drückt aus, welche absolute Umsatzveränderung durch die jeweilige statistische Komponente bewirkt wurde.

Zur Interpretation der einzelnen Umsatzeffekte

Die Differenzierung der Umsatzsteigerung in einzelne Umsatzeffekte orientiert sich an verschiedenen Methoden der Indexberechnung. Ganz allgemein lautet das Konzept der Berechnung eines bestimmten Umsatzeffektes
entweder:
Vergleiche den tatsächlichen Umsatz der Berichtsperiode 1994 mit einem fiktiven Umsatz der Berichtsperiode, der entstanden wäre, wenn sich ausschließlich ein bestimmter Parameter (beispielsweise die Preise bei der Berechnung des Preisindex) so, wie tatsächlich beobachtet, verändert hätte, wenn aber alle anderen Parameter zur Berichtsperiode 1994 hin gleich geblieben wären (Paasche-Konzept);
oder:
Vergleiche einen fiktiven Umsatz der Basisperiode 1993, der entstanden wäre, wenn in der Basisperiode bereits der ins Auge gefaßte Parameter aus dem Jahre 1994 gegolten hätte (für die Berechnung des Preisindex: wenn in der Basisperiode bereits die Preise der Berichtsperiode 1994 gegolten hätten), mit dem tatsächlichen Umsatz der Basisperiode (Laspeyres-Konzept).

Diese konzeptionellen Überlegungen können auf alle ausgewiesenen Umsatzkomponenten angewandt werden. So gibt beispielsweise die Veränderung der Verordnungshäufigkeit (–3,1%) an: Wären die Preise von der Basisperiode 1993 zur Berichtsperiode 1994 hin unverändert geblieben und hätte es in der Struktur der Verordnungen keine Veränderungen gegeben, dann wäre aufgrund des Rückgangs der Zahl der Verordnungen der Umsatz um 3,1% gesunken. Der Preisindex (–1,2%) gibt entsprechend an: Hätte sich die Zahl der Verordnungen von der Basisperiode 1993 zur Berichtsperiode 1994 hin nicht verändert und wäre auch die Struktur der Verordnungen gleich geblieben, so wäre der Umsatz aufgrund des Preisrückgangs um 1,2% gesunken.

In gleicher Weise kann mit der Interpretation aller anderen Umsatzeffekte, insbesondere auch aller Struktureffekte, verfahren werden. Es sei im übrigen ausdrücklich darauf hingewiesen, daß es sich bei der Darstellung der Struktureffekte als «Wanderungen» der Verordnungen lediglich um eine bildhafte Umschreibung handelt, die nicht in jedem Falle die Realität treffen muß. Rechnerisch beziehen sich die Struktureffekte auf Veränderungen der Relationen zwischen den Verordnungszahlen einzelner Produkte (Arzneimittel bzw. Packungsgrößen, Darreichungsformen, Stärken). Bei insgesamt rückläufiger Verordnungszahl etwa würden sich die Relationen selbstverständlich auch dann verändern, wenn ein Produkt A in geringer Zahl verordnet würde, Produkt B jedoch eine konstante Verordnungszahl aufwiese. In diesem Fall würde ein umsatzsteigernder Effekt eintreten, wenn das Produkt A das preisgünstigere wäre.

Weitere Übersichten zum Arzneimittelmarkt

Tabelle 49.5 enthält eine Übersicht über die Anzahl der verordneten Packungen und Tagesdosen sowie den Umsatz auf der Grundlage der 2000 meistverordneten Präparate, aufgeschlüsselt nach Indikationsgruppen. Die Angaben für die Präparate selbst finden sich in *Tabelle 49.6*.

Des weiteren enthält *Tabelle 49.7* die Verordnungs- und Umsatzwerte für alle nicht patentgeschützten Wirkstoffe, sofern sie mindestens 50 Tsd. Verordnungen aufwiesen, sowie den jeweiligen Anteil der Generika. In den Fällen, in denen kein Patentanmelder ermittelt werden konnte oder der ehemalige Patentanmelder seine Produkte bereits vor längerer Zeit vom Markt zurückgezogen hat, wurden ersatzweise der oder die langjährigen Marktführer als Quasi-Erstanbieter gewertet.

Literatur

Arndt, K.A., Clark, R.A.F. (1979): Principles of topical therapy. In: Dermatology in general medicine, 2nd edition (T.B. Fitzpatrick et al., eds.) McGraw-Hill Book Company New York 1979, p. 1753–1758.

Bundesausschuß der Ärzte und Krankenkassen (Hrsg.) (1992): Preisvergleichsliste 1992. Deutscher Ärzte-Verlag Köln.

Laukant, A., Meiner, E. (1987): Strukturkomponente «Packungsgröße». Pharm. Industrie 49: 129–135.

Nordic Council on Medicines (1985): Nordic Drug Index with DDD. Nordic Statistics on Medicines 1981–1983. NLN Publication No. 15. Uppsala.

Reichelt, H. (1987): Strukturkomponente «Packungsgröße» – Eine Meßzahl ohne Aussagekraft? In: Die Ortskrankenkasse, S. 485–488.

Reichelt, H. (1988): Eine Methode der statistischen Komponentenzerlegung. WIdO-Materialien 31.

WHO Collaborating Centre for Drug Statistics Methodology, Nordic Council on Medicines (1991): Guidelines for DDD. Oslo.

Erläuterungen zu Tabelle 49.3: Indikationsgruppenübersicht 1994: Preis-, Mengen und Strukturentwicklung 94/93 (gesamtes Bundesgebiet)

Veränderungswerte: 1. Zeile Indexwert in %
2. Zeile Äquivalent in Mio. DM

Nr.	Indikationsgruppe Bezeichnung	Wert je VO '94 in Mio.	Ant. VO	Umsatz '94 in Mio. DM	Ant. Ums.	Verordnungen	Wert je VO	Preisindex	Warenkorb.	Strukturk.	Intermed.	Intramed.	Darr/ Strk.	Pack'größs.	Gesamt umsatz
2	Aldosteron-Antagonisten	74,86	2,0	0,2	149,8	0,5	−4,7 −7,4	−0,3 −0,4	0,4 0,6	0,0 0,0	−0,7 −1,0	−0,6 −0,9	−0,1 −0,1	−1,4 −2,2	1,3 2,0	−5,0 −7,8
5	Analgetika/ Antirheumatika	17,64	104,3	11,4	1840,2	6,0	−15,6 −317,4	15,4 266,6	−2,0 −37,7	0,4 7,4	17,3 296,9	7,7 139,1	8,8 157,8	4,4 80,7	4,2 77,1	−2,7 −50,8
		❶	❷	❸	❹	❺	❻	❼	❽	❾	❿	⓫	⓬	⓭	⓮	⓯	⓰

❶ Nummer und Bezeichnung der Indikationsgruppe gemäß Roter Liste
❷ Durchschnittswert brutto je Verordnung in der Indikationsgruppe
❸ Anzahl der Verordnungen (verordneten Arzneimittelpackungen) in der Indikationsgruppe in Mio.
❹ Stückzahlmäßiger Marktanteil der Indikationsgruppe in v.H.
❺ Umsatz in der Indikationsgruppe in Mio. DM
❻ Umsatzmäßiger Marktanteil der Indikationsgruppe in v.H.
❼ Veränderung der Verordnungszahl
❽ Veränderung des durchschnittlichen Wertes je Verordnung
❾ Preisindex nach Laspeyres (Durchschnitt der 12 Monate)
❿ Warenkorbkomponente; statistischer Korrekturfaktor, der die Wirkung von saisonalen Schwankungen und Warenkorbveränderungen auf die Preiskomponente beschreibt
⓫ Veränderungen des durchschnittlichen Wertes je Verordnung in der Indikationsgruppe aufgrund struktureller Nachfrageveränderung gesamt
⓬ Veränderung des durchschnittlichen Wertes je Verordnung aufgrund veränderter Nachfrage nach den unterschiedlichen Arzneimitteln (Standardaggregate) der Indikationsgruppe
⓭ Veränderung des durchschnittlichen Wertes je Verordnung aufgrund veränderter Nachfrage nach Stärken, Darreichungsformen und Packungsgrößen identischer Arzneimittel
⓮ Veränderung des durchschnittlichen Wertes je Verordnung aufgrund veränderter Nachfrage nach Stärken und Darreichungsformen identischer Arzneimittel
⓯ Veränderung des durchschnittlichen Wertes je Verordnung aufgrund veränderter Nachfrage nach Packungsgrößen identischer Darreichungsformen und Stärken
⓰ Veränderung des Umsatzes

Tabelle 49.3: Indikationsgruppenübersicht 1994: Preis-, Mengen- und Strukturentwicklung 94/93 (gesamtes Bundesgebiet)

Veränderungswerte: 1. Zeile Indexwert in %
2. Zeile Äquivalent in Mio. DM

Nr.	Indikationsgruppe Bezeichnung	Wert je VO in Mio.	VO '94 in Mio.	Ant. VO	Umsatz '94 in Mio. DM	Ant. Ums.	Verord- nungen	Wert je VO	Preis- index	Waren- korbk.	Struk- turk.	Inter- med.	Intra- med.	Darr/ Strk.	Pack'- gröss.	Gesamt umsatz
2	Aldosteron- Antagonisten	74,86	2,0	0,2	149,8	0,5	-4,7 -7,4	-0,3 -0,4	0,4 0,6	0,0 0,0	-0,7 -1,0	-0,6 -0,9	-0,1 -0,1	-1,4 -2,2	1,3 2,0	-5,0 -7,8
5	Analgetika/ Antirheumatika	17,64	104,3	11,4	1840,2	6,0	-15,6 -317,4	15,4 266,6	-2,0 -37,7	0,4 7,4	17,3 296,9	7,7 139,1	8,8 157,8	4,4 80,7	4,2 77,1	-2,7 -50,8
6	Anthelmintika	21,04	0,6	0,1	12,3	0,0	11,3 1,3	-6,8 -0,8	0,0 0,0	-0,2 0,0	-6,6 -0,8	0,7 0,1	-7,2 -0,9	-6,2 -0,8	-1,1 -0,1	3,8 0,5
7	Antiallergika	28,38	11,4	1,2	322,6	1,0	4,8 14,9	-0,7 -2,2	-2,5 -8,0	0,6 1,9	1,2 3,9	-4,2 -13,6	5,7 17,5	-3,3 -10,6	9,3 28,1	4,1 12,7
8	Antianämika	35,37	4,8	0,5	170,5	0,6	-1,0 -1,6	29,8 39,4	0,3 0,5	0,2 0,3	29,2 38,6	26,5 35,5	2,1 3,2	0,8 1,2	1,3 2,0	28,5 37,8
9	Antiarrhythmika	101,20	4,2	0,5	425,2	1,4	-8,8 -41,6	-2,4 -10,9	-4,1 -18,9	0,4 1,8	1,4 6,1	0,7 3,1	0,7 3,1	-0,6 -2,7	1,3 5,8	-11,0 -52,6
10	Antibiotika/ Chemotherapeutika	37,47	39,7	4,3	1485,9	4,8	3,4 46,7	8,0 108,7	-1,2 -17,0	0,2 2,8	9,1 122,9	9,2 123,5	0,0 -0,6	1,2 16,6	-1,2 -17,2	11,7 155,4
11	Antidiabetika	63,19	18,7	2,0	1184,3	3,8	3,7 40,8	6,2 68,3	-0,5 -5,7	-0,2 -2,3	7,0 76,2	2,7 29,7	4,2 46,5	1,5 16,6	2,7 29,9	10,1 109,1
13	Antiemetika- Antivertiginosa	23,10	6,6	0,7	153,4	0,5	6,4 8,9	7,3 10,1	-0,3 -0,4	-0,1 -0,1	7,7 10,7	-0,7 -1,0	8,5 11,7	8,0 11,0	0,5 0,7	14,1 19,0
14	Antiepileptika	54,23	5,1	0,6	276,8	0,9	-13,3 -37,6	28,1 65,2	0,0 0,0	0,1 0,3	28,0 64,9	12,5 30,9	13,8 34,0	3,6 9,3	9,9 24,8	11,1 27,6

noch Tabelle 49.3: Indikationsgruppenübersicht 1994: Preis-, Mengen und Strukturentwicklung 94/93 (gesamtes Bundesgebiet)

Veränderungswerte: 1. Zeile Indexwert in %
2. Zeile Äquivalent in Mio. DM

Nr.	Indikationsgruppe Bezeichnung	Wert je VO	VO '94 in Mio.	Ant. VO	Umsatz'94 in Mio. DM	Ant. Ums.	Verord-nungen	Wert je VO	Preis-index	Waren-korbk.	Struk-turk.	Inter-med.	Intra-med.	Darr./Strk.	Pack'-gröss.	Gesamt-umsatz
16	Antihypertonika	93,62	15,4	1,7	1442,4	4,7	−1,4	10,3	0,0	0,2	10,1	5,9	3,9	0,1	3,8	8,8
							−19,2	135,5	0,0	2,8	132,7	79,5	53,2	1,5	51,7	116,3
18	Antihypotonika	32,44	7,0	0,8	227,9	0,7	−9,3	4,2	0,0	−0,1	4,3	1,9	2,3	0,9	1,4	−5,5
							−22,9	9,6	0,0	−0,2	9,8	4,4	5,4	2,1	3,3	−13,4
19	Antikoagulantia	68,55	2,1	0,2	146,6	0,5	13,3	−4,4	−10,6	0,1	6,9	2,5	4,3	2,7	1,5	8,3
							17,6	−6,3	−15,8	0,1	9,3	3,4	5,9	3,8	2,1	11,3
20	Antimykotika	35,61	14,3	1,6	509,5	1,7	11,3	14,8	−1,7	0,4	16,3	13,8	2,2	1,5	0,7	27,8
							48,6	62,4	−7,7	1,8	68,3	58,4	9,9	6,7	3,2	111,0
21	Antiparasitäre Mittel (extern)	13,70	1,0	0,1	13,2	0,0	42,5	4,9	0,1	1,6	3,2	1,1	2,0	−1,6	3,7	49,5
							3,8	0,5	0,0	0,2	0,3	0,1	0,2	−0,2	0,4	4,4
22	Antiphlogistika	23,45	5,8	0,6	136,1	0,4	−7,2	5,7	−2,5	1,1	7,2	5,5	1,7	0,5	1,2	−1,9
							−10,2	7,6	−3,5	1,5	9,6	7,3	2,3	0,7	1,6	−2,6
23	Antitussiva und Expektorantia	14,14	71,2	7,8	1006,5	3,3	−4,3	−1,3	−1,0	0,0	−0,4	−0,2	−0,2	−0,4	0,3	−5,6
							−46,0	−14,1	−10,4	0,0	−3,6	−1,8	−1,8	−4,5	2,7	−60,0
25	Balneotherapeutika/ Mittel zur Wärmeth.	21,13	3,8	0,4	79,7	0,3	−9,8	1,8	0,3	0,1	1,4	2,0	−0,5	−1,6	1,0	−8,2
							−8,6	1,5	0,2	0,1	1,2	1,6	−0,4	−1,3	0,9	−7,1
26	Betarezept./Ca-Antag. und ACE-Hemmer	62,81	52,9	5,8	3321,6	10,8	−0,6	6,3	−0,7	0,2	6,8	3,3	3,4	1,0	2,4	5,6
							−20,7	197,1	−22,7	6,5	213,3	104,7	108,6	32,0	76,5	176,4
27	Broncholytika und Antiasthmatika	55,32	29,4	3,2	1624,9	5,3	2,9	4,2	−1,3	−0,1	5,6	2,4	3,2	1,7	1,5	7,2
							45,1	64,1	−20,5	−1,6	86,2	36,8	49,4	26,2	23,2	109,2

noch Tabelle 49.3: Indikationsgruppenübersicht 1994: Preis-, Mengen und Strukturentwicklung 94/93 (gesamtes Bundesgebiet)

Veränderungswerte: 1. Zeile Indexwert in %
2. Zeile Äquivalent in Mio. DM

Nr.	Indikationsgruppe Bezeichnung	Wert je VO in Mio.	VO '94 in Mio.	Ant. VO	Umsatz '94 in Mio. DM	Ant. Ums.	Verord- nungen	Wert je VO	Preis- index	Waren- korbk.	Struk- turk.	Inter- med.	Intra- med.	Darr/ Strk.	Pack'- gröss.	Gesamt umsatz
28	Cholagoga und Gallenwegstherap.	36,16	2,8	0,3	100,8	0,3	−15,4 −17,4	10,0 10,0	−0,1 −0,1	0,2 0,2	9,9 9,9	7,0 7,0	2,8 2,9	0,2 0,2	2,6 2,7	−6,8 −7,4
30	Corticosteroide	34,61	8,3	0,9	285,9	0,9	−4,7 −13,6	7,5 20,4	−0,5 −1,4	0,3 0,8	7,7 21,0	0,9 2,4	6,8 18,6	0,9 2,6	5,8 16,0	2,5 6,8
31	Dermatika	22,50	43,1	4,7	969,1	3,1	−0,8 −7,5	3,2 29,8	−0,4 −3,8	0,2 1,9	3,4 31,7	0,5 5,0	2,8 26,7	0,4 3,9	2,4 22,8	2,4 22,4
32	Desinfizientia/ Antiseptika	11,51	1,4	0,2	16,6	0,1	15,7 2,2	7,3 1,0	0,3 0,0	−1,3 −0,2	8,4 1,2	2,2 0,3	6,1 0,9	2,7 0,4	3,2 0,5	24,2 3,2
34	Diagnostika / Mittel zur Diagnosevorber.	56,10	2,3	0,2	126,4	0,4	−7,9 −10,4	8,1 9,9	4,1 5,1	6,8 8,3	−2,7 −3,5	−2,1 −2,6	−0,7 −0,9	1,2 1,5	−1,9 −2,4	−0,4 −0,5
35	Diuretika	30,27	17,8	1,9	538,3	1,7	−3,1 −16,2	9,4 46,8	−1,1 −5,8	0,5 2,6	10,0 50,0	4,9 24,9	4,9 25,0	0,6 3,1	4,3 22,0	6,0 30,6
36	Durchblutungs- fördernde Mittel	58,11	20,2	2,2	1175,2	3,8	−3,8 −45,9	2,9 34,2	−0,9 −10,7	0,3 3,5	3,6 41,4	−0,2 −2,7	3,8 44,1	1,9 22,1	1,9 22,1	−1,0 −11,7
43	Gichtmittel	20,49	5,6	0,6	114,5	0,4	0,0 0,1	−4,2 −5,1	−6,3 −7,6	0,5 0,6	1,7 2,0	−0,2 −0,2	1,8 2,1	1,4 1,6	0,5 0,6	−4,2 −5,0
44	Grippemittel	12,39	4,1	0,4	50,2	0,2	3,6 1,7	3,9 1,9	0,0 0,0	−0,3 −0,1	4,2 2,0	3,6 1,7	0,6 0,3	−0,6 −0,3	1,2 0,6	7,6 3,6
45	Gynäkologika	18,67	11,2	1,2	209,9	0,7	4,8 9,6	−1,0 −2,0	−2,3 −4,8	0,1 0,2	1,3 2,6	0,7 1,5	0,5 1,1	−0,3 −0,6	0,8 1,7	3,8 7,6

noch Tabelle 49.3: Indikationsgruppenübersicht 1994: Preis-, Mengen und Strukturentwicklung 94/93 (gesamtes Bundesgebiet)

Veränderungswerte: 1. Zeile Indexwert in %
2. Zeile Äquivalent in Mio. DM

Nr.	Indikationsgruppe Bezeichnung	Wert je VO	VO '94 in Mio.	Ant. VO	Umsatz'94 in Mio. DM	Ant. Ums.	Verord- nungen	Wert je VO	Preis- index	Waren- korbk.	Struk- turk.	Inter- med.	Intra- med.	Darr/ Strk.	Pack'- gröss.	Gesamt umsatz
46	Hämorrhoidenmittel	18,25	5,0	0,5	90,6	0,3	-2,9 -2,8	-1,6 -1,5	0,0 0,0	-0,3 -0,3	-1,3 -1,2	0,5 0,5	-1,8 -1,7	-3,0 -2,8	1,2 1,1	-4,4 -4,2
48	Hypnotika/Sedativa	15,81	19,5	2,1	308,2	1,0	-8,4 -26,5	13,9 39,2	-0,2 -0,6	1,4 4,2	12,5 35,6	9,2 26,6	3,0 9,0	2,6 7,8	0,4 1,2	4,3 12,8
49	Hypophysenhormone und Hemmstoffe	195,56	1,1	0,1	206,8	0,7	14,5 24,8	12,6 21,7	-0,2 -0,4	5,8 10,3	6,7 11,8	1,3 2,4	5,3 9,4	1,3 2,4	3,9 7,0	29,0 46,5
50	Immunsuppressiva	48,78	5,5	0,6	269,7	0,9	6,8 15,9	17,1 38,1	-0,1 -0,2	0,0 0,0	17,2 38,3	14,3 32,3	2,5 6,0	1,7 4,1	0,8 1,9	25,1 54,0
51	Infusions- u. Stan- dardinjektionslös.	30,45	2,5	0,3	74,9	0,2	-13,8 -11,3	11,9 8,6	-1,0 -0,8	0,5 0,4	12,5 9,0	-1,3 -1,0	14,0 10,0	-2,1 -1,6	16,4 11,6	-3,5 -2,7
52	Kardiaka	16,96	18,1	2,0	307,3	1,0	-7,4 -24,3	3,0 9,3	0,3 0,9	0,1 0,3	2,6 8,0	1,3 4,1	1,2 3,8	0,7 2,2	0,5 1,6	-4,7 -15,0
53	Karies- und Parodontosemittel	12,82	1,8	0,2	22,5	0,1	2,2 0,5	-2,2 -0,5	0,0 0,0	0,5 0,1	-2,7 -0,6	-1,5 -0,3	-1,3 -0,3	0,2 0,0	-1,5 -0,3	-0,1 0,0
54	Koronarmittel	45,69	23,5	2,6	1074,0	3,5	-3,8 -41,4	5,8 59,8	-1,0 -10,7	0,5 5,3	6,3 65,2	2,6 27,3	3,6 37,9	2,3 24,2	1,3 13,7	1,7 18,4
55	Laxantia	14,90	1,9	0,2	28,5	0,1	2,2 0,6	1,5 0,4	0,0 0,0	0,3 0,1	1,2 0,3	1,1 0,3	0,2 0,0	0,5 0,1	-0,3 -0,1	3,8 1,0
56	Lebertherapeutika	46,92	3,2	0,3	148,3	0,5	12,6 16,5	0,7 0,9	0,0 0,0	-0,4 -0,6	1,1 1,5	-0,4 -0,5	1,4 2,0	0,8 1,1	0,7 0,9	13,3 17,5

Ergänzende statistische Übersicht 521

noch Tabelle 49.3: Indikationsgruppenübersicht 1994: Preis-, Mengen und Strukturentwicklung 94/93 (gesamtes Bundesgebiet)

Veränderungswerte: 1. Zeile Indexwert in %
2. Zeile Äquivalent in Mio. DM

Nr.	Indikationsgruppe Bezeichnung	Wert je VO in Mio.	Wert VO '94 in Mio.	Ant. VO	Umsatz'94 in Mio. DM	Ant. Ums.	Verord- nungen	Wert je VO	Preis- index	Waren- korbk.	Struk- turk.	Inter- med.	Intra- med.	Darr./ Strk.	Pack'- gröss.	Gesamt umsatz
57	Lipidsenker	123,05	6,4	0,7	786,1	2,5	−1,2 / −9,1	3,4 / 25,7	−0,9 / −7,0	0,1 / 0,8	4,2 / 31,9	2,8 / 21,3	1,4 / 10,6	0,0 / −0,1	1,4 / 10,7	2,2 / 16,6
58	Lokalanästhetika	16,40	0,7	0,1	11,7	0,0	−11,6 / −1,5	3,2 / 0,4	0,0 / 0,0	0,1 / 0,0	3,1 / 0,4	2,5 / 0,3	0,6 / 0,1	1,5 / 0,2	−0,9 / −0,1	−8,7 / −1,1
59	Magen-Darm-Mittel	44,82	50,6	5,5	2267,6	7,3	1,7 / 36,3	7,1 / 149,3	−1,9 / −41,7	0,4 / 8,7	8,7 / 182,3	4,9 / 104,4	3,7 / 77,9	1,3 / 28,3	2,3 / 49,6	8,9 / 185,6
60	Migränemittel	27,65	4,9	0,5	134,8	0,4	−14,8 / −21,8	15,6 / 19,7	0,1 / 0,1	0,2 / 0,3	15,2 / 19,3	11,0 / 14,2	3,8 / 5,1	1,3 / 1,7	2,5 / 3,3	−1,6 / −2,2
61	Mineralstoff- präparate	25,78	18,3	2,0	472,6	1,5	0,6 / 2,6	2,5 / 11,6	−2,0 / −9,4	0,6 / 2,8	4,0 / 18,2	−2,1 / −9,8	6,2 / 28,0	−0,3 / −1,3	6,5 / 29,4	3,1 / 14,2
62	Mund- und Rachentherapeutika	10,39	10,4	1,1	108,1	0,4	−0,2 / −0,2	1,0 / 1,0	0,1 / 0,1	0,0 / 0,0	0,9 / 0,9	1,7 / 1,8	−0,8 / −0,9	−0,3 / −0,3	−0,6 / −0,6	0,8 / 0,9
63	Muskelrelaxantia	43,81	6,7	0,7	295,5	1,0	5,3 / 14,6	2,1 / 5,8	0,0 / 0,0	0,0 / 0,0	2,1 / 5,8	1,7 / 4,9	0,3 / 0,9	−0,9 / −2,5	1,2 / 3,4	7,4 / 20,4
65	Nebenschilddrüsen- hormone u. Hemmstoffe	148,90	0,5	0,1	78,9	0,3	23,2 / 14,4	7,0 / 4,7	−2,7 / −1,9	0,4 / 0,3	9,5 / 6,3	8,4 / 5,6	1,0 / 0,7	2,7 / 1,8	−1,6 / −1,1	31,8 / 19,1
66	Neuraltherapeutika	63,73	4,2	0,5	266,9	0,9	3,1 / 7,9	3,7 / 9,4	−9,6 / −26,1	7,9 / 19,6	6,3 / 15,9	0,6 / 1,6	5,7 / 14,3	9,6 / 23,7	−3,6 / −9,4	6,9 / 17,3
67	Ophthalmika	13,93	33,5	3,7	465,9	1,5	−0,3 / −1,4	1,8 / 8,4	−0,7 / −3,2	0,1 / 0,5	2,4 / 11,2	−0,1 / −0,6	2,6 / 11,8	1,3 / 5,9	1,3 / 5,9	1,5 / 6,9

noch Tabelle 49.3: Indikationsgruppenübersicht 1994: Preis-, Mengen und Strukturentwicklung 94/93 (gesamtes Bundesgebiet)

Veränderungswerte: 1. Zeile Indexwert in %
2. Zeile Äquivalent in Mio. DM

Nr.	Indikationsgruppe Bezeichnung	Wert je VO in Mio.	Wert VO '94 in Mio.	Ant. VO	Umsatz'94 in Mio. DM	Ant. Ums.	Verord- nungen	Wert je VO	Preis- index	Waren- korb.	Struk- turk.	Inter- med.	Intra- med.	Darr./ Strk.	Pack'- gröss.	Gesamt umsatz
68	Otologika	8,72	3,6	0,4	31,8	0,1	5,8 1,7	0,9 0,3	0,0 0,0	0,1 0,0	0,8 0,3	-0,1 0,0	0,9 0,3	0,0 0,0	0,9 0,3	6,7 2,0
69	Parkinsonmittel u.a. Antihyperkinetika	75,78	4,2	0,5	316,3	1,0	8,5 24,5	1,7 4,9	0,0 0,0	-0,2 -0,6	1,9 5,5	2,2 6,5	-0,3 -1,0	-0,5 -1,5	0,2 0,6	10,3 29,4
70	Psychopharmaka	33,03	43,0	4,7	1421,8	4,6	-4,0 -56,1	8,7 115,7	-2,6 -36,7	0,1 1,4	11,5 151,0	7,2 97,0	4,0 54,0	1,9 26,3	2,0 27,7	4,4 59,6
71	Rhinologika	8,04	23,3	2,5	187,3	0,6	2,9 5,3	-0,7 -1,4	0,0 0,0	0,3 0,6	-1,0 -1,9	-1,6 -2,9	0,5 1,0	0,9 1,6	-0,3 -0,6	2,2 4,0
73	Schilddrüsen- therapeutika	17,66	14,7	1,6	258,7	0,8	0,0 0,0	2,1 5,4	-0,2 -0,5	0,5 1,3	1,8 4,6	-2,4 -6,1	4,3 10,7	1,3 3,2	3,0 7,5	2,1 5,4
74	Sera und Impfstoffe	53,40	1,6	0,2	87,5	0,3	-7,0 -6,1	17,0 13,2	0,0 0,0	0,7 0,6	16,2 12,6	12,5 9,9	3,3 2,7	-1,7 -1,5	5,1 4,2	8,8 7,1
75	Sexualhormone und ihre Hemmstoffe	49,17	21,0	2,3	1030,5	3,3	6,3 61,2	0,3 2,6	-1,6 -16,1	0,1 1,0	1,8 17,7	0,3 3,4	1,4 14,3	0,3 3,2	1,1 11,1	6,6 63,8
76	Spasmolytika	22,99	6,4	0,7	146,3	0,5	-2,7 -4,0	8,9 12,1	-0,1 -0,1	-0,2 -0,3	9,2 12,5	3,7 5,1	5,3 7,4	4,1 5,7	1,2 1,7	5,9 8,1
77	Sulfonamide	15,95	7,0	0,8	111,0	0,4	-9,7 -11,5	6,3 6,9	-1,5 -1,7	0,4 0,5	7,5 8,2	1,9 2,1	5,5 6,1	-0,9 -1,0	6,5 7,1	-4,0 -4,6
78	Thrombozyten- aggregationshemmer	25,95	2,3	0,3	59,8	0,2	-19,1 -11,2	59,5 24,6	-2,0 -1,1	-0,3 -0,2	63,2 25,8	48,0 20,7	10,3 5,2	-0,3 -0,1	10,6 5,3	29,1 13,5

noch Tabelle 49.3: Indikationsgruppenübersicht 1994: Preis-, Mengen und Strukturentwicklung 94/93 (gesamtes Bundesgebiet)

Veränderungswerte: 1. Zeile Indexwert in %
2. Zeile Äquivalent in Mio. DM

Nr.	Indikationsgruppe Bezeichnung	Wert je VO in Mio.	Wert VO '94 in Mio.	Ant. VO	Umsatz'94 in Mio. DM	Ant. Ums.	Verord- nungen	Wert je VO	Preis- index	Waren- korbk.	Struk- turk.	Inter- med.	Intra- med.	Darr/ Strk.	Pack'- gröss.	Gesamt umsatz
81	Urologika	39,97	12,2	1,3	486,9	1,6	−7,6 −37,8	10,5 47,9	−0,6 −2,9	0,7 3,4	10,4 47,5	3,4 16,2	6,7 31,3	2,0 9,6	4,6 21,7	2,1 10,1
82	Venenmittel/ Antivarikosa	31,78	17,1	1,9	543,8	1,8	−7,9 −45,8	3,2 17,6	−0,3 −1,7	0,2 1,1	3,3 18,2	2,5 14,0	0,7 4,1	0,8 4,3	0,0 −0,1	−4,9 −28,2
83	Vitamine	21,65	8,8	1,0	191,1	0,6	−4,8 −9,7	0,0 0,0	−1,9 −3,8	1,2 2,3	0,7 1,4	−0,3 −0,7	1,1 2,1	0,1 0,3	0,9 1,8	−4,8 −9,7
84	Wundbehandlungs- mittel	14,32	8,4	0,9	120,3	0,4	3,0 3,6	−4,9 −6,1	0,2 0,2	−1,0 −1,2	−4,2 −5,2	−2,7 −3,4	−1,5 −1,8	0,8 0,9	−2,2 −2,7	−2,1 −2,5
85	Zytostatika und Metastasenhemmer	113,82	1,5	0,2	170,0	0,6	18,2 26,2	−0,3 −0,4	−0,1 −0,2	−0,5 −0,8	0,3 0,5	0,3 0,5	0,0 0,0	−0,3 −0,4	0,3 0,5	17,8 25,7
99	nicht in Roter Liste	18,26	3,1	0,3	57,5	0,2	−1,6 −1,0	1,8 1,0	0,0 0,0	0,1 0,1	1,7 1,0	−0,9 −0,5	2,6 1,5	0,6 0,3	2,1 1,2	0,1 0,1
	Gesamtmarkt GKV- Rezepte mit Fertig- arzneimitteln	33,72	915,4	100,0	30865,1	100,0	−3,1 −935,4	7,9 2296,1	−1,2 −364,3	0,2 60,3	9,0 2600,1	5,4 1585,7	3,4 1014,4	1,2 373,6	2,1 640,8	4,6 1360,6

noch Tabelle 49.3: Indikationsgruppenübersicht 1994: Preis-, Mengen und Strukturentwicklung 94/93 (gesamtes Bundesgebiet)

Veränderungswerte: 1. Zeile Indexwert in %
2. Zeile Äquivalent in Mio. DM

Nr.	Indikationsgruppe Bezeichnung	Wert je VO	VO '94 in Mio.	Ant. VO	Umsatz'94 in Mio. DM	Ant. Ums.	Verord- nungen	Wert je VO	Preis- index	Waren- korbk.	Struk- turk.	Inter- med.	Intra- med.	Darr./ Strk.	Pack'- gröss.	Gesamt umsatz
	Rezepturen, Galenika u. Desensibilisierungsmittel	28,80	23,2	52,5	668,9	41,1	0,0 −0,3	14,6 85,0								14,5 84,7
	Verbandstoffe	27,57	11,5	25,9	315,7	19,4	−5,4 −17,7	1,2 4,0								−4,2 −13,8
	Krankenpflegeartikel	68,11	8,2	18,5	556,6	34,2	−18,3 −121,1	5,5 31,9								−13,8 −89,2
	Andere Nicht-Fertigarzneimittel(*)	63,46	1,4	3,1	86,3	5,3	−32,0 −36,8	21,0 18,2								−17,8 −18,6
	Summe Nicht-Fertigarzneimittel	36,81	44,2	100,0	1627,5	100,0	−6,3 −107,6	4,4 70,8								−2,2 −36,8
	Gesamtmarkt GKV-Rezepte	33,86	959,7		32492,6		−3,2 −1039,0	7,7 2362,7								4,2 1323,7

Gliederung des Intermedikamenteneffektes bei den Fertigarzneimitteln

Intermedeffekt gesamt	davon: Inter-Indik.	davon: Intra-Indik.
5,4 1585,7	1,6 477,9	3,7 1107,8

(*) Einschließlich nicht-identifizierter Verordnungspositionen

Erläuterungen zu Tabelle 49.4: Indikationsgruppenübersicht 1994 (gesamtes Bundesgebiet)

Gliederung der Struktureffekte * Differenzierte Neuzugangsanalyse

Indikationsgruppe		Struktur	davon:	davon:	durch neue	durch neue	durch neue
Nr	Bezeichnung	gesamt	Altmarkt	Neuzugänge	Arzneimittel	Darr./Stärken	Pack'-größen
❶	❶	❷	❸	❹	❺	❻	❼
2	Aldosteron-	−0,7	−0,3	−0,4	0,0	0,2	−0,6
	Antagonisten	−1,0	−0,4	−0,6	0,0	0,3	−0,9
5	Analgetika/	17,3	13,2	3,5	0,3	−0,1	3,3
	Antirheumatika	296,9	231,9	64,9	5,8	−1,7	60,8
6	Anthelmintika	−6,6	−6,5	−0,1	0,0	−5,1	5,3
		−0,8	−0,8	0,0	0,0	−0,6	0,6
7	Antiallergika	1,2	−5,1	6,7	−0,2	0,0	6,9
		3,9	−16,7	20,6	−0,6	0,1	21,2
8	Antianämika	29,2	25,8	2,7	−3,5	15,2	−7,6
		38,6	34,6	4,0	−5,4	21,3	−11,9
9	Antiarrhythmika	1,4	1,4	0,0	0,0	0,0	0,0
		6,1	6,2	−0,1	0,0	0,0	0,0
10	Antibiotika/	9,1	4,4	4,5	2,5	1,5	0,5
	Chemotherapeutika	122,9	60,4	62,5	34,7	20,9	7,0

❶ Nummer und Bezeichnung der Indikationsgruppe gemäß Roter Liste

❷ Veränderung des durchschnittlichen Wertes je Verordnung in der Indikationsgruppe aufgrund struktureller Nachfrageveränderung gesamt

❸ Davon: aufgrund struktureller Nachfrageveränderung im „Altsortiment"

❹ Davon: aufgrund struktureller Nachfrageveränderung durch neu auf den Markt gebrachte Produkte

❺ Anteil der Neuzugangskomponente, der auf die zunehmende Verordnung neuer Arzneimittel zurückzuführen ist

❻ Anteil der Neuzugangskomponente, der auf die zunehmende Verordnung neuer Darreichungsformen und Stärken von „alten" Arzneimitteln zurückzuführen ist

❼ Anteil der Neuzugangskomponente, der auf die zunehmende Verordnung neuer Packungsgrößen „alter" Arzneimittel zurückzuführen ist

Tabelle 49.4: Indikationsgruppenübersicht 1994 (gesamtes Bundesgebiet)

Gliederung der Struktureffekte * Differenzierte Neuzugangsanalyse

Indikationsgruppe		Struktur gesamt	davon: Altmarkt	davon: Neuzugänge	durch neue Arzneimittel	durch neue Darr./Stärken	durch neue Pack'-größen
Nr	Bezeichnung						
2	Aldosteron-Antagonisten	−0,7 −1,0	−0,3 −0,4	−0,4 −0,6	0,0 0,0	0,2 0,3	−0,6 −0,9
5	Analgetika/Antirheumatika	17,3 296,9	13,2 231,9	3,5 64,9	0,3 5,8	−0,1 −1,7	3,3 60,8
6	Anthelmintika	−6,6 −0,8	−6,5 −0,8	−0,1 0,0	0,0 0,0	−5,1 −0,6	5,3 0,6
7	Antiallergika	1,2 3,9	−5,1 −16,7	6,7 20,6	−0,2 −0,6	0,0 0,1	6,9 21,2
8	Antianämika	29,2 38,6	25,8 34,6	2,7 4,0	−3,5 −5,4	15,2 21,3	−7,6 −11,9
9	Antiarrhythmika	1,4 6,1	1,4 6,2	0,0 −0,1	0,0 0,0	0,0 0,0	0,0 0,0
10	Antibiotika/Chemotherapeutika	9,1 122,9	4,4 60,4	4,5 62,5	2,5 34,7	1,5 20,9	0,5 7,0
11	Antidiabetika	7,0 76,2	4,4 48,5	2,5 27,7	−0,7 −8,0	1,3 14,5	1,9 21,2
13	Antiemetika-Antivertiginosa	7,7 10,7	3,6 5,1	4,0 5,6	1,4 2,0	−0,2 −0,3	2,8 4,0
14	Antiepileptika	28,0 64,9	20,1 48,1	6,6 16,9	0,0 0,0	12,5 30,9	−5,2 −14,1
16	Antihypertonika	10,1 132,7	13,3 173,0	−2,9 −40,3	−0,2 −2,7	−0,2 −2,7	−2,5 −34,9
18	Antihypotonika	4,3 9,8	4,6 10,5	−0,3 −0,7	0,2 0,5	2,2 5,2	−2,7 −6,4
19	Antikoagulantia	6,9 9,3	8,0 10,8	−1,0 −1,5	0,2 0,3	0,9 1,3	−2,2 −3,1
20	Antimykotika	16,3 68,3	19,8 81,7	−2,9 −13,3	−0,3 −1,3	0,8 3,6	−3,4 −15,6
21	Antiparasitäre Mittel (extern)	3,2 0,3	3,1 0,3	0,0 0,0	0,0 0,0	0,0 0,0	0,0 0,0
22	Antiphlogistika	7,2 9,6	5,7 7,6	1,4 2,0	0,8 1,1	0,0 0,0	0,7 0,9

noch Tabelle 49.4: Indikationsgruppenübersicht 1994 (gesamtes Bundesgebiet)

Gliederung der Struktureffekte * Differenzierte Neuzugangsanalyse

Nr	Indikationsgruppe Bezeichnung	Struktur gesamt	davon: Altmarkt	davon: Neuzugänge	durch neue Arzneimittel	durch neue Darr./ Stärken	durch neue Pack'-größen
23	Antitussiva und Expektorantia	−0,4 −3,6	−1,8 −18,4	1,4 14,8	0,1 1,2	1,4 14,5	−0,1 −0,9
25	Balneotherapeutika/ Mittel zur Wärmeth.	1,4 1,2	4,2 3,4	−2,6 −2,2	0,0 0,0	0,1 0,1	−2,8 −2,3
26	Betarezept./Ca-Antag. und ACE-Hemmer	6,8 213,3	5,4 169,1	1,4 44,2	0,5 15,8	0,0 −0,3	0,9 28,7
27	Broncholytika und Antiasthmatika	5,6 86,2	1,4 22,5	4,1 63,7	0,1 1,3	−0,1 −1,9	4,2 64,3
28	Cholagoga und Gallenwegstherap.	9,9 9,9	12,2 12,0	−2,0 −2,1	0,2 0,2	−0,1 −0,1	−2,1 −2,2
30	Corticosteroide	7,7 21,0	9,7 26,1	−1,8 −5,1	0,3 0,9	1,3 3,7	−3,4 −9,7
31	Dermatika	3,4 31,7	3,8 36,1	−0,5 −4,4	−0,2 −1,4	0,0 0,5	−0,4 −3,4
32	Desinfizientia/ Antiseptika	8,4 1,2	7,6 1,1	0,7 0,1	0,1 0,0	0,6 0,1	0,0 0,0
34	Diagnostika / Mittel zur Diagnosevorber.	−2,7 −3,5	−2,4 −3,1	−0,3 −0,4	−0,1 −0,1	−0,3 −0,4	0,1 0,1
35	Diuretika	10,0 50,0	7,4 37,2	2,5 12,8	1,5 7,5	0,6 2,9	0,5 2,4
36	Durchblutungsfördernde Mittel	3,6 41,4	0,7 8,4	2,8 33,0	−0,1 −1,1	2,1 24,6	0,8 9,5
43	Gichtmittel	1,7 2,0	3,0 3,4	−1,2 −1,5	0,0 0,0	0,0 0,0	−1,2 −1,4
44	Grippemittel	4,2 2,0	3,3 1,6	0,9 0,4	2,1 1,0	0,1 0,1	−1,3 −0,6
45	Gynäkologika	1,3 2,6	0,3 0,6	1,0 2,0	−0,1 −0,2	0,4 0,8	0,7 1,4
46	Hämorrhoidenmittel	−1,3 −1,2	−0,7 −0,6	−0,6 −0,5	0,0 0,0	0,0 0,0	−0,6 −0,6
48	Hypnotika/Sedativa	12,5 35,6	9,9 28,5	2,4 7,2	0,0 0,0	1,8 5,4	0,6 1,8

noch Tabelle 49.4: Indikationsgruppenübersicht 1994 (gesamtes Bundesgebiet)

Gliederung der Struktureffekte * Differenzierte Neuzugangsanalyse

Indikationsgruppe Nr	Bezeichnung	Struktur gesamt	davon: Altmarkt	davon: Neuzugänge	durch neue Arzneimittel	durch neue Darr./Stärken	durch neue Pack'-größen
49	Hypophysenhormone und Hemmstoffe	6,7 11,8	−2,6 −4,7	9,5 16,5	0,0 0,0	−6,8 −12,8	17,4 29,3
50	Immunsuppressiva	17,2 38,3	2,0 4,8	14,9 33,5	−0,5 −1,2	15,8 35,5	−0,3 −0,7
51	Infusions- u. Standardinjektionslös.	12,5 9,0	12,7 9,1	−0,2 −0,1	−0,1 0,0	0,2 0,2	−0,4 −0,3
52	Kardiaka	2,6 8,0	1,9 6,0	0,6 2,0	0,4 1,3	0,2 0,7	0,0 0,0
53	Karies- und Parodontosemittel	−2,7 −0,6	−2,8 −0,6	0,0 0,0	0,0 0,0	0,0 0,0	0,0 0,0
54	Koronarmittel	6,3 65,2	9,1 92,3	−2,5 −27,2	0,0 −0,1	−1,6 −17,3	−0,9 −9,8
55	Laxantia	1,2 0,3	3,9 1,1	−2,5 −0,7	0,0 0,0	−0,1 0,0	−2,4 −0,7
56	Lebertherapeutika	1,1 1,5	2,8 3,8	−1,6 −2,3	0,0 0,0	0,0 0,0	−1,6 −2,3
57	Lipidsenker	4,2 31,9	6,7 50,2	−2,3 −18,3	−0,5 −4,0	0,3 2,3	−2,1 −16,6
58	Lokalanästhetika	3,1 0,4	3,8 0,5	−0,6 −0,1	0,0 0,0	0,8 0,1	−1,3 −0,2
59	Magen-Darm-Mittel	8,7 182,3	6,8 142,1	1,9 40,2	1,1 23,5	0,6 12,7	0,2 4,0
60	Migränemittel	15,2 19,3	11,5 14,8	3,3 4,5	0,3 0,4	6,0 7,9	−2,8 −3,9
61	Mineralstoffpräparate	4,0 18,2	6,5 29,5	−2,4 −11,2	−0,4 −1,8	0,8 3,8	−2,8 −13,2
62	Mund- und Rachentherapeutika	0,9 0,9	−1,1 −1,2	1,9 2,1	0,3 0,3	1,1 1,2	0,5 0,5
63	Muskelrelaxantia	2,1 5,8	4,7 13,2	−2,6 −7,4	−0,4 −1,1	0,0 0,0	−2,2 −6,3
65	Nebenschilddrüsenhormone u. Hemmstoffe	9,5 6,3	13,4 8,7	−3,4 −2,4	−4,0 −2,8	0,0 0,0	0,6 0,4

noch Tabelle 49.4: Indikationsgruppenübersicht 1994 (gesamtes Bundesgebiet)

Gliederung der Struktureffekte * Differenzierte Neuzugangsanalyse

Indikationsgruppe Nr	Bezeichnung	Struktur gesamt	davon: Altmarkt	davon: Neuzugänge	durch neue Arzneimittel	durch neue Darr./ Stärken	durch neue Pack'-größen
66	Neuraltherapeutika	6,3 15,9	−7,6 −20,3	15,0 36,2	3,6 9,2	5,3 13,4	5,4 13,6
67	Ophthalmika	2,4 11,2	−1,1 −5,0	3,6 16,2	1,9 8,7	0,9 4,2	0,7 3,3
68	Otologika	0,8 0,3	0,8 0,2	0,0 0,0	−0,2 −0,1	0,0 0,0	0,2 0,1
69	Parkinsonmittel u.a. Antihyperkinetika	1,9 5,5	−0,5 −1,4	2,3 7,0	0,1 0,3	0,3 0,9	1,9 5,7
70	Psychopharmaka	11,5 151,0	8,4 112,4	2,8 38,7	0,2 3,2	0,4 6,0	2,1 29,4
71	Rhinologika	−1,0 −1,9	−6,7 −12,9	6,1 11,0	1,1 2,0	−4,0 −7,6	9,4 16,6
73	Schilddrüsentherapeutika	1,8 4,6	1,8 4,5	0,1 0,1	0,0 −0,1	−0,4 −1,1	0,6 1,4
74	Sera und Impfstoffe	16,2 12,6	23,1 17,4	−5,6 −4,8	−0,8 −0,7	2,6 2,2	−7,3 −6,3
75	Sexualhormone und ihre Hemmstoffe	1,8 17,7	2,7 26,2	−0,9 −8,5	−0,1 −1,1	0,9 8,8	−1,6 −16,2
76	Spasmolytika	9,2 12,5	7,5 10,2	1,6 2,3	−1,0 −1,5	0,0 0,0	2,7 3,8
77	Sulfonamide	7,5 8,2	2,7 3,0	4,7 5,2	−0,3 −0,4	2,2 2,5	2,8 3,1
78	Thrombozytenaggregationshemmer	63,2 25,8	23,6 11,2	32,0 14,7	0,0 0,0	−0,1 0,0	32,1 14,7
81	Urologika	10,4 47,5	9,1 42,1	1,1 5,4	0,4 2,0	0,0 0,0	0,7 3,4
82	Venenmittel/Antivarikosa	3,3 18,2	3,9 21,1	−0,5 −2,9	−0,4 −2,3	2,9 15,9	−2,9 −16,5
83	Vitamine	0,7 1,4	−3,8 −7,6	4,7 9,1	0,0 −0,1	−0,4 −0,9	5,3 10,0
84	Wundbehandlungsmittel	−4,2 −5,2	−4,8 −6,0	0,7 0,8	0,0 0,0	0,0 0,0	0,7 0,8

noch Tabelle 49.4: Indikationsgruppenübersicht 1994 (gesamtes Bundesgebiet)

Gliederung der Struktureffekte * Differenzierte Neuzugangsanalyse

Indikationsgruppe		Struktur	davon:	davon:	durch neue	durch neue	durch neue
Nr	Bezeichnung	gesamt	Altmarkt	Neuzugänge	Arzneimittel	Darr./Stärken	Pack'größen
85	Zytostatika und	0,3	−1,2	1,5	4,6	−2,1	−0,9
	Metastasenhemmer	0,5	−1,8	2,3	7,1	−3,3	−1,4
99	nicht in Roter Liste	1,7	−1,4	3,2	4,0	−0,3	−0,4
		1,0	−0,8	1,8	2,2	−0,2	−0,2
	Gesamtmarkt GKV-Rezepte mit Fertigarzneimitteln	9,0	7,4	1,4	0,6	0,7	0,1
		2600,1	2166,7	433,4	184,6	214,6	34,2

Tabelle 49.5: Verordnungen, Umsätze und definierte Tagesdosen mit den 2000 meistverordneten Präparaten nach Indikationsgruppen im gesamten Bundesgebiet 1994

	Indikationsgruppe	Verordnungen (Mio.)	Umsatz (Mio. DM)	DDD (Mio.)
2	Aldosteron-Antagonisten	1,6	114,1	54,9
5	Analgetika/Antirheumatika	95,8	1629,4	1576,8
6	Anthelmintika	0,5	10,8	0,7
7	Antiallergika	10,4	300,3	180,3
8	Antianämika	3,7	143,7	147,3
9	Antiarrhythmika	4,0	415,6	200,9
10	Antibiotika/Chemotherapeutika	38,2	1420,6	403,2
11	Antidiabetika	17,5	1095,0	1006,2
13	Antiemetika-Antivertiginosa	6,3	143,4	126,3
14	Antiepileptika	4,3	223,5	183,3
16	Antihypertonika	13,4	1280,3	983,9
18	Antihypotonika	6,0	194,0	232,0
19	Antikoagulantia	1,7	116,2	101,6
20	Antimykotika	12,0	430,7	180,3
21	Antiparasitäre Mittel (extern)	0,8	10,8	5,3
22	Antiphlogistika	5,4	125,0	113,1
23	Antitussiva/Expektorantia usw.	66,7	942,6	782,1
25	Balneotherapeutika und Wärmetherapeutika	3,0	62,4	99,7
26	Beta-Rezeptorenblocker/Ca-Antagonisten/ACE-Hemmer	47,9	3078,4	2355,8
27	Broncholytika/Antiasthmatika	27,1	1535,1	1431,0
28	Cholagoga und Gallenwegstherapeutika	2,1	65,0	81,6
30	Corticoide (interna)	6,2	207,0	205,6
31	Dermatika	34,8	790,2	812,9
32	Desinfizientia/Antiseptika	1,2	12,9	83,4
34	Diagnostika und diagnosevorbereitende Mittel	1,9	114,4	74,3
35	Diuretika	16,6	503,0	1233,3
36	Durchblutungsfördernde Mittel	18,1	1039,6	669,5
43	Gichtmittel	5,0	98,4	307,3
44	Grippemittel	3,4	42,7	72,4
45	Gynäkologika	9,1	164,7	162,2
46	Hämorrhoidenmittel	3,8	72,5	46,0
48	Hypnotika/Sedativa	17,7	280,6	367,5
49	Hypophysen-,Hypothalamushormone und -Hemmstoffe	0,6	95,0	17,1
50	Immuntherapeutika und Zytokine	4,8	235,1	77,0
51	Infusions- und Standardinjektionslösungen	1,7	46,9	28,6
52	Kardiaka	16,8	282,2	900,5
53	Karies- und Parodontosemittel	1,7	21,5	541,3
54	Koronarmittel	21,9	1015,4	1495,5
55	Laxantia	1,4	22,0	37,8
56	Lebertherapeutika	2,2	103,9	82,8
57	Lipidsenker	5,7	737,8	387,5
58	Lokalanästhetika	0,3	4,7	2,5
59	Magen-Darm-Mittel	45,6	2083,4	619,7
60	Migränemittel	4,3	122,8	58,6

noch Tabelle 49.5: **Verordnungen, Umsätze und definierte Tagesdosen mit den 2000 meistverordneten Präparaten nach Indikationsgruppen im gesamten Bundesgebiet 1994**

Indikationsgruppe		Verordnungen (Mio.)	Umsatz (Mio. DM)	DDD (Mio.)
61	Mineralstoffpräparate	16,3	425,3	374,9
62	Mund- und Rachentherapeutika	9,1	97,9	101,9
63	Muskelrelaxantia	6,4	281,2	98,9
66	Neuraltherapeutika	3,6	234,5	118,3
67	Ophthalmika	28,2	381,1	1509,3
68	Otologika	3,2	27,7	60,6
69	Parkinsonmittel und andere Antihyperkinetika	3,8	283,7	88,0
70	Psychopharmaka	39,2	1290,4	1062,2
71	Rhinologika	21,7	163,4	527,1
73	Schilddrüsentherapeutika	14,2	241,8	1287,6
74	Sera, Immunglobuline und Impfstoffe	0,8	19,7	0,9
75	Sexualhormone und ihre Hemmstoffe	18,7	865,7	1354,2
76	Spasmolytika	6,0	140,2	59,7
77	Sulfonamide	6,5	100,1	52,4
78	Thrombozytenaggregationshemmer	2,4	60,1	98,6
81	Urologika	10,0	413,5	310,9
82	Venentherapeutika	15,5	496,4	597,1
83	Vitamine	6,6	146,2	507,1
84	Wundbehandlungsmittel	7,5	107,6	217,5
85	Zytostatika und Metastasenhemmer	0,9	47,8	30,1
Gesamtmarkt GKV-Rezepte mit Fertigarzneimitteln bis Rang 2000		814,6	27314,2	27005,7

Tabelle 49.6: Führende Arzneimittel 1994 nach Verordnungen (gesamtes Bundesgebiet)

Rang	Präparat	Verordnung in Tsd.	Umsatz in Tsd. DM	DDD in Tsd.
1	Olynth	7188,0	32924,5	180224,0
2	Voltaren Emulgel	6366,4	94683,3	58220,1
3	Mucosolvan	5279,9	61738,5	60938,3
4	L-Thyroxin Henning	5188,9	84750,6	468330,6
5	ACC Hexal	5177,2	115080,4	78496,0
6	Isoket	4132,3	163532,6	285145,9
7	Paracetamol-ratiopharm	3894,1	14589,5	25708,7
8	ben-u-ron	3867,4	16347,1	18396,2
9	Corinfar	3607,4	171241,1	153998,5
10	Sinupret	3566,3	45867,2	49156,2
11	Euglucon	3397,0	90519,6	253853,4
12	Gelonida NA Tabl./Supp.	3355,0	22051,2	14395,7
13	Novodigal Tabl.	3298,9	36362,1	183748,3
14	Tramal	3163,7	154039,4	22268,2
15	Analgin	3045,5	15825,9	15601,9
16	Diclofenac-ratiopharm	3040,4	43679,6	60811,0
17	Lopirin	2916,3	306195,6	112205,2
18	Fluimucil	2897,7	51115,5	33515,6
19	Isoptin	2867,7	125387,4	119887,8
20	Paracodin/retard	2853,9	27402,4	10594,4
21	Dusodril	2843,6	130488,5	80835,2
22	MCP-ratiopharm	2809,5	20794,5	23478,1
23	Beloc	2754,6	179737,3	170239,8
24	Tebonin	2742,5	168519,5	89586,1
25	Berodual	2725,4	175588,1	287916,6
26	Magnesium Verla N Drag.	2585,1	38399,8	46494,0
27	Otriven Lösung etc.	2581,3	11786,6	63367,2
28	Gelomyrtol	2550,1	35089,0	43999,0
29	Digimerck	2518,1	33876,3	168646,8
30	Estraderm TTS	2501,8	116275,1	196903,8
31	Adalat	2499,0	118009,5	109309,5
32	Pentalong	2462,8	117377,2	162852,5
33	Maaloxan	2437,8	70942,0	18149,2
34	Rulid	2433,0	115958,4	16392,3
35	Diclophlogont	2428,5	31917,0	51097,7
36	Digitoxin AWD	2394,1	26259,7	128600,4
37	Paspertin	2346,7	20562,8	17771,9
38	Euthyrox	2328,5	38789,2	214328,1
39	Nitrolingual	2258,6	34846,7	212738,0
40	Perenterol	2257,9	53217,9	16442,0
41	ASS-ratiopharm	2233,7	12740,9	53804,6
42	Berotec Aerosol	2210,7	56344,0	164113,3
43	Spasmo-Mucosolvan	2179,7	31321,3	14552,2
44	Lanitop	2170,7	43308,9	103294,5
45	Sultanol Aerosol	2154,0	70478,4	64392,6
46	Glucobay	2146,0	138483,4	63072,4
47	Presomen comp. Drag.	2128,6	101123,4	140776,0
48	Ambroxol-ratiopharm	2113,8	23504,5	27695,8
49	Calcium Sandoz Brausetabl.	2090,0	61798,8	38000,5
50	Mobilat Gel/Salbe	2067,8	36550,1	68510,0
	Summe	151058,0	3787422,1	5062856,2
	Kumulativer Anteil	16,50%	12,27%	17,36%

noch Tabelle 49.6: Führende Arzneimittel 1994 nach Verordnungen (gesamtes Bundesgebiet)

Rang	Präparat	Verordnung in Tsd.	Umsatz in Tsd. DM	DDD in Tsd.
51	Gastrosil	2038,4	17990,8	15915,2
52	Adumbran	2030,5	20416,7	34524,8
53	Valoron N	2022,6	156658,2	27997,3
54	Furosemid-ratiopharm	2013,0	48859,7	131414,0
55	Vetren Gel / Salbe	2006,9	20174,2	83350,3
56	Rohypnol	1988,1	25789,9	32778,6
57	Sedotussin	1920,4	26129,7	11578,8
58	Allopurinol-ratiopharm	1913,8	30716,9	117515,2
59	D-Fluoretten	1907,3	21416,0	162177,4
60	Meditonsin H	1897,6	24597,4	61902,2
61	Antra	1861,1	301958,1	49598,7
62	Voltaren	1851,2	24205,9	29042,5
63	Muskel Trancopal comp.	1848,5	59020,2	18010,4
64	Radedorm	1842,9	10487,3	36751,4
65	Codipront	1813,6	24666,0	9837,7
66	Nasenspray-ratiopharm	1801,0	7494,8	44842,2
67	Depot-H-Insulin Hoechst	1792,5	236912,5	90008,4
68	Bronchoretard	1769,2	99836,4	130602,1
69	Fenistil/-Retard	1731,2	31214,7	17636,2
70	Rewodina	1729,0	33575,8	43435,3
71	Lasix	1721,3	69339,9	101793,2
72	Lefax	1720,3	33569,1	15520,6
73	Zyrtec	1716,9	85776,7	48434,4
74	rökan	1710,9	125733,4	69748,9
75	Prospan	1631,4	21241,7	12544,4
76	Maninil	1624,4	38670,7	99937,3
77	Dytide H	1623,4	33885,1	111162,5
78	Bepanthen Augen-/Nasensalbe	1613,8	8245,5	40167,0
79	Imodium	1607,4	21522,9	7194,5
80	Linola	1606,6	27048,3	48461,1
81	Isocillin	1589,3	31360,2	9045,3
82	Jodid Tabletten	1585,1	20142,8	156958,3
83	NAC-ratiopharm	1569,3	24293,9	18696,1
84	Vomex A / N	1556,7	20423,4	7652,2
85	Noctamid	1542,4	28928,8	50617,7
86	Pulmicort	1540,4	181773,6	124416,9
87	Musaril	1529,7	76778,3	27846,9
88	Riopan	1523,6	47991,9	14210,3
89	Ismo	1512,7	74712,8	71120,8
90	Briserin	1512,2	80568,7	132956,6
91	Glibenclamid-ratiopharm	1511,9	26446,8	105454,2
92	Xanef	1511,4	166840,1	87211,5
93	Tromcardin Amp./Drag./Tabl.	1475,3	44437,6	33761,6
94	Cotrim-ratiopharm	1458,7	13280,4	9780,1
95	Nifedipin-ratiopharm	1452,7	59011,7	66125,4
96	Obsidan	1448,8	42449,5	31388,9
97	Dermatop	1448,3	34577,0	33503,5
98	Insidon	1419,2	50565,4	30060,2
99	Thrombareduct	1416,2	22285,9	35551,3
100	Penicillin V-ratiopharm	1411,1	20533,6	13875,6
	Summe	235427,8	6541979,0	7826972,0
	Kumulativer Anteil	25,72%	21,20%	26,84%

noch Tabelle 49.6: Führende Arzneimittel 1994 nach Verordnungen (gesamtes Bundesgebiet)

Rang	Präparat	Verordnung in Tsd.	Umsatz in Tsd. DM	DDD in Tsd.
101	Trental	1405,1	89763,9	57717,7
102	Saroten	1400,0	37709,9	39888,3
103	Kliogest	1389,3	70915,8	113716,8
104	Heparin-ratioph.Gel/Salbe N	1387,7	17507,5	59427,4
105	Fenistil Gel	1383,3	14896,6	12411,3
106	Lisino	1374,7	66636,9	37189,1
107	Klacid	1363,9	78582,4	7264,7
108	sab simplex	1355,6	32288,0	16047,6
109	Novalgin	1342,7	13282,0	13799,8
110	Aponal	1341,2	44069,1	34483,3
111	Tridin	1340,8	81455,4	37385,7
112	Insulin Actraphane HM	1335,6	196463,3	69864,8
113	Azubronchin	1325,7	23165,0	18640,9
114	Fucidine Gel etc.	1324,7	22688,9	9676,4
115	Jodthyrox	1324,2	31791,4	125322,3
116	Nasentropfen-ratiopharm	1309,6	5119,4	36516,0
117	Effekton Creme	1308,7	16070,2	37266,9
118	Neuro-ratiopharm	1302,7	24055,1	26088,5
119	Buscopan plus	1301,7	17020,0	4604,1
120	Bromhexin-8-Tropfen N	1289,6	10008,8	10286,9
121	Crataegutt	1288,1	34388,7	52403,2
122	Corvaton	1276,5	89229,3	119672,4
123	Falicard	1268,9	24699,4	28993,5
124	Bepanthen Salbe	1267,3	14035,2	29930,3
125	Batrafen	1262,1	39248,3	18651,3
126	Venoruton	1260,2	108506,9	67704,8
127	Eunerpan	1260,1	43054,7	27656,0
128	Concor	1259,9	78828,8	112402,6
129	ZUK Rheumagel/Salbe	1259,3	9365,2	39735,0
130	Arelix	1256,1	59942,8	75790,0
131	Bromuc	1253,5	31919,7	21308,6
132	Buscopan	1252,8	17505,5	4759,0
133	Gingium	1252,1	63075,0	42084,2
134	Zovirax Creme	1249,1	45900,0	6788,9
135	Aspirin	1245,4	10551,8	35799,2
136	Megacillin oral	1235,8	23597,5	10349,9
137	Vertigoheel	1230,3	20333,3	26125,8
138	Tarivid	1216,7	72841,8	10533,5
139	diclo von ct	1205,6	13910,0	20312,1
140	Otobacid N	1191,9	9425,9	13002,7
141	Indomet-ratiopharm	1176,6	21613,4	26372,1
142	Ciprobay	1167,0	92529,0	10128,3
143	dolomo TN	1163,1	8493,9	5210,3
144	Presomen Drag.	1156,8	41765,2	69668,9
145	Betaisodona Salbe etc.	1153,1	20017,6	13068,1
146	Propulsin	1144,8	70243,1	18947,1
147	Dilzem	1137,4	90163,4	50345,2
148	Corangin	1136,9	107907,6	98355,3
149	Sostril	1135,8	208228,5	35486,5
150	Pidilat	1123,3	35788,4	52630,1
	Summe	298820,9	8942578,6	9738785,2
	Kumulativer Anteil	32,64%	28,97%	33,39%

noch Tabelle 49.6: Führende Arzneimittel 1994 nach Verordnungen (gesamtes Bundesgebiet)

Rang	Präparat	Verordnung in Tsd.	Umsatz in Tsd. DM	DDD in Tsd.
151	Godamed	1122,9	12178,9	30326,2
152	Talcid	1107,3	24878,3	12448,8
153	Ginkobil	1106,2	64257,9	38874,2
154	Tavor	1105,0	21012,0	29121,6
155	Glucophage	1100,9	50727,3	54061,8
156	Allvoran	1092,8	14680,2	21504,7
157	Kepinol	1080,5	9891,5	7484,9
158	arthrex Cellugel	1074,1	11313,4	26569,1
159	Chlorhexamed	1069,1	10801,3	7071,1
160	Acerbon	1058,8	111270,6	62831,1
161	Diclac	1057,5	11952,8	17946,9
162	Stilnox	1055,4	27288,0	19349,2
163	Esberitox N	1053,3	15146,5	11762,9
164	Titretta analgica	1034,3	12234,3	5743,6
165	Nifehexal	1033,8	44679,6	60467,5
166	Spasmo-Cibalgin comp. S	1033,5	22617,9	5273,1
167	Madopar	1029,9	74200,7	14582,8
168	Lopedium	1028,6	11688,1	4070,4
169	Amoxicillin-ratiopharm	1023,0	32896,0	6924,1
170	Aequamen	1021,6	30309,5	29869,4
171	Amoxypen	1019,5	29063,4	7293,3
172	Carnigen Mono	1016,8	31558,7	34853,6
173	Zantic	990,4	190459,7	32668,7
174	Ximovan	987,2	22340,6	18504,9
175	Dolobene Gel	985,1	16959,4	27593,1
176	Effortil/Depot	980,7	20601,0	22530,8
177	Rytmonorm	980,2	108608,3	55866,1
178	Atosil	978,3	17317,3	22073,3
179	Aarane	974,3	122735,9	39878,7
180	Faktu	967,3	23036,3	12128,4
181	Lemocin	956,7	7343,0	3586,3
182	Iberogast	952,6	13650,5	30900,4
183	Sotalex	946,3	92100,0	55957,3
184	duranifin	943,0	41386,6	44034,8
185	Bronchicum Tropfen N	934,3	10163,2	14275,6
186	Nifedipat	933,3	38130,1	44468,4
187	ferro sanol/duodenal	931,5	25890,2	48434,3
188	Contramutan N	928,7	17291,7	9322,5
189	Triampur comp.	923,9	12539,9	33485,8
190	Capozide	923,1	142914,6	106447,6
191	Tegretal	922,0	72625,2	54437,5
192	Bayotensin	921,1	114521,2	65192,0
193	Bifiteral	920,5	29206,4	34167,2
194	Cordanum	920,2	43209,4	32340,0
195	Penicillat	919,5	10639,7	5275,8
196	Diane	915,2	47397,7	75657,3
197	tensobon	912,3	110982,0	50121,0
198	Thioctacid	911,8	108088,3	47667,3
199	Mono Mack	907,5	75353,3	85644,0
200	Allergospasmin-Aerosol	907,0	110701,8	35844,2
	Summe	348519,6	11263418,9	11355718,7
	Kumulativer Anteil	38,07%	36,49%	38,94%

noch Tabelle 49.6: Führende Arzneimittel 1994 nach Verordnungen (gesamtes Bundesgebiet)

Rang	Präparat	Verordnung in Tsd.	Umsatz in Tsd. DM	DDD in Tsd.
201	Euphorbium compositum Spray	904,2	7983,2	14168,9
202	Novaminsulfon-ratiopharm	886,5	7952,0	9361,5
203	Imap 1.5 mg	884,5	27882,2	34795,6
204	Panthenol-ratiopharm	860,0	5644,6	29287,1
205	Normoc	858,4	11851,6	30241,1
206	Kanamytrex	856,5	6625,2	14640,3
207	Ambrohexal	855,6	7025,2	6664,6
208	Cyclo-Menorette	855,4	34840,7	72974,7
209	Baycuten N	854,4	24873,6	10910,3
210	Kytta-Sedativum f	850,1	21941,6	21406,9
211	Phlogont Salbe/Gel	847,9	10753,1	25389,2
212	Korodin Herz-Kreislauf	839,9	17646,0	53565,0
213	Dexa-Rhinospray N	839,0	16001,0	23972,1
214	Ödemase Tabl.	836,4	15347,3	53413,7
215	Panotile N	832,4	10333,2	9865,1
216	Glibenhexal	829,6	8343,0	65280,5
217	Verapamil-ratiopharm	829,1	19793,8	23030,2
218	Lendormin	827,9	11802,3	15794,1
219	Marcumar	827,8	37935,1	71885,4
220	Fluoretten	827,1	10834,8	306496,0
221	Mevinacor	826,0	152400,7	65700,8
222	Sedariston Konzentrat Kaps.	825,7	24787,8	24329,4
223	Refobacin Augensalbe/Tropf.	824,9	5326,9	13915,0
224	OeKolp vaginal	819,4	9970,5	17108,0
225	Stangyl	815,2	41313,5	31520,0
226	Nedolon P	811,3	6727,2	3128,5
227	Coldastop	805,1	7823,3	32204,1
228	Zymafluor D	797,8	8021,3	67957,2
229	Halcion	796,3	7394,1	9194,4
230	Haemo-Glukotest	796,0	71208,3	40078,1
231	Vidisic	794,7	10842,0	38358,4
232	Nasivin	789,6	4730,9	15157,3
233	Dona 200-S-Retard Drag.	786,3	41825,6	17474,3
234	Gynodian Depot	786,0	37676,3	55375,4
235	cor tensobon	781,7	67716,1	16764,0
236	Phlogont Thermalsalbe	779,2	10960,5	17145,0
237	Urbason	778,1	60217,3	36036,1
238	Magnetrans forte	776,6	19617,9	27191,5
239	Fungizid-ratiopharm Creme	775,3	7288,5	13329,5
240	Aescusan 20	775,1	31487,7	25099,1
241	Nebacetin Puder etc.	774,5	13672,1	4846,6
242	Monapax Saft/Supp./Tropfen	773,2	11157,0	3276,9
243	Elobact	771,9	64327,9	6232,3
244	Oralpädon	763,7	7361,6	1028,7
245	Azuprostat M	756,4	33318,9	41834,6
246	Transpulmin Balsam E	754,3	11181,1	17765,7
247	Tepilta Suspension	754,3	24937,8	11304,8
248	Afonilum	749,0	33061,6	45790,4
249	Sanasthmax	746,7	78060,6	34744,2
250	Rudotel	744,4	19146,3	18611,2
	Summe	389051,2	12502389,9	13001362,5
	Kumulativer Anteil	42,50%	40,51%	44,58%

noch Tabelle 49.6: Führende Arzneimittel 1994 nach Verordnungen (gesamtes Bundesgebiet)

Rang	Präparat	Verordnung in Tsd.	Umsatz in Tsd. DM	DDD in Tsd.
251	Muskel Trancopal Tabl.	743,9	31514,5	8903,0
252	Harzol	741,3	33151,9	33206,6
253	Paracetamol Stada	736,0	2192,6	3205,7
254	Klimonorm	735,4	25116,9	58348,9
255	Gelusil/Lac	732,8	16311,7	7959,0
256	Bikalm	731,6	19009,1	13464,6
257	Magnesium-Diasporal N	730,5	23241,1	31421,0
258	Nifedipin Stada	728,4	31208,4	33472,6
259	L-Thyroxin BC	723,5	11801,2	64677,3
260	Verrumal	720,2	11524,1	3745,0
261	Akineton	719,0	28589,0	15654,8
262	Solosin	716,4	20296,1	19818,1
263	Otalgan	714,0	3401,5	23418,3
264	Azudoxat	713,7	9337,1	9237,7
265	Kreon	712,4	47108,3	4116,7
266	Parfenac	712,3	19085,4	19918,7
267	Erythromycin-ratiopharm	712,1	16749,1	5636,8
268	Symbioflor I	709,2	10959,9	3546,2
269	Trisequens	708,6	38012,5	59541,0
270	Delix	704,8	71437,8	59390,4
271	Diutensat	703,8	14007,6	48973,7
272	Pepdul	703,2	152514,9	26702,0
273	Teldane	702,4	26821,7	15148,1
274	Jarsin	699,7	26018,2	20474,8
275	dehydro sanol tri	697,5	25370,5	82191,0
276	Broncho Spray	697,0	20288,3	27668,5
277	Venostasin retard / N / S	694,3	47436,0	28235,4
278	Enzym-Lefax N/Forte	694,3	23375,2	15267,7
279	Rheumon	694,0	12843,8	7125,0
280	Dipiperon	693,4	23150,8	9354,5
281	Locabiosol	691,4	18691,5	13827,5
282	Lovelle	684,8	31124,0	55349,2
283	Exhirud	684,5	14009,5	14704,5
284	Mucotectan	684,3	10432,2	7583,1
285	Kadefungin	683,2	9402,3	5460,7
286	Gastronerton	681,6	4584,2	4044,7
287	PenHexal	681,2	10230,0	6317,7
288	Kompensan Liquid/Tabl.	679,5	14671,6	8938,6
289	tensobon comp	678,0	118308,9	94284,6
290	Dolgit Creme	677,6	11553,8	16932,8
291	Lotricomb	677,2	20780,4	8531,1
292	Rantudil	677,1	43639,3	27297,8
293	Echinacin	675,4	14392,2	16772,3
294	Supracyclin	673,2	8661,6	8381,6
295	Bronchicum Codein Tropfen N	672,8	8510,8	9657,5
296	Remestan	672,2	10961,0	14320,5
297	Vertigo-Vomex N	671,7	28359,3	31000,4
298	Novadral	669,7	24014,4	54733,3
299	Oculotect	667,0	9710,9	35958,9
300	Tannosynt	665,2	8730,5	28935,0
	Summe	424024,4	13765032,8	14224217,1
	Kumulativer Anteil	46,32%	44,60%	48,77%

noch Tabelle 49.6: Führende Arzneimittel 1994 nach Verordnungen (gesamtes Bundesgebiet)

Rang	Präparat	Verordnung in Tsd.	Umsatz in Tsd. DM	DDD in Tsd.
301	Neurotrat S	664,6	23753,1	17714,8
302	Truxal	662,5	11195,4	6756,5
303	Tannolact Creme etc.	661,2	9619,8	8280,6
304	Mucophlogat	658,5	7428,8	8504,9
305	Ergo-Lonarid PD	658,3	11815,1	6823,5
306	Sinquan	657,7	18932,0	17613,3
307	Diclac-Gel	657,6	8443,2	21772,0
308	Lexotanil	657,0	9712,7	23586,2
309	Plastulen N	656,1	19610,6	36343,2
310	talvosilen	655,3	4768,9	2819,3
311	Eucabal Balsam	654,2	7600,8	10342,0
312	ISDN-ratiopharm	654,1	18313,9	38322,4
313	Vividrin Augentropfen	651,6	11029,0	13817,2
314	Aquaphor	650,1	35669,7	97377,0
315	Diazepam-ratiopharm	649,5	2417,3	13204,1
316	Mirfulan Wund-Heilsalbe	647,6	7874,5	55749,1
317	Doxy Wolff	643,8	8207,1	8282,6
318	Ecural	640,8	14210,7	16922,4
319	Bromazanil	637,4	7267,2	21527,4
320	Bronchoforton N Salbe	637,3	8688,1	14576,6
321	Keltican N	636,9	41088,6	15950,0
322	Ovestin Creme/Ovula	635,8	10260,4	23179,4
323	Isot. Kochsalzlsg. Fresenius	633,8	12263,0	4744,4
324	Sinuforton	632,6	8542,4	5975,3
325	Diclo-Divido	631,5	10277,5	14628,7
326	Dalmadorm	629,5	9072,1	12164,4
327	Furorese	625,7	24050,5	34001,8
328	Silomat	623,3	5161,0	1896,0
329	Bazoton uno	623,1	34595,4	28194,3
330	Inflanefran	622,5	6274,1	8162,6
331	Ibuprofen Klinge	618,7	17258,8	11763,2
332	Rheubalmin Bad	617,6	10783,4	9751,6
333	Terzolin	616,8	22173,8	10177,8
334	doxy von ct	613,7	6766,1	8255,5
335	Verahexal	613,6	22616,9	24961,2
336	Bactoreduct	613,5	5097,5	4104,0
337	Oxazepam-ratiopharm	613,0	4856,9	11475,3
338	Spiro comp.-ratiopharm	610,5	39682,8	21828,0
339	Hismanal	608,3	21958,3	12580,4
340	Neurocil	607,3	16137,7	10708,4
341	Dobendan	606,8	4477,6	1726,5
342	Neuro-Effekton	601,6	14345,9	9437,5
343	Panoral	600,3	38785,9	2675,9
344	Decortin-H Tabl.	597,8	11930,8	30460,7
345	Betnesol-V Creme etc.	596,2	19696,5	17379,9
346	Arcasin	594,0	9952,3	4919,0
347	paracetamol von ct	593,5	2292,3	3477,1
348	Harntee 400	593,4	10329,9	10657,9
349	Accupro	591,9	56122,4	43619,2
350	Normabrain	588,7	37024,6	20513,3
	Summe	455471,8	14545466,5	15083921,9
	Kumulativer Anteil	49,75%	47,13%	51,72%

noch Tabelle 49.6: Führende Arzneimittel 1994 nach Verordnungen (gesamtes Bundesgebiet)

Rang	Präparat	Verordnung in Tsd.	Umsatz in Tsd. DM	DDD in Tsd.
351	Dispatenol	586,6	5032,7	28947,9
352	Aminophyllin OPW	585,8	29002,7	8598,7
353	Hepathromb Creme	585,1	6832,1	21590,1
354	Haldol	584,7	29832,0	35293,1
355	Kalinor-Brausetabl.	584,1	14640,8	15383,9
356	Diclo-Puren	584,0	7963,3	11293,4
357	Cedur	582,3	59736,9	45019,0
358	Sigamuc	580,1	8296,3	6273,8
359	Felden	580,0	33576,6	17251,5
360	Liquifilm	579,6	9445,8	33035,7
361	Miroton N forte	579,4	28417,9	20973,1
362	Tavegil	575,9	11868,7	7519,6
363	Zocor	575,2	101004,9	46236,0
364	Transpulmin Kinderbalsam N	573,7	5396,3	7697,3
365	Cyclo-Progynova	572,7	21627,7	45532,1
366	Catapresan	572,4	23232,0	27686,9
367	Tenormin	570,0	30263,5	34782,4
368	Refobacin Creme/Puder	567,7	6281,1	2908,2
369	Naftilong	566,4	27079,6	23002,6
370	Posterisan Salbe/Supp.	566,3	7802,0	4491,2
371	Migrätan N	564,3	8366,7	3274,5
372	Inhacort	563,7	65458,3	29055,5
373	Denan	563,6	102413,6	46689,2
374	Dolo-Dobendan	562,2	5266,4	2639,8
375	Dociton	561,9	16652,7	12317,8
376	Rhinotussal Saft	560,1	6531,0	1867,0
377	Cholecysmon-Dragees	557,6	12852,9	18033,9
378	Paracetamol Saar	556,8	1688,5	1870,3
379	Vesdil	556,6	56551,3	26451,9
380	Felden Top	555,9	8911,3	13004,4
381	Oestrofeminal	555,1	13378,6	45556,2
382	Barazan	554,5	26619,6	3909,6
383	Amoxi-Wolff	554,1	13792,2	4001,5
384	Dexa-Gentamicin	552,5	5141,7	10311,7
385	Veramex	550,3	23979,2	24853,0
386	ISDN Stada	545,7	21307,2	41298,7
387	Soledum Balsam Lösung	545,6	6440,4	8571,3
388	PCM Paracetamol Lichtenstein	541,4	1805,5	2451,6
389	Zuk Hepagel/-Salbe	541,2	5296,9	19149,2
390	Siccaprotect	541,1	6026,7	30380,0
391	Eryhexal	540,9	12593,9	3732,5
392	Sobelin	540,7	47473,1	2095,0
393	Codicaps	540,3	7508,9	4040,1
394	Muco-Aspecton	538,9	5487,1	4742,7
395	Planum	538,3	9733,7	13114,0
396	Doxycyclin-ratiopharm	537,9	6619,5	5941,0
397	Hepathrombin-Gel/Salbe	537,7	7264,3	23581,0
398	Phardol-Rheuma-Balsam	537,3	5282,6	17911,1
399	Ultralan Creme etc.	535,6	18731,7	24682,0
400	Bricanyl/Duriles	533,1	15417,2	17759,7
	Summe	483488,7	15557392,0	15990724,6
	Kumulativer Anteil	52,81%	50,40%	54,83%

Ergänzende statistische Übersicht 541

noch Tabelle 49.6: Führende Arzneimittel 1994 nach Verordnungen (gesamtes Bundesgebiet)

Rang	Präparat	Verordnung in Tsd.	Umsatz in Tsd. DM	DDD in Tsd.
401	Multilind Heilpaste	532,6	19828,2	11279,2
402	Staurodorm Neu	531,1	8519,6	11565,8
403	Proculin	530,4	3341,6	35361,1
404	Luvased	529,7	7063,6	13369,9
405	Timonil	529,0	44019,4	32393,5
406	Acemuc	527,6	8442,1	6877,8
407	Claudicat	527,6	26061,9	21565,0
408	Monostenase	526,0	21479,1	32294,5
409	DET MS	523,5	17526,4	19300,5
410	Paracetamol Berlin Ch.	523,2	1666,1	2031,0
411	Kamillosan Lösung	517,7	10318,0	3967,5
412	Optipect Kodein forte	515,3	4863,8	2314,8
413	Sedariston Tropfen	514,9	14319,7	15686,5
414	Hedelix	512,8	5057,1	5366,4
415	Cardular	511,2	65464,7	31394,9
416	Kytta-Gel	510,2	3156,9	15865,4
417	Atenolol-ratiopharm	510,1	23415,5	31343,4
418	Zyloric	508,9	10189,5	34812,8
419	Remifemin	507,7	9540,2	14506,6
420	Goldgeist	507,1	7132,8	3072,4
421	Ibutad	506,1	11696,9	9604,6
422	Arlevert	505,8	17293,5	12082,8
423	Tri.-Thiazid Stada	505,2	10747,3	36010,6
424	Iscador	505,0	21662,5	8146,0
425	Ellatun/N	503,9	3264,1	7198,6
426	Procorum	503,8	34282,8	25165,8
427	Artelac	503,7	8707,3	32120,3
428	Beloc comp	502,2	43089,4	38575,1
429	Imbun	501,4	11886,4	7497,4
430	Medivitan N	500,0	24822,5	3005,5
431	Melleril	495,8	21403,2	17560,9
432	Diblocin	495,1	62405,9	29825,8
433	Berlocombin	494,3	4367,3	3994,9
434	Mykofungin Vaginal	493,3	8323,4	2662,9
435	Corotrend	493,1	23450,4	22705,0
436	Zeel Tabl./Amp.	492,9	15161,6	15323,6
437	Pres	492,6	55539,9	30684,9
438	Rhinex	492,0	2579,4	12299,2
439	Kaveri	491,3	27645,8	14870,6
440	cotrim forte von ct	490,4	3576,7	2952,0
441	MST Mundipharma	490,0	42816,7	4399,7
442	Phytodolor N	488,5	12381,9	27620,3
443	Paediathrocin	487,2	12833,7	2590,8
444	Eferox	486,5	6849,0	42505,1
445	Zymafluor Tabl.	486,1	5587,8	135833,5
446	Baycillin	485,3	18152,2	2506,7
447	Cystinol	482,8	5804,4	2744,4
448	Anaesthesulf P	482,6	6020,6	7776,1
449	Lactulose Neda	481,8	14734,2	16344,6
450	Renacor	480,9	69550,8	36165,6
	Summe	508705,0	16475435,5	16945867,2
	Kumulativer Anteil	55,57%	53,38%	58,11%

noch Tabelle 49.6: Führende Arzneimittel 1994 nach Verordnungen (gesamtes Bundesgebiet)

Rang	Präparat	Verordnung in Tsd.	Umsatz in Tsd. DM	DDD in Tsd.
451	Dermoxin Creme/Salbe	479,4	14598,1	11083,6
452	Epi-Pevaryl	479,0	12961,2	5637,4
453	Thyreotom	478,9	9961,5	21310,7
454	Tranxilium	478,2	10479,4	10614,7
455	Theophyllard	478,0	24211,6	29817,4
456	Doxyhexal	476,0	5978,4	6220,5
457	Monomycin	474,1	9611,5	2011,3
458	Decoderm tri Creme	473,4	12092,8	6371,3
459	Baymycard	473,4	42202,9	15359,8
460	Basodexan	472,6	12243,3	18115,2
461	Kytta Plasma F/Salbe F	472,5	9367,0	13628,1
462	Azulfidine	471,1	46314,0	10465,3
463	Anco	470,2	12993,0	9347,4
464	Betaisodona Lsg.etc.	469,8	5889,5	72661,8
465	Faustan	468,8	1857,5	7084,5
466	Uripurinol	468,6	8911,0	30462,5
467	Carbimazol Henning	465,5	8713,0	28858,2
468	Mercuchrom	465,4	2919,1	6796,5
469	Codipront mono/retard	464,9	5356,3	2038,4
470	Pentoxifyllin-ratiopharm	460,7	22965,3	17198,4
471	Linola-H N	458,8	11121,7	10345,9
472	Yxin	456,8	3240,1	21689,8
473	Tempil N	453,4	5223,2	2014,9
474	Triniton	453,3	18271,4	26968,0
475	Rhinotussal Kaps.	452,1	6355,2	2856,6
476	Magnesiocard	451,6	10396,7	6683,8
477	Melrosum Hustensirup N	449,5	4150,0	1456,9
478	Prothazin	448,4	8413,5	14964,8
479	Isotone Kochsalzlsg. Braun	447,8	10671,3	2064,4
480	Kamillan plus	447,7	4103,9	3682,2
481	Rectodelt	447,6	10096,9	13598,1
482	Uniphyllin	446,5	26364,8	38406,7
483	furo von ct	446,4	6584,0	29068,8
484	Duspatal	446,2	28126,0	10056,5
485	Ambril	445,8	4420,4	3957,8
486	Sotahexal	445,0	24117,8	26555,1
487	Nootrop	444,5	31388,2	14642,6
488	Nifical	443,9	15896,4	17801,6
489	Rheuma-Salbe Lichtenstein	443,6	3097,9	18090,6
490	arthrex	442,8	6806,7	10296,4
491	Ginkgo biloba comp.	439,6	11666,0	37796,9
492	Modip	438,8	55931,6	33822,9
493	Cordichin	436,4	42345,8	20156,0
494	Praxiten	436,4	6385,8	14299,6
495	Traumon	436,2	6961,6	7793,8
496	Tamuc	433,5	8455,8	6031,7
497	Phlogenzym	432,8	30383,1	8610,2
498	Ibuhexal	431,1	9521,2	7971,6
499	Viburcol	430,8	3139,2	2122,5
500	Dolviran N	428,7	5091,0	2014,8
	Summe	531461,6	17173789,5	17686771,7
	Kumulativer Anteil	58,06%	55,64%	60,65%

noch Tabelle 49.6: Führende Arzneimittel 1994 nach Verordnungen (gesamtes Bundesgebiet)

Rang	Präparat	Verordnung in Tsd.	Umsatz in Tsd. DM	DDD in Tsd.
501	Atrovent	428,7	11785,2	19404,0
502	Euphyllin N	427,6	21932,5	13706,0
503	AHP 200	427,1	23786,8	15057,1
504	Jellin	426,4	9245,7	7598,4
505	CycloÖstrogynal	426,3	14908,0	35033,2
506	Insulin Actrapid HM	426,2	53342,4	19188,8
507	Canesten Creme etc.	424,9	5326,2	6623,7
508	Nimotop	424,5	54429,1	13006,7
509	Spasmex	423,9	20094,5	7158,4
510	Haemo-Exhirud S	423,5	10099,4	8447,4
511	Ergo Lonarid N	423,5	7736,6	7485,6
512	Taxilan	423,3	17323,1	10761,4
513	Moduretik	419,8	10362,4	62230,2
514	Prostagutt forte	419,6	28075,5	26870,5
515	Nitrangin compositum	419,0	6404,0	10441,0
516	Alfason Creme etc.	418,0	11872,6	7152,6
517	Optalidon spezial NOC	417,2	8050,0	8708,0
518	Panthenol Lichtenstein	416,4	2581,4	16109,4
519	Ingelan Puder	414,9	4102,2	12909,1
520	Talso	414,4	30246,4	31246,0
521	Mykundex Heilsalbe	413,9	8039,0	5951,2
522	Anafranil	413,7	20017,7	8018,4
523	Fluomycin N	412,8	7452,5	2811,3
524	Tryasol Codein	412,8	3839,8	2272,9
525	Orelox	412,4	27759,5	2468,0
526	Mycospor	412,1	9004,1	9185,8
527	Zentramin Bastian N Tabl.	411,3	12904,5	7849,5
528	Soledum Kapseln	410,2	4645,4	3418,2
529	Finalgon-Salbe	410,1	3660,8	14384,4
530	Traumeel S	410,0	6388,0	8789,2
531	Leponex	409,9	39101,2	5238,3
532	Tetra-Gelomyrtol	409,4	8309,9	2303,6
533	Ell-Cranell	408,5	10538,9	48527,7
534	Diclo KD	408,3	3209,6	6524,0
535	Amoxihexal	407,7	11885,1	2926,3
536	Lumbinon 10/Softgel	406,4	2669,2	11440,8
537	Hexoral	405,6	4464,0	2269,2
538	Rheumabene	404,6	4859,8	12095,9
539	Echinacea-ratiopharm	403,8	4283,4	7949,2
540	IS 5 mono-ratiopharm	402,6	16742,6	22095,6
541	Vasomotal	402,4	15032,2	13508,8
542	Canifug Creme/Lösung	402,3	4977,5	6992,1
543	Augmentan	401,4	29571,7	1497,4
544	Kalium-Mag.-Asparaginat	400,5	7884,0	6143,9
545	Dolo Posterine N	400,2	7623,7	6595,9
546	Balneum Hermal F	399,8	9900,1	35689,7
547	Indometacin Berlin-Ch.	399,4	6188,5	6636,4
548	Depressan	397,5	25214,8	12619,8
549	Diclo-Puren Gel	396,3	4308,0	9961,5
550	Isopto-Max	395,3	6060,8	4971,1
	Summe	552088,0	17852029,8	18317045,1
	Kumulativer Anteil	60,31%	57,84%	62,81%

noch Tabelle 49.6: Führende Arzneimittel 1994 nach Verordnungen (gesamtes Bundesgebiet)

Rang	Präparat	Verordnung in Tsd.	Umsatz in Tsd. DM	DDD in Tsd.
551	Muskel Trancopal c. codeino	394,7	16746,1	5655,7
552	ibuprof von ct	393,9	8130,5	6612,9
553	Natil	393,7	33527,3	16907,6
554	Nif-Ten	391,1	44651,7	32925,8
555	Soledum Hustensaft/-Tropfen	390,8	4088,3	2033,7
556	Magnesium Verla Tabl./N Konz	390,8	9189,1	12109,4
557	Hepa Gel/Salbe Lichtenstein	390,3	3320,6	15969,9
558	Cholspasmin forte	390,2	11733,4	10111,2
559	Doxy-ratiopharm	389,5	5342,5	5320,7
560	Tonsilgon N	389,4	4974,0	11328,5
561	Nystatin Lederle	389,3	17630,1	3695,6
562	Kaban Creme/Salbe	388,8	8397,7	11495,7
563	Chibro-Timoptol	388,0	12977,9	53832,0
564	Effortil plus	387,9	15716,1	15614,9
565	Vidisept	387,3	4880,1	20818,3
566	Zentropil	386,9	6892,8	17307,9
567	Antikataraktikum N	385,4	6366,2	46293,0
568	Hydergin	385,0	21060,7	12531,7
569	Agopton	384,3	47488,7	7696,0
570	Mono Embolex	382,5	39664,9	4108,6
571	Bisolvon	382,3	5808,0	5688,1
572	Elmex Gelee	381,0	5110,8	99006,2
573	Penicillin V Stada	380,7	6942,5	3288,7
574	Chloraldurat Pohl	380,6	3308,0	4504,7
575	Isoglaucon	379,8	11390,2	57849,2
576	Ludiomil	379,8	11538,5	9675,6
577	Doxam	379,0	5327,4	4036,5
578	Novothyral	378,3	11537,0	46146,7
579	Dihydergot	377,5	11959,4	12895,2
580	Orthangin N	377,5	7213,2	9594,5
581	Doxycyclin Heumann	376,6	4171,3	5681,4
582	Azur compositum	375,4	2185,4	1466,0
583	Bezafibrat-ratiopharm	374,4	24776,3	26118,6
584	β-Acetyldigoxin-ratiopharm	373,5	3150,4	22074,7
585	Acesal-Calcium	373,0	1996,9	3625,2
586	Megalac-Suspension	372,9	7004,0	2328,8
587	Venalot-Depot Drag.	371,7	21868,1	7152,1
588	Gentamicin-POS	371,4	2135,4	5987,5
589	Digotab	369,6	4057,3	20248,8
590	Nacom	369,1	39975,4	7968,5
591	Elmetacin	369,1	6192,7	2065,9
592	Bronchicum Elixir N	368,6	4243,8	3493,6
593	Hyperforat Drag.	368,2	6291,4	5507,7
594	Ibuprofen Stada	368,1	8366,5	6817,2
595	TMS Tabletten/Kindersaft	368,1	3267,5	2440,0
596	Migräne-Kranit N Tabletten	367,8	7900,9	5850,3
597	Diacard N	367,7	7327,9	20254,7
598	Dogmatil	367,6	14124,9	7141,3
599	Piracetam-ratiopharm	366,1	15578,7	10379,8
600	Urospasmon Tabl.	366,0	8023,1	4745,4
	Summe	571068,9	18447581,5	19053447,5
	Kumulativer Anteil	62,38%	59,77%	65,33%

**noch Tabelle 49.6: Führende Arzneimittel 1994 nach Verordnungen
(gesamtes Bundesgebiet)**

Rang	Präparat	Verordnung in Tsd.	Umsatz in Tsd. DM	DDD in Tsd.
601	Enelbin-Paste N	361,5	4945,2	2169,0
602	Iso Mack/Retard	361,1	11430,3	23141,5
603	Venoplant	361,0	22281,6	16304,5
604	Sirdalud	360,8	13503,4	4161,3
605	Prednisolon Salbe LAW	360,3	5133,5	9594,7
606	Lederlind	358,9	7304,0	5609,4
607	Effekton	358,6	6539,2	10369,7
608	Norvasc	358,4	40336,2	23622,0
609	Dexium	358,0	37067,0	25603,9
610	Beclomet Orion	356,6	38033,5	40563,8
611	Euphylong	356,5	22168,7	22215,1
612	durazanil	355,0	4794,0	12853,4
613	Lindofluid N	354,1	5110,6	19057,1
614	Legalon	353,8	29490,8	13541,2
615	Thomasin	353,7	9719,3	11056,0
616	Candio-Hermal Creme etc.	351,1	6477,9	3306,5
617	Dolgit Drag.	351,0	10341,2	6034,5
618	Lorafem	350,5	22276,4	2298,3
619	Dobica	350,2	18224,4	16768,2
620	Marvelon	350,0	14468,7	30338,2
621	Fungizid-ratiopharm vaginal	349,7	5160,0	2582,7
622	Fungata	348,8	10057,6	348,8
623	PK-Merz	348,5	27095,7	17584,5
624	Loperamid-ratiopharm	347,6	3898,9	1371,3
625	Sedalipid	347,3	15422,6	13891,2
626	Posterisan forte	346,3	6472,3	2614,4
627	Optalidon N	345,8	2611,6	1791,2
628	Bisolvonat	345,4	12406,2	2323,3
629	Mitosyl	345,2	5377,1	9118,7
630	Ambrodoxy Hexal	345,1	4567,7	3665,9
631	Insulin Protaphan HM	344,9	45430,1	16276,7
632	Freka cid	344,8	3538,3	2982,2
633	allo von ct	344,8	5833,0	22750,5
634	Ophtalmin	344,2	2403,4	18825,4
635	Ambroxol Heumann	343,9	3683,8	4012,3
636	Spasmo Gallo Sanol N	343,3	10057,4	9680,6
637	Paracetamol comp. Stada	343,3	1846,8	1308,1
638	Zinnat	343,3	29273,7	2885,3
639	Fibrolan	342,7	20657,3	5679,0
640	Accuzide	342,3	35857,1	23084,5
641	Arilin	341,7	3122,4	2173,8
642	Lösferron	341,6	6637,4	11149,5
643	Euvegal-Dragees forte	341,6	10096,3	8510,9
644	Blocotenol	340,9	10894,0	16334,2
645	Salofalk	340,6	49004,6	7292,0
646	Dexa-Phlogont L	340,4	5415,4	1021,1
647	Bepanthen Tabletten	338,3	3446,7	3497,2
648	Orphol	338,1	18137,8	10509,2
649	Lacrimal	337,8	4161,2	15736,0
650	Panchelidon	337,0	11952,6	11056,0
	Summe	588495,3	19151746,8	19602111,5
	Kumulativer Anteil	64,29%	62,05%	67,21%

noch Tabelle 49.6: Führende Arzneimittel 1994 nach Verordnungen (gesamtes Bundesgebiet)

Rang	Präparat	Verordnung in Tsd.	Umsatz in Tsd. DM	DDD in Tsd.
651	Cibacen	336,9	32384,4	22796,2
652	Vigantoletten	336,6	3986,9	28764,3
653	Orfiril	335,9	20489,6	10230,7
654	Sempera	332,2	70644,6	7776,4
655	Biomagnesin	331,7	6822,0	6728,2
656	Corneregel	331,4	2572,4	7052,7
657	• Decortin Tabl./Perlen	331,4	9817,3	16085,1
658	Fucithalmic	331,2	3792,4	9936,5
659	Maalox 70	331,2	13922,7	3153,9
660	Dynexan A Gel	330,8	3138,3	10076,3
661	Isostenase	330,5	8342,1	12859,5
662	Betamann	330,4	9414,5	51577,2
663	Aknemycin Lösung/2000 Salbe	330,1	5453,7	4698,2
664	Antifungol vaginal	329,5	4643,7	2190,7
665	Acenorm	328,6	22905,6	11528,2
666	Infectocillin	328,5	7241,9	5095,5
667	Gynoflor	328,0	5005,4	1522,9
668	Meteozym	327,7	11600,2	5553,9
669	Amineurin	327,6	7518,7	10238,9
670	Kortikoid-ratiopharm	327,5	4119,6	4656,3
671	Dexamytrex	327,1	3797,6	6137,8
672	Gevilon	327,0	27282,9	16009,5
673	Migränerton	325,9	6164,1	4799,3
674	Limptar N	325,6	13798,9	14612,9
675	Apsomol Dosieraerosol	325,2	7735,4	18011,0
676	Jodetten	324,6	3948,3	52737,7
677	Tremarit	324,4	16706,3	4210,1
678	Modenol	322,9	19154,5	29583,1
679	Santax	322,7	6227,4	2720,0
680	Aprical	322,6	14797,1	16250,9
681	Volmac	321,9	14709,4	12211,9
682	Ditec	321,6	29694,1	12671,5
683	Complamin	320,8	11152,3	3767,4
684	Gelonida NA Saft	320,3	3104,5	1511,3
685	Intal	320,0	26586,8	6609,3
686	Triamteren comp.-ratiopharm	319,1	6217,0	22812,1
687	Urem/-forte	318,9	4062,3	2321,2
688	Gutron	318,0	18957,8	11029,7
689	Solugastril	316,8	8917,5	3217,9
690	Coleb	316,6	37639,3	36666,8
691	Epipevisone	316,5	7313,5	3375,8
692	Acetylcystein-ratiopharm	316,4	6788,3	4667,9
693	Emesan / mite	315,5	2967,7	1443,0
694	Lindoxyl	314,6	3270,1	2963,5
695	Selectol	314,5	22562,9	24406,6
696	Triapten	314,1	7413,4	1267,4
697	Oxytetracycl.Pred.Jenapharm	313,7	3115,7	3465,9
698	Linoladiol N Creme	312,7	5436,3	8080,8
699	Aspecton N	312,6	4300,5	3209,2
700	Phlebodril Kaps.	312,4	10549,1	7118,9
	Summe	604697,8	19759933,6	20172523,3
	Kumulativer Anteil	66,06%	64,02%	69,17%

**noch Tabelle 49.6: Führende Arzneimittel 1994 nach Verordnungen
(gesamtes Bundesgebiet)**

Rang	Präparat	Verordnung in Tsd.	Umsatz in Tsd. DM	DDD in Tsd.
701	Tafil	311,1	7712,3	8042,2
702	Chol-Kugeletten Neu	310,8	12274,7	10546,2
703	Fucidine plus	310,4	7019,2	2736,5
704	Progynova	310,1	5519,7	26177,3
705	Psychotonin M	308,6	10243,9	14288,6
706	HerzASS-ratiopharm	308,3	1961,8	27838,8
707	Canifug Vaginalcreme	307,9	4849,0	1374,6
708	Pilomann	307,3	2533,3	32303,1
709	Atehexal	307,1	11501,2	18769,7
710	Sibelium	306,9	24212,5	11455,6
711	Acetyst	306,9	4287,6	3240,0
712	Pilocarpin Ankerpharm	306,2	2497,2	55586,0
713	Micristin Tabl.	306,1	2765,3	4622,8
714	Copyrkal N	305,8	1358,3	1203,9
715	Loftan	305,5	13443,6	11176,2
716	Hirudoid	303,9	7235,0	14500,0
717	Equilibrin	303,8	11935,1	15482,0
718	Acercomp	303,7	39777,4	20730,6
719	Cephoral	303,2	24067,1	2103,9
720	Thermo Rheumon	302,9	5778,3	7417,0
721	Nizax	302,6	29893,8	8913,8
722	Jenacard	300,3	9119,0	12520,3
723	Esbericum	300,3	7834,5	9940,5
724	Osyrol-Lasix Kaps.	299,8	37406,6	12894,7
725	Kytta-Sedativum Dragees	299,7	5839,2	4283,4
726	Diltahexal	299,6	18377,1	14950,4
727	Sanasepton	299,6	6931,3	1966,9
728	Spiropent	299,6	10526,8	8089,4
729	Topisolon Salbe/Lotio	298,5	7609,2	6219,3
730	Vistagan	298,0	10428,4	42413,8
731	Neotri	297,6	19430,9	19759,7
732	Dilanacin	297,1	5674,9	29538,2
733	Kamillenbad Robugen	296,7	4697,5	5726,9
734	Cerucal	296,6	5911,4	6231,0
735	Metohexal	296,6	11154,8	19344,9
736	Prednisolon Jenapharm	296,4	4290,5	8801,7
737	Bromelain	296,0	10583,9	3365,8
738	Neurofenac	295,1	6854,2	4461,1
739	Tiapridex	295,0	32822,4	6151,8
740	Nitrangin liquidum	294,6	1951,3	18473,6
741	Radepur	294,4	6811,1	7429,8
742	Herviros Lösung	294,1	2071,0	3676,1
743	Capval	293,6	2603,4	1252,8
744	Ibuphlogont	293,4	6383,5	5129,7
745	Supracombin	293,1	2636,1	2262,4
746	Diabur-Test	292,6	5687,5	14630,2
747	Optiderm Creme	292,2	6268,5	10911,7
748	Venopyronum N triplex	291,7	23472,8	26368,7
749	Duraglucon	290,8	6196,6	21716,0
750	Hydrodexan Creme	290,8	10994,1	7285,6
	Summe	619720,9	20281368,3	20806828,3
	Kumulativer Anteil	67,70%	65,71%	71,34%

noch Tabelle 49.6: Führende Arzneimittel 1994 nach Verordnungen (gesamtes Bundesgebiet)

Rang	Präparat	Verordnung in Tsd.	Umsatz in Tsd. DM	DDD in Tsd.
751	Molsihexal	290,7	13978,9	26539,5
752	Cromohexal-Augentropfen	290,6	4838,7	6315,0
753	Isomonit	289,2	10139,4	16513,6
754	Dermatop Basis	289,1	4318,7	16245,2
755	duravolten	288,9	4927,5	7605,7
756	Dolo Arthrosenex N	288,8	5412,6	10942,6
757	Azupamil	288,5	6422,6	7803,1
758	Thymipin N	288,5	3149,0	1479,2
759	Diclofenac Stada	288,5	3966,5	6454,5
760	Keimax	288,2	21153,5	1812,4
761	Ampho-Moronal L-Tabl./Susp.	288,1	9273,0	2580,5
762	Piroxicam-ratiopharm	287,5	8921,7	6080,2
763	Doxycyclin Stada	286,7	3877,1	3866,6
764	Aldactone Drag./Kaps.	286,2	14437,3	7332,1
765	Cysto Fink	286,0	10944,7	9309,9
766	Decaprednil	285,4	5055,0	13187,8
767	Ambroloes	285,1	2428,6	2609,5
768	Imeson	285,0	1614,9	5640,4
769	Terfemundin	284,8	6371,5	4483,7
770	Nephral	284,7	6145,0	20351,1
771	Imap	283,8	12992,4	5497,5
772	Lioresal	281,8	21059,9	5637,7
773	Imigran	281,5	43456,7	1290,1
774	Stillacor	281,3	2720,5	15441,6
775	Nisita	281,3	2444,2	4181,1
776	Obsilazin	281,0	4987,6	7150,0
777	Erythromycin Wolff	280,7	5612,3	1647,2
778	Systral Gel/Salbe	279,9	2570,6	2311,5
779	ASS von ct	279,5	1682,2	7627,2
780	Dridase	278,8	28250,6	7596,8
781	Babix-Inhalat	278,8	2365,7	15418,0
782	Sulmycin Creme/Salbe	278,5	5849,2	2965,8
783	Tachmalcor	278,5	23399,7	5961,5
784	Jacutin	277,7	3643,1	2196,6
785	Dacrin	276,2	2300,4	13808,1
786	Doximucol	275,4	3652,2	2950,9
787	Babix-Inhalat N	273,3	2412,6	15907,0
788	Lonarid NR/Codein	273,0	2388,3	2052,3
789	Aerodur	272,8	12437,1	13689,8
790	Eusaprim	272,8	2345,1	1959,4
791	Finlepsin	272,3	12807,3	8660,0
792	Diclofenac Heumann	272,0	3398,3	5615,9
793	Allopurinol Heumann	271,7	4259,8	14247,1
794	Aerobin	271,5	9694,8	16452,3
795	Antagonil	270,0	16128,7	8168,3
796	Leioderm P-Creme	270,0	2952,7	6007,0
797	Progestogel	270,0	6101,3	5399,2
798	Siran	269,7	5597,3	4416,4
799	Loceryl	269,7	25216,6	6274,9
800	Pravidel Tabl.	269,7	19150,8	8287,3
	Summe	633744,3	20720622,5	21202799,3
	Kumulativer Anteil	69,23%	67,13%	72,70%

noch Tabelle 49.6: Führende Arzneimittel 1994 nach Verordnungen (gesamtes Bundesgebiet)

Rang	Präparat	Verordnung in Tsd.	Umsatz in Tsd. DM	DDD in Tsd.
801	Hämatopan F	268,7	3189,6	6585,9
802	Sanasthmyl	268,4	17182,8	13115,6
803	Volon A Kristallsusp.	268,3	8675,3	7299,5
804	Tavegil Gel	268,0	2676,8	2181,9
805	Pres plus	267,8	38953,4	20351,9
806	Spasmo-Urgenin N	267,4	7254,9	2663,7
807	Ferrlecit Amp.	266,9	5557,0	1334,3
808	Sandimmun	266,4	103767,1	2926,8
809	Ossin	266,4	3603,0	12795,9
810	Mucobroxol	266,1	5212,3	6904,5
811	Minisiston	265,1	7292,0	25675,7
812	Falithrom	264,9	8586,2	23097,2
813	Pyolysin-Salbe	264,3	2056,4	5865,0
814	Captin	264,2	1161,5	1180,4
815	Hot Thermo	263,9	2012,5	10556,8
816	Theophyllin-ratiopharm	263,7	6662,1	14376,2
817	Promethazin-neuraxpharm	263,3	5507,6	10560,0
818	Pravasin	263,2	55161,2	15913,5
819	L-Polamidon	262,8	11125,0	4060,5
820	Tussamag Hustensaft N	262,8	2501,6	4890,3
821	Polyspectran Augen-/Ohrentr.	262,7	1916,5	3622,8
822	Huminsulin Profil	262,6	29427,9	11218,1
823	Lamisil Tabletten	262,3	51748,3	6189,1
824	Basal-H-Insulin Hoechst	262,1	34468,7	13023,2
825	Vidirakt S	261,9	2596,7	16668,6
826	Psorcutan	261,3	20166,9	8176,3
827	Molsidomin Heumann	261,3	12061,3	22523,1
828	Flunitrazepam ratiopharm	260,8	2082,9	5080,5
829	Zaditen	260,8	14167,1	7820,6
830	Cordicant	260,7	13788,8	14866,7
831	Neuroplant	260,2	8362,9	10322,3
832	Primolut-Nor	259,7	3803,0	7440,4
833	Gastrax	259,5	25802,9	7684,0
834	Amuno/Retard	259,4	5333,5	6245,5
835	Fluanxol	259,3	28196,5	8170,1
836	Dynorm	259,2	25412,9	15989,3
837	Iruxol	258,9	14112,0	12888,4
838	Remid	258,4	5673,8	17691,3
839	Hövenol	258,2	3705,5	3214,2
840	Terracortril Augensalbe/-Tr.	258,0	2143,4	1612,4
841	Skinoren Creme	257,9	8312,5	4484,8
842	durasoptin	257,7	7985,4	8928,7
843	Agnolyt	257,7	6802,7	11870,5
844	Ossofortin	257,6	8699,3	7395,5
845	Kompensan-S Liquid/Tabl.	257,4	5745,8	2767,9
846	Traumeel Salbe	256,8	3655,8	9791,2
847	Dolo-Visano M	256,6	5042,9	1309,2
848	Kytta-Cor	256,5	5701,0	8623,0
849	Fraxiparin	255,7	30047,9	2556,9
850	Ulcogant	255,7	10757,6	3394,4
	Summe	646834,0	21416483,0	21656703,7
	Kumulativer Anteil	70,66%	69,39%	74,26%

noch Tabelle 49.6: Führende Arzneimittel 1994 nach Verordnungen (gesamtes Bundesgebiet)

Rang	Präparat	Verordnung in Tsd.	Umsatz in Tsd. DM	DDD in Tsd.
851	Jellin polyvalent	255,6	6269,7	2990,4
852	amoxi von ct	255,6	7629,1	1576,6
853	Titretta analgica m.Bellad.N	255,5	3649,0	1369,9
854	Frisium	255,0	5750,4	6563,6
855	Muciteran	254,7	5052,3	3120,9
856	Dynacil	254,3	32114,0	14294,6
857	Livocab Augentropfen	254,0	10301,5	6807,7
858	Neo-Eunomin	253,9	9986,1	20000,4
859	Frubiase Calcium T	253,4	4245,3	2522,8
860	Ovestin Tabl.	253,2	6587,5	6998,9
861	Makatussin Tropfen forte	252,9	3525,1	3707,4
862	Miniasal	252,8	1796,1	19846,4
863	Ichtholan	252,6	3130,2	17795,3
864	Suprax	252,4	18660,8	1557,6
865	Frenopect	252,3	1972,9	1605,8
866	Microklist	252,0	4637,9	1784,9
867	Aquapred Augentropfen	252,0	1392,6	7754,2
868	Antares	252,0	12647,5	10779,6
869	nife von ct	251,4	8550,5	10962,9
870	Hylak N	251,3	5152,6	3009,4
871	Tannacomp	250,6	4216,2	1177,5
872	Halicar	250,0	3514,3	4196,8
873	Distraneurin	249,5	9504,9	2408,6
874	Cholagogum N Kapseln	249,3	11030,4	6999,7
875	Sofra-Tüll	249,3	6445,0	3628,7
876	Ambene < NEU >	249,1	6238,0	1650,6
877	Ossiplex	248,8	6936,9	6761,9
878	Gyno-Pevaryl	248,8	4665,8	1179,5
879	Ralofekt	248,7	7786,7	3703,6
880	Euphyllin	248,6	15487,2	10825,2
881	TRI-Normin	248,5	27525,5	19569,6
882	Vesdil plus	248,5	26743,5	24588,6
883	BVK Roche N/A	248,3	2464,9	3791,7
884	Scheriproct	248,1	3523,9	2772,4
885	Simagel	248,0	3429,0	1857,5
886	Floxal	247,8	2819,5	6193,8
887	Venalitan N	247,4	6443,1	10194,4
888	Hametum Salbe	247,1	3172,5	5579,1
889	Colfarit	246,9	4504,1	7053,1
890	Carminativum-Hetterich N	246,8	3340,7	7512,5
891	Belnif	246,5	21180,3	11012,7
892	Kytta Balsam f	246,1	4154,3	6820,4
893	Defluina peri	245,9	19823,8	6240,6
894	Diprogenta Creme/Salbe	245,4	8922,6	4873,2
895	durabronchal	245,2	4559,9	3184,9
896	Pholedrin-longo-Isis	245,0	7862,2	10489,0
897	Mastodynon N	244,8	5860,5	15128,4
898	Ultralan-oral	244,3	16834,5	10287,6
899	Grüncef	244,2	10241,0	1180,0
900	Tantum Verde Lösung	244,0	2602,0	975,9
	Summe	659322,3	21831367,2	22003590,4
	Kumulativer Anteil	72,02%	70,73%	75,45%

noch Tabelle 49.6: Führende Arzneimittel 1994 nach Verordnungen (gesamtes Bundesgebiet)

Rang	Präparat	Verordnung in Tsd.	Umsatz in Tsd. DM	DDD in Tsd.
901	Terramycin Augs.	243,8	873,0	1218,9
902	Balneum Hermal	243,2	5552,2	18372,7
903	Ostochont Gel/Salbe	243,0	5264,5	6075,2
904	duradermal	243,0	4563,9	4975,5
905	Bronchipret Saft/Tr.	242,9	1751,7	2273,5
906	Vagiflor	242,6	3013,0	1741,2
907	turfa	242,4	5408,8	17961,3
908	Vomacur	242,3	1610,5	464,2
909	Bepanthen Lösung	242,0	1819,5	4034,0
910	Exoderil	242,0	6197,8	7367,9
911	Supertendin-Depot N	241,9	5317,7	546,1
912	Protagent	241,6	6024,4	12559,5
913	Akatinol Memantine	241,5	27812,0	7983,5
914	MCP 10 von ct	241,1	1840,5	2226,8
915	Rentylin	241,0	16290,1	11193,6
916	Solan V	240,9	1999,4	12819,4
917	Furosemid Heumann	239,8	3935,2	17443,9
918	Hexoraletten	239,5	1629,4	1078,0
919	Nasengel-ratiopharm	239,2	1088,5	4784,9
920	H2 Blocker-ratiopharm	239,1	21614,8	6823,3
921	Ergenyl	239,1	14893,0	10210,8
922	Microgynon	238,9	5717,2	20488,5
923	Mediabet	238,7	5985,8	7282,2
924	Zineryt	238,5	8659,7	4475,9
925	diucomb	238,4	15543,4	15945,3
926	Infectobicillin	237,2	8147,9	1839,1
927	Dolo Posterine	237,2	4336,9	1798,8
928	Essaven Gel	237,2	4739,0	5727,9
929	Desitin Salbe / Salbenspray	237,1	2694,2	12737,5
930	Soventol Gel	236,6	2059,5	1864,1
931	Amoxi-Tablinen	236,6	6975,9	1530,7
932	Sigadoxin	235,9	2588,1	2979,3
933	Kytta Thermopack	235,4	7683,2	235,4
934	Phenhydan	234,9	4009,6	9986,7
935	Lipidil	234,4	29749,9	14257,9
936	Propra-ratiopharm	234,3	5690,2	4750,5
937	Pholedrin liquid.Meuselbach	234,2	4259,6	4817,8
938	Asasantin	233,6	12893,0	7397,1
939	Frubiase Calcium Brausegran.	233,5	5724,6	3141,5
940	Avamigran N	233,4	5413,4	2941,2
941	Bambec	233,0	23435,1	13698,7
942	Nomon mono	232,4	5952,9	2254,7
943	Elantan	232,4	19723,2	19347,4
944	Magnerot classic	231,7	9808,9	13785,9
945	Reparil-Gel N	231,6	4336,3	7277,8
946	Fosinorm	231,0	29355,7	13133,0
947	Pilocarpol	231,0	2014,1	24173,3
948	Spersadexolin	230,8	2519,7	5770,0
949	Diuretikum Verla	230,7	4068,4	16564,9
950	Ibutop Creme	229,4	4154,4	5991,2
	Summe	671194,3	22218107,0	22401938,8
	Kumulativer Anteil	73,32%	71,98%	76,81%

noch Tabelle 49.6: Führende Arzneimittel 1994 nach Verordnungen (gesamtes Bundesgebiet)

Rang	Präparat	Verordnung in Tsd.	Umsatz in Tsd. DM	DDD in Tsd.
951	Nitroderm TTS	229,2	26181,6	7538,6
952	Pro-Symbioflor	229,1	3778,0	3817,6
953	Trigastril	229,0	7319,8	1588,7
954	Panzytrat	228,4	22397,2	2322,6
955	Lipotalon	228,4	3731,2	741,2
956	Heparin Riker Salbe/Gel	228,2	2979,4	9126,9
957	Arutimol	228,1	5043,7	30908,0
958	Guttaplast	227,9	1030,6	6158,6
959	Doxy-Tablinen	227,6	2955,7	2706,8
960	Methergin	227,6	2239,7	2844,5
961	Demetrin/Mono Demetrin	227,5	5485,4	5635,0
962	Normoglaucon	227,1	8748,6	30586,5
963	Lanicor	227,1	3929,0	16218,4
964	Troxerutin-ratiopharm	227,0	8255,1	6668,1
965	Bronchoforton Kapseln	226,7	2921,6	2416,2
966	Aspecton	226,2	2392,5	3106,4
967	Kochsalzloesung	226,1	1844,9	21064,0
968	Cimehexal	226,0	16623,5	5339,5
969	Progastrit	225,6	3934,0	2332,1
970	ISDN Riker	225,5	8331,8	12038,2
971	Ferroglukonat-ratiopharm	225,5	1718,2	3299,4
972	Infectomycin	225,5	9901,5	1178,9
973	Androcur	225,1	31346,7	7234,2
974	Cynt	225,0	20977,4	14359,5
975	Kamistad-Gel	224,3	1691,3	7477,0
976	Milgamma NA/100	224,2	16899,7	6847,3
977	Volon A (antibiotikafrei)/N	224,0	4382,9	3919,4
978	Normalip N	223,8	26298,5	15856,4
979	Amitriptylin-neuraxpharm	223,5	4572,8	6806,8
980	Amciderm	223,5	7312,8	6307,0
981	Coric	223,5	25767,0	16550,1
982	Pinimenthol N	223,4	2505,8	4610,4
983	Spasmo-Cibalgin S	223,3	3011,5	1003,8
984	Diatek Glucose	223,0	18941,6	11148,4
985	Sinuselect	222,7	3202,9	9886,9
986	Antifungol Creme etc.	222,5	2076,4	3529,1
987	H-Insulin Hoechst	222,0	26200,4	9681,6
988	Sulmycin mit Celestan-V	221,2	7095,3	2455,3
989	Sinfrontal	221,1	2578,2	2764,0
990	Optipect N/Neo	221,0	2209,7	4204,4
991	Oral-Virelon	220,6	2230,6	271,8
992	Cordes Beta	220,4	4341,7	5059,3
993	Traumasenex	219,2	1409,2	9040,8
994	Berberil	219,1	1693,6	9387,1
995	Meto Tablinen	219,1	7771,3	14461,9
996	Eryfer 100	218,9	6432,0	12852,1
997	Espumisan-Granulat	218,8	3896,4	3996,4
998	Aurorix	218,2	22560,8	6635,9
999	Clavigrenin	218,0	4863,2	5253,3
1000	Colchicum-Dispert	218,0	4395,6	4153,3
	Summe	682400,8	22636515,1	22785328,5
	Kumulativer Anteil	74,54%	73,34%	78,13%

noch Tabelle 49.6: Führende Arzneimittel 1994 nach Verordnungen (gesamtes Bundesgebiet)

Rang	Präparat	Verordnung in Tsd.	Umsatz in Tsd. DM	DDD in Tsd.
1001	Pankreaplex Neu	217,4	2527,5	1913,4
1002	Lemocin CX Gurgellösung	217,4	2136,9	1449,2
1003	Expit	217,3	1473,6	1433,8
1004	Ebrantil	217,1	29276,4	8855,7
1005	Thilo-Tears	217,0	3304,6	10475,6
1006	Acetylcystein Heumann	216,7	3946,8	2458,7
1007	Sermion	216,5	36461,6	30079,5
1008	Procto-Jellin	216,3	2748,7	1704,1
1009	Spasmo-lyt	216,3	17472,2	6207,7
1010	Balneum Hermal Plus	216,2	5834,8	10347,6
1011	Dexa-Polyspectran N	215,9	2345,4	2978,0
1012	Treloc	215,7	25405,0	19017,3
1013	Oxytetracyclin Augensalbe	215,6	1103,7	2129,0
1014	Kabanimat	215,3	3561,0	7106,6
1015	Aknefug simplex	215,3	2730,4	3859,9
1016	Bufedil	215,3	19292,8	6455,3
1017	Noviform	215,3	1911,9	2690,9
1018	Vaspit	215,2	2719,4	5020,8
1019	Rinofluimucil-S	215,0	2461,6	1194,4
1020	Tolvin	215,0	12877,0	4531,2
1021	Predni-H-Tablinen	214,4	3827,2	9191,8
1022	Isot. Kochsalzlsg. pfrimmer	214,3	6205,5	361,9
1023	Ilon-Abszess-Salbe	214,3	1231,7	7682,0
1024	Neogama	214,1	13937,2	9227,3
1025	Spasmo-Urgenin TC	214,1	5060,1	1721,6
1026	Acimethin	214,0	13977,5	4495,5
1027	Codeinum phosph.Berlin-Chem.	213,7	1607,8	905,8
1028	Iso-Puren	213,6	7081,8	11387,9
1029	Aquaretic	212,5	4217,1	30027,9
1030	Hexoraletten N	212,4	1590,6	1062,2
1031	Prednisolon-ratiopharm Tabl.	212,4	3363,8	11963,9
1032	Quilonum	212,2	9379,2	9880,4
1033	Surgam	212,1	10244,0	5028,6
1034	Munobal	212,1	28753,2	20988,3
1035	Azudoxat comp.	212,0	2821,9	2281,3
1036	Acetylcystein Stada	211,6	3409,2	2592,3
1037	Diclofenac AL	211,4	2009,3	4260,4
1038	Monolong	210,9	16064,2	15223,8
1039	Mono Praecimed	210,4	884,1	1074,2
1040	Mylepsinum	210,3	9214,8	6761,1
1041	Linola-Fett Ölbad	210,1	3992,9	5311,1
1042	Rivotril	209,7	6199,0	3804,3
1043	Skilpin	208,7	4234,1	1539,2
1044	Sedovegan	208,4	3441,8	6250,7
1045	Prosta Fink N	208,0	9491,4	8522,9
1046	Bronchoforton Saft/Tropf.<N>	207,9	2271,3	1307,1
1047	Adversuten	207,8	10104,8	7812,5
1048	Mexitil	207,6	24838,1	5421,5
1049	Blephamide Augensalbe/Tr.	207,3	2398,3	9147,6
1050	Dolo-Arthrosenex	207,0	3831,3	4836,7
	Summe	693058,0	23031790,2	23125308,9
	Kumulativer Anteil	75,71%	74,62%	79,29%

noch Tabelle 49.6: Führende Arzneimittel 1994 nach Verordnungen (gesamtes Bundesgebiet)

Rang	Präparat	Verordnung in Tsd.	Umsatz in Tsd. DM	DDD in Tsd.
1051	Imidin	206,7	1159,7	5167,4
1052	Sanoxit	206,4	3235,6	7514,0
1053	Katadolon	206,2	5234,1	1374,0
1054	Vibrocil	206,1	1429,9	3220,8
1055	Esidrix	206,0	6737,7	13118,0
1056	Kalinor/retard	206,0	4795,1	3290,3
1057	Dorithricin	206,0	1658,7	835,5
1058	Zovirax	205,9	59711,2	1189,8
1059	Daktar Mundgel / Tabl.	205,6	6020,1	759,8
1060	Ficortril Augensalbe	205,5	1686,7	2568,7
1061	Diarrhoesan	205,4	2421,9	285,3
1062	Favistan	205,0	3858,5	24599,5
1063	Sigaprim	204,9	2008,3	1613,9
1064	Muco Sanigen	204,9	4741,5	3101,8
1065	Roxit	204,8	38293,8	6636,6
1066	Contractubex Gel	204,6	6194,2	1791,2
1067	Piroxicam Stada	204,4	6700,4	5209,6
1068	Benadryl Infant N	204,3	1914,6	1210,5
1069	Alpicort-F Neu	203,2	3574,0	4064,4
1070	Natrilix	201,6	15411,1	15545,7
1071	Meresa Kapseln	201,2	8246,8	4274,4
1072	Digostada	201,0	1743,1	11874,9
1073	Amoxillat	200,7	7235,9	1316,7
1074	Delix plus	200,6	20769,6	17726,5
1075	Monoflam	200,2	2904,6	3832,6
1076	Kaoprompt-H	200,2	2599,0	109,9
1077	Cafergot N	199,8	5398,9	2755,0
1078	Haemiton Tabl.	199,7	6971,2	5557,2
1079	Protaxon	198,7	14230,0	9362,2
1080	Dexamethason-Salbe LAW	198,5	3749,5	5541,3
1081	Novoprotect	198,5	3999,9	5253,1
1082	Mg 5-Longoral	198,0	3943,1	6681,8
1083	Methimazol	197,8	2812,3	9892,4
1084	Emser Sole	197,4	1470,9	515,3
1085	Sigacalm	197,3	2280,4	3902,5
1086	Tiklyd	197,2	26762,3	6112,4
1087	Vitreolent N	196,8	3041,6	45892,2
1088	Vascal	196,7	20650,0	10789,3
1089	Tonsiotren/N	196,1	2057,3	2615,3
1090	Cordes BPO Gel	196,0	2476,0	5225,2
1091	Indo-Phlogont	195,4	3331,3	4254,7
1092	Borocarpin	195,1	1986,1	26833,9
1093	almag von ct Suspension	194,4	4243,8	1992,5
1094	Asche Basis-Creme/Salbe	194,3	2108,4	8359,7
1095	Canesten Vaginal	194,1	3677,8	1187,1
1096	Moronal Drag./Susp.	193,3	7081,1	1286,8
1097	Pankreon	193,1	14866,1	2065,3
1098	Codeinum phosph. Compr.	193,1	2006,1	1139,9
1099	Ecolicin	193,1	1969,8	2228,5
1100	Neuro-Lichtenstein N	192,5	2717,2	6702,5
	Summe	703072,4	23395907,6	23443687,0
	Kumulativer Anteil	76,80%	75,80%	80,39%

noch Tabelle 49.6: **Führende Arzneimittel 1994 nach Verordnungen (gesamtes Bundesgebiet)**

Rang	Präparat	Verordnung in Tsd.	Umsatz in Tsd. DM	DDD in Tsd.
1101	Aniflazym	192,5	6415,2	1334,0
1102	Liniplant	192,5	1502,8	5869,5
1103	Panthogenat	192,4	1344,4	3582,9
1104	Cerutil	192,2	8653,8	4055,6
1105	Allopurinol AL	192,0	2885,2	12127,0
1106	Azucimet	191,9	15506,9	4940,2
1107	Doxy Komb	191,8	1985,4	1507,0
1108	Symbioflor II	191,5	2942,0	3830,8
1109	triazid von ct	191,4	3472,1	13419,7
1110	Timohexal	191,0	4566,6	27077,5
1111	Spondyvit	190,9	16066,7	31063,5
1112	X-Prep	190,3	2137,3	190,3
1113	FSME-Immun	190,2	10045,0	223,6
1114	Muco Tablinen	190,2	2876,5	3863,3
1115	Ibuprofen Heumann	190,0	3150,5	2234,8
1116	Inderm Lösung	190,0	4038,0	4749,0
1117	Fluctin	189,8	32571,8	7948,4
1118	Berlocid	189,6	1641,3	1222,7
1119	Betasemid	189,6	19807,4	15111,4
1120	Mogadan	188,2	1188,0	3041,2
1121	Neuralgin	187,9	1060,3	835,1
1122	HAES-steril	187,7	15895,9	321,1
1123	Metoprolol-ratiopharm	187,3	6984,4	11808,9
1124	Amoxicillin Heumann	187,1	5827,8	1135,7
1125	Mykundex Drag. / Susp.	187,0	6983,4	1753,4
1126	Broncho-Vaxom	186,7	11515,7	5166,2
1127	Cinnarizin-ratiopharm	186,6	2952,7	8090,3
1128	Motilium	186,5	6483,1	2746,8
1129	Aristochol Konzentrat Gran.	186,5	6354,1	13290,0
1130	Terfenadin-ratiopharm	186,4	6072,9	4034,5
1131	Betaisodona Mundantiseptikum	185,8	2830,2	1939,7
1132	Magium K	185,8	2853,3	4772,3
1133	Bromhexin 12	185,2	1289,9	3118,9
1134	Nitro Mack	185,1	6455,6	3808,2
1135	Visken	185,0	9784,5	5476,8
1136	Helmex	184,8	4163,3	222,7
1137	Duofilm	184,8	1988,4	1108,8
1138	Kerlone	184,7	13811,8	16516,0
1139	Transbronchin	184,6	3345,3	1602,7
1140	Ritalin	184,6	2197,7	1230,8
1141	Baldrian-Dispert	184,5	3379,5	3157,6
1142	DCCK	184,2	9415,1	5521,0
1143	Contraneural N	184,1	1140,4	781,5
1144	Imurek	183,9	48648,8	5698,1
1145	Glukovital	183,9	2367,4	14015,0
1146	Practo-Clyss	183,5	1809,1	557,5
1147	Thomapyrin	183,4	1020,2	758,1
1148	Arteoptic	183,1	6588,8	26609,5
1149	Klimaktoplant	182,8	2726,1	4062,5
1150	Diclofenac-Wolff	182,7	2413,6	4218,0
	Summe	712446,8	23737063,8	23745437,0
	Kumulativer Anteil	77,83%	76,91%	81,42%

noch Tabelle 49.6: Führende Arzneimittel 1994 nach Verordnungen (gesamtes Bundesgebiet)

Rang	Präparat	Verordnung in Tsd.	Umsatz in Tsd. DM	DDD in Tsd.
1151	Zinkorotat	182,7	5520,1	8918,6
1152	Flexase	181,9	3803,0	3018,7
1153	Fenint	181,9	26624,2	14562,5
1154	Nifedipin Heumann	181,9	6364,8	8793,9
1155	Algesalona E	181,7	3305,4	4685,9
1156	Lymphomyosot Tropfen	181,4	3351,6	9213,2
1157	Sigafenac Gel	181,3	1858,7	4411,7
1158	Pirorheum	180,4	4306,4	3687,2
1159	Lacrisic	180,3	1543,3	8877,4
1160	NAC Zambon	180,1	2735,1	1889,5
1161	P-Mega-Tablinen	180,0	2793,1	1002,2
1162	Maliasin	179,7	6357,4	5276,9
1163	Fenofibrat-ratiopharm	179,7	11797,2	12927,0
1164	Fluor-Vigantoletten	179,6	1984,1	14913,2
1165	Wilprafen	179,5	7328,0	874,2
1166	Rivanol	179,1	3171,9	2607,2
1167	Vitaferro Drag.	179,0	3714,5	8581,7
1168	Spasmo-Solugastril	178,9	5370,9	2090,4
1169	Sovel	178,8	1090,8	5633,7
1170	Target	178,6	3029,5	3151,2
1171	Ivel	178,4	4874,2	5856,0
1172	Arelix ACE	178,3	18166,1	9818,2
1173	neo-morphazole	177,9	1699,8	4552,1
1174	Minirin	177,9	21358,1	3164,8
1175	Biciron	177,8	1267,9	7903,4
1176	Benzaknen	177,8	3010,8	8425,2
1177	Bamipin-ratiopharm	177,7	929,6	888,7
1178	duramucal	177,7	2132,7	2440,3
1179	Clinofem	177,7	4709,0	6695,9
1180	Benfofen	177,6	2213,3	2866,8
1181	Laxoberal	177,4	2561,8	7502,2
1182	Proxen	177,4	11937,8	6968,1
1183	Dopergin	177,3	16055,5	2178,8
1184	Omnisept	177,1	3460,6	946,3
1185	Glibenclamid Heumann	176,8	2579,6	13558,4
1186	Frubienzym	175,9	1439,0	795,9
1187	Azutrimazol Creme	175,8	1322,3	2805,3
1188	Pulmicret	175,7	5808,6	3322,9
1189	Myko Cordes	175,3	1922,6	2976,4
1190	Efflumidex	175,3	1818,0	1558,3
1191	Marax	175,3	3731,9	1541,6
1192	Nicene forte Kaps.	175,0	7581,9	2321,9
1193	Sotalol-ratiopharm	175,0	8773,2	9517,9
1194	Furadantin	174,9	2555,9	1468,6
1195	Cilest	174,1	7702,7	14847,2
1196	Omeril	173,9	3323,1	1720,2
1197	Phenytoin AWD	173,6	1958,3	4582,6
1198	Paedisup K/S	173,5	854,5	867,4
1199	ABC Wärmepflaster N	173,3	1547,8	301,1
1200	Cibadrex	173,1	16312,4	11022,1
	Summe	721337,8	24006723,2	24013967,9
	Kumulativer Anteil	78,80%	77,78%	82,34%

noch Tabelle 49.6: Führende Arzneimittel 1994 nach Verordnungen (gesamtes Bundesgebiet)

Rang	Präparat	Verordnung in Tsd.	Umsatz in Tsd. DM	DDD in Tsd.
1201	Penicillin V Wolff	172,9	3022,5	1487,8
1202	Ichthoseptal	172,8	3339,9	4124,0
1203	Linoladiol-H N Creme	172,8	3381,5	2599,5
1204	Ultracortenol	172,8	2311,1	3222,5
1205	Flammazine	172,5	5675,2	11857,4
1206	Kohle-Compretten/Granulat	172,2	2101,3	297,9
1207	Schnupfen Endrine	170,7	814,8	4122,7
1208	Temgesic	170,6	7064,9	592,8
1209	Cholagogum N Tropfen	170,4	5554,1	9387,6
1210	penicillin V von ct	170,4	1991,1	998,6
1211	Eatan N	170,2	1658,0	6678,2
1212	Neuro-Lichtenstein	170,0	1411,8	1422,1
1213	Vit.B-Komplex forte-ratioph.	169,7	3826,5	3771,1
1214	Rocornal	169,6	16605,8	6020,4
1215	Tagamet	169,6	20276,0	4477,3
1216	Aciclovir-ratiopharm Creme	169,6	5151,4	824,3
1217	Gityl	169,2	1998,5	5781,9
1218	Cystium Wern	168,9	2629,7	3856,8
1219	Sensit	168,7	14658,0	6563,3
1220	Heparin comp.-30.000-ratioph	168,6	2507,6	7891,8
1221	Kelofibrase	168,3	2934,3	1179,8
1222	Vitamin-B12-ratiopharm	167,9	1239,8	8507,4
1223	Alpicort-N	167,8	1887,2	3356,4
1224	DHC Mundipharma	167,6	13986,4	2769,9
1225	Rhinopront Kaps.	167,6	1810,9	1016,6
1226	Convulex	167,5	9553,3	6518,6
1227	Anaesthesin Creme etc.	167,1	2434,6	8356,1
1228	Pulmotin-Salbe	166,8	777,9	1325,1
1229	Ocuflur	166,7	5442,8	4920,5
1230	B12-Steigerwald	166,4	2184,2	74461,2
1231	Dispatim	166,2	4359,0	24213,7
1232	Glucostix	166,2	14125,0	7995,2
1233	Helixor	166,0	9100,2	3620,2
1234	Arubendol-Spray	166,0	4796,4	6648,7
1235	PVP Jod-ratiopharm	165,4	2006,7	1502,3
1236	Dihydergot plus	165,2	7060,4	4486,8
1237	Uvalysat	164,9	2415,5	3688,5
1238	Eufibron	164,8	1037,3	616,2
1239	Elotrans Neu	163,8	1920,5	553,6
1240	Femigoa	163,5	3967,5	13983,0
1241	Bronchopront	163,4	1488,1	1279,8
1242	Haloperidol-ratiopharm	163,4	3323,5	6997,8
1243	Vermox	163,3	2361,9	367,5
1244	Furosemid Stada	163,3	2551,7	8521,6
1245	Sinophenin	163,0	2772,3	634,1
1246	Diursan	162,6	3653,4	23029,6
1247	traumanase/-forte Drag.	162,3	7230,4	531,2
1248	Panoxyl	162,2	3027,2	11608,3
1249	Enzynorm forte	162,1	7093,3	5175,1
1250	Clotrimazol von ct	161,8	1496,9	2799,1
	Summe	729703,2	24240741,3	24340609,6
	Kumulativer Anteil	79,71%	78,54%	83,46%

noch Tabelle 49.6: Führende Arzneimittel 1994 nach Verordnungen (gesamtes Bundesgebiet)

Rang	Präparat	Verordnung in Tsd.	Umsatz in Tsd. DM	DDD in Tsd.
1251	Dulcolax	161,7	1389,3	3930,1
1252	Liprevil	159,9	31222,6	8916,1
1253	Chibroxin	159,8	1816,7	3995,2
1254	Reparil-Amp./Drag.	159,6	3797,0	1805,9
1255	Trisiston	159,6	5638,4	15410,0
1256	Uro-Nebacetin	159,5	9429,2	1595,5
1257	Loretam	159,0	2961,2	5212,3
1258	Podomexef	158,7	8718,2	757,2
1259	ISDN von ct	158,2	3605,1	6989,0
1260	Dontisolon D	158,2	1948,5	3312,2
1261	Tilade	158,2	16157,8	3590,7
1262	Panthenol Tabl./Amp.	158,1	2532,7	2836,9
1263	Pandel	157,9	2551,8	1323,4
1264	Lyogen/Depot	157,6	15693,1	10609,2
1265	Natriumfluorid 25 Baer	157,4	2132,0	4242,1
1266	Corangin Nitro	157,3	1891,2	1738,8
1267	Voltaren ophtha	157,3	5381,8	4642,6
1268	Braunovidon Salbe	157,2	2530,8	2047,0
1269	toxi-loges Tropfen	157,2	2875,6	8204,3
1270	Sigafenac	157,1	1480,5	2650,9
1271	Syntestan	156,8	12321,4	6718,6
1272	Lymphozil K/E	156,5	1289,3	2792,5
1273	Serenoa ratiopharn	156,4	5809,0	8627,4
1274	Syntaris	156,3	4055,5	3907,9
1275	Minulet	156,3	7188,8	14075,7
1276	Dexa-Allvoran	156,2	1704,3	1125,8
1277	Zithromax	156,2	7682,6	869,1
1278	Magaldrat-ratiopharm	156,0	3552,4	1521,0
1279	Lamisil Creme	155,8	3300,8	2337,7
1280	Simplotan Tabl.	155,7	3878,6	208,2
1281	Mycospor Nagelset	155,6	6568,3	1555,6
1282	Mirfulan Spray N	155,5	2264,7	9717,6
1283	Ambroxol comp.-ratiopharm	155,4	2079,1	1674,1
1284	Herphonal	155,4	5170,6	3339,2
1285	Celestamine N	155,1	3763,1	2270,2
1286	Tofranil	154,8	6073,0	2822,8
1287	Agnucaston	154,7	3767,5	10027,9
1288	Duolip	154,4	18303,4	11694,5
1289	Berniter	154,3	2894,9	12997,3
1290	Lomir	154,1	16048,9	8808,7
1291	Lepinal/Lepinaletten	153,5	667,4	3129,0
1292	Adenylocrat F	153,5	4280,4	6895,2
1293	Doxybiocin	153,4	1765,8	2466,3
1294	Kamillobad	153,1	2937,3	3875,1
1295	Tim Ophtal	153,0	1881,2	20076,0
1296	Argun	153,0	6556,4	3621,0
1297	Opticrom	152,9	2614,7	3528,6
1298	Candio-Hermal Drag./Susp.	152,7	3864,7	749,2
1299	Betaisodona Vaginal	152,7	5333,3	2672,7
1300	duraprednisolon	152,7	2226,2	5735,3
	Summe	737514,5	24514338,9	24594258,8
	Kumulativer Anteil	80,56%	79,42%	84,33%

noch Tabelle 49.6: Führende Arzneimittel 1994 nach Verordnungen (gesamtes Bundesgebiet)

Rang	Präparat	Verordnung in Tsd.	Umsatz in Tsd. DM	DDD in Tsd.
1301	Glibenclamid Riker	152,6	3711,1	10261,6
1302	Flunitrazepam-neuraxpharm	152,5	1361,7	3699,5
1303	Dysmenalgit N	152,3	3245,5	1362,5
1304	Dogmatil Forte/Amp.	152,0	13676,0	1754,8
1305	Spasuret	151,8	5868,9	2080,8
1306	Bricanyl Aerosol	151,7	5054,6	8064,0
1307	Dexabene	151,5	2165,6	1193,7
1308	Tambocor	151,5	21303,5	4303,6
1309	Meprobamat Philopharm	151,4	1069,7	950,6
1310	Betadermic	151,1	1983,8	3123,6
1311	Nystaderm-Mundgel etc.	150,8	5774,8	496,8
1312	Loperamid Heumann	150,7	1404,7	475,4
1313	Molevac	150,6	4225,9	140,1
1314	Triamcinolon Wolff	150,5	1769,3	1270,2
1315	Circanol	150,1	7617,9	4457,6
1316	Essaven ultra	150,0	9726,1	6580,6
1317	Chlormadinon Jenapharm	149,9	2352,8	3912,4
1318	Diazepam Desitin Rectiole	148,9	3797,2	600,5
1319	Kollateral A+E Drag.	148,9	7310,0	5134,6
1320	Azufibrat	148,7	7156,9	6058,4
1321	Alimix	148,5	8712,0	2342,7
1322	Meaverin	148,3	2274,7	588,8
1323	Tussoretard N	147,6	3268,6	1368,6
1324	Pangrol	147,6	7061,1	1193,9
1325	Vagimid	147,5	1810,2	847,8
1326	Cyclosa	147,1	5829,1	11113,3
1327	Thombran	147,0	8649,4	2085,6
1328	Jellin-Neomycin	147,0	2633,0	2295,5
1329	Acic Hexal Creme	146,9	4534,3	720,2
1330	Azumetop	146,9	5349,7	8845,1
1331	Solupen D	146,8	926,3	2447,5
1332	Lederderm	146,3	7410,3	3662,8
1333	Sobelin Akne-Lösung	146,3	4105,8	2925,4
1334	Capto-Isis	146,3	10120,7	5475,9
1335	Lopresor	145,9	9225,4	8968,5
1336	Volon A Tinktur	145,8	3647,0	3606,2
1337	Doreperol N	145,7	1492,1	789,5
1338	Allergocrom Augentropfen	145,3	1551,3	3178,7
1339	Oculosan N	145,1	1540,0	11383,0
1340	Retacillin comp.	145,1	2255,0	145,1
1341	Phosphalugel	145,1	6341,8	2693,7
1342	Furosemid AL	145,0	1716,2	8883,6
1343	Movergan	144,9	38692,2	11104,7
1344	Omniflora N	144,8	3802,2	1858,5
1345	Mutaflor	144,6	9272,9	2917,1
1346	Furanthril	144,5	2161,8	8684,7
1347	Hydrocortison-Wolff	144,4	1580,7	1140,8
1348	Nepresol	144,4	6714,9	4513,9
1349	Myofedrin	144,0	4785,1	2974,3
1350	Prednisolon Augensalbe	143,8	1860,0	1430,1
	Summe	744910,3	24794238,4	24780365,4
	Kumulativer Anteil	81,37%	80,33%	84,97%

noch Tabelle 49.6: Führende Arzneimittel 1994 nach Verordnungen (gesamtes Bundesgebiet)

Rang	Präparat	Verordnung in Tsd.	Umsatz in Tsd. DM	DDD in Tsd.
1351	Mucret	143,7	8194,5	5804,2
1352	Instillagel	143,4	2470,0	873,3
1353	Muco Panoral	143,4	11106,8	490,4
1354	Siros	143,3	4790,6	143,3
1355	Corsodyl	143,1	2043,4	2768,9
1356	ASS 100 Lichtenstein	143,0	829,3	3881,2
1357	Acetylcystein von ct	142,7	2519,8	2642,1
1358	Ciatyl-Z	142,7	8246,7	3150,8
1359	Spironolacton-ratiopharm	142,4	10376,8	6526,1
1360	Nizoral Creme	142,3	3121,6	1885,8
1361	Nystatin Lederle Salbe etc.	142,2	2962,4	1984,1
1362	Cephalexin-ratiopharm	142,1	6345,3	794,9
1363	Regepithel	142,0	699,6	2840,1
1364	Cromoglicin-ratioph.Augentr.	142,0	2214,6	3588,6
1365	Dexa Biciron	141,6	1348,0	4720,0
1366	Cystinol Mono	141,4	2385,0	1544,2
1367	Opturem	141,3	4243,3	3330,3
1368	Noctazepam	141,2	1368,7	2219,1
1369	Magnesium-ratiopharm	140,7	2072,9	3350,7
1370	Esbericard	140,5	1782,7	2695,5
1371	Corto-Tavegil Gel	140,1	2406,4	1254,7
1372	Diabenyl-Rhinex	140,1	824,8	800,5
1373	Aureomycin Salbe	140,0	2055,4	1635,4
1374	Beclomet-Nasal Orion	139,7	4544,1	4988,0
1375	Verospiron	139,5	7483,4	4011,5
1376	Diltiuc	139,4	8191,2	6206,6
1377	Recessan	139,4	1369,9	4645,1
1378	Cotrimstada	139,3	1273,8	1009,0
1379	Pantederm Salbe	139,3	1295,6	2977,9
1380	Solu-Decortin H	139,2	5122,0	353,3
1381	Hypnorex	139,2	5643,1	5975,6
1382	Kalium-Duriles	139,2	3402,3	2929,2
1383	Nitrangin Isis	139,0	1202,8	5819,2
1384	Digacin	138,9	2075,9	8308,5
1385	Sophtal-Pos N	138,8	1305,2	10430,9
1386	B-Insulin S.C.Berlin-Ch.	138,2	15457,7	6107,1
1387	stas-Hustenlöser	138,0	1203,8	1588,1
1388	ASS 500 Stada	137,9	584,2	1921,2
1389	Magnerot N	137,9	1933,6	2479,1
1390	Predni-H-Injekt	137,9	1382,2	1132,3
1391	Arbid N	137,8	1301,3	497,8
1392	Pulmicort nasal	137,8	7724,3	7257,9
1393	Neurobion N	137,7	2807,0	2374,1
1394	Aknichthol N	137,6	3938,0	3086,4
1395	Brexidol	137,5	9096,9	4808,3
1396	Totocortin	137,5	904,8	4230,9
1397	Komb-H-Insulin Hoechst	137,1	16699,9	6332,3
1398	Frenolon	136,8	2094,4	1338,5
1399	Physiotens	136,6	13883,2	9565,2
1400	Allergodil	136,5	3913,4	2438,3
	Summe	751909,2	25004480,8	24952101,9
	Kumulativer Anteil	82,14%	81,01%	85,56%

noch Tabelle 49.6: Führende Arzneimittel 1994 nach Verordnungen (gesamtes Bundesgebiet)

Rang	Präparat	Verordnung in Tsd.	Umsatz in Tsd. DM	DDD in Tsd.
1401	Phardol mono	136,4	926,1	4546,5
1402	Ildamen	136,0	7014,2	3684,7
1403	Venalot Amp/Kaps	135,8	4039,7	2197,4
1404	Timosine	135,7	7877,0	24224,0
1405	Actihaemyl Creme etc.	135,7	3621,7	2046,7
1406	Rhefluin	135,6	2872,2	17230,8
1407	PulmiDur	135,5	9953,0	8161,6
1408	Azuglucon	135,5	1521,0	9314,3
1409	Posorutin Augentropfen	135,4	1041,1	6017,1
1410	Triette	135,3	4725,2	12039,8
1411	Nasan	135,3	610,0	3706,4
1412	Thyrojod	135,2	1420,6	16855,6
1413	Dentinox N	135,1	1163,5	3481,6
1414	Epogam	135,1	18651,5	3242,4
1415	Elacur NO Creme	135,0	1080,5	2655,1
1416	Actovegin Augengel	135,0	1626,2	2249,2
1417	Ginkodilat	134,9	8110,0	4953,1
1418	Pernionin Teilbad N	134,8	2967,7	1306,7
1419	Schmerz-Dolgit	134,8	1714,3	897,7
1420	Itrop	134,7	17559,2	3582,2
1421	Milgamma N-Kaps.	134,6	7893,8	2270,4
1422	Heparin-POS	134,4	1284,1	2627,3
1423	Conpin	134,2	6127,8	7921,4
1424	Udrik	134,0	12238,6	7688,6
1425	Laitan / 100	133,9	5992,2	3408,5
1426	Dominal	133,8	3849,0	2262,9
1427	Tredalat	133,7	15516,1	8110,9
1428	Procto-Kaban	133,6	1835,1	1498,8
1429	Hexetidin-ratiopharm	133,5	994,3	890,1
1430	Tussoretard SN	133,3	2475,7	779,2
1431	Novaminsulfon Lichtenstein	132,7	1561,1	2449,5
1432	Lomaherpan	132,6	1546,1	2210,0
1433	Eti-Puren	132,6	4197,9	3753,0
1434	Nystalocal	132,5	3424,6	1116,7
1435	Chol Spasmoletten	132,2	3739,6	3259,5
1436	Hexetidin comp.-ratiopharm	132,2	1010,3	5067,2
1437	Primosiston Tabl.	132,0	1770,2	1320,0
1438	Amilorid comp.-ratiopharm	131,7	2492,8	17680,2
1439	Terracortril Salbe etc.	131,7	3223,2	1547,0
1440	Akneroxid	131,6	2417,7	4772,5
1441	Klinoxid	131,4	1966,7	3743,1
1442	Teneretic	131,3	19989,7	11198,1
1443	Novanox	131,2	953,9	3592,0
1444	Indomet-ratiopharm Gel	131,2	1755,0	1104,4
1445	Doxycyclin AL	131,2	1226,7	1892,1
1446	Vitamin A-POS	131,0	685,3	2183,7
1447	durafenat	131,0	8566,4	9313,3
1448	Isla-Moos	130,8	1042,1	936,4
1449	Magnesium Jenapharm	130,8	2519,5	4359,7
1450	Triamhexal	130,8	2538,4	6394,0
	Summe	758587,3	25227809,1	25209845,3
	Kumulativer Anteil	82,87%	81,74%	86,44%

noch Tabelle 49.6: Führende Arzneimittel 1994 nach Verordnungen (gesamtes Bundesgebiet)

Rang	Präparat	Verordnung in Tsd.	Umsatz in Tsd. DM	DDD in Tsd.
1451	Thevier	130,6	2196,2	7714,9
1452	Plastufer	130,5	3773,9	7451,3
1453	Trepress	130,4	18040,3	11550,4
1454	Lopalind	130,4	1433,4	497,5
1455	Konakion	130,3	2752,3	1202,5
1456	Psyquil Amp./Drag./Supp.	130,3	1978,7	1396,8
1457	Bronchicum forte	130,1	2563,3	1164,1
1458	Allomaron	130,1	7470,0	10807,2
1459	Prostasal	130,1	6013,0	6049,5
1460	Phlebodril N Creme	129,9	3181,8	6969,1
1461	Parkopan	129,5	3258,6	3884,0
1462	Ganor	129,5	26745,8	4637,6
1463	Canephron N	129,2	2665,1	2418,7
1464	Cerson Salbe	129,0	2877,7	4016,7
1465	Eryaknen	129,0	2054,0	1764,9
1466	Aspisol	128,8	4261,2	217,6
1467	Torem	128,7	9331,0	10902,5
1468	Mezym forte Filmtabl.	128,6	1611,1	167,9
1469	Calcium Dago	128,5	2021,6	2032,6
1470	Tetanol	128,4	838,7	212,6
1471	Claversal	128,4	21610,4	4530,4
1472	Pectocor-Salbe	128,4	822,6	1905,8
1473	Cerebroforte	128,3	5392,8	3619,3
1474	Monoclair	127,8	6426,7	8092,3
1475	Decentan	127,7	4443,7	1584,4
1476	Dextro O.G.-T.	127,6	1251,5	127,6
1477	Panthenol-Augensalbe	127,5	547,4	2125,6
1478	Nife-Puren	127,4	5734,4	4992,4
1479	fasax	127,4	3995,5	4013,3
1480	Aknefug-oxid Gel	126,8	1593,9	2691,4
1481	Sweatosan N	126,8	3495,7	3363,8
1482	DIU Venostasin	126,7	6173,9	3064,7
1483	Cotrim Diolan	126,7	1220,2	1049,9
1484	Timolol POS	126,4	2675,9	17706,0
1485	Nerisona/forte	126,4	3089,5	3524,7
1486	Daktar Creme etc.	126,2	3084,1	4508,4
1487	Vitadral-Tropfen	126,2	1220,2	4773,3
1488	Liskantin	125,9	4793,7	3096,8
1489	Migräne-Kranit N Zäpfchen	125,9	2180,7	629,5
1490	Betoptima	125,6	4424,2	16889,7
1491	Camphoderm	125,5	895,4	5585,6
1492	vera von ct	125,5	2403,8	3238,6
1493	Imidin N/S	124,9	638,5	1561,8
1494	Milgamma Drag.	124,6	7085,0	1978,4
1495	Treupel comp.	124,6	619,2	536,5
1496	Silentan Nefopam	124,3	2232,8	713,0
1497	Calci	124,2	11847,4	1075,4
1498	Deprilept	124,1	2681,2	2750,1
1499	Pryleugan	124,1	3027,3	1460,0
1500	Remedacen	123,7	5345,4	2839,4
	Summe	764965,0	25453829,7	25408931,6
	Kumulativer Anteil	83,56%	82,47%	87,12%

noch Tabelle 49.6: **Führende Arzneimittel 1994 nach Verordnungen (gesamtes Bundesgebiet)**

Rang	Präparat	Verordnung in Tsd.	Umsatz in Tsd. DM	DDD in Tsd.
1501	Livocab Nasenspray	123,6	3447,5	1544,6
1502	Nierentee 2000	123,5	2296,1	1188,2
1503	Gastrozepin	123,5	3697,5	2491,2
1504	durapenicillin	123,4	1562,7	974,7
1505	Polyspectran Augensalbe	123,3	1083,4	1027,4
1506	Leukona-Rheumabad N	123,3	3946,8	4336,6
1507	Dolinac	123,2	2102,8	2195,6
1508	Glianimon	123,2	7714,3	4664,1
1509	Ophtopur N	123,1	633,4	12785,2
1510	CimLich	123,0	4531,8	2634,9
1511	Gentamytrex	122,8	845,8	1428,2
1512	Bidocef	122,7	8662,1	620,3
1513	Mydocalm	122,4	3324,4	921,7
1514	duracroman Nasenspray	122,4	2317,3	2710,3
1515	Spersallerg	122,3	1095,0	9787,9
1516	Sigabroxol	122,2	1065,6	1030,4
1517	Codicompren	122,2	1668,1	876,1
1518	Löscalcon	122,1	5630,4	3647,5
1519	Pinimenthol-S Salbe	122,0	1095,8	1483,4
1520	Bendigon N	122,0	6161,4	10094,9
1521	Pyralvex	122,0	1525,0	4266,6
1522	Jomax	121,9	1614,8	1664,2
1523	Querto	121,6	13292,5	7414,2
1524	Ampicillin-ratiopharm	121,6	3228,0	574,8
1525	Rheumasan Bad N	121,5	3385,6	2099,1
1526	Olicard	121,5	8056,4	10204,9
1527	Unat	121,5	8733,8	10247,3
1528	Ambroxol von ct	121,3	983,3	883,6
1529	Pykaryl-T-Bad	121,2	1289,0	6061,1
1530	Lipo-Merz	121,0	16475,5	10765,4
1531	Prednison Dorsch	121,0	3046,3	5869,9
1532	Myogit	121,0	1559,8	1831,0
1533	Cosaldon mono	121,0	8064,2	5377,4
1534	Venobiase	120,9	5242,0	2644,6
1535	Klysma-Salinisch	120,9	1357,9	311,8
1536	Vividrin Nasenspray	120,7	1749,9	2262,8
1537	Dignokonstant	120,5	4660,6	5028,2
1538	Beriglobin	120,4	5577,5	128,1
1539	Glimidstada	120,1	3042,4	8724,3
1540	Lac Ophtal	120,1	1065,3	5064,5
1541	Ortho-Gynest	120,0	1734,0	4668,7
1542	Uro-Vaxom	119,9	11473,2	5377,0
1543	Eucabal Hustensaft/Tr.	119,8	1269,9	211,4
1544	Bronchodurat-N-Salbe	119,8	1612,8	2269,0
1545	Clonidin-ratiopharm	119,8	3847,9	5664,2
1546	Thrombophob Salbe/Gel	119,7	1686,2	4788,6
1547	Dilatrend	119,5	16216,9	9299,2
1548	Mundisal	119,1	1112,8	2376,0
1549	Mucofalk	118,9	3893,6	3514,1
1550	Timpilo	118,9	8849,2	13804,0
	Summe	771038,3	25662358,6	25618771,1
	Kumulativer Anteil	84,23%	83,14%	87,84%

noch Tabelle 49.6: Führende Arzneimittel 1994 nach Verordnungen (gesamtes Bundesgebiet)

Rang	Präparat	Verordnung in Tsd.	Umsatz in Tsd. DM	DDD in Tsd.
1551	Bactrim Roche	118,9	1552,2	880,1
1552	Solcosplen	118,8	10452,5	6342,2
1553	Prostagutt mono	118,8	5541,9	5970,1
1554	Perivar N forte	118,8	7316,0	5398,4
1555	Kytta-Sedativum N	118,3	2548,9	3438,0
1556	Gaviscon Tabl.	118,3	3094,2	1368,5
1557	Paveriwern	118,2	1165,2	1388,1
1558	Veratide	117,9	13169,0	9170,7
1559	Ermsech	117,9	3945,5	3312,5
1560	ILA-MED M	117,8	1298,8	239,5
1561	Nubral	117,8	2806,1	5081,8
1562	Alupent Tabl./Amp.	117,7	2593,0	3336,4
1563	Anusol	117,6	1634,9	1843,0
1564	Librium	117,5	3969,1	4884,4
1565	Cytotec	117,4	12896,9	2075,8
1566	Clin-Sanorania	117,2	7129,7	406,3
1567	Rhinopront Saft	117,1	1030,9	390,5
1568	Algesal	116,8	2355,8	5371,3
1569	Briserin N	116,7	6030,3	9985,6
1570	Femranette	116,4	4099,6	10480,6
1571	Gyno-Daktar	116,4	2808,1	1101,3
1572	Atenolol-Heumann	116,2	4025,7	4068,7
1573	Kanamycin-POS	116,2	718,3	1702,4
1574	Bromhexin Meuselbach	116,0	959,5	1122,2
1575	Urol Mono	115,9	6298,4	1856,4
1576	Collomack	115,8	662,5	579,1
1577	Medivitan N Neuro	115,6	2798,8	2913,8
1578	Unilair	115,6	3657,4	6365,5
1579	Fludilat	115,1	9076,4	4407,2
1580	Venostasin Gel	115,0	2935,1	2836,0
1581	Doloreduct	115,0	452,3	855,6
1582	Sirtal	114,7	8610,7	6309,6
1583	Celestan-V Creme etc.	114,6	3761,2	1437,4
1584	Bufexamac-ratiopharm	114,5	1929,0	2275,1
1585	Pankreatan/forte	114,4	6069,5	1706,1
1586	AH3 N	114,3	2985,2	1549,4
1587	Minipress	114,3	7750,8	5213,8
1588	Norkotral-Tema	114,1	1656,2	2206,8
1589	Doxepin-ratiopharm	113,8	2582,3	2578,9
1590	Dermoxinale	113,7	3541,0	2717,4
1591	Trachisan Lutschtabletten	113,7	890,6	647,5
1592	Levomepromazin-neuraxpharm	113,7	3905,6	4084,2
1593	oxa von ct	113,6	795,4	2401,7
1594	Kavosporal comp.	113,5	2342,0	2182,8
1595	Cotrim Hexal	113,5	879,8	719,4
1596	Nizoral Tabl.	113,4	7732,9	1888,2
1597	Solcoseryl	113,3	1059,1	1618,1
1598	Panthenol Salbe/Spray	113,2	1365,1	4969,8
1599	Azupentat	113,2	6607,1	4601,0
1600	Amoxy-Diolan	113,2	2849,8	800,7
	Summe	776829,6	25858694,7	25777850,9
	Kumulativer Anteil	84,86%	83,78%	88,39%

noch Tabelle 49.6: Führende Arzneimittel 1994 nach Verordnungen (gesamtes Bundesgebiet)

Rang	Präparat	Verordnung in Tsd.	Umsatz in Tsd. DM	DDD in Tsd.
1601	Döderlein Med	113,0	2101,0	1270,3
1602	Erypo	113,0	61140,5	2092,6
1603	Hisfedin	113,0	2666,2	1747,4
1604	Chinidin-Duriles	112,9	9795,1	2668,1
1605	Baralgin M	112,7	1035,5	959,6
1606	Cholspasminase N	112,3	4770,6	833,4
1607	Valdispert	112,1	1908,1	1347,8
1608	Cibalcacin	112,1	12284,8	886,6
1609	Oleo-Tuell	112,0	3298,1	2066,3
1610	Acesal	111,7	620,5	1269,9
1611	Ergocalm	111,4	1899,0	3702,6
1612	Diltiazem-Adenylchemie	111,3	10353,0	5566,6
1613	Rythmodul	111,3	11429,3	4909,9
1614	Loperamid Stada	110,9	1426,9	529,4
1615	Hyperforat Amp./Tropfen	110,9	2265,0	5266,7
1616	Metavirulent	110,6	1676,7	762,0
1617	Gliben-Puren	110,6	2968,2	8481,0
1618	Disalpin	110,5	3259,0	4711,7
1619	Cernilton N	110,5	5748,1	4687,4
1620	Cor-Vel N Salbe	110,3	1249,1	1211,0
1621	Tuttozem N	110,2	2023,0	3324,7
1622	Kirim	110,1	4916,8	2533,9
1623	Altramet	110,0	7624,9	2209,5
1624	Sormodren	109,6	4431,5	3197,8
1625	Cotazym	109,5	8254,7	778,8
1626	Sanopin N	109,4	817,5	5546,9
1627	Aristochol Konzentrat Kaps.	109,3	3853,6	8703,2
1628	Topinasal	109,2	5707,4	5461,1
1629	Insulin Mixtard	109,2	13803,6	5458,0
1630	Nivadil	109,0	14680,0	10259,9
1631	Thermo-Menthoneurin Cr./Lin.	108,7	1673,6	3702,5
1632	Ergont	108,2	3861,9	4670,2
1633	Haloperidol-neuraxpharm	108,2	2642,3	6806,9
1634	Chinosol Tabletten	108,2	912,7	1359,1
1635	Pankreoflat	108,2	3796,0	2080,8
1636	Allergopos N	108,2	802,6	3933,4
1637	Hepaticum-Medice N	108,1	3366,8	9336,7
1638	Nitrosorbon	108,1	3560,0	5910,5
1639	Oviol	108,0	4655,0	8933,9
1640	Ery Diolan	108,0	2119,1	673,8
1641	Dequonal	107,8	1062,1	888,3
1642	Arnica Kneipp Salbe	107,8	2069,8	4050,7
1643	Lipanthyl	107,7	10889,8	7609,4
1644	Neo-Gilurytmal	107,6	13566,4	3987,1
1645	Allopurinol 300 Stada	107,6	2438,7	8424,3
1646	Deponit	107,3	13170,1	3950,8
1647	durapental	107,2	5421,0	4103,9
1648	Lactulose-ratiopharm	107,2	2565,9	5188,3
1649	Orgametril	107,2	3169,5	5005,8
1650	Siozwo N	107,0	806,8	1528,6
	Summe	782314,5	26149252,6	25972440,1
	Kumulativer Anteil	85,46%	84,72%	89,06%

noch Tabelle 49.6: Führende Arzneimittel 1994 nach Verordnungen (gesamtes Bundesgebiet)

Rang	Präparat	Verordnung in Tsd.	Umsatz in Tsd. DM	DDD in Tsd.
1651	Lidojekt	107,0	1255,9	927,1
1652	Atarax	107,0	2624,7	2347,0
1653	Biperiden-neuraxpharm	106,8	1919,0	1458,8
1654	Trecalmo	106,8	2892,9	3241,2
1655	Ferro-Folsan Drag.	106,7	1640,2	1700,7
1656	Mibrox	106,6	1151,6	1088,2
1657	Disotat	106,6	3311,6	1999,3
1658	DNCG Stada	106,5	5186,5	2279,4
1659	Jaikin N	106,5	2065,3	7988,5
1660	Aknefug-Emulsion N	106,5	1252,0	983,3
1661	Dopegyt Tabl.	106,3	5549,7	4959,4
1662	Berberil N	106,2	840,3	6901,0
1663	Cisday	106,1	6109,6	10466,9
1664	Nipolept	106,1	4203,5	2018,6
1665	Angionorm	106,0	3395,7	4094,5
1666	Cimetidin Heumann	106,0	7455,8	2532,4
1667	Ventilat	106,0	4399,2	3127,1
1668	Sultanol Tabl./Supp.	105,9	1443,2	529,7
1669	Bisolvon-Gribletten	105,6	1101,4	704,0
1670	Agarol	105,5	1569,6	2270,3
1671	Cordarex	105,5	26513,5	11525,3
1672	Gastrotranquil	105,4	806,9	890,6
1673	Soventol H Creme	105,3	1221,5	1554,6
1674	Tranquase	105,2	456,5	3240,2
1675	Beconase	104,8	3740,2	2618,8
1676	Baclofen-ratiopharm	104,6	6680,3	2587,5
1677	Pento-Puren	104,4	5624,8	4207,9
1678	Lactuflor	104,4	2924,2	3097,1
1679	Padutin 100	104,2	13788,2	2202,8
1680	Dolo Mobilat Gel	104,2	1979,7	3570,7
1681	V-Tablopen	104,2	1248,6	277,8
1682	Urospasmon sine Kaps.	104,1	2596,5	1648,1
1683	Oculotect fluid sine	103,9	1996,2	9072,9
1684	Mykontral Creme etc.	103,9	1898,9	1395,1
1685	Biofanal Drag.	103,8	7116,9	1850,2
1686	Crino-Kaban N	103,6	2369,1	3454,9
1687	Neobiphyllin	103,5	3472,2	2005,5
1688	Milupa GES	103,4	992,5	206,9
1689	Tussidermil N	103,4	610,6	2329,7
1690	Ortoton	103,3	3391,6	503,8
1691	Sito-Lande	103,2	8182,9	3527,1
1692	Unizink	103,2	2677,1	3666,5
1693	Amdox Puren	103,1	1340,5	1079,5
1694	Oestradiol Jenapharm	103,1	1826,9	4919,3
1695	Kortikoid c.Neom.ratiopharm	103,0	1171,4	1103,6
1696	Quantalan	103,0	22174,1	3361,4
1697	Amagesan	102,9	1905,9	656,3
1698	Pankreon compositum/forte	102,5	5348,4	2694,1
1699	Gentamycin Salbe etc.Medph.	102,4	1365,0	960,9
1700	Aknemycin Emulsion	102,4	1930,8	853,2
	Summe	787555,1	26345972,2	26115120,0
	Kumulativer Anteil	86,03%	85,36%	89,55%

noch Tabelle 49.6: Führende Arzneimittel 1994 nach Verordnungen (gesamtes Bundesgebiet)

Rang	Präparat	Verordnung in Tsd.	Umsatz in Tsd. DM	DDD in Tsd.
1701	Furacin-Sol/-Streusol	102,3	1306,0	859,0
1702	TD Impfstoff Behring	102,2	1018,3	102,2
1703	Dexa-Siozwo N	102,1	1369,3	1458,7
1704	Topsym Lösung/-F/Salbe	102,0	2410,5	2153,0
1705	Fugerel	102,0	43950,6	2691,9
1706	Doryl	101,9	905,3	819,1
1707	Dolo-Menthoneurin	101,8	2694,6	2544,9
1708	Virudermin	101,7	568,6	203,4
1709	Nystaderm Creme/Paste	101,7	1687,9	1333,6
1710	Venopyronum N forte	101,7	5258,7	2923,3
1711	Doxepin-Dura	101,4	1835,8	1697,1
1712	Beza-Lande	101,4	4678,8	4203,6
1713	Marophen	101,2	1550,7	403,3
1714	Sagittaproct Salbe/Supp.	101,1	2041,0	1228,2
1715	Uralyt-U Granulat	101,0	4438,7	2846,5
1716	Diprosalic Lösung/Salbe	100,9	5174,0	2631,6
1717	Balkis Kaps./Saft	100,9	965,8	433,1
1718	Agiolax	100,9	1745,3	7721,2
1719	Prostamed	100,9	2071,7	2009,3
1720	Mycofug	100,9	1229,6	1603,1
1721	Ginkgo Syxyl	100,9	2558,8	3844,8
1722	Blemaren	100,8	4943,8	1976,0
1723	Luctor	100,8	5762,0	4460,8
1724	Solubitrat N	100,7	1697,4	1472,4
1725	Paverysat forte Bürger	100,6	1129,4	431,1
1726	Spondylonal	100,4	4516,9	2629,2
1727	Cimet	100,4	10832,3	3682,5
1728	Meresa forte / Amp.	100,4	10183,9	1372,4
1729	Imex Salbe	100,3	3222,6	1003,3
1730	Cefakliman Tabletten	100,3	1784,1	1650,7
1731	Pherajod	100,3	1289,7	11024,2
1732	Prostagutt N	100,2	3902,2	4734,5
1733	Sedotussin plus Kaps.	100,1	2122,0	733,3
1734	Mucocedyl	100,0	2345,8	1595,6
1735	Fevarin	99,9	12505,3	3429,7
1736	Verrucid	99,7	917,7	498,4
1737	Paspertase	99,5	4408,3	1717,7
1738	Doxy Puren	99,4	809,6	1117,7
1739	Elacutan	99,4	2081,2	4011,4
1740	Enelfa	99,3	465,8	303,0
1741	Nebacetin Augensalbe	99,3	610,5	620,5
1742	Urtias	98,8	2357,6	7527,3
1743	Kytta-Rheumabad	98,8	2187,3	796,0
1744	Biofanal Vaginal	98,8	1653,3	1616,9
1745	Asgoviscum N	98,5	3908,9	4032,8
1746	Methotrexat Medac	98,4	8975,4	10234,3
1747	Spasmo-Nervogastrol	98,1	2038,3	1862,2
1748	Brasivil Paste	98,1	1393,7	4905,5
1749	Doxy Duramucal	98,0	1316,1	1064,0
1750	Venoruton Emulgel Heparin	98,0	1460,5	3920,9
	Summe	792573,5	26536254,1	26243255,1
	Kumulativer Anteil	86,58%	85,97%	89,99%

noch Tabelle 49.6: Führende Arzneimittel 1994 nach Verordnungen (gesamtes Bundesgebiet)

Rang	Präparat	Verordnung in Tsd.	Umsatz in Tsd. DM	DDD in Tsd.
1751	Makatussin Tropfen	98,0	1154,1	1490,5
1752	Testoviron	98,0	5637,7	5380,3
1753	Indometacin Riker	98,0	1346,3	1526,6
1754	Hepa-Merz Amp./Granulat	98,0	15551,8	4737,6
1755	Cerumenex N	97,9	1332,5	4896,5
1756	Ambroxol AL	97,9	904,2	1183,7
1757	Piroxicam Jenapharm	97,9	4073,8	2960,2
1758	Bresben	97,1	11222,4	7269,5
1759	Vitenur	97,0	1190,0	744,5
1760	Methotrexat Lederle	97,0	8041,8	8103,3
1761	Adelphan-Esidrix	97,0	4916,6	8024,7
1762	Venalot mono	97,0	2056,3	2818,3
1763	Symadal-Spray	97,0	1445,2	5818,0
1764	Enelbin-Salbe N	96,9	1417,3	2971,4
1765	Ozothin Lösung/Tropfen	96,6	1673,2	1524,9
1766	Insulin Mixtard Human	96,5	12192,6	4825,1
1767	Divalol W Lösung	96,3	1284,7	3243,4
1768	Carito mono	96,2	3424,8	1477,0
1769	Timomann	96,2	1175,9	13613,3
1770	Rhoival Drag./Tropfen	96,2	2992,0	2367,8
1771	Aristochol N Tropfen	96,1	2686,6	3921,9
1772	Enzynorm Bohnen/Liquid.	96,0	2638,5	2066,4
1773	Veno SL	96,0	3642,7	1831,7
1774	Karil	95,7	11477,8	763,5
1775	Verapamil AL	95,7	1589,5	2416,9
1776	Prepacol	95,5	1052,0	95,5
1777	Balkis Nasentropfen etc.	95,2	425,4	2460,6
1778	Tonoftal	95,2	2567,4	1584,6
1779	Beta-Tablinen	95,0	3052,2	2754,1
1780	Luminaletten	94,7	367,2	624,7
1781	Euspirax Drag./Tabl.	94,5	3669,6	3011,1
1782	Pentofuryl	94,4	1577,9	306,4
1783	Nifedipin AL	94,2	3007,8	4994,3
1784	Fluanxol 0.5 mg	94,1	1886,4	1569,1
1785	Tramadol-ratiopharm	94,1	2840,1	770,0
1786	Cardio-Longoral	93,9	1870,8	1501,2
1787	Diligan	93,9	3519,4	2376,3
1788	Magnetrans	93,8	1365,6	1239,2
1789	Heuschnupfenmittel DHU	93,6	1862,0	9448,1
1790	Mg-nor	93,5	1674,5	3025,0
1791	Vitamin-B-Komp.Jenapharm	93,4	1450,8	1571,4
1792	Paracetamol Selz	93,4	314,6	414,5
1793	DHE-Puren	93,3	2595,0	2848,5
1794	Bromazep	93,3	934,1	2937,8
1795	Ketof	93,2	2603,6	2107,7
1796	Uzara	93,1	915,5	569,6
1797	Migraene-Neuridal	93,1	1836,0	1924,5
1798	Nifedipin Verla	93,0	2788,4	4050,6
1799	Bromhexin Berlin-Chemie	93,0	685,9	1235,0
1800	Panzynorm N	92,9	4119,9	723,1
	Summe	797343,2	26690304,4	26393375,1
	Kumulativer Anteil	87,10%	86,47%	90,50%

noch Tabelle 49.6: Führende Arzneimittel 1994 nach Verordnungen (gesamtes Bundesgebiet)

Rang	Präparat	Verordnung in Tsd.	Umsatz in Tsd. DM	DDD in Tsd.
1801	Uvirgan N	92,8	2254,1	1190,6
1802	Glukoreduct	92,7	2598,7	7419,4
1803	Ospur D3	92,7	1022,8	7983,3
1804	Locacorten-Vioform	92,7	2573,4	973,6
1805	Rocaltrol	92,7	13411,9	14258,9
1806	Noveril	92,7	9523,7	5398,3
1807	Longtussin Duplex	92,5	2021,2	616,7
1808	Tramundin	92,5	2760,4	622,9
1809	Neo Tussan	92,4	908,4	205,4
1810	Aknin-Winthrop Salbe	92,4	975,9	938,5
1811	Lacrimal O.K.	92,4	2845,0	11891,6
1812	Spasmo-Urgenin	92,2	2006,9	714,4
1813	Diaphal	92,2	4604,6	6388,1
1814	Pramino	92,0	3852,1	7498,5
1815	Roaccutan	92,0	20849,9	2385,5
1816	Poloris Creme/Lotion	92,0	1973,0	3360,2
1817	Prazosin-ratiopharm	91,8	5404,7	4373,0
1818	Berlicetin Augentropfen	91,8	550,6	3670,7
1819	Kamillosan Creme/Salbe	91,7	997,7	1549,8
1820	ergo sanol spezial	91,6	1878,3	1544,3
1821	Partusisten	91,6	4003,2	989,7
1822	Nitro-Obsidan	91,6	1361,5	3467,7
1823	Essentiale N	91,6	5987,9	2718,3
1824	Huminsulin Basal	91,3	8618,0	3154,7
1825	Kamillosan Mundspray N	91,1	1161,2	2734,5
1826	Theophyllin Heumann	91,1	2308,5	5096,9
1827	Diprosis	91,1	3085,3	2730,9
1828	Ferrum Hausmann Saft/Tr.	91,1	1507,5	1654,2
1829	Dibenzyran	91,1	7481,5	1614,2
1830	Haemoprotect	91,0	1555,0	2689,3
1831	Eusovit	91,0	3938,8	9007,5
1832	Eisendragees-ratiopharm	91,0	1338,4	3114,1
1833	Xyloneural	90,8	1175,8	936,1
1834	Skid	90,7	3630,2	2101,7
1835	Menthoneurin-Salbe	90,6	2359,0	2264,8
1836	Becloturmant	90,6	4690,9	3468,5
1837	Allopurinol Siegfried	90,6	1311,5	4061,2
1838	Augentonikum Stulln	90,5	1103,4	9480,9
1839	Prosiston	90,5	1353,5	1809,8
1840	Morphin Merck Amp.	90,4	2201,8	531,8
1841	Triam-Injekt	90,3	2649,8	4301,6
1842	Travocort Creme	90,3	2027,0	928,0
1843	Pect Hustenlöser	90,2	681,7	591,4
1844	Acifugan	90,2	5420,5	7891,6
1845	Fusid	90,2	1462,6	5261,1
1846	Nolvadex	90,1	20629,6	4858,9
1847	Miroton	89,9	2254,6	2061,2
1848	Tussipect Codein	89,9	996,9	431,5
1849	Kalitrans-Brausetabletten	89,8	1430,1	1516,5
1850	Biotuss N Hustensaft f. Kdr.	89,7	1118,5	538,2
	Summe	801909,0	26872162,0	26568365,7
	Kumulativer Anteil	87,60%	87,06%	91,10%

noch Tabelle 49.6: Führende Arzneimittel 1994 nach Verordnungen (gesamtes Bundesgebiet)

Rang	Präparat	Verordnung in Tsd.	Umsatz in Tsd. DM	DDD in Tsd.
1851	Allo. comp.-ratiopharm	89,7	3785,1	7114,7
1852	Ginkopur	89,6	4668,1	2765,9
1853	Diamox	89,6	4567,5	3180,2
1854	Prosta-Urgenin	89,5	4429,9	8313,7
1855	Doxepin-neuraxpharm	89,5	3647,8	3640,5
1856	Rheu Do Gel	89,5	997,4	2101,8
1857	Enantone	89,4	49616,3	3142,6
1858	Neomycin comp.-ratiopharm	89,3	693,2	278,1
1859	Hepaplus	89,3	1086,3	3405,8
1860	Estriol Jenapharm Ovula	89,3	726,5	892,5
1861	DHE-ratiopharm	89,2	2580,8	4018,7
1862	Esprenit	89,2	2449,6	2018,3
1863	Azulon Kamillen-Puder etc.	89,2	917,2	1114,5
1864	Depot-Insulin Hoechst	89,1	11307,2	4456,6
1865	Clinesfar	89,1	2628,0	2679,3
1866	Trinordiol	89,0	3367,2	6819,4
1867	Haloperidol Stada	88,9	1719,1	3223,6
1868	Kytta-Salbe	88,9	1675,0	8480,4
1869	Ketotifen-ratiopharm	88,8	2541,1	1958,0
1870	Pyromed	88,8	318,0	372,0
1871	Decoderm Creme etc.	88,7	2069,2	1450,0
1872	Otalgan SSW	88,6	641,4	4430,3
1873	"Digitoxin ""Didier"""	88,6	1078,7	6437,6
1874	Prelis	88,5	6545,2	8170,1
1875	Verapamil-Wolff	88,5	1734,8	2113,4
1876	Fagusan	88,4	969,5	392,8
1877	Uro-Pract	88,3	4062,3	883,1
1878	duralopid	88,1	962,1	349,2
1879	Frubilurgyl	88,1	1047,7	458,3
1880	Konjunktival	88,0	611,8	5030,1
1881	Nifelat	88,0	3097,2	3712,7
1882	Metoprolol Stada	87,8	3029,1	4588,0
1883	Rhinomer	87,5	856,4	2187,2
1884	Isotrex Gel	87,4	2311,3	1679,2
1885	Cavinton	87,4	6129,4	3423,5
1886	Eukalisan N	87,3	3426,8	3022,8
1887	Kontagripp M	87,3	689,4	436,3
1888	Indo Top-ratiopharm	87,2	1069,5	1396,3
1889	Zinkoxydemulsion	87,2	1133,9	3487,7
1890	indo von ct	87,2	1260,5	1614,8
1891	Agit depot	87,1	4271,5	6590,9
1892	Gallo Sanol N	86,9	2005,3	1754,3
1893	Essaven 30000 Salbe	86,8	1120,9	3472,9
1894	Talusin	86,8	1962,3	2257,7
1895	Berlicort	86,8	4020,5	2091,9
1896	Procusulf	86,8	826,0	2892,0
1897	Berlicetin-Ohrentropfen	86,7	698,5	1195,4
1898	Vitamin B12 Jenapharm	86,6	1173,1	39048,1
1899	Antistax	86,6	2333,3	3921,6
1900	Hylak forte N	86,6	1216,9	880,2
	Summe	806320,0	27038237,9	26757710,4
	Kumulativer Anteil	88,08%	87,60%	91,75%

noch Tabelle 49.6: Führende Arzneimittel 1994 nach Verordnungen (gesamtes Bundesgebiet)

Rang	Präparat	Verordnung in Tsd.	Umsatz in Tsd. DM	DDD in Tsd.
1901	Tamoxifen-ratiopharm	86,4	22142,4	5763,6
1902	Presinol	86,3	4425,5	4388,9
1903	Rheumon i.m.	86,3	632,7	134,6
1904	Foligan	86,1	1830,0	5522,5
1905	Nifuran	86,1	1340,3	430,4
1906	Migralave N	85,9	2045,2	1420,0
1907	Fortecortin Tabl.	85,9	13433,3	7557,2
1908	Diprosone Depot	85,8	3160,5	998,9
1909	Amoxicillin Stada	85,8	2713,6	540,1
1910	Rekawan	85,5	1259,5	1397,8
1911	Ibufug	85,4	2025,0	1388,2
1912	Broncho-Euphyllin retard	85,4	5994,9	3195,7
1913	Tussamed	85,3	580,2	470,2
1914	Cromohexal-Nasenspray	85,2	1257,9	1742,0
1915	Piracebral	85,2	2957,7	2784,8
1916	Prostatin S / F	85,2	2234,6	1391,2
1917	Amiloretik	85,1	1695,2	11433,7
1918	Phardol 10 Gel	85,1	836,3	2127,0
1919	Mobifortin	84,9	2535,3	724,5
1920	Sinecod	84,8	1204,5	434,9
1921	Otosporin	84,8	1215,9	813,9
1922	Prothil	84,8	3266,5	2413,9
1923	Tolid	84,5	1571,0	2200,9
1924	Pelvichthol N	84,5	2382,0	668,2
1925	Tamoxifen Hexal	84,4	16014,4	5034,4
1926	Melleretten	84,4	1237,5	861,7
1927	Laceran Salbe	84,3	2026,7	2695,7
1928	Propaphenin	84,2	2012,4	1694,3
1929	Staphylex	84,2	4963,1	357,6
1930	Conceplan M	84,2	1684,9	6826,6
1931	Sigaperidol	84,2	2143,8	4128,5
1932	Visadron	84,2	602,9	2103,8
1933	Perdiphen Drag.	84,1	905,2	560,8
1934	Venostasin N Salbe	84,1	1865,6	1997,3
1935	LentoNit	84,1	911,7	9870,4
1936	Protactyl	84,1	2815,2	569,5
1937	Eufimenth Balsam N	84,0	849,7	1623,9
1938	Migräflux (orange/grün) / N	83,8	1915,9	1304,2
1939	Diclofenbeta	83,8	689,2	1502,1
1940	Nebacetin Tabl. etc.	83,7	2037,9	661,9
1941	Meteosan	83,7	1405,9	1631,0
1942	Oxy Fissan	83,6	1400,9	4235,2
1943	Posilent	83,4	513,8	1516,6
1944	Hydrotrix	83,4	4414,8	5139,5
1945	Spersacarpin	83,3	1185,6	9416,7
1946	Insulin Insulatard	83,3	10534,7	4165,9
1947	Dexa-ratiopharm	83,3	925,3	662,0
1948	Mycinopred	83,3	994,0	2378,6
1949	Veradurat	83,1	2283,3	2415,1
1950	Stiemycine	83,1	1221,1	1039,1
	Summe	810549,3	27188533,4	26892046,2
	Kumulativer Anteil	88,54%	88,09%	92,21%

noch Tabelle 49.6: Führende Arzneimittel 1994 nach Verordnungen (gesamtes Bundesgebiet)

Rang	Präparat	Verordnung in Tsd.	Umsatz in Tsd. DM	DDD in Tsd.
1951	Euvegal-Dragees N	83,1	1195,4	1409,5
1952	Erythromycin Heumann	83,1	2006,5	774,5
1953	Luivac	83,1	4974,2	2858,2
1954	Alpha-Depressan	83,1	11380,4	3573,4
1955	Bezacur	82,9	4067,0	3412,7
1956	duranitrat	82,8	1709,1	3454,5
1957	Zovirax Augensalbe	82,6	3797,9	743,9
1958	Penicillin V AL	82,6	786,0	515,5
1959	Agit plus	82,6	3865,0	4253,3
1960	Ulcoprotect	82,5	2175,0	1799,4
1961	cutistad	82,5	908,1	1134,8
1962	Ambacamp	82,4	4454,7	385,2
1963	Piro Phlogont	82,4	2001,9	1683,9
1964	Ultraproct	81,9	1344,3	886,6
1965	Milurit	81,9	884,6	2215,9
1966	Ergo-Kranit	81,7	1786,8	1211,3
1967	Mono Wolff	81,6	3401,6	4831,9
1968	Leukona-Sulfomoor-Bad N	81,5	1677,5	1261,4
1969	Rhinospray	81,3	575,0	1375,5
1970	Praecimed N Supp./Tabl.	81,3	512,1	361,3
1971	Glaucotat	81,2	3050,9	13972,8
1972	Candio-Hermal E comp.N	81,1	1922,6	686,2
1973	Trama-Dorsch	81,1	1134,6	236,5
1974	Virunguent Salbe	81,0	1506,6	270,0
1975	Synapause	81,0	2322,8	4497,7
1976	Coversum	81,0	9279,6	5336,9
1977	Efemolin	80,9	856,3	1044,4
1978	Cotrimox-Wolff	80,9	738,5	493,6
1979	Lygal Kopftinktur	80,9	1542,7	1233,8
1980	Valeriana comp.-Hevert	80,8	1901,4	1938,6
1981	Dapotum	80,8	5413,4	4048,1
1982	Otolitan N	80,7	601,7	2935,2
1983	Sali-Adalat	80,7	12854,3	7107,1
1984	Actihaemyl-Augengel	80,7	1056,3	2016,3
1985	Migralave	80,6	2039,8	1431,9
1986	Nervendragees-ratiopharm	80,5	962,9	1270,4
1987	Duphaston	80,5	3186,0	2599,1
1988	Thyreocomb	80,4	1542,5	2860,1
1989	Glycilax	80,4	543,4	412,7
1990	Prent	80,4	5067,2	4878,4
1991	Linola-sept	80,3	610,4	1181,2
1992	Stas Erkältungssalbe	80,2	728,5	1098,3
1993	Codicaps mono	80,2	1030,0	290,4
1994	Doxymono	80,2	602,4	1042,5
1995	BS-ratiopharm	80,0	756,4	310,1
1996	Bioplant-Kamillenfluid	80,0	1731,9	1726,5
1997	Tobramaxin	79,8	942,0	2106,2
1998	Dysurgal N	79,8	1826,3	2377,3
1999	Syviman N	79,8	1690,3	3739,2
2000	Spiro-D-Tablinen	79,8	4744,4	2347,7
	Summe	814611,7	27314222,9	27005677,8
	Kumulativer Anteil	88,99%	88,50%	92,60%

Tabelle 49.7: Anteile der Zweitanmelder an Verordnungen und Umsatz im gesamten Bundesgebiet 1994

Wirkstoff	Verordnungen Gesamt (Tsd.)	Generikaanteil (%)	Umsatz Gesamt (Tsd. DM)	Generikaanteil (%)
Acebutolol	103,3	22,2	6124,1	17,3
Acemetacin	692,9	2,3	44102,4	1,1
Acetazolamid	144,3	37,9	7140,1	36,0
Acetylcystein	16497,4	99,8	332706,7	99,8
Acetylsalicylsäure	6504,5	80,9	51126,7	79,4
Aciclovir	708,2	59,3	104065,6	39,0
Aescin	2080,2	92,3	107763,0	96,5
Alimemazin	84,6	48,8	2773,0	33,8
Allopurinol	4785,1	89,4	85337,4	88,1
alpha-Liponsäure	1310,1	30,4	158200,3	31,7
Amantadin	423,3	17,7	29319,5	7,6
Ambroxol	13078,5	59,6	143005,0	56,8
Amilorid + Hydrochlorothiazid	1262,3	66,7	27395,9	62,2
Amitriptylin	2550,4	97,9	68092,8	98,2
Ammoniumbituminosulfonat	376,7	99,7	6083,0	99,9
Amoxicillin	4594,2	99,1	133394,9	99,4
Ampicillin	189,4	97,2	5172,6	95,7
Ascorbinsäure	88,7	60,8	1349,9	66,8
Atenolol	2367,4	75,9	100517,4	69,9
Atropin	221,7	100,0	1375,9	100,0
Azidamfenicol	145,2	100,0	829,0	100,0
Bacampicillin	83,1	99,1	4490,8	99,2
Baclofen	441,2	36,1	30693,9	31,4
Bamipin	426,6	41,7	3139,9	29,6
Beclometason	1910,8	41,4	161107,6	38,6
Benperidol	154,4	20,2	9238,6	16,5
Benzbromaron	114,2	100,0	1941,4	100,0
Benzocain	203,9	10,3	2800,7	7,6
Benzoylperoxid	1364,4	87,0	21178,1	84,9
Benzylpenicillin	102,0	100,0	2874,8	100,0
Beta-Acetyldigoxin	4586,7	28,1	48660,3	25,3
Betacaroten	66,1	4,5	4049,6	2,2
Betahistin	1521,5	73,6	47944,9	68,6
Betamethason	1527,8	29,5	48201,6	19,7
Beta-Sitosterin	1078,2	99,3	51606,8	98,5
Bezafibrat	1556,8	62,6	114754,9	47,9
Bibrocathol	261,3	17,6	2180,3	12,3
Biperiden	875,5	17,9	31627,0	9,6
Bisacodyl	255,1	36,6	1902,3	27,0
Bisoprolol	1300,3	3,1	80686,0	2,3
Bromazepam	2836,4	76,8	37360,4	74,0
Bromelaine	458,3	64,6	17814,3	59,4
Bromhexin	891,7	57,1	10183,4	43,0
Bromocriptin	426,2	25,8	33752,0	14,6
Bromperidol	105,7	51,8	8175,0	51,2
Budesonid	1787,4	6,1	195205,2	2,9
Bufexamac	1392,5	48,8	30227,1	36,9
Buflomedil	522,7	58,8	42979,2	55,1
Bupivacain	51,7	48,5	1770,9	44,2
Butamirat	97,4	0,0	1428,0	0,0

noch Tabelle 49.7: Anteile der Zweitanmelder an Verordnungen und Umsatz im gesamten Bundesgebiet 1994

Wirkstoff	Verordnungen		Umsatz	
	Gesamt (Tsd.)	Generikaanteil (%)	Gesamt (Tsd. DM)	Generikaanteil (%)
Butylscopolaminiumbromid	1352,2	7,3	18663,8	6,2
Calcitonin	336,8	100,0	35611,1	100,0
Calciumdobesilat	756,3	52,7	57324,7	35,3
Carbachol	182,5	44,2	2910,4	68,9
Carbamazepin	1943,8	52,6	142117,3	48,9
Carbimazol	652,6	98,6	10559,7	98,6
Carbocistein	268,9	31,3	4541,7	26,3
Carteolol	248,8	100,0	14649,2	100,0
Cefaclor	742,7	19,2	45646,2	15,0
Cefalexin	217,7	98,0	11307,9	97,1
Cephadroxil	366,9	66,6	18903,1	54,2
Cetylpyridiniumchlorid	614,8	1,3	4528,4	1,1
Chinidin	178,9	95,7	14165,2	98,7
Chinin	104,4	100,0	3715,9	100,0
Chloralhydrat	393,6	3,3	3487,2	5,1
Chloramphenicol	221,6	100,0	1038,9	100,0
Chlordiazepoxid	419,6	72,0	10936,4	63,7
Chlorhexidin	1589,0	32,7	16660,6	35,2
Chloroquin	63,0	1,6	2046,9	1,0
Chlorprothixen	709,1	96,1	11873,4	96,3
Chlortalidon	52,4	43,8	2096,6	35,7
Cholintheophyllinat	134,2	29,6	5516,5	33,5
Choriongonadotrophin	99,1	79,8	6201,5	80,4
Cimetidin	1911,4	88,6	147933,3	84,7
Cinnarizin	397,8	87,0	6389,2	85,6
Clenbuterol	365,3	0,0	12080,3	0,0
Clindamycin	804,2	14,6	58708,5	12,1
Clioquinol	80,3	100,0	610,4	100,0
Clobutinol	726,2	14,2	5890,8	12,4
Clofibrat	53,8	94,4	1631,9	88,7
Clomifen	118,1	73,8	4556,1	71,9
Clomipramin	478,3	100,0	21917,7	100,0
Clonazepam	241,2	13,1	6484,5	4,4
Clonidin	1449,6	60,5	50213,7	53,7
Clotrimazol	5038,1	87,7	63808,7	85,9
Codein	4112,1	92,3	51842,4	92,9
Colecalciferol	643,3	36,6	6395,5	32,9
Colestyramin	120,0	14,2	24274,9	8,7
Co-trimoxazol	5885,4	93,3	52010,8	92,5
Cromoglicinsäure	2875,8	80,9	88601,6	62,6
Crotamiton	51,5	75,6	1074,6	81,7
Cyanocobalamin	875,3	93,4	13741,1	94,3
Cyclandelat	404,8	0,0	34183,9	0,0
Dequaliniumchlorid	467,0	99,2	8143,2	99,8
Dexamethason	2147,7	93,5	44454,8	66,4
Dexpanthenol	5869,5	40,5	46201,0	39,1
Dextromethorphan	117,3	93,2	1141,5	92,4
Diazepam	1609,6	94,4	9792,7	94,5
Diclofenac	26547,1	69,0	372845,5	68,1
Diflucortolon	126,4	0,0	3089,5	0,0

noch Tabelle 49.7: Anteile der Zweitanmelder an Verordnungen und Umsatz im gesamten Bundesgebiet 1994

Wirkstoff	Verordnungen Gesamt (Tsd.)	Generika-anteil (%)	Umsatz Gesamt (Tsd. DM)	Generika-anteil (%)
Digitoxin	5160,8	51,2	62776,7	46,0
Digoxin	705,9	67,8	12282,5	68,0
Dihydralazin	566,9	74,5	32659,7	79,4
Dihydrocodein	3198,0	6,9	47269,5	30,7
Dihydroergocristin	151,6	86,1	6123,6	79,6
Dihydroergotamin	1858,0	79,7	58379,0	79,5
Dihydroergotoxin	1364,6	71,8	74514,4	71,7
Diisopropylamin	138,8	76,8	4107,0	80,6
Diltiazem	1823,6	37,6	135080,3	33,3
Dimenhydrinat	1820,6	14,5	22183,4	7,9
Dimeticon	473,7	88,5	8044,8	85,7
Diphenhydramin	271,7	100,0	2804,3	100,0
Dipivefrin	150,2	51,5	5863,3	51,0
Dipyridamol	145,8	57,8	3637,9	49,4
Disopyramid	127,3	93,9	12362,9	95,6
DL-alpha-Tocopherolacetat	451,8	97,3	23892,8	99,0
DL-Lysinmonoacetylsalicylat	203,3	36,6	5061,8	15,8
Doxepin	2327,1	14,1	71557,6	12,0
Doxycyclin	6416,6	99,1	81839,6	96,9
Doxylamin	148,1	53,4	1918,8	44,0
Epinephrin	66,1	100,0	2405,9	100,0
Ergotamin	126,7	100,0	3022,3	100,0
Erythromycin	4526,3	88,1	103615,3	85,2
Estradiol	4692,1	100,0	181755,1	100,0
Estriol	2157,0	55,0	35141,2	45,4
Ethacridin	263,4	32,0	4625,6	31,4
Ethinylestradiol	264,6	89,7	8852,6	98,0
Ethosuximid	96,0	81,0	5789,3	78,0
Etilefrin	1538,9	36,3	35533,7	42,0
Etofenamat	1398,3	13,0	23743,5	13,9
Fenofibrat	876,6	87,7	87301,8	87,5
Fenoterol	2692,8	11,9	91413,3	32,5
Fludrocortison	58,8	25,5	4152,9	31,1
Flunisolid	720,0	78,3	69513,7	94,2
Flunitrazepam	2564,5	22,5	33511,2	23,0
Fluocortinbutyl	246,6	100,0	4692,1	100,0
Fluocortolon	781,0	0,1	35594,8	0,1
Fluorometholon	200,6	12,6	2040,6	10,9
Fluphenazin	325,2	21,7	25776,0	16,0
Flupredniden	88,7	0,0	2069,2	0,0
Flurazepam	1209,7	48,0	18217,5	50,2
Flurbiprofen	173,9	95,9	5849,6	93,0
Folsäure	103,1	100,0	4666,0	100,0
Fosfomycin	52,3	100,0	1163,5	100,0
Framycetin	314,5	20,8	8043,8	19,9
Fructose	96,3	100,0	3385,3	100,0
Furosemid	6605,5	73,9	179803,6	61,4
Gentamicin	2385,7	29,2	25500,6	27,6
Ginkgo-biloba-Extrakt	7351,4	62,7	450733,0	62,6
Glibenclamid	8879,9	61,7	194390,9	53,4

noch Tabelle 49.7: Anteile der Zweitanmelder an Verordnungen und Umsatz im gesamten Bundesgebiet 1994

Wirkstoff	Verordnungen Gesamt (Tsd.)	Generika-anteil (%)	Umsatz Gesamt (Tsd. DM)	Generika-anteil (%)
Glibornurid	122,9	62,6	4752,4	59,6
Glucagon	66,8	100,0	1581,8	100,0
Glucose	1146,9	100,0	91723,4	100,0
Glycerol	530,6	87,6	9607,6	95,4
Glyceroltrinitrat	3356,1	21,5	88670,6	12,9
Gonadorelin	243,5	100,0	28264,9	100,0
Griseofulvin	80,0	86,4	6839,0	84,1
Guajazulen	73,0	50,4	760,4	47,6
Haloperidol	1184,8	50,6	43009,3	30,6
Harnstoff	1302,8	63,7	32345,8	62,1
Heparin	9451,7	92,8	280566,8	74,0
Hexamidin	79,6	100,0	1460,5	100,0
Hexetidin	753,5	46,2	7694,7	42,0
Hydrochlorothiazid	292,4	29,5	9255,1	27,2
Hydrocortison	1624,6	86,3	41258,1	95,3
Hydroxocobalamin	50,6	48,0	2106,6	76,1
Hydroxyethylsalicylat	3381,2	100,0	28300,8	99,9
Hydroxyzin	130,7	18,1	3113,5	15,7
Hymecromon	538,7	100,0	16010,4	100,0
Hypromellose	522,4	100,0	8926,2	100,0
Ibuprofen	6799,0	99,6	147921,7	99,3
Idoxuridin	98,1	100,0	2267,3	100,0
Imipramin	202,9	23,7	7116,8	14,7
Immunglobulin	54,1	100,0	11560,8	100,0
Indometacin	3090,4	91,1	53397,5	89,5
Insulin	2149,3	100,0	265719,4	100,0
Ipratropiumbromid	563,4	23,9	29344,4	59,8
Isoprenalin	101,6	100,0	1483,4	100,0
Isosorbiddinitrat	7491,9	44,8	266399,1	38,6
Isosorbidmononitrat	6321,4	72,4	417544,2	77,4
Isotretinoin	179,4	48,7	23161,2	10,0
Kallidinogenase	104,2	0,0	13788,2	0,0
Kanamycin	982,0	100,0	7407,3	100,0
Ketoprofen	278,2	53,5	13815,8	44,5
Ketotifen	623,4	58,2	25084,6	43,5
Lactulose	1819,5	49,4	55183,6	47,1
Leuprorelin	89,4	100,0	49616,3	100,0
Levomepromazin	721,0	15,8	20043,2	19,5
Levothyroxin-Natrium	8857,9	73,7	144386,2	73,1
Lidocain	337,6	79,5	4499,0	74,9
Liothyronin	92,0	100,0	3186,5	100,0
Lisurid	190,6	0,0	16421,0	0,0
Lithium	454,9	53,3	17518,0	46,5
Lonazolac	190,4	92,8	8401,2	93,1
Loperamid	3640,7	55,8	44234,2	51,3
Lorazepam	1399,9	21,1	26222,6	19,9
Lormetazepam	1835,0	15,9	34142,5	15,3
Magaldrat	2716,6	43,9	73742,8	34,9
Maprotilin	805,0	52,8	22609,8	49,0
Medazepam	750,2	100,0	19190,9	100,0

noch Tabelle 49.7: Anteile der Zweitanmelder an Verordnungen und Umsatz im gesamten Bundesgebiet 1994

Wirkstoff	Verordnungen Gesamt (Tsd.)	Verordnungen Generika-anteil (%)	Umsatz Gesamt (Tsd. DM)	Umsatz Generika-anteil (%)
Medroxyprogesteron	294,2	74,5	35153,8	72,9
Mepivacain	215,4	68,8	3379,5	67,3
Mesalazin	483,7	3,0	72236,3	2,2
Metamizol	5582,3	75,9	40600,6	67,3
Metformin	1355,8	18,8	57315,4	11,5
Methenamin	81,1	100,0	1759,5	100,0
Methotrexat	262,9	38,3	24749,6	37,2
Methyldopa	223,3	59,3	11174,4	58,4
Methylprednisolon	1087,0	20,4	73446,5	13,3
Metipranolol	330,4	100,0	9414,5	100,0
Metixen	346,6	0,0	17299,5	0,0
Metoclopramid	8701,0	73,0	74119,6	72,3
Metoprolol	4168,5	30,4	238500,1	20,8
Metronidazol	725,0	85,5	8898,0	79,9
Mianserin	262,9	100,0	16059,6	100,0
Miconazol	602,9	25,6	15196,2	21,6
Minocyclin	596,9	88,1	31859,8	84,3
Molsidomin	1935,8	34,1	119553,8	25,4
Morphin	752,0	88,0	48244,9	95,4
Naftidrofuryl	3620,2	21,5	168875,4	22,7
Nandrolon	90,8	36,7	3827,7	34,7
Naphazolin	1329,9	98,8	7907,9	98,3
Naproxen	447,9	45,2	21645,8	25,1
Natamycin	114,8	29,0	2607,4	23,9
Natrium-Picosulfat	183,4	3,3	2643,5	3,1
Neomycin	820,1	99,7	16589,2	97,7
Nicergolin	444,3	51,3	53374,5	31,7
Nifedipin	15081,3	83,4	652697,7	81,9
Nitrazepam	2710,7	93,1	16478,7	92,8
Nitrofurantoin	383,2	54,4	6261,6	59,2
Nitroxolin	200,1	100,0	8547,7	100,0
Norethisteron	1161,7	77,6	43226,8	91,2
Norfenefrin	758,0	11,6	26143,9	8,1
Norfloxacin	714,3	22,4	28436,3	6,4
Nystatin	2191,7	92,8	57244,6	94,3
Oxazepam	3431,4	40,8	32816,6	37,8
Oxymetazolin	819,9	3,7	5036,4	6,1
Oxytetracyclin	339,0	100,0	2961,6	100,0
Pankreatin	1959,6	94,2	122487,3	95,0
Paracetamol	11446,6	66,2	44062,8	62,9
Paroxetin	54,2	100,0	10198,7	100,0
Penicillamin	103,0	77,1	3226,8	43,9
Pentaerythrityltetranitrat	2519,5	97,8	120538,4	97,4
Pentoxifyllin	3302,8	57,5	184496,2	51,3
Pentoxyverin	1944,2	1,2	26358,4	0,9
Phenobarbital	438,5	93,5	2652,8	87,9
Phenoxymethylpenicillin	8518,7	81,3	144730,7	78,3
Phenprocoumon	1109,9	25,4	47140,0	19,5
Phenylbutazon	59,2	17,7	631,3	21,8
Phenylephrin	101,8	100,0	830,6	100,0

noch Tabelle 49.7: **Anteile der Zweitanmelder an Verordnungen und Umsatz im gesamten Bundesgebiet 1994**

Wirkstoff	Verordnungen		Umsatz	
	Gesamt (Tsd.)	Generika-anteil (%)	Gesamt (Tsd. DM)	Generika-anteil (%)
Phenytoin	811,1	71,0	13111,4	69,4
Phytomenadion	160,2	100,0	3359,0	100,0
Pilocarpin	1111,2	100,0	10122,3	100,0
Pindolol	262,6	29,5	12160,7	19,5
Piracetam	1902,8	69,1	103544,7	64,2
Pirenzepin	387,8	68,2	10698,3	65,4
Piroxicam	2770,0	79,1	93510,2	64,1
Pizotifen	71,9	53,1	1838,5	59,6
Polyvidon-Iod	3580,0	44,6	57326,5	40,1
Prazosin	549,5	79,2	31202,1	75,2
Prednisolon	4043,0	65,4	69568,4	70,4
Prednison	1007,5	22,7	25269,4	21,2
Pridinol	285,6	5,5	6736,7	9,4
Primidon	378,2	44,4	15483,0	40,5
Procain	112,8	75,6	1715,8	76,5
Promethazin	1737,0	43,7	31749,1	45,5
Propafenon	998,6	1,8	110258,8	1,5
Propicillin	485,3	0,0	18152,2	0,0
Propranolol	2606,8	78,4	74593,5	77,7
Propyphenazon	199,8	100,0	1256,0	100,0
Proscillaridin	86,8	0,0	1962,3	0,0
Protirelin	93,5	88,2	2611,6	75,3
Pyridilmethanol	87,6	78,8	2080,6	49,5
Pyridostigminbromid	103,8	31,8	3572,2	12,3
Pyridoxin	107,6	93,5	1369,7	87,3
Pyritinol	69,2	0,0	6430,7	0,0
Ranitidin	2189,2	2,9	409387,8	2,6
Retinol	1063,6	100,0	12932,2	100,0
Rifampicin	61,3	43,0	14790,4	43,0
Salbutamol	3957,4	42,9	129303,2	44,4
Salicylsäure	327,0	100,0	2855,8	100,0
Scopolamin	58,0	100,0	390,4	100,0
Selendisulfid	106,2	50,3	1726,9	48,0
Simethicon	3160,7	45,6	66928,9	49,8
Sotalol	1706,7	44,6	132645,9	30,6
Spiramycin	66,2	84,6	3842,1	78,0
Spironolacton	810,0	64,7	45630,0	68,4
Sucralfat	295,3	13,4	12502,8	14,0
Sulfasalazin	525,3	10,3	52710,9	12,1
Sulpirid	1054,7	50,7	60798,7	54,3
Tamoxifen	461,5	80,5	103449,6	80,1
Temazepam	1412,2	14,3	23480,3	11,9
Terbutalin	1354,2	49,4	44980,1	54,5
Terfenadin	1412,1	50,3	45033,7	40,4
Testosteron	161,6	39,4	10733,4	47,5
Tetracyclin	350,4	92,9	6817,7	95,7
Tetrazepam	1617,1	5,4	79377,1	3,3
Tetryzolin	686,8	22,4	4914,5	24,0
Theophyllin	6462,4	89,5	307001,8	87,8
Thiamazol	469,9	56,4	7670,9	49,7

noch **Tabelle 49.7: Anteile der Zweitanmelder an Verordnungen und Umsatz im gesamten Bundesgebiet 1994**

Wirkstoff	Verordnungen Gesamt (Tsd.)	Generika-anteil (%)	Umsatz Gesamt (Tsd. DM)	Generika-anteil (%)
Thiaminchloridhydrochlorid	50,6	100,0	1315,2	100,0
Thioridazin	652,0	9,2	24979,6	8,7
Tiaprofensäure	212,1	0,0	10244,0	0,0
Timolol	1656,5	100,0	43309,9	100,0
Tinidazol	166,4	6,5	4135,1	6,2
Tobramycin	88,5	90,2	1857,8	50,7
Tolbutamid	127,7	78,3	4387,4	69,1
Tolnaftat	146,0	34,8	3210,4	20,0
Tolperison	122,4	0,0	3324,4	0,0
Tramadol	3636,8	13,0	165766,1	7,1
Tramazolin	763,0	89,3	5107,1	88,7
Tranexamsäure	50,9	81,4	2301,3	87,0
Tretinoin	154,8	0,0	2688,5	0,0
Triamcinolon	1634,1	95,3	42369,1	92,3
Triamteren + Hydrochlorothiazid	5286,5	69,3	101367,6	66,6
Trimethoprim	116,1	98,3	1500,1	97,2
Trimipramin	1018,5	100,0	47815,2	100,0
Trospiumchlorid	854,2	50,4	42626,9	52,9
Troxerutin	1883,6	33,1	127997,6	15,2
Tryptophan	731,6	100,0	19009,1	100,0
Ursodeoxycholsäure	107,8	100,0	16530,5	100,0
Valproinsäure	816,0	70,7	49643,5	70,0
Verapamil	7345,4	61,0	245509,5	48,9
Vincamin	127,6	83,2	10831,8	73,4
Xantinolnicotinat	370,4	8,9	14444,7	10,0
Xylometazolin	13904,0	80,9	62494,0	80,0
Yohimbin	68,8	0,0	2647,5	0,0
Zuclopenthixol	144,9	1,5	8385,7	1,7
Alle 328 Wirkstoffe	506434,0	65,4	15021720,4	57,4
Alle generikafähigen Wirkstoffe	508342,8	65,3	15188282,4	57,3
Gesamtmarkt GKV-Rezepte	915440,1	36,3	30865082,2	28,2

Register

Die Zahlen, denen ein R vorangestellt ist, geben den Verordnungsrang des betreffenden Präparates an. Damit besteht eine schnelle Zugriffsmöglichkeit zu den wichtigsten Verordnungsdaten über die *Tabelle 49.6* (S. 533 ff), in der die Präparate nach ihrer Verordnungshäufigkeit sortiert abgedruckt sind.

Alle übrigen Zahlen beziehen sich auf die Seiten des Arzneiverordnungs-Reports '95.

A

Aarane 153, 158, 536, R179
ABC Wärmepflaster N 116, 125, 556, R1199
Acarbose 7, 9, 75 ff
ACC Hexal 129, 137, 533, R5
Accupro 7, 19, 22, 483 f, 539, R349
Accuzide 19, 22, 545, R640
ACE-Hemmer 3 f, 10 f, 18 ff, 86, 88, 94 f, 179, 260, 262, 265, 460, 474, 478, 482 f, 490, 492, 502, 510, 518, 527, 531
Acebutolol 90, 92, 150, 573
Aceclidin 349
Acemetacin 120, 573
Acemuc 129, 137, 541, R406
Acenorm 19, 22, 24, 483, 546, R665
Acerbon 7, 19, 22, 482 ff, 536, R160
Acercomp 19, 22, 547, R718
Acesal 30 f, 38, 40, 544, 565, R1610
Acesal-Calcium 30, 40, 544, R585
Acetazolamid 349, 351, 573
Acetylcystein 12, 130 f, 136 ff, 144 f, 383, 447, 546, 553, 560, 573
Acetylcystein Heumann 130, 138, 553, R1006
Acetylcystein Stada 130, 138, 553, R1036

Acetylcystein von ct 131, 137, 560, R1357
Acetylcystein-ratiopharm 130, 137, 546, R692
Acetylsalicylsäure 12, 29, 32 ff, 36 ff, 121, 214, 332, 445, 447, 573
Acetyst 130, 137, 547, R711
Acic Hexal Creme 182, 190, 559, R1329
Aciclovir 70 f, 182, 189 f, 192, 340, 344, 557, 573
Aciclovir-ratiopharm Creme 182, 190, 557, R1216
Acidophilus 232, 235, 302 f
Acifugan 225 f, 569, R1844
Acimethin 411, 415 f, 553, R1026
Acipimox 6
Aconitum 122, 256
Actihaemyl Creme etc. R1405
Actihaemyl-Augengel 339, 354, 572, R1984
Actovegin Augengel 338, 354, 561, R1416
Adalat 167, 170 f, 533, R31
Adelphan-Esidrix 87, 90 f, 568, R1761
Adenosin 5
Adenylocrat F 261, 263, 558, R1292
Adoniskrautextrakt 263, 425
Adrekar 5
Adsorbentien 302, 304
Adstringentien 239, 340 f

Adumbran 361, 365, 534, R52
Advantan 5, 9, 485
Adversuten 87, 92, 553, R1047
Aequamen R170
Aerobin 153, 160, 548, R794
Aerodur 153, 157, 548, R789
Aescin 122, 424, 426 ff, 573
Aesculin 423, 425
Aescusan 20 422, 424 f, 537, R240
Afonilum 153, 160, 537, R248
Agarol R1670
Agiolax R1718
Agit depot 98, 100 f, 570, R1891
Agit plus 98, 100, 572, R1959
Agnolyt 229, 233 f, 549, R843
Agnucaston 229, 233 f, 558, R1287
Agnus castus 233 ff
Agopton 8, 292, 297, 485, 544, R569
AH3 N 43 f, 564, R1586
AHP 200 115, 122 f, 543, R503
Akatinol Memantine 333 f, 551, R913
Akineton 357 ff, 538, R261
Aknefug simplex 182, 194, 197, 553, R1015
Aknefug-Emulsion N 183, 196 f, 566, R1660
Aknefug-oxid Gel 182, 194 f, 562, R1480
Aknemittel 191, 194 ff
Aknemycin Emulsion 183, 196, 566, R1700
Aknemycin Lösung/2000 Salbe 181, 194, 546, R663
Akneroxid 182, 194 f, 561, R1440
Aknichthol N 182, 196 f, 560, R1394
Aknin-Winthrop Salbe 183, 196, 569, R1810
Albuterol 164
Alclometason 6
Aldactone Drag./Kaps. 26 f, 548, R764

Aldosteron-Antagonisten 25 ff, 492, 502, 517, 526, 531
Alfason Creme etc. 181, 185, 543, R516
Algesal 117, 125, 564, R1568
Algesalona E 116, 124, 556, R1155
Alginsäure 296
Alimemazin 573
Alimix 7, 293, 298, 484, 559, R1321
Allantoin 201 f, 238 f, 427
Allergocrom Augentropfen 338, 348, 559, R1338
Allergodil 8, 43 f, 485, 560, R1400
Allergopos N 338, 345 f, 565, R1636
Allergospasmin-Aerosol 153, 158, 536, R200
Allgemeinmediziner 499 f, 504 f
Allo. comp.-ratiopharm 225 f, 570, R1851
Allomaron 225 f, 562, R1458
Allopurinol 24, 225 ff, 534, 548, 555, 565, 569, 573
Allopurinol 300 Stada 225 f, 565, R1645
Allopurinol AL 225 f, 555, R1105
Allopurinol Heumann 225 f, 548, R793
Allopurinol Siegfried 225 f, 569, R1837
Allopurinol-ratiopharm 225 f, 534, R58
Allvoran 115, 119, 536, R156
Allylsenföl 270
almag von ct Suspension 293, 296, 554, R1093
Almasilat 295 f
Aloeextrakt 278 f
Alpha-Depressan 87, 92, 94, 572, R1954
alpha-Liponsäure 122, 436, 573
Alpha-Rezeptorenblocker 92 ff, 414, 416

Alpha-Tocopherol 223, 383, 434, 575
Alpha-Tocopherolacetat 223, 383, 575
Alpicort-F Neu 182, 188, 554, R1069
Alpicort-N 182, 188f, 557, R1223
Alprazolam 365
alte Bundesländer 94, 394, 441ff, 448, 451ff, 459, 461ff
Alter 21, 64, 66, 68, 77, 80, 84, 86, 91, 94f, 104, 111, 135, 158, 163, 173, 201, 203, 224, 230, 233, 259, 264f, 306, 308, 334, 344, 373f, 403, 433, 435, 444, 460ff, 472, 479, 488ff, 495ff
Altmarkt 526
Altramet 293, 297, 565, R1623
Aluminiumhydroxid 295f, 303
Aluminiumoxid 194
Aluminiumphosphat 295
Alupent Tabl./Amp. 153, 157, 564, R1562
Amagesan 59, 63, 566, R1697
Amantadin 334, 356, 358, 573
Amantadinsulfat 358
Ambacamp 59, 63, 572, R1962
Ambene <NEU> 116, 120, 550, R876
Ambril 129, 137, 542, R485
Ambrodoxy Hexal 129, 141, 545, R630
Ambrohexal 129, 137, 537, R207
Ambroloes 130, 137, 548, R767
Ambroxol 12, 129ff, 136f, 139, 141, 144f, 158ff, 447, 533, 545, 558, 563, 568, 573
Ambroxol AL 131, 137, 568, R1756
Ambroxol comp.-ratiopharm 130, 141, 558, R1283
Ambroxol Heumann 130, 137, 545, R635
Ambroxol von ct 131, 137, 563, R1528

Ambroxol-ratiopharm 129, 137, 533, R48
Amciderm 6, 182, 185, 552, R980
Amcinonid 6, 185
Amdox Puren 131, 141, 566, R1693
Amiloretik 207, 211, 571, R1917
Amilorid 26f, 207, 210ff, 561, 573
Amilorid comp.-ratiopharm 207, 210, 561, R1438
Amineurin 361, 368, 546, R669
Aminoglykoside 60, 191, 341
Aminopenicilline 63f, 412, 459
Aminophyllin OPW 153, 160, 540, R352
Aminoquinurid 73, 328
Aminosäure 49, 300, 416
Amiodaron 52f, 55
Amitriptylin 362, 368f, 439, 552, 573
Amitriptylin-neuraxpharm 362, 368, 552, R979
Amitriptylinoxid 368
Amlodipin 5, 9, 166, 168f, 172
Ammoniumbituminosulfonat 573
Amorolfin 8, 109f
amoxi von ct 58, 63, 550, R852
Amoxi-Tablinen 59, 63, 551, R931
Amoxi-Wolff 58, 63, 540, R383
Amoxicillin 58ff, 63f, 291, 536, 555, 571, 573
Amoxicillin Heumann 59, 63, 555, R1124
Amoxicillin Stada 59, 63, 571, R1909
Amoxicillin-ratiopharm 58, 63, 536, R169
Amoxihexal 58, 63, 543, R535
Amoxillat 59, 63, 554, R1073
Amoxy-Diolan 59, 63, 564, R1600
Amoxypen 58, 63, 536, R171
Ampho-Moronal L-Tabl./Susp. 323, 326, 548, R761
Amphotericin B 103, 325f
Ampicillin 59, 63f, 563, 573

Ampicillin-ratiopharm 59, 63f, 563, R1524
Amuno/Retard 116, 119, 549, R834
Anabolika 14, 396f
Anaesthesin Creme etc. 182, 193, 557, R1227
Anaesthesulf P 181, 189f, 541, R448
Anafranil 361, 368, 543, R522
Analgetika 3f, 12, 29ff, 88, 121, 128, 179, 276, 305, 309f, 332, 388, 443, 445, 450, 456f, 459, 464, 489, 492, 502, 510, 517, 526, 531
Analgin 30, 38, 533, R15
Analogpräparate 5, 9, 189, 473
Anco 115, 119, 542, R463
Andante 5
Androcur 398, 400f, 552, R973
Androgene 396f, 399ff, 404f, 408
Angionorm 98, 100f, 566, R1665
Aniflazym 6, 118, 122, 555, R1101
Anionenaustauscher 285f
Anisöl 144, 330
Antacida 14, 294ff, 447
Antagonil 7, 167, 172, 484, 548, R795
Antares 362, 375, 550, R868
Antazolin 345
Anthelmintika 517, 526, 531
Antiallergika 4, 10f, 14, 42f, 45f, 158, 162, 348, 380ff, 384, 443, 448, 450, 452, 460, 474, 477, 492, 502, 510, 517, 526, 531
Antianämika 10, 14, 47f, 50, 438, 443, 474f, 477, 492, 502, 517, 526, 531
Antiandrogene 396f, 399, 401, 408
Antiarrhythmika 4f, 14, 52ff, 148, 168, 173, 443, 492, 502, 517, 526, 531
Antiasthmatika 3f, 10, 152ff, 443, 450, 456f, 477, 492, 495, 502, 510, 518, 527, 531

Antibiotika 3f, 10f, 57ff, 64ff, 70f, 103, 109, 112, 140, 181, 185ff, 189ff, 194, 197, 203, 205, 230, 235, 258, 276, 289, 304, 322, 327, 340ff, 346f, 387f, 412f, 416, 420, 435, 443, 446ff, 450, 452f, 456f, 459f, 462, 474, 477f, 492, 495, 502, 510, 517, 526, 531, 552
Anticholinergika 155, 157f, 161f, 356ff, 415
Antidepressiva 80, 360, 363f, 366ff, 372, 377
Antidiabetika 2ff, 9ff, 72ff, 443, 446, 448, 450, 452f, 456f, 460, 466, 474, 477, 490, 492, 495, 497, 502, 510, 517, 526, 531
Antidiarrhoika 14, 290, 302ff, 445
Antidota 416, 431, 435
Antiemetika 4, 14, 443, 450, 492, 502, 510, 517, 526, 531
Antiepileptika 3f, 10, 79ff, 443, 450, 477, 492, 502, 510, 517, 526, 531
Antifibrillantien 52
Antifungol Creme etc. 106, 109, 552, R986
Antifungol vaginal 229, 231, 546, R664
Antihistaminika 5, 42ff, 134, 222, 309, 346, 367, 370, 380, 382, 386
Antihyperkinetika 4, 492, 502, 522, 529, 532
Antihypertensiva 23f, 84, 86, 88, 91, 93, 95, 166, 446, 453
Antihypertonika 3ff, 10f, 84, 87f, 91, 94, 148, 208, 443, 448, 450, 452, 456f, 460, 477f, 492, 502, 510, 518, 526, 531
Antihypotonika 4, 97ff, 443, 450, 492, 502, 510, 518, 526, 531
Antiinfektiva 140f, 187, 189f, 228, 230f, 336, 340, 342f, 410, 413

Antikataraktika 336f, 339, 353f, 544
Antikataraktikum N 337, 354, 544, R567
Antikoagulantia 435, 492, 502, 518, 526, 531
Antimykotika 3ff, 10, 103ff, 189, 230, 322, 325f, 443, 448, 450, 452, 456f, 460, 477, 492, 502, 510, 518, 526, 531
Antiöstrogene 396f, 402f, 405
Antiparasitäre Mittel 518, 526, 531
Antiphlogistika 4, 14, 29, 41, 114ff, 126, 193, 225, 294, 326, 347, 443, 445, 450, 492, 502, 510, 518, 526, 531
Antipruriginosa 193
Antirheumatika 3f, 29, 88, 114ff, 126, 128, 443, 450, 456f, 459, 464, 492, 502, 510, 517, 526, 531
Antiseptika 187f, 191, 197, 205, 239, 323, 325ff, 329, 344f, 413, 492, 502, 519, 527, 531, 555
Antistax 422f, 425, 570, R1899
Antisympathotonika 88, 94f
Antitussiva 3f, 14, 34, 128ff, 142, 145, 179, 443, 445, 450, 456f, 492, 495, 502, 510, 518, 527, 531
Antivarikosa 444, 450, 456f, 523, 529
Antivertiginosa 4, 222, 443, 450, 492, 502, 510, 517, 526, 531
Antra 7, 9, 292, 297, 534, R61
Anusol 237ff, 564, R1563
Apfelpektin 302
Aponal 361, 368f, 535, R110
Aprical 167, 171, 546, R680
Aprobarbital 246
Apsomol Dosieraerosol 153, 157, 546, R675
Aquaphor 207ff, 539, R314
Aquapred Augentropfen 337, 342, 550, R867

Aquaretic 207, 210, 553, R1029
Aranea diadema 256
Arbid N 379, 385, 560, R1391
Arcasin 58, 62, 539, R346
Arelix 19, 21, 23, 207, 209, 211, 535, 556, R130
Arelix ACE 19, 21, 23, 556, R1172
Argentum nitr. 383
Argun 116, 120, 558, R1296
Arilin 71, 229, 231, 545, R641
Aristochol Konzentrat Gran. R1129
Aristochol Konzentrat Kaps. 276, 278, 565, R1627
Aristochol N Tropfen 276ff, 568, R1771
Arlevert R422
Arnica 122, 422, 427, 565
Arnica Kneipp Salbe 422, 427, 565, R1642
Arnikablütenextrakt 418
Arnikaöl 427
Aromatasehemmer 5
Artelac 337, 352, 541, R427
Arteoptic 338, 349, 555, R1148
Arteriosklerose 214, 234, 281f, 320, 435
Arthaxan 6, 484
arthrex 115, 119, 124, 536, 542, R490
arthrex Cellugel 115, 124, 536, R158
Arubendol-Spray 153, 157, 557, R1234
Arutimol 337, 349, 552, R957
Arzneimittelbudget 1, 20, 60, 128, 133, 148, 169, 223, 248, 353, 374, 382, 441f, 444, 451, 453ff, 469, 486
Arzneimittelfestbeträge siehe Festbeträge
Arzneimittelmarkt 1, 10f, 13, 441f, 454f, 462f, 465, 496, 506, 514
Arzneimittelzulassung 471

Arzneimittelzuzahlung siehe Zuzahlungen
Arzneitherapie 1, 34, 79, 84, 148, 178, 223, 236, 281, 356, 416, 419, 499, 505
Arztgruppen 479, 498 ff, 504 f
Asasantin R938
Asche Basis-Creme/Salbe 182, 200, 554, R1094
Ascorbat 49, 328
Ascorbinsäure 315, 425, 573
Asgoviscum N 261, 263, 567, R1745
Aspecton 130, 142, 546, 552, R966
Aspecton N 130, 142, 546, R699
Aspirin 30, 36, 38, 535, R135
Aspisol 30, 38, 562, R1466
ASS 100 Lichtenstein 30, 38, 560, R1356
ASS 500 Stada 30, 38, 560, R1388
ASS von ct 30, 38, 548, R779
ASS-ratiopharm 30, 38, 533, R41
Astemizol 6, 42, 44, 107
Atarax 362, 366 f, 566, R1652
Atehexal 147, 150, 547, R709
Atenolol 89 f, 92, 147 ff, 541, 564, 573
Atenolol-Heumann 147, 150, 564, R1572
Atenolol-ratiopharm 147, 150, 541, R417
Atenos 6
Atosil 361, 370 f, 536, R178
Atovaquon 5
Atropin 33, 161, 330, 414 f, 573
Atropin. sulf. 330
Atropinsulfat 414
Atrovent 153, 162, 543, R501
Augenärzte 339, 499 ff, 504
Augenmittel 490
Augentonikum Stulln 339, 354, 569, R1838
Augmentan 58, 63 f, 543, R543

Aureomycin Salbe 182, 189 ff, 560, R1373
Aurorix 8, 362, 368, 370, 552, R998
Aurum colloid. 223
Ausgrenzung von Arzneimitteln 12, 445, 453, 464
Autoimmunreaktionen 255
Avamigran N 306 f, 551, R940
Azathioprin 255
Azelainsäure 8, 194, 196
Azelastin 8, 44, 46
Azidamfenicol 340, 573
Azithromycin 8, 67
Azosemid 6, 211
Azubronchin 129, 137, 535, R113
Azucimet 293, 297, 555, R1106
Azudoxat 58, 65, 130, 141, 538, 553, R264
Azudoxat comp. 130, 141, 553, R1035
Azufibrat 284 f, 559, R1320
Azuglucon 74, 76, 561, R1408
Azulfidine 292, 301, 542, R462
Azulon Kamillen-Puder etc. 183, 200, 570, R1863
Azumetop 147, 150, 559, R1330
Azupamil 167, 171, 548, R757
Azupentat 217, 219, 564, R1599
Azuprostat M 411, 417, 537, R245
Azur compositum 30, 33, 544, R582
Azutrimazol Creme 106, 109, 556, R1187

B

B-Insulin S.C.Berlin-Ch. 74 f, 560, R1386
B-Vitamine 437 f
B12-Steigerwald 432, 436 f, 557, R1230
Babix-Inhalat 130, 143, 548, R781

Babix-Inhalat N 130, 143, 548, R787
Bacampicillin 63f, 573
Bacitracin 70, 190f, 341f, 344
Baclofen 332ff, 566, 573
Baclofen-ratiopharm 333f, 566, R1676
Bactoreduct 60, 69, 539, R336
Bactrim Roche 60, 69, 564, R1551
Bagatellarzneimittel 324, 327
Baldrian-Dispert 243, 249, 555, R1141
Baldriantinktur 269
Baldrianwurzelextrakt 249f, 263, 375, 418
Balkis Kaps./Saft 379, 385, 567, R1717
Balkis Nasentropfen etc. 379, 381, 568, R1777
Balneotherapeutika 443, 450, 492, 502, 518, 527, 531
Balneum Hermal R902
Balneum Hermal F R546
Balneum Hermal Plus R1010
Bambec 8, 153, 157, 485, 551, R941
Bambuterol 8, 157
Bamipin 43, 45, 556, 573
Bamipin-ratiopharm 43, 45, 556, R1177
Baptisia 256
Baralgin M 31, 38, 565, R1605
Barazan 58, 70, 540, R382
Barbexaclon 82
Barbiturate 14, 80ff, 242, 246ff, 250f
Bas. Bismutgallat 239
Basal-H-Insulin Hoechst 74f, 549, R824
Basisches Bismutnitrat 296
Basodexan 181, 200, 542, R460
Batrafen 106, 109ff, 535, R125
Baycillin 58, 62, 541, R446
Baycuten N 106, 111, 537, R209

Baymycard 7, 167, 172, 484, 542, R459
Bayotensin 6, 167, 172, 536, R192
Bazoton uno 411, 417, 539, R329
Beclomet Orion 153, 162, 545, R610
Beclomet-Nasal Orion 379, 381, 384, 560, R1374
Beclometason 162ff, 381, 384, 573
Becloturmant 154, 162, 569, R1836
Beconase 379, 381, 566, R1675
Beinwellwurzelextrakt 124
Belastung 84, 236, 241, 265, 462f
Belladonna 122, 249, 256
Bellis perennis 122
Belnif 167, 172, 550, R891
Beloc 87, 89, 147, 149f, 533, 541, R23
Beloc comp 87, 89, 541, R428
Bemetizid 211f
ben-u-ron 30, 36, 38, 533, R8
Benadryl Infant N 130, 138, 140, 554, R1068
Benazepril 8, 19, 21ff, 483
Bencyclan 220
Bendigon N 87, 90, 563, R1520
Benfofen 116, 119, 556, R1180
Benfotiamin 436f
Benperidol 371, 573
Benserazid 357f
Benzaknen 182, 194, 556, R1176
Benzalkoniumchlorid 188, 327f, 331
Benzathin 62
Benzbromaron 226f, 573
Benzocain 193, 327f, 573
Benzodiazepinagonisten 242, 244f, 460
Benzodiazepine 80, 82f, 242, 244ff, 248, 250ff, 332f, 360, 365ff, 372, 376f, 445, 460
Benzoylperoxid 194ff, 573
Benzydamin 326
Benzyl-DL-mandelat 250

Benzylnicotinat 124, 234
Benzylpenicillin 62, 573
Bepanthen Augen-/Nasensalbe 337, 354f, 534, R78
Bepanthen Lösung R909
Bepanthen Salbe R124
Bepanthen Tabletten 323, 326f, 545, R647
Berberil 337f, 345, 552, 566, R994
Berberil N 338, 345, 566, R1662
Berberin 345
Beriglobin R1538
Berlicetin Augentropfen 339f, 569, R1818
Berlicetin-Ohrentropfen 380, 387f, 570, R1897
Berlicort 176f, 570, R1895
Berlocid 60, 69, 555, R1118
Berlocombin 60, 69, 541, R433
Berniter 182, 193, 558, R1289
Berodual 153, 157f, 533, R25
Berotec Aerosol 153, 157, 533, R42
beta-1-selektiv 89, 150
Beta-Acetyldigoxin 261f, 544, 573
Beta-Acetyldigoxin-ratiopharm 261f, 544, R584
Beta-Rezeptorenblocker 3, 10, 24, 52, 55, 86, 88ff, 95, 98, 146ff, 168f, 173, 266, 269f, 308, 349ff, 460, 474, 478, 482, 490, 510, 531
Beta-Sitosterin 285, 287, 416f, 573
Beta-Sympathomimetika 52, 155ff, 161
Beta-Tablinen 147, 150, 568, R1779
Betacaroten 573
Betadermic 182, 188f, 559, R1310
Betahistin 573
Betaisodona Lsg.etc. R464
Betaisodona Mundantiseptikum 323, 325f, 555, R1131
Betaisodona Salbe etc. R145

Betaisodona Vaginal 229, 231, 558, R1299
Betamann 337, 349, 546, R662
Betamethason 111, 177f, 184ff, 188, 202, 573
Betasemid 87, 89, 91, 555, R1119
Betasympathomimetika 52, 155ff, 161
Betaxolol 150, 349, 468
Betnesol-V Creme etc. 181, 185, 539, R345
Betoptima 338, 349, 468, 562, R1490
Beza-Lande 284f, 567, R1712
Bezacur 284f, 572, R1955
Bezafibrat 284f, 544, 573
Bezafibrat-ratiopharm 284f, 544, R583
Bibrocathol 340f, 573
Biciron 338, 345, 556, R1175
Bidocef 59, 63f, 563, R1512
Bifidobacterium longum 303
Bifiteral 273f, 536, R193
Bifonazol 109ff
Biguanide 74ff
Bikalm 7, 243, 245f, 538, R256
Biofanal Drag. 106f, 566, R1685
Biofanal Vaginal 229ff, 567, R1744
Bioflavonoide 428
Biomagnesin 312, 319, 546, R655
Bioplant-Kamillenfluid 183, 202, 572, R1996
Biotin 436
Biotuss N Hustensaft f. Kdr. 131, 142, 569, R1850
Biperiden 357f, 566, 573
Biperiden-neuraxpharm 357f, 566, R1653
Birkenblätterextrakt 418f
Bisacodyl 277, 573
Bisolvon 129, 137, 139, 544, 566, R571
Bisolvon-Gribletten R1669
Bisolvonat 129, 141, 545, R628
Bisoprolol 6, 150, 468, 482, 573

Blemaren 411, 415f, 567, R1722
Blephamide Augensalbe/Tr. 338, 343, 553, R1049
Blocotenol 147, 150, 545, R644
Blutegelextrakt 429
Blutegelwirkstoff 238f
Bornaprin 358
Borocarpin 338, 349f, 554, R1092
Branhamella catarrhalis 257
Brasivil Paste 183, 194, 567, R1748
Braunovidon Salbe R1268
Brelomax 6
Brennesseltinktur 417
Brennesselwurzelextrakt 417, 419
Bresben 87, 92f, 568, R1758
Brexidol 116, 120, 560, R1395
Bricanyl Aerosol 153, 157, 559, R1306
Bricanyl/Duriles 153, 157, 540, R400
Briserin 87, 90f, 534, 564, R90
Briserin N 87, 90f, 564, R1569
Bromazanil 361, 365, 539, R319
Bromazep 363, 365, 568, R1794
Bromazepam 365, 367, 573
Bromelain 118, 122, 547, R737
Bromelaine 122f, 573
Bromhexin 129ff, 136f, 139, 141f, 535, 555, 564, 568, 573
Bromhexin 12 130, 137, 139, 555, R1133
Bromhexin Berlin-Chemie 131, 137, 139, 568, R1799
Bromhexin Meuselbach 131, 137, 139, 564, R1574
Bromhexin-8-Tropfen N 129, 142, 535, R120
Bromocriptin 358, 573
Bromperidol 573
Bromuc 129, 137, 535, R131
Bronchicum Codein Tropfen N 129, 135, 538, R295
Bronchicum Elixir N 129, 142, 544, R592

Bronchicum forte 131, 142, 562, R1457
Bronchicum Tropfen N 129, 142, 536, R185
Bronchipret Saft/Tr. 130, 142, 551, R905
Broncho Spray 153, 157, 538, R276
Broncho-Euphyllin retard 154, 160, 571, R1912
Broncho-Vaxom 254, 257f, 555, R1126
Bronchodurat-N-Salbe 131, 143, 563, R1544
Bronchoforton Kapseln 130, 142, 552, R965
Bronchoforton N Salbe 129, 143, 539, R320
Bronchoforton Saft/Tropf. 130, 138, 553, R1046
Broncholytika 3f, 10, 152ff, 157, 162, 443, 450, 456f, 477, 492, 495, 502, 510, 518, 527, 531
Bronchopront 130, 137, 557, R1241
Bronchoretard 153, 159f, 534, R68
Brotizolam 6, 245
Bryonia 256
BS-ratiopharm R1995
Buclizin 308
Budesonid 162f, 165, 381, 384, 573
Budget siehe Arzneimittelbudget
Bufedil 217, 219, 222, 553, R1016
Bufexamac 183, 193, 195, 564, 573
Bufexamac-ratiopharm 183, 193, 564, R1584
Buflomedil 215, 219, 222, 573
Bunazosin 5
Bundesgesundheitsamt 5, 37, 39f, 71, 123, 127, 139, 144, 197, 201, 203, 220ff, 244, 265, 325, 327, 329, 331, 424, 428ff
Bupivacain 573

Buprenorphin 32
Buscopan R132
Buscopan plus R119
Butamirat 133, 573
Butandiol 387
Butinolin 296
Butizid 90
Butylscopolaminiumbromid 574
Butyrophenone 371, 373
BVK Roche N/A 432, 436, 550, R883

C

Ca-Antagonisten 3, 5, 9f, 52, 88, 92f, 95, 166ff, 179, 222, 266, 269f, 308, 460, 474, 478, 490, 510, 531
Cafergot N 306f, 309, 554, R1077
Calc. sulfuric. 385
Calc.Carbonic.Hahn. 257
Calci R1497
Calcipotriol 8, 201f
Calcitonin 574
Calcitriol 202, 434f, 468
Calcium carbonic. 249
Calcium Dago 312, 314, 562, R1469
Calcium phosphoricum 256
Calcium Sandoz Brausetabl. 312, 314, 533, R49
Calciumcarbonat 40, 295f, 313f
Calciumchlorid 354
Calciumcitrat 315, 319
Calciumdobesilat 219, 222, 425f, 430, 574
Calciumgluconat 314f
Calciumlactat 44, 314
Calciumlactogluconat 314
Calciumpantothenat 354, 436
Calciumphosphat 313f
Calciumpräparate 311, 313f
Calciumsalze 195, 313ff
Calendula 122

Campher 140, 143f, 202, 263, 346, 418, 429
Campherbaumöl 143, 418
Campheröl 144
Camphoderm 117, 125, 562, R1491
Candio-Hermal Creme etc. 106, 109, 545, R616
Candio-Hermal Drag./Susp. 106f, 558, R1298
Candio-Hermal E comp.N 106, 111, 572, R1972
Canephron N 411, 418, 562, R1463
Canesten Creme etc. 106, 109f, 543, R507
Canesten Vaginal 229, 231, 554, R1095
Canifug Creme/Lösung 106, 109, 543, R542
Canifug Vaginalcreme 229, 231, 547, R707
Capozide 19, 22, 536, R190
Captin 30, 38, 549, R814
Capto-Isis 19, 22, 24, 482f, 559, R1334
Captopril 19ff, 482f
Capval 130, 133f, 547, R743
Carbachol 574
Carbamazepin 79f, 82, 370, 376, 574
Carbidopa 357f
Carbimazol 391, 393f, 542, 574
Carbimazol Henning 391, 393f, 542, R467
Carbinoxamin 134f, 385
Carbo vegetabilis 385
Carboanhydrasehemmer 349f
Carbocistein 136, 138f, 574
Carbomer 352
Cardio-Longoral 261, 263, 568, R1786
Cardiospermum 202f, 385
Cardular 7, 87, 92, 94, 541, R415

Carito mono 411, 418, 420, 568, R1768
Carminativa 14, 297, 299
Carminativum-Hetterich N 292, 299, 550, R890
Carnigen Mono 98 ff, 536, R172
Carteolol 150, 349, 574
Cartilago suis 122
Carvedilol 8, 92 f
CAST-Studie 54
Catapresan 87, 94, 540, R366
Caulophyllum thal. 234
Cavinton 363, 374, 570, R1885
Cedur 283 ff, 540, R357
Cefaclor 63 f, 141, 574
Cefadroxil 63 f, 574
Cefakliman Tabletten 229, 234, 567, R1730
Cefalexin 63 f, 574
Cefetametpivoxil 5
Cefixim 8, 63 f
Cefpodoxim 8, 63 f
Cefpodoximproxetil 63 f
Ceftibuten 8, 63 f
Cefuroxim 7, 63 f
Cefuroximaxetil 63 f
Celestamine N 176 f, 558, R1285
Celestan-V Creme etc. 183, 185, 564, R1583
Celiprolol 6, 150
Cephalexin-ratiopharm 59, 63 f, 560, R1362
Cephalosporine 5, 60 f, 63 f, 141, 447, 459, 471
Cephoral 8, 58, 63 f, 485, 547, R719
Cerebroforte 362, 374, 562, R1473
Cernilton N 411, 417, 565, R1619
Cerson Salbe 182, 185, 562, R1464
Cerucal 292, 298, 547, R734
Cerumenex N 380, 387, 389, 568, R1755
Cerumenolytika 387, 389

Cerutil 362, 374, 555, R1104
Cetalkoniumchlorid 328 f, 331
Cetirizin 7, 43 f
Cetrimid 352
Cetrimoniumbromid 328
Cetylpyridiniumchlorid 325 f, 328 f, 331, 574
Chamomilla 122, 249
Chemotherapeutika 3 f, 10 f, 57 ff, 70 f, 302, 304, 412 f, 416, 443, 448, 450, 452, 456 f, 460, 477, 492, 495, 502, 510, 517, 526, 531
Chibro-Timoptol 337, 349, 351, 544, R563
Chibroxin 338, 340, 343, 558, R1253
China 256
Chinarinde 278
Chinidin 52 ff, 247, 565, 574
Chinidin-Duriles 53, 55, 565, R1604
Chinidinsulfat 247
Chinidintyp 55
Chinin 247, 333 f, 385, 574
Chininsulfat 334
Chininum arsen. 385
Chinolinderivate 191
Chinolinolsulfat 188
Chinolone 68
Chinosol Tabletten R1634
Chirurgen 499 f
Chloraldurat Pohl 243, 247, 544, R574
Chloralhydrat 242, 246 f, 574
Chloramphenicol 190 f, 341 ff, 355, 387 f, 574
Chlordiazepoxid 365, 574
Chlorhexamed 323, 325 f, 536, R159
Chlorhexidin 111, 325 f, 328, 331, 413, 574
Chlorhexidindigluconat 328, 413
Chlorhexidingluconat 325 f
Chlormadinon 398, 406, 408, 559

Chlormadinon Jenapharm 398, 406, 559, R1317
Chlormadinonacetat 407
Chlormezanon 332ff
Chloroquin 114, 117, 574
Chlorphenamin 134f, 385
Chlorphenoxamin 45, 135
Chlorpromazin 371, 376
Chlorprothixen 371, 574
Chlortalidon 89, 574
Chlortetracyclin 190
Chol Spasmoletten R1435
Chol-Kugeletten Neu 276, 278, 547, R702
Cholagoga 14, 272, 276ff, 492, 502, 519, 527, 531, 550, 557
Cholagogum N Kapseln 276, 278, 550, R874
Cholagogum N Tropfen 276, 278, 557, R1209
Cholecysmon-Dragees 276ff, 540, R377
Cholesterin 84, 277, 281ff, 416
Cholin 155, 157f, 160ff, 164, 280, 328, 349ff, 356ff, 414f, 492, 502, 574
Cholinergika 349ff, 492, 502
Cholinsalicylat 328
Cholintheophyllinat 160, 574
Cholspasmin forte R558
Cholspasminase N 293, 300, 565, R1606
Choriongonadotrophin 574
Chronisch Kranke 25, 27, 49, 65, 68, 104, 128, 138, 154f, 161, 164, 195, 241f, 246, 255, 260, 265, 273ff, 279, 299, 301, 313, 318, 330, 344, 346, 367, 370, 386, 388, 421, 424, 429, 433, 462ff, 501, 505
Ciatyl-Z 362, 371, 560, R1358
Cibacen 8, 19, 22, 483, 485, 546, R651
Cibadrex 19, 23, 556, R1200
Cibalcacin R1608

Cicletanin 7
Ciclopirox 109f
Ciclosporin 255
Cilazapril 8, 19, 22, 483
Cilest 398, 407, 556, R1195
Cimehexal 293, 297, 552, R968
Cimet 293, 297, 567, R1727
Cimetidin 293f, 297, 476, 482, 485, 566, 574
Cimetidin Heumann 293, 297, 566, R1666
Cimicifuga 233ff
CimLich 293, 297, 563, R1510
Cinchocain 238f, 387, 389
Cinchonidin 247
Cinchonin 247
Cinchoninsulfat 247
Cineol 138, 143
Cinnabaris 385
Cinnarizin 217ff, 222, 224, 555, 574
Cinnarizin-ratiopharm 217, 219, 555, R1127
Ciprobay 6, 58, 70, 535, R142
Ciprofloxacin 6, 70, 412
Circanol 217, 219, 559, R1315
Cisaprid 7, 107, 298
Cisday 167, 171, 566, R1663
Citronensäure 317, 415
Clarithromycin 7f, 66f, 291, 447
Claudicat 217, 219, 541, R407
Claversal 293, 301, 562, R1471
Clavigrenin 306f, 309, 552, R999
Clavulansäure 63
Clemastin 44f
Clenbuterol 157f, 574
Clin-Sanorania 59, 67, 564, R1566
Clindamycin 66ff, 194, 197, 574
Clinesfar 183, 196f, 570, R1865
Clinofem 398, 406, 556, R1179
Clioquinol 188, 190, 574
Clobazam 365
Clobetasol 184f
Clobutinol 133f, 574
Clocortolon 45, 185, 188, 238

Clofibrat 284 f, 574
Clofibrinsäure 283 ff
Clomethiazol 375
Clomifen 574
Clomipramin 368, 574
Clonazepam 82 f, 574
Clonidin 87, 94 f, 334, 349, 563, 574
Clonidin-ratiopharm 87, 94, 563, R1545
Clopamid 90
Cloprednol 175, 177
Clotiazepam 365
Clotrimazol 105 f, 109 ff, 230 f, 557, 574
Clotrimazol von ct 106, 109, 557, R1250
Cloxacillin 62 f, 416
Clozapin 371, 373, 376 f
Co-Trimoxazol 60, 68, 412, 574
Codein 30, 33 ff, 37, 40, 129 ff, 307 ff, 333 f, 538, 543 f, 548, 553 f, 569, 574
Codein-Kombinationen 33
Codeinphosphat 33, 133
Codeinum phosph. Compr. 130, 133, 554, R1098
Codeinum phosph.Berlin-Chem. 130, 133, 553, R1027
Codicaps 129, 131, 133 ff, 540, 572, R393
Codicaps mono 131, 133, 572, R1993
Codicompren 131, 133, 563, R1517
Codipront 129, 133 ff, 534, 542, R65
Codipront mono/retard 129, 133, 542, R469
Coenzym A 122, 286
Coffein 33, 39 f, 241, 307, 309 f
Colchicin 225 ff
Colchicum-Dispert 225 f, 552, R1000
Coldastop 379, 383, 537, R227

Coleb 267 f, 546, R690
Colecalciferol 313 f, 433 ff, 574
Colestyramin 285 f, 574
Colfarit R889
Colistin 341 f
Collomack 183, 198, 564, R1576
Complamin 217, 219, 546, R683
Conceplan M 398, 407, 571, R1930
Concor 6, 147, 149 f, 468, 484, 535, R128
Condurangorindeextrakt 299
Conpin 267 f, 561, R1423
Contractubex Gel 182, 202, 554, R1066
Contramutan N 254, 256, 258, 536, R188
Contraneural N 30, 33, 555, R1143
Convulex 81 f, 557, R1226
Copyrkal N 30, 40, 547, R714
cor tensobon 19, 22, 483, 537, R235
Cor-Vel N Salbe 261, 263 f, 565, R1620
Corangin 267 f, 535, 558, R148
Corangin Nitro 267 f, 558, R1266
Cordanum 147, 150, 536, R194
Cordarex 53 ff, 566, R1671
Cordes Beta 182, 185, 552, R992
Cordes BPO Gel 182, 194 f, 554, R1090
Cordicant 167, 171, 549, R830
Cordichin 53 ff, 542, R493
Coric 7, 19, 22, 483 f, 552, R981
Corinfar 167, 170 f, 533, R9
Corneregel 337, 354, 546, R656
Corotrend 167, 171, 541, R435
Corsodyl 323, 325 f, 560, R1355
Corticoide 4 f, 98, 174 ff, 187, 189, 199 f, 239, 492, 502, 510, 531
Corticosteroide 14, 42, 45, 108, 111 f, 164 f, 174, 179 f, 184 ff, 199, 202, 205, 327, 348, 380 ff, 384, 388, 443, 450, 519, 527
Cortisol 174 f

Cortison 163
Corto-Tavegil Gel 43, 45, 560, R1371
Corvaton 267, 269, 535, R122
Cosaldon mono 217, 220, 563, R1533
Cotazym 293, 300, 565, R1625
Cotrim Diolan 60, 69, 562, R1483
cotrim forte von ct 60, 69, 541, R440
Cotrim Hexal 60, 69, 564, R1595
Cotrim-ratiopharm 60, 69, 534, R94
Cotrimox-Wolff 60, 69, 572, R1978
Cotrimstada 60, 69, 560, R1378
Coversum 7, 19, 22, 483f, 572, R1976
Cranoc 5, 9, 483, 485
Crataegutt 261, 263, 535, R121
Crino-Kaban N 183, 188f, 566, R1686
Cromoglicin-ratioph.Augentr. 338, 348, 560, R1364
Cromoglicinsäure 42, 155f, 158, 162f, 348, 381f, 384, 574
Cromohexal-Augentropfen 337, 348, 548, R752
Cromohexal-Nasenspray 379, 381, 571, R1914
Crotamiton 574
CSE-Hemmer siehe HMG-CoA-Reduktasehemmer
Cumarin 423, 425, 429
Curosurf 5
cutistad 106, 109, 572, R1961
Cyanocobalamin 121, 274, 434, 436ff, 574
Cyclamen 234
Cyclandelat 219, 222, 574
Cyclo-Menorette 398, 402, 537, R208
CycloÖstrogynal 398, 402, 543, R505
Cyclo-Progynova 398, 402, 540, R365
Cyclobarbital 246
Cyclosa 398, 406, 559, R1326
Cyllind 8, 485
Cynt 8, 87, 94, 484, 552, R974
Cyproteronacetat 400f, 409
Cystinol 411, 418, 541, 560, R447
Cystinol Mono 411, 418, 560, R1366
Cystium Wern 411, 418, 557, R1218
Cysto Fink 411, 417, 548, R765
Cytidin 354
Cytidinmonophosphat 436, 439
Cytotec 6, 293, 297, 564, R1565

D

D-Fluoretten 432, 434, 534, R59
D-Glucosaminsulfat 122f
D-Penicillamin 274
Dacrin 337, 345f, 548, R785
Daktar Creme etc. 106, 109, 562, R1486
Daktar Mundgel/Tabl. 106f, 554, R1059
Dalmadorm 243, 245, 539, R326
Dapiprazol 5
Dapotum 363, 371, 572, R1981
Darmerkrankungen 49, 301, 303
DCCK 217, 219, 555, R1142
Decaprednil 176f, 548, R766
Decentan 362, 371, 562, R1475
Decoderm Creme etc. 183, 185, 570, R1871
Decoderm tri Creme 106, 111, 542, R458
Decortin Tabl./Perlen 176f, 546, R657
Decortin-H Tabl. 176f, 539, R344
Defluina peri 217, 219, 222, 550, R893

dehydro sanol tri 207, 212, 428, 538, R275
Dehydrocholsäure 277, 279
Delix 7, 19, 22, 483f, 538, 554, R270
Delix plus 19, 22, 554, R1074
Delonal 6
Demetrin/Mono Demetrin 362, 365, 552, R961
Denan 7, 284ff, 484, 540, R373
Dentinox N 323, 330, 561, R1413
Deponit 267f, 565, R1646
Depot-H-Insulin Hoechst 74f, 534, R67
Depot-Insulin Hoechst 74f, 570, R1864
Depotcorticosteroid 178
Depotpräparate 62, 174, 177f
Depressan 87, 92, 543, R548
Deprilept 362, 368, 562, R1498
Dequalinium 189, 230f, 328, 387, 574
Dequaliniumchlorid 189, 328, 387, 574
Dequonal 323, 327f, 565, R1641
Dermatika 2f, 10, 14, 42, 179ff, 185, 188ff, 199f, 202f, 205, 327, 443, 445, 448, 450, 452, 456f, 459f, 477, 492, 502, 507, 510, 519, 527, 531
Dermatop 6, 181, 185ff, 200, 534, 548, R97
Dermatop Basis 181, 200, 548, R754
Dermoxin Creme/Salbe 181, 185, 542, R451
Dermoxinale 183ff, 564, R1590
Desinfizientia 492, 502, 519, 527, 531
Desitin Salbe/Salbenspray R929
Desogestrel 406f
Desoximetason 185
DET MS 98, 100, 541, R409
Detajmiumbitartrat 55
Dexa Biciron 338, 347, 560, R1365

Dexa-Allvoran 176f, 558, R1276
Dexa-Gentamicin 337, 342, 540, R384
Dexa-Phlogont L 176, 178, 545, R646
Dexa-Polyspectran N 338, 343, 553, R1011
Dexa-ratiopharm 176f, 571, R1947
Dexa-Rhinospray N 379, 383, 537, R213
Dexa-Siozwo N 379, 383f, 567, R1703
Dexabene 176f, 559, R1307
Dexamethason 111, 177f, 182, 185, 187f, 342f, 347, 383f, 387f, 554, 574
Dexamethason-Salbe LAW 182, 185, 187, 554, R1080
Dexamytrex 337, 342, 546, R671
Dexium 422, 425f, 545, R609
Dexpanthenol 188, 298, 326, 352, 354, 427, 437, 447, 574
Dextro O.G.-T. R1476
Dextromethorphan 132ff, 574
DHC Mundipharma 30, 32, 34, 557, R1224
DHE-Puren 98, 100, 568, R1793
DHE-ratiopharm 98, 100f, 570, R1861
Diabenyl-Rhinex 379, 383, 560, R1372
Diabur-Test R746
Diacard N 261, 263, 544, R597
diagnosevorbereitend 531
Diagnostika 71, 145, 277, 344, 395, 443, 519, 527, 531
Dialysepatienten 51, 316, 431, 475
Diamox 339, 349, 570, R1853
Diane 398, 400f, 536, R196
Diaphal 207, 212, 569, R1813
Diarrhoesan 293, 302, 554, R1061
Diatek Glucose R984
Diazepam 83, 332f, 361f, 365f, 445, 464, 539, 559, 574

Diazepam Desitin Rectiole 362, 365, 559, R1318
Diazepam-ratiopharm 361, 365, 539, R315
Dibenzepin 368
Dibenzyran 411, 414, 569, R1829
Diblocin 7, 87, 92, 94, 541, R432
Diclac 115, 119, 124, 536, 539, R161
Diclac-Gel 115, 124, 539, R307
Diclo KD 115, 119, 543, R534
diclo von ct 115, 119, 535, R139
Diclo-Divido 115, 119, 539, R325
Diclo-Puren 115, 119, 124, 540, 543, R356
Diclo-Puren Gel 115, 124, 543, R549
Diclofenac 12, 115f, 118f, 121, 124, 126f, 347, 447, 533, 548, 553, 555, 574
Diclofenac AL 116, 119, 553, R1037
Diclofenac Heumann 116, 119, 548, R792
Diclofenac Stada 116, 119, 548, R759
Diclofenac-ratiopharm 115, 119, 533, R16
Diclofenac-Wolff 116, 119, 555, R1150
Diclofenbeta 117, 119, 571, R1939
Diclophlogont 115, 119, 533, R35
Diflucortolon 111, 185, 468, 574
Digacin 261f, 560, R1384
Digimerck 261f, 533, R29
Digitalin 354
Digitaloide 262
Digitoxin 261f, 264, 533, 570, 575
Digitoxin "Didier" 261f, 570, R1873
Digitoxin AWD 261f, 533, R36
Dignokonstant 167, 171, 563, R1537
Digostada 261f, 554, R1072
Digotab 261f, 544, R589

Digoxin 262, 264, 575
Digoxinderivate 262, 264
Dihydergot 98, 100f, 544, 557, R579
Dihydergot plus 98, 100f, 557, R1236
Dihydralazin 89ff, 575
Dihydrocodein 32, 34f, 40f, 132ff, 575
Dihydroergocristin 90f, 575
Dihydroergotamin 98ff, 307ff, 575
Dihydroergotamin-Kombinationen 307
Dihydroergotoxin 219, 221, 575
Diisopropylamin 92, 94, 575
Dikaliumclorazepat 365
Dilanacin 261f, 547, R732
Dilatrend 8, 87, 92f, 485, 563, R1547
Diligan R1787
Diltahexal 167, 171, 547, R726
Diltiazem 52, 166ff, 565, 575
Diltiazem-Adenylchemie 167, 171, 565, R1612
Diltiuc 167, 171, 560, R1376
Dilzem 167, 170f, 535, R147
Dimenhydrinat 308, 575
Dimethylsulfoxid 124, 198
Dimeticon 199f, 296, 298ff, 575
Dimetinden 44f, 383
Dioktaedr. Smektit 303
Diphenhydramin 134f, 138, 140, 250, 383, 575
Diphenylpyralin 238, 385
Dipiperon 361, 371, 538, R280
Dipivefrin 575
Diplococcus pneumoniae 257
Diprogenta Creme/Salbe 181, 186, 550, R894
Diprophyllin 160
Diprosalic Lösung/Salbe 183, 188, 567, R1716
Diprosis 183, 185, 569, R1827
Diprosone Depot 176, 178, 571, R1908

Dipyridamol 575
Disalpin 87, 90, 565, R1618
Disopyramid 55, 575
Disotat 87, 92, 94, 566, R1657
Dispatenol 337, 352, 540, R351
Dispatim 338, 349, 557, R1231
Distraneurin 362, 375, 550, R873
Ditec 153, 158, 546, R682
DIU Venostasin 422, 425, 428, 562, R1482
diucomb 207, 212, 551, R925
Diuretika 3f, 21, 25ff, 86, 88, 90f, 93, 95, 206ff, 260f, 316, 318, 423, 426, 428, 443, 450, 456f, 490, 492, 502, 510, 519, 527, 531, 551
Diuretikum Verla 207, 210, 551, R949
Diursan 207, 210, 557, R1246
Diutensat 207, 210, 538, R271
Divalol W Lösung 276, 279, 568, R1767
DL-Aspartinsäure 317
DL-Lysinmonoacetylsalicylat 575
dllo von ct 225f, 545, R633
DNCG Stada 153, 162, 566, R1658
Dobendan 323, 325f, 539, R341
Dobica 217, 219, 545, R619
Dociton 147, 150, 540, R375
Döderlein Med 229, 234f, 565, R1601
Döderleinbakterien 234
Dogmatil 361f, 368, 371, 544, 559, R598
Dogmatil Forte/Amp. 362, 371, 559, R1304
Dolgit Creme 115, 124, 538, R290
Dolgit Drag. 116, 119, 545, R617
Dolinac 8, 117, 124, 485, 563, R1507
Dolo Arthrosenex N 116, 124, 548, R756
Dolo Mobilat Gel 117, 125, 566, R1680

Dolo Posterine 237f, 543, 551, R927
Dolo Posterine N 237f, 543, R545
Dolo-Arthrosenex 116, 124f, 548, 553, R1050
Dolo-Dobendan 323, 327ff, 540, R374
Dolo-Menthoneurin 117, 125, 567, R1707
Dolo-Visano M 333ff, 549, R847
Dolobene Gel 118, 125, 536, R175
Dolomo TN 30, 33, 535, R143
Doloreduct 31, 38, 564, R1581
Dolviran N 30, 33, 542, R500
Dominal 362, 371, 561, R1426
Domperidon 298, 468
Dona 200-S-Retard Drag. 115, 122, 537, R233
Dontisolon D 323, 326f, 558, R1260
Dopamin 306, 356ff, 369, 373, 377
Dopaminerge Mittel 357ff, 373
Dopegyt Tabl. 87, 94, 566, R1661
Dopergin 357f, 556, R1183
Doreperol N 323, 325f, 559, R1337
Dorithricin 323, 327f, 554, R1057
Dornase alfa 5
Doryl R1706
Dostenöl 144
Doxam 129, 141, 544, R577
Doxazosin 7, 92ff
Doxepin 362f, 368f, 564, 567, 570, 575
Doxepin-Dura 363, 368, 567, R1711
Doxepin-neuraxpharm 363, 368, 570, R1855
Doxepin-ratiopharm 362, 368, 564, R1589
Doximucol 130, 141, 548, R786
Doxy Duramucal 131, 141, 567, R1749
Doxy Komb 59, 65, 555, R1107

Doxy Puren 59, 65f, 567, R1738
doxy von ct 58, 65, 539, R334
Doxy Wolff 58, 65, 539, R317
Doxy-ratiopharm 58, 65, 544, R559
Doxy-Tablinen 59, 65, 552, R959
Doxybiocin 59, 65, 558, R1293
Doxycyclin 12, 58ff, 65f, 140f, 447, 540, 544, 548, 561, 575
Doxycyclin AL 59, 65f, 561, R1445
Doxycyclin Heumann 58, 65f, 544, R581
Doxycyclin Stada 58, 65, 548, R763
Doxycyclin-ratiopharm 58, 65, 540, R396
Doxyhexal 58, 65, 542, R456
Doxylamin 575
Doxylaminsuccinat 40
Doxymono 59, 65f, 572, R1994
Dridase 6, 411, 414f, 548, R780
Dulcamara 122, 249
Dulcolax R1251
Duofilm 182, 198, 555, R1137
Duolip 284f, 558, R1288
Duphaston 399, 406, 572, R1987
durabronchal 130, 137, 550, R895
duracroman Nasenspray 379, 381, 563, R1514
duradermal 181, 193, 195, 551, R904
durafenat 284f, 561, R1447
duraglucon 74, 76, 547, R749
duralopid 294, 302, 570, R1878
duramucal 130, 137, 556, R1178
duranifin 167, 171, 536, R184
duranitrat 267f, 572, R1956
durapenicillin 59, 62, 563, R1504
durapental 217, 219, 565, R1647
duraprednisolon 176f, 558, R1300
durasoptin 167, 171, 549, R842
duravolten 116, 119, 548, R755
durazanil 361, 365, 545, R612
Durchblutungsfördernde Mittel 3f, 14f, 214ff, 444f, 456, 458f, 461f, 490, 492, 502, 510, 519, 527, 531
Dusodril 217, 219, 221, 533, R21
Duspatal R484
Dydrogesteron 406
Dynacil 8, 19, 22, 483, 550, R856
Dynexan A Gel 323, 327f, 546, R660
Dynorm 8, 19, 22, 483, 485, 549, R836
Dysmenalgit N 116, 120, 559, R1303
Dysurgal N 412, 414f, 572, R1998
Dytide H 207, 210f, 534, R77

E

Eatan N 243, 245, 557, R1211
Ebrantil 87, 92, 94, 553, R1004
Echinacea 44, 122, 254ff, 543
Echinacea ang. 122
Echinacea Angustifolia 256
Echinacea purp. 122
Echinacea-ratiopharm 254, 256, 543, R539
Echinacin 254, 256, 258, 538, R293
Ecolicin 338, 342, 554, R1099
Econazol 109ff, 230f
Econazolnitrat 111
Ecural 8, 181, 184ff, 485, 539, R318
Efemolin 339, 347, 572, R1977
Eferox 391, 393, 541, R444
Efeublätterauszug 133
Efeublätterextrakt 138
Effekton 115f, 119, 124, 535, 545, R607
Effekton Creme 115, 124, 535, R117
Efflumidex 338, 347, 556, R1190
Effortil plus 98, 100f, 544, R564
Effortil/Depot 98, 100, 536, R176

Eibischwurzel 330
Eichenrinde 330
Eigenanteil 462, 508f
Einsparung 1, 15, 164, 179, 331, 441, 466f
Einsparvolumen 482, 484f
Eisen(II)-gluconat 49f
Eisen(II)-glycinsulfat 50
Eisen(II)-sulfat 49f
Eisendragees-ratiopharm 48, 50, 569, R1832
Eisenpräparate 48
Eisensalze 49f
Eisessig 198
Elacur NO Creme 116, 125, 561, R1415
Elacutan 183, 200, 567, R1739
Elantan 267f, 551, R943
Ell-Cranell 181, 188, 543, R533
Ellatun/N 379, 381, 541, R425
Elmetacin 115, 124, 127, 544, R591
Elmex Gelee R572
Elobact 7, 58, 63f, 537, R243
Elotrans Neu 312, 317, 557, R1239
Embryo suis 122
Emesan/mite R693
Emser Salz 329, 381
Emser Sole 130, 140, 144, 554, R1084
Enalapril 19ff, 265, 482f
Enalapril Berlin-Chemie 483
Enantone R1857
Enelbin-Paste N 118, 125, 545, R601
Enelbin-Salbe N 117, 125, 568, R1764
Enelfa 31, 38, 567, R1740
Engelwurztinktur 298
Enoxacin 6, 70, 412
Enterococcus faecalis 302
Entwöhnungsmittel 492, 502
entzündungshemmend 29, 154ff, 158, 162f, 184, 193, 195f, 239

Enzianwurzel 278
Enzym 24, 68, 118, 122f, 125, 271, 286, 292, 299ff, 323, 329, 439, 538, 542, 556
Enzym-Kombinationen 300
Enzym-Lefax N/Forte 292, 300, 538, R278
Enzympräparate 299ff
Enzynorm Bohnen/Liquid. 294, 300, 568, R1772
Enzynorm forte 293, 300, 557, R1249
Epi-Pevaryl 104, 106, 108ff, 542, R452
Epilepsie 3f, 10, 79ff, 438, 443, 450, 477, 492, 502, 510, 517, 526, 531
Epinephrin 575
Epipevisone 106, 111, 546, R691
EPL-Substanz 274f
Epoetin 6, 50f, 475
Epogam 182, 202f, 561, R1414
Equilibrin 361, 368, 547, R717
Equilin 404
Equisetum hiemale 256
Ergenyl 81f, 551, R921
Ergo Lonarid N 306f, 543, R511
ergo sanol spezial 306f, 569, R1820
Ergo-Kranit 306f, 572, R1966
Ergo-Lonarid PD 306, 308f, 539, R305
Ergocalm 243, 245, 565, R1611
Ergont 98, 100f, 565, R1632
Ergotamin 305ff, 309f, 575
Ergotamintartrat 307
Ermsech 43f, 564, R1559
Ery Diolan 59, 67, 565, R1640
Eryaknen 182, 194, 197, 562, R1465
Eryfer 100 48, 50, 552, R996
Eryhexal 58, 67, 540, R391
Erypo 6, 48, 50f, 475, 565, R1602

Erythromycin 9, 58ff, 66ff, 141, 194ff, 341f, 538, 548, 572, 575
Erythromycin Heumann 59, 67, 572, R1952
Erythromycin Wolff 58, 67, 548, R777
Erythromycin-ratiopharm 58, 67, 538, R267
Esbericard 261, 263, 560, R1370
Esbericum 361, 375, 547, R723
Esberitox N 254, 256, 258, 536, R163
Eschenrindenextrakt 122
Escherichia coli 238, 302f
Escherichia-coli-Fraktionen 418
Esidrix 207ff, 554, R1055
Espenblätterextrakt 417
Espenblättertinktur 417
Esprenit 117, 120, 570, R1862
Espumisan-Granulat 293, 299, 552, R997
Essaven 30000 Salbe 422, 427, 570, R1893
Essaven Gel 422, 427, 551, R928
Essaven ultra 422, 424ff, 559, R1316
Essent. Phospholipide 425, 427
Essentiale N 273ff, 569, R1823
Estraderm TTS 230, 398, 402, 404, 533, R30
Estradiol 188, 196, 230, 232, 398, 402ff, 566, 575
Estradiolvalerat 402ff, 575
Estriol 230, 232, 398, 402ff, 570, 575
Estriol Jenapharm Ovula 398, 402, 404, 570, R1860
Estron 404
Ethacidrinlactat 302
Ethacridin 575
Ethaverin 308
Ethaverin-HCl 308
Ethenzamid 307
Ethinylestradiol 401, 406ff, 575
Ethosuximid 575

Ethylacetat 270
Eti-Puren 98ff, 561, R1433
Etilefrin 99ff, 385, 575
Etofenamat 120, 124, 126, 575
Etofibrat 285
Etofyllin 285
Etofyllinclofibrat 285
Eucabal Balsam R311
Eucabal Hustensaft/Tr. 131, 142, 563, R1543
Eucalyptusöl 143f
Eufibron 30, 38, 557, R1238
Eufimenth Balsam N 131, 143, 571, R1937
Euglucon 74, 76, 533, R11
Eukalisan N 273f, 276, 570, R1886
Eunerpan 361, 371, 535, R127
Eupatorium 256
Eupatorium Perfol. 256
Euphorbium 379, 383, 385, 537
Euphorbium compositum Spray 379, 383, 385, 537, R201
Euphyllin 153f, 160, 543, 550, 571, R880
Euphyllin N 153, 160, 543, R502
Euphylong 153, 160, 545, R611
Eusaprim 60, 68f, 548, R790
Eusovit 432, 434, 569, R1831
Euspirax Drag./Tabl. 153, 160, 568, R1781
Euthyrox 391ff, 533, R38
Euvegal-Dragees forte 243, 249, 545, R643
Euvegal-Dragees N 243, 250, 572, R1951
Exhirud 237f, 422, 428f, 538, 543, R283
Exoderil 6, 106, 108ff, 551, R910
Expektorantia 3f, 14f, 128ff, 134, 136ff, 140ff, 159, 179, 443ff, 450, 456f, 492, 495, 502, 510, 518, 527, 531
Expit 130, 137, 553, R1003
Externa 14, 112, 117, 124ff, 179f,

192, 199, 204f, 381, 383, 385ff, 445
externe Rheumamittel 15, 444, 456f
Extr. Echinac. Angust. 414
Extr. Flor. Cham. 302
Extr.Herba Echinacea 256
Extr.Rad.Echinaceae 256f

F

Fagusan 131, 138, 570, R1876
Faktu 237f, 536, R180
Falicard 167, 171, 535, R123
Falithrom R812
Famotidin 6, 297, 448
fasax 117, 120, 562, R1479
Faulbaumrindenextrakt 279
Faustan 361, 365, 542, R465
Favistan 391, 393f, 554, R1062
Felbinac 8, 124
Felden 115, 120, 124, 540, R359
Felden Top 115, 124, 540, R380
Felodipin 7f, 166, 168f, 172
Femigoa 398, 407, 557, R1240
Femranette 398, 407, 564, R1570
Fenchel 299
Fenchelfruchtextrakt 418
Fenchelöl 143, 418f
Fendilin 166, 169, 172
Fenint 433, 436, 438, 556, R1153
Fenistil Gel 43, 45, 535, R105
Fenistil/-Retard 43f, 534, R69
Fenofibrat 284f, 556, 575
Fenofibrat-ratiopharm 284f, 556, R1163
Fenoterol 155ff, 161, 232f, 575
Fenticonzol 8
Ferrlecit Amp. 48ff, 549, R807
ferro sanol/duodenal 48ff, 536, R187
Ferro-Folsan Drag. 48, 50, 566, R1655

Ferroglukonat-ratiopharm 48ff, 552, R971
Ferrum Hausmann Saft/Tr. 48, 50, 569, R1828
Ferrum iodat. 256
Ferrum phosphoricum 385
Festbeträge 17, 211, 216, 374, 444, 451, 462f, 469, 477
fettlöslich 433f
Fevarin 363, 368f, 468, 567, R1735
Fibrolan R639
Fichtennadelöl 143, 263
Ficortril Augensalbe 338, 347, 554, R1060
Filmbildner 336, 351ff, 355
Finalgon-Salbe 115, 125, 543, R529
Finasterid 5, 416
Finlepsin 81f, 548, R791
Flammazine 182, 190, 192, 557, R1205
Flavoxat 414
Flecainid 52, 54ff
Flexase 116, 120, 556, R1152
Floxal 337, 340, 343, 550, R886
Fluanxol 362f, 371, 549, 568, R835
Fluanxol 0.5 mg 363, 371, 568, R1784
Flucloxacillin 62f
Fluconazol 7, 104f, 107
Fluctin 7, 362, 368f, 484, 555, R1117
Flucytosin 104
Fludilat 217, 220, 564, R1579
Fludrocortison 98, 387, 575
Fluimucil 129, 137, 533, R18
Flumetason 185, 188
Flunarizin 218f, 222, 224, 308
Flunisolid 162f, 381, 384, 575
Flunitrazepam 243, 245, 252, 549, 559, 575
Flunitrazepam ratiopharm 243, 245, 549, R828

Flunitrazepam-neuraxpharm 243, 245, 559, R1302
Fluocinolon 185f, 238
Fluocinolonacetonid 185
Fluocinonid 185
Fluocortin 185, 187, 575
Fluocortinbutyl 575
Fluocortolon 177, 184f, 238, 575
Fluomycin N 229ff, 543, R523
Fluor-Vigantoletten 432, 434, 556, R1164
Fluoretten R220
Fluorid 313, 315f, 321, 435
Fluoridpräparate 315f
fluoriert 174ff, 184, 201, 239, 347
Fluorierte Glucocorticoide 174ff, 347
Fluorochinolone 60, 70, 412
Fluorometholon 347, 575
Fluorouracil 198
Fluoxetin 7, 368f, 377, 439
Flupentixol 371, 373
Fluphenazin 371, 575
Flupirtin 37f
Fluprednidern 111, 185, 575
Flurazepam 245, 575
Flurbiprofen 347, 575
Fluspirilen 371, 376
Flutamid 400f
Fluticason 5
Flutivate 5
Fluvastatin 5, 9, 483
Fluvoxamin 368f, 468
Foligan 225f, 571, R1904
Folsäure 50, 68, 436, 575
Formestan 5
Forschungsaufwendungen 471
Forschungsförderung 472
Fortecortin Tabl. 176f, 571, R1907
Foscarnet 7, 190, 192
Fosfomycin 575
Fosinopril 8, 19, 22, 482f
Fosinorm 8, 19, 22, 483, 551, R946
Framycetin 190f, 575

Frauen 27, 197, 273, 282, 305, 313, 399ff, 403, 405, 461, 488, 491, 494ff, 505
Fraxiparin R849
Freka cid R632
Frenolon 362, 371, 560, R1398
Frenopect 130, 137, 550, R865
Frisium 362, 365, 550, R854
Frubiase Calcium Brausegran. 312, 314, 551, R939
Frubiase Calcium T 312, 314, 550, R859
Frubienzym 323, 329, 556, R1186
Frubilurgyl 323, 325f, 570, R1879
Fructose 575
FSME-Immun R1113
Fuchsin 191
Fucidine Gel etc. 181, 190, 535, R114
Fucidine plus 181, 186, 547, R703
Fucithalmic 337, 340f, 546, R658
Fugerel 398, 400f, 567, R1705
Fumarat 49
Fumaria officinal. 256
Fungata 7, 105ff, 545, R622
Fungibacid Creme 6, 484
Fungibacid vaginal 468
Fungisan 5
Fungizid-ratiopharm Creme 106, 109, 537, R239
Fungizid-ratiopharm vaginal 229, 231, 545, R621
Furacin-Sol/-Streusol R1701
Furadantin 411ff, 556, R1194
Furanthril 207, 209, 559, R1346
Furazolidin 231
furo von ct 207, 209, 542, R483
Furorese 207, 209, 211, 539, R327
Furosemid 12, 25ff, 89, 91, 207ff, 211ff, 447, 534, 551, 557, 559, 575
Furosemid AL 207, 209, 559, R1342
Furosemid Heumann 207, 209, 551, R917

Furosemid Stada 207, 209, 557, R1244
Furosemid-Kombinationen 27
Furosemid-ratiopharm 207, 209, 211, 534, R54
Fusafungin 70
Fusid 207, 209, 569, R1845
Fusidinsäure 186, 190f, 340f

G

Gallenwegstherapeutika 272, 276ff, 492, 502, 531
Gallo Sanol N 276, 279, 570, R1892
Gallopamil 166, 169, 172
Galphimia glauca 385
Ganor 6, 293, 297, 484, 562, R1462
Gastrax 7, 292, 297, 484, 549, R833
Gastronerton 292, 298, 538, R286
Gastrosil 292, 298, 534, R51
Gastrotranquil 293, 298, 566, R1672
Gastrozepin 293, 297, 563, R1503
Gaviscon Tabl. 293, 296, 564, R1556
Gelbwurz 277f
Gelbwurzextrakt 278f
Gelbwurzöl 278
Gelomyrtol 129, 138, 140, 533, R28
Gelonida NA Saft 30, 33, 546, R684
Gelonida NA Tabl./Supp. 30, 33, 533, R12
Gelusil/Lac 292, 295, 538, R255
Gemfibrozil 285ff
Generika 11ff, 17, 36f, 44, 63f, 66, 68, 77, 99, 104, 148, 151, 170, 175, 189, 209, 220f, 227, 284, 294, 351, 366, 373, 444ff, 453, 466f, 476, 482f, 506, 514, 573ff

Gentamicin 186, 189ff, 337, 340ff, 540, 544, 575
Gentamicin-POS 337, 340, 544, R588
Gentamycin Salbe etc.Medph. 183, 190, 566, R1699
Gentamytrex 338, 340, 563, R1511
Gentechnologie 253
Gentiana lutea 256
Geranium robertian. 256
Gerbstoff 193
gereinigtes Terpentinöl 202
Geschlecht 460ff, 479, 488, 491, 495f
Gestagen 231, 396f, 400f, 403ff, 408f
Gestagen-Östrogen-Kombinationen 406
Gestagene 396f, 400, 405f
Gestoden 407
Gesundheits-Reformgesetz 216, 462
Gesundheitsstrukturgesetz 1, 15, 17, 21, 32, 37, 40, 53f, 104f, 110, 113, 117, 123, 179, 203, 205, 215f, 218, 221, 223, 228, 264, 304, 310f, 330, 389, 394, 397, 400, 420f, 423, 430, 440ff, 444ff, 449, 452ff, 459, 462ff, 469, 477, 487, 500f, 505f, 509, 511ff
Gevilon 284ff, 546, R672
Gichtmittel 225ff, 443, 492, 495, 502, 510, 519, 527, 531
Gingium 217, 219, 535, R133
Ginkgo 12, 217ff, 223f, 425, 542, 567, 575
Ginkgo biloba 12, 217ff, 223f, 425, 542, 575
Ginkgo biloba comp. 217, 223, 542, R491
Ginkgo Syxyl 217, 219, 567, R1721
Ginkgo-biloba-Extrakt 12, 219, 425, 575

Ginkgoblätterextrakt 219
Ginkobil 217, 219, 536, R153
Ginkodilat 217, 219, 561, R1417
Ginkopur 217, 219, 570, R1852
Gityl 362, 365, 557, R1217
Glaucotat 339, 349, 572, R1971
Glaukommittel 336, 339, 349 ff, 353
Glianimon 362, 371, 563, R1508
Gliben-Puren 74, 76, 565, R1617
Glibenclamid 12, 74, 76 ff, 447, 466 f, 534, 556, 559, 575
Glibenclamid Heumann 74, 76, 556, R1185
Glibenclamid Riker 74, 76, 559, R1301
Glibenclamid-ratiopharm 74, 76, 534, R91
Glibenhexal 74, 76, 537, R216
Glibornurid 77, 576
Glimidstada 74, 76, 563, R1539
Globocef 5
Glucagon 576
Glucobay 7, 9, 74, 76 f, 533, R46
Glucocorticoide 14, 114, 120, 155 f, 158, 162 ff, 174 ff, 180, 184, 186 f, 189, 199, 201, 204, 225, 238 f, 326 f, 342, 344, 346 f, 383 f, 387 f
Glucophage 74, 76 f, 536, R155
Glucose 75, 317 f, 552, 576
Glucostix R1232
Glukoreduct 74, 76, 569, R1802
Glukovital 74, 76, 555, R1145
Glycerol 268 f, 352, 387, 576
Glyceroltrinitrat 268 f, 576
Glycilax R1989
Godamed R151
Goldgeist R420
Goldrutenkrautextrakt 419
Gonadorelin 408, 416, 576
Gopten 483
Goserelin 6

Gramicidin 341 f
GRG siehe Gesundheits-Reformgesetz
Grippemittel 4, 14, 443, 492, 502, 519, 527, 531
Griseofulvin 104, 108, 113, 576
Grüncef 58, 63 f, 550, R899
GSG siehe Gesundheitsstrukturgesetz
Guaifenesin 135
Guajacol 138
Guajazulen 200, 576
Gutron 98 ff, 546, R688
Guttaplast 181, 198, 552, R958
Gynäkologika 4, 14, 228 f, 233 ff, 443, 450, 492, 502, 505, 510, 519, 527, 531
Gynäkomastie 27
Gyno-Daktar 229, 231, 564, R1571
Gyno-Pevaryl 229, 231, 550, R878
Gynodian Depot 398, 402, 404 f, 537, R234
Gynoflor 229, 232, 546, R667
Gyramid 6
Gyrasehemmer 10, 60 f, 68, 70, 340, 412, 447, 459

H

H-Insulin Hoechst 74 f, 552, R987
H1-Antihistaminika 9, 42 ff, 140, 162
H2 Blocker-ratiopharm 292, 297, 551, R920
H2-Antagonisten 289 ff, 294, 297, 447 f, 476, 478, 482
Haemiton Tabl. 87, 94, 554, R1078
Haemo-Exhirud S R510
Haemo-Glukotest R230
Haemophilus influenzae 7, 65, 257
Haemoprotect 48, 50, 569, R1830

HAES-steril R1122
Halcion 243ff, 251, 537, R229
Haldol 361, 371f, 540, R354
Halicar 181, 202f, 550, R872
Haloperidol 362f, 371, 557, 565, 570, 576
Haloperidol Stada 363, 371, 570, R1867
Haloperidol-neuraxpharm 362, 371, 565, R1633
Haloperidol-ratiopharm 362, 371, 557, R1242
Hamamelis 122
Hamamelisextrakt 239
Hämatopan F 48, 50, 549, R801
Hametum Salbe R888
Hämorrhoidenmittel 14, 236ff, 443, 445, 492, 502, 510, 520, 527, 531
Harnalkalisierung 415f
Harnansäuerung 415
Harnantiseptika 413
Harnstoff 110ff, 188f, 193, 199ff, 576
Harntee 400 411, 418f, 539, R348
Harzol 411, 417, 538, R252
Hauhechelwurzelextrakt 418f
Hautärzte 499f
Hautschutzmittel 180, 200
Hedelix 129, 133, 541, R414
Heitrin 6
Helixor 254, 256, 258f, 557, R1233
Helmex R1136
Hemmstoffe 3f, 68, 70, 226, 343, 351, 357, 359, 369f, 492, 502, 510, 520ff, 528f, 531f
Hepa Gel/Salbe Lichtenstein 422, 427, 544, R557
Hepa-Merz Amp./Granulat 273f, 568, R1754
Hepaplus 422f, 427, 570, R1859
Hepar sulfuris 122, 330, 383

Heparin 12, 202, 338, 354, 422f, 427ff, 447, 535, 552, 557, 561, 567, 576
Heparin comp.-30.000-ratioph 422, 427, 557, R1220
Heparin Riker Salbe/Gel 422, 427, 552, R956
Heparin-POS 338, 354, 561, R1422
Heparin-ratioph.Gel/Salbe N 422, 427, 535, R104
Hepathromb Creme 422, 427, 540, R353
Hepathrombin-Gel/Salbe 422, 427, 540, R397
Hepaticum-Medice N 276, 278, 565, R1637
Heptaminol 425
Herb.Echinaceae 44
Herb.Thujae occid. 256
Herb.Visci albi 256
Herphonal 362, 368, 558, R1284
Herviros Lösung 323, 327f, 547, R742
HerzASS-ratiopharm R706
Herzglykoside 52, 262, 264f, 426
Hesperidin 425, 428
Heuschnupfen 9
Heuschnupfenmittel DHU 379, 385f, 568, R1789
Hexachlorophen 194, 196f
Hexamidin 576
Hexetidin 323, 325f, 328f, 561, 576
Hexetidin comp.-ratiopharm 323, 328f, 561, R1436
Hexetidin-ratiopharm 323, 325f, 561, R1429
Hexoral 323, 325f, 543, R537
Hexoraletten 323, 327f, 551, 553, R918
Hexoraletten N 323, 327f, 553, R1030
Hippocastan. 427
Hirsutismus 81, 399f, 408

Hirudoid 422, 428f, 547, R716
Hisfedin 43f, 565, R1603
Hismanal 6, 43f, 539, R339
HIVID Roche 5
HMG-CoA-Reduktasehemmer 283, 285f, 288
HNO-Ärzte 499f
Hochpreistherapie 451
Homöopathie 205, 233, 386
Homöopathika 203, 257f, 380, 385f
Hopfendrüsenextrakt 249
Hopfenzapfenextrakt 249f, 417
Hormonkombinationen 391, 393
Hot Thermo 116, 125, 549, R815
Hövenol 422, 429, 549, R839
Humaninsulin 73, 75ff, 477
Huminsulin Basal 74f, 569, R1824
Huminsulin Profil 74f, 549, R822
Hydergin 217, 219, 221, 544, R568
Hydralazin 89, 91
Hydrastinin 345
Hydrastis 385
Hydrochlorothiazid 21ff, 27, 89f, 92, 208ff, 425, 573, 576, 579
Hydrochlorothiazid-Kombinationen 210f
Hydrocortison 45, 104, 108, 174, 182, 184ff, 238, 343, 347, 387, 559, 576
Hydrocortison-Wolff 182, 185, 187, 559, R1347
Hydrocortisonbuteprat 185
Hydrocortisonbutyrat 185f
Hydrodexan Creme 181, 188, 547, R750
Hydrotalcit 295
Hydrotrix 207, 212, 571, R1944
Hydroxocobalamin 436f, 576
Hydroxyethylrutoside 424f
Hydroxyethylsalicylat 124, 126, 427, 576
Hydroxyzin 44, 366f, 576

Hylak forte N 294, 303, 570, R1900
Hylak N 292, 302, 550, R870
Hymecromon 576
Hyperforat Amp./Tropfen 362, 375, 565, R1615
Hyperforat Drag. 361, 375, 544, R593
Hypericum 122, 375
Hyperkaliämie 21, 26f, 213
Hyperkeratosen 198, 200
Hypnorex 362, 368, 560, R1381
Hypnotika 3f, 10, 14, 241ff, 248, 250ff, 367, 443, 448, 450, 452, 456f, 460, 477, 490, 492, 502, 510, 520, 527, 531
Hypophysenhormone 520, 528
Hypothalamushormone 531
Hypromellose 352, 576

I

I. R. S. 19 7
Iberogast 292, 296, 298, 536, R182
Ibufug 117, 120, 571, R1911
Ibuhexal 115, 119, 542, R498
Ibuphlogont 116, 119, 547, R744
ibuprof von ct 115, 119, 544, R552
Ibuprofen 12, 29, 115f, 119ff, 124, 126, 447, 539, 544, 555, 576
Ibuprofen Heumann 116, 119, 555, R1115
Ibuprofen Klinge 115, 119, 539, R331
Ibuprofen Stada 116, 119, 544, R594
Ibutad 115, 119, 541, R421
Ibutop Creme 116, 124, 551, R950
Ichtholan 181, 193, 550, R863
Ichthoseptal 182, 189ff, 557, R1202
Idoxuridin 190, 192, 576
Ignatia 234

ILA-MED M R1560
Ildamen 267, 270, 561, R1402
Ilon-Abszess-Salbe 182, 202f, 553, R1023
Imap 361, 371f, 537, 548, R771
Imap 1.5 mg 361, 371f, 537, R203
Imbun 115, 119, 541, R429
Imeson 243, 245, 548, R768
Imex Salbe 183, 194, 197, 567, R1729
Imidazol 71, 105, 109, 230f
Imidazolderivate 105, 109, 231
Imidin 379, 381, 554, 562, R1051
Imidin N/S 379, 381, 562, R1493
Imigran 8, 306f, 309, 475, 548, R773
Imipramin 368ff, 576
Immunglobuline 532, 576
Immunmodulatoren 202, 253, 258
Immunstimulantien 14, 253ff, 445
Immunsuppressiva 103, 253ff, 274, 443, 520, 528
Immuntherapeutika 4, 253f, 510, 531
Imodium 292, 302, 534, R79
Impfstoffe 255, 522, 529, 532, 567
Importal 8, 484
Imurek 254f, 555, R1144
Indapamid 209, 213
Inderm Lösung 182, 194, 555, R1116
Indo Top-ratiopharm 117, 124, 570, R1888
indo von ct 117, 119, 570, R1890
Indo-Phlogont 116, 119, 554, R1091
Indomet-ratiopharm 115f, 119, 124, 535, 561, R141
Indomet-ratiopharm Gel 116, 124, 561, R1444
Indometacin 115, 117, 119, 121, 124, 126, 225, 543, 568, 576
Indometacin Berlin-Ch. 115, 119, 543, R547

Indometacin Riker 117, 119, 568, R1753
Industrie 435, 441, 471, 476f, 486f, 515
Infectobicillin 59, 62, 551, R926
Infectocillin 58, 62f, 546, R666
Infectomycin 59, 67, 552, R972
Inflanefran 337, 347, 539, R330
Infusionslösungen 224
Ingelan Puder 181, 193, 543, R519
Inhacort 153, 162, 540, R372
Inhalation 140, 155, 157ff, 163
Innovation 17, 465f, 469ff, 483, 486
Inosinmonophosphat 354
Insidon 361, 368, 534, R98
Instillagel 411, 413, 560, R1352
Insulin Actraphane HM 74f, 535, R112
Insulin Actrapid HM 74ff, 543, R506
Insulin Insulatard 74f, 571, R1946
Insulin Mixtard 74f, 565, 568, R1629
Insulin Mixtard Human 74f, 568, R1766
Insulin Protaphan HM 74f, 545, R631
Insuline 23, 72ff, 146, 405, 439, 534f, 543, 545, 549, 552, 560, 565, 568ff, 576
Insulinpräparate 73
Intal 153, 162, 546, R685
Interferone 253, 274, 279f
Interleukine 253, 259
Intermedikamenteneffekt 15, 76, 442, 444, 447, 452, 454, 511f, 524
Interna 4, 24, 40, 71, 154, 158, 164, 251, 366, 385f, 465, 471, 488, 492, 502, 507, 510, 531
Internisten 178, 252, 288, 321, 377, 499f, 504f
Intramedikamenteneffekt 16, 442, 444, 511f

intranasale Antiallergika 43f
intrinsische Aktivität siehe ISA
Iod 17, 39, 52f, 55, 146, 166, 176, 181, 188, 230f, 238, 256, 325f, 330, 339, 354f, 383, 390ff, 482, 513f, 534f, 546, 548, 557, 561, 567, 578
Ipecacuanha 256
Ipratropiumbromid 55, 157f, 161f, 576
Iris 234
Iruxol 181, 189ff, 549, R837
IS 5 mono-ratiopharm 267f, 543, R540
ISA 90, 146f, 150, 513
Iscador 254, 256, 258f, 541, R424
ISDN Riker 267f, 552, R970
ISDN Stada 267f, 540, R386
ISDN von ct 267f, 558, R1259
ISDN-ratiopharm 267f, 539, R312
Isla-Moos 131, 138, 561, R1448
Isländisch Moos 138
Ismo 267f, 534, R89
Iso Mack/Retard 267f, 545, R602
Iso-Puren 267f, 553, R1028
Isobornylacetat 429
Isocillin 58, 62, 534, R81
Isoconazol 111
Isoglaucon 337, 349f, 544, R575
Isoket 267f, 533, R6
Isomonit 267f, 548, R753
Isoprenalin 193ff, 576
Isoptin 167, 170f, 533, R19
Isopto-Max 337, 342, 543, R550
Isosorbiddinitrat 12, 267ff, 447, 539f, 552, 558, 576
Isosorbidmononitrat 12, 268ff, 447, 576
Isostenase 267f, 546, R661
Isotone Kochsalzlsg. Braun R479
Isotone Kochsalzlsg. Fresenius R323
Isotone Kochsalzlsg. Pfrimmer R1022
Isotretinoin 194f, 197, 204, 576

Isotrex Gel 183, 194f, 570, R1884
Isradipin 7, 166, 168f, 172
Itraconazol 8, 104f, 107f
Itrop 53, 55, 561, R1420
Ivel 243, 249, 556, R1171

J

Jacutin R784
Jaikin N 183, 194f, 566, R1659
Jamboulrindeextrakt 299
Japan 469, 471f, 487
Jarsin 361, 375, 538, R274
Jav. Gelbwurzextrakt 278
Jellin 181f, 185ff, 543, 550, 559, R504
Jellin polyvalent 181, 186f, 550, R851
Jellin-Neomycin 182, 186, 559, R1328
Jenacard 267f, 547, R722
Jodetten 391, 393, 546, R676
Jodid Tabletten 391, 393, 534, R82
Jodthyrox 391ff, 535, R115
Johannisbeersaft 425f
Johanniskrautextrakt 374f, 418
Johanniskrauttinktur 249
Jomax 182, 193, 195, 563, R1522
Josamycin 67
juckreizstillend 193ff, 200
Juglans 256
Justar 7

K

Kaban Creme/Salbe 181, 185, 544, R562
Kabanimat 182, 185f, 553, R1014
Kadefungin 229, 231, 538, R285
Kälberblutextrakt 330, 354
Kälbermilzextrakt 234
Kalinor-Brausetabl. 312, 317, 540, R355

Kalinor/retard 312, 317, 554, R1056
Kalitrans-Brausetabletten 312, 317, 569, R1849
Kalium bichrom. 330, 385
Kalium-Duriles 312, 317, 560, R1382
Kalium-Mag.-Asparaginat 312, 317, 543, R544
Kaliumaspartat 319
Kaliumcanrenoat 28
Kaliumchlorid 317f
Kaliumcitrat 317ff
Kaliumhydrogenaspartat 263, 319
Kaliumhydrogencarbonat 317f
Kaliumhydroxid 317
Kaliumiodid 354, 392f
Kaliumpräparate 311, 316ff
Kallidinogenase 576
Kalmuswurzelextrakt 250
Kamillan plus 118, 123, 542, R480
Kamillenauszug 330
Kamillenbad Robugen R733
Kamillenblüten 299, 330
Kamillenblütenauszug 328
Kamillenblütenextrakt 122, 143, 200, 202, 250, 298
Kamillenextrakt 123
Kamillenöl 427
Kamillentinktur 330
Kamillobad R1294
Kamillosan Creme/Salbe 183, 200, 569, R1819
Kamillosan Lösung 118, 122, 541, R411
Kamillosan Mundspray N 323, 330, 569, R1825
Kamistad-Gel 323, 328, 552, R975
Kanamycin 338, 340f, 564, 576
Kanamycin-POS 338, 340, 564, R1573
Kanamytrex 337, 340f, 537, R206
Kaolin 302
Kaoprompt-H 293, 302, 554, R1076
Kap-Aloe 278
Kardiaka 3f, 14, 260ff, 265, 443, 445, 450, 456f, 464, 490, 492, 502, 510, 520, 528, 531
Karil R1774
Kassenärzte 386
Katadolon 30, 37f, 554, R1053
Kavakavawurzelextrakt 249f, 417
Kaveri 217, 219, 541, R439
Kavosporal comp. 243, 249, 564, R1594
Keimax 8, 58, 63f, 485, 548, R760
Kelofibrase 182, 202f, 557, R1221
Keltican N 433, 436, 439, 539, R321
Kepinol 60, 69, 536, R157
Keratoplastika 198
Kerlone 147, 150, 468, 555, R1138
Ketoconazol 104f, 107ff
Ketof 153, 162, 568, R1795
Ketoprofen 576
Ketotifen 44, 154, 162, 570, 576
Ketotifen-ratiopharm 154, 162, 570, R1869
Kiefernnadelöl 143f
Kinder 47, 60, 69, 80, 129, 143, 155, 163, 165, 184, 304, 329, 376, 395, 431, 434f, 490, 499f, 502, 504ff, 540, 544
Kinderärzte 499f, 504f
Kirim R1622
Klacid 7, 58, 66f, 485, 535, R107
Klebsiella pneumoniae 257
Klimaktoplant 229, 234, 555, R1149
Klimonorm 398, 402, 404, 538, R254
Klinoxid 182, 194, 561, R1441
Kliogest 398, 402, 535, R103
Klysma-Salinisch R1535
Kochsalzlösung 552, R967
Kohle-Compretten/Granulat 293, 302, 557, R1206
Kollagenase 190

Kollateral A+E Drag. 217, 223, 559, R1319
Komb-H-Insulin Hoechst 74f, 560, R1397
Kompensan Liquid/Tabl. 292, 295, 538, R288
Kompensan-S Liquid/Tabl. 292, 296, 549, R845
Kompensation 166
Komponenten 136, 187, 513
Komponentenzerlegung 15, 506, 515
Konakion 432, 434, 562, R1455
Koniferenöl 143f
Konjunktival 339, 345, 570, R1880
Kontagripp M R1887
Kontrazeptiva 396f, 399, 406ff
Kopfwaschmittel 180
Korodin Herz-Kreislauf 261, 263, 537, R212
Koronardilatatoren 14, 270
Koronarmittel 3f, 21, 169, 266f, 269f, 443, 450, 456f, 490, 492, 502, 510, 520, 528, 531
Kortikoid c.Neom.ratiopharm 183, 186, 566, R1695
Kortikoid-ratiopharm 181, 185f, 546, R670
Kosten-Nutzen-Analysen 215, 486
Kostendämpfung 454, 473
Kreon 292, 300, 538, R265
Küchenzwiebelextrakt 202
Kümmel 299
Kümmeltinktur 298
Kürbisglobulin 417
Kürbiskernmehl 417
Kürbiskernöl 419
Kürbissamen 417
Kürbissamenextrakt 417
Kürbissamenöl 417
Kytta Balsam f 116, 125, 550, R892
Kytta Plasma F/Salbe F 118, 124, 542, R461
Kytta Thermopack R933
Kytta-Cor 261, 263, 549, R848
Kytta-Gel 115, 124, 541, R416
Kytta-Rheumabad R1743
Kytta-Salbe 118, 125, 570, R1868
Kytta-Sedativum Dragees 243, 249, 547, R725
Kytta-Sedativum f 243, 249, 537, R210
Kytta-Sedativum N 243, 249, 564, R1555

L

L-Cystein 145
L-Methionin 415
L-Polamidon 30, 32, 549, R819
L-Thyroxin BC 391, 393, 538, R259
L-Thyroxin Henning 391ff, 533, R4
Lac Ophtal 338, 352, 563, R1540
Laceran Salbe 183, 200, 571, R1927
Lachesis 234, 257
Lacrimal 337, 339, 352, 545, 569, R649
Lacrimal O.K. 339, 352, 569, R1811
Lacrisic 338, 352, 556, R1159
Lactitol 8
Lactobacillus acidophilus 232, 235
Lactobacillus gasseri 303
Lactose 302f
Lactuflor 273f, 566, R1678
Lactulose 272ff, 541, 565, 576
Lactulose Neda 273f, 541, R449
Lactulose-ratiopharm 273f, 565, R1648
Laitan/100 362, 375, 561, R1425
Lamictal 9
Lamisil Creme 8, 104, 106, 109f, 558, R1279
Lamisil Tabletten 8, 106f, 549, R823

Lamotrigin 9
Lanicor 261f, 552, R963
Lanitop 261f, 533, R44
Lansoprazol 8, 297
Lärchenterpentin 202
Lasix 26f, 207, 209, 211, 534, 547, R71
Latschenkieferöl 143
Laxantia 236, 275, 277, 316, 520, 528, 531
Laxoberal R1181
Lebertherapeutika 14, 272ff, 443, 492, 502, 520, 528, 531
Lederderm 59, 65, 559, R1332
Lederlind 106, 109, 545, R606
Lefax 292, 299f, 534, 538, R72
Legalon 273ff, 545, R614
Leioderm P-Creme 181, 188, 548, R796
Lemocin 323, 325ff, 536, 553, R181
Lemocin CX Gurgellösung 323, 326, 553, R1002
Lendormin 6, 243, 245, 537, R218
Lentaron 5
LentoNit 339, 354, 571, R1935
Lepinal/Lepinaletten 81f, 558, R1291
Leponex 361, 371, 373, 543, R531
Leukona-Rheumabad N R1506
Leukona-Sulfomoor-Bad N R1968
Leuprorelin 576
Levamisol 255
Levobunolol 6, 349, 351, 355
Levocabastin 5, 9, 348, 381, 384
Levodopa 356ff
Levomepromazin 362, 371, 564, 576
Levomepromazin-neuraxpharm 362, 371, 564, R1592
Levomethadon 32, 34, 134
Levonorgestrel 402, 407f
Levophta 5
Levothyroxin 12, 256, 391ff, 447, 576

Levothyroxin-Natrium 12, 447, 576
Lexotanil 361, 365, 539, R308
Librium 362, 365, 564, R1564
Lidocain 52ff, 178, 238f, 328, 330, 387, 413, 436, 576
Lidocain-HCl 330
Lidocaintyp 52, 55
Lidojekt R1651
Liebstöckelwurzel 418
Lilium tigrinum 234
Liman 6, 484
Limptar N 333f, 546, R674
Lindofluid N 116, 125, 545, R613
Lindoxyl 130, 137, 546, R694
Liniplant 130, 142, 555, R1102
Linola 181, 183, 185, 187, 189ff, 199f, 534, 542, 553, 572, R80
Linola-Fett Ölbad R1041
Linola-H N 181, 185, 187, 542, R471
Linola-sept 183, 190f, 572, R1991
Linoladiol N Creme 229, 232, 546, R698
Linoladiol-H N Creme 229, 232, 557, R1203
Linolsäure 200
Lioresal 333f, 548, R772
Liothyronin 392f, 576
Lipanthyl 284f, 565, R1643
Lipase 299
Lipidil 284f, 551, R935
Lipidsenkende Mittel 5, 10f, 14, 281, 283ff, 443, 446, 448, 450, 452, 456f, 460, 474, 477, 492, 502, 510, 521, 528, 531
Lipo-Merz 284f, 563, R1530
Lipotalon 176f, 552, R955
Liprevil 8, 284f, 484, 558, R1252
Liquifilm 337, 352, 540, R360
Lisino 7, 43f, 484, 535, R106
Lisinopril 7, 19ff, 482f
Liskantin 81f, 562, R1488
Lisurid 357f, 576
Lithium 368, 370, 376, 576

Lithiumacetat 368
Lithiumcarbonat 368
Livocab 5, 9, 337, 348, 379, 381, 384, 485, 550, 563
Livocab Augentropfen 9, 337, 348, 485, 550, R857
Livocab Nasenspray 9, 379, 381, 485, 563, R1501
Locabiosol 58, 70, 538, R281
Locacorten-Vioform 183, 188, 569, R1804
Loceryl 8, 106, 109f, 548, R799
Locol 5
Loftan 153, 157, 547, R715
Lokalanästhetika 194, 238f, 326ff, 387f, 413, 492, 502, 521, 528, 531
Lokaltherapeutika 46, 103, 184, 189, 191, 193, 195f, 230, 322, 378, 380, 382, 429
Lomaherpan 182, 190, 192, 561, R1432
Lomexin 8, 485
Lomir 7, 167, 172, 484, 558, R1290
Lonarid NR/Codein 30, 33, 548, R788
Lonazolac 120, 576
Longtussin Duplex 131, 135, 569, R1807
Lopalind 293, 302, 562, R1454
Lopedium 292, 302, 536, R168
Loperamid 292f, 302, 304, 545, 559, 565, 576
Loperamid Heumann 293, 302, 559, R1312
Loperamid Stada 293, 302, 565, R1614
Loperamid-ratiopharm 292, 302, 545, R624
Lopirin 19, 22, 483, 533, R17
Loprazolam 6
Lopresor 147, 150, 559, R1335
Loracarbef 8, 63f
Lorafem 8, 58, 63f, 545, R618

Loratadin 7, 43f
Lorazepam 365ff, 576
Lorcainid 52
Loretam 243, 245, 558, R1257
Lormetazepam 245, 576
Löscalcon 312, 314, 563, R1518
Lösferron 48ff, 545, R642
Lotricomb 106, 111, 538, R291
Lovastatin 7, 285
Lovelle 398, 407, 538, R282
Löwenzahnextrakt 278
Löwenzahnkraut 330
Luctor 217, 219, 567, R1723
Ludiomil 361, 368, 544, R576
Luffa operculata 383, 385
Luivac 254, 257f, 572, R1953
Lumbinon 10/Softgel 115, 124, 543, R536
Luminaletten 81f, 568, R1780
Luret 6, 211, 484
Luvased 243, 249, 541, R404
Lygal Kopftinktur 183, 188, 572, R1979
Lymphomyosot Tropfen 254, 256, 258, 556, R1156
Lymphozil K/E 254, 257f, 558, R1272
Lynestrenol 406
Lyogen/Depot 362, 371, 558, R1264
Lysin-Acetylsalicylat 38
Lysozym 329

M

Maalox 70 292, 295, 546, R659
Maaloxan 292, 295, 533, R33
Madopar 357f, 536, R167
Magaldrat 293, 295, 558, 576
Magaldrat-ratiopharm 293, 295, 558, R1278
Magen-Darm-Mittel 3f, 10f, 64, 88, 179, 289f, 292ff, 443, 446, 448, 450, 452f, 456f, 460, 474,

476f, 492, 495, 502, 510, 521, 528, 531
Magenextrakt 300
Magium K 312, 319, 555, R1132
Magnerot classic 312, 319, 551, R944
Magnerot N 312, 320, 560, R1389
Magnesiocard 312, 319, 542, R476
Magnesium Jenapharm 312, 319, 561, R1449
Magnesium Verla N Drag. 312, 319f, 533, R26
Magnesium Verla Tabl./N Konz 312, 319, 544, R556
Magnesium-Diasporal N 312, 319, 538, R257
Magnesium-ratiopharm 312, 319, 560, R1369
Magnesiumaspartat 319
Magnesiumcarbonat 303, 319
Magnesiumcitrat 319f
Magnesiumhydroxid 295f
Magnesiumorotat 319
Magnesiumoxid 317, 319
Magnesiumpräparate 14, 318ff, 445
Magnetrans 312, 319, 537, 568, R1788
Magnetrans forte 312, 319, 537, R238
Maiglöckchenextrakt 425
Makatussin Tropfen 130f, 135, 142, 550, 568, R1751
Makatussin Tropfen forte 130, 135, 550, R861
Makrolidantibiotika 66f
Maliasin 81f, 556, R1162
Maninil 74, 76, 534, R76
Männer 27, 273, 286, 305, 461, 488, 491, 495ff
Mannitol 352
MAO-Inhibitoren 368
Maprotilin 368, 576
Marax 293, 295, 556, R1191
Marcumar R219

Mariendistelfrüchte 278, 298f
Marketing-Aktivitäten 451, 486
Marktanteil 180, 445, 511
Marktentwicklung 441, 446f, 451ff
Marophen R1713
Marvelon 398, 407, 545, R620
Mastodynon N 229, 234, 550, R897
MCP 10 von ct 292, 298, 551, R914
MCP-ratiopharm 292, 298, 533, R22
Me-too-Präparate 472, 482, 484f
Meaverin R1322
Mebhydrolin 44
Meclofenoxat 374
Med. Hefe 303
Med. Kohle 302
Medazepam 365, 576
Mediabet 74, 76f, 551, R923
Meditonsin H R60
Medivitan N 432f, 436ff, 541, 564, R430
Medivitan N Neuro 433, 437f, 564, R1577
Medrogeston 402, 406
Medroxyprogesteron 406, 577
Meerwasser 381
Meerzwiebelextrakt 263, 425
Mefrusid 90, 92
Megacillin 58, 62, 535
Megacillin oral 58, 62, 535, R136
Megalac-Suspension 292, 296, 544, R586
Melissenblätterextrakt 190, 192, 375
Melissenblättertinktur 298
Melissenblütenextrakt 249
Melissenöl 250
Melleretten 363, 371, 571, R1926
Melleril 361, 371, 541, R431
Melperon 371
Melrosum Hustensirup N 129, 142, 542, R477
Memantin 332ff, 551

Mengenentwicklung 442, 452
Mengenkomponente 506
Menthol 130f, 135, 140, 143, 552, 563
Menthon 117, 125, 565, 567, 569
Menthoneurin-Salbe 117, 125, 569, R1835
Mephenesin 334f
Mepivacain 577
Meprobamat 335, 362, 366f, 559
Meprobamat Philopharm 362, 366f, 559, R1309
Mercuchrom R468
Mercurius biiod. 330, 383
Mercurius solub. 122, 385
Meresa forte/Amp. 363, 372, 567, R1728
Meresa Kapseln 362, 368, 554, R1071
Mesalazin 301, 303, 577
Metaclazepam 6
Metamizol 37f, 40, 577
Metastasenhemmer 523, 530, 532
Metavirulent R1616
Meteosan 294, 299, 571, R1941
Meteozym 292, 300, 546, R668
Metformin 74, 76f, 577
Methanol 250
Methenamin 577
Methergin 229, 233, 552, R960
Methimazol 391, 393f, 554, R1083
Methocarbamol 334
Methotrexat 114, 117, 254f, 567f, 577
Methotrexat Lederle 254f, 568, R1760
Methotrexat Medac 254f, 567, R1746
Methylcellulose 278, 352
Methyldopa 94, 577
Methylergometrin 232f
Methylphenidat 375f
Methylprednisolon 5, 9, 175, 177, 577
Methylprednisolonaceponat 5, 9

Methylsalicylat 429
Metildigoxin 262
Metipranolol 90, 349, 577
Metixen 358, 577
Meto Tablinen 147, 150, 552, R995
Metoclopramid 12, 298, 306f, 309f, 447, 577
Metoclopramid-Kombinationen 307, 309
Metofenazat 371
Metohexal 147, 150, 547, R735
Metoprolol 89f, 147ff, 172, 308, 555, 570, 577
Metoprolol Stada 147, 150, 570, R1882
Metoprolol-ratiopharm 147, 150, 555, R1123
Metronidazol 71, 230f, 291, 577
Mevinacor 7, 284f, 537, R221
Mexiletin 54f
Mexitil 53ff, 553, R1048
Mezym forte Filmtabl. 293, 300, 562, R1468
Mg 5-Longoral 312, 319, 554, R1082
Mg-nor 312, 319, 568, R1790
Mianserin 368, 577
Mibrox 131, 137, 566, R1656
Miconazol 104f, 107, 109ff, 230f, 577
Micristin Tabl. 30, 38, 547, R713
Microgynon 398, 407, 409, 551, R922
Microklist R866
Midodrin 99f
Migraene-Neuridal 306f, 310, 568, R1797
Migräflux (orange/grün)/N 306, 308, 571, R1938
Migralave 306, 308f, 571f, R1985
Migralave N 306, 308, 571, R1906
Migräne-Kranit N Tabletten 306, 308, 544, R596

Migräne-Kranit N Zäpfchen 306, 308, 562, R1489
Migränemittel 3f, 10, 14, 305ff, 443, 450, 474f, 477, 492, 502, 521, 528, 531
Migränemittel (Kombinationen) 14
Migränerton 306f, 309, 546, R673
Migrätan N 306f, 540, R371
Milchsäure 198, 234f, 302f
Milgamma Drag. 433, 437, 562, R1494
Milgamma N-Kaps. 433, 437, 561, R1421
Milgamma NA/100 433, 436, 552, R976
Millefolium 122
Milupa GES 312, 317f, 566, R1688
Milurit 225f, 572, R1965
Mineralstoffpräparate 2f, 311f, 443, 450, 471, 492, 502, 510, 521, 528, 532
Miniasal R862
Minipress 87, 92, 564, R1587
Minirin R1174
Minisiston 398, 407, 409, 549, R811
Minocyclin 65f, 577
Minulet 398, 407, 558, R1275
Minzöl 143
Mirfulan Spray N R1282
Mirfulan Wund-Heilsalbe R316
Miroton 261, 263, 540, 569, R1847
Miroton N forte 261, 263, 540, R361
Misoprostol 6, 294, 297
Mistel 249, 255, 258f, 263
Mistelkrautextrakt 249, 263
Mitosyl R629
Mobifortin 333f, 571, R1919
Mobilat Gel/Salbe 115, 125, 533, R50
Moclobemid 8, 368, 370

Modellrechnung 464, 482
Modenol 87, 90f, 546, R678
Modip 7, 167, 172, 485, 542, R492
Moduretik 207, 210f, 543, R513
Mogadan 243, 245, 555, R1120
Molevac R1313
Molsidomin 267, 269, 271, 549, 577
Molsidomin Heumann 267, 269, 549, R827
Molsihexal 267, 269, 548, R751
Mometason 8, 184f
Monapax Saft/Supp./Tropfen 129, 142, 537, R242
Mönchspfeffertink. 234
Mono Embolex R570
Mono Mack 267f, 536, R199
Mono Praecimed 30, 38, 553, R1039
Mono Wolff 267f, 572, R1967
Monoclair 267f, 562, R1474
Monoflam 116, 119, 554, R1075
Monographie 40, 71, 127, 134, 197, 203, 244, 246, 325, 327, 331, 376, 424, 429f
Monolong 267f, 553, R1038
Monomycin 58, 67, 542, R457
Monostenase 267f, 541, R408
Morbidität 21, 24, 84, 86, 95, 391, 461, 477f
Moronal Drag./Susp. 106f, 554, R1096
Morphin 31f, 37, 569, 577
Morphin Merck Amp. 31f, 569, R1840
Motilitätssteigernde Mittel 14, 289, 295, 298
Motilium 293, 298, 468, 555, R1128
Movergan 6, 357ff, 559, R1343
Moxaverin 223
Moxonidin 8, 94f
MST Mundipharma 30, 32, 541, R441
Muciteran 130, 137, 550, R855

Muco Panoral 130, 141, 560, R1353
Muco Sanigen 130, 137, 554, R1064
Muco Tablinen 130, 137, 555, R1114
Muco-Aspecton 129, 137, 540, R394
Mucobroxol 130, 137, 549, R810
Mucocedyl 131, 138, 567, R1734
Mucofalk 293, 302, 304, 563, R1549
Mucophlogat 129, 137, 539, R304
Mucosa nasalis suis 383
Mucosolvan 129, 137, 139, 533, R3
Mucotectan 129, 141, 538, R284
Mucret 130, 137, 560, R1351
Multilind Heilpaste 106, 111 f, 541, R401
Mund- und Rachentherapeutika 14, 322 ff, 326, 328 ff, 445, 492, 502, 510, 521, 528, 532
Mundisal 323, 328 f, 563, R1548
Munobal 8, 167, 172, 485, 553, R1034
Musaril 332 ff, 534, R87
Muskel Trancopal c. codeino 333 f, 544, R551
Muskel Trancopal comp. 333 f, 534, R63
Muskel Trancopal Tabl. 333 f, 538, R251
Muskelrelaxantia 4, 14, 332 ff, 443, 450, 492, 502, 510, 521, 528, 532
Mutaflor 293, 303, 559, R1345
Mutterkornalkaloide 232 f
Mycinopred 339, 343, 571, R1948
Mycofug 106, 109, 567, R1720
Mycospor 106, 109 ff, 543, 558, R526
Mycospor Nagelset 106, 110 ff, 558, R1281
Mydocalm 333 ff, 563, R1513

Myko Cordes 106, 109, 556, R1189
Mykofungin Vaginal 229, 231, 541, R434
Mykontral Creme etc. 106, 109, 566, R1684
Mykundex Drag./Susp. 106 f, 555, R1125
Mykundex Heilsalbe 106, 111 f, 543, R521
Mylepsinum 81 f, 553, R1040
Myofedrin 267, 270, 559, R1349
Myogit 117, 119, 563, R1532
Myosotis arvensis 256
Myrtol 129, 138, 140 f, 533, 543

N

Nabumeton 6
NAC Zambon 130, 138, 556, R1160
NAC-ratiopharm 129, 137, 534, R83
Nachtkerzensamenöl 202
Nacom 357 f, 544, R590
Nadid 122
Nadolol 148
Naftidrofuryl 215, 218 f, 221 f, 224, 577
Naftifin 6, 105, 108 ff
Naftilong 217, 219, 540, R369
Nalidixinsäure 68, 412
Naloxon 33, 35
Nandrolon 577
Naphazolin 345 f, 349, 381, 383, 577
Naproxen 120, 577
Nasan 379, 381, 561, R1411
Nasengel-ratiopharm 379, 381, 551, R919
Nasenspray-ratiopharm 379, 381, 534, R66
Nasentropfen-ratiopharm 379, 381, 535, R116

Nasivin 379, 381, 537, R232
Nasturtium aquat. 256
Nat. konj. Östrogene 402
Natamycin 105, 577
Natil 217, 219, 544, R553
Natrilix 207 ff, 554, R1070
Natrium sulfuricum 256
Natrium-D-pantothenat 354
Natrium-Picosulfat 577
Natriumascorbat 328
Natriumchlorid 206, 317, 418
Natriumcitrat 317, 415
Natriumfluorid 312, 315 f, 434 f, 558
Natriumfluorid 25 Baer 312, 315, 558, R1265
Natriumfluorophosphat 315
Natriumhydrogencarbonat 317
Natriumiodid 354
Natriumoxalacetat 122
Natriumsalicylat 33
Natriumthiosulfat 354
Nebacetin Augensalbe 339, 342, 567, R1741
Nebacetin Puder etc. 181, 190, 537, R241
Nebacetin Tabl. etc. 59, 70, 571, R1940
Nebenschilddrüsenhormone 521, 528
Nedocromil 6, 155 f, 162 f
Nedolon P 30, 33, 537, R226
Nefopam 38
Negativliste 128, 133, 136, 276, 330, 335
Negativmonographie 125, 250, 424
Neiseria catarrhalis 257
Neo Tussan 131, 133, 569, R1809
Neo-Eunomin 398, 407 f, 550, R858
Neo-Gilurytmal 53, 55, 565, R1644
neo-morphazole 391, 393 f, 556, R1173

Neobiphyllin 153, 160, 566, R1687
Neogama 362, 368, 553, R1024
Neomycin 70, 183, 186, 189 ff, 230, 327, 341 ff, 387 f, 413, 570, 577
Neomycin comp.-ratiopharm 183, 189 ff, 570, R1858
Neomycinsulfat 186, 190
Neotri 207, 212, 547, R731
Nephral 207, 210, 548, R770
Nepresol 87, 92, 94, 559, R1348
Nerisona/forte 182, 185, 468, 562, R1485
Nervenärzte 376, 499 f, 504
Nervendragees-ratiopharm 243, 250, 572, R1986
Nestroy 471, 487
neue Arzneimittel 5, 9, 17, 113, 203, 420, 487
neue Bundesländer 456, 459, 461, 463, 508
neue Wirkstoffe 5 ff, 17, 469, 471, 480 f
Neueinführung 9 f, 309, 353, 355, 466, 472, 482, 511 ff
Neuralgie 80
Neuralgin 30, 40, 555, R1121
Neuraltherapeutika 4, 439, 443, 450, 456 f, 521, 529, 532
Neuro-Effekton 115, 121, 539, R342
Neuro-Lichtenstein 432, 436 f, 554, 557, R1212
Neuro-Lichtenstein N 432, 436, 554, R1100
Neuro-ratiopharm 433, 436, 535, R118
Neurobion N 432, 437, 560, R1393
Neurocil 361, 371, 539, R340
Neurofenac 116, 121, 547, R738
Neuroleptika 5, 10, 359 f, 364, 369 ff
Neuroplant 362, 375, 549, R831
Neurotrat S 432, 436, 539, R301

Neuzugänge 17, 466, 526
Neuzugangskomponente 17, 513
Nicardipin 7, 166, 172
Nicene forte Kaps. 411, 413, 556, R1192
Nicergolin 219, 221, 577
nicht-steroidal 29, 114, 118ff, 123, 126, 225, 294, 347
nicht-trizyklisch 368f
Nicotinamid 274, 436f
Nierentee 2000 411, 419, 563, R1502
Nif-Ten 87, 92f, 544, R554
nife von ct 167, 171, 550, R869
Nife-Puren 167, 171, 562, R1478
Nifedipat 167, 171, 536, R186
Nifedipin 12, 92f, 166ff, 447, 534, 538, 556, 568, 577
Nifedipin AL 167, 171, 568, R1783
Nifedipin Heumann 167, 171, 556, R1154
Nifedipin Stada 167, 171, 538, R258
Nifedipin Verla 167, 171, 568, R1798
Nifedipin-ratiopharm 167, 171, 534, R95
Nifehexal 167, 171, 536, R165
Nifelat 168, 171, 570, R1881
Nifical 167, 171, 542, R488
Nifuran 229, 231, 571, R1905
Nifuroxazid 302
Nikotinsäureester 126
Nilvadipin 8, 166, 168f, 172
Nimodipin 6, 166, 170, 172, 460
Nimotop 6, 167, 170, 172, 543, R508
Nipent 5
Nipolept 7, 363, 371, 484, 566, R1664
Nisita 379, 381, 385, 548, R775
Nisoldipin 7, 166, 168f, 172
Nitrangin compositum 267, 269, 543, R515
Nitrangin Isis 267f, 560, R1383

Nitrangin liquidum 267f, 547, R740
Nitrat-Pflaster 268
Nitrate 24, 266, 268ff
Nitrazepam 245, 577
Nitrendipin 6, 166, 168ff, 172
Nitro Mack 267f, 555, R1134
Nitro-Obsidan 267, 269, 569, R1822
Nitroderm TTS 267f, 552, R951
Nitrofurantoin 412f, 416, 577
Nitroglycerin 576
Nitroimidazolderivate 231
Nitrolingual 267f, 533, R39
Nitrosorbon 267f, 565, R1638
Nitroxolin 412f, 577
Nivadil 8, 167, 172, 485, 565, R1630
Nizatidin 7, 297, 448
Nizax 7, 292, 297, 484, 547, R721
Nizoral Creme 106, 109, 560, R1360
Nizoral Tabl. 106f, 564, R1596
Noctamid 243, 245, 534, R85
Noctazepam 362, 365, 560, R1368
Nolvadex 398, 403, 405, 569, R1846
Nomon mono 411, 417, 551, R942
Nootrop 361, 374, 542, R487
Nootropika 14, 360, 363, 373f
Norephedrin 135
Norethisteron 399, 402, 406f, 577
Norethisteronacetat 402, 406
Norfenefrin 99f, 577
Norfloxacin 70, 340, 412, 577
Norgestimat 407f
Norgestrel 402
Norkotral-Tema 243, 245, 564, R1588
Normabrain 361, 374, 539, R350
Normalip N 284f, 552, R978
Normoc 361, 365, 537, R205
Normoglaucon 337, 349, 351, 552, R962
Normpackung 32, 366

Norvasc 5, 9, 167, 172, 485, 545, R608
Noscapin 132 ff
Novadral 98 ff, 538, R298
Novalgin 30, 38, 535, R109
Novaminsulfon Lichtenstein 30, 38, 561, R1431
Novaminsulfon-ratiopharm 30, 38, 537, R202
Novanox 243, 245, 561, R1443
Noveril 363, 368, 569, R1806
Noviform 338, 340 f, 553, R1017
Novodigal Tabl. 261 f, 533, R13
Novoprotect 362, 368, 554, R1081
Novothyral 391 ff, 544, R578
Nubral 182, 200, 564, R1561
Nystaderm Creme/Paste 106, 109, 567, R1709
Nystaderm-Mundgel etc. 106 f, 559, R1311
Nystalocal 106, 111, 561, R1434
Nystatin 105 ff, 109 ff, 186, 230 f, 325, 544, 560, 577
Nystatin Lederle 106 f, 109, 544, 560, R561
Nystatin Lederle Salbe etc. 106, 109, 560, R1361

O

Obsidan 147, 150, 534, R96
Obsilazin 87, 89, 91, 548, R776
obstipierend 302, 304
Octadecadiensäure 200
Ocuflur 338, 347, 557, R1229
Oculosan N 338, 345 f, 559, R1339
Oculotect 337, 339, 352, 538, 566, R299
Oculotect fluid sine 339, 352, 566, R1683
Ödemase Tabl. 207, 209, 537, R214
Ödemprotektiva 423 f, 426, 428, 430
OeKolp vaginal 229, 232, 537, R224
Oestradiol siehe Estradiol
Oestradiol Jenapharm 398, 402, 404, 566, R1694
Oestriol siehe Estriol
Oestrofeminal 398, 402, 404, 540, R381
Ofloxacin 6, 70, 340, 412
Olbemox 6
Oleanderblätterextrakt 263
Oleo-Tuell R1609
Olicard 267 f, 563, R1526
Oligosaccharide 257
Ölsäure-Polypeptid 387
Olynth 379, 381 f, 533, R1
Omeprazol 7, 9, 291, 297
Omeril 43 f, 556, R1196
Omniflora N 293, 303, 559, R1344
Omnisept 293, 303, 556, R1184
Omoconazol 5
Ophtalmin 337, 345 f, 545, R634
Ophthalmika 3, 10, 14, 336 ff, 342 f, 345 ff, 353 ff, 443, 445, 450, 477, 492, 502, 505, 507, 510, 521, 529, 532
Ophtopur N 338, 345 f, 563, R1509
Opioide 29, 31 ff, 40, 132 ff, 304, 309
Opipramol 368
Optalidon N 30, 40, 545, R627
Optalidon spezial NOC 306 f, 309, 543, R517
Opticrom 338, 348, 558, R1297
Optiderm Creme 181, 200, 547, R747
Optipect Kodein forte 129, 133, 541, R412
Optipect N/Neo 130, 142, 552, R990
Opturem 116, 119, 560, R1367
Oral-Virelon R991
Oralpädon 312, 317 f, 537, R244
Oralpenicilline 62 f, 66, 447

Orciprenalin 157
Orelox 8, 58, 63 f, 485, 543, R525
Orfiril 81 f, 546, R653
Orgametril 398, 406, 565, R1649
Originalpräparate 11 f, 68, 148, 221, 351, 445, 447, 453, 468
Ornithinaspartat 274
Orphenadrin 332
Orphol 217, 219, 545, R648
Orthangin N 261, 263, 544, R580
Ortho-Gynest 229, 232, 563, R1541
Orthopäden 499 f
Ortoton 333 ff, 566, R1690
Ospur 432, 434, 569, R1803
Ossin 312, 315, 549, R809
Ossiplex 312, 315, 550, R877
Ossofortin 312, 314, 549, R844
Ost-West-Vergleich 441, 453 ff
Osteoporose 234, 313, 315 f, 321, 401, 403 f, 409
Ostochont Gel/Salbe 116, 125, 551, R903
Östrogene 230, 235, 313, 351, 396 f, 401 ff, 408 f
Osyrol-Lasix Kaps. R724
Otalgan 380, 387 f, 538, 570, R263
Otalgan SSW 380, 387, 570, R1872
Otobacid N 380, 387 f, 535, R140
Otolitan N 380, 387 f, 572, R1982
Otologika 378, 380, 386 ff, 443, 492, 502, 522, 529, 532
Otosporin 380, 387 f, 571, R1921
Otriven Lösung etc. 379, 381, 533, R27
Ovestin Creme/Ovula 229, 232, 539, R322
Ovestin Tabl. 398, 402, 404, 550, R860
Oviol 398, 407 f, 565, R1639
oxa von ct 362, 365, 564, R1593
Oxaceprol 122 f
Oxazepam 361, 365, 367, 445, 464, 539, 577

Oxazepam-ratiopharm 361, 365, 539, R337
Oxedrin 345 f, 383
Oxedrintartrat 383
Oxetacain 296
Oxilofrin 99 f
Oxipurinol 227
Oxitropiumbromid 162
Oxprenolol 89 f
Oxy Fissan 183, 194, 571, R1942
Oxybutynin 6, 414
Oxyfedrin 270
Oxymetazolin 381, 577
Oxytetracycl.Pred.Jenapharm 337, 342, 546, R697
Oxytetracyclin 66, 141, 186, 338, 340, 342 f, 553, 577
Oxytetracyclin Augensalbe 338, 340, 553, R1013
Ozothin Lösung/Tropfen 131, 142, 568, R1765

P

P-Mega-Tablinen 59, 62, 556, R1161
PAA siehe ISA
Packungspreis 32, 36, 209, 366, 476
Paclitaxel 5
Padutin 100 R1679
Paediathrocin 58, 67, 541, R443
Paedisup K/S 30, 40, 556, R1198
Panchelidon R650
Pandel 182, 185 f, 558, R1263
Pangrol 293, 300, 559, R1324
Pankreaplex Neu 293, 299, 553, R1001
Pankreatan/forte 293, 300, 564, R1585
Pankreatin 298 ff, 577
Pankreoflat 293, 300, 565, R1635
Pankreon 293, 300, 554, 566, R1097

Pankreon compositum/forte 293, 300, 566, R1698
Panoral 58, 63f, 539, R343
Panotile N 380, 387f, 537, R215
Panoxyl 182, 194f, 557, R1248
Pantederm Salbe R1379
Panthenol 293, 298, 338, 354, 537, 543, 558, 562, 564
Panthenol Lichtenstein R518
Panthenol Salbe/Spray R1598
Panthenol Tabl./Amp. 293, 298, 558, R1262
Panthenol-Augensalbe 338, 354, 562, R1477
Panthenol-ratiopharm R204
Panthogenat R1103
Pantoprazol 5, 9, 483
Pantozol 5
Panzynorm N 294, 300, 568, R1800
Panzytrat 292, 300, 552, R954
Papaverin 132
Paracetamol 12, 30ff, 36ff, 306ff, 310, 332, 334f, 416, 445, 447, 464, 533, 538ff, 545, 568, 577
Paracetamol Berlin Ch. 30, 38, 541, R410
Paracetamol comp. Stada 30, 33, 545, R637
Paracetamol Saar 30, 38, 540, R378
Paracetamol Selz 31, 38, 568, R1792
Paracetamol Stada 30, 38, 538, R253
paracetamol von ct 30, 38, 539, R347
Paracetamol-ratiopharm 30, 38, 533, R7
Paracodin/retard 129, 133, 533, R20
Parasympatholytika 52f, 55, 415
Parfenac 181, 193, 195, 538, R266
Parkinsonmittel 4, 334, 356ff, 443, 492, 502, 522, 529, 532

Parkopan 357f, 562, R1461
Parodontosemittel 492, 502, 520, 528, 531
Paroxetin 577
Partusisten 229, 232f, 569, R1821
Paspertase 294, 298, 567, R1737
Paspertin 292, 298, 533, R37
Passionsblumenextrakt 249f
Patentschutz 11, 24, 170, 189, 466, 469, 471f
Paveriwern R1557
Paverysat forte Bürger R1725
PCM Paracetamol Lichtenstein 30, 38, 540, R388
Pect Hustenlöser 131, 137, 569, R1843
Pectocor-Salbe 267, 270, 562, R1472
Peflacin 8, 70, 483, 485
Pefloxacin 8, 70, 483
Pektin 302
Pelvichthol N 229, 234, 571, R1924
Penbutolol 89f
PenHexal 58, 62, 538, R287
Penicillamin 577
Penicillat 58, 62, 536, R195
Penicillin G 62, 573
Penicillin V AL 59, 62, 572, R1958
Penicillin V Stada 58, 62, 544, R573
penicillin V von ct 59, 62, 557, R1210
Penicillin V Wolff 59, 62, 557, R1201
Penicillin V-ratiopharm 58, 62f, 534, R100
Penicilline 58f, 61ff, 66, 534, 544, 557, 563, 572f
Pentaerythrityltetranitrat 269, 577
Pentalong 267, 269, 533, R32
Pentifyllin 220, 222
Pento-Puren 217, 219, 566, R1677
Pentofuryl 294, 302, 568, R1782
Pentostatin 5

Pentoxifyllin 215, 217, 219 f, 542, 577
Pentoxifyllin-ratiopharm 217, 219, 542, R470
Pentoxyverin 133 ff, 577
Pepdul 6, 292, 297, 484, 538, R272
Perazin 371
Perdiphen Drag. R1933
Perenterol 292, 302, 533, R40
Perindopril 7, 19 ff, 483
Perivar N forte 422, 425, 564, R1554
Pernionin Teilbad N R1418
Perphenazin 371
Perubalsam 238 f
Pfefferminzblätter 298
Pfefferminzöl 250, 278 f, 330, 383
pflanzliche Hypnotika 248 ff
pflanzliche Kardiaka 261 ff
Phardol 10 Gel 117, 125, 571, R1918
Phardol mono 116, 124, 561, R1401
Phardol-Rheuma-Balsam 115, 125, 540, R398
pharmakommunikative Maßnahmen 462, 476
Phaseolifruchtextrakt 418
Phenazon 387
Phenazopyridin 412 f
Phenhydan 81 f, 551, R934
Pheniramin 345
Phenobarbital 81 f, 246 f, 577
Phenothiazine 371, 373
Phenoxybenzamin 414
Phenoxymethylpenicillin 12, 60, 62, 447, 577
Phenprocoumon 577
Phenylbutazon 120, 577
Phenylephrin 134 f, 345, 383, 385 f, 577
Phenylpropanolamin 385
Phenyltoloxamin 134 f, 307
Phenytoin 79 ff, 556, 578

Phenytoin AWD 81 f, 556, R1197
Pherajod 339, 354, 567, R1731
Phlebodril Kaps. 422, 425, 546, R700
Phlebodril N Creme 422, 429, 562, R1460
Phlogenzym 118, 123, 542, R497
Phlogont Salbe/Gel 115, 124, 537, R211
Phlogont Thermalsalbe 115, 125, 537, R236
Pholedrin liquid.Meuselbach 98, 100, 551, R937
Pholedrin-longo-Isis 98, 100, 550, R896
Pholedrinsulfat 100
Phosphalugel 293, 295, 559, R1341
Phospholipide 5, 274 f, 425, 427
Physiotens 8, 87, 94, 484, 560, R1399
Phytodolor N 115, 122, 541, R442
Phytomenadion 434, 578
Phytotherapie 251
Pidilat 167, 171, 535, R150
Pilocarpin 337, 349 f, 547, 578
Pilocarpin Ankerpharm 337, 349, 547, R712
Pilocarpol 337, 349, 551, R947
Pilomann 337, 349, 547, R708
Pindolol 150 f, 578
Pinimenthol N 130, 143, 552, R982
Pinimenthol-S Salbe 131, 143, 563, R1519
Pinus silvestris 256
Pipamperon 371
Piracebral 363, 374, 571, R1915
Piracetam 361, 373 f, 544, 578
Piracetam-ratiopharm 361, 374, 544, R599
Pirbuterol 7
Pirenzepin 294, 297, 578
Piretanid 23, 209, 211

Piro Phlogont 117, 120, 572, R1963
Pirorheum 116, 120, 556, R1158
Piroxicam 116f, 120f, 124, 127, 548, 554, 568, 578
Piroxicam Jenapharm 117, 120, 568, R1757
Piroxicam Stada 116, 120, 554, R1067
Piroxicam-ratiopharm 116, 120, 548, R762
Pizotifen 578
PK-Merz 334, 357f, 545, R623
Placebo 44, 54, 126f, 136, 139, 165, 195, 204, 215, 221, 223f, 231, 234f, 247f, 252, 258f, 291, 301, 322, 374ff, 385f, 415f, 420, 424, 439
Placenta suis 122
Plantago afra 302
Plantago major 249
Planum 243ff, 540, R395
Plastufer 48, 50, 562, R1452
Plastulen N 48, 50, 539, R309
Podomexef 8, 59, 63f, 485, 558, R1258
Policresulen 238f
Polidocanol 190, 198, 200, 238f, 326f, 330
Pollen-Trockenextrakt 417
Poloris Creme/Lotion 183, 201, 569, R1816
Polyacrylsäure 352
Polydimethylsiliconharz 194
Polymyxin 186, 341ff, 387f
Polysaccharide 75, 429
Polyspectran Augen-/Ohrentr. 337, 342, 549, R821
Polyspectran Augensalbe 338, 342, 563, R1505
Polyvidon 230f, 325f, 352, 578
Polyvinylalkohol 352
Pomeranzenschalen 299

Posilent 339, 354, 571, R1943
Posorutin Augentropfen 338, 354, 561, R1409
Posterisan forte 237ff, 545, R626
Posterisan Salbe/Supp. 237f, 540, R370
Practo-Clyss R1146
Praecimed N Supp./Tabl. 31, 34, 572, R1970
Prajmaliumbitartrat 55
Pramino 398, 408, 569, R1814
Prasteron 402, 404
Pravasin 8, 284f, 484, 549, R818
Pravastatin 8, 285, 287
Pravidel Tabl. R800
Praxiten 361, 365, 542, R494
Prazepam 365
Prazosin 87, 92ff, 416, 569, 578
Prazosin-ratiopharm 87, 92, 569, R1817
Predni-H-Injekt 176f, 560, R1390
Predni-H-Tablinen 176f, 553, R1021
Prednicarbat 6, 185, 187
Prednisolon 175ff, 181, 184f, 187f, 232, 238, 326f, 338, 342f, 347, 387, 545, 547, 553, 558f, 578
Prednisolon Augensalbe 338, 347, 559, R1350
Prednisolon Jenapharm 176f, 547, R736
Prednisolon Salbe LAW 181, 185, 187, 545, R605
Prednisolon-ratiopharm Tabl. 176f, 553, R1031
Prednisolonacetat 177, 326f
Prednison 174ff, 563, 578
Prednison Dorsch 176f, 563, R1531
Preisbildung 466, 471, 486
Preisentwicklung 444
Preisindex 442, 511, 513f
Preiskomponente 511
Preismoratorium 444
Preisvergleich 466f, 483, 507, 515

Prelis 147, 150, 570, R1874
Prent 147, 150, 572, R1990
Prepacol R1776
Pres 19, 22, 483, 541, 549, R437
Pres plus 19, 22, 549, R805
Presinol 87, 94, 571, R1902
Presomen comp. Drag. 398, 402, 533, R47
Presomen Drag. 398, 402, 535, R144
Pridinol 578
Primidon 81f, 578
Primolut-Nor 398, 406, 549, R832
Primosiston Tabl. 398, 406, 561, R1437
Pro-Symbioflor 292, 302, 552, R952
Procain 387, 578
Procorum 167, 172, 541, R426
Procto-Jellin 237f, 553, R1008
Procto-Kaban 237f, 561, R1428
Proculin 337, 345f, 541, R403
Procusulf 339, 343, 570, R1896
Progastrit 293, 295, 552, R969
Progesteron 231ff, 235, 400, 405
Progestogel 229, 231f, 548, R797
Proglumetacin 120
Progynova 398, 402, 404, 547, R704
Promazin 371
Promethazin 361, 371, 549, 578
Promethazin-neuraxpharm 361, 371, 549, R817
Promozystenmittel 5
Propafenon 52, 54f, 578
Propaphenin 363, 371, 571, R1928
Propicillin 62, 578
Propra-ratiopharm 147, 150, 551, R936
Propranolol 89, 91, 148, 150f, 269, 308, 578
Propulsin 7, 292, 298, 484, 535, R146
Propyphenazon 33, 38, 40, 307ff, 578

Proscar 5, 416
Proscillaridin 262, 578
Prosiston 398, 406, 569, R1839
Prospan 129, 138, 534, R75
Prosta Fink N 411, 417, 553, R1045
Prosta-Urgenin 411, 417, 570, R1854
Prostagutt forte 411, 417, 543, R514
Prostagutt mono 411, 417, 564, R1553
Prostagutt N 411, 417, 567, R1732
Prostamed 411, 417, 567, R1719
Prostasal 411, 417, 562, R1459
Prostatamittel 5, 14, 410, 416f, 419
Prostatin S/F 412, 417, 571, R1916
Protactyl 363, 371, 571, R1936
Protagent 337, 352, 551, R912
Protaxon 116, 120, 554, R1079
Prothazin 361, 371, 542, R478
Prothil 398, 406, 571, R1922
Prothipendyl 371
Protirelin 578
Protonenpumpenhemmer 9, 289f, 294, 297, 447f, 476
Proxen 116, 120, 556, R1182
Proxyphyllin 160
Prozeßqualität 444
Pryleugan 362, 368, 562, R1499
Psorcutan 8, 181, 201f, 549, R826
Psoriasismittel 179, 193, 201
Psychopharmaka 3f, 10, 14, 241, 251f, 360ff, 367, 369, 374ff, 443, 448, 450, 452, 460, 464, 477, 490, 492, 494f, 497, 502, 510, 522, 529, 532
Psychotonin M 361, 375, 547, R705
Psyquil Amp./Drag./Supp. R1456
Pulmicort 153, 162, 379, 381, 384, 534, 560, R86
Pulmicort nasal 379, 381, 384, 560, R1392

Pulmicret 130, 137, 556, R1188
PulmiDur 153, 160, 561, R1407
Pulmotin-Salbe 130, 144, 557, R1228
Pulmozyme 5
Pulsatilla 249, 383
PVP Jod-ratiopharm R1235
Pykaryl-T-Bad 117, 124, 563, R1529
Pyolysin-Salbe 181, 202, 549, R813
Pyralvex 323, 330, 563, R1521
Pyrazolderivate 38, 40, 309
Pyridilmethanol 578
Pyridostigminbromid 578
Pyridoxin 121, 434, 436 ff, 578
Pyridylcarbinol 578
Pyritinol 373, 578
Pyromed 31, 38, 570, R1870

Q

Qualität 1, 5, 77 f, 86, 159, 216, 241 f, 252, 395, 441, 444, 466, 477, 486
Quantalan 284 ff, 566, R1696
Queckenwurzelextrakt 418
Querto 87, 92 f, 563, R1523
Quilonum 362, 368, 553, R1032
Quinapril 7, 19 ff, 483

R

Rad. Baptisiae tinct. 256
Rad. Echinaceae purpur 256
Radedorm 243 ff, 248, 534, R64
Radepur 361, 365, 547, R741
Ralofekt 217, 219, 550, R879
Ramipril 7, 19, 21 ff, 483
Ranitidin 297, 578
Rantudil 115, 120, 538, R292
Recessan 323, 326 f, 560, R1377
Rectodelt 176 f, 542, R481

Refobacin Augensalbe/Tropf. 337, 340, 537, R223
Refobacin Creme/Puder 181, 190, 540, R368
Regepithel 338, 354, 560, R1363
Region 216, 479
Regression 24, 281, 287 f
Rekawan 312, 317, 571, R1910
Remedacen 34, 131, 133, 562, R1500
Remestan 243, 245, 538, R296
Remid 225 f, 549, R838
Remifemin 229, 233 f, 541, R419
Remydrial 5
Renacor 19, 22, 541, R450
Rentylin 217, 219 f, 551, R915
Reparil-Amp./Drag. 118, 122, 558, R1254
Reparil-Gel N 118, 125, 551, R945
Reproterol 158
Reserpin 88, 90 f, 95
Retacillin comp. 59, 62, 559, R1340
Retinol 223, 352, 354, 383, 433 f, 578
Retinolacetat 223
Retinolpalmitat 352, 354, 383
Rewodina 115, 119, 534, R70
rezeptfreie Arzneimittel 29
Rezepturen 34, 133, 508 f, 512, 524
Rhefluin 207, 210, 561, R1406
Rheu Do Gel 117, 125, 570, R1856
Rheubalmin Bad 115, 125, 539, R332
Rheuma-Salbe Lichtenstein 115, 125, 542, R489
Rheumabene 118, 124, 543, R538
Rheumamittel 14, 445, 456, 490
Rheumasan Bad N R1525
Rheumon 115, 117, 120, 124, 538, 571, R279
Rheumon i.m. 117, 120, 571, R1903

Rhinex 379, 381, 541, R438
Rhinologika 3f, 14, 42, 378ff, 443, 445, 450, 492, 502, 510, 522, 529, 532
Rhinomer 379, 381, 385, 570, R1883
Rhinopront Kaps. 379, 385, 557, R1225
Rhinopront Saft 379, 385, 564, R1567
Rhinospray 379, 381, 383f, 537, 572, R1969
Rhinotussal Kaps. 129, 135, 542, R475
Rhinotussal Saft 129, 134f, 540, R376
Rhoival Drag./Tropfen 411, 418, 568, R1770
Rhus toxicodendron 122
Riboflavin 354, 436f
Riboflavinphosphat 354
Ribomunyl 7
Riesengoldrutenextrakt 418
Rifampicin 578
Rifun 5, 9, 483, 485
Rindergalle 277ff, 300
Rindergallenblasenextrakt 277
Rinderinsulin 75, 78
Ringelblumenextrakt 418
Rinofluimucil-S 379, 383, 386, 553, R1019
Riopan 292, 295, 534, R88
Risperdal 5
Risperidon 5, 373
Ritalin 362, 375f, 555, R1140
Rivanol R1166
Rivotril 81ff, 553, R1042
Roaccutan 183, 194f, 197, 569, R1815
Rocaltrol 432, 434f, 468, 569, R1805
Rocornal 267, 269f, 557, R1214
Rohypnol 243, 245, 248, 534, R56
rökan 217, 219, 534, R74

Rosmarinblätter 418
Rosmarinöl 143, 263
Roxatidin 7, 297
Roxit 7, 293, 297, 484, 554, R1065
Roxithromycin 7, 66f
Roßkastaniensamenextrakt 423f
Rudotel 361, 365, 537, R250
Ruhrkrautblütenextrakt 278
Rulid 7, 9, 58, 66f, 533, R34
Rutin 338, 354, 422, 425, 552, 561, 579
Rutosid 123, 274, 276, 424ff, 428, 430
Rythmodul 53, 55, 565, R1613
Rytmonorm 53ff, 536, R177

S

4S-Studie 282f
sab simplex 292, 299, 535, R108
Sabalextrakt 414
Sabalfruchtextrakt 414, 417
Sabril 8
Saccharomyces boulardii 302
Sagittaproct Salbe/Supp. 237, 239, 567, R1714
Salbeiextrakt 202f
Salbutamol 157, 578
Sali-Adalat 87, 92f, 572, R1983
Salicylate 38, 291, 328f, 429
Salicylsäure 125f, 188f, 193, 196ff, 201f, 330, 354, 578
Salicylsäurederivate 125f
Salofalk 292, 301, 545, R645
Salzsäure 299f
Samenschalen 302
Sanasept 58, 67, 547, R727
Sanasthmax 153, 162, 537, R249
Sanasthmyl 153, 162, 549, R802
Sandimmun 254f, 549, R808
Sanguinaria 122, 234
Sanopin N 131, 143, 565, R1626
Sanoxit 182, 194, 554, R1052

Santax 292, 303, 546, R679
Saroten 361, 368f, 535, R102
Sarsaparilla 256
Schachtelhalmextrakt 418
Schachtelhalmkraut 330
Schafgarbenkraut 330
Schafgarbenkrautextrakt 278
Scheriproct 237f, 550, R884
Schilddrüsenhormone 390ff
Schilddrüsentherapeutika 390ff, 443, 450, 456f, 492, 502, 510, 522, 529, 532
Schleifendiuretika 26, 91, 206, 208f, 211, 213, 428
Schmerz-Dolgit 116, 120, 561, R1419
Schnupfen Endrine 379, 381, 557, R1207
Schöllkraut 277f
Schöllkrautextrakt 278
Schöllkrauttinktur 298
schwach wirksam 132, 184ff
Schwefel 196f, 203, 274, 429
schwefelhaltig 196f
Schweineinsulin 75
Scopolamin 415, 574, 578
Scrophularia nodosa 256
Secalealkaloide 219
Sedalipid 284f, 287, 545, R625
Sedariston Konzentrat Kaps. 361, 375, 537, R222
Sedariston Tropfen 361, 375, 541, R413
Sedativa 3f, 10, 43f, 81f, 241ff, 248ff, 332ff, 386, 443, 448, 450, 452, 456f, 460, 477, 491f, 502, 510, 520, 527, 531, 537, 547, 564
sedierend 42, 44, 140, 162, 333, 369, 382, 384
Sedotussin 129, 131, 133ff, 534, 567, R57
Sedotussin plus Kaps. 131, 134f, 567, R1733
Sedovegan 243, 246f, 553, R1044

Selbstbehalt siehe Selbstbeteiligung
Selbstbeteiligung 12, 32, 36, 441, 445, 453, 462ff
Selbstmedikation 331, 489
Selectol 6, 147, 150, 484, 546, R695
Selegilin 6, 358f
Selendisulfid 180, 578
Sempera 8, 105ff, 485, 546, R654
Sensit 167, 172, 557, R1219
Sepia 234
Sera 25, 62, 147, 287, 317f, 325, 350, 357f, 376, 392, 435, 522, 529, 532
Serenoa ratiopharn 411, 417, 558, R1273
Sermion 217, 219, 221, 553, R1007
Serrapeptase 6, 122
Sexualhormone 2ff, 10, 228, 230ff, 396ff, 443, 450, 456f, 477, 479, 492, 502, 505, 510, 522, 529, 532
Sexualhormonpräparate 228, 230, 232
Sibelium 217, 219, 222, 547, R710
Siccaprotect 337, 352, 540, R390
Sigabroxol 131, 137, 563, R1516
Sigacalm 362, 365, 554, R1085
Sigadoxin 59, 65, 551, R932
Sigafenac 116, 119, 124, 556, 558, R1270
Sigafenac Gel 116, 124, 556, R1157
Sigamuc 129, 141, 540, R358
Sigaperidol 363, 371, 571, R1931
Sigaprim 60, 69, 554, R1063
Silentan Nefopam 31, 38, 562, R1496
Silicea 330, 385
Silomat 129, 133f, 539, R328
Silymarin 274f, 280
Simagel 292, 295, 550, R885
Simethicon 298f, 578
Simplotan Tabl. 229, 231, 558, R1280

Simvastatin 7, 282, 285 f, 288
Sinecod 131, 133 f, 571, R1920
Sinfrontal 379, 385 f, 552, R989
Sinophenin 362, 371, 557, R1245
Sinquan 361, 368, 539, R306
Sinuforton R324
Sinupret 129, 142, 533, R10
Sinuselect 379, 385 f, 552, R985
Sinusitis-Nosode 383, 386
Siozwo N 379, 383, 565, R1650
Siran 130, 137, 548, R798
Sirdalud 6, 333 f, 545, R604
Siros 8, 105 ff, 485, 560, R1354
Sirtal 81 f, 564, R1582
Sito-Lande 284 f, 287, 566, R1691
Sitosterin 419
Skid 59, 65, 569, R1834
Skilpin 293, 303, 553, R1043
Skinoren Creme 8, 181, 194, 549, R841
Sobelin 58, 67 f, 182, 194, 197, 540, 559, R392
Sobelin Akne-Lösung 182, 194, 197, 559, R1333
Sofra-Tüll 181, 190, 550, R875
Solan V 337, 354, 551, R916
Solcoseryl 323, 330, 564, R1597
Solcosplen 229, 234 f, 564, R1552
Soledum Balsam Lösung 129, 143, 540, R387
Soledum Hustensaft/-Tropfen 129, 138, 544, R555
Soledum Kapseln 129, 138, 543, R528
Solosin 153, 160, 538, R262
Solu-Decortin H 176 f, 560, R1380
Solubitrat N 411, 419, 567, R1724
Solugastril 292, 295, 546, R689
Solupen D 379, 383 f, 559, R1331
Sonin 6, 484
Sophtal-Pos N 338, 354, 560, R1385
Sorbinsäure 202
Sormodren 357 f, 565, R1624
Sostril 292, 297, 535, R149

Sotahexal 147 f, 150, 542, R486
Sotalex 147 f, 150, 536, R183
Sotalol 52, 55, 147 f, 150 f, 556, 578
Sotalol-ratiopharm 147 f, 150, 556, R1193
Sovel 398, 405 f, 556, R1169
Soventol Gel 43, 45, 551, R930
Soventol H Creme 43, 45, 566, R1673
Spasmex R509
Spasmo Gallo Sanol N 276, 278, 545, R636
Spasmo-Cibalgin comp. S R166
Spasmo-Cibalgin S R983
Spasmo-lyt 411, 414 f, 553, R1009
Spasmo-Mucosolvan 153, 158 f, 533, R43
Spasmo-Nervogastrol 294, 296, 567, R1747
Spasmo-Solugastril 293, 296, 556, R1168
Spasmo-Urgenin 411, 414 f, 549, 553, 569, R1812
Spasmo-Urgenin N 411, 414, 549, R806
Spasmo-Urgenin TC 411, 414 f, 553, R1025
Spasmolytika 10, 276 f, 309, 414 f, 444, 450, 510, 522, 529, 532
Spasuret 411, 414 f, 559, R1305
Spersacarpin 339, 349, 571, R1945
Spersadexolin 337, 342, 344, 551, R948
Spersallerg 338, 345, 563, R1515
Spiramycin 578
Spiro comp.-ratiopharm 26 f, 539, R338
Spiro-D-Tablinen 26 f, 572, R2000
Spironolacton 25 ff, 560, 578
Spironolacton-ratiopharm 26 f, 560, R1359
Spiropent 153, 157, 547, R728
Spondylonal 432, 434, 567, R1726
Spondyvit 432, 434, 555, R1111

Standardinjektionslösungen 531
Stangyl 361, 368, 537, R225
Staphylex 59, 62f, 571, R1929
Staphylococcus aureus 187, 257
stark wirksam 163, 185 ff, 208, 213, 403, 414
Stas Erkältungssalbe 131, 144, 572, R1992
stas-Hustenlöser 131, 137, 560, R1387
Staurodorm Neu 243, 245, 541, R402
Steinklee-Extrakt 426, 429
Steinkohlenteer 193, 203
Steinkohlenteerlsg. 201
Steroide 27, 29, 114, 118 ff, 123, 126, 174, 178, 184, 187, 225, 294, 344, 347, 355, 404, 408 f
Steuerung 1, 399, 464
Stiemycine 183, 194 f, 197, 571, R1950
Stillacor 261 f, 548, R774
Stilnox 7, 243, 245 f, 536, R162
Streptococcus faecalis 257
Streptococcus mitis 257
Streptococcus pneumonia 257
Streptococcus pyogenes 257
strukturelle Marktverschiebungen 442, 444, 452
Strukturentwicklung 442, 451, 517 ff
Strukturkomponente 15 f, 442, 506, 511 ff, 515
Strychnin 415
Substituierbarkeit 480, 482
Sucralfat 294, 297, 578
Sulfacetamid 343
Sulfadiazin 190, 413
Sulfadiazin-Silber 190
Sulfamerazin 69
Sulfamethizol 413
Sulfamethoxazol 68 f
Sulfametoxydiazin 71
Sulfasalazin 114, 117, 301, 303, 578

Sulfonamide 4, 60, 68 f, 190, 192, 230, 343, 412, 444, 450, 492, 502, 510, 522, 529, 532
Sulfonylharnstoffe 73 f, 77
Sulfur 122
Sulmycin 181 f, 186, 189 ff, 548, 552
Sulmycin Creme/Salbe 181, 190, 548, R782
Sulmycin mit Celestan-V 182, 186, 552, R988
Sulpirid 359, 368 f, 371 ff, 578
Sultanol Aerosol 153, 157, 533, R45
Sultanol Tabl./Supp. 153, 157, 566, R1668
Sumatriptan 8, 306 f, 309 f
Supertendin-Depot N 176, 178, 551, R911
Supracombin 60, 69, 547, R745
Supracyclin 58, 65, 538, R294
Suprax 8, 58, 63 f, 485, 550, R864
Surfactant 5
Surgam 116, 120, 553, R1033
Süßholzwurzelextrakt 418
Süßholzwurzeltinktur 298
Sweatosan N 182, 202 f, 562, R1481
Symadal-Spray 183, 199 f, 568, R1763
Symbioflor I 254, 257 f, 538, R268
Symbioflor II 293, 302, 555, R1108
Sympathomimetika 52, 82, 90 f, 98 ff, 134 f, 138, 146, 151, 155 ff, 161, 163, 165, 232, 336, 339, 341, 344 ff, 349 f, 378, 380 ff, 386
Symphytum 122
Synapause 399, 402, 572, R1975
Syntaris 379, 381, 558, R1274
Syntestan 175 ff, 558, R1271
systemisch 43, 70, 81, 109, 126, 157 f, 161, 163, 184, 191 f, 195, 201, 228, 235, 322, 336, 340 f, 343, 346, 350, 380, 382, 384, 386, 388, 413, 428, 485

Systral Gel/Salbe 43, 45, 548, R778
Syviman N 117, 125, 572, R1999

T

Tachmalcor 53, 55, 548, R783
Tafil 361, 365, 547, R701
Tagamet 293, 297, 557, R1215
Talcid 292, 295, 536, R152
Talinolol 150
Talis 6, 484
Talso 411, 417, 543, R520
Talusin 261f, 570, R1894
talvosilen 30, 33, 539, R310
Tambocor 53ff, 559, R1308
Tamoxifen 398, 403, 405, 571, 578
Tamoxifen Hexal 398, 403, 571, R1925
Tamoxifen-ratiopharm 398, 403, 405, 571, R1901
Tamuc 129, 137, 542, R496
Tannacomp 292, 302, 550, R871
Tannin-Eiweiß 303
Tanninalbuminat 302
Tannolact Creme etc. 181, 193, 539, R303
Tannosynt 181, 193, 538, R300
Tantum Verde Lösung 323, 326, 550, R900
Target 8, 116, 124, 485, 556, R1170
Tarivid 6, 58, 70, 535, R138
Tausendgüldenkraut 418
Tavegil 43ff, 540, 549, 560, R362
Tavegil Gel 43, 45, 549, R804
Tavor 361, 365, 536, R154
Taxilan 361, 371, 543, R512
Taxol 5
TD Impfstoff Behring R1702
Tebonin 217, 219f, 224, 533, R24
Teerpräparate 197, 201
Tegretal 81f, 536, R191
Teldane 43f, 538, R273

Temazepam 245, 578
Temgesic 30, 32, 557, R1208
Tempil N R473
Tencrium scorodon 256
Teneretic 87, 89, 561, R1442
Tenormin 147, 150, 540, R367
Tenoxicam 6, 121
tensobon 19, 22, 483, 536, 538, R197
tensobon comp 19, 22, 538, R289
Tepilta Suspension 292, 296, 537, R247
Terazosin 6
Terbinafin 8, 104, 107ff, 113
Terbutalin 157, 578
Terconazol 235
Terfemundin 43f, 548, R769
Terfenadin 43f, 107, 555, 578
Terfenadin-ratiopharm 43f, 555, R1130
Terpentinöl 143
Terracortril Augensalbe/-Tr. 337, 343, 549, R840
Terracortril Salbe etc. 182, 186, 561, R1439
Terramycin Augs. 337, 342, 551, R901
Terzolin 106, 109, 180, 539, R333
Testosteron 399, 401, 404f, 416, 578
Testosteronpropionat 401
Testoviron 398f, 401, 568, R1752
Tetanol R1470
Tetra-Gelomyrtol 129, 141, 543, R532
Tetracain 327f
Tetracycline 65f, 191, 194, 197, 291, 416, 447, 578
Tetrazepam 332ff, 578
Tetryzolin 342, 345, 347, 578
Theophyllard 153, 160, 542, R455
Theophyllin 12, 138, 153ff, 159ff, 164f, 241, 447, 549, 569, 574, 578

Theophyllin Heumann 154, 160, 569, R1826
Theophyllin-ratiopharm 153, 160, 549, R816
Therapiedauer 381, 401, 501
Therapieprinzip 5, 15, 78, 135, 225, 286, 306, 311, 385, 416, 466, 471, 480
Therapiequalität 466
Thermo Rheumon 116, 125, 547, R720
Thermo-Menthoneurin Cr./Lin. 117, 125, 565, R1631
Thevier 391, 393, 562, R1451
Thiamazol 393f, 578
Thiamin 121, 354, 428, 434, 436ff, 579
Thiaminchlorid 354, 436f
Thiaminchloridhydrochlorid 579
Thiaminnitrat 121
Thiazide 25f, 91, 206, 208f, 212f
Thilo-Tears 338, 352, 553, R1005
Thioctacid 433, 436, 438, 536, R198
Thioridazin 371, 579
Thomapyrin 30, 40, 555, R1147
Thomasin 98ff, 545, R615
Thombran 362, 368, 559, R1327
Thrombareduct 422, 427, 534, R99
Thrombophob Salbe/Gel 422, 427, 563, R1546
Thrombozytenaggregationshemmer 464, 492, 502, 522, 529, 532
Thuja 385
Thymianextrakt 138
Thymianöl 143
Thymipin 130, 138, 548
Thymipin N 130, 138, 548, R758
Thymol 144, 328ff
Thyreocomb 391ff, 572, R1988
Thyreostatika 390f, 393f
Thyreotom 391, 393, 542, R453
Thyrojod 391, 393, 561, R1412

Tiaprid 357ff, 547
Tiapridex 357ff, 547, R739
Tiaprofensäure 120, 579
tierische Insuline 73, 75
Tiklyd R1086
Tilade 6, 153, 162f, 484, 558, R1261
Tilcotil 6, 121, 484
Tilidin 33
Tilidin-Kombinationen 33
Tim Ophtal 338, 349, 351, 558, R1295
Timohexal 338, 349, 555, R1110
Timolol 148, 338, 349ff, 562, 579
Timolol POS 338, 349, 562, R1484
Timomann 339, 349, 351, 568, R1769
Timonil 81f, 541, R405
Timosine 338, 349, 561, R1404
Timpilo 338, 349, 351, 563, R1550
Tinct. Aesculi 427
Tinct. Arnicae mont. 427
Tinidazol 230f, 579
Tioconazol 6, 109f, 468
Titretta analgica 30, 33, 536, 550, R164
Titretta analgica m. Bellad. N 30, 33, 550, R853
Tizanidin 6, 332, 334
TMS Tabletten/Kindersaft 60, 69, 544, R595
Tobramaxin 339f, 572, R1997
Tobramycin 340, 579
Tofranil 362, 368, 558, R1286
Tokolytika 232f
Tolbutamid 77, 579
Tolid 363, 365, 571, R1923
Tolnaftat 109, 112, 579
Tolperison 334f, 579
Tolvin 362, 368, 553, R1020
Tonika 88, 339, 354, 569
Tonoftal 104, 106, 109, 568, R1778

Tonsilgon N 323, 330, 544, R560
Tonsiotren/N 323, 330, 554, R1089
Topinasal 379, 381, 565, R1628
topisch 9, 14, 45f, 104, 108ff, 126, 163, 184, 192, 194f, 199, 202f, 205, 228, 230, 232, 303, 327, 341, 343, 348, 384, 423, 427ff
topische Antimykotika 104, 109f
Topisolon Salbe/Lotio 181, 185, 547, R729
Topsym Lösung/-F/Salbe 183, 185, 567, R1704
Torasemid 8, 209, 211
Torem 8, 207, 209, 211, 485, 562, R1467
Totocortin 338, 347, 560, R1396
toxi-loges Tropfen 254, 256, 258, 558, R1269
Trachisan Lutschtabletten 323, 328, 564, R1591
Trama-Dorsch 31f, 572, R1973
Tramadol 31f, 568, 579
Tramadol-ratiopharm 31f, 568, R1785
Tramal 30, 32, 533, R14
Tramazolin 345, 347, 381, 383, 579
Tramundin 31f, 569, R1808
Trandolapril 9, 19, 22, 483
Tranexamsäure 579
Tranquase 363, 365, 566, R1674
Tranquillantien 242, 333, 360, 363ff, 372, 464
Transbronchin 130, 138f, 555, R1139
Transparenz 214f, 220, 222, 224, 236, 239f, 308ff, 426, 429f, 441
Transpulmin Balsam E 129, 143, 537, R246
Transpulmin Kinderbalsam N 129, 143, 540, R364
Tranxilium 361, 365, 542, R454
Trapidil 269ff

traumanase/-forte Drag. 118, 122, 557, R1247
Traumasenex 116, 124, 552, R993
Traumeel S 118, 122, 543, R530
Traumeel Salbe 118, 125, 549, R846
Traumon 115, 124, 542, R495
Travocort Creme 106, 111, 569, R1842
Trazodon 368
Trecalmo 362, 365, 566, R1654
Tredalat 87, 92, 561, R1427
Treloc 87, 89, 91, 553, R1012
Tremarit 357f, 546, R677
Trental 217, 219, 535, R101
Trepress 87, 89, 91, 562, R1453
Tretinoin 195ff, 203, 579
Treupel comp. 31, 34, 562, R1495
TRI-Normin 87, 89, 91, 550, R881
Tri.-Thiazid Stada 207, 210, 541, R423
Triam-Injekt 176f, 569, R1841
Triamcinolon 111, 176ff, 182, 185f, 188, 559, 579
Triamcinolon Wolff 182, 185, 559, R1314
Triamcinolonacetonid 177, 186
Triamhexal 176f, 561, R1450
Triampur comp. 207, 210, 536, R189
Triamteren 26f, 92, 207, 210, 212, 425, 428, 546, 579
Triamteren comp.-ratiopharm 207, 210, 546, R686
Triapten 7, 181, 190, 192, 546, R696
triazid von ct 207, 210, 555, R1109
Triazolam 244ff, 251f
Tridin 312, 315f, 535, R111
Triette 398, 407f, 561, R1410
Trigastril 292, 295, 552, R953
Trihexyphenidyl 358
Trimethoprim 60, 68f, 579
Trimipramin 368f, 579
Triniton 87, 90f, 542, R474

Trinordiol 398, 408, 570, R1866
Trisequens 398, 402, 538, R269
Trisiston 398, 407f, 558, R1255
trizyklisch 80, 368f
Tromcardin Amp./Drag./Tabl. 312, 319, 534, R93
Trospiumchlorid 414f, 579
Troxerutin 354, 422, 425, 552, 579
Troxerutin-ratiopharm 422, 425, 552, R964
Truxal 361, 371, 539, R302
Tryasol Codein 129, 133, 543, R524
Trypsin 123
Tryptophan 579
Tuaminoheptansulfat 383
Tulobuterol 6
turfa 207, 210, 551, R907
Tussamag Hustensaft N 130, 138, 549, R820
Tussamed 131, 133, 571, R1913
Tussidermil N 131, 143, 566, R1689
Tussipect Codein 131, 133, 569, R1848
Tussoretard N 130, 134f, 559, R1323
Tussoretard SN 131, 133, 561, R1430
Tuttozem N 183, 185, 187, 565, R1621
Tyrothricin 327f

U

Udrik 9, 19, 22, 483, 485, 561, R1424
Ulcogant 292, 297, 549, R850
Ulcoprotect 294, 297, 572, R1960
Ulcustherapeutika 5, 290, 297, 447, 477
Ultracortenol 338, 347, 557, R1204
Ultralan Creme etc. 181, 185, 540, R399
Ultralan-oral 176f, 550, R898
Ultraproct 237f, 572, R1964
Umsatzentwicklung 442ff, 448, 450, 452, 459, 478, 506
Umsatzkomponenten 442, 513
Umstimmungsmittel 492, 502
Umstrittene Arzneimittel 1, 13ff, 17, 39, 46, 91, 123, 135, 139, 142, 147, 159, 195, 203, 214, 221, 223, 227, 235, 247, 258f, 265, 270, 275, 279, 316, 320, 329f, 339, 346, 363, 386, 410, 419, 424, 428f, 442, 444f, 459
Unat 8, 207, 209, 211, 485, 563, R1527
Unilair 153, 159f, 564, R1578
Uniphyllin 153, 160, 542, R482
Unizink 312, 315, 566, R1692
Uralyt-U Granulat 411, 415, 567, R1715
Urapidil 92ff
Urbason 175ff, 537, R237
Urem/-forte 116, 119, 546, R687
Uridindiphosphat 436
Uridinmonophosphat 436
Uridintriphosphat 436
Urikosurika 225f
Uripurinol 225f, 542, R466
Uro-Nebacetin 411ff, 558, R1256
Uro-Pract 411, 418, 570, R1877
Uro-Vaxom 411, 418, 563, R1542
Urol Mono 411, 418, 420, 564, R1575
Urologen 415, 499f, 504
Urologika 4, 10, 14, 220, 356, 410ff, 418ff, 437ff, 444f, 450, 492, 495, 502, 510, 523, 529, 532
Urospasmon sine Kaps. 411, 413, 566, R1682
Urospasmon Tabl. 411, 413, 544, R600
Ursodeoxycholsäure 274, 277, 579

Urtias 225 f, 567, R1742
Uterusmittel 228, 232 f
Uvalysat 411, 413, 557, R1237
Uvirgan N 411, 419, 569, R1801
Uzara 294, 303, 568, R1796
Uzarawurzelextrakt 303

V

V-Tablopen 59, 62, 566, R1681
Vagiflor 229, 234 f, 551, R906
Vagimid 229, 231, 559, R1325
Vaginaltherapeutika 10
Valdispert 243, 249, 565, R1607
Valepotriate 247, 251
Valeriana comp.-Hevert 243, 250, 572, R1980
Valoron N 30, 33, 35, 534, R53
Valproinsäure 79 f, 82, 579
Varia 21, 154, 192, 244, 401, 424, 471
Vascal 7, 167, 172, 484, 554, R1088
Vasodilatatoren 91 ff, 166
Vasomotal R541
Vaspit 182, 185, 187, 553, R1018
Venalitan N 422, 427, 550, R887
Venalot Amp/Kaps 422, 426, 561, R1403
Venalot mono 422 f, 429, 568, R1762
Venalot-Depot Drag. 422, 425, 544, R587
Venentherapeutika 3 f, 14 f, 421 ff, 428 f, 444 f, 450, 456 ff, 461 f, 492, 502, 510, 523, 529, 532
Veno SL 422, 425, 568, R1773
Venobiase 422, 425 f, 563, R1534
Venoplant 422, 425, 545, R603
Venopyronum N forte 422, 424 f, 567, R1710
Venopyronum N triplex 422, 424 f, 547, R748

Venoruton 422 f, 425, 427, 535, 567, R126
Venoruton Emulgel Heparin 422 f, 427, 567, R1750
Venostasin Gel 422, 427, 564, R1580
Venostasin N Salbe 422 f, 429, 571, R1934
Venostasin retard/N/S 422, 425, 538, R277
Ventilat 153, 162, 566, R1667
vera von ct 167, 171, 562, R1492
Veradurat 168, 171, 571, R1949
Verahexal 167, 171, 539, R335
Veramex 167, 171, 540, R385
Verapamil 12, 52, 54 ff, 92, 166 ff, 447, 537, 568, 570, 579
Verapamil AL 167, 171, 568, R1775
Verapamil-ratiopharm 167, 171, 537, R217
Verapamil-Wolff 167, 171, 570, R1875
Veratide 87, 92 f, 564, R1558
Verbrauch 31, 34, 63, 101, 146, 159, 245, 251, 258, 460 f, 475, 488 f, 491 f, 494 f, 497 f, 507
Verdauungsenzyme 14
Vermox R1243
Veronica 256
Verospiron 26 f, 560, R1375
Verrucid 183, 198, 567, R1736
Verrumal 181, 198 f, 538, R260
Versicherte 1, 80, 324, 397, 407, 441, 452 ff, 464, 486, 488 ff, 509, 511
Versorgungsqualität 466, 482
Vertigo-Vomex N R297
Vertigoheel R137
Vesdil 7, 19, 22, 483 f, 540, 550, R379
Vesdil plus 19, 22, 550, R882
Vetren Gel/Salbe 422, 427, 534, R55
Vibrocil 379, 383, 554, R1054

Viburcol 243, 249, 542, R499
Vidirakt S 337, 354, 549, R825
Vidisept 337, 352, 544, R565
Vidisic 337, 352, 537, R231
Vigabatrin 8
Vigantoletten 432, 434f, 546, R652
Vincamin 579
Vinpocetin 374
Virostatika 5, 71, 189f, 192, 340, 343
Virudermin 183, 190, 192, 567, R1708
Virunguent Salbe 183, 190, 572, R1974
Visadron 339, 345, 571, R1932
Visken 147, 150, 555, R1135
Vistagan 6, 337, 349, 351, 547, R730
Vit.B-Komplex forte-ratioph. 432, 436, 557, R1213
Vitadral-Tropfen 432ff, 562, R1487
Vitaferro Drag. 48, 50, 556, R1167
Vitamin 48, 202, 276, 313, 315, 338, 351, 354, 431ff, 440, 557, 561, 568, 570
Vitamin A 338, 351, 354, 433f, 561
Vitamin A-POS 338, 354, 561, R1446
Vitamin B1 48, 276, 432, 436ff, 557, 570
Vitamin B12 48, 276, 432, 436ff, 557, 570
Vitamin B12 Jenapharm 432, 436f, 570, R1898
Vitamin D 202, 313, 315, 431, 433ff, 438
Vitamin E 432, 434f, 438
Vitamin K 434f, 438, 440
Vitamin-B-Komp.Jenapharm 432, 437, 568, R1791
Vitamin-B12-ratiopharm 432, 436f, 557, R1222

Vitamine 4, 14, 48f, 123, 127, 274f, 374, 385, 431ff, 436ff, 444, 450, 492, 502, 510, 523, 529, 532
Vitenur 131, 138, 568, R1759
Vitreolent N 338, 354, 554, R1087
Vividrin Augentropfen 337, 348, 539, R313
Vividrin Nasenspray 379, 381, 563, R1536
Volmac 153, 157, 546, R681
Volon A (antibiotikafrei)/N 181, 185, 552, R977
Volon A Kristallsusp. 176f, 549, R803
Volon A Tinktur 182, 188, 559, R1336
Voltaren 115, 119, 124, 126, 338, 347, 533f, 558, R62
Voltaren Emulgel 115, 124, 126, 533, R2
Voltaren ophtha 338, 347, 558, R1267
Vomacur R908
Vomex A/N R84

W

Wacholderbeeröl 419
Wacholderfruchtextrakt 418
Walnußblätter 330
Warenkorbkomponente 442, 511
Wärmetherapeutika 492, 502, 531
Wärmetherapie 126, 518
wasserlöslich 28, 436f
Weinlaub-Extrakt 425
Weißdornextrakt 263
Weißdornfruchtextrakt 249, 263
Wellvone 5
wenig sedierend 42, 44
Werbeaufwendungen 477
Wermutkrautextrakt 278
Wettbewerb 444, 466, 482
Wilprafen 59, 67, 556, R1165

Wirkdauer 95, 134, 242 ff, 335
wirkstofffrei 179 f, 184, 193, 199 f, 240
Wirtschaftlichkeit 27, 464, 470, 482, 486
Wirtschaftlichkeitsreserven 470, 486
Wirtschaftlichkeitsvergleich 482
Wundbehandlungsmittel 4, 444, 450, 492, 502, 510, 523, 529, 532

X

X-Prep R1112
Xanef 19, 22, 483, 534, R92
Xanthin 14, 155, 159 ff, 218 ff, 226 f
Xanthin-Kombinationen 14
Xanthinderivate 159 f, 218 ff
Xantinolnicotinat 219, 579
Xenytropiumbromid 277 f
Ximovan 7, 243, 245 f, 536, R174
Xipamid 208 f, 212
Xylometazolin 12, 381, 447, 579
Xyloneural R1833

Y

Yohimbin 579
Yxin 337, 345, 542, R472

Z

Zaditen 153, 162, 549, R829
Zalcitabin 5
Zantic 292, 297, 536, R173
Zeel Tabl./Amp. 115, 122, 541, R436
Zeisin 7, 484
Zentramin Bastian N Tabl. 312, 318 f, 543, R527
Zentropil 81 f, 544, R566

Zineryt 181, 196 f, 551, R924
Zinkacetat 196
Zinkborat 345
Zinkhydrogenaspartat 315
Zinkorotat 312, 315, 556, R1151
Zinkoxid 111 f, 190, 202, 238
Zinkoxydemulsion R1889
Zinkpräparate 315 f
Zinkpyrithion 180
Zinksulfat 190, 192, 345
Zinnat 7, 58, 63 f, 545, R638
Zithromax 8, 59, 67, 558, R1277
Zocor 7, 284 ff, 484, 540, R363
Zoladex 6, 484
Zolpidem 7, 245 f, 252, 460
Zopiclon 7, 245 f, 252
Zotepin 7, 371, 373
Zovirax 59, 70 f, 181, 189 f, 192, 339 f, 343, 535, 554, 572, R1058
Zovirax Augensalbe 339 f, 343, 572, R1957
Zovirax Creme 181, 190, 192, 535, R134
Zubereitungen 35, 73, 103, 110, 125 f, 179, 193 f, 196 f, 199 ff, 228, 236, 240, 257 ff, 264, 325, 327, 424, 507
Zuclopenthixol 371, 373, 579
Zuk Hepagel/-Salbe 422, 427, 540, R389
ZUK Rheumagel/Salbe 115, 124, 535, R129
Zulassung 10, 37, 54, 56, 127, 222, 265, 471
Zuzahlung 464
Zuzahlungsregelung 12, 441, 445, 462 ff
Zweitanmelder siehe Generika
Zyloric 225 f, 541, R418
Zymafluor D 432, 434, 537, R228
Zymafluor Tabl. R445
Zyrtec 7, 43 f, 484, 534, R73
Zytokine 4, 118, 202, 253, 510, 531
Zytostatika 5, 199, 254, 258, 523, 530, 532

Das WIdO informiert Sie präzise.

Mit dem 1993 in Kraft getretenen Gesundheitsstrukturgesetz wurden zahlreiche Impulse für eine Weiterentwicklung im Krankenhaussektor gegeben. Vieles ist in Bewegung geraten, erste Erfahrungen mit dem neuen Entgeltsystem werden seit einem halben Jahr gesammelt, Diskussionen über zukünftige Versorgungsstrukturen werden geführt. Das Wissenschaftliche Institut der AOK (WIdO) informiert über Hintergründe und aktuelle Themen im Krankenhausbereich. Zusammen mit namhaften Experten aus Praxis und Forschung werden neben dem Schwerpunktthema »Neue Versorgungsstrukturen im Krankenhaus« weitere Aspekte wie Krankenhausvergleich und Strukturprobleme ausführlich diskutiert und kommentiert.

Der Krankenhaus-Report ´95 informiert Sie über:
- Die Zukunft der stationären Versorgung aus Sicht des BMG
- Ambulante Leistungen durch Krankenhäuser
- Krankenhaus und Markt
- Erste Erfahrungen mit dem neuen Entgeltsystem
- Lehren aus den USA für das deutsche Krankenhaus
- Leistungsorientierte Vergütung in der Alten- und Behindertenhilfe
- Krankenhausvergleiche und Qualitätsmanagement
- Statistische Krankenhausdaten mit neuer Diagnosestatistik

Der Report enthält wiederum eine Liste wichtiger Kennzahlen zu ca. 1600 Krankenhäusern aus Ost- und Westdeutschland.
Erstmalig sind alle Texte, Tabellen und Grafiken auch auf CD-ROM verfügbar.

Arnold/Paffrath
Krankenhaus-Report ´95
1995. XII, 346 S., kt. sowie auf CD-ROM DM 58,–

Wieviele Fälle behandelt der Arzt einer bestimmten Fachgruppe? Welcher Praxisumsatz ist damit verbunden? Welche Krankheiten werden diagnostiziert? Wieviele Arzneimittel werden in welchem Umfang verordnet? Wie stellen sich die Komponenten der Umsatz- und Honorarentwicklung dar? Wie entwickeln sich diese Angaben im Zeitverlauf? Das WIdO gibt Antworten auf diese und andere Fragen. Der **Leistungsreport Ärzte** bietet Arztprofile der 12 wichtigsten Arztgruppen.

Klose
Leistungsreport Ärzte
1993. 496 S., kt. DM 36,–

Preisänderungen vorbehalten.

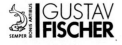

BUCHTIPS

Reichelt
Steuerungswirkungen der Selbstbeteiligung im Arzneimittelmarkt
Analyse der Auswirkungen bisher praktizierter und aktuell diskutierter Selbstbeteiligungsregelungen in der Arzneimittelversorgung im Rahmen der gesetzlichen Krankenversicherungen
1994. XVI, 293 S., 33 Abb., 34 Tab., kt. DM 88,–

Kellner
Arzneimittelregresse und Honorarkürzungen
Kompakte Hilfe mit Hinweisen in Kurzform
1994. VIII, 88 S., kt. DM 22,80

Kellner
Abwehr von Arzneimittelregressen und Honorarkürzungen
Ratschläge und Hinweise aus der Praxis für den Vertragsarzt
4. Aufl. 1993. XII, 290 S., kt. DM 49,–

Ehlers
Die Wirtschaftlichkeitsprüfung im Vertragsarztrecht
Ein Loseblattwerk
Lfg. 1/2 (1993/95) + Ringordner DM 220,–
Weitere Lieferungen erscheinen in zwangloser Folge. Das Loseblattwerk kann nur zur Fortsetzung bezogen werden.

Vogel
Neue Praxisformen
Medica Oeconomica 1994, Düsseldorf
1995. Etwa 32 S., kt. etwa DM 18,–

Kirch/Margraf
Public Health
Forschungsverbund Public Health Sachsen
1995. VI, 152 S., geb. DM 58,–

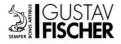

Preisänderungen vorbehalten.

BUCHTIPS

Frölich/Kirch
Praktische Arzneitherapie
Daten – Therapiehinweise – Nebenwirkungen
1995. Etwa 800 S., kt. etwa DM 98,–

Huhn/Hermann
Medikamentöse Therapie maligner Erkrankungen
1995. XVI, 538 S., 35 Abb., 117 Tab., kt. DM 128,–

Wink
Die Bedeutung des Magnesiums für die Behandlung von Herz- und Kreislauferkrankungen
1995. X, 145 S., 4 Abb., 28 Tab., kt. DM 89,–

Wagner/Wiesenauer
Phytotherapie
Phytopharmaka und pflanzliche Homöopathika
1995. XVI, 414 S., 191 Abb., 128 Tab., geb. DM 116,–

Laux/Dietmaier/König
Pharmakopsychiatrie
2. Aufl. 1995. Etwa 368 S., etwa 45 Abb., geb. etwa DM 58,–

Fülgraff/Palm
Pharmakotherapie – Klinische Pharmakologie
Ein Lehrbuch für Studierende, ein Ratgeber für Ärztinnen und Ärzte
9. Aufl. 1995. XXVI, 503 S., zahlr. Abb. u. Tab., kt. DM 64,–

Clasing
Doping – verbotene Arzneimittel im Sport
1992. XVI, 208 S., 24 Abb., 33 Tab., kt. DM 59,–

Spielmann/Steinhoff/Schaefer/Bunjes
Taschenbuch der Arzneimittelverordnung in Schwangerschaft und Stillperiode
4. Aufl. 1992. XII, 328 S., geb. DM 64,–

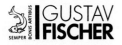

Preisänderungen vorbehalten.

B E S T E L L K A R T E

Hiermit bestelle ich über meine Buchhandlung:

ISBN 3-437-

.... 11641-X Schwabe/Paffrath, **Arzneiverordnungs-Report** ab '95 zur Fortsetzung*, DM 38,—

.... 11695-9 **Grafiken und Tabellen aus dem Arzneiverordnungs-Report '95 auf CD-ROM** (läuft auf DOS-PC 386 mit CD-ROM-Laufwerk, unter MS-WINDOWS 3.1, 4 MB Hauptspeicher), DM 36,—

.... **Arzneiverordnungs-Report** Jahrgang .... (apart)

.... 11652-5 Arnold/Paffrath, **Krankenhaus-Report '95** apart DM 58,—

.... 11652-5 **Krankenhaus-Report** ab '95 zur Fortsetzung*, DM 58,—

.... 11521-9 Klose, **Leistungsreport Ärzte,** DM 36,—

Datum/Unterschrift: ....

* Mir ist bekannt, daß ich diese Fortsetzungsbestellung innerhalb 1 Woche (Datum des Poststempels) durch schriftliche Mitteilung an den Gustav Fischer Verlag, Wollgrasweg 49, D-70599 Stuttgart, widerrufen kann.

Datum/2. Unterschrift: ....

Preisänderungen vorbehalten. **Absender auf der Rückseite nicht vergessen!**

Absender:

Name _____

Straße _____

PLZ/Ort _____

☐ Ich bitte um kostenlose Zusendung des aktuellen Verlagsverzeichnisses MEDIZIN – BIOLOGIE – DATENVERARBEITUNG, STATISTIK MIT WIRTSCHAFTS- UND SOZIALWISSENSCHAFTEN
(Nichtzutreffendes bitte streichen).

☐ Ich bitte zukünftig um Informationen über Neuerscheinungen in folgenden Fachgebieten:

_____

_____

AVR '95. IX. 95. 7.6. ger/nn. Printed in Germany
Preisänderungen vorbehalten

Werbeantwort/Postkarte

| Bitte |
| ausreichend |
| frankieren |

GUSTAV FISCHER Verlag

Postfach 72 01 43

D-70577 Stuttgart